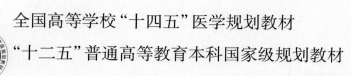

全国高等学校"十四五"医学规划教材

"十二五"普通高等教育本科国家级规划教材

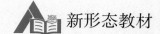新形态教材

（供临床·基础·预防·护理·口腔·检验·药学等专业用）

病 理 学

Binglixue

第 4 版

主　编　王恩华　李庆昌

副主编　李文才　郑建明　王　哲　韩安家　郝　军
　　　　周建华　高　鹏　冯振博

编　者　（按姓氏拼音排序）

阿仙姑·哈斯木（新疆医科大学）　　董志恒（北华大学）

冯振博（广西医科大学）　　　　　　高　鹏（山东大学）

郭丽萍（延安大学）　　　　　　　　韩安家（中山大学）

郝　军（河北医科大学）　　　　　　李庆昌（中国医科大学）

李文才（郑州大学）　　　　　　　　刘鲁英（滨州医学院）

梅金红（南昌大学）　　　　　　　　王　亮（中国医科大学）

王　哲（空军军医大学）　　　　　　王恩华（中国医科大学）

吴正升（安徽医科大学）　　　　　　杨　静（锦州医科大学）

曾思恩（桂林医学院）　　　　　　　张景义（赤峰学院）

郑建明（海军军医大学）　　　　　　钟加滕（新乡医学院）

周建华（中南大学）　　　　　　　　邹　泓（石河子大学）

邹英鹰（昆明医科大学）

高等教育出版社·北京

内容简介

本书由中国医科大学王恩华、李庆昌教授担任主编。《病理学》第4版在第3版的基础上新增典型图片及模式图,引入"调节性细胞死亡""宫颈上皮内病变"等概念,增加了肿瘤的微环境、免疫逃逸和能量代谢异常等研究热点问题,介绍了新型冠状病毒肺炎和埃博拉出血热的基本病理变化,以及 ESD 的应用及 GIST 的危险度分级、生物信息分析和人工智能在未来诊断病理中的应用等相关内容。本教材配数字课程,内容包括微视频、教学PPT、自测题等。

本书不仅适用于高等学校临床、基础、预防、护理、口腔、检验、药学等专业学生,也可供临床医务工作者和生命科学研究人员参考使用,同时适应国家执业医师资格考试和研究生入学考试的需要。

图书在版编目(ＣＩＰ)数据

病理学 / 王恩华,李庆昌主编. -- 4版. -- 北京 : 高等教育出版社,2021.2(2022.12 重印)
供临床、基础、预防、护理、口腔、检验、药学等专业用
ISBN 978-7-04-055410-6

Ⅰ. ①病… Ⅱ. ①王… ②李… Ⅲ. ①病理学－医学院校－教材 Ⅳ. ①R36

中国版本图书馆CIP数据核字(2021)第006848号

策划编辑 杨 兵 尹 璐　　　　责任编辑 杨 兵　　　　　　封面设计 张 楠
责任印制 刘思涵

出版发行	高等教育出版社	网　　址	http://www.hep.edu.cn
社　　址	北京市西城区德外大街 4 号		http://www.hep.com.cn
邮政编码	100120	网上订购	http://www.hepmall.com.cn
印　　刷	北京汇林印务有限公司		http://www.hepmall.com
开　　本	889 mm×1194 mm　1/16		http://www.hepmall.cn
印　　张	28	版　　次	2003 年 9 月第 1 版
字　　数	850 千字		2021 年 2 月第 4 版
购书热线	010-58581118	印　　次	2022 年 12 月第 4 次印刷
咨询电话	400-810-0598	定　　价	85.00 元

本书如有缺页、倒页、脱页等质量问题,请到所购图书销售部门联系调换
版权所有　侵权必究
物 料 号　55410-00

数字课程（基础版）

病理学

（第4版）

主编　王恩华　李庆昌

Abook

病理学（第4版）

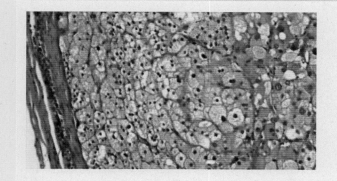

病理学（第4版）数字课程与纸质内容一体化设计，紧密配合。数字课程资源包括彩图、微课、教学PPT、自测题、Summary等，丰富了知识的呈现形式，在提升学习效果的同时，为读者提供思维与探索的空间。

用户名：　　　　密码：　　　　验证码：　　　　9977　忘记密码？　登录　注册　☐记住我(30天内免登录)

http://abook.hep.com.cn/55410

扫描二维码，下载Abook应用

病理学（第4版）

数字课程编委会

主　编　曾思恩　王　亮

副主编　陆竞艳

编　者（按姓氏拼音排序）

高　莉（海军军医大学）　　陆竞艳（桂林医学院）

孙玉静（山东大学）　　　　王　亮（中国医科大学）

王宽松（中南大学）　　　　杨志鸿（昆明医科大学）

曾思恩（桂林医学院）　　　张俊毅（赤峰学院）

前　言

本科教材《病理学》自 2003 年出版以来，历经了 3 个版次，发行数十万册，受到广大高校师生和读者的欢迎和好评。"高教大计、本科为本"。教材作为高等教育系统工程中的三大核心要素之一，编写和出版本科教育精品教材，切实满足高等医学教育教学改革发展需要，以适应"5+3"为主体的临床医学人才培养体系建设需求，业已成为本届编委会的重要共识。《病理学》第 4 版在保留前 3 版精华的基础上，紧密结合病理学学科的最新进展，反映近年来病理学课程教学改革的优秀成果。

《病理学》第 4 版的特色在于：①纸质教材部分保留了以往独特的编写体例，即每章设有内容提示、概述、主要内容、易混概念、复习思考题和临床病理讨论。实践证明，这种设计和安排有利于教学过程中的师生互动和 PBL 教学的开展，有利于学生自学和加深对内容的理解与吸收。②更换及新增了典型病变图片，全书共计 400 余幅彩图，图文并茂，突出了形态学教学"一图顶千言"的特点。③所谓的"回归常识"就是要夯实基础。严谨、清晰、科学的概念，规范而具有逻辑性的病变语言描述和配图，是病理学基本理论、基础知识和基本技能学习的保障。④及时反映学科新知识、新进展，增加了新型冠状病毒肺炎和埃博拉出血热的基本病理变化，再生医学和组织工程在修复中的作用，肿瘤的微环境、免疫逃逸和能量代谢异常等研究热点问题；系统介绍了桥本病、IgG4 相关疾病和干燥综合征等临床上常见的免疫性疾病的病理特点，丰富了分子病理学内容及检测某些基因改变的临床意义，涉及的所有肿瘤的名称和分类均以最新 WHO 命名和分类为准。⑤配有数字课程，包括彩图、微课、教学 PPT、自测题和 Summary 等丰富的数字资源，不仅利于学生自学、复习和自测，也给使用本教材的教师提供了一个交流教学经验的平台。

为了使学生真正理解"病理学"课程在医学教育中的桥梁作用及在临床医学实践中的作用和意义，教材从第 1 版设有"诊断病理学概要"和"病理学常用新技术原理及应用"两章，本次修订，增加了新内容，目的是让学生能早期了解临床、带着兴趣和问题进入临床课程学习，了解分子检测的方法和意义、开展医学研究的手段和原理、远程病理诊断系统和人工智能在未来诊断病理中的应用等，以适应培养新时代合格医生的要求。

本届编委会由老中青三代优秀教师组成，是"热爱教学、倾心教学、研究教学，潜心教书育人"的医、教、研相结合的复合型优秀教师代表。本版教材是他们教学经验和智慧的结晶。本版教材的编写是建立在前 3 版的基础之上，前 3 版的编委们为本版教材的创编奠定了坚实的基础。在这里我们衷心感谢全体编委，并致敬前 3 版的所有编委。本版教材的编写难免会出现一些错误或疏漏，希望使用本教材的广大师生能提出宝贵的意见，以便再版时修订和完善。

王恩华　李庆昌

2020 年 8 月

目录

一、病理学及其任务

病理学（pathology）是用自然科学的方法，研究疾病的病因、发病机制、形态结构、功能和代谢等方面的改变，揭示疾病的发生发展规律，从而阐明疾病本质的医学学科。病理学既是基础医学当中的重要学科，同时又是一门实践性很强的具有诊断性质的临床医学学科，称为诊断病理学（diagnostic pathology）或外科病理学（surgical pathology）。诊断病理学以明确疾病诊断为主要目的，通过适当的方式获取患者患部的器官、组织、细胞或体液为对象从而做出正确诊断，包括尸体剖检、活体组织检查和细胞学诊断，直接为临床防治疾病服务。按照研究对象的不同，病理学还可分为人体病理学和实验病理学。病理学的主要任务是研究和阐明：①病因学（etiology），即疾病发生的原因，包括内因、外因及其相互关系；②发病学（pathogenesis），即在病因作用下导致疾病发生、发展的具体环节、机制和过程；③病理变化或病变（pathological change or lesion），即在疾病发生发展过程中，机体的功能代谢和形态结构变化及这些变化与临床表现（症状和体征）之间的关系——临床病理联系（clinical pathological correlation，CPC）；④疾病的转归和结局等。因此，病理学为学习者掌握疾病的本质，理解病理变化与临床表现（症状和体征）之间的关系，从而学好临床课程，成为一名合格的医生打下坚实的基础；而诊断（外科）病理学则为疾病的确诊、临床医生制定治疗方案和疾病预防提供科学的依据。

二、病理学在医学中的地位

细胞病理学的创始人 Virchow 称病理学为"医学之灵魂"。20 世纪初，世界著名的临床学家 William Osler 称病理学为"As is our pathology，so is our medicine"（病理学为医学之本）。我国著名呼吸内科专家钟南山院士为中华病理学杂志创刊 50 周年题词："临床病理水平是衡量国家医疗质量的重要标志。"

长期以来，病理学一直被形象地喻为"桥梁学科"和"权威性诊断"，这充分表明了病理学在医学中，特别是在临床医学中占据不可替代的地位，这主要是由病理学本身的性质和任务决定的。

（一）病理学是基础医学与临床医学之间的桥梁

与我们已经学过的人体解剖学、组织胚胎学、细胞生物学、生理学和生物化学等不同（这些学科的主要任务是研究和探讨正常生理状态下机体的形态结构、功能及代谢的变化规律），病理学研究的是机体在疾病状态下的变化规律和特点，是以学过的各学科知识为基础的，也是对已经掌握的知识的整合和应用。病理学要回答疾病状态下机体的形态结构、功能代谢的改变，这些改变与临床出现的症状、体征之间的关系，疾病的诊断、转归和结局等临床医学中的种种问题。因此，在医学学习的过程中，病理学确实起到了承上启下或"桥梁"的作用。因此，人们形象地称病理学为"桥梁学科"。

（二）病理学诊断在医学诊断中具有权威性

病理学诊断是基于观察器官（病变组织）的大体（肉眼）改变、镜下组织结构和细胞病变的特征而做出的疾病诊断,因此它比临床医生根据病史、症状和体征等做出的分析性诊断及利用各种影像(如超声、X线、计算机断层扫描、磁共振成像等)检查所做出的影像学诊断更具有客观性和准确性。尽管现代分子生物学的诊断方法[如聚合酶链反应(polymerase chain reaction,PCR)、原位杂交技术等]已逐步应用于医学诊断中,但到目前为止,病理学诊断仍被视为带有宣判性质的、权威性的最终诊断。由于病理学诊断常通过活体组织检查或尸体剖检来帮助临床医生明确诊断和死者死亡原因等,因此,国外也将病理医生称为"doctor's doctor"。然而,病理学诊断也并不是绝对的权威,更不是万能的。同其他学科一样,也存在着其固有的主、客观的局限性,因此,提高临床病理技术水平和诊断能力,加强临床医生与病理医生之间的沟通,对于减少和杜绝漏诊、误诊是十分必要的(详细内容参见第十八章"诊断病理学概要")。

此外,在明确了组织病理学或细胞学诊断的基础上所做出的分子病理学诊断,对于指导临床治疗尤其是指导靶向药物治疗具有重要的意义。如用免疫组织化学方法检测乳腺癌的雌激素受体、孕激素受体的表达(用激素拮抗治疗效果好),用免疫组织化学或荧光原位杂交(fluorescence in situ hybridization,FISH)方法检测乳腺癌中是否存在 *Her-2* 基因扩增(用曲妥珠单抗治疗),用 PCR 或 DNA 测序等方法检测肺癌是否存在 *EGFR* 基因突变(吉非替尼和厄洛替尼治疗好),用免疫组织化学或 FISH 等方法检测肺癌是否存在 *EML4-ALK* 基因融合突变(克唑替尼治疗敏感)等,已经成为临床病理开展的常规项目。

(三) 病理学在医学研究中的作用

现代病理学吸收了当今分子生物学的最新研究方法和最新研究成果,使病理学的观察从器官、细胞水平,深入到亚细胞、蛋白质表达及基因改变的层面。这不仅使病理学的研究不断深入,同时也使病理学的研究方法渗透到医学各基础学科、临床医学、预防医学和药学等方面。如某一基因的改变是否同时伴随蛋白质表达及蛋白质功能的异常,这一异常是否可以导致形态学改变;反之,某种形态上的异常是否出现某个(些)基因的异常或表达的改变。临床医学中一些症状、体征的解释,新病种的发现和预防,以及敏感药物的筛选、新药的研制和毒副作用的研究等都离不开病理学的鉴定和解释。因此,病理学在医学研究中同样占有重要的地位。

三、病理学的课程和内容

病理学课程一般分为总论和各论两大部分。总论的设立是根据几代病理学家前辈在对各系统的多种不同疾病的研究中,发现某些疾病存在着共同的基本病变、发生和发展规律而提出的,并将其称之为基本病理过程。例如,脑炎、肺炎、肝炎、肾炎和肠炎等,其基本病理改变都是炎症,如不考虑其发生的原因和部位的特殊性,"炎症"则是它们的普遍规律。因此,设立总论的目的是让学生在学习过程中加深对疾病的规律性的掌握。总论包括细胞、组织的适应和损伤,再生与的修复,局部血液循环障碍,炎症,肿瘤和免疫性疾病。而各论是在总论的基础之上,分系统具体阐述各种特定疾病的特殊性。例如,肺炎和肝炎,虽然都是炎症,但除所发生的器官不一样外,其病因、发病机制、病变特点、转归和临床表现及防治措施都有所不同。总论的普遍规律有利于对各论具体疾病的理解;而各论具体疾病的特殊性,又加深了对总论普遍规律的认识。本教材的第8~17章分别叙述了各器官系统中有代表性的常见病,可为今后的临床课程学习奠定下较全面的基础。

应当指出,要学好病理学,必须做到总论与各论相结合,理论与观察标本相结合,病理改变与临床表现相结合。掌握疾病的特殊与一般、局部与整体、镜下与大体、结构与功能的辩证关系。

四、病理学的研究对象

(一) 人体病理学研究对象

1. 尸体剖检(autopsy)　简称尸检,是病理学基本研究方法之一。其目的在于:①确定诊断、查明死因。协助临床医生,总结在诊断和治疗过程中的经验和教训,有利于提高医疗质量和诊治水平;②接受和完成有关医疗事故鉴定,明确责任;③及时发现和确诊某些传染病(如新型冠状病毒肺炎)、地方病和新发生的疾病,为防疫部门采取防治措施提供依据;④积累各种疾病的人体病理材料,作为深入研究和防治这些疾病的基础;⑤收集各种疾病的病理标本,供病理学教学使用。近年来我国的尸检率很低,不利于病理学和医学的发展。在期待人们转变观念、增强社会责任感的同时,也期待相关法律的出台,以改变现状。

2. 活体组织检查(biopsy)　简称活检,是指采用钳取、穿刺、局部切取或治疗性手术摘除的器官、组织等,即从患者病变处获取病变组织进行病理诊断的一种方法。目的在于:①及时准确做出诊断,指导治疗,估计预后;②必要时,可在手术进行中做冷冻切片快速诊断,为术者术式选择提供依据。需要指出的是,活检虽然取材新鲜,但受到取材的准确性和可行性的限制,存在一定的局限性。

3. 细胞学(cytology)检查　又称脱落细胞学检查,是指采集病变处脱落或细针吸取的细胞,涂片染色后进行诊断。优点是方法简单,患者痛苦小,可重复性强,适合大样本人群普查。缺点是没有组织结构,细胞分散且常有变性,可能会出现假阴性的结果,有时也需要活检进一步证实。目前普遍应用的液基细胞学检查系统使细胞学检查的阳性诊断率有了很大的提高。

病理医生把 autopsy、biopsy 和 cytology 简称为"ABC",作为病理科和病理医生的主要研究对象及工作任务。

(二)实验病理学研究对象

1. 动物实验(animal experiment)　是利用适宜的动物复制人类某些疾病的模型,从而探讨疾病的发生、发展及转归的一种方法。优点是任意性很强,可根据主观设计进行研究,如转基因动物等。缺点是动物与人存在着较大种属差异,不能把动物实验的研究结果无条件地套用于人。

2. 组织和细胞培养(tissue and cell culture)　是指从人体或动物体内获取的组织或细胞用适宜的培养基在体外培养。优点是体外培养条件单纯,容易控制,可以避免体内复杂因素的干扰,且周期短、见效快。缺点是单一恒定的体外环境与复杂变化的体内环境存在着很大差别,故不能将体外研究结果与体内过程等同看待。

五、病理学的研究和观察方法

病理学的研究方法包括了前面已叙述的尸检、活检、细胞学检查、动物实验及组织和细胞培养等方法,也包括了病理学常用新技术(参见第十九章)。尽管近年来病理学的新技术得到了快速发展,可以从更加微观的水平研究疾病的本质,但尚不能代替大体(肉眼)和显微镜下的形态学观察。分子病理学只有与组织或细胞病理学相互结合,进行综合分析,才能得出更切合实际的结论。肉眼和光学显微镜的形态学观察不仅是病理学基本的观察方法,也是学习病理学的主要观察方法。

(一)大体观察

大体观察也称肉眼观察。主要是用肉眼或辅之以放大镜、尺、秤等工具,对大体标本及其病变性状(大小、形状、质量、色泽、质地、界限、表面和切面状态,位于器官什么部位及与周围组织和器官的关系等)进行细致的剖检、观察、测量、取材和记录。大体观察可见到病变的整体形态和病变所处的阶段,是病理医生的基本功,也是医学生学习病理学的主要方法之一。

通常,在观察实质性器官(脑、心、肝、脾、肾等)时,往往是从外向内逐一进行,即器官的大小、形状→被膜→实质→腔道及血管→其他附属结构等。而观察空腔器官(如胃、肠)时,则常常是自内向外逐一进行。根据个人习惯反之亦可。

(二)组织学和细胞学观察

取病变组织制成切片或细胞学涂片、染色,用光学显微镜观察,通过分析、综合病变特点,可做出疾病的病理诊断。组织切片最常用的苏木精-伊红染色(HE 染色)法是迄今为止最常用的基本染色方法。如仍不能做出诊断,则需要辅以特殊染色和新技术。在观察组织切片时,常先以肉眼观察切片上的组织轮廓、密度(着色深浅是否一致,便于镜下验证病变的位置)等,然后用低倍镜全面观察,从而判断出是何器官或组织,是否有包膜,病变位于何处,病变的大致性质及与周围组织的关系等。因此,低倍镜观察所见十分重要。进一步观察细胞的形态特点可换为高倍镜。

(三) 组织化学和细胞化学观察

组织化学和细胞化学观察一般称为特殊染色。是应用某些能与组织或细胞内化学成分进行特异性结合的显色试剂,显示组织细胞内某些成分(如蛋白质、酶类、核酸、糖原、脂肪等)的变化。如用 PAS 染色法显示细胞内糖原的变化,用苏丹Ⅲ染色法显示脂肪或细胞内脂肪滴等。

此外,免疫组织化学技术、电子显微镜技术、核酸杂交技术、PCR 技术、微切割技术、共聚焦显微技术、流式细胞术、FISH 技术及生物芯片和组织芯片技术等也都应用于日常的病理诊断和研究之中。

六、 病理学的发展

自 1761 年意大利医学家 Morgagni 在 700 多例尸体剖检基础上创立了器官病理学(organ pathology)以来,1854 年德国病理学家 Rudolf Virchow 在改良的光学显微镜的帮助下又首创了细胞病理学(cell pathology),这一理论的提出对医学科学的发展做出了具有历史意义的贡献。20 世纪 60 年代电子显微镜技术的建立,使病理形态学研究深入到亚细胞水平,建立了超微结构病理学(ultrastructural pathology)。30 余年来,由于科学的进步,新的研究技术不断问世,一些新兴学科和边缘学科的快速发展、互相渗透,对传统的病理学发展产生了深刻的影响,并带来了新的发展动力,使病理学出现了一些新的分支,如免疫病理学(immunopathology)、分子病理学(molecular pathology)、遗传病理学(genetic pathology)和定量病理学(quantitative pathology),标志着病理学研究进入了一个形态结构(器官、组织、细胞、亚细胞)与功能和代谢(蛋白质、基因等)相结合的崭新时期。病理学新的分支和新技术的出现,极大地丰富了传统病理学的观察内容,不仅使形态学观察从定位、定性走向定量,而且与功能、代谢改变的基础——蛋白质、基因的改变有机地联系在一起。数字病理与计算机网络的结合已使远程病理诊断和疑难病例会诊成为现实,数字病理的大数据积累与计算机神经网络自我学习系统的结合,也为人工智能病理诊断的研究和发展提供了广阔的发展空间。然而,我们要清楚地认识到,这些新的分支和技术的出现,是在传统病理学基础之上发展起来的,是从不同的角度,更加细微地观察疾病现象的途径。但它们的出现并不能完全取代传统病理学,两者只有密切结合,才能更加客观地解释疾病的本质,并在医学的实践中创造出更加先进的技术。

尽管我国在周、秦时期就有"夫八尺之士,皮肉在此,外可度量切循而得之,其死可解剖而视之"的论述,但我国的现代病理学始建于 20 世纪初,这归功于一大批病理学的先驱和几代老一辈病理学家们的努力。他们艰苦创业、呕心沥血,为我国病理学的建立和发展做出了巨大贡献。是他们创造性地编写出含有我国资料的病理学教科书和参考书,并注意吸收国外的先进技术及理论,结合他们在教学、科研及尸检和活检诊断工作中积累的宝贵经验,反复修订、再版,培养出一批又一批病理学专业队伍和医学专业人才,功在千秋。今天,我们新一代的病理学工作者和医学生们,要以老一辈病理学工作者为榜样,在他们奠定的良好基础上奋发学习、努力创新、与时俱进,不辜负前辈们的重托,赶超病理学的国际先进水平,争取在更多的方面占据国际领先地位,为医学事业的发展和人类的健康做出应有的贡献。

易混概念

1. 病理学与临床病理学

病理学是以研究疾病的病因、发病机制、组织和细胞的形态学改变及功能代谢的变化与临床表现之间的关系,以及疾病的转归和结局为主要任务。病理学包括基础病理学和临床病理学,两者均可开展人体病理学和实验病理学的研究。基础病理学的另一个任务是作为"桥梁学科",体现在医学教育和医生的培养方面。而临床病理学的突出任务是明确疾病的诊断、指导治疗和判断预后,是临床医学的重要组成学科,成为临床病理医生通过执业医师资格考试并获得执业医师资格证的重要学习内容。

2. 尸检与活检

前者指机体死亡后,以明确死亡原因为主要目的对尸体进行系统的剖检,并按尸检程序广泛多处取材,最后做出诊断,一般不受时间的限制。而后者是利用各种方法在活体病变处获取小块组织,以快速诊断和指导治疗为目的。

复习思考题

1. 何为病理学?
2. 病理学的主要研究方法有哪些?
3. 何为活检? 与细胞学有何不同?
4. 如何对大体标本进行观察和描述?

（中国医科大学　王恩华）

数字课程学习

🖼 彩图　　📹 微课　　💻 教学 PPT　　📝 自测题　　📋 Summary

正常细胞的功能和结构受到基因的严密调控,保持相对稳定,称为内环境稳定(homeostasis)。若细胞受到过度生理应激或病理刺激,则可发生功能和形态上的适应,在此过程中细胞调节了功能又达到了新的但已是改变了的稳定状态,从而保存了细胞的存活能力。例如体育锻炼后鼓起的肌肉就是细胞适应的结果,增大的肌肉细胞达到新的平衡,这种适应性反应称为肥大。相反,细胞体积缩小和功能降低称为萎缩。此外,还有其他适应性反应,如增生和化生等。

如果细胞对刺激的适应性反应受限或不发生时,则可能引起损伤(injury)。细胞的轻度损伤多数为可逆的(reversible),如心脏某一部分血流中断 10~15 min 后恢复供血,心肌细胞形态和功能仍可恢复正常;但若血流中断 1 h 以上,心肌细胞则发生不可逆的(irreversible)严重损伤,最终导致细胞死亡。

根据细胞死亡命名委员会 2018 年更新的分类系统,细胞死亡可分为意外细胞死亡(accidental cell death)和调节性细胞死亡(regulated cell death),意外细胞死亡是不受控制的细胞死亡过程,由意外的损伤刺激触发,如物理、化学和机械等因素,这些损伤刺激超出了细胞的可调节能力,从而导致细胞死亡的发生,形态改变主要表现为坏死(necrosis)。调节性细胞死亡涉及一系列的效应分子机制参与,可以通过药物或遗传改变进行干预,其中发生在生理条件下的调节性细胞死亡也被称为程序性细胞死亡,即细胞凋亡(apoptosis)。

细胞死亡是细胞损伤的最终结果,可涉及所有类型的细胞。缺血、感染、毒素和免疫反应均可引起细胞死亡。其中细胞凋亡在正常胚胎发育、淋巴组织发生、激素诱导的退化及肿瘤的放射、化学治疗中起着重要的作用。细胞的适应和损伤是代谢、功能和结构上的连续的变化过程,有时界限不甚清楚。

第一节　细胞、组织的适应

当环境改变时,机体的细胞、组织或器官通过自身的代谢、功能和结构的相应改变以避免环境改变所引起的损伤,这个过程称为适应(adaptation)。适应是一切生物对内外环境变化所作的一种反应,其目的在于能使自身在新的环境中得以生存。适应可表现为多种方式,在形态上表现为细胞大小、数量和类型的变化。本节重点就组织或器官的体积缩小(萎缩),体积增大(肥大),细胞数目增多(增生)或转化为另一种类型的组织(化生)的适应性反应介绍如下。

一、萎缩

发育正常的细胞、组织或器官的体积缩小称为萎缩(atrophy)。萎缩与发育不全(hypoplasia)及未发育(aplasia)不同,后两者分别指组织或器官未发育至正常大小,或处于从未发育的状态。

萎缩一般是由于细胞功能活动降低、血液及营养物质供应不足及神经和(或)内分泌刺激减弱等引起。根据病因,可将萎缩分为生理性萎缩和病理性萎缩两大类。

（一）生理性萎缩

许多组织和器官在机体发育到一定阶段时开始逐渐萎缩,这种现象称为退化(degeneration),如在幼儿阶段动脉导管和脐带血管的变细和闭塞及青春期后胸腺的逐渐变小。而分娩后的子宫及哺乳期后乳腺组织恢复原来大小则称为复旧(involution)。此外,老年人几乎所有器官和组织都出现不同程度的变小,则称为老年性萎缩,尤以脑、心、肝、皮肤和骨骼最为明显。

（二）病理性萎缩

按其发生的原因不同分为:

1. 营养不良性萎缩(malnutrition atrophy) 主要见于长期饥饿、慢性消耗性疾病及晚期恶性肿瘤患者。例如食管癌引起食管梗阻,晚期患者出现恶病质(cachexia)。全身营养不良性萎缩时,首先出现脂肪、肌肉的萎缩,最后心、脑、肝和肾等重要器官也发生萎缩。

2. 神经性萎缩(denervation atrophy) 骨骼肌的正常功能需要神经的营养和刺激。脊髓灰质炎患者,由于脊髓前角运动神经元受损,与之有关的肌肉失去了神经的调节作用而发生萎缩(图 2-1)。同时,皮下脂肪、肌腱及骨骼也会出现萎缩,使整个肢体变细。

3. 失用性萎缩(disuse atrophy) 见于肢体长期不活动,功能减退而引起的萎缩。如肢体骨折后长期进行石膏固定,使肢体长期不能活动,局部血液供应减少、代谢降低,导致肌肉萎缩和肢体变细。

4. 压迫性萎缩(pressure atrophy) 由于局部组织长期受压而导致的萎缩。如尿路结石时,由于尿液排泄不畅,大量尿液蓄积在肾盂导致肾盂积水,使肾实质受压而发生压迫性萎缩(图 2-2)。

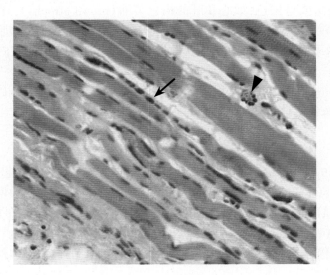

图 2-1　横纹肌萎缩

萎缩的肌纤维变细,细胞核串珠状排列(↙),

有的形成肌巨细胞(▼)

Figure 2-1　Atrophy of striated muscle

Atrophic muscle fiber becomes thin, bead-like nuclei is

labeled by (↙), muscle giant cell may be observed (▼)

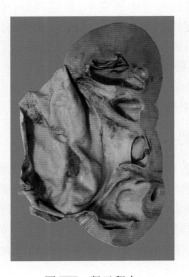

图 2-2　肾盂积水

肾盂扩张,肾皮质变薄

Figure 2-2　Hydronephrosis

Renal pelvis is dilated and the cortex becomes thin

5. 内分泌性萎缩(endocrine atrophy) 内分泌器官功能减退可引起相应靶器官的萎缩。如垂体功能减退(如 Simmond 综合征)引起的肾上腺、甲状腺、性腺等器官的萎缩。

6. 缺血性萎缩(ischemic atrophy) 也称局部营养不良性萎缩。动脉血液供应减少引起供血区的组织发生萎缩。如冠状动脉粥样硬化引起的心肌萎缩,脑动脉粥样硬化引起的脑萎缩(图 2-3)等。

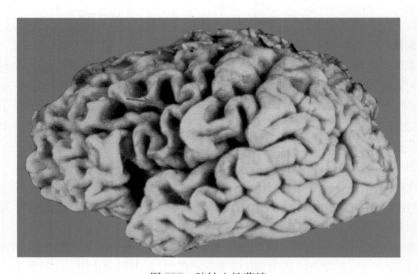

图 2-3　脑缺血性萎缩
箭头所示脑回变窄,脑沟加宽(→)
Figure 2-3　Ischemic atrophy of brain
Gyri become thin,while sulci are dilated(→)

(三)萎缩的病理变化

萎缩的器官体积变小,质量减轻,颜色变深或呈褐色,如心和肝的褐色萎缩(brown atrophy)。光镜下实质细胞体积缩小或数目减少,间质出现纤维组织增生或脂肪组织增多。萎缩组织实质细胞的胞质内可见脂褐素沉着。电镜下可见较多自噬泡及残存小体,一般常见于心肌细胞和肝细胞的细胞质内。

(四)萎缩的结局

萎缩是一种可逆性的病变,只要消除了病因,萎缩的器官、组织和细胞便可逐渐恢复原状;若病因不能消除,萎缩的细胞通过凋亡而逐渐消失,则导致器官体积变小、质地变硬、功能减退。

二、肥大

细胞、组织或器官体积的增大称为肥大(hypertrophy)。肥大通常由器官实质细胞体积变大引起,其基础主要是由细胞器增多所致。肥大的细胞线粒体总体积增大,细胞的合成功能增强,同时粗面内质网及游离核糖体也增多。当酶合成增加时,滑面内质网也相应增多。在功能活跃的细胞(特别是吞噬中的细胞)溶酶体也增多、增大。在横纹肌功能负荷加重时,除细胞器及游离核糖体增多外,肌丝也相应增多。此外,细胞核的 DNA 含量增加,导致核的增大和多倍体化,核形不规则。肥大可分为生理性肥大和病理性肥大两种。

(一)生理性肥大

如妊娠期子宫的肥大和哺乳期乳腺的肥大均属于生理性肥大。在内分泌激素的作用下,不但肥大器官的细胞体积增大,而且细胞数目也增加。

(二)病理性肥大

病理性肥大通常是由于器官的功能负荷加重所致。如高血压时,由于外周循环阻力长时间增大,心脏负荷加重而出现心肌细胞增粗、心室壁增厚。一侧肾摘除后,另一侧肾可发生代偿性肥大。

鉴于上述肥大有的是内分泌激素作用所致,有的是代偿所致,故又可将肥大分为内分泌性和代偿性两类。

三、增生

由于实质细胞数量增多而引起的组织、器官的体积增大称为增生(hyperplasia)。增生是由各种原因引起的细胞分裂增殖的结果。虽然增生与肥大是两个不同的病理过程,但由于发生机制有交叉,因此常合并发生。如雌激素导致的子宫增大,既有子宫平滑肌细胞增大,又有细胞数量的增多。但是不能分裂的细胞(如心肌)只能发生肥大,不会发生增生。增生可分为生理性增生和病理性增生两类。

(一) 生理性增生

生理性增生又可分为激素性增生和代偿性增生。青春期女性乳腺的发育、妊娠期子宫和乳腺的增生均属生理性增生,也是内分泌性增生。而肝部分切除后引起的肝细胞的增生以恢复正常肝的体积,则是代偿性增生的典例。正常肝只有 0.5%~1% 肝细胞进行 DNA 复制,在肝部分切除后的 1~2 天内,约 10% 的肝细胞进行 DNA 复制,以恢复肝的正常体积。

(二) 病理性增生

病理性增生常见于过多的激素刺激所引起的增生。如雌激素过高引起的子宫内膜增生和乳腺增生,雄激素过高引起的前列腺增生,均属病理性增生。另外,缺碘引起的甲状腺增生,也是病理性增生。

增生同样发生在炎症和修复的过程中,成纤维细胞、血管和实质细胞的增生是炎症愈合、创伤修复的重要环节。创伤修复过程中,过度的纤维组织增生可形成瘢痕疙瘩(keloid)。慢性炎时,成纤维细胞、血管和实质细胞的过度增生可形成息肉等。

一旦引起增生的病因被消除,增生就会停止,这是增生与肿瘤性增生的重要鉴别点之一(详见第六章"肿瘤")。但有些增生也会持续存在和发展,最终成为肿瘤性增生,如肝硬化的肝细胞增生可进一步发展成为肝细胞癌。

四、化生

为了适应环境的变化,一种已分化的组织转变为另一种分化组织的过程称为化生(metaplasia)。这种转变过程并非由已分化的细胞直接转变为另一种组织细胞,而是其中具有分裂增殖和多向分化能力的未分化细胞或干细胞分化的结果。化生一般只能转变为与其性质相似的组织和细胞,即一种上皮组织化生为另外一种上皮组织,或一种间叶组织化生为另外一种间叶组织,而上皮组织化生为间叶组织或间叶组织化生为上皮组织却很罕见。

(一) 上皮组织化生

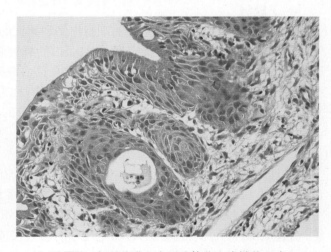

图 2-4 宫颈黏膜上皮下腺体化生为鳞状上皮
Figure 2-4 Squamous epithelium metaplasia of cervical glands under the mucosa epithelium

1. 鳞状上皮化生(squamous metaplasia) 气管和支气管黏膜的纤毛柱状上皮,在长期吸烟者或慢性炎症损害时,可转化为鳞状上皮。这种适应性的反应,通常仍为可复性的,但若持续存在,则有可能成为支气管鳞状细胞癌的基础。此外,慢性胆囊炎、胆石症时的胆囊黏膜上皮及慢性宫颈炎时的宫颈黏膜腺上皮亦可出现鳞状上皮化生(图 2-4)。鳞状上皮化生可增强局部的抵抗力,但同时也失去了原有上皮的功能。

2. 肠化生(intestinal metaplasia) 常见于胃体和(或)胃窦部。根据化生的形态及所产生的黏液可分为小肠型或大肠型肠化生。肠化生常见于慢性萎缩性胃炎、胃溃疡及胃黏膜糜烂后的黏膜再生。大肠型肠化生可成为肠型胃癌的发生基础。

(二) 间叶组织化生

间叶组织化生最为常见的是由纤维结缔组织化生为骨、软骨或脂肪组织。如骨化性肌炎(myositis ossificans),是由于外伤引起皮下及肌肉内的纤维组织增生,并发生骨化生所致。这是部分新生的结缔组织细胞转化为成骨细胞的结果。老年人的喉及支气管软骨可化生为骨也是间叶组织化生的例证。

五、转分化

一种类型的分化细胞通过基因选择性表达(或基因的重编程)使其在结构和功能上转变成另一种分化细胞的过程称为细胞的转分化(transdifferentiation)。例如在肝纤维化时,肝星状细胞转分化成肌为纤维细胞等。

六、上皮 – 间质转化

上皮 – 间质转化(epithelial-mesenchymal transition,EMT)是指上皮细胞转化为具有间质细胞表型的生物学过程。EMT 在胚胎发育、慢性炎、组织重建、肿瘤转移和多种纤维化疾病中起重要作用。

第二节　细胞、组织的损伤

细胞和组织受到超过代偿能力的有害因素刺激后,细胞及间质的物质代谢、组织化学、超微结构、光镜和肉眼可见的异常变化,称为损伤(injury)。损伤的类型和结局不仅取决于引起损伤因素的种类、持续时间和强度,也取决于受损细胞的种类、所处状态、适应性和遗传性。

一、损伤的原因

引起细胞和组织损伤的原因多种多样且比较复杂,其作用的强弱、持续的时间以及损伤的性质决定着损伤的程度,有的引起可复性损伤,有的则引起严重的不可复性损伤,导致细胞和组织的死亡。损伤的原因可归纳为以下几类。

(一)缺氧

缺氧(hypoxia)是常见且重要的细胞损伤和死亡的原因。缺氧可为全身性,亦可为局部性,前者乃因空气稀薄(如高山缺氧)、呼吸系统疾病、血红蛋白的载氧能力下降(如 CO 中毒)或灭活呼吸链的酶系(如氰化物)所致。局部缺氧的原因则往往是缺血,常由局部血液循环障碍引起(如动脉粥样硬化、血栓形成等)。在一些情况下,缺血后血流的恢复反而加剧组织损伤,称为缺血再灌注损伤。其发生机制尚未明确,可能与无复流现象(血流重新开放后,缺血区并不能得到充分的灌注)、ATP 缺乏、活性氧类物质和细胞质内游离钙增多及白细胞增多有关。

(二)物理因素

物理因素包括高温、低温、机械损伤、电流、电离辐射和低气压等。高温可使蛋白质变性,造成烧伤,严重时可使有机物炭化;低温可使局部组织的血管收缩、受损,血流停滞,导致细胞缺血,甚至死亡;机械损伤主要是直接破坏细胞、组织的完整性和连续性,使组织断裂或细胞破裂;电流可直接烧伤组织,同时刺激组织,引起局部神经组织的功能失调;电离辐射可直接或间接引起 DNA 损伤,导致细胞损伤和功能障碍;持续低气压可致缺氧并造成组织细胞的损伤,在气压急剧降低时,溶解的气体会迅速逸出,栓塞小血管而造成组织器官的损伤。

(三)化学因素

能够与细胞和组织发生反应且致其损伤的物质称为毒物(toxic agent),如四氯化碳、砷化物、有机磷农药、氰化物和汞化物等。它们对组织、细胞损伤的程度往往与其浓度、作用持续时间及机体对毒物的吸收、代谢和排泄有关。

(四)生物因素

引起细胞损伤最常见的原因是生物因素,其种类繁多,如真菌、螺旋体、立克次体、细菌、支原体、衣原体、病毒和寄生虫等。上述生物因素可通过产生的各种毒素、代谢产物或机械作用损伤组织,也可通过变态反应引起组织损伤。

（五）免疫反应

免疫功能低下或缺陷时，机体易发生反复感染。变态反应可引起组织、细胞的损伤，如支气管哮喘、风湿病、弥漫性肾小球肾炎等疾病都与变态反应有关；红斑狼疮、类风湿关节炎等自身免疫病引起的组织损伤均与免疫反应异常有关。此外，器官移植中的排斥反应造成组织细胞损伤也是免疫反应引起的。

（六）遗传因素

遗传缺陷能造成细胞结构、功能和代谢等异常或某种物质缺乏，使组织对造成损伤原因的易感性升高，引起相应疾病（如 α1 抗胰蛋白酶缺乏可引起肺气肿）。

（七）营养失调

营养不足或营养过剩均可造成细胞、组织的损伤。糖、蛋白质、脂肪、维生素及微量元素等的不足会影响细胞的代谢和功能，造成细胞的损伤。例如，动物长期饲喂缺乏胆碱、甲硫氨酸的食物，会造成脂肪肝及肝硬化。同样，营养过剩也能引起疾病。摄入过多的热量，如糖、脂肪，易引起肥胖，导致高血压、动脉粥样硬化，造成多种器官的细胞和组织受损。

二、 损伤的机制

细胞损伤的机制主要体现在 ATP 耗竭、自由基增多、细胞内游离钙升高、细胞膜完整性破坏和不可逆的线粒体损伤，它们互相作用或是互为因果，导致细胞损伤的发生和发展。

（一）ATP 耗竭

由于细胞缺氧和毒性损伤，影响了线粒体内的氧化磷酸化过程，导致 ATP 耗竭，从而影响了细胞的合成和分解功能。

（二）自由基增多

自由基（free radicals）是指最外层电子轨道上含有不配对电子的原子、离子或分子。机体内通过两种基本机制产生自由基：一是通过辐射作用使水离子化，一个电子被转移，从而产生自由基；二是氧或其他物质与氧化还原反应中的自由电子相互作用从而产生超氧离子（O_2^-）。自由基具有高度的氧化活性，极不稳定，活性极高，它们攻击细胞膜、线粒体膜，与膜中的不饱和脂肪酸反应，造成脂质过氧化增强。脂质过氧化产物又可分解为更多的自由基，引起自由基的连锁反应，使膜结构的完整性受到破坏。自由基可被内源性或外源性抗氧化剂（如巯基化合物半胱氨酸）清除。另外，过氧化物自由基可被含铜的酶即超氧化物歧化酶灭活，最终形成水。临床病理上，在某些毒物（如四氯化碳）中毒、氧中毒、炎症时组织损伤及细胞内细菌杀伤的过程中，均有自由基参与。

（三）细胞内游离钙升高

正常情况下，细胞内游离钙维持在相当低的水平（<0.1 μmol），但在细胞外为 1.3 μmol，这种梯度由细胞膜钙 ATP 酶和钙通道来调节。细胞内大部分的钙贮存于线粒体和内质网钙库内。缺氧和中毒时，ATP减少，Na^+/Ca^{2+} 交换蛋白直接或间接激活胞质内游离钙，使之增多，结果激活大量的酶，如磷脂酶（破坏细胞膜）、蛋白酶（破坏细胞膜和细胞骨架）、ATP 酶（加重 ATP 缺乏）和内切核酸酶（染色体破坏），从而造成细胞的损伤。

（四）细胞膜完整性破坏

细胞膜完整性破坏是细胞损伤的重要方式，有 6 种机制可能导致细胞膜损伤，包括补体活化时其所介导的细胞溶解，病毒感染时穿孔素（perforin）介导的细胞溶解，离子通道的特异性阻滞，膜离子泵衰竭，膜脂质改变以及膜蛋白质交联。

膜内离子通道允许特异性离子有控制的出入。有时，出于治疗的目的需要阻滞这些通道。例如在治疗高血压和缺血性心脏病时需使用钙通道阻滞剂（如维拉帕米），若使用不当或剂量过大，则会发生毒性作用。

　　膜泵（membrane pumps）负责维持细胞内高钾和低钠浓度且依赖于足够的 ATP 供给。任何导致 ATP 耗尽，如影响线粒体氧化磷酸化或代谢中消耗 ATP 的因素，都会使膜泵衰竭，从而导致细胞肿胀或水肿变性。例如，某些化学物质（如毒毛花苷）即可直接抑制细胞膜的钠钾 ATP 酶。

　　自由基则可通过氧化反应改变膜磷脂，也可使膜蛋白发生交联。

（五）不可逆的线粒体损伤

　　线粒体是各种损伤因子作用的靶点，胞质 Ca^{2+} 增高、毒性刺激，由磷脂酶 A2 和鞘磷脂通路造成的磷脂分解，脂肪分解的产物（如游离脂肪酸和神经酰胺）、氧化应激反应都可以损伤线粒体。早期线粒体内膜形成高电导通道，使线粒体的通透性发生转换。如果损伤因素持续存在，就会严重影响线粒体维持质子运动的功能和氧化磷酸化，使细胞色素 C 漏入细胞质内，线粒体发生不可复性损伤，导致细胞死亡。

三、损伤的形态学改变

　　细胞和组织发生损伤后，会产生一系列形态学变化和功能改变。根据损伤程度不同，分为可逆性损伤和不可逆性损伤两大类，变性一般为可逆性损伤，而细胞死亡则为不可逆性损伤。

（一）可逆性损伤

　　可逆性损伤（reversible injury）包括变性或物质沉积。变性（degeneration）是指细胞或间质内出现异常物质或正常物质的量显著增多，并伴有不同程度的功能障碍。有的教科书将正常物质的量显著增多称为细胞内沉积（intracellular accumulation），而有的则称为细胞沉积物（cell deposits），但其中所讲内容大多仍属于经典的变性范畴。

　　1. 水样变性　在正常情况下，细胞内外的水互相交流、协调一致，保持着机体内环境的稳定。当缺氧，毒性物质影响线粒体内 ATP 产生时，细胞膜上的钠泵功能降低，使细胞膜对电解质的主动运输功能发生障碍，更多的钠、钙离子和水进入细胞内，而细胞内钾离子外逸，导致细胞内水增多，形成细胞肿胀，称为细胞的水样变性（hydropic degeneration）。

　　病理变化　光镜下水样变性的细胞体积增大，因胞质内水含量增多，细胞变得透明、淡染，甚至出现空泡，可称为空泡变性，严重时细胞核也可淡染，整个细胞膨大如气球，故有气球样变性之称（图 2-5）。电镜下可见胞质基质疏松，电子密度降低，线粒体肿胀、嵴变短变少，内质网扩张，核糖体脱失，呈空泡状。上述改变常见于心、肝、肾等实质性器官。

　　细胞水肿过去常称为混浊肿胀（简称浊肿），这是因为受累器官肿胀，边缘变钝，苍白而混浊而得名，为了避免混淆，目前已不再使用混浊肿胀这一名词。细胞水肿是一种可复性的损伤，但是，严重的细胞水肿也可发展为细胞死亡。

　　2. 脂肪变（性）或脂肪沉积　正常情况下，除脂肪细胞外的实质细胞内一般不见或仅见少量脂滴，如果这些细胞中出现脂滴或脂滴明显增多，则称为脂肪变性（fatty degeneration）或脂肪变。

　　脂滴的主要成分为中性脂肪，也可有磷脂和胆固醇等。在石蜡切片中，脂滴被有机溶剂溶解，故表现为空泡状，有时不易与水样变性之空泡相区别，此时可将冷冻切片用苏丹Ⅲ或锇酸染色来加以鉴别，前者将脂肪染成橘红色，后者将其染成黑色。脂肪变性主要见于肝、心、肾等实质器官，因为肝是脂肪代谢的重

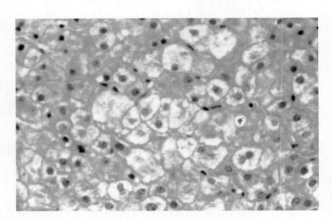

图 2-5　急性病毒性肝炎
肝细胞肿胀，胞质透亮，有的呈气球样外观，核居中，
肝窦变窄或消失
Figure 2-5　Acute viral hepatitis
The hepatocytes are diffuse swelling, and the sinusoid is narrow, distorted and obliterated; The cytoplasm looks empty or vacuolated and contains only scattered wisps of cytoplasmic remnants, that is, ballooning degeneration of hypatocyte

要场所,所以肝脂肪变性最为常见。脂肪变性时最初形成的脂滴很小,电镜下可见脂滴为电子密度较高、有界膜包绕的圆形均质小体,称为脂质小体(liposome),以后可逐渐融合为较大脂滴,并可在光镜下察见。

(1)肝脂肪变性 与肝的脂肪代谢失调有关。众所周知,肝既能从血液中吸收脂肪酸,经其酯化形成脂肪;又能将糖类转化为脂肪酸。无论何种途径来的脂肪酸,仅有小部分在肝细胞的线粒体中进行β氧化,产生能量,供肝细胞本身利用,而大部分脂肪酸在光面内质网中合成磷脂和三酰甘油,并与该处合成的胆固醇、载脂蛋白结合,形成前β脂蛋白,输入血液中,在脂库中储存,或供其他组织利用。还有小部分磷脂或其他类脂,与蛋白质、糖类等结合,形成细胞的结构成分。在上述过程中,任何一个环节发生障碍,均可造成肝细胞的脂肪变性。①脂蛋白的合成发生障碍:当合成脂蛋白的原料,磷脂或组成磷脂的胆碱、甲硫氨酸等物质缺乏,或者由于化学毒物或其他毒素破坏内质网结构或抑制某些酶的活性时,脂蛋白及组成脂蛋白的磷脂、蛋白质的合成就会发生障碍,因而可导致肝细胞不能将三酰甘油正常地合成脂蛋白,并运出肝细胞,造成脂肪在肝细胞内的堆积。②中性脂肪合成过多:饥饿状态或某些疾病(如糖尿病)患者的糖利用障碍时,需从脂库中动用大量脂肪,它们以脂肪酸的形式进入肝,从而使肝细胞内合成脂肪过多,以至于超过了肝将其氧化利用和合成脂蛋白运输出去的能力,导致脂肪在肝细胞中的蓄积。③脂肪酸氧化障碍:淤血、缺氧、感染、中毒和过敏反应等情况均可使肝细胞受损,影响脂肪酸的氧化及脂蛋白的合成,致使肝细胞对脂肪的利用下降,造成肝细胞内脂肪过多。

病理变化 轻度脂肪变性,肝可无明显改变。如果脂肪变性弥漫而严重时,肝可明显增大,色变黄,触之有油腻感,称为脂肪肝(fatty liver)。光镜下早期肝脂肪变性,可表现为在肝细胞核周围出现小的脂肪空泡。以后随着脂肪变性的加重,空泡逐渐变大,分布于整个胞质中。严重者融合成一个大泡,将细胞核挤向一边,形态与脂肪细胞类似(图2-6)。肝脂肪变性在肝小叶中的分布与其病因有一定关系。肝淤血时,小叶中央区缺血较重,因此脂肪变性首先在中央区发生。若长期缺血,则小叶中央区肝细胞可萎缩、消失,于是小叶周边区也因缺氧而发生脂肪变性。磷中毒时,肝脂肪变性首先发生在小叶周边区,可能由于小叶周边接受双重血供,此处受血液中毒素影响较大,受损较重,因此最先出现脂肪变性。

肝的脂肪变性是可复性的。病因消除后,病变的肝细胞在形态和功能上可恢复正常。严重的肝脂肪变性,肝细胞可出现坏死、纤维组织增生,进而可发展成为肝硬化。

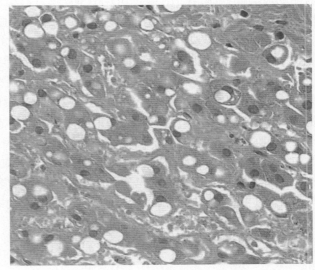

图2-6 肝细胞脂肪变性
肝细胞胞质内可见大小不一的脂肪空泡,将核挤向一边
Figure 2-6 Fatty degeneration of liver
There are many small vacuoles in the cytoplasm around the nucleus, or coalesce to form one large vacuole filling the cell and/or displace the nucleus to the periphery of the cell

(2)心肌脂肪变性 正常心肌含少量脂滴。发生脂肪变性时,心肌细胞内脂滴含量显著增多。心肌脂肪变性多见于贫血、缺氧、中毒(磷、砷等)及严重感染(白喉、痢疾等)等。心肌脂肪变性好发于乳头肌和心内膜下心肌。由于心肌血管分布的特点,心肌各部位缺氧程度不一,故脂肪变性程度也不一,重者呈黄色条纹,轻者呈暗红色,两者相间排列,状似虎皮,故称为"虎斑心"。严重的心肌脂肪变性时(白喉感染,心肌可呈弥漫性脂肪变性),心肌全部呈灰黄色,可看不出斑纹。光镜下,脂肪变性的心肌细胞胞质中出现细小、串珠样脂肪空泡,排列于纵行的肌纤维间。电镜下,脂质小体主要出现在心肌纤维Z带附近和线粒体分布区内。严重的心肌脂肪变性,可使心肌收缩力减弱,甚至可导致心力衰竭。

(3)肾脂肪变性 在严重贫血、缺氧、中毒和一些肾疾病时,由于肾小球毛细血管基膜受损,通透性增高,肾小管特别是近端小管上皮细胞可吸收漏出的脂蛋白而导致脂肪变性。光镜下可见近端小管上皮细胞胞质内出现多数脂滴,常位于细胞基底部和细胞核周围。严重的肾脂肪变性也可累及远端小管,甚至集合小管上皮细胞。肉眼观,肾体积增大,被膜紧张,切面可见皮质增厚,略呈浅黄色。

附:细胞内胆固醇或胆固醇酯沉积

细胞的胆固醇大部分用于合成细胞膜,细胞内没有胆固醇及胆固醇酯沉积。在某些病理状态下,多余的胆固醇及胆固醇酯在细胞内积累,称为细胞内胆固醇或胆固醇酯沉积(intracellular accumulation of cholesterol or cholesterol esters)。细胞内胆固醇或胆固醇酯沉积时,胞质充满细小的脂质空泡而使细胞呈泡沫状,这些细胞称为泡沫细胞(foamy cell)。细胞内胆固醇或胆固醇酯沉积可出现在以下病理状态下:①在大、中动脉内膜的粥样硬化斑块内,平滑肌细胞和巨噬细胞吞噬脂类物质后,转变为泡沫细胞。②遗传性或获得性高脂血症患者的皮肤、肌腱易发生黄色瘤。黄色瘤(xanthoma)是由胆固醇或胆固醇酯沉积的泡沫细胞(巨噬细胞来源)聚集而形成的瘤样结节。③炎症和坏死灶内常见数量不等的泡沫细胞,这些泡沫细胞是巨噬细胞吞噬坏死组织的细胞膜转变来的。④胆囊胆固醇沉着症(cholesterolosis of gallbladder)是指在胆囊固有膜内有局灶性聚集吞噬胆固醇的巨噬细胞,呈泡沫状。

3. 玻璃样变性　玻璃样变性(hyaline degeneration)又称透明变性,指在细胞内或间质中,出现均质、半透明的玻璃样物质,在HE染色切片中呈均质性红染。玻璃样变性仅是形态学的描述,不同的组织,发生变性的原因、机制有所不同。它可以发生在结缔组织、血管壁,有时也可见于细胞内。

(1) 结缔组织玻璃样变性　常见于纤维瘢痕组织内。肉眼观,灰白、半透明状,质地坚韧,缺乏弹性。光镜下,纤维细胞明显减少,陈旧的瘢痕组织胶原纤维增粗并互相融合成为均质无结构红染的梁状、带状或片状,失去纤维性结构(图2-7)。可能的发生机制有:①纤维瘢痕老化过程中,原胶原蛋白分子之间的交联增多,胶原原纤维也互相融合,其间有较多的糖蛋白积聚,形成玻璃样物质。②由于缺氧、炎症等原因,造成局部pH升高或温度升高,致使原胶原蛋白分子变性成明胶并互相融合所致。

(2) 血管壁玻璃样变性　多发生于高血压时的肾、脑、脾及视网膜的细小动脉。高血压时,全身细小动脉持续痉挛,导致血管内膜缺血受损,通透性增高,血浆蛋白渗入内膜下,在内皮细胞下凝固,呈均匀、嗜伊红、无结构的状态。此外,内膜下的基膜样物质也增多。上述改变可使细小动脉管壁增厚、变硬,管腔狭窄甚至闭塞(图2-8)。血流阻力增加,使血压升高,此即小动脉硬化(arteriolosclerosis),可引起心、肾和脑的

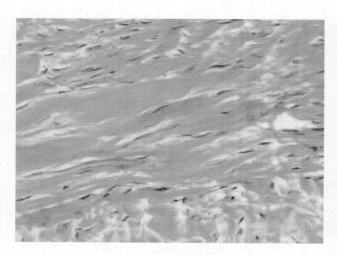

图 2-7　结缔组织玻璃样变性

胶原纤维增粗并互相融合成为呈嗜伊红宽带状结构

Figure 2-7　Hyaline degeneration of connective tissue

The collagenous fibers are thickened, gray white and translucent

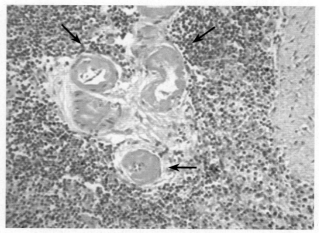

图 2-8　脾小动脉玻璃样变性

脾小动脉管壁均质红染,管腔狭窄(←)

Figure 2-8　Hyaline degeneration of splenic arteries

The walls of the central artery are thickened with pink materials

deposit and lumen is narrowed (←)

缺血。

（3）细胞内玻璃样变性　是指细胞内过多的蛋白质沉积（intracellular accumulation of proteins）引起细胞发生了形态学改变。光镜下，常表现为圆形、嗜伊红的小体或团块。电镜下，可呈均质状、细丝状或晶体状。可见于以下病理状态：①肾小球肾炎或伴有明显蛋白尿的其他疾病时，肾近端小管上皮细胞胞质内，可出现大小不等的圆形红染小滴（玻璃样小滴）（图 2-9）。这是血浆蛋白经肾小球滤出，又被肾小管上皮细胞吞饮并在胞质内融合成玻璃样小滴的缘故。②慢性炎时，浆细胞胞质内出现红染的圆形的玻璃样物质，称为拉塞尔小体（Russell body），是免疫球蛋白在细胞内堆积的结果。③病毒性肝炎和酒精性肝病时，肝细胞内出现的红染的玻璃样物质，称为马洛里小体（Mallory body）。电镜下，这种物质由密集的细丝构成，是细胞内角蛋白聚集的结果。④蛋白质折

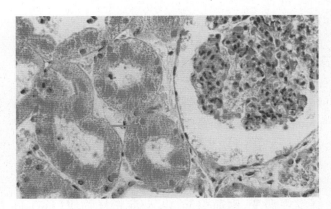

图 2-9　肾小管上皮细胞内玻璃样变性
上皮细胞质内见粉染玻璃样小滴（→）
Figure 2-9　Intracellular hyaline degeneration of the renal tubular epithelial cell
Pink hyaline droplets are observed in the cytoplasm of renal tubular epithelial cell（→）

叠缺陷。由核糖体产生的多肽链，经 α 螺旋、β 片层形成蛋白质二级结构，在二级结构的基础上，折叠形成具有三级结构的功能性蛋白质。当蛋白质存在折叠缺陷时，蛋白质结构、功能、转运和分泌都会受到影响，引起蛋白质在细胞内聚集。如 α1- 抗胰蛋白酶缺陷时，由于基因突变，导致 α1- 抗胰蛋白酶在肝细胞内折叠迟缓，不能正常分泌，引起 α1- 抗胰蛋白酶在肝细胞内沉积。同时，由于 α1- 抗胰蛋白酶缺陷，肺内蛋白酶水平过高，引起患者发生肺气肿。神经变性疾病（阿尔茨海默病、亨廷顿病和帕金森病）的淀粉样变性也是由于折叠缺陷引起的蛋白质在细胞内或间质中沉积。导致蛋白质折叠缺陷的原因有基因突变、老化、环境因素等。白喉患者的心肌细胞、肠伤寒患者的腹直肌细胞也可发生玻璃样变性。

4. 黏液样变性　组织间质出现类黏液的聚集称为黏液样变性（mucoid degeneration）。肉眼观，组织肿胀，切面灰白透明，似胶冻状。光镜下，病变部位间质疏松，充以淡蓝色胶状物。其中，散在一些多角形或星芒状并以突起互相连缀的细胞。

结缔组织黏液样变性常见于纤维瘤、平滑肌瘤等间叶性肿瘤，也可见于急性风湿病时心血管壁及动脉粥样硬化时的血管壁。甲状腺功能减退时，全身真皮及皮下组织的基质中，有类黏液及水潴留，称为黏液性水肿（myxedema）。这可能是因为甲状腺素分泌减少，类黏液的主要成分透明质酸降解减弱所致。

一般认为，黏液样变性的结缔组织，当病因去除后，可逐渐恢复其形态与功能。但是严重而持久的黏液样变性，可引起纤维组织增生，从而导致组织硬化。

5. 淀粉样变性　细胞外，间质内有淀粉样物质（amyloid）沉着称为淀粉样变性（amyloid degeneration），亦称淀粉样物质沉着症（amyloidosis）。淀粉样物质在遇碘时，可被染成棕褐色，再加硫酸后呈蓝色，与淀粉遇碘时的反应相似，故称为淀粉样变性。肉眼观，病变为灰白色，质地较硬，富有弹性。HE 染色光镜下，淀粉样物质呈淡伊红染色、均匀一致、云雾状、无结构的状态。刚果红染色为橘红色，在偏光显微镜下淀粉样物质呈黄绿色（图 2-10）。淀粉样物质常分布于细胞间或沉积在小血管的基膜下，或沿组织的网状纤维支架分布。电镜下，淀粉样物质为纤细的无分支的丝状纤维构成。

淀粉样变性可为局部性的，也可为全身性的，其淀粉样物质生物化学本质也各不相同。与慢性炎有关的局部性淀粉样变性多见于睑结膜、舌、喉、上呼吸道、肺、膀胱和皮肤等处，由于淀粉样物质沉着，局部形成结节，常伴有大量浆细胞等慢性炎细胞浸润。多发性骨髓瘤分泌的淀粉样物质为淀粉样轻链（amyloid light chain，AL）。与内分泌有关的局部性淀粉样变性发生在甲状腺髓样癌、胰岛细胞瘤、肾上腺嗜铬细胞瘤的间质内或 2 型糖尿病患者的胰岛中，淀粉样物质内含有多肽激素或其他蛋白质。老年人的心脏也可出

现心脏内淀粉样物质沉着,引起心功能下降,称为老年性心脏淀粉样变性(senile heart amyloidosis),其沉着物质为淀粉样甲状腺素视黄质运载蛋白(amyloid transthyretin)。老年性大脑疾病(如阿尔茨海默病)脑组织中沉积物为 β2 淀粉样蛋白(β2-amyloid protein)。全身性淀粉样变性可发生在长期慢性炎症疾病(结核病、支气管扩张症、慢性骨髓炎、类风湿关节炎、畸形性脊柱炎、溃疡性结肠炎和克罗恩病等),这是由于炎症对组织和细胞的反复破坏引起的继发性病变,因而引起 AA 型淀粉样物质(amyloid associated protein,AA)沉着。家族性淀粉样变性也可表现为全身性病变。因肾衰竭而长期血液透析患者关节、肌腱和滑膜也可发生淀粉样变性,这是由于 β2 微球蛋白(β2-microglobulin)不能通过透析膜,在血液循环中维持高水平,并在关节、肌腱和滑膜等部位沉积引起的。

6. 细胞内糖原沉积 细胞内糖原沉积(intracellular accumulation of glycogen)发生于葡萄糖和糖原代谢异常的患者。糖原为水溶性,在非水溶性固定剂(如纯乙醇)中保存较好。在一般 HE 染色切片中,糖原被溶去呈透明的泡状;过碘酸希夫(periodic acid Schiff,PAS)染色中,呈玫瑰红色。细胞内糖原沉积常发生于糖尿病患者近端小管远端的上皮细胞内,甚至在肝细胞、心肌细胞和胰岛 B 细胞内。患糖原贮积症(glycogen storage disease)时,由于患者糖原合成或降解的酶缺乏,也导致糖原在细胞内沉积。

7. 病理性色素沉积 色素(pigments)是机体组织中的有色物质。有些色素是正常组织内存在的,如黑色素;有些色素是疾病状态下出现的,如肺内炭末颗粒沉着,称为病理性色素(pathological pigment)。根据来源不同,这些色素可分为外源性和内源性两类。外源性色素主要来自体外,如炭末、文身的色素等;内源性色素主要由机体细胞本身合成,如含铁血黄素、脂褐素和黑色素等。

(1)炭末(coal dust) 来自体外,通过吸入到达人体肺部。肺内炭末沉积十分常见。肺组织内,可见大小不等的炭末颗粒,严重者,整个肺呈黑色。被吸入的炭末在肺内可被巨噬细胞吞噬,通过淋巴引流,可沉积在肺间质及肺淋巴结内。肺内严重的炭末沉积,可产生肺纤维化和肺气肿,引起严重的肺疾病。

(2)黑色素(melanin) 是在酪氨酸酶的作用下,黑色素细胞胞质中酪氨酸氧化聚合而产生的棕褐色细颗粒(图 2-11)。黑色素细胞因含有酪氨酸酶,故当加上多巴时,则出现与黑色素相似的物质,称多巴反应阳性;相反,表皮下吞噬了黑色素的组织细胞,

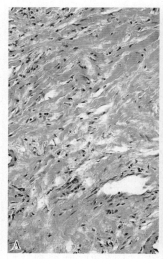

图 2-10 淀粉样变性
A. 组织内沉积的淀粉样变性物质为橘红色、均匀一致、云雾状、无结构的物质(刚果红染色) B.(与 A 为同一视野)在偏光显微镜下淀粉样物质呈黄绿色

Figure 2-10 Amyloidosis
A. Amyloid depositions stain red, uniform and cloudy (Congo red stain) B. These depositions stain green yellow under the polarizing microscope

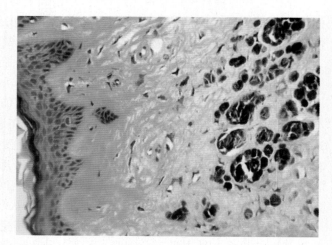

图 2-11 皮内痣
真皮内巢状分布的痣细胞,胞质内含有黑色素
Figure 2-11 Intradermal nevus
Nests of melanocytes occur in the dermis

因不含酪氨酸酶,故多巴反应阴性。用此方法可以鉴别黑色素细胞和噬黑色素细胞。促肾上腺皮质激素(ACTH)分泌增多可致全身性皮肤黑色素增多。局限性黑色素增多则见于黑色素痣和黑色素瘤等。

(3) 脂褐素(lipofuscin) 是细胞内自噬溶酶体中不能被溶酶体酶消化的细胞器碎片而形成的黄褐色颗粒,其成分是脂质和蛋白质的混合体,源自自由基催化的细胞膜不饱和脂肪酸的过氧化作用。脂褐素多见于老年人及一些慢性消耗性疾病患者的心、肝和肾细胞内,故又有"消耗性色素"之称。脂褐素也可见于正常人的附睾上皮细胞、睾丸间质细胞、肾上腺皮质网状带细胞和神经细胞的胞质中。

(4) 含铁血黄素(hemosiderin) 是由铁蛋白(ferritin)微粒集结而成的色素颗粒,呈金黄色或棕黄色,具有折光性。由于含铁血黄素分子中含有三价铁,普鲁士蓝或柏林蓝反应呈蓝色。含铁血黄素是由血红蛋白被巨噬细胞溶酶体分解、转化而形成的。慢性肺淤血时,漏入肺泡腔内的红细胞被巨噬细胞吞噬后,形成含铁血黄素。由于这种吞噬大量含铁血黄素的巨噬细胞常出现在左心衰竭患者,故此细胞又称心力衰竭细胞(heart failure cell)(图 2-12)。此外,溶血性贫血时,可有大量红细胞被破坏,所以可出现全身性含铁血黄素沉积,常沉积于肝、脾、淋巴结和骨髓等器官和组织内。

8. 病理性钙化　正常机体内,仅在骨和牙齿中含有固体钙盐。如果在骨和牙齿以外的其他组织内有固体钙盐沉积,则称为病理性钙化(pathologic calcification)。沉积的钙盐主要是磷酸钙,其次为碳酸钙。组织内有少量钙盐沉积时,肉眼难以辨认;量多时,则表现为石灰样坚硬颗粒或团块状外观。HE 染色切片中,钙盐呈蓝色颗粒状。起初,钙盐颗粒微细,以后可聚集成较大颗粒或团块(图 2-13)。

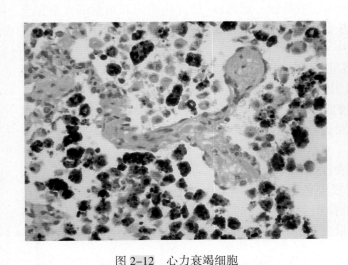

图 2-12　心力衰竭细胞

肺泡腔内吞噬大量含铁血黄素的巨噬细胞

Figure 2-12　Heart failure cell

The alveolar spaces contain hemosiderin-laden macrophages

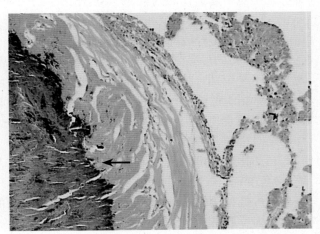

图 2-13　硅沉着病(肺)

硅结节内见蓝染颗粒状钙盐沉着(←)

Figure 2-13　Silicosis

Granular calcinosis, stain blue, is observed in silicotic nodule(←)

病理性钙化可分为营养不良性钙化和转移性钙化两种类型。

(1) 营养不良性钙化(dystrophic calcification) 较常见,是变性、坏死的组织或异物的钙盐沉积,而机体本身并无全身性钙、磷代谢障碍,血钙正常。此型钙化常发生在结核和脂肪坏死灶、动脉粥样硬化斑块、玻璃样变性或黏液样变性的结缔组织及坏死的寄生虫虫体、虫卵及其他异物等。

营养不良性钙化发生机制尚不清楚。可能与局部碱性磷酸酶升高有关。此酶能水解有机磷酸酯,使局部磷酸超过 $3Ca^{2+}:2PO_4^{3-}$ 的正常值,所以形成磷酸钙沉积。至于磷酸酶的来源,一部分是从坏死细胞中的溶酶体释放出来,还有一部分可能是吸收了周围组织液中的磷酸酶。此外也有人认为,营养不良性钙化与变性、坏死组织的酸性环境有关。由于钙盐在酸性环境中易溶解,使局部钙离子浓度增高;随后由于组织液的缓冲,使局部碱化,导致钙盐析出、沉积。

（2）转移性钙化（metastatic calcification）　是指由于全身性的钙、磷代谢障碍，引起机体血钙或血磷升高，导致钙盐在未受损伤的组织内沉积。此种钙化较少见，多见于甲状旁腺功能亢进、过多摄入维生素 D 或骨肿瘤造成骨组织严重破坏时，大量骨钙入血，血钙增高，使钙盐可沉积在全身许多未受损伤的组织中。常见的钙盐沉积部位有：肾小管、肺泡和胃黏膜等处。

病理性钙化对机体的影响为：少量的钙盐沉积，有时可被溶解、吸收。当大量钙盐沉积时，则难以完全吸收，它可以作为一种异物长期存在于机体组织中，刺激周围纤维组织增生，将其包裹，并可在钙化的基础上发生骨化。对机体的影响依具体情况而有所不同。例如，血管壁钙化后可以变硬、变脆，容易引起破裂出血；心瓣膜在变性、坏死基础上的钙化，则可使瓣膜变硬、变形，从而引起血流动力学改变；结核病灶的钙化，可使其内的结核分枝杆菌失去活力，使局部病变停止发展，稳定病情。但是结核分枝杆菌可在病灶中生活很长时间，一旦机体抵抗力低下，疾病可能会复发。转移性钙化过程中，未受损伤的肾、肺、胃黏膜的钙盐沉积，可使这些组织功能下降甚至丧失。

（二）不可逆性损伤

各种损伤严重时，细胞发生不可逆性代谢、结构和功能障碍，可导致细胞的死亡。光镜下要在细胞坏死后 10 h 以上才能识别细胞死亡，电镜检查、组织化学方法、活细胞染色可以帮助早期判别。细胞死亡（cell death）主要有两种类型：意外细胞死亡（accidental cell death）和调节性细胞死亡（regulated cell death）。

1. 意外细胞死亡　表现形式为坏死（necrosis），通常直接称为坏死。坏死组织细胞的代谢停止，功能丧失。凡是能引起损伤的因素，只要其作用达到一定的强度或持续一定时间，使受损组织和细胞的代谢完全停止，即可引起局部组织和细胞的死亡。坏死的形态变化可以是由损伤细胞内的水解酶降解所致，也可以由游走的白细胞释放的水解酶的作用引起。

（1）坏死的形态学改变　肉眼观，如坏死组织范围小常不能辨认。即使坏死组织范围较大，早期肉眼观察也不易识别。临床上把确实失去生存能力的组织称为失活组织。一般失活组织外观无光泽，较混浊，失去正常组织的弹性；因无正常的血液供给而温度较低，摸不到血管搏动，在清创术中切除失活组织时，没有新鲜血液自血管流出；失活组织有失去正常感觉及运动功能（肠管蠕动）等变化。上述各点并非失活组织的绝对指征，因此要全面观察，综合判断。

1）细胞核的改变　是坏死的主要形态学标志，表现为：①核固缩（pyknosis），即由于核脱水使染色质浓缩，染色变深，核体积缩小。②核碎裂（karyorrhexis），核染色质崩解为小碎片，核膜破裂，染色质碎片分散在胞质内。③核溶解（karyolysis），在脱氧核糖核酸酶的作用下，染色质的 DNA 分解，细胞核失去对碱性染料的亲和力，因而染色变淡，甚至只能见到核的轮廓。最后，核的轮廓也完全消失（图 2-14）。

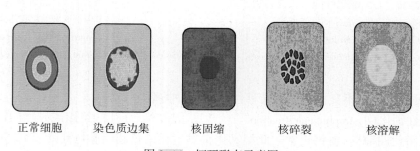

正常细胞　　染色质边集　　核固缩　　核碎裂　　核溶解

图 2-14　坏死形态示意图

Figure 2-14　Morphology of necrosis

坏死细胞核的上述变化过程，可因损伤因素作用的强弱和发展过程的快慢而出现不同改变。损伤因素作用较弱，病变经过缓慢时（如缺血性梗死），细胞核的变化可以按核固缩、核碎裂、核溶解顺序逐渐发生。但若损伤因素强烈、经过急剧（如中毒）时，则常发生染色质边集，继而进入核碎裂，甚至也可以从正常细胞核直接发生核溶解。

2) 细胞质的改变 由于胞质中嗜碱性物质核糖体逐渐减少或丧失,使胞质与碱性染料的结合减少,而与酸性染料伊红的结合力增强而呈嗜酸性。

3) 间质的改变 在各种溶解酶的作用下,间质的基质崩解,胶原纤维肿胀、崩解、断裂或液化。坏死的细胞和崩解的间质融合成一片模糊的颗粒状、无结构的红染物质。

上述坏死形态改变虽然属于坏死后的自溶变化,但与机体死亡后的组织自溶不同,活体局部组织坏死能引起明显的炎症反应,而尸体自溶不伴有炎症反应。

(2) 坏死的类型

1) 凝固性坏死(coagulative necrosis) 指坏死组织因为失水变干、蛋白质凝固,而变为灰白色或黄白色较干燥、结实的凝固体。凝固性坏死常见于心、肾、脾等器官的缺血性坏死(梗死)。肉眼观,开始阶段,由于周围组织液进入坏死组织而出现明显肿胀,色泽灰暗,组织纹理模糊。以后坏死灶逐渐变硬,呈土黄色,坏死灶周围常出现一炎性出血带而与健康组织分界。光镜下可见坏死组织的细胞核固缩、核碎裂、核溶解及胞质呈嗜酸性染色,但组织结构的轮廓依然存在。如肾的贫血性梗死早期,肾小球及肾小管的细胞已呈坏死改变,但肾小球、肾小管及血管等轮廓仍可辨认(图2-15)。心肌的凝固性坏死,心肌细胞的核消失,但心肌细胞的轮廓仍存在。脾的贫血性梗死也如此。

2) 液化性坏死(liquefactive necrosis) 有些组织坏死后被酶分解成液体状态,并可形成坏死囊腔。此时,坏死组织的水解占主导地位。与凝固性坏死相反,液化性坏死主要发生在含蛋白质少、脂质多(如脑)或产生蛋白酶多(如胰腺)的组织。发生在脑组织的液化性坏死又称为脑软化(图2-16)。化脓性炎症渗出的中性粒细胞能产生大量蛋白酶,将坏死组织溶解而发生液化性坏死。阿米巴脓肿也属于液化性坏死。

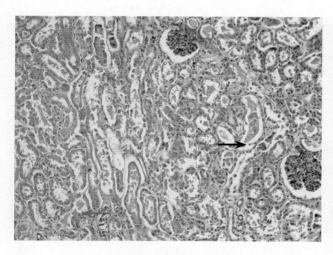

图 2-15 肾凝固性坏死

梗死界限清楚(→),有炎细胞浸润,梗死区内(←)
组织轮廓清晰,但细胞核溶解消失

Figure 2-15 Coagulative necrosis of the kidney.

The boundary of necrosis is clear(→), inflammatory infiltration is observed. In the middle of necrosis(←), nucleus are dissolved and lost

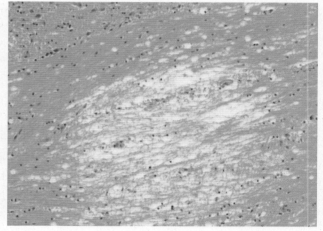

图 2-16 脑液化性坏死

淡染区为乙型脑炎液化性坏死灶,灶内细胞坏死,
组织结构消失,呈筛网状

Figure 2-16 Liquefactive necrosis of brain

Lightly stained areas represent the liquefactive necrosis of epidemic encephalitis, the structure was destroyed within the cell necrosis and showed cribriform pattern

3) 特殊类型的坏死

A. 干酪样坏死(caseous necrosis):主要见于由结核分枝杆菌引起的坏死,是凝固性坏死的一种特殊类型。干酪样坏死组织分解比较彻底,因而光镜下不见组织轮廓,只见一些红染的无结构颗粒物质(图2-17)。

由于组织分解较彻底,加上含有较多的脂质(主要来自结核分枝杆菌及中性粒细胞),因而坏死组织略带黄色,质软,状似干酪,故称干酪样坏死(图 2-18)。这种坏死不易吸收,可能和坏死组织里含有大量脂质有关。

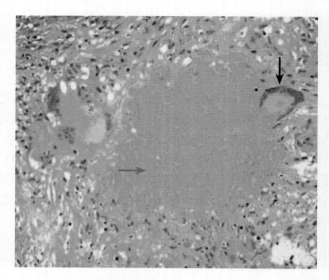

图 2-17　结核结节

病变中心为干酪样凝固性坏死,组织结构消失,呈红染的

细颗粒状结构(→),边缘见朗格汉斯细胞(↓)

Figure 2-17　Tubercle

The necrotic focus appears as amorphous granular debris seemingly

composed of fragmented, coagulated cells and amorphous granular

debris enclosed within a distinctive inflammatory

border known as a granulomatous reaction (→). Langerhans

giant cells are observed at the edge of the lesion (↓)

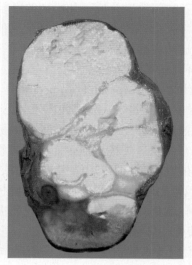

图 2-18　肾结核

坏死组织略带黄色,状似干酪

Figure 2-18　Renal tuberculosis

The necrosis tissue is cheesy and

yellowish

B. 脂肪坏死(fat necrosis):分为酶解性和外伤性两种。前者常见于急性胰腺炎时,此时胰腺组织受损,胰酶外逸并被激活,引起胰腺自身及其周围器官的脂肪组织分解为脂肪酸与甘油,其中的脂肪酸与钙结合形成钙皂,常呈灰白色斑点或斑块。光镜下,坏死的脂肪细胞仅留下模糊的轮廓。外伤性脂肪坏死则大多见于乳房,此时受损伤的脂肪细胞破裂,脂滴外逸,并常在乳房内形成肿块,光镜下可见其中含有大量吞噬脂滴的巨噬细胞(泡沫细胞)和多核异物巨细胞。

C. 纤维素样坏死(fibrinoid necrosis):是发生在间质、胶原纤维和小血管壁的一种坏死。光镜下,病变部位的组织结构消失,变为境界不甚清晰的颗粒状、小条或小块状无结构物质,呈强嗜酸性,似纤维蛋白,有时纤维蛋白染色呈阳性,故称此为纤维蛋白样坏死(图 2-19)。以往上述病变被误认为是一种可逆性改变,称为纤维素样变性(fibrinoid degeneration)。纤维素样坏死常见于急性风湿病、系统性红斑狼疮、肾小球肾炎等变态反应性疾病。此外,恶性高血压、消化性溃疡的小血管壁甚至正常胎盘绒毛的血管壁也可发生纤维素样坏死。纤维素样坏死的形成机制与抗原 - 抗体复合物引发的胶原纤维肿胀崩解、结缔组织免疫球蛋白沉积或血液纤维蛋白渗出有关。

D. 坏疽(gangrene):指组织坏死后继发腐败菌的感染而呈现黑色、暗绿色等特殊形态改变。坏死组织经腐败菌分解产生硫化氢,后者与血红蛋白中分解出来的铁相结合形成硫化铁,使坏死组织呈黑色。坏疽分为以下三种类型:

干性坏疽(dry gangrene)多见于动脉粥样硬化、血栓闭塞性脉管炎和冻伤等疾病的四肢末端。因动脉阻塞,静脉回流仍通畅,故坏死组织的水分少,再加上体表水分易于蒸发,致使病变部位干燥皱缩,呈黑褐色,与周围健康组织有明显的分界线(图2-20)。由于坏死组织比较干燥,因此腐败菌感染一般较轻。

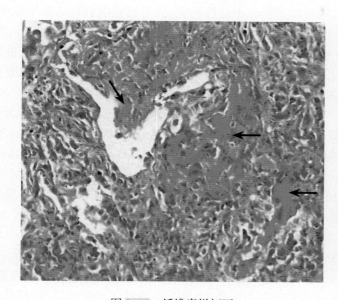

图 2-19 纤维素样坏死
在血管周围和间质组织中可见强嗜酸性物质(←)
Figure 2-19 Fibrinoid necrosis
Strongly stained eosinophilic materials in the perivascular and interstitial tissue(←)

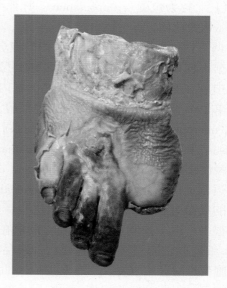

图 2-20 足干性坏疽
坏死组织呈黑褐色,分界清楚,踇趾已截肢
Figure 2-20 Dry gangrene of foot
Necrotic tissue is dark brown with clear boundaries.
The great toe has been amputated

湿性坏疽(wet gangrene)多发生于与外界相通的内脏(肠、子宫、肺等),也可见于四肢(伴有淤血水肿时)。此时由于坏死组织含水分较多,故腐败菌感染严重,局部明显肿胀,呈暗绿色或污黑色。腐败菌分解蛋白质,产生吲哚等物质,造成恶臭。由于病变发展较快,炎症较弥漫,故坏死组织与健康组织间无明显分界线。同时组织坏死腐败所产生的毒性产物及细菌毒素被吸收后,可引起全身中毒症状,甚至可发生中毒性休克而死亡。常见的湿性坏疽有坏疽性阑尾炎、肠坏疽、肺坏疽及产后坏疽性子宫内膜炎等。

气性坏疽(gas gangrene)为湿性坏疽的一种特殊类型,主要见于严重的深达肌肉的开放性创伤并合并产气荚膜梭菌等厌氧菌感染时。细菌分解坏死组织时产生大量气体,使坏死组织内含大量气泡,按之有"捻发"音。气性坏疽病变发展迅速,中毒症状明显,后果严重,需紧急处理。

(3) 坏死的结局

1) 溶解吸收 较小的坏死灶可由来自坏死组织本身和中性粒细胞释放的蛋白酶将坏死物质进一步分解液化,然后由淋巴管或血管吸收,不能吸收的碎片则由巨噬细胞吞噬消化,留下的组织缺损,则由细胞再生或肉芽组织予以修复。

2) 分离排出 较大坏死灶不易完全吸收,其周围发生炎症反应,白细胞释放蛋白酶,加速坏死边缘坏死组织的溶解吸收,使坏死灶与健康组织分离。坏死灶如位于皮肤或黏膜,脱落后形成缺损。局限在表皮和黏膜层的浅表缺损,称为糜烂(erosion);深达皮下和黏膜下的缺损称为溃疡(ulcer)。肾、肺等内脏器官坏死组织液化后可经相应管道(输尿管、气管)排出,留下空腔,成为空洞(cavity)。深部组织坏死后形成开口于皮肤或黏膜的盲性管道,称为窦道(sinus)。体表与空腔器官之间或空腔器官与空腔器官之间两端开口的病理性通道称为瘘管(fistula)。

3) 机化 坏死组织如不能完全溶解吸收或分离排出,则被周围组织的新生毛细血管、成纤维细胞和炎症细胞组成的肉芽组织长入并逐渐取代,最后变成瘢痕组织。这种被肉芽组织取代坏死组织或其他异常物质(如血栓等)的过程称为机化(organization)。

4) 包裹、钙化 坏死组织范围较大,或坏死组织难以溶解吸收,或不能完全机化,则由周围新生结缔组织加以包围,称为包裹(encapsulation)。坏死组织可继发营养不良性钙化,大量钙盐沉积在坏死组织中,如干酪样坏死的钙化。

2. 调节性细胞死亡 是由一系列效应分子参与和调控的死亡,故可以通过药物或遗传改变进行干预。依据不同的分子机制,被分为多种类型,其中最多见的是凋亡(apoptosis),凋亡是指机体细胞在发育过程中或在某些因素作用下,通过细胞内基因及其产物的调控而发生的一种程序性细胞死亡,一般表现为单个细胞的死亡,且不伴有炎症反应。有的细胞死亡过程同时具有坏死和凋亡的特征,称为程序性坏死(necroptosis)。目前越来越多新的调节性细胞死亡分子机制被发现,如铁死亡(ferroptosis)、焦亡(pyroptosis)、PARP-1 依赖的细胞死亡(pathanatos)、溶酶体依赖细胞死亡(lysosome-dependent cell death)、自噬依赖性细胞死亡(autophage-dependent cell death)、免疫源性细胞死亡(immunogenic cell death)、线粒体膜转运驱动的坏死(mitochondrial permeablility transition driven necrosis)等,它们的共同点,一是多因子参与的复杂过程,二是可调控的。这些新概念的出现反映了细胞死亡分子机制的研究越来越深入,也产生了很多可以干预调节性细胞死亡的潜在方法。

(1) 细胞凋亡的意义 细胞凋亡普遍存在于生物界,不仅发生于生理状态下,也发生于病理状态下。由于细胞凋亡对胚胎发育及形态发生(morphogenesis)、组织内正常细胞群的稳定、机体的防御和免疫反应、疾病或中毒时引起的细胞损伤、老化、肿瘤的发生进展起着重要作用,并具有潜在的治疗意义,所以是生物医学研究的热点。

细胞凋亡过多可引发疾病,如:①获得性免疫缺陷综合征(简称艾滋病)的发展过程中,CD4$^+$ T 细胞数目的减少。②移植排斥反应中,细胞毒性 T 细胞介导的细胞死亡。③缺血及再灌注损伤,导致心肌细胞和神经细胞的凋亡增多。④神经系统退化性疾病(阿尔茨海默病、帕金森病)的重要病因是细胞凋亡的异常增加。神经细胞的凋亡参与老化及阿尔茨海默病的发生。阿尔茨海默病是一种常见的老年病,患者在临床上表现为进行性的智力减退。⑤暴露于电离辐射可引起多种组织细胞的凋亡。

细胞凋亡过少也可引起疾病发生:在肿瘤的发生过程中,诱导凋亡的基因如 *P53* 等失活、突变,而抑制凋亡的基因如 *Bcl-2* 等过度表达,都会引起细胞凋亡显著减少,这在肿瘤发病中具有重要意义;针对自身抗原的淋巴细胞的凋亡障碍可导致自身免疫病;某些病毒能抑制其感染细胞的凋亡而使病毒存活。

(2) 细胞凋亡的形态学改变 电镜下,细胞凋亡的形态学改变是多阶段的,可分为:①细胞质浓缩,核糖体、线粒体等聚集,细胞体积缩小,结构更加紧密。②染色质逐渐凝聚成新月状附于核膜周边,嗜碱性增强。细胞核固缩呈均一的致密物,进而断裂为大小不一的片段。③胞膜不断出芽、脱落,细胞变成数个大小不等的由胞膜包裹的凋亡小体(apoptotic bodies)(图 2-21)。凋亡小体内可含细胞质、细胞器和核碎片,有的不含核碎片。④凋亡小体被具有吞噬功能的细胞如巨噬细胞、

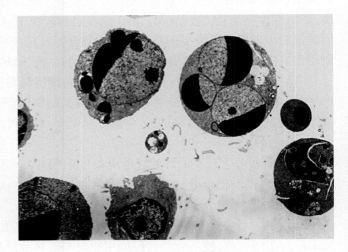

图 2-21 典型凋亡小体
染色质呈新月状,凋亡小体内可见细胞器
Figure 2-21 Typical apoptotic bodies
Chromatin is crescent-shaped, organelles are observed
in the apoptotic bodies

上皮细胞等吞噬、降解。⑤凋亡发生过程中,细胞膜保持完整,细胞内容物不释放出来,所以不引起炎症反应。

光镜下,凋亡一般累及单个或几个细胞,凋亡细胞呈圆形,胞质红染,细胞核染色质聚集成团块状(图 2-22)。由于凋亡细胞迅速被吞噬,又无炎症反应,因此,在常规切片检查时,一般不易被发现,但在某些组织如反应性增生的次级淋巴滤泡生发中心则易见到。病毒性肝炎时,嗜酸性小体形成即是细胞凋亡。

(3) 细胞凋亡的机制 细胞凋亡是一系列依赖能量的分子水平变化的终点,包括以下 4 个阶段:

1) 细胞外通路 引起凋亡的信号可以来自细胞外,通过跨膜传导对细胞内的调控分子起作用;也可以直接作用于细胞内的靶分子。一些跨膜作用的抑制因子(生长因子、某些激素、细胞因子、某些病毒蛋白等)具有抑制凋亡的作用,有利于细胞的生存。当

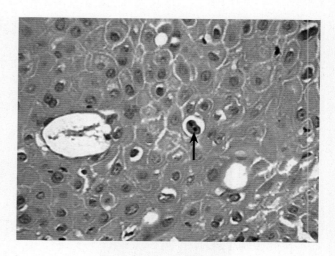

图 2-22 凋亡细胞
凋亡细胞(↑)与邻近细胞分离,胞质嗜酸性,核浓缩
Figure 2-22 Apoptotic cells
Apoptotic cells (↑) with eosinophilic cytoplasm and enrichment nuclear are separated from the neighboring cells

这些因子缺乏时,会激发细胞凋亡。另外一些跨膜作用的刺激因子通过受体与配体的结合而激活细胞凋亡程序,其中最重要的是肿瘤坏死因子受体家族,细胞表面受体 Fas(CD95)属 TNFR 家族,当免疫细胞产生的 Fas 的配体与 T 细胞表面的 Fas 结合时,也启动了死亡程序。这种 Fas-Fas 配体介导的凋亡在清除免疫反应(如自身免疫病)中被激活的淋巴细胞非常重要。此外,尚有多种其他凋亡诱导因子。在胚胎发育过程中,形态发生蛋白、生长因子、分化因子对细胞凋亡可起促进作用,又可起抑制作用。

2) 细胞内通路 细胞内的某些特异蛋白与细胞凋亡信号相连接,这些特异蛋白对细胞的凋亡起决定作用。Bcl-2 蛋白家族是调节线粒体通透性的主要成分,通过形成同源(Bcl-2/Bcl-2,Bax/Bax)和异源(Bcl-2/Bax)二聚体对细胞凋亡进行调控。Bcl-2 同源二聚体抑制细胞凋亡,Bax 同源二聚体促进细胞凋亡。

3) 执行凋亡 细胞凋亡的实施是通过蛋白水解的一系列连锁反应实现的。各种组织的细胞凋亡都要激活半胱天冬酶(caspase)家族。半胱天冬酶成员以酶原的形式存在于细胞内,经裂解激活后,迅速启动序列性酶解死亡程序,裂解细胞骨架和细胞核蛋白基质并激活了内切核酸酶。在内源性内切核酸酶作用下,DNA 进行有控降解,产生长度为 180~200 bp 整倍数的 DNA 片段,这正好是缠绕组蛋白多聚体的长度,提示染色质 DNA 恰好是在核小体与核小体连接部被切断。DNA 琼脂糖凝胶电泳出现 DNA 梯度也成为检测凋亡发生的重要标志(图 2-23)。

4) 搬运凋亡细胞 凋亡细胞碎片的表面有标志分子(血小板反应素、黏着糖蛋白),有利于邻近的巨噬细胞及其他细胞的识别、吞噬和处理。凋亡细胞的吞噬搬运过程非常有效而迅速,凋亡细胞很快消失,不留痕迹,也无炎症反应。

(4) 坏死与细胞凋亡的区别 坏死与细胞凋亡的形态改变不同(图 2-24),坏死表现为细胞肿大,细胞器肿胀、破坏,细胞核早期无变化,晚期染色质破碎断裂成许多不规则的小凝块,呈簇状,胞膜破裂,胞内容物释放,诱发炎症反应。坏死是成群细胞的死亡,细胞凋亡则是单个细胞的死亡,无炎症反应(表 2-1)。

3. 自噬 自噬(autophagy)是指细胞对其细胞内受损伤的细胞器和蛋白质依赖自身溶酶体途径进行降解的现象和过程。自噬产生的氨基酸、脂肪酸等降解产物可被细胞重新利用。自噬主要包括两个步骤:先是胞内的目标物被膜结构包裹形成自噬小体,自噬小体与溶酶体结合形成自噬溶酶体,接着自噬溶酶体对胞内物质进行降解。

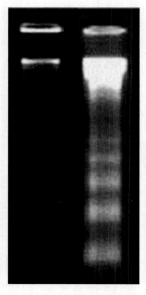

图 2-23　DNA 梯度

左泳道为阴性对照,右泳道为凋亡细胞的 DNA 梯度

Figure 2-23　DNA ladder

Left: Negative control　　Right: DNA ladder

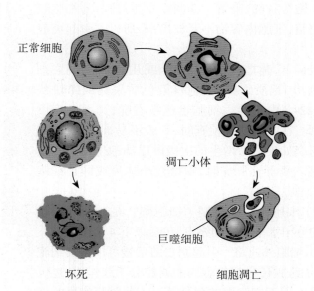

图 2-24　坏死与细胞凋亡模式图

Figure 2-24　Schematic diagram for necrosis and apoptosis.

表 2-1　坏死与细胞凋亡的区别

特征	坏死	细胞凋亡
诱导因素	强烈刺激	生理及弱刺激
细胞数量	成群细胞死亡	单个细胞丢失
膜的完整性	早期即丧失	保持到晚期
基因组 DNA	随机降解	有控降解
大分子合成	不需要	一般需要
基因调控	无	有
炎症反应	有	无
意义	病理性死亡	生理性和病理性死亡

　　坏死、细胞凋亡和自噬是 3 种不同的细胞死亡方式,共同维持着机体的平衡。自噬具有双面性,一方面作为细胞的保护机制防止细胞死亡,另一方面又会促使细胞走向凋亡。因此,自噬不仅是死亡程序管理者,本身也是执行者。自噬的主要作用是在应激状态下为细胞生长代谢提供大分子物质和能量,并清除细胞内过剩或有缺陷的细胞器,在细胞生长发育、细胞死亡,以及一些人类疾病如肿瘤的发生、发展和治疗反应方面均有重要的作用。

第三节　老化

　　当机体发育成熟后,伴随年龄的增长,全身器官和组织结构发生一系列退行性改变,细胞功能逐渐减退并趋向死亡,这一过程称为老化(aging)。老化是一个取决于遗传因素和社会环境因素的复杂的生理过程。是伴随生存时间的延长,来自体内外环境的非致死性损伤对细胞的累积效应,以及细胞自身的时钟基因(clock gene)对衰老的调控作用的结果。老化与萎缩不同,比萎缩涉及的问题更加广泛,同时包括了许多萎缩水平上的问题。老化可能与以下机制有关。

1. DNA 损伤　细胞损伤及 DNA 修复时,体细胞的突变导致了信息大分子错误地逐渐蓄积以致最终不能工作,上述错误可能是由于自由基损伤和 DNA 修复系统功能障碍所致。对延长生存期的影响称为卡路里限制(calorie restriction)。卡路里限制激活 DNA 稳定蛋白 Sirtuin 家族成员,如 sir2,该蛋白具有组蛋白脱乙酰基酶的功能,可以激活 DNA 修复酶,达到稳定 DNA 的目的。当 sir2 缺乏时,DNA 则易受损。

2. 细胞复制减少　正常细胞有限制复制的能力,当细胞分裂的数目固定以后,就停止在未分裂状态,称为复制衰老(replication senescence)。老化与进行性复制衰老相关。细胞不完全复制和端粒缩短可发生复制衰老。

3. 生殖细胞组织再生能力下降　随着年龄的增长,细胞周期抑制蛋白 p16 聚积在生殖细胞内,使它们丧失自我更新能力。

4. 代谢损伤蓄积　正常代谢中产生的有毒物质是活性氧基团,它们可以损伤蛋白质、脂质和核酸。辐射可降低抗氧化机制的功能。损伤的细胞器在老化的细胞中存储下来。

5. 生长因子　如胰岛素样生长因子和细胞内信号通路可削弱 sir2 对细胞的应激反应,因此降低了DNA 的稳定性。

细胞老化时,其功能与形态均有改变。就功能而言,老化细胞代谢功能下降,表现为磷酸化反应降低,酶及蛋白质合成下降,营养摄入下降,DNA 损伤增加但修复下降,脂质及代谢产物蓄积。形态上,除老化机体器官(如大脑、肝、肾和脾等)质量减轻,表现为不同水平的萎缩外,尚可见细胞核不规则,线粒体改变,内质网减少,高尔基体变形及脂褐素沉积增加。

临床上,机体老化主要有以下三方面表现:一是全身器官功能下降;二是出现老化疾病,如糖尿病、骨关节炎、动脉粥样硬化、淀粉样沉积、阿尔茨海默病和癌症等;三是免疫功能下降,易于感染。

易混概念

1. 发育不全、未发育与萎缩

三种情况均可导致器官及组织体积偏小,但发育不全是器官或组织未发育至正常大小,而未发育则指处于从未发育的状态,萎缩是指发育正常的细胞、组织或器官体积缩小。

2. 坏死与机体死亡后的组织自溶

坏死是指活体内局部组织、细胞的死亡,其形态改变可为溶解性坏死,而溶解性坏死与机体死亡后的组织自溶不同,前者可引起明显的炎症反应,而组织自溶不伴有炎症反应。

3. 脂肪浸润与脂肪变性

脂肪浸润是器官或组织间质的变化,指间质中脂肪组织异常或过度积聚。而脂肪变性是指除脂肪细胞外的实质细胞中出现脂滴或脂滴明显增多。

4. 细胞凋亡与坏死

两者均属于细胞死亡类型,但细胞凋亡是一个主动过程,可发生在正常和异常状态下,细胞膜是完整的,没有炎症反应。而坏死是一个被动过程,常常累及多数细胞,细胞膜受损,常有炎症反应。

5. 化生与转分化

化生是指一种分化成熟的组织转化为另一种分化成熟的组织的过程,强调的是组织学层面上的改变。而转分化是指一种类型的分化细胞通过基因选择性表达(或基因的重编程),使其在结构和功能上转变成另一种分化细胞的过程,强调的是细胞的改变。对于化生后的单一细胞来说,本质上也是转分化的结果。

6. 老化与萎缩

萎缩是指发育正常的细胞、组织或器官体积的缩小,常指生理或病理情况下的机体局部组织或器官的改变。而老化是指机体发育成熟后,伴随年龄的增长,全身器官和组织结构所发生的一系列退行性改变、细胞功能逐渐减退并趋向死亡的过程,常指生理性的周身变化。老化可出现多器官的萎缩,但比萎缩涉及的问题更加广泛。

7. 自噬与凋亡

自噬是指细胞对其细胞内受损伤的细胞器和蛋白质依赖自身溶酶体途径进行降解的现象和过程,自噬具有双面性,一方面作为细胞的保护机制防止细胞死亡,另一方面又会促使细胞走向凋亡。因此自噬不仅是死亡程序管理者,本身也是执行者。而凋亡仅指细胞的程序化死亡,最重要的是有凋亡小体的出现。

复习思考题

1. 光镜下所见细胞内的空泡能否均称为空泡变性? 其本质有几种可能? 如何证实?
2. 光镜下,在细胞内或间质中常见到一些嗜伊红、均质状的病变,试述其可能本质及鉴别方法。
3. 试从肥大与增生角度分析不同器官体积增大的原因。
4. 深刻理解脂肪变性与细胞内胆固醇或胆固醇酯沉积的细胞形态学特点。
5. 深刻理解坏死分类及其本质。
6. 深刻理解坏死与细胞凋亡的形态学区别。

【附:临床病理讨论】

CPC 病例 1

病历摘要

患者,男性,60 岁,因右大脑中动脉血栓形成,血管破裂出血而死亡。

病理检查

肉眼观:右大脑颞顶叶有一楔形暗红色区(图 2-25,箭头)。

光镜:右大脑颞顶叶病变处脑组织坏死,大量出血和棕黄色颗粒聚集(图 2-26),局部细胞密度增高,细胞胞体大,胞质丰富,红染或呈泡沫状,核圆形或卵圆形,大小一致(图 2-27)。

【讨论题】

1. 大脑病变的诊断是什么? 属于损伤中的哪一种病变类型?
2. 棕黄色颗粒的性质是什么? 这些颗粒的出现提示什么?
3. 泡沫状细胞的本质是什么? 在病变中起什么作用?

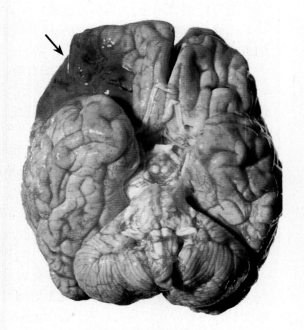

图 2-25 大脑颞叶病变(↘)

Figure 2-25 The temporal lobe brain lesions (↘)

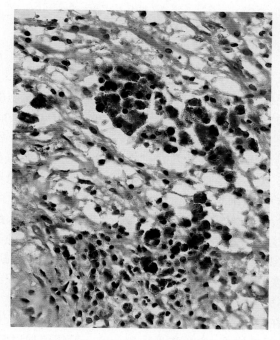

图 2-26　脑组织中和巨噬细胞胞质内可见大量棕
黄色颗粒

Figure 2-26　A large number of brown granules can be
seen in brain tissue and the cytoplasm of macrophages

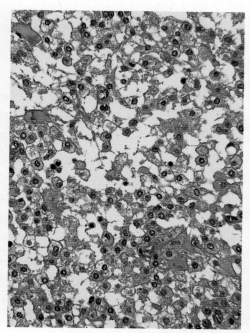

图 2-27　泡沫状细胞浸润

Figure 2-27　Foamy cells infiltration

（空军军医大学　王　哲）

数字课程学习

🖼 彩图　　▶️ 微课　　💻 教学 PPT　　📝 自测题　　📋 Summary

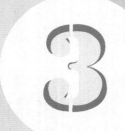

第三章 再生与修复

当组织细胞出现"耗损"时,机体进行吸收和清除,并以实质细胞的再生和(或)纤维结缔组织增生的方式加以修补及恢复的过程称为修复(repair)。这一概念包含一个前提和三个要素。前提是必须先有细胞或组织的"耗损"。所谓"耗"指的是组织细胞生理性的老化、凋亡等消耗,而"损"指的是病理性的损伤。三个要素是:①机体通过免疫、炎症反应对耗损区内坏死碎屑、异物和病原等进行吸收和清除。②如果耗损的实质细胞有再生能力和适宜的条件,则通过邻近存留的同种实质细胞再生进行修补恢复。这种修复可完全恢复原有细胞、组织的结构和功能,称为再生性修复或完全性修复。③在病理状态下,如果实质细胞不能再生或仅有部分再生,组织缺损则全部或部分由肉芽组织来修补充填缺损,并形成瘢痕。这种修复只能恢复组织的完整性,不能完全恢复原有的组织结构和功能,称为瘢痕性修复或不完全性修复。下面重点叙述实质细胞的再生和纤维结缔组织增生的过程及其在修复中的作用。在此基础上,还将对临床上最常见的皮肤及软组织创伤(多种组织损伤)愈合和骨折愈合的一般规律加以阐述,为临床学习和医疗实践奠定理论基础。

第一节 再生性修复

再生(regeneration)是指为修复"耗损"的实质细胞而发生的同种细胞的增生。这一概念包含三个要素:①再生是一种细胞的增生。②这种增生本质上是为了修复耗损,而不是为了吸收坏死物质或消除致炎因子(如局部增生的巨噬细胞等)。③再生的细胞应与耗损的实质细胞完全相同。

一、再生的种类

再生可以分为生理性再生和病理性再生。

(一) 生理性再生

在生理情况下,有些细胞和组织不断老化、凋亡,由新生的同种细胞和组织不断补充,始终保持着原有的结构和功能,维持组织、器官的完整和稳定,称为生理性再生。如表皮的复层扁平细胞不断角化脱落,通过基底细胞不断增生、分化,予以补充;月经期子宫内膜脱落后,又有新的内膜再生;消化道黏膜上皮细胞每1~2天再生更新一次等均属于生理性再生。

(二) 病理性再生

在病理状态下,细胞和组织坏死或缺损后,如果损伤程度较轻,损伤组织又有较强的再生能力,则可由损伤周围的同种细胞增生、分化,或通过干细胞分化成熟,完全恢复原有的结构和功能,称为病理性再生。如表皮的Ⅱ度烫伤常出现水疱,基底细胞以上各层细胞坏死。此时基底细胞增生、分化,完全恢复表皮的原有结构和功能;腺上皮损伤后,只要基膜未被破坏,也可由残留的细胞增生,恢复原有结构和功能;骨组织坏死或骨折后,在一定条件下也可以完全恢复原有结构和功能等。在病理情况下,不能进行再生修复的组织,可经肉芽组织、瘢痕进行修复。

二、细胞的再生潜能和调控机制

(一)细胞周期与调控

细胞周期(cell cycle)由间期(interphase)和分裂期(mitotic phase,M期)构成。间期又可分为G1期(DNA合成前期)、S期(DNA合成期)和G2期(DNA合成后期)。不同种类的细胞,其细胞周期的时程不同,在单位时间内可进入细胞周期进行增殖的细胞数也不同,因此具有不同的再生能力。一般而言,低等动物比高等动物的细胞或组织的再生能力强。就个体而言,幼稚组织比分化成熟的组织再生能力强;平时易受损伤的组织及生理状态下经常更新的组织有较强的再生能力;除了主要由非分裂的永久细胞构成的组织外,多数成熟的组织都含有具有分裂能力的静止细胞(G0期细胞),当组织受损或缺失时,可在生长因子的驱动下重新进入细胞周期。

细胞有丝分裂周期的进程是由一系列调控因子有序的聚合和激活来调节控制的。这一机制的核心是细胞周期蛋白(cyclin)与周期蛋白依赖性激酶(cyclin-dependent kinase,CDK),CDK是一类重要的丝氨酸/苏氨酸蛋白激酶,其主要的作用是启动DNA的复制和诱发细胞的有丝分裂。细胞周期蛋白分别在细胞周期的不同时期相应地合成与降解,并对CDK活性进行调节。此外,CDK活性还受到磷酸化状态和周期蛋白依赖性激酶抑制因子(CKI)的影响。细胞周期的正常运行还受到细胞周期检查点(cell cycle checkpoint)的控制。

(二)不同细胞的再生能力

按再生能力的强弱,可将人体细胞分为以下三类:

1. 不稳定性细胞(labile cells) 是指一大类再生能力很强的细胞。在细胞动力学方面,这些细胞不断地随细胞周期循环而增生分裂。在生理情况下,这类细胞就像新陈代谢一样周期性更换。病理性损伤时,干细胞和快速增生的未成熟前体细胞形成新生细胞完成再生性修复。属于此类细胞的有表皮细胞、呼吸道和消化道黏膜被覆细胞,男、女性生殖器官管腔的被覆细胞,淋巴、造血细胞及间皮细胞等。由它们组成的组织中,通常有超过1.5%的细胞处于分裂期。

2. 稳定性细胞(stable cells) 这类细胞有较强的潜在再生能力,在生理情况下处在细胞周期的静止期(G0)。但是当受到损伤或刺激时,即进入合成前期(G1),开始分裂增生,参与再生修复。属于此类细胞的有各种腺体及腺样器官的实质细胞,如消化道、泌尿道和生殖道等黏膜腺体,肝、胰、涎腺、内分泌腺、汗腺、皮脂腺实质细胞及肾小管上皮细胞等。此外还有原始的间叶细胞及其分化出来的各种细胞,如成纤维细胞、内皮细胞、成骨细胞等。虽然成软骨细胞及平滑肌细胞也属于稳定性细胞,但在一般情况下再生能力很弱,再生性修复的实际意义很小。

3. 永久性细胞(permanent cells) 是指不具有再生能力的细胞。此类细胞在出生后即结束细胞周期,永久停止有丝分裂。属于此类的有神经细胞(包括中枢的神经元和外周的节细胞,但不包括构成神经纤维的施万细胞和神经束膜细胞),另外心肌细胞和骨骼肌细胞再生能力也极弱,没有再生修复的实际意义,一旦损伤破坏则永久性缺失,代之以瘢痕性修复。

(三)再生的调控机制

细胞再生是由细胞因子和细胞外基质提供的信号驱动的。细胞因子是由细胞产生和分泌的具有活性的低分子多肽类物质,通过自分泌(autocrine)和(或)旁分泌(paracrine)与其周围细胞上的相应受体结合,发挥调节细胞生长、分化,器官发育的作用,参与炎症、免疫、肿瘤、损伤和修复等许多病理及生理过程。细胞因子的来源有血管内皮细胞、白细胞(中性粒细胞、单核巨噬细胞、淋巴细胞)、成纤维细胞、平滑肌细胞、肿瘤细胞,以及神经组织和软骨组织等。其中的生长因子类则具有明显的促增殖的作用,有的作用于多种细胞,有的具有细胞类型特异性。生长因子最重要的来源是组织损伤激活的巨噬细胞,其次为损伤附近的上皮细胞和间质细胞。这些生长因子激活了细胞内的信号通路,最终诱导基因表达的改变,从而驱使细胞进入生长周期,或是支持细胞合成分裂所需的分子和细胞器。与再生密切相关的生长因子有：

1. 血小板衍生生长因子（platelet-derived growth factor, PDGF）　除来源于血小板的 α 颗粒外，血管内皮细胞、表皮细胞、皮肤成纤维细胞和肿瘤细胞等均可产生。PDGF 是一种强的促有丝分裂剂，促进肉芽组织增生和血管形成。其发挥的趋化作用能引起间充质细胞、单核细胞、中性粒细胞定向迁移及释放颗粒。引起Ⅲ、Ⅴ型胶原的合成和分泌，调节细胞外基质。

2. 成纤维细胞生长因子（fibroblast growth factor, FGF）　来源于成纤维细胞、血管内皮细胞、平滑肌细胞、中性粒细胞、肾上腺皮质细胞、星形胶质细胞及肿瘤细胞等。生物活性十分广泛，几乎可刺激所有间叶细胞。主要作用有：诱发新生毛细血管，促进创伤愈合和组织修复，参与胚胎发育和分化，刺激外周神经再生和营养神经的作用，调节内分泌。

3. 角化细胞生长因子（keratinocyte growth factor, KGF）　KGF 是 FGF 家族一员，其对角化细胞有特异趋化作用和促有丝分裂作用，但对中胚层起源的细胞作用很小。KGF 还能刺激毛囊、皮脂腺和汗腺，从而修复这些附件成分。

4. 表皮生长因子（epidermal growth factor, EGF）　是从下颌下腺分离出的一种 6 kDa 多肽。对上皮细胞、成纤维细胞、胶质细胞及平滑肌细胞都有促进增殖的作用。

5. 转化生长因子（transforming growth factor, TGF）　许多细胞都分泌 TGF。TGF-α 与 EGF 在氨基酸序列方面有 33%~44% 同源，也可与 EGF 受体结合，故有相同作用。TGF-β 由血小板、巨噬细胞、内皮细胞等产生，它对成纤维细胞和平滑肌细胞增生的作用依其浓度而异。低浓度诱导 PDGF 合成分泌，为间接分裂原；高浓度下，抑制 PDGF 受体表达，生长受抑制。此外 TGF-β 还促进成纤维细胞趋化，合成 Ⅰ、Ⅲ型胶原和纤连蛋白，降低蛋白酶的合成和分泌，抑制胶原降解，促进纤维化发生。

6. 血管内皮生长因子（vascular endothelial growth factor, VEGF）　最初从肿瘤组织中分离提纯。对肿瘤血管的形成有促进作用，也可促进正常胚胎的发育、创伤愈合及慢性炎时的血管增生。VEGF 还可明显增加血管的通透性，进而促进血浆蛋白在细胞基质中沉积，为成纤维细胞和血管内皮细胞长入提供临时基质。由于仅内皮细胞存在 VEGF 受体（Ⅲ型酪氨酸受体 Flt-1 和 KDR），故对其他细胞增生的促进作用都是间接的。

细胞外基质（extracellular matrix, ECM）不仅仅是把细胞连接在一起的连接物和支持物，决定着细胞的形态，还通过信号传递等控制细胞生长和分化。在器官发生、再生性修复方面也有着重要的作用。组成 ECM 的主要成分有：

1. 胶原　胶原构成细胞外基质的骨架，起着支持的作用。胶原对细胞的生长、分化、细胞黏附及迁移都有明显的影响。已知胶原有 10 余种。Ⅰ、Ⅱ、Ⅲ型胶原为间质性或纤维性胶原蛋白，体内含量最为丰富。Ⅳ、Ⅴ、Ⅵ型胶原为非纤维性或无定形胶原，存在于间质和基底膜内。

2. 蛋白多糖　蛋白多糖是构成 ECM 的主要成分，它能把多种细胞粘连在一起形成组织或器官。它参与体内的凝胶和溶胶体系，对物质交换、渗透压平衡等起重要作用，因而影响细胞的新陈代谢、生长与分化。最常见的蛋白多糖包括硫酸乙酰肝素（heparan sulfate）、硫酸软骨素（chondroitin sulfate）、硫酸皮肤素（dermatan sulfate）和透明质酸黏素（hyalherin）。它们在调控结缔组织的结构和通透性中具有多重作用。透明质酸黏素与调节细胞增殖和迁移的细胞表面受体有关。

3. 粘连糖蛋白　包括纤连蛋白（fibronectin, FN）、层粘连蛋白（laminin, LN）。

（1）纤连蛋白　广泛存在于细胞外基质中，其作用是通过与细胞表面 FN 受体（整合素）的结合介导细胞与细胞或细胞与基质间的黏附。它在细胞的黏附铺展、移动及细胞分化、创伤愈合、癌变与肿瘤转移中都具有重要作用。

（2）层粘连蛋白　是基膜中含量最丰富的大分子糖蛋白。层粘连蛋白一方面可与细胞表面的特异性受体（整合素）结合，另一方面也可与基质成分如Ⅳ型胶原和硫酸乙酰肝素结合，还可介导细胞与结缔组织基质黏附。

细胞外基质与细胞表面的整合素（α-β 二聚体）受体结合。整合素锚定于激活的肌动蛋白细胞骨架，通过 FAK/Src 信号通路和 PI3K 信号通路向细胞核内传递信号。损伤修复过程中，ECM 经代谢调整，其成分也会有所改变。如Ⅲ型胶原减少而Ⅰ型胶原增多，使组织修复能力增强。然而实质器官慢性炎时，该器官的某些间叶来源细胞（如肝的贮脂细胞、肺泡隔的间叶细胞）可增生、激活、分化为成纤维细胞，最终引起 ECM 过度增多和沉积，器官发生纤维化、硬化。

三、 干细胞及其在再生中的作用

干细胞（stem cell）是在个体发育过程中产生的具有克隆性生长、自我更新和多向分化能力的一类细胞。通常干细胞的分裂方式为等数分裂，即分裂为一个子代干细胞和一个定向祖细胞，其定向祖细胞最后形成终末分化细胞。当机体受到损伤时，干细胞的分裂方式会发生改变，如直接分裂为两个子代干细胞或者两个定向祖细胞，以适应机体的需要。根据来源和个体发育过程中出现顺序的不同，干细胞可分为胚胎干细胞（embryonic stem cell）和成体干细胞（adult stem cell）。

胚胎干细胞是起源于囊胚期胚胎内细胞群的全能干细胞，可以分化为成体所有类型的成熟细胞。胚胎干细胞的研究，不仅有利于阐明人类胚胎的发生发育、组织细胞生长分化的复杂调控机制，还可用于疾病的治疗，修复或替代损伤及病变的组织等。但由于人类的胚胎干细胞来源有限，存在免疫排斥和伦理学等方面的问题，其研究和应用均受到一定的限制。

成体干细胞是存在于机体组织中具有自我更新和一定分化潜能的一类原始状态细胞，用于维持新陈代谢和创伤修复。目前多数组织中已证明有成体干细胞的存在，其中，存在于特定组织中的干细胞，具有分化形成特定组织的能力，称为单能干细胞（unipotent stem cell），如胰腺干细胞、肠上皮干细胞等；部分干细胞具有产生多种类型细胞的能力，但不能发育成完整的个体，称为多能干细胞（pleuripotent stem cell），如皮肤基底膜和毛球处的表皮干细胞、骨髓内的造血干细胞和间充质干细胞等；有些干细胞可跨越组织类型向其他组织类型细胞分化，这种现象称为"发育可塑性"或"横向分化（transdifferentiation）"。目前研究较多的干细胞有以下几种：

1. 骨髓干细胞 并非由单一的细胞群体构成，主要成分有造血干细胞（hemopoietic stem cell，HSC）和间充质干细胞（mesenchymal stem cell，MSC）。其中 HSC 可以增殖、分化和成熟，形成各种具有功能的血细胞，维持机体终身造血。通过从脐带血、外周血或骨髓中分离 HSC 进行的造血干细胞移植术已经在白血病、先天性免疫缺陷症等疾病的临床治疗中发挥重要作用。

MSC 是从骨髓中分离出的最具有多向分化潜能的干细胞，可以向骨、软骨、肌、神经等不同胚层的组织多种类型的细胞分化。最近研究发现，在骨骼肌、脂肪、骨膜、脐带血、外周血中也存在 MSC。用各种细胞因子、激素等人为干预后可以诱导 MSC 定向分化为不同的组织细胞。动物实验表明，MSC 的分化方向具有"环境依赖性"。向不同的部位移植 MSC，可以诱导其向不同的组织分化，表明组织微环境对干细胞的分化方向也起着重要作用。由于 MSC 取材方便，可多向分化，进行自体移植可避免免疫排斥反应，因此在治疗创伤性疾病中具有较大的应用价值。

2. 神经干细胞（neural stem cells，NSC） 是指存在于中枢神经系统内，具有分化为神经细胞、星形胶质细胞及少突胶质细胞潜能的干细胞，主要存在于室管膜下区，在海马齿状回、纹状体、隔区、脊髓及大脑皮质也有少量分布。神经系统受损时，NSC 可以通过恢复分裂和增殖能力来取代坏死的神经元，促进神经系统功能的恢复。细胞因子对 NSC 的分化起着重要作用，例如，睫状神经营养因子（CNTF）可诱导其向星形胶质细胞分化，而胰岛素样生长因子Ⅰ（IGFⅠ）可诱导其向神经元表型分化。将其注射到脑内不同区域，分化为神经细胞的种类也不尽相同，说明微环境对其分化也有重要影响。

3. 肝干细胞 最早被观察到的肝干细胞是啮齿动物肝内的"卵圆细胞"。这些肝源性干细胞可能存在于 Hering 管的终末导管细胞中，具有双向分化潜能，可分化为肝细胞和胆管细胞。肝干细胞的分化和发育是一个复杂的过程，在肝干细胞向成熟肝细胞或胆管细胞分化过程中，受到细胞内、外环境的调控影响。

细胞内调控包括转录因子和细胞周期调控,细胞外调控包括生长因子、细胞间作用及细胞外基质调控。肝干细胞的增殖驱动信号和分化成熟的机制是当前研究的热点。

除此之外,已发现的成体干细胞还有:表皮干细胞、骨骼肌干细胞、胰腺干细胞和肠上皮干细胞等。成体干细胞虽无伦理学方面的困扰,也不存在免疫排斥反应的限制(某些 MSC 仅具有低免疫原性),但是成体干细胞多系分化效率低的细胞,在体外只能有限地扩增,给实际应用带来困难。近年来科学家正尝试用细胞重编程(reprogramming)的方法将患者的体细胞转化为诱导性多能干细胞(induced pleuripotent stem cell, iPSC),供自身使用。iPSC 技术通过人工方法将外源性的转录因子导入终末分化的体细胞,将其转化为具有无限增殖潜能和定向分化能力、类似于胚胎干细胞的"人造干细胞",为损伤修复的替代治疗提供细胞来源。干细胞的研究使人们传统认为的不可修复再生组织的损伤修复成为可能,更为人工干预下的组织再生展现了广阔的前景。

四、各种组织的再生过程

组织损伤后,实质细胞再生的程度和过程既取决于该细胞再生能力的强弱,也依赖于组织结构,特别是基底膜、实质细胞支架结构的完好程度。

(一)上皮组织的再生

1. 被覆上皮的再生　复层扁平上皮损伤后,如果损伤没有破坏表皮基膜和毛球,可以由此处的干细胞再生,向缺损处伸展,先形成单层上皮覆盖缺损表面,随后增生分化为复层扁平上皮。尿路上皮的再生过程与上述复层扁平上皮的再生相同。

2. 腺上皮的再生　单层柱状上皮和一般管状腺体上皮损伤后,如果基膜尚完好,可由存留的腺上皮细胞分裂增生,沿基膜排列,完全恢复原有的结构。如结构比较简单的子宫、胃肠、肾小管等腺体。但如果基膜等结构已破坏,则难以实现再生性修复,往往形成瘢痕性修复。

3. 肝的再生　肝具有出色的再生能力。肝部分切除术后靠残余肝细胞的增生修复,即使切除 90% 的肝也能靠剩余肝细胞增生来替代功能。这一过程由多种细胞产生的细胞因子驱动,如 Kupffer 细胞产生的白细胞介素 -6(IL-6),以及肝细胞生长因子(HGF)等。在慢性肝损伤或炎症导致肝细胞增生能力受损的情况下,由肝干细胞激活、增生、分化,完成再生。肝损伤可诱导小胆管活化和反应性扩张增生,目前的研究认为这种胆管反应的主体细胞是肝祖细胞,在啮齿类动物中因核的形状而得名"卵圆细胞"。肝祖细胞是存在于肝内胆管最末端的 Hering 管中的双能干细胞,被特定损伤激活后从肝小叶的周围开始增生、扩张,渗入肝索,并可分化为肝细胞和胆管上皮细胞。

肝的再生有两种结果,一是肝细胞坏死时,不论范围大小,只要肝小叶网状支架完好,坏死周围区残存的肝细胞分裂增生,沿支架延伸,恢复原有结构(图 3-1);另一种是肝细胞坏死较广泛,肝小叶网状支架塌陷,网状纤维转化为胶原纤维(称网状纤维胶原化),或者由于肝细胞反复坏死及炎性刺激,导致肝细胞再生和纤维组织增生同时出现,由于原有支架结构塌陷和(或)增生纤维组织的阻隔,再生的肝细胞呈结构紊乱的结节状(结节状再生),不能恢复原有小叶结构和功能(如肝硬化等),实际上仍是瘢痕性修复。

(二)纤维结缔组织的再生

在损伤的刺激下,损伤处残存的成纤维细胞开始分裂和增生。成纤维细胞或来自静止的纤维细胞,或来自未分化的原始间叶细胞。幼稚的成纤维细胞多为圆形或椭圆形,进而可形成肥硕的多边形或星芒状胞体,两端常有突起,胞质略嗜碱(染为淡蓝色);胞核大而圆,有 1~2 个淡染核仁。电镜下见胞质内有丰富的粗面内质网及核糖体,表明蛋白质合成活跃。当成纤维细胞停止分裂后,开始合成并向细胞外分泌前胶原蛋白,后者在细胞周围形成胶原纤维。伴随细胞逐渐成熟,胞质越来越少,核逐渐变细长,染色逐渐加深,变成长梭形的纤维细胞埋藏在胶原纤维之中(图 3-2)。这一过程可发生在两种情况下:一种是发生在真皮、皮下及筋膜等纤维结缔组织的损伤时,属于再生性修复,可恢复原有的结构和功能。另一种

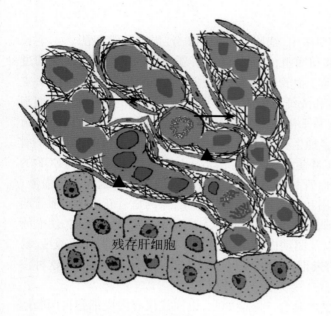

图 3-1 肝细胞再生模式图
→ 为肝小叶网状支架,▲为再生的肝细胞,
沿支架再生,恢复原有结构

Figure 3-1 Schematic diagram of hepatocyte regeneration
→ Hepatic lobular reticulum framework.
▲ Hepatocytes regenerate along the reticulum framework to
restore the normal architecture

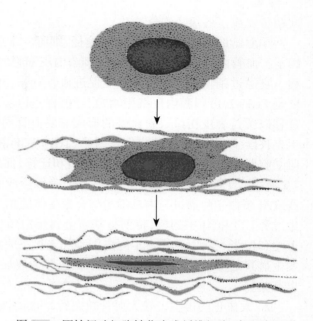

图 3-2 原始间叶细胞转化为成纤维细胞,产生胶原纤
维再转化为纤维细胞模式图

Figure 3-2 Primitive mesenchymal cells turns into
fibroblasts, which eventually transform into fibrocytes
after collagen synthesis

情况是发生在上皮、肌肉、软骨等实质细胞损伤而又不能进行再生时,则由残存于间质的成纤维细胞或原始间叶细胞增生分化,与毛细血管的增生一起修复缺损。此时不属于再生性修复范畴,应属于瘢痕性修复。

(三)血管的再生

1. 小血管的再生 在大多数情况下,组织损伤时都伴有小血管的损伤。而小血管能否再生关系到能否为损伤修复提供营养,因而直接影响其他组织细胞的再生。小血管再生主要是以毛细血管再生为起点,毛细血管主要是以出芽方式再生的。首先是基膜在蛋白酶的作用下溶解,残存的毛细血管内皮细胞肿胀、分裂增生,形成实性内皮细胞条索(芽)后向损伤处延伸,在毛细血管内血流的冲击下,条索逐渐出现管腔,形成再生的毛细血管,进而彼此吻合形成血管网(图 3-3)。增生的内皮细胞逐渐成熟,分泌Ⅳ型胶原和层粘连蛋白等形成基膜,完全恢复毛细血管的结构和功能。其中有些毛细血管因功能的需要,可以逐渐改建为小动脉或小静脉,即在该毛细血管外的成纤维细胞分泌Ⅲ型胶原和基质,其本身转变为周细胞(血管外膜细胞),局部多潜能原始间叶细胞可增生分化成平滑肌细胞,形成血管平滑肌层,至

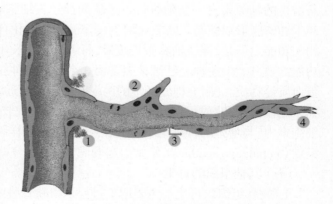

图 3-3 毛细血管再生模式图
1. 基膜溶解 2. 内皮细胞增生 3. 细胞间通透性增加
4. 细胞趋化

Figure 3-3 The process of angiogenesis
1. Proteolysis of ECM 2. Endothelia cells proliferation
3. Intercellular permeability increasement
4. Migration of endothelial cells

此初步完成了各级小血管再生。

小血管的再生涉及多种信号途径、细胞 - 细胞相互作用、细胞外基质(ECM)蛋白和组织酶。①生长因子。血管内皮生长因子(VEGF)刺激内皮细胞的迁移和增殖,从而启动血管新生中的毛细血管萌芽的过程。它通过刺激一氧化氮的产生促进血管舒张,并有助于血管腔的形成。成纤维细胞生长因子(FGF),主要是 FGF-2,可刺激内皮细胞增殖,还能促进巨噬细胞和成纤维细胞向受损区域的迁移,并刺激上皮细胞迁移以覆盖表皮伤口。新血管的形成需要血管周细胞和平滑肌细胞的募集及结缔组织的沉积,血小板衍生生长因子(PDGF)和转化生长因子(TGF)TGF-β 等多种生长因子可能参与了这一过程:PDGF 诱导平滑肌细胞新生,TGF-β 抑制内皮细胞增殖和迁移,促进 ECM 蛋白的产生。②Notch 信号通路通过与 VEGF 的"交流"调节新血管的萌芽和分支,从而确保形成的新血管具有适当的间距,有效地为愈合组织提供血液。③ECM 蛋白主要通过与内皮细胞整合素受体的相互作用和为血管生长提供支架,参与血管新生中的血管萌生过程。④ECM 中的酶,特别是基质金属蛋白酶(matrix metalloproteinase,MMP),降解细胞外基质,使血管重塑和扩张。新生血管由于内皮细胞间连接不完整,以及驱动血管生成的 VEGF 增加了血管的通透性,易发生血浆的渗出。伤口愈合过程中在急性炎症反应消失很久之后还可表现为持续的水肿,可能与这种渗出有关。

2. 大血管的再生　较大血管断裂后,两断端常需手术缝合。即使如此,也往往仅有内皮细胞自两断端分裂,向断裂处增生会合,恢复内皮细胞的结构和功能(再生性修复);而肌层因平滑肌细胞的再生能力弱,不能再生,只有通过瘢痕性修复以维持其完整性。

(四) 神经组织的再生

1. 神经细胞的再生　脑和脊髓内的神经元及外周神经节的节细胞是高度分化的成熟细胞,一般无再生能力,损伤之后不能再生修复,其所属的神经纤维亦随之消失、缺损,只能通过周围的神经胶质细胞及其纤维填补而形成胶质瘢痕。

2. 神经纤维的再生　外周神经断裂损伤后,在与其相连的神经细胞仍然存活的条件下,可以进行再生性修复,恢复原有的结构和功能。首先,断裂的神经纤维远侧端全部和近侧端的一部分发生沃勒变性,包括轴突肿胀断裂,崩解成球状小体;髓鞘脱失、崩解,巨噬细胞增生并吞噬清除这些崩解产物。其相应的神经细胞出现内氏小体溶解、游离核糖体增多、蛋白质合成增强,以利于近端残存的轴突向远端增生。增生的轴突在断裂处分成多条向各方向延伸,同时断端两侧神经膜细胞反应性增生会合,形成一条细胞索,多条增生的轴突中有一条随机长入远端的神经膜细胞索内,并向远端继续延伸,直到末梢;同时神经膜细胞产生髓磷脂形成髓鞘。断裂处增生过多的轴突退化(图 3-4)。至此完成神经纤维再生修复,恢复原有的结构和功能。但是,神经轴突生长缓慢,每天只能生长 1~2 mm,而且新生轴突很细,需慢慢增粗,故完全恢复功能需数月。上述神经纤维再生需要 3 个基本条件:①相应的神经元仍然存活,以便合成轴突增生所需的蛋白质等物质。②断裂神经纤维的两端距离不能过远(<2.5 cm)。③在断裂处不能有增生的纤维瘢痕的阻隔。如果距离太远和(或)有纤维组织增生,或远端随截肢被切除,近端新增生的许多轴突长不到远端的神经膜细胞索内,与增生的纤维组织绞缠在一起,形成瘤样肿块,称创伤性神经瘤(traumatic neuroma)或截肢后神经瘤(amputative neuroma),常常引起顽固性疼痛。

(五) 其他组织的再生

1. 软骨组织的再生　主要增生过程是由软骨膜中的幼稚细胞分化为成软骨细胞,后者形成软骨基质,同时成软骨细胞变为软骨细胞。实际上软骨细胞再生能力很弱,损伤后常常由瘢痕性修复来完成。

2. 脂肪组织的再生　脂肪组织损伤较小时,周围的成脂细胞和(或)原始间叶细胞增生、分化,在胞质内出现细小脂滴,最后融合成一个大脂滴,占据胞质位置,把胞核压向一侧,形成脂肪细胞,恢复原来的结构和功能。如果损伤过大,常不能再生,而由纤维瘢痕修复。

3. 骨骼肌组织的再生　骨骼肌细胞再生能力极弱,仅在肌膜未被破坏的条件下能再生,而肌膜破坏后的修复全是瘢痕性修复。

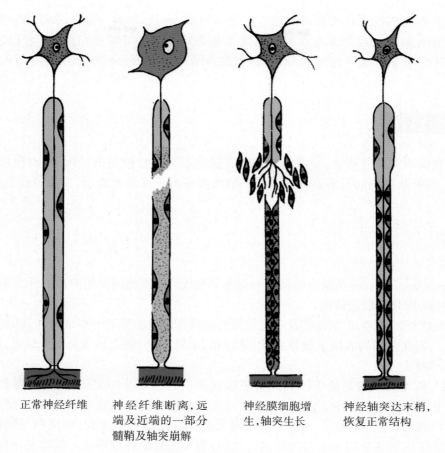

| 正常神经纤维 | 神经纤维断离,远端及近端的一部分髓鞘及轴突崩解 | 神经膜细胞增生,轴突生长 | 神经轴突达末梢,恢复正常结构 |

图 3-4　神经纤维再生模式图

Figure 3-4　Schematic diagram of peripheral nerves regeneration

Normal peripheral nerve; Once a peripheral nerve has been transected, the axon distal to the site of the injury rapidly degenerate; The Schwann cells then remyelinate the newly formed axons; Axon regeneration may be accompanied by recovery of normal structure

4. 平滑肌组织的再生　平滑肌组织再生能力也很弱,除小血管壁平滑肌损伤后可进行再生性修复外,大血管壁及胃肠道等处平滑肌损伤后的修复往往都是瘢痕性修复。

5. 心肌组织的再生　心肌细胞几乎无再生能力,损伤后的修复都是瘢痕性修复,如陈旧性心肌梗死。

6. 腱组织的再生　初期都是瘢痕性修复,以后可按功能需要改建,恢复原有结构和功能。

7. 骨组织的再生　详见本章第四节

附:再生医学与组织工程

再生医学是通过使用创新的医疗手段重建患病或受损的组织,或支持患病或受损组织再生的科学。其采用的方法包括干细胞移植、组织工程移植、通过激活局部干细胞和(或)改变局部微环境诱导受损组织再生,以及治疗性克隆等。组织工程是再生医学的主要手段,干细胞直接移植存活率较低,组织工程支架可以提供一个三维的空间,为干细胞提供有效支持。传统的组织工程的方法是将种子细胞(主要为多能干细胞)装载到可生物降解的人工支架上,并在含有生长因子的环境中进行扩增,定向分化,以此获得新生的肌肉、血管、皮肤、神经、骨骼等人类所需的组织,甚至器官。人工支架在组织构建中起着细胞黏附、组织支撑、生长因子控释和免疫隔离的作用。自 20 世纪 80 年代以来,各种组织的组织工程学研究和应用取得了很大进展,国际上已经获得批准投入临床应用的主要是皮肤、软骨及骨产品,其中中国生产的人造皮肤产品也已投入临床应用。还有包括心血管、神经、肌肉、气管、尿道、肠、肝、肾、胰腺、心脏等多种组织器官的组织工程产品也在处于研发或临床试验中。目前热门的3D打印技术的出现，给组织工程和再生医学带来了又一轮的革命，其控制能力精确和个性化的特点使得定制人体组织器官成为可能。

第二节 瘢痕性修复

瘢痕性修复或称不完全性修复，是在组织细胞不能进行再生性修复的情况下，由损伤局部的间质新生出肉芽组织，在填补缺损的同时溶解、吸收异物，继而肉芽组织逐渐成熟，转变为瘢痕组织，使缺损得到修复。

一、肉芽组织

（一）概念
肉芽组织（granulation tissue）是新生的富含毛细血管和成纤维细胞的幼稚阶段的纤维结缔组织。

（二）肉芽组织的成分及形态特点
肉芽组织是由成纤维细胞、毛细血管及一定数量的炎症细胞等有形成分组成的。其形态特点如下。

1. 肉眼观察　肉芽组织的表面呈细颗粒状，鲜红色，柔软湿润，触之易出血而无痛觉，因其形似嫩肉，故名肉芽组织（图3-5）。

2. 镜下观察　典型的结构是位于体表和管腔表面损伤处的肉芽组织，其表面常覆盖一层炎性渗出物及坏死组织。下方的肉芽组织主要由毛细血管、成纤维细胞和炎症细胞等组成，基本结构为：①大量新生的毛细血管平行排列，与表面垂直，并在近表面处互相吻合形成弓状突起，故肉眼呈鲜红色细颗粒状。②新增生的成纤维细胞散在分布于毛细血管网络之间，很少有胶原纤维形成。③数量不等的炎症细胞浸润于肉芽组织之中（图3-6）。如为感染性损伤，则炎症细胞较多，且以中性粒细胞为主；如为非感染者，炎症细胞少且以单核细胞、淋巴细胞等为主。肉芽组织内常含一定量的水肿液，但不含神经纤维，故无疼痛。发生在组织、器官内部的瘢痕性修复，往往也是通过上述的肉芽组织增生来吸收和取代坏死组织、血栓、炎

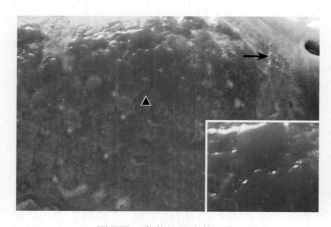

图3-5　肉芽组织大体形态
▲新鲜肉芽组织，鲜红湿润、颗粒状（右下为放大图）
→处为残存的皮肤组织

Figure 3-5　Gross view of granulation tissue
▲ It shows soft, fleshy, pink and granular.（magnified view in lower right figure）　→ residual epidermal tissue

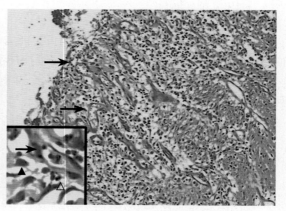

图3-6　肉芽组织镜下结构
→毛细血管与表面垂直生长，近表面处弓形突起；深面为较成熟的纤维结缔组织 ▲成纤维细胞 △炎症细胞

Figure 3-6　Microscopic view of granulation tissue
→ The vessels are arranged as a series of loops arching into the damaged area, with more mature fibrous tissue in deep side　▲fibroblast　△inflammatory cells

性渗出物等,不同的是肉芽组织是从损伤部位的周围开始向中心部位增生推进,其毛细血管的方向性或是向中心部辐凑或是比较紊乱。

病理检查时看到的肉芽组织深部往往有一层由纤维细胞、大量胶原纤维和少量小血管构成的较为成熟的纤维结缔组织,表明肉芽组织趋向成熟,正向瘢痕转化。

(三) 肉芽组织的作用

肉芽组织在组织损伤修复过程中有以下重要作用:①抗感染及保护创面。②填补创口及其他组织缺损。③机化或包裹坏死、血栓、炎性渗出物及其他异物。

机化(organization)是指由新生的肉芽组织吸收并取代各种失活组织或其他异物的过程。最后肉芽组织成熟,转变为纤维瘢痕组织。

包裹(encapsulation)是一种不完全的机化,即在失活组织或异物不能完全被机化时,在其周围由增生的肉芽组织成熟为纤维结缔组织,形成包膜,将其与正常组织隔开。

(四) 肉芽组织的结局或成熟过程

肉芽组织在组织损伤后2~3天内即可开始出现。自下向上(如体表创口)或从周围向中心(如组织内坏死)生长推进,填补创口或机化异物。随着时间的推移(1~2周),肉芽组织按其生长的先后顺序逐渐成熟。其主要形态标志为:水分逐渐吸收;炎症细胞减少并逐渐消失;毛细血管闭塞、数目减少,按正常功能的需要仅有少数毛细血管管壁增厚,转变成小动脉和小静脉;成纤维细胞产生越来越多的胶原纤维,同时成纤维细胞数目逐渐减少、胞核变细长而深染,成熟为纤维细胞。当时间更长,胶原纤维量更多,发生玻璃样变性时,细胞和毛细血管成分更少。至此,肉芽组织成熟为纤维结缔组织并转变为瘢痕组织。

二、瘢痕组织

(一) 概念

瘢痕组织(scar tissue)是肉芽组织成熟转变而来的老化阶段的纤维结缔组织。

(二) 瘢痕组织的形态特点

1. 肉眼观察 局部呈收缩状态,颜色苍白或灰白色、半透明,质硬韧,缺乏弹性。

2. 镜下观察 瘢痕组织由大量平行或交错分布的胶原纤维束组成。纤维束往往呈均质性红染即玻璃样变,纤维细胞稀少,核细长而深染,小血管稀少(图 3-7)。

(三) 瘢痕组织的作用和危害

1. 瘢痕组织的作用 ①瘢痕组织能把创口或其他组织缺损长期地填补并连接起来,较好地保持组织器官的完整性。②由于瘢痕组织含大量胶原纤维,其抗拉力虽然没有正常组织强,但比肉芽组织要强得多,因而这种填补及连接也是相当牢固的,可使组织器官保持其坚固性。但瘢痕组织本身缺乏弹性,如果胶原形成不足或瘢痕处所承受的力大而持久,则可造成瘢痕处的膨出,如在腹壁可形成疝,在心室壁可形成室壁瘤等。

2. 瘢痕组织的危害 ①瘢痕收缩:特别是发生于关节附近或重要器官的瘢痕,常常引起功能障碍。如

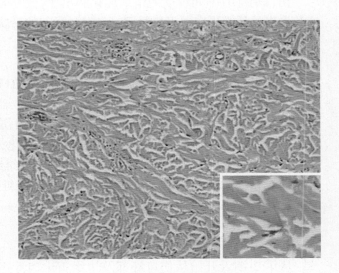

图 3-7 瘢痕组织镜下结构
胶原纤维纵横交错,玻璃样变性,纤维细胞和小血管稀少
(右下为放大图)
Figure 3-7 Microstructure of scar tissue.
Composed of thick hyalinized bands of collagen with decreased number of fibroblasts and blood vessels (magnified view in lower right figure)

关节处的瘢痕所引起的关节挛缩或活动受限,胃溃疡的瘢痕修复引起的幽门梗阻等。关于瘢痕收缩的机制可能是由于其中的水分丧失或含有肌成纤维细胞(myofibroblast)所致。②瘢痕性粘连:特别是在各器官之间或器官与体腔壁之间发生纤维(瘢痕)的粘连,常常不同程度地影响其功能。③器官硬化:器官内广泛损伤导致广泛纤维化和玻璃样变性,可引起器官的硬化,如肝硬化等。④瘢痕组织增生过度:又称肥大性瘢痕。如果这种肥大性瘢痕突出于皮肤表面并向周围不规则地扩延,称为瘢痕疙瘩(keloid),临床上又常称为"蟹足肿",发生机制不清,一般认为与体质有关,也有人认为可能与瘢痕缺血缺氧,促使其中的肥大细胞分泌生长因子,使肉芽组织增生过度有关。

瘢痕组织内的胶原纤维在胶原酶的作用下,可以被逐渐地分解、吸收,从而使瘢痕缩小、软化。胶原酶主要来自成纤维细胞、中性粒细胞和巨噬细胞等。因此,解决瘢痕收缩和器官硬化等的关键是要在细胞生长调控和细胞外基质等分子病理学水平上调控肉芽组织中胶原的合成和分泌,以及加速瘢痕中胶原的分解和吸收。

第三节　创伤愈合

创伤愈合(wound healing)是指机体遭受外力作用,皮肤等组织出现离断或缺损后的愈复过程,包括各种组织的再生和肉芽组织增生、瘢痕形成的复杂组合,表现出各种修复过程的协同作用。

一、创伤愈合的基本过程

轻度的创伤仅限于皮肤表皮层,重者则有真皮和皮下组织的断裂,甚至可有肌肉、肌腱、神经的断裂及骨折,并出现伤口。

(一)伤口的早期变化

伤口局部有不同程度的组织坏死和出血,数小时内便出现炎症反应,故局部出现红肿。伤口中的血液和渗出的纤维蛋白原很快凝固,形成凝块,有的凝块表面干燥而形成痂皮。凝块及痂皮起着保护伤口的作用。

(二)伤口收缩

2~3 天后伤口边缘的全层皮肤及皮下组织向伤口中心移动,伤口迅速缩小,直到 2 周左右停止。伤口收缩的意义在于缩小创面。这一过程由局部产生的细胞因子和生长因子调控,包括 PDGF、FGF-2、TGF-β。这些因子的主要来源是炎症细胞、特别是浸润在损伤部位活化的巨噬细胞。在细胞因子和生长因子的作用下,成纤维细胞从损伤边缘向中心迁移,有些分化为肌成纤维细胞,含平滑肌肌动蛋白,强化了收缩性,把伤口边缘向中央拉紧,使伤口收缩。活化的成纤维细胞和肌成纤维细胞增加合成结缔组织蛋白(主要是胶原纤维,这是成熟瘢痕的主要成分)。这种肌成纤维细胞在光镜下无法与分泌胶原的成纤维细胞相区别,与之不同的是,肌成纤维细胞表达 α-SMA、desmin、vimentin,对引起平滑肌收缩或舒张的药理因素起反应。总之,它是具有平滑肌细胞表型的成纤维细胞。

(三)肉芽组织增生和瘢痕形成

从第 2~3 天开始从伤口底部及边缘长出肉芽组织,逐渐填平伤口。肉芽组织中没有神经,故无感觉。第 5~6 天起成纤维细胞产生胶原纤维,以后逐渐过渡为瘢痕组织,大约在伤后 1 个月瘢痕完全形成。可能由于局部张力的作用,瘢痕中的胶原纤维最终与皮肤表面平行。TGF-β 是这一过程中最重要的细胞因子,它可刺激成纤维细胞的迁移和增殖,增加胶原纤维和纤维连接蛋白的合成,通过抑制金属蛋白酶来减少 ECM 的降解。TGF-β 不仅参与创伤后瘢痕的形成,而且参与慢性炎后肺、肝、肾纤维化的发展。TGF-β 还具有抗炎作用,可以通过抑制淋巴细胞增殖和其他白细胞的活性来限制和终止炎症反应。

瘢痕可使创缘比较牢固地结合。由于胶原的交联和胶原纤维的增粗,伤口局部抗拉力的强度于伤口愈合后不久就开始增加,在第 3~5 周抗拉力强度增加较快,至 3 个月左右抗拉力强度达到顶点,但这时也只能达到正常皮肤抗拉力强度的 70%~80%。随着时间的推移,结缔组织退化,瘢痕缩小。胶原蛋白和其他细胞外基质成分的降解是由一类基质金属蛋白酶(MMP)完成的,它们的酶活性依赖于金属离子(如锌)。MMP 由多种细胞(成纤维细胞、巨噬细胞、中性粒细胞、滑膜细胞和一些上皮细胞)产生,其合成和分泌受生长因子、细胞因子和其他药物调节。MMP 包括间质胶原酶(MMP-1、MMP -2 和 MMP-3,可切割纤维胶原)、明胶酶(MMP-2 和 MMP-9,可降解非定形胶原和纤维粘连蛋白)及基质溶解素(MMP-3、MMP-10、MMP-11,能降解蛋白多糖、层粘连蛋白、纤维连接蛋白和无定形胶原等多种 ECM 成分)。中性粒细胞弹性蛋白酶、组织蛋白酶 G、纤溶酶和其他丝氨酸蛋白酶也能降解细胞外基质,但在伤口重塑中不如 MMP 重要。此外,大多数间充质细胞产生的特异性组织金属蛋白酶抑制物(tissue inhibitor of metalloproteinase, TIMP)可迅速抑制激活的胶原酶。因此,MMP 和 TIMP 的平衡调节着瘢痕的大小和性质。

(四)表皮及其他组织再生

创伤发生 24 h 内,伤口边缘的表皮基底细胞便可增生,并从凝块下面向伤口中心延伸,形成单层上皮并覆盖于肉芽组织的表面。当这些细胞彼此相遇时,则停止前进,但继续增生并分化成为鳞状上皮。健康的肉芽组织对表皮再生十分重要,因为它可提供上皮再生所需的营养及生长因子。如果肉芽组织发育不良,长时间不能将伤口填平(如弛缓性肉芽、水肿性肉芽)或形成瘢痕,则上皮再生将延缓。此外,由于异物及感染等刺激而形成过度生长的肉芽组织高出皮肤表面,也会阻止表皮的再生。因此临床上常需将其切除清创。若伤口过大,则往往需要植皮。

皮肤附属器(毛囊、汗腺及皮脂腺)如遭完全破坏,则由瘢痕修复。肌腱断裂后,初期也是瘢痕修复,但随着功能锻炼而不断改建,胶原纤维可按原来肌腱纤维方向排列,达到完全再生。

二、 皮肤软组织创伤愈合的类型

根据组织损伤程度及有无感染,皮肤软组织创伤愈合可分为以下三种类型。

(一)一期愈合

一期愈合(primary healing)见于组织缺损少、创缘整齐、无感染、经粘合或缝合后创面对合严密的伤口,如无感染的手术切口。这种伤口中只有少量血凝块,炎症反应轻微,表皮再生在 1~2 天内便可完成。肉芽组织在第 2 天就可从伤口边缘长出并很快将伤口填满,5~6 天胶原纤维形成(此时可以拆线),经 2~3 周完全愈合,留下一条线状瘢痕。一期愈合的时间短,形成瘢痕少,抗拉力强度大(图 3-8A)。

(二)二期愈合

二期愈合(secondary healing)见于组织缺损较大、创缘不整、无法整齐对合,或伴有感染的伤口,往往需要清创后才能愈合。二期愈合与一期愈合不同之处有:①由于坏死组织多伴感染,局部组织继续发生变性、坏死,炎症反应明显。只有等到感染被控制,坏死组织被清除以后,再生才能开始。②伤口大,伤口收缩明显,伤口内肉芽组织形成量多。③愈合的时间较长,形成的瘢痕较大,抗拉力强度较弱(图 3-8B)。

(三)痂下愈合

痂下愈合(healing under scar)是指伤口表面的血液、渗出物及坏死组织干燥后形成硬痂,在痂下进行上述愈合过程。待上皮再生完成后,痂皮即脱落。痂下愈合所需时间较长,这是因为表皮再生之前必须首先将痂皮溶解,然后表皮才能覆盖创面。痂皮由于干燥不利于细菌生长,故对伤口有一定的保护作用。但如果痂下渗出物较多或已有细菌感染时,痂皮反而影响渗出物的排出,使感染加重,不利于愈合。

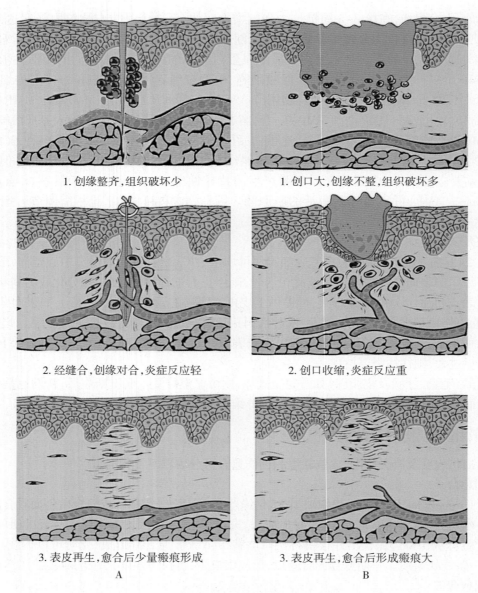

1. 创缘整齐,组织破坏少　　　　　　1. 创口大,创缘不整,组织破坏多

2. 经缝合,创缘对合,炎症反应轻　　　2. 创口收缩,炎症反应重

3. 表皮再生,愈合后少量瘢痕形成　　　3. 表皮再生,愈合后形成瘢痕大
　　　　　A　　　　　　　　　　　　　　B

图 3-8　创伤愈合模式图
A. 一期愈合　B. 二期愈合
Figure 3-8　The process of healing
A. Primary healing　B. Secondary healing

第四节　骨折愈合

一、骨折愈合的基本过程

　　骨折(fracture)通常可分为外伤性骨折和病理性骨折两大类。骨的再生能力很强,骨折愈合的好坏、所需的时间与骨折的部位、性质、错位的程度、年龄及引起骨折的原因等因素有关。一般而言,经过良好复位后的单纯性外伤性骨折,几个月内便可完全愈合,恢复正常的结构和功能。骨折愈合过程可分为以下几个阶段(图 3-9)。

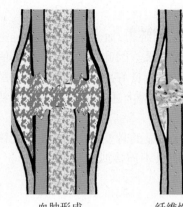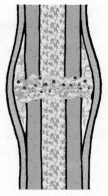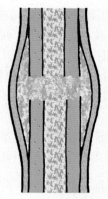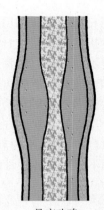

血肿形成　　　　　纤维性骨痂形成　　　　　骨性骨痂形成　　　　　骨痂改建

图 3-9　骨折愈合过程模式图

Figure 3-9　The process of fracture healing

Hematoma formation.　Formation of fibrous callus.　Bony callus formation.　Callus remodeling

（一）血肿形成

骨组织和骨髓都有丰富的血管，在骨折的两端及其周围伴有大量出血，形成血肿，数小时后血肿发生凝固。与此同时常出现轻度的炎症反应。骨折时由于骨折处必然伴有血管的断裂，因此在骨折的早期，常可见到骨髓组织的坏死，骨皮质亦可发生坏死。如果坏死范围不大，可被破骨细胞吸收；如果较大，可形成游离的死骨片。

（二）纤维性骨痂形成

骨折后的 2~3 天，血肿开始机化。肉芽组织中的成纤维细胞主要来自骨内膜及骨外膜细胞（这些成纤维细胞以后逐渐分化为成软骨细胞及成骨细胞）。充填骨折断端的肉芽组织，继而发生纤维化形成纤维性骨痂，或称暂时性骨痂，肉眼骨折局部呈梭形肿胀。约 1 周，上述增生的肉芽组织及纤维组织可进一步分化，形成透明软骨。透明软骨的形成一般多见于骨外膜的骨痂区，骨髓内骨痂区则少见。当骨痂内有过多的软骨形成时会延缓骨折的愈合时间。

（三）骨性骨痂形成

上述纤维性骨痂中逐渐分化为含有成骨细胞和成软骨细胞的类骨组织和软骨组织。继之钙盐沉积，类骨组织转变为编织骨。软骨组织也经软骨的化骨过程演变为骨组织，至此形成骨性骨痂。

（四）骨痂改建或再塑

编织骨由于结构不够致密，骨小梁排列紊乱，故仍达不到正常功能需要。为了在结构和功能上符合人体生理要求，编织骨进一步改建成为成熟的板层骨，皮质骨和髓腔的正常关系也重新恢复。改建是在破骨细胞的骨质吸收及成骨细胞的新骨形成的协调作用下完成的。

二、影响骨折愈合的因素

此处着重强调三个影响骨折愈合的特殊因素及对策。

（一）骨折断端及时、正确的复位

完全性骨折由于肌肉的收缩，常常发生错位或有其他组织、异物的嵌塞，可使愈合延迟或不能愈合。及时、正确的复位是为以后骨折完全愈合创造必要的条件。

（二）骨折断端及时、牢靠的固定

骨折断端即使已经复位，由于肌肉活动仍可错位，因而复位后及时、牢靠的固定（如打石膏、小夹板或髓腔钢针固定）更显重要，一般要固定到骨性骨痂形成以后。

（三）早日进行全身和局部功能锻炼，保持局部良好的血液供应

由于骨折后常需复位、固定及卧床，虽然有利于局部愈合，但长期卧床，血运不良，又会延迟愈合。局部长期固定不动也会引起骨及肌肉的失用性萎缩、关节强直等不利后果。因此，在不影响局部固定的情况下，应尽早离床活动；不能离床者则进行局部（肢体等）功能锻炼，以保持良好血运及肌肉、关节的功能。中医学以小夹板固定加早日功能锻炼治疗骨折，具有独到之处。因此，针对上述影响骨折愈合的特殊因素予以特殊治疗是有效的解决方法。

骨折愈合障碍者，有时新骨形成过多，形成赘生骨痂，愈合后有明显的骨变形，影响功能的恢复。有时纤维性骨痂不能变成骨性骨痂并出现裂隙，骨折两端仍能活动，形成骨不连接或假关节。

第五节　影响再生修复的因素

损伤的程度及组织的再生能力决定了修复的方式、愈合的时间及瘢痕的大小。损伤组织的再生与修复是机体在生物进化过程中获得的，因此机体的全身和局部因素，均可影响组织的再生与修复。

（一）全身因素

1. 年龄因素　儿童和青少年的组织再生能力较强，创伤愈合较快。老年人则相反，组织再生力较差，愈合慢，这与老年人血管硬化、血液供应减少有很大的关系。

2. 营养因素　严重的蛋白质缺乏，尤其是含硫氨基酸（如甲硫氨酸、胱氨酸）缺乏时，组织的再生能力降低，肉芽组织及胶原形成不良，伤口不易愈合。维生素 C 对愈合非常重要。这是由于前胶原分子 α 多肽链中的两个主要氨基酸（脯氨酸和赖氨酸），必须经羟化酶羟化，才能形成前胶原分子。维生素 C 具有催化羟化酶的作用，因此维生素 C 缺乏时前胶原分子难以形成，从而影响了胶原纤维的形成。微量元素中锌对创伤愈合有重要作用，锌缺乏的患者，创伤愈合缓慢。锌的作用机制不很清楚，可能与锌是细胞内一些氧化酶的必需成分有关。

3. 内分泌因素　机体的内分泌状态对修复反应有着重要影响。例如，肾上腺皮质类固醇对修复具有抑制作用，而肾上腺盐皮质激素和甲状腺素则对修复有促进作用。

（二）局部因素

1. 感染与异物　感染可严重影响再生修复方式与时间。伤口感染后，渗出物增多，创口内的压力增大，常使伤口裂开，或者导致感染扩散加重损伤。因此，对感染的伤口，应及早引流。当感染被控制后，修复才能进行。此外，坏死组织及其他异物，也妨碍愈合并导致感染。因此，伤口如有感染，或有较多的坏死组织及异物，常常是二期愈合。临床上对于创面较大、已被细菌污染但尚未发生明显感染的伤口，施行清创术以清除坏死组织、异物和细菌，并可在确保没有感染的前提下，缝合断裂的组织、修整创缘、缝合伤口以缩小创面。这样，可以使本来应是二期愈合的伤口，愈合时间缩短，甚至可能达到一期愈合。

2. 局部血液循环　良好的血液循环一方面保证组织再生所需的氧和营养，另一方面对坏死物质的吸收及控制局部感染也起重要作用。因此，局部血流循环良好时，伤口愈合好；相反，如下肢血管有动脉粥样硬化或静脉曲张等病变，则该处伤口愈合迟缓。局部应用某些药物或理疗，均有改善局部血液循环，促进伤口愈合的作用。

3. 神经支配　完整的神经支配对损伤的修复有一定的作用。例如麻风病引起的溃疡不易愈合，是因为神经受累的缘故。自主神经的损伤使局部血液循环发生失调，对再生的影响更为明显。

4. 电离辐射　能破坏细胞、损伤血管、抑制组织再生，因此也能阻止瘢痕形成。

易混概念

1. 肉芽组织与肉芽肿

肉芽组织是指新生的富含毛细血管和成纤维细胞的幼稚阶段的纤维结缔组织。肉芽肿是指由巨噬细胞及其演化的细胞,呈局限性浸润和增生所形成的境界清楚的结节状炎性病灶。

2. 创伤性神经瘤与肿瘤

创伤性神经瘤是指神经纤维断裂损伤后,若断裂的两端相隔太远和(或)有纤维组织增生,或因截肢失去远端,近端新增生的轴突长不到远端的神经膜细胞索内,与增生的纤维组织绞缠在一起,形成瘤样肿块。肿瘤是指机体在各种致瘤因素作用下,局部组织的细胞在基因水平上失去对其生长的正常调控,导致克隆性异常增生而形成的新生物,这种新生物因常形成局部肿块而得名。

3. 再生与增生

再生是指为修复"耗损"的实质细胞而发生的同种细胞的增生。增生是指器官或组织的实质细胞数目增多。

4. 细胞因子与生长因子

细胞因子是指由细胞产生和分泌的多肽类物质的总称。生长因子则指由细胞产生和分泌的对细胞增殖有显著调节作用的多肽类物质,是细胞因子中的一类。

复习思考题

1. 各种细胞的再生能力是如何进行分类的? 各类再生细胞有哪些?

2. 损伤修复过程中肉芽组织的形态特点、作用及结局如何?

3. 某患者腿部有一脓肿,溃破形成溃疡,另因接受外科手术于腹壁有一手术切口,经治疗后两处创口均已愈合,请说明这两种创伤愈合过程及各有何特点?

4. 简述骨折愈合的过程;为促进骨折愈合,受伤后应采取哪些措施?

【附:临床病理讨论】

CPC 病例 2

病历摘要

患者,女性,37 岁,因"车祸左小腿疼痛、活动受限 2 h"入院。患者 2 h 前被车撞倒在地,当时左小腿弯曲、疼痛,不能活动。入院检查:体温 37℃,脉搏 100 次/min,血压 90/60 mmHg,左小腿肿胀、短缩,局部有压痛,可触及骨擦感,左小腿不能活动。

B 超:腹内器官未见异常。实验室检查:血常规、尿常规均正常。

X 线检查:胸部未见异常。左胫腓骨可见横行不规则透亮线,边缘锐利,呈锯齿状。左胫腓骨中段完全性骨折(图 3–10)。

诊治经过

行跟骨牵引术并抗感染、防止出血。术后 X 线检查示对位、对线尚可。术后 1 周再次复查,结果同前。1 个月后

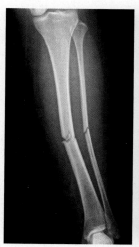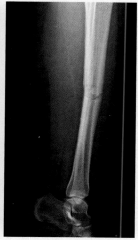

图 3–10   左胫腓骨骨折 X 线片

Figure 3–10   Left tibia and fibula fracture(X–ray)

复查,对位、对线良好,见少量骨痂形成。牵引 1 个月后改为石膏固定 2 个月。

【讨论题】

1. 该骨折愈合属于哪种类型的修复?
2. 骨折愈合的基本过程如何?
3. 哪些因素可影响骨折的愈合?

(海军军医大学　郑建明　高　莉)

数字课程学习

彩图　　微课　　教学 PPT　　自测题　　Summary

第四章 局部血液循环障碍

机体的血液循环系统由心脏及与其相通的各级血管组成,一方面心脏将血液输送到机体的器官和组织,同时接受来自组织的血液返回心脏,为机体提供所需的氧气和营养物质等,同时运走细胞代谢产生的废物和二氧化碳。细胞的存活也要求保持细胞内外的体液平衡。因此,正常的血液循环和体液内环境稳定是保障机体正常新陈代谢和机体活动的必要条件。血液循环或体液平衡障碍均可影响器官和组织的代谢和功能,从而出现充血、出血、水肿、血栓形成、栓塞、甚至梗死,严重者可导致机体的死亡。

血液循环障碍可分为全身性和局部性两类。两者既有区别又有联系。全身血液循环障碍也可在局部有明显表现,如右心衰竭引起肝淤血,左心衰竭引起肺淤血。而局部组织或器官的血液循环障碍,有时也可引起全身的血液循环障碍,如冠状动脉局部阻塞造成心肌梗死,可引起心功能不全,继而导致全身血液循环障碍。各种损伤、感染或血管病变常导致出血,心脏病患者多因肺水肿死亡,心肌梗死、肺栓塞、脑出血等已成为当前人类死亡的重要原因。

本章主要阐述局部血液循环障碍,包括:①局部组织血液含量的异常(充血、贫血)。②血液性状和血管内容物的异常(血栓形成、栓塞及梗死)。③血管壁通透性和完整性改变(水肿和出血)。

第一节 充血和淤血

充血(hyperemia)是指局部组织血管内血液含量的增多。可分为动脉性充血和静脉性充血两种类型(图 4-1)。

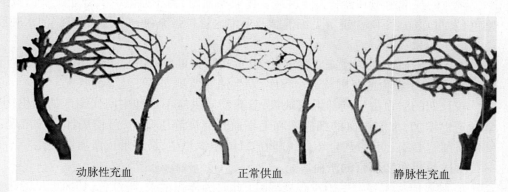

动脉性充血　　　　　　　　正常供血　　　　　　　　静脉性充血

图 4-1　正常和异常血流状况示意图
Figure 4-1　Diagram of normal and abnormal blood flow

一、 动脉性充血

动脉性充血(arterial hyperemia)又称主动性充血(active hyperemia),简称充血,指器官或局部组织小动脉和毛细血管扩张,血液输入量增多。

(一) 病因

引起小动脉扩张,微循环血液灌注量增多的原因有很多,都是通过神经体液作用,引起血管舒张神经兴奋性增高或血管收缩神经兴奋性降低、舒血管活性物质释放增加等,造成细动脉扩张、血流加快,使微循环的灌注量增多。常见的有:①生理性充血:是为适应生理需要和代谢增强而发生的充血,如进食后的胃肠道黏膜、运动时的骨骼肌和妊娠时的子宫充血等。②炎症性充血:见于局部炎症反应的早期,由于致炎因子的作用,引起的神经轴索反射使血管舒张神经兴奋,以及组胺、缓激肽等血管活性物质的释放,使细动脉扩张充血。③减压后充血:见于局部器官或组织长期受压,如绷带包扎肢体或大量腹水压迫腹腔内器官后,组织内的血管张力降低,当压力突然解除时,受压组织内的细动脉发生反射性扩张,导致局部充血。后两者均属病理性充血。

(二) 病变及后果

由于微循环内血液灌注量增多,动脉性充血的器官和组织体积轻度增大。体表充血时,由于局部微循环内氧合血红蛋白增多,充血局部呈鲜红色,并因代谢增强使局部温度升高。镜下见局部细动脉及毛细血管扩张,大量红细胞聚集。

动脉性充血是短暂的血管反应,原因消除后,局部血量恢复正常,通常对机体无不良影响。但在高血压或动脉粥样硬化的基础上,脑动脉充血、破裂可造成严重后果。

二、 静脉性充血

静脉性充血(venous hyperemia)又称被动性充血(passive hyperemia),简称淤血(congestion),指器官或局部组织由于静脉回流受阻,使血液淤积于小静脉和毛细血管内而发生的淤血。

(一) 病因

①静脉受压:使管腔发生狭窄或闭塞,导致局部淤血。常见于肿瘤压迫局部静脉,妊娠增大的子宫压迫髂总静脉,肠疝嵌顿、肠套叠和肠扭转时压迫肠系膜静脉。②静脉阻塞:引起静脉回流受阻。常见于静脉血栓形成,且未能建立有效的侧支循环时。③心力衰竭:如二尖瓣狭窄和高血压引起的左心衰竭,导致肺淤血;肺源性心脏病时发生的右心衰竭,导致体循环器官淤血。

(二) 病变

淤血的局部组织和器官发生肿胀。体表淤血时,由于血液内氧合血红蛋白减少,受损的局部皮肤呈青紫色(发绀)、温度下降。镜下见细静脉及毛细血管扩张充血,亦可伴有组织的水肿和出血。

(三) 后果

临床上淤血比动脉性充血更多见,且意义更为重要。淤血可发生于局部,亦可发生于全身,其对机体的影响,取决于淤血的范围、部位、程度、发生速度及侧支循环建立的状况。

较长期的淤血由于局部组织缺氧、营养物质供应不足和中间代谢产物堆积,引起毛细血管壁损害,血管通透性增加,加之淤血的细静脉和毛细血管流体静压升高,可使局部组织出现:①水肿和漏出性出血;②实质细胞萎缩、变性,甚至坏死;③间质纤维组织增生,最终形成淤血性硬化。

(四) 常见重要器官的淤血

1. 肺淤血　主要发生于左心衰竭时。此时肺体积增大、暗红色,切面可见泡沫状血性液体流出。镜下,急性肺淤血表现为肺泡壁毛细血管高度扩张,充满红细胞,部分肺泡腔内可见水肿液及数量不等的红细胞。慢性肺淤血时,肺泡壁增厚和纤维组织增生,肺内出现大量巨噬细胞,有些巨噬细胞吞噬漏出的红细胞并将其降解,在胞质内形成棕黄色颗粒状的含铁血黄素,称为心力衰竭细胞(heart failure cell)(图4-2)。肉眼观,呈棕褐色,肺质地变硬,称为肺褐色硬化(brown duration)。患者出现明显的气促、缺氧、发绀、咳粉红色泡沫痰等症状。

2. 肝淤血　常见于右心衰竭。肉眼观,肝体积增大、暗红色。镜下,肝小叶中央静脉及其附近肝窦高度扩张,充满红细胞。严重时肝细胞因受压可萎缩、坏死(图4-3)。慢性肝淤血时,小叶中央因高度淤血呈暗红色,小叶周边肝细胞因脂肪变性呈黄色。肉眼观,肝淤血、脂肪变性相间存在,使肝切面出现红黄相间的似槟榔样的条纹,称为槟榔肝(nutmeg liver)(图 4-4)。长期严重的肝淤血,小叶中央肝细胞萎缩消失,网状支架塌陷,间质纤维组织明显增生,可形成淤血性肝硬化(congestive liver cirrhosis)。

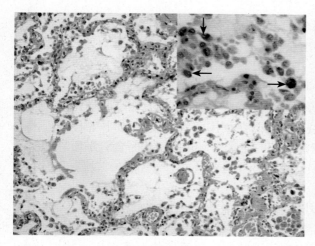

图 4-2 肺淤血

肺泡壁毛细血管扩张充血,肺泡腔内见红细胞、
水肿液及心力衰竭细胞(→)

Figure 4-2 Pulmonary congestion

Dilation of alveolar capillaries with transudation of red blood cells,
edema fluid and heart failure cells into the alveoli(→)

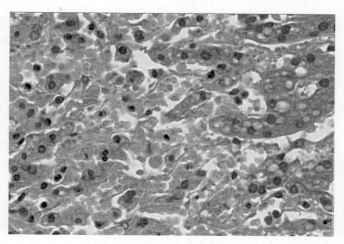

图 4-3 肝淤血

肝窦高度扩张,内充满大量红细胞,肝细胞萎缩、变性、坏死或崩解

Figure 4-3 Hepatic congestion

Dilation of the sinusoids which are filled with a lot of red blood cells.
Hepatocytes may eventually undergo atrophy, degeneration or necrosis

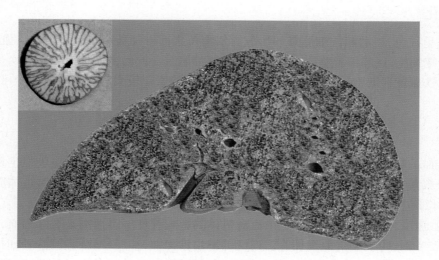

图 4-4 槟榔肝

肝切面可见红(淤血区)黄(脂肪变性区)相间的条纹,状如槟榔。左上角为中药槟榔的断面

Figure 4-4 Nutmeg liver

The cut surface of liver appear regular interval with red zone(congestion) and yellow zone(fatty
degeneration), which just looks like the cut surface of nutmeg(Left upper:the cut surface of nutmeg)

第二节 出 血

出血(hemorrhage)是指血细胞从血管或心脏逸出。逸出的血液进入体腔和组织内为内出血,流出体

外为外出血。出血较多,在局部可形成血肿(hematoma)。发生于皮肤、黏膜和浆膜的少量点状出血称瘀点(petechia);较大的出血灶称瘀斑(ecchymosis);若血液积聚于体腔内,称体腔积血。

一、 病因和发病机制

出血分为生理性出血和病理性出血两类。前者如月经的子宫内膜脱落出血,后者多由创伤、血管病变及出血性疾病等引起。按血液逸出的机制可分为破裂性出血和漏出性出血。

(一) 破裂性出血

破裂性出血是指心脏或血管壁破裂所引起的出血。原因有:①血管机械性损伤,如割伤、刺伤、弹伤等较大血管损伤及局部软组织损伤引起的毛细血管破裂等。②血管壁或心脏的病变,如心肌梗死后形成的室壁瘤、主动脉瘤、动脉粥样硬化等病变造成管壁的破裂。③血管壁周围的病变侵蚀,如肿瘤侵及周围的血管,结核病变侵蚀肺空洞壁的血管,消化性溃疡破坏溃疡底部的血管等。④肝硬化时食管下段静脉曲张破裂出血。

(二) 漏出性出血

由于微循环的血管壁通透性增高,使血液漏出血管外引起的出血称为漏出性出血。常见原因有:①血管壁的损害,较多见。常由于缺氧、感染、中毒、药物、维生素 C 缺乏等因素造成血管壁通透性增加。②血小板减少和功能障碍,如再生障碍性贫血、白血病、骨髓内广泛性肿瘤转移等可使血小板生成减少;血小板减少性紫癜、弥散性血管内凝血(DIC)、脾功能亢进、药物等使血小板破坏或消耗过多。③凝血因子缺乏,如凝血因子Ⅳ、Ⅴ、Ⅶ、Ⅷ、Ⅸ、Ⅹ、Ⅺ、von Willebrand 因子,纤维蛋白原等因子的先天性缺乏,或肝实质发生疾病时凝血因子Ⅶ、Ⅸ、Ⅹ合成减少,以及 DIC 时凝血因子消耗过多等,均可造成凝血障碍和出血倾向。

二、 病理变化

新鲜的出血呈红色,以后随红细胞降解形成含铁血黄素而带棕黄色。镜下可见出血部位组织的血管外有红细胞和巨噬细胞,巨噬细胞胞质内含有吞噬的红细胞及含铁血黄素(hemosiderin),呈棕色颗粒状,此种巨噬细胞称含铁血黄素细胞。组织中亦见游离的含铁血黄素。较大的血肿吸收不全可发生机化或纤维包裹。

三、 后果

机体具有止血的功能,缓慢的少量出血多可自行止血,主要通过局部受损血管发生反射性收缩,或血管受损处血小板聚集,经凝血过程形成血凝块,阻止继续出血。局部组织内的血肿或体腔内的血液,可通过吸收、机化或纤维包裹而逐渐被清除。

出血的类型、速度、部位和出血量决定出血对机体的影响程度。迅速的破裂性出血,在短时间内丧失循环血量 20%~25% 时,可发生失血性休克。广泛的漏出性出血,如肝硬化门静脉高压时胃肠道黏膜广泛性出血,亦可导致失血性休克。重要器官的少量出血,亦可引起严重的后果,如心脏破裂后引起心包内积血、心脏压塞,可导致急性心功能不全。脑出血尤其是脑干出血,压迫重要的神经中枢可致死亡。局部组织或器官的出血可导致相应的功能障碍,如脑内囊出血引起对侧肢体的偏瘫,视网膜出血引起视力减退或失明。慢性出血可引起贫血。

第三节　水肿

组织间隙内的体液增多称为水肿(edema)。毛细血管内压增加、血浆胶体渗透压降低、淋巴液回流障碍或毛细血管壁通透性增加等因素,均可导致组织间液增加形成水肿。任何组织器官都可发生水肿,但以皮下、肺、脑最为常见。体液积聚在体腔称为积液(hydrops),如心包积液(hydropericardium)、胸腔积液(hydrothorax)、腹水(ascites)(腹腔积液)、脑积水(hydrocephalus)等。按水肿波及的范围可分为全身性水肿(anasarca)和局部性水肿(local edema)。按发病原因可分为肾性水肿、肝性水肿、心性水肿、营养不良性水肿、淋巴性水肿和炎性水肿等。

水肿的组织肿胀,颜色苍白,质软,切开时可见水肿液溢出。镜下可见水肿液积聚于细胞和纤维结缔组织之间或腔隙内。肺水肿时,肺泡腔内充有水肿液;脑水肿时,脑血管周围间隙增宽,脑组织疏松。重要器官水肿可引起严重后果。如喉头水肿可引起气管阻塞,甚至窒息死亡;严重脑水肿可引起颅内压增高,脑疝形成。

第四节 血栓形成

在活体的心血管内,血液发生凝固或血液中某些有形成分析出、凝集形成固体质块的过程,称为血栓形成(thrombosis)。所形成的固体质块称为血栓(thrombus)。与血凝块不同的是,血栓是在血液流动的状态下形成的。血栓也不同于出血后所形成的血肿。

生理状态下,机体的凝血系统和纤维蛋白溶解系统保持着动态平衡。血液中的凝血因子不断地被适量激活,产生凝血酶,形成微量的纤维蛋白,沉着于心血管内膜上,同时又不断地被激活的纤维蛋白溶解系统所溶解。被激活的凝血因子也不断地被单核巨噬细胞吞噬。这样,既保证了血液潜在的可凝固性,又保证了血液的流动性。某些因素破坏了上述平衡,触发内源性或外源性凝血系统,便可引起血栓形成(图 4-5)。

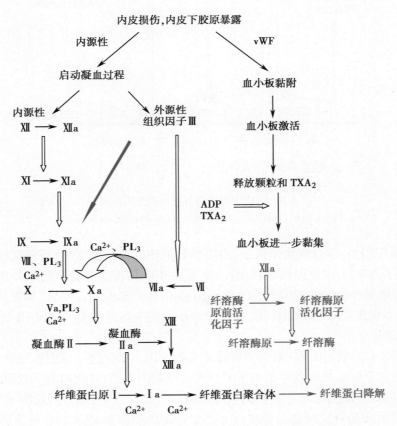

图 4-5 血液凝固、血小板聚集和纤维蛋白溶解过程

Figure 4-5　Diagram of blood coagulation, platelet aggregation and fibrinolysis

一、血栓形成的条件和机制

血栓形成是血液在流动状态下,由于血小板的活化和凝血因子被激活而发生的异常凝固。血栓形成需要三个条件。

(一)心血管内皮细胞损伤

抗凝和促凝是心血管内皮细胞具有的两种特性。在生理情况下,以抗凝作用为主,使心血管内的血液保持流体状态。

内皮细胞的抗凝作用主要为:①屏障作用:完整的单层内皮细胞可把血液中的血小板、凝血因子与内皮下有促凝作用的胶原纤维分隔开。②抗血小板聚集作用:通过合成前列环素(PGI$_2$)、氮氧化合物(nitric oxide)和 ADP 酶,抑制血小板聚集。③合成抗凝物质:内皮细胞合成的凝血调节蛋白(thrombomodulin),与凝血酶结合,变成蛋白 C 活化因子,继而与由内皮细胞合成的蛋白 S 协同作用,灭活凝血因子 V 和Ⅷ;肝素样分子,可与抗凝血酶Ⅲ结合,灭活凝血酶、凝血因子 X、IX 等。④溶解纤维蛋白:内皮细胞合成组织型纤溶酶原激活物(tissue-type plasminogen activator,tPA),可促使纤维蛋白溶解,清除沉着于内皮细胞表面的纤维蛋白(图 4-6)。

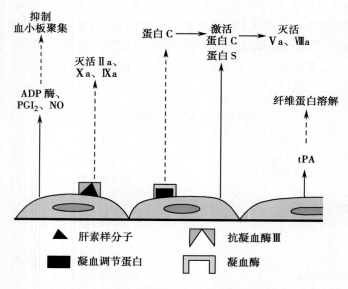

图 4-6　内皮细胞抑制血栓形成作用示意图

Figure 4-6   Diagram of anti-thrombosis effect of endothelium

内皮细胞的促凝作用为:①合成组织因子:内皮细胞损伤时被释出,并激活外源性的凝血过程。②合成 von Willebrand 因子(vWF):内皮损伤时释出,vWF 是血小板黏着于内皮下胶原和其他表面的主要辅助因子。③分泌纤溶酶原激活物的抑制因子(plasminogen activator inhibitors,PAIs):抑制纤维蛋白溶解。正常情况下,具有抑制血小板聚集和抗凝血作用,主要依赖于内皮细胞的完整性,任何原因引起的内皮损伤或被激活,都会引起局部凝血。

心血管内皮的损伤,是血栓形成的最重要和最常见的原因。即使这一原因单独存在,也可以导致血栓形成。这尤其在心动脉系统血栓形成中更为重要。内皮细胞的损伤,导致内皮下胶原暴露,血小板和凝血因子Ⅻ被激活,启动内源性凝血系统。损伤的内皮细胞释放组织因子,激活凝血因子Ⅶ,启动外源性凝血系统。其中血小板的活化是触发凝血过程中重要环节。①血小板在 vWF 的介导下黏着于内皮损伤处的胶原纤维,电镜下见血小板内的微丝和微管收缩至变形,出现黏性变态。②黏着后不久,血小板内 α 颗粒和致密颗粒释放出 ADP、血栓素 A2(thromboxane,TXA2)、Ca^{2+}、5- 羟色胺(5-hydroxytryptamine,5-HT)、血小板因子等,其中对血小板不断聚集起重要作用的是 ADP 和 TXA2;纤维蛋白和纤维连接蛋白也可与血小板黏着,促使血小板彼此聚集成堆,称为血小板聚集堆(图 4-7)。③初时血小板聚集堆是可逆性的,随着内源及外源性凝血系统的激活、凝血酶的形成,使纤维蛋白原转变为纤维蛋白,与血小板紧紧交织在一起,变成不可逆性血小板聚集堆,成为血栓形成的起始点。心血管内皮细胞的损伤可直接引起血栓形成。临床上血栓常发生于风湿性和细菌性心内膜炎病变的瓣膜上、心肌梗死区的心内膜及严重动脉粥样硬化斑块溃疡、创伤性或炎症性的血管损伤部位。近年来随着冠脉支架在临床治疗冠状动脉粥样硬化性心脏病患者中的使用,支架植入造成内皮细胞的完整性被破坏,导致富含血小板的血栓形成,已成为支架术后损伤血管早期病理过程及冠脉支架术后再狭窄的重要原因之一。

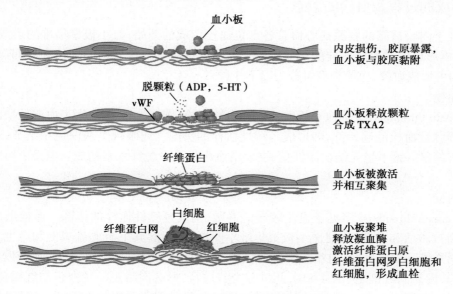

图 4-7　心血管内皮损伤、血小板聚集示意图
Figure 4-7　Diagrams of cardiovascular endothelial injury and platelet aggregation

(二)血流状态的改变

血流减慢和血流产生漩涡等改变亦有利于血栓形成。血液在流速和流向正常时,红细胞、白细胞等在血管的中轴流动构成轴流,血管周边部分是血小板,最外一层是血浆带构成边流,将血液的有形成分与血管壁隔开,阻止血小板与内膜接触。某些病理情况下,血流减慢或产生漩涡:①血小板进入边流,增加了血小板与内膜的接触机会和黏着于内膜的可能性。②被激活的凝血因子和凝血酶在局部易达到凝血所需的浓度。③内皮细胞因缺氧而导致功能障碍或损伤。血流缓慢和涡流所引起的血栓可发生于动脉,也可发生于静脉。静脉血栓形成比动脉多 4 倍,大多发生于心力衰竭、久病卧床或静脉曲张患者的静脉内。静脉内有静脉瓣,静脉瓣处血流缓慢,且出现漩涡,因而静脉血栓形成常以瓣膜为起始点。此外,静脉血流有时可出现短暂的停滞;静脉壁较薄,容易受压;血流通过毛细血管到静脉后,血液的黏性也会有所增加等,这些因素均有利于静脉血栓形成。心脏和动脉内的血流快,但在二尖瓣狭窄时的左心房、动脉瘤内、血管分支处或动脉粥样硬化形成溃疡内,局部血流缓慢及出现涡流,则易并发血栓形成。动脉血栓形成最常见于冠状动脉、脑动脉、肾动脉和下肢动脉。

(三)血液凝固性增加

血液凝固性增高常由于血液中血小板和凝血因子增多或纤维蛋白溶解系统的活性降低,可见于遗传性和获得性疾病。在遗传性高凝状态的原因中,凝血因子 V 和凝血酶原的基因突变最为常见,致使凝血酶原水平升高,容易形成静脉血栓。患有复发性深静脉血栓形成患者中凝血因子 V 基因突变的出现率高达 60%。目前认为,遗传性高凝血状态可能还与抗凝血酶Ⅲ、蛋白 C 或蛋白 S 的先天性缺乏有关。

获得性疾病中的高凝状态可由于凝血因子合成增加及抗凝血酶Ⅲ减少，或促凝物质入血等引起。例如胰腺、胃肠道、肺和卵巢等器官发生的黏液腺癌广泛转移时，癌细胞释放出促凝因子入血，引起慢性DIC。在严重创伤、大面积烧伤、手术后或产后大失血时血液浓缩，血中纤维蛋白原、凝血酶原及其他凝血因子（Ⅻ、Ⅶ）的含量增多，并且血中补充大量幼稚的血小板，其黏性增加，易发生聚集，形成血栓。此外，妊娠高血压综合征、高脂血症、冠状动脉粥样硬化、吸烟和肥胖症等也可引起血小板增多及黏性增加。口服避孕药和妊娠时高凝状态可能与雌激素水平增高引起的肝凝血因子合成增加和抗凝血酶Ⅲ合成减少有关。

上述血栓形成的条件往往同时存在，并常以某一条件为主，其中心血管内皮损伤最为重要。

二、血栓形成的过程及血栓的形态

血小板黏着于内膜裸露的胶原是心血管各部位血栓形成的开始，血小板聚集堆的形成是血栓形成的第一步，以后血栓形成的过程及血栓的组成、形态、大小都取决于血栓发生的部位和局部血流速度。心血管系统各部位均可形成血栓，血栓类型可分为以下4种。

（一）白色血栓

白色血栓（pale thrombus）又称血小板血栓或析出性血栓（图4-8A），多发生于血流较快的心瓣膜、心腔内及动脉内或静脉性血栓的起始部，即形成延续性血栓的头部。肉眼观呈灰白色小结节，表面粗糙质实，与发生部位紧密黏着。镜下呈无结构淡红色，主要由血小板及少量纤维素构成。电镜下可见血小板轮廓，颗粒消失。

（二）混合血栓

混合血栓（mixed thrombus）多见于血流缓慢的静脉，构成延续性血栓的体部。血栓形成头部后，血流中的血小板不断被激活和黏着，致使血小板聚集堆不断增大，引起其下游血流减慢和产生漩涡，从而再形成新的血小板聚集堆。如此反复，血小板聚集形成珊瑚状小梁，在血小板小梁之间，血液发生凝固，纤维素形成网状结构，其内充满红细胞（图4-8B），此过程交替进行，形成肉眼观呈灰白色与红褐色交替的层状结构，称为层状血栓，即混合血栓。其外观粗糙干燥，通常紧紧黏着于受损的血管壁。镜下见血小板小梁呈淡红色无结构的不规则状，小梁边缘有较多的中性粒细胞黏附，小梁间是充满红细胞的纤维素网。动脉瘤、室壁瘤内的附壁血栓（mural thrombus）及扩张的左心房内的球状血栓亦属此类。

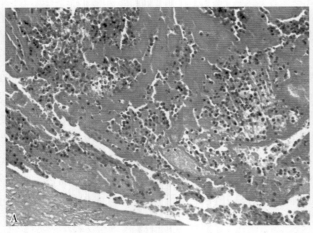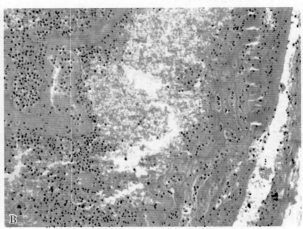

图4-8 血栓

A.白色血栓（血小板小梁之间充满白细胞）　B.混合血栓（血小板小梁之间为充满红细胞的纤维素网）

Figure 4-8　Thrombus

A. Pale thrombus（compose of pink granular platelet and white blood cell）

B. Mixed thrombus（compose of pink granular platelet，red string-like fibrin and red blood cell）

（三）红色血栓

红色血栓（red thrombus）为阻塞性血栓，主要见于静脉。随着混合血栓逐渐增大阻塞血管腔，使下游局部血流停止，导致血液发生凝固，形成延续性血栓的尾部，并可沿血流方向延伸。由于血流缓慢，红色血栓形成过程与血管外凝血过程相同。肉眼观呈暗红色、湿润，有弹性，与血管壁无粘连。早期与死亡后血凝块相似。经过一段时间，红色血栓由于水分被吸收，变得干燥、无弹性、质脆易碎，可脱落形成栓塞。静脉内血栓 90% 发生在下肢静脉，其次为上肢静脉、前列腺周围的静脉丛、卵巢和子宫静脉等（图 4-9）。

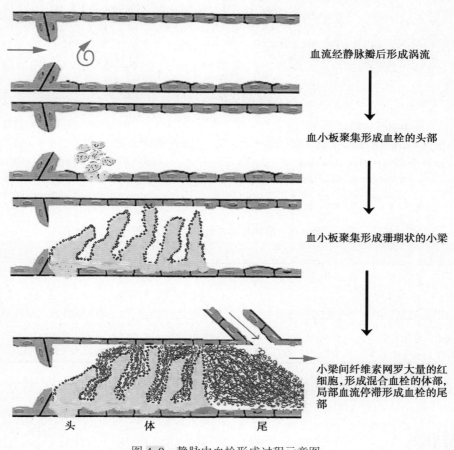

血流经静脉瓣后形成涡流

血小板聚集形成血栓的头部

血小板聚集形成珊瑚状的小梁

小梁间纤维素网罗大量的红细胞，形成混合血栓的体部，局部血流停滞形成血栓的尾部

头　体　尾

图 4-9　静脉内血栓形成过程示意图

Figure 4-9　Diagram of venous thrombosis

（四）透明血栓

透明血栓（hyaline thrombus）又称微血栓（microthrombus）或纤维素性血栓（fibrinous thrombus）。发生于微循环的小血管内，只能在显微镜下见到，主要由嗜酸性同质性的纤维素构成，最常见于弥散性血管内凝血（DIC）（图 4-10）。

三、 血栓与死亡后血凝块的区别

尸检中血栓常需与死亡后的血凝块进行鉴别。血栓最主要的特点是血液在流动中缓慢地、有规律地黏集，形成一定的形态特征（图 4-11）。死亡后血液凝固的过程和在试管内的血液凝固相同，在多数情况下，血液成分均匀地分布，血凝块呈均匀一致暗红色。在某些慢性消耗性疾病，患者死亡过程较长，由于重力作用，红细胞沉积于底部，白细胞和纤维素在上层，则血凝块的下层为暗红色，上层为浅黄色略似鸡脂。血栓和死亡后血凝块的肉眼观形态区别可概括如下（表 4-1）。

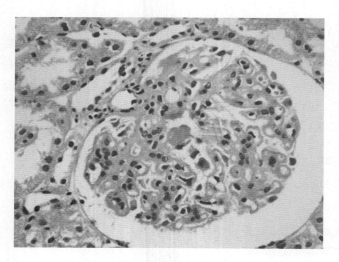

图 4-10　透明血栓

镜下肾小球毛细血管内可见嗜酸性红染的同质性的纤维素团块(←)

Figure 4-10　Hyaline thrombus

Eosinophilc and homogeneous fibrinous thrombus are seen in glomerular capillaries (←)

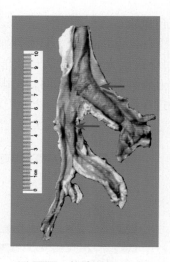

图 4-11　静脉血栓(尸检)

静脉内可见圆柱状的血栓,红色干燥,局部与血管壁相连(←)

Figure 4-11　Thrombus in vein(autopsy)

Cylinder-like thrombus can be seen inside the vein. (←)

The thrombus is red, dry and partly attached to the venous wall

表 4-1　血栓与死亡后血凝块的区别

血栓	死后血凝块
干燥易碎	湿润而有弹性
与心血管壁粘连	与心血管壁无粘连
色泽混杂,灰红相间,有横行的灰白色波浪形条纹(血栓尾部为暗红色)	暗红色,均匀一致,或血凝块的上层浅黄色,似鸡脂,下部暗红色
血管胀大、饱满	血管无胀大

　　两者很难区别的情况下,如果镜下见该血凝块表面有一层膜状的血小板聚集层,则为生前的红色血栓的有力证据。

四、血栓的结局

(一)溶解、吸收

　　血栓可因纤维蛋白溶解系统的激活而被溶解,血栓溶解过程取决于血栓的大小及血栓的新旧程度。由于血栓内纤溶酶的激活和白细胞崩解释放的溶蛋白酶,可使新近形成的血栓完全溶解。较大血栓不完全溶解,可被血液冲击成碎片脱落,造成血栓栓塞。

(二)机化和再通

　　若纤维蛋白溶解系统的活力不足,血栓长时间不被溶解,则由内皮细胞、成纤维细胞和肌成纤维细胞自血管壁向血栓内长入,逐渐取代血栓。由肉芽组织逐渐取代血栓的过程称为血栓机化(图 4-12)。较大的血栓约 2 周便可完全机化,此时血栓与血管壁紧

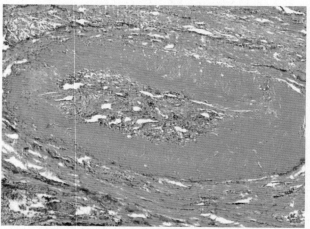

图 4-12　血栓机化

动脉内血栓被肉芽组织取代,并再通

Figure 4-12　Organization of thrombus

The thrombus inside the artery is displaced by granulation, and then recanalization

密黏着不脱落。由于水分被吸收,血栓干燥收缩或部分溶解,血栓内出现裂隙,新生的内皮细胞长入,被覆于表面,形成新的血管,并相互吻合沟通,在被阻塞的血管内重建血流,这一过程,称为再通(recanalization)。

(三)钙化

大量的钙盐沉着血栓内,称为血栓钙化。依据受累血管不同又称为静脉石(phlebolith)或动脉石(arteriolith)。

五、血栓对机体的影响

血栓形成可以堵塞血管裂口起到止血作用,如慢性消化性溃疡底部和肺结核空洞壁的血管,在病变侵蚀前形成血栓,可避免血管破裂引起的大出血,这对机体有利。但多数情况下,血栓形成会对机体造成不同程度的不利影响。

(一)阻塞血管

血栓阻塞血管,其后果取决于血栓发生部位及组织、器官内有无充分的侧支循环。动脉血栓未完全阻塞管腔时,因缺血可引起实质细胞萎缩;若完全阻塞而又无有效的侧支循环时,则发生局部器官或组织的缺血性坏死(梗死)。如脑动脉血栓引起脑梗死,心冠状动脉血栓引起心肌梗死,血栓闭塞性脉管炎引起患肢的坏疽等。静脉血栓形成,易发生在下肢浅表或深部静脉内。肢体浅表静脉血栓,当侧支循环丰富时,通常只在血管阻塞的远端引起淤血水肿;当侧支循环未能有效建立时,则引起局部淤血、水肿、出血,甚至坏死。肠系膜静脉血栓可引起肠的出血性梗死。

(二)栓塞

整体或部分血栓脱落可成为栓子,随血流运行引起栓塞。下肢静脉的血栓脱落可造成肺栓塞,往往成为患者死亡的重要原因。若栓子内含有细菌,可引起栓塞组织的脓毒性梗死或脓肿形成。

(三)心瓣膜病

心内膜炎时,心瓣膜上反复发作的血栓形成及机化,可使瓣膜粘连、增厚、变硬,腱索增粗、缩短,引起瓣膜口狭窄或关闭不全,导致心瓣膜病。

(四)出血

当广泛的微循环内透明血栓形成时,大量凝血物质被消耗,可继发全身广泛性出血和休克。

第五节　栓塞

在循环血液中出现的不溶于血液的异常物质,随血流运行阻塞血管腔的现象,称为栓塞(embolism)。阻塞血管的物质称为栓子(embolus)。栓子可以是固体、液体或气体。临床上以脱落的血栓栓子引起栓塞最常见。脂肪滴、空气、羊水和肿瘤细胞团等亦可引起栓塞。

一、栓子运行的途径

一般情况下,栓子运行途径与血流方向一致(图4-13)。

1. 静脉系统及右心的栓子　栓塞于肺动脉主干及其分支。某些体积小而又富于弹性的栓子(如脂肪栓子)可通过肺泡壁毛细血管经左心进入体循环系统,阻塞动脉小分支。

2. 左心或体循环系统的栓子　随动脉血流运行,阻塞于各器官口径相当的小动脉内。常见于脑、脾、肾等器官。

3. 肠系膜静脉等门静脉系统的栓子　常栓塞于肝门静脉分支。

4. 交叉性栓塞(crossed embolism)　偶可见到房间隔、室间隔缺损或动静脉瘘时,栓子可由压力高的一侧通过缺损部位进入压力低的另一侧,即动静脉系统栓子交叉运行,引起另一系统的栓塞。

5. 逆行性栓塞(retrograde embolism)　极罕见的情况下,下腔静脉内血栓,在胸、腹压突然升高(如咳嗽或深呼吸)时,栓子可逆血流方向运行至肝、肾、髂静脉分支并引起栓塞。

二、栓塞类型和对机体的影响

(一)血栓栓塞

血栓脱落引起的栓塞称为血栓栓塞(thromboembolism),是栓塞中最常见的一种。由于血栓栓子的来源、栓子的大小和栓塞的部位不同,而对机体产生不同的影响。

1. 肺动脉栓塞(pulmonary embolism) 引起肺动脉栓塞的栓子绝大多数来自下肢深静脉,特别是腘静脉、股静脉和髂静脉,少数可来自盆腔静脉或右心附壁血栓。栓塞的速度、栓子的大小和数量,以及心肺功能状态等影响栓塞的后果。①大多数中、小栓子栓塞肺动脉的小分支,在临床上常无明显症状。因为肺动脉和支气管动脉间有丰富的吻合支(图4-14),一般不引起严重后果。栓子被溶解、吸收或机化后变成纤维状条索。②肺梗死,常发生于已有严重肺淤血的情况下,由于微循环内压升高,吻合支不能起代偿作用,则可引起肺组织出血性梗死,胸膜表面可有纤维素渗出,患者出现胸痛、咯血等表现。③大的血栓栓子栓塞肺动脉主干或大分支(图4-15),较长的栓子可栓塞左、右肺动脉干,形成骑跨性栓塞,常引起严重后果,患者可突然出现呼吸困难、发绀、休克,甚至因急性呼吸衰竭而死亡(猝死)。④大量小栓子广泛栓塞肺动脉分支时,可引起肺动脉压力增高,右心衰竭而猝死。

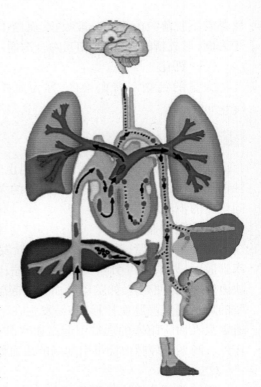

图 4-13 栓子运行途径模式图
栓子一般随血流方向运行
Figure 4-13 Motional pathway of embolus
The motional pathway of embolus is usually identical with direction of blood flow

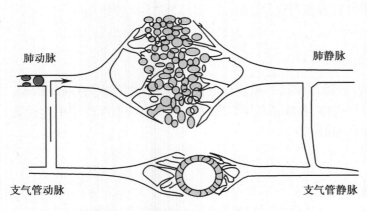

图 4-14 肺动脉栓塞时血流变化示意图
Figure 4-14 Blood flow changes in pulmonary embolism

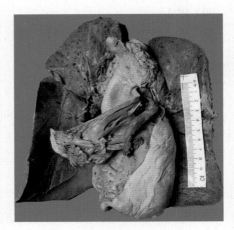

图 4-15 肺动脉血栓栓塞
肺动脉主干内见较大的血栓栓子(↘)
Figure 4-15 Thromboembolism of pulmonary artery
The main pulmonary artery is occluded by a large thromboemboli(↘)

猝死的机制尚未完全清楚。一般认为:①肺动脉主干或大分支栓塞时,肺动脉内阻力急剧增加,致急性右心衰竭。②研究表明,肺栓塞刺激迷走神经,通过神经反射引起肺动脉、冠状动脉、支气管动脉和支气管痉挛,导致急性右心衰竭和窒息;血栓栓子内血小板释出5-HT及血栓素A2,亦可引起肺血管痉挛。

2. 体循环动脉栓塞(systemic embolism) 大多数栓子来自左心,如亚急性细菌性心内膜炎时心瓣膜赘生物、二尖瓣狭窄时左心房附壁血栓、心肌梗死的附壁血栓;少数来自动脉粥样硬化溃疡或主动脉瘤表面的血栓;极少数来自腔静脉,栓子通过房、室间隔缺损进入左心,发生交叉性栓塞。来自体循环动脉的栓子可引起全身多器官栓塞,栓塞的主要部位为下肢和脑,亦可累及肠、肾和脾。栓塞的后果取决于栓塞的部位和局部的侧支循环情况,以及组织对缺血的耐受性。当栓塞的动脉缺乏有效的侧支循环时,可引起局部组织的梗死。如股静脉栓塞引起下肢梗死(坏疽),而很小的栓子栓塞于大脑中动脉也可能在数天或数小时内导致患者死亡。及时有效的诊断和治疗可明显改善患者的预后。

(二)脂肪栓塞

循环的血流中出现脂肪滴阻塞于小血管,称为脂肪栓塞(fat embolism)。长骨骨折、脂肪组织挫伤和脂肪肝挤压伤时,脂肪细胞破裂释出脂肪滴,由破裂的小静脉进入血液循环是常见的原因。血脂过高或强烈的精神刺激,过度紧张使呈悬乳状态的血脂不能保持稳定而游离出来并互相融合成脂肪滴,亦可引起脂肪栓塞。

脂肪栓塞常见于肺、脑等器官。脂肪滴栓子随静脉入右心到肺,直径 >20 μm 的脂肪滴栓子引起肺动脉分支、小动脉或毛细血管栓塞;直径 <20 μm 的脂肪滴栓子可通过肺泡壁毛细血管经肺静脉至左心达体循环的分支,引起全身多器官栓塞。最常见阻塞脑的血管,可引起脑水肿和血管周围点状出血。镜下血管内可找到脂肪滴。严重骨折患者 90% 可出现脂肪栓塞,但只有不足 10% 的患者有脂肪栓塞引起的临床表现,主要为呼吸衰竭,并伴有精神改变、贫血、皮肤瘀点等表现,患者常于损伤后 1~3 天内出现突然发作性的呼吸急促、呼吸困难和心动过速。从脂肪滴释出的游离脂肪酸可引起局部血管内皮细胞的损伤,出现特征性的瘀斑皮疹。脑脂肪栓塞引起的神经症状包括兴奋、烦躁不安、谵妄和昏迷等。

脂肪栓塞的后果与进入血液中的脂肪滴量有关。小量的脂肪滴入血,可被巨噬细胞吞噬吸收,并由血中脂酶分解清除,无不良后果;若大量脂肪滴进入肺循环,使肺循环大部分受阻,患者可因窒息和急性右心衰竭而死亡。

(三)空气栓塞

大量空气迅速进入血液循环或原溶于血液内的气体迅速游离,形成气泡阻塞心血管的过程,称为空气栓塞(air embolism)。

静脉损伤破裂,外界空气由静脉缺损处进入血液是空气栓塞最常见的原因。如实施心肺或头颈手术,胸壁和肺创伤损伤静脉,使用正压静脉输液及人工气胸或气腹误伤静脉时,吸气时静脉腔内呈负压状态,吸引空气由损伤口进入静脉。亦可见于分娩或流产时,子宫强烈收缩,将空气挤入破裂的子宫壁静脉窦内。

空气进入血液循环的后果与进入的速度和气体量有关。入血的少量气体,可溶解于血液内,不会发生空气栓塞。一般超过 100 mL 的空气进入血液才会产生临床表现。空气随血流到右心后,因心脏搏动可将其与血液搅拌形成可压缩的泡沫状血液充满心腔,造成阻塞,导致严重的循环障碍。患者可出现发绀、呼吸困难等表现,甚至猝死。部分气泡进入右心到达肺动脉分支,可引起肺小动脉空气栓塞,造成肺出血、水肿及灶性肺不张。小气泡亦可经过肺动脉小分支和毛细血管到左心,引起体循环一些器官(包括脑、心)的栓塞。组织学检查肺等部位毛细血管腔内可出现空泡。有报道在空气栓塞实验时,发现肺动脉终末分支内有纤维素凝块,可能是气泡激活血小板,血小板第Ⅲ因子启动凝血系统,致纤维素析出,引起 DIC。

减压病(decompression sickness)又称沉箱病和潜水员病,是空气栓塞的一种。人体从高气压环境迅速进入常压或低气压的环境,原来溶于血液、组织液和脂肪组织的气体包括氧气、二氧化碳和氮气迅速游离,形成气泡,氧和二氧化碳可再溶于体液被吸收,而氮气在体液内溶解迟缓,可在血液和组织内形成很多微气泡或融合成大气泡,阻塞血流或直接损伤细胞。因气泡所在部位不同,其临床表现不同,可引起皮下气肿,骨、四肢、肠等末梢血管阻塞出现痉挛性疼痛,严重时出现昏迷,如阻塞冠状动脉常迅速导致死亡。减压病是潜水运动第二常见的死亡原因(第一是溺水)。有效的治疗方法之一是高压氧治疗。

(四) 羊水栓塞

羊水栓塞(amniotic fluid embolism)是指含有胎儿细胞等成分的羊水引起的栓塞,是分娩过程中一种罕见严重并发症(1/50 000 人)。本病发病急,病死率极高(>85%)。在分娩过程中,若羊膜破裂、胎盘早剥、胎儿阻塞产道,子宫发生强烈收缩,宫内压增高,可将羊水压入子宫壁破裂的静脉窦内,经血液循环进入肺动脉分支、小动脉及毛细血管内。少量羊水可通过肺的毛细血管到达左心,引起体循环器官的小血管栓塞。镜下可在肺的小动脉和毛细血管内或母体血液涂片中见到角化鳞状上皮、胎毛、皮脂、胎粪和黏液等羊水成分。

羊水栓塞除引起肺循环的机械性阻塞外,最重要的是羊水中胎儿代谢产物入血,引起过敏性休克和反射性血管痉挛,同时羊水具有凝血致活酶样的作用,引起 DIC 而导致患者死亡。羊水栓塞常发生于分娩后期,患者突然出现呼吸困难、发绀、休克、昏迷及死亡。是产妇分娩死亡的一个重要原因。

(五) 其他栓塞

恶性肿瘤细胞进入血管系统常聚集成团,随血流运行导致栓塞,进而形成转移瘤。寄生虫虫卵、细菌或真菌团和其他异物偶尔也可进入血液循环引起栓塞。

第六节　梗　死

局部组织因血流中断引起的缺血性坏死称为梗死(infarction)。梗死一般是由动脉阻塞引起的局部组织缺血缺氧而坏死;静脉阻塞引起局部血流停滞导致的缺血缺氧,亦可引起梗死。重要器官如脑、心、肠等的梗死可引起严重的后果。

一、梗死形成的原因和条件

(一) 血管阻塞

局部组织血管阻塞是绝大多数梗死形成的原因,血栓形成和动脉栓塞阻塞血管最常见。如冠状动脉或脑动脉粥样硬化继发血栓形成,可引起心肌梗死或脑梗死;动脉血栓栓塞可引起脾、肾、肺和脑组织的梗死。

(二) 血管受压闭塞

血管外肿瘤的压迫、肠扭转、肠套叠和嵌顿疝时肠系膜静脉和动脉受压,卵巢囊肿扭转及精索扭转致血管受压等可引起缺血性坏死。

(三) 动脉痉挛

在冠状动脉粥样硬化的基础上,血管发生持续性痉挛,可引起心肌梗死。

(四) 有效侧支循环未能建立

有效侧支循环的建立是血管阻塞后是否造成梗死的决定性因素。具有双重血液循环的肝、肺、手臂等组织血管阻塞后,通过侧支循环的代偿,通常不易发生梗死。肾、脾及脑等器官,由于不易建立有效的侧支循环,发生阻塞时,常易发生梗死。

(五) 局部组织对缺血的耐受性和全身血液循环状态

组织对缺氧的敏感性及血中氧分压也决定了血管阻塞的结局。脑组织和心肌对缺氧比较敏感,短暂的缺血(神经元 3~4 min,心肌细胞 20~30 min)也可引起梗死。全身血液循环障碍、贫血或心功能不全可促进梗死的发生。

二、梗死的形态及类型

(一) 梗死的形态

梗死大多为血管闭塞远端区域组织发生的坏死,其形态特征因不同组织器官而有所差异,其中该器官的血管分布方式和梗死灶内的组织含血量多少决定了梗死灶的形状和颜色。脾、肾、肺等多数器官的血管呈锥形分支，故梗死灶也呈锥形，切面呈扇面形或楔形，其尖端位于血管阻塞处，常指向器官门部，器官表面构成基底（图4-16）。心冠状动脉不规则分支，故梗死灶呈地图状。肠系膜血管呈扇形分支，故肠梗死灶呈节段形。心、肾、脾和肝等实质器官梗死后呈凝固性坏死的组织学特征。坏死组织较干燥、质硬、表面下陷。浆膜面常有少量纤维素渗出。脑组织因其含有多量水分和磷脂等呈液化性坏死，新鲜时质软疏松，以后可液化成囊。梗死灶内含血量少时颜色灰白，称为贫血性梗死（anemic infarct）。含血量多时，颜色暗红，称为出血性梗死（hemorrhagic infarct）。

（二）梗死的类型

根据梗死灶内含血量的多少和有无合并细菌感染，可将梗死分为以下三种类型。

1. **贫血性梗死**　发生于组织结构较致密、侧支循环不充分的实质器官，如脾、肾、心肌和脑。由于组织的致密性限制了病灶边缘侧支血管内血液进入坏死组织，梗死灶缺血呈灰白色，故称为贫血性梗死（又称为白色梗死）（图4-17）。梗死的早期，梗死灶与正常组织交界处因炎症反应形成充血出血带，呈暗红色；数日后因红细胞被巨噬细胞吞噬而转变为含铁血黄素，变成黄褐色。晚期由于坏死组织机化，形成瘢痕，病灶表面下陷，质地变坚实，出血带消失。镜下脾、肾、心肌等早期梗死灶内尚可见细胞质呈均匀一致的红色，细胞核出现核固缩、核碎裂和核溶解等坏死改变，组织结构轮廓尚保存（凝固性坏死）。晚期坏死细胞呈红染的均质状，边缘可见肉芽组织和瘢痕组织形成。

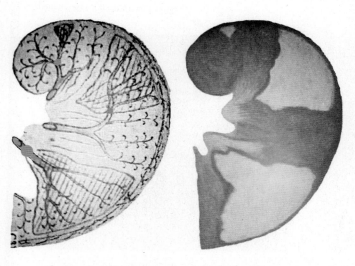 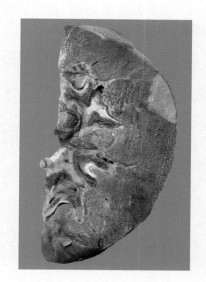

图4-16　肾动脉分支栓塞及肾贫血性梗死

梗死灶略成楔形，靠近肾表面，尖端向肾门，灰白色

Figure 4-16　Renal arterial embolism and renal anemic infarction

Infarct in the kidney are wedge-shaped, the bottom based on the tunica and the apical point to the hilum. They have a pale or gray appearance.

图4-17　肾贫血性梗死

梗死区切面呈楔形，灰白色，界清，周围可见暗红色充血出血带

Figure 4-17　Renal anemic infarction

The cut surface of infarct is wedge-shaped, pale, well demarcated, and with a dark-red hyperemic and hemorrhagic margin

脑梗死一般为贫血性梗死，但不同于其他器官，为液化性坏死。坏死组织变软、液化，形成囊状，或周围星形细胞和胶质纤维增生形成胶质瘢痕。

2. **出血性梗死**　发生于肺、肠等具有双重血液循环、组织结构疏松伴严重淤血的情况下，因梗死灶内有大量的血液，故称为出血性梗死，又称为红色梗死（red infarct）。

出血性梗死发生的条件为：①静脉阻塞，严重淤血：这是出血性梗死形成的重要先决条件。在肺淤血情况下，肺静脉和毛细血管内压增高，肺动脉分支阻塞后不能建立有效的肺动脉和支气管动脉侧支循环，肺出现梗死；卵巢囊肿或肿瘤在蒂部扭转时，使静脉回流受阻，影响动脉供血，甚至血流停止，致卵巢囊肿或肿瘤梗死。

②组织疏松：可以让血液聚集于梗死区。例如肠和肺组织较疏松，梗死初发时组织间隙内可容纳大量漏出的血液，当组织坏死吸收水分而膨胀时，也不能把漏出的血液挤出梗死灶外，因而梗死灶为出血性。

（1）肺出血性梗死　常位于肺下叶，肋膈缘。可多发，病灶大小不等，呈楔形，尖端朝向肺门，底部紧靠肺膜（图4-18），肺膜面有纤维素性渗出物。梗死灶质地坚实，因弥漫性出血呈暗红色，略向表面隆起，当红细胞崩解，肉芽组织长入机化后，梗死灶变成灰白色，由于瘢痕收缩使局部下陷。镜下见梗死灶呈凝固性坏死，肺泡轮廓保存，肺泡腔、小支气管腔及肺间质充满红细胞（图4-19），一般于48h后红细胞崩解。梗死灶边缘肺组织可见充血、出血、水肿及炎症细胞渗出，晚期可见修复反应。临床上可出现胸痛、咳嗽、咯血、发热及白细胞总数升高等症状。

（2）肠出血性梗死　多见于肠系膜动脉栓塞、肠套叠、肠扭转、嵌顿疝、肿瘤压迫等情况，肠梗死灶呈节段性，肠壁因淤血、水肿和出血而呈明显增厚，呈暗红色（图4-20）。肠壁坏死致使其质脆易破裂，肠浆膜面可有纤维素性脓性渗出物被覆。临床上，因血管阻塞，平滑肌痉挛，可出现剧烈腹痛、呕吐，组织坏死后出现麻痹性肠梗阻、肠穿孔及腹膜炎，引起严重后果。

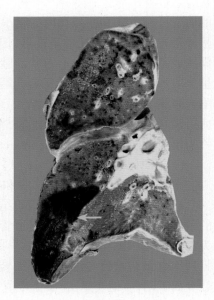

图 4-18　肺出血性梗死

暗红色梗死灶呈楔形（←）

Figure 4-18　Hemorrhagic infarct of the lung

The infarct is dark-red and wedge-shaped（←）

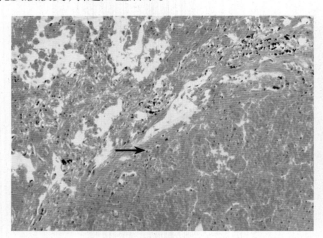

图 4-19　肺出血性梗死

梗死区肺泡壁轮廓尚存，其内充满红细胞（→），

非梗死区呈肺淤血状态

Figure 4-19　Hemorrhagic infarct of the lung

The outline of alveoli and septum can be discerned in the pulmonary

infarct, congestion is noted in non-infarcted pulmonary tissue（→）

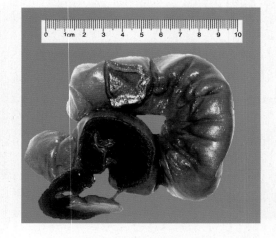

图 4-20　肠出血性梗死（坏疽）

呈暗红色

Figure 4-20　Hemorrhagic infarct of the intestine（gangrene）

dark-red

3. 脓毒性梗死（septic infarct）　由含有细菌的栓子阻塞血管引起。例如急性感染性心内膜炎时，含细菌的栓子脱落，随血流运行造成动脉阻塞，梗死灶内可见细菌团及大量炎症细胞。化脓性细菌感染时，梗死可继发脓肿形成。

三、　梗死对机体的影响和结局

（一）梗死对机体的影响

梗死对机体的影响，取决于发生梗死的器官、梗死灶的大小和部位等因素。重要器官的梗死常导致功能障碍。例如心肌梗死影响心肌收缩功能,严重者可导致心力衰竭甚至死亡;脑梗死出现其相应部位的功能障碍,梗死灶大也可导致死亡;肾、脾的梗死一般影响较小,仅引起局部症状,如肾梗死出现腰痛和血尿;肺梗死有胸痛和咯血;肠梗死出现剧烈腹痛、血便和腹膜炎的症状;四肢、肺、肠梗死等如继发腐败菌感染,可造成坏疽,后果严重;如合并化脓菌感染,亦可引起脓肿。

(二) 梗死的结局

由于组织缺血缺氧,细胞坏死,引起病灶周围发生炎症反应,血管扩张充血,中性粒细胞及巨噬细胞渗出,然后肉芽组织形成,从梗死灶周围长入病灶。在梗死发生 24~48 h 后,小的梗死灶可被肉芽组织完全取代,并逐渐转变为纤维瘢痕;大的梗死灶不能完全机化时,则由周围肉芽组织加以包裹,日后转变为瘢痕组织包裹,其中的坏死物可发生钙化。脑梗死小病灶由胶质瘢痕修复,大的病灶液化成囊腔,由增生的胶质瘢痕包裹。

易混概念

■ **1. 心力衰竭细胞和尘细胞**

左心衰竭所致慢性肺淤血时,红细胞漏出,被巨噬细胞吞噬后,血红蛋白被分解成含铁血黄素,将这种含有含铁血黄素的巨噬细胞称为心力衰竭细胞。而尘细胞则是指肺内吞噬了黑色炭尘颗粒的巨噬细胞。

■ **2. 血栓形成和栓塞**

血栓形成是指血液在流动状态下有形成分析出,形成固体质块的过程。栓塞是指血管内出现的异常物质(栓子)随血流至远处,阻塞血管并引起相应后果的过程。

■ **3. 血栓和栓子**

血栓是指在血栓形成过程中,血液成分析出所形成的固体质块。栓子笼统指阻塞血管的异常物质,它可以是血栓、气体、羊水、脂肪、寄生虫或肿瘤细胞等。

■ **4. 混合血栓和附壁血栓**

混合血栓多发生在血流缓慢的静脉,一般构成延续性血栓的体部,镜下见主要由血小板小梁和充满红细胞的纤维素网所构成,肉眼观,常呈粗糙、干燥状,可见灰白和灰褐色相间的条纹。附壁血栓是混合血栓的一种类型,发生在心脏及动脉壁,由于底部与受损内膜相连而命名。常见于二尖瓣狭窄时扩大的左心房、心肌梗死后的左心室和动脉瘤内。

■ **5. 静脉血栓和凝血块**

静脉血栓是指活体静脉内的血液成分形成的固体质块;而凝血块可指试管内血液凝固或死亡后血液凝固形成的固体质块。

■ **6. 血栓机化和再通**

血栓机化是指肉芽组织自血管壁向血栓内长入并逐渐取代血栓成分的过程。再通是指在机化过程中,因血栓干燥收缩,其内部或与血管壁间出现裂隙,新生的内皮细胞长入并被覆其表面,形成迷路状的结构,使血栓上下血流重新建立的过程。

■ **7. 交叉性栓塞和逆行性栓塞**

交叉性栓塞多指动静脉系统的栓子,通过缺损,由压力高的一侧进入压力低的一侧而交叉运行,引起另一系统器官的栓塞。偶见来自右心或腔静脉系统的栓子,在右心压力升高的情况下,通过缺损到左心,再进入体循环系统引起栓塞。罕见左心内小栓子,在左心压力升高时,进入肺循环引起肺动脉栓塞。逆行性栓塞极罕见,下腔静脉内血栓,在胸、腹压力突然升高(如咳嗽或深呼吸)时,逆血流方向而行至肝、肾、髂静脉分支并引起栓塞。

8. 梗死和坏死

梗死是指血流中断所导致局部组织缺血性坏死。坏死泛指各种原因导致的局部组织细胞的死亡，可为单个细胞或大片组织死亡。

9. 水肿和水样变性

水肿是指组织间隙或体腔内过量的体液积聚，由局部静脉流体静压升高，组织液生成过多引起，主要为细胞外的变化。水样变性是指细胞膜离子泵功能出现障碍，引起细胞水代谢失衡，细胞内水、钠增多，引起细胞肿胀，细胞外可无明显变化。

复习思考题

1. 槟榔肝是哪种病理变化的肉眼表现？它是如何发生的？有哪些组织形态学改变？
2. 静脉淤血可引起哪些后果？
3. 血栓形成需要哪些条件？
4. 怎么理解心血管内皮细胞在血栓形成中的作用？
5. 试述血小板在凝血过程的作用。
6. 血栓的类型有哪些？各有什么区别？
7. 如何区分死亡后的凝血块和静脉血栓？
8. 血栓形成可能引起什么后果？在临床上有何意义？
9. 试述栓子可能的运行途径。
10. 简述动脉栓塞可能引起的后果。
11. 请描述肾梗死的形态学改变及其发生的机制和转归。
12. 肺发生出血性梗死需要什么条件？
13. 肠出血性梗死是如何发生的？其转归如何？
14. 影响梗死发生的因素有哪些？
15. 试述淤血、血栓形成、栓塞和梗死四者之间有什么内在联系。

【附：临床病理讨论】

CPC 病例 3

病历摘要

患者，男性，53 岁，因左小腿红肿、疼痛、不能活动 5 天，于 2007 年 2 月 4 日以左胫腓骨中段粉碎性骨折被某医院收入院治疗。入院查体：T 36.7℃，P 88 次 /min，R 20 次 /min，BP 138/80 mmHg，左小腿淤肿、疼痛，不能活动，直腿抬高试验阳性。入院后给予局部外敷及跟骨牵引等治疗。患者病情一度好转，局部红肿消失，2 月 25 日床旁 X 线正位见左胫腓骨远端外移，侧位向后成角，经复位后见成角纠正，正位对位良好。患者于 2 月 27 日早上自觉左下肢肿胀，并于当日下午 6 时 30 分排便时突然出现呼吸困难，面色苍白，口吐白沫，四肢发冷。经吸氧、吸痰等抢救无效于 7 时 40 分宣布临床死亡。

为查明死亡原因，应死者家属要求，于死亡后 19 小时 53 分进行系统尸体解剖。

尸检摘要

体表检查：中年男性尸体，身长 158 cm，发育正常，体型肥胖，尸僵存在，尸斑存在于背部、颈部、臀部、大腿背侧，压之不褪色。左手背、右手腕部伸侧多个穿刺点，颈正中见 1.3 cm 横行切口（气管切开）。双眼角膜清亮，双侧瞳孔等大等圆，直径 0.6 cm。面部、耳郭青紫，口腔、鼻腔少量血性分泌物，左右前胸壁可见电击除颤斑，左下肢轻度肿胀，手压腹股沟大隐静脉入口处较硬，左胫前中部可见 5 cm×1 cm 血痂及成角畸形，左足跟内侧见 0.5 cm×0.5 cm 切口（内固定）。全身浅表淋巴结未见肿大。肛门处有粪便附着。

　　腹腔：腹壁脂肪厚 2.5 cm，腹腔内无积液。大网膜分布正常，阑尾正常，肝缘位于右锁骨中线肋下缘上 2 cm，前正中线平剑突。膈膜高度：左第 5 肋间，右第 4 肋间。肝重 1 750 g，表面光滑，切面淡黄色，质中。胆囊充盈，腔内见大量泥沙样结石，胆道通畅。胰腺重 120 g，表面及切面未见异常。脾重 150 g，暗红色，质软，脾髓不易刮下。左肾重 200 g，右肾重 180 g，表面有轻度凹陷性瘢痕，暗红色，切面皮、髓质分界清楚，未见异常病变。双侧肾上腺未见异常。食管无异常，胃内有内容物约 200 mL，胃黏膜呈广泛充血及多灶性出血。

　　胸腔：纵隔位置正常。左侧胸腔内有血性积液 150 mL，左肺重 670 g，右肺重 500 g，双肺暗红色、无明显充血。肺动脉及分支明显扩张，腔内见 3 cm×1 cm×1 cm 红褐色血栓样物（图 4-21）。肺门淋巴结无肿大。心包腔内有淡黄色液体 20 mL，心脏重约 395 g，质软，左心室壁厚 1.3 cm，右心室壁厚 0.2 cm；瓣膜菲薄，瓣膜口大小：三尖瓣口 10.5 cm，肺动脉瓣口 7.5 cm，二尖瓣口 7.5 cm，主动脉瓣口 6.5 cm。胸主动脉见少许淡黄色脂纹，外膜面有 5 cm×2 cm 暗红色区。

　　咽喉、双侧扁桃体未见异常，喉头无水肿。

　　颅脑：头皮无水肿及外伤。脑重 1 450 g，软脑膜血管明显充血，脑实质内未见脓肿及占位病变。小脑扁桃体双侧轻度压迹。

　　剖开左侧腹股沟区暴露左侧大隐静后脉后发现：深浅大隐静脉汇入髂静脉处有血栓形成。

组织学检查

　　肺：双肺肺泡壁毛细血管及间质血管明显扩张、淤血及出血，肺泡隔明显增厚，部分肺不张和部分肺泡腔内充满淡红色水肿液和红细胞。肺动脉主干及其部分分支内见混合血栓阻塞（图 4-22）。肺内支气管周慢性炎症细胞浸润。

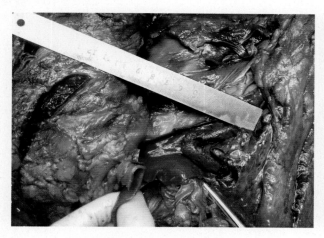

图 4-21　肺动脉骑跨性栓塞

Figure 4-21　Saddle embolism in pulmonary artery

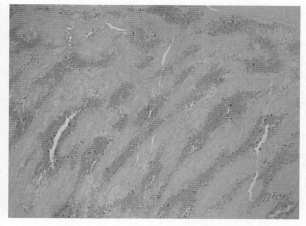

图 4-22　肺动脉混合血栓

Figure 4-22　Mixed thrombus in pulmonary artery

　　肾：双侧肾间质小血管明显扩张充血，肾小管上皮细胞水肿变性。

　　心脏：心肌纤维排列基本正常，心肌间质血管扩张充血，部分心肌纤维呈波浪样变，锯齿状断裂。

　　肝：肝小叶中央静脉、肝血窦及间质血管扩张淤血，肝细胞轻度水肿变性，门管区内少量慢性炎症细胞浸润。

　　胰腺：胰被膜及间质小血管扩张充血，部分胰腺组织自溶。

　　脾：脾间质血管明显扩张充血、出血，脾小动脉玻璃样变性。

　　肾上腺：肾上腺被膜及间质血管扩张淤血。

胃:黏膜层有少量淋巴细胞浸润,部分黏膜层变性、坏死、脱落。

脑:软脑膜血管扩张充血,大脑组织内小血管、神经细胞和胶质细胞周围间隙增宽,神经细胞肿胀,胞质内可见空泡,尼氏体减少。小脑血管扩张淤血,脑实质疏松水肿。

【讨论题】

1. 请根据该患者的临床表现解释疾病的发生、发展过程。
2. 分析该患者的死亡原因。
3. 如何预防此类疾病的发生?

（中山大学　韩安家）

数字课程学习

彩图　　微课　　教学 PPT　　自测题　　Summary

第五章 炎 症

第一节 概述

所有的生物个体在受到内源性或外源性损伤因子作用时都会发生一系列复杂的保护性反射或反应。而炎症(inflammation)则是动物进化到具备了血管系统时才具有的复杂而完善的保护性反应。如果没有炎症,机体将无法应对损伤,而难以生存。

炎症反应可以作为共有的基本病理变化,不同程度地见于所有疾病的病理过程;也可以发展成为不同的独立的炎症性疾病,在临床医学中占有重要地位。如各种传染病、过敏性疾病、自身免疫病等,其病变都符合炎症性疾病的特点。

一、 炎症的概念

炎症是指具有血管系统的活体组织对各种损伤因子刺激所发生的一种以防御为主要目的、以局部血管反应为中心环节和主要特征的病理过程。炎症的本质是机体针对损伤因子的一种保护性和防御性的反应,其目的是稀释、局限、消除损伤因子,吸收和清除坏死的细胞和组织,有利于损伤组织的修复。

参与炎症反应的成分多而复杂,包括:血液中源自骨髓的中性粒细胞、淋巴细胞、单核细胞、嗜酸性粒细胞、嗜碱性粒细胞和血小板等,血管的内皮细胞和其下的平滑肌细胞,定位于结缔组织的肥大细胞、巨噬细胞和淋巴细胞,间质的成纤维细胞和细胞外基质等。血液中一些血浆蛋白也是炎症反应的重要参与者,如凝血因子、激肽原和补体成分。上述成分在炎症局部发挥不同作用,协同引起炎症过程的病理变化,使损伤的局部表现为红、肿、热、痛和功能障碍五大临床体征,同时也伴有一系列全身反应。

炎症可发生于机体任何部位的组织和器官,炎症反应对机体抗损伤和组织修复是有利的;但在某些条件下,炎症反应及修复对机体也可产生不同程度的危害,甚至危及生命。实质上,炎症反应是一个以损伤开始,以修复告终的复杂的病理过程,损伤和抗损伤贯穿始终。因此,正确了解炎症所具有的两面性,对认识炎症具有重要的临床意义。

二、 炎症的原因

任何外源性或内源性的损伤因子都是炎症发生的原因,亦称为致炎因子。按性质和类型的不同,可将致炎因子及炎症发生的原因归纳为以下几类。

(一) 物理性因子

高温、低温、放射线、紫外线及机械性创伤等物理因素,可从外部直接对机体造成损伤。

(二) 化学性因子

化学性因子包括外源性和内源性化学物质。外源性化学物质包括强酸、强碱及松节油、芥子气等;内源性化学物质包括坏死组织的分解产物(如在梗死组织与正常组织交界处都有一条明显的炎症反应带)及在某些病理条件下堆积于体内的有害物质或代谢产物等。此外,某些药物和生物制剂的不当使用也可引起炎症反应。

(三) 生物性因子

生物性因子是导致炎症最常见的原因,包括细菌、真菌、病毒、立克次体、支原体、螺旋体和寄生虫等。细菌和病毒不但能产生毒素,在细胞内繁殖导致组织、细胞损伤,而且也可通过其抗原性诱发免疫反应导致炎症。由生物病原体引起的炎症又称感染(infection)。

(四) 免疫反应

免疫反应异常也是造成炎症的常见原因之一,如超敏反应引起的变应性鼻炎、荨麻疹、肾小球肾炎、结核病,自身免疫性损伤引起的系统性红斑狼疮、类风湿关节炎等疾病。

(五) 异物

手术缝线、硅胶或者破碎物体的残片等作为原本不属于机体的外来物质,都可以引起机体对其产生炎症反应。

三、 炎症的基本病理变化

由于致炎因子的类型、性质、作用强度和作用时间的不同,以及机体反应性和耐受性的差异,炎症局部的病理变化是复杂多变的。但炎症最特征性的改变或炎症过程的中心性环节则是炎症局部的血管改变和渗出。为了学习方便,通常将炎症的局部形态学改变概括为三种基本病理变化,即变质(alteration)、渗出(exudation)和增生(proliferation)。三者大多同时存在,但在不同的炎症或炎症的不同时期,常以其中之一为主,由此形成以渗出为主,或变质为主,或增生为主的炎症局部病变;炎症局部三种基本病理改变也可以在一定条件下相互转化,如渗出为主的炎症可以转化为变质为主或增生为主的炎症,反之亦然。

一般而言,炎症可分为两个基本临床类型:急性炎症(acute inflammation)和慢性炎症(chronic inflammation)。急性炎症往往以渗出性和变质性病变为主,而慢性炎症则以增生性病变为主。

(一) 变质

炎症局部的组织和细胞发生变性的同时出现坏死,称为变质。细胞变质性改变包括:细胞水肿、脂肪变性、凝固性坏死和液化性坏死;间质变质性改变则主要表现为:黏液样变性和纤维素样坏死。

炎症局部变质可以由致炎因子的直接损伤所致,或因炎症的局部血液循环障碍和有害产物(如氧自由基等)的共同作用造成。变质的病变程度取决于致炎因子的类型、强度和机体自身反应状态。

(二) 渗出

炎症局部组织血管内的液体、蛋白质和细胞成分通过血管壁进入组织间、体腔、黏膜表面和体表的过程,称为渗出。所渗出的液体、蛋白质和细胞成分称为渗出液或渗出物(exudate)。

渗出是炎症最具特征性的改变,也是急性炎症的重要特征。其过程包含三个相互关联的表现:①血管口径改变和血流量增加(炎性充血)。②血管通透性增高(炎性渗出)。③白细胞游出和聚集(炎性浸润)。渗出有利于在局部发挥中和、稀释、吞噬、清除致炎因子和坏死组织的作用,是一种重要的防御机制。

(三) 增生

在致炎因子、组织坏死的崩解产物或某些理化因子的刺激下,炎症局部的巨噬细胞、血管内皮细胞和成纤维细胞等均可发生增生,并形成以增生为主的炎症局部病变。多见于慢性炎症过程或者炎症后期改变。在某些情况下,炎症病灶周围的上皮细胞或实质细胞也发生增生,其增生与相应的生长因子的作用有关。炎性增生具有限制炎症扩散和修复损伤的积极作用,但也可以产生对机体不利的影响。

第二节 急性炎症

　　急性炎症是机体接受刺激后的快速反应,持续时间短,常常仅数天或数周,是以液体或蛋白质成分渗出为主,或中性粒细胞渗出、浸润为特征的炎症过程,即是以渗出性病变为主的炎症。一般在损伤后即刻发生,或见于炎症的早期反应。渗出过程包括三组重要改变:血管改变、液体渗出和白细胞渗出。

一、血管改变

　　渗出的血管改变可以概括为:①血管口径和血流的改变。②血管壁通透性升高。

(一)血管口径和血流的改变

　　在损伤后,炎症局部血管口径和血流立即发生改变,但受损伤因子的性质和强度的影响其发生的速度可不同。其基本特征为炎性充血(inflammatory hyperemia),并按下列顺序出现微血管改变(图5-1)。

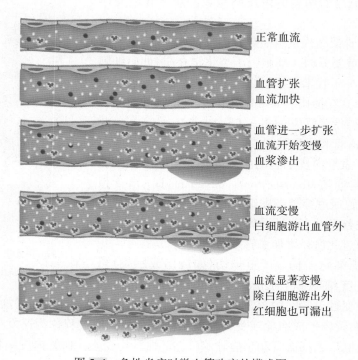

正常血流

血管扩张
血流加快

血管进一步扩张
血流开始变慢
血浆渗出

血流变慢
白细胞游出血管外

血流显著变慢
除白细胞游出外
红细胞也可漏出

图 5-1　急性炎症时微血管改变的模式图

Figure 5-1　Schematic diagram of micro vascular changes in acute inflammation

　　1. 小动脉短暂痉挛　由神经反射和化学介质介导所致,损伤后立即发生,持续数秒。炎症局部表现为短暂苍白。

　　2. 血管扩张和血流加速　动脉端的毛细血管括约肌舒张,毛细血管床开放,血流加快,局部血量增加,代谢增强,温度升高。表现为局部鲜红、热、肿。

　　3. 血流速度减慢　因为静脉端毛细血管和小静脉也随之发生扩张,血流逐渐减慢,导致静脉性充血。随着充血的发展,小静脉和毛细血管的通透性增高,致使富含蛋白质的液体渗出、血液浓缩、红细胞聚集,血液的黏稠度增加,血流阻力增高,血液回流受阻,甚至发生淤滞。由于血流缓慢停滞,而静脉端回流受阻,使血液细胞轴流消失,以中性粒细胞为主的白细胞向血管壁靠近,为白细胞的附壁、黏着和游出创造了条件。

（二）血管壁通透性升高

血管壁通透性升高是导致炎症局部液体和蛋白质渗出的最重要原因。正常的液体交换和血管壁通透性的维持主要依赖于结构完整、功能正常的血管内皮细胞。炎症时血管壁通透性升高，其机制主要与血管内皮细胞的如下改变有关（图 5-2）。

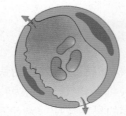

内皮细胞收缩，
主要累及小静脉

1. 内皮细胞收缩　血管内皮细胞收缩造成小静脉的内皮间隙增大，是血管壁通透性升高的重要发生机制。组胺（histamine）、缓激肽（bradykinin）、白细胞三烯（leukotriene，LT）、P 物质等化学介质作用于血管内皮细胞的相应受体，使内皮细胞立即收缩，细胞间连接分离，可以形成 0.5~1.0 μm 细胞间隙。此反应为可逆性过程，持续时间短（仅 15~30 min），故称为速发型短暂反应（immediate transient response）。病变仅累及毛细血管后静脉，而毛细血管和小动脉不受累，其原因可能与后两者的内皮细胞表面缺乏相应受体有关。

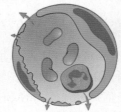

内皮细胞收缩和
穿胞作用，
主要累及小静脉

2. 内皮细胞的细胞骨架结构重组　导致内皮细胞回缩，也是造成血管壁通透性升高的重要原因。细胞因子类化学介质（如白细胞介素 –1、肿瘤坏死因子、γ 干扰素）及缺氧等因素与之有关。该过程与速发型短暂反应不同，其在损伤后 4~6 h 发生，而且持续的时间长（24 h 以上），故称为迟发型持续反应（delayed prolonged response）。此反应可以同时累及毛细血管和小静脉。

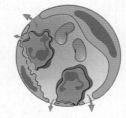

内皮细胞损伤，
累及小动脉、
毛细血管和小静脉

3. 穿胞作用增强　血管内皮细胞的胞质内存在由囊泡性细胞器相互连接形成的穿胞通道（transtocytoplasmic channel）。富含蛋白质成分的液体通过穿胞通道穿越内皮细胞的现象，称为穿胞作用（transcytosis）。血管内皮细胞生长因子（VEGF）、组胺、缓激肽、白细胞三烯、P 物质均可以通过此途径增加血管壁通透性。

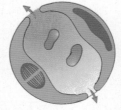

新生毛细血管
高通透性

图 5-2　血管壁通透性升高的几种
主要机制模式图

Figure 5-2　The main mechanism of
increased vascular permeability

4. 直接的血管内皮细胞损伤　严重损伤（如烧伤或感染）可以造成直接的血管内皮细胞损伤（direct vascular endothelial cell injury），致血管内皮细胞变性、坏死、脱落，形成血管漏洞，使血管壁通透性迅速增加，并在高水平上持续数小时或数天，直至受损血管内形成血栓或受损血管被修复。此反应过程称为速发型持续反应（immediate-sustained response）。小动脉、毛细血管和小静脉等微循环血管均受累。血管内皮细胞的脱落必然引起血小板黏着和血栓形成，以修复血管内皮细胞损伤。

5. 白细胞介导的内皮细胞损伤　炎症局部的白细胞聚集，可以释放毒性的氧代谢产物和水解蛋白酶，造成白细胞介导的内皮细胞损伤（leukocyte-depedent endothelial injury），致血管内皮细胞变性、坏死、脱落，使血管壁通透性增加。此损伤反应主要发生在小静脉和肺、肾等器官的毛细血管。

6. 新生毛细血管的高通透性　一方面，新生幼稚血管的基膜形成不完整，同时，血管内皮细胞的细胞连接装置发育不健全，使新生毛细血管具有高通透性；另一方面，新生血管内皮细胞能上调血管活性介质和血管生成因子（如 VEGF）受体的表达，直接诱导穿胞作用增强而增加血管壁通透性。待血管内皮细胞发育成熟，形成健全血管结构，渗漏停止。

尽管上述血管壁通透性升高机制不同，但可以协同参与同一炎症反应过程。如热损伤反应早期，血管内皮细胞的收缩、直接的血管内皮细胞损伤和白细胞介导的内皮细胞损伤，均参与血管壁通透性升高过程；继而，在炎症反应进行过程中产生的不同化学介质将导致迟发和（或）持续反应；最后，损伤修复产生的新生毛细血管进一步增加血管壁通透性。

二、液体渗出

急性炎症血管改变的结果是液体渗出。首先，炎症早期的血管口径和血流状态发生改变，使局部血流缓慢、淤滞，微循环内流体静脉压升高，致毛细血管内液体及小分子物质成分渗到血管外。随后，炎症局部血管壁通透性升高，使血管内富含蛋白质的液体乃至细胞成分得以逸出，进入周围组织内。再者，因为血浆的蛋白质成分从血管内进入血管外组织间，必然造成血管内胶体渗透压降低，同时使血管外组织间胶体渗透压升高，进一步促进液体成分渗出。

炎症时渗出液在组织间隙积聚称为炎性水肿。渗出液潴留于体腔则称为炎性积液。

另外，在一些非炎症病理过程中，可因血液循环障碍、血管内外渗透压失衡而造成液体漏出，形成漏出液（transudate）。漏出液与渗出液的发生机制和内含成分均是不同的（表 5-1），两者的区别，对临床某些疾病的诊断和鉴别诊断是有帮助的。

表 5-1 渗出液与漏出液的比较

比较点	渗出液	漏出液
原因	炎症	血管内外渗透压失衡
蛋白量	30 g/L 以上	30 g/L 以下
相对密度	>1.018	<1.018
有核细胞数	>1 000×10⁶/L	<300×10⁶/L
Rivalta 试验 *	阳性	阴性
凝固性	能自凝	不自凝
外观	混浊	澄清

注：* 黏蛋白定性试验，又称李凡他试验

一方面，炎性渗出对机体是有利的，能稀释毒素，带来氧及营养物，运走炎症区内的有害物质；渗出液中的抗体和补体成分有利于消灭病原微生物；渗出的纤维蛋白原转变成纤维蛋白，交织成网，能限制病原菌扩散，使病灶局限，并有利于吞噬细胞发挥吞噬作用。另一方面，炎性渗出可影响器官功能，甚至造成不良后果，如肺泡腔内渗出液可影响换气功能，心包积液可压迫心脏，严重的喉头水肿可造成窒息等；渗出液中大量的纤维蛋白如吸收不良，则可发生机化和粘连，如心包粘连可影响心脏的舒缩功能。

三、白细胞渗出

白细胞渗出是炎症反应过程中最具意义的细胞事件。我们将血液的白细胞通过血管壁游出到血管外的过程，称为白细胞渗出，渗出的白细胞为炎症细胞，炎症细胞在血管外组织出现的现象，则称为炎症细胞浸润（inflammatory cell infiltration）。

炎症反应的最重要的环节是白细胞被诱导到炎症局部。一方面，渗出的中性粒细胞和单核细胞在炎症局部聚集、吞噬和降解病原体、坏死组织碎片，构成炎症反应最重要的防御环节和基本特征。另一方面，聚集在炎症局部的白细胞释放蛋白酶、化学介质和毒性氧自由基，进一步造成组织损伤，而促进炎症反应的持续和加重。

白细胞从血管内渗出到血管外是极为复杂的连续过程，可以概括为如下步骤（图 5-3）。

（一）白细胞边集和附壁

炎症局部血管的改变，血流缓慢停滞，微循环的血细胞轴流消失。此时，白细胞进入边流，集聚靠近血管壁，称为白细胞边集（margination）。继而，白细胞沿血管内皮表面滚动，之后与血管内皮细胞形成一过性的和可复性的黏着，称之为白细胞附壁。

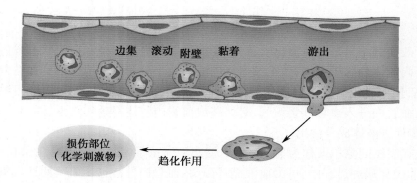

图 5-3 急性炎症反应中性粒细胞的游出和聚集过程模式图

Figure 5-3 Schematic diagram of neutrophils swimming out and aggregation
process in the acute inflammatory response

白细胞的附壁现象与选择素（selectin）及其受体作用相关。白细胞和血管内皮细胞表面均具有选择素受体，包括：内皮细胞表达的 E 选择素（CD62E）、白细胞表达的 L 选择素（CD62L）、表达于内皮细胞和血小板的 P 选择素（CD62P）。选择素作为血管内皮细胞的受体与白细胞上的唾液酸寡糖（如白细胞的 Lewis X）结合发挥黏着作用。

正常情况下，内皮细胞的选择素不表达或低表达，而化学介质的作用可以诱导或调高其表达。如 P 选择素，正常位于内皮细胞内的 Weibel-Palade 小体，在组胺、凝血素、血小板活化因子等介质的作用下，P 选择素快速（数分钟内）分布到细胞表面，利于与白细胞结合。同样，正常的血管内皮细胞 E 选择素不表达，而炎症介质（如 IL-1 和 TNF）可以诱导其合成和表达，促进内皮细胞与白细胞结合。但此过程需要合成新的蛋白质，并且通常在 1~2 h 之后才开始。

（二）白细胞黏附

通过细胞黏附分子与特异受体结合的作用，附壁的白细胞与血管内皮细胞形成牢固的黏着，称之为白细胞黏附（leukocyte adhesion），此后白细胞方能游出。参与白细胞黏附的细胞黏附分子主要是血管内皮细胞表面的免疫球蛋白超家族（immunoglobulin superfamily）和白细胞表面的整合素（integrin）。

免疫球蛋白超家族有两种：细胞间黏附分子 -1（intercellular adhesion molecule-1，ICAM-1）和血管细胞黏附分子 -1（vascular cell adhesion molecule-1，VCAM-1）。

整合素是一种跨膜的黏附分子，由 α 和 β 亚单位构成的二聚体，既可以介导内皮细胞和白细胞的结合，又可以整合与细胞外基质黏附。

血管内皮细胞的 ICAM-1 相应的受体是白细胞表面的整合素 MAC-1（CD11b/CD18）和 LFA-1（CD11a/CD18），而 VCAM-1 相应的整合素受体是白细胞表面的整合素 VLA-4（α4 β1）。

生理情况下，白细胞表面 LFA-1 为低亲和状态，不能与血管内皮细胞的 ICAM-1 结合；在损伤的情况下，血管内皮细胞和其他细胞释放的趋化因子激活中性粒细胞、单核细胞和淋巴细胞等白细胞上的 LFA-1，LFA-1 发生构型改变而转变为高亲和状态，与血管内皮细胞调高表达的 ICAM-1 牢固结合，使这些白细胞黏附于血管内皮细胞上，为白细胞游出创造条件。

（三）白细胞游出和趋化作用

白细胞黏附于血管内皮细胞表面后，伸出伪足插入内皮细胞间隙，以阿米巴样运动方式穿出到血管外，称白细胞游出。白细胞在穿过血管内皮细胞的间隙时，可以分泌胶原酶以降解基膜，进一步游到血管外（图 5-4）。

血小板内皮细胞黏附分子 -1（platelet endothelial cell adhesion molecule-1，PECAM-1）亦称 CD31，亦属免疫球蛋白超家族成员，是介导细胞与细胞黏附过程的主要黏附分子。白细胞游出部位主要在损伤部位的小静脉,也可以发生在肺的毛细血管。中性粒细胞(图5–5)、单核细胞、淋巴细胞、嗜酸性粒细胞和嗜碱性粒细胞都是以此运动方式主动游出的。当血管壁受到严重损伤时,红细胞可被动漏出,是由血管内流体静脉压把红细胞沿白细胞游出的途径,或血管内皮细胞坏死脱落形成的漏洞推出血管的。

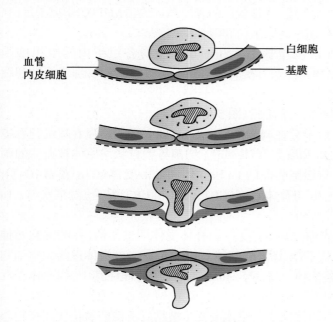

图 5–4 白细胞游出过程模式图

Figure 5–4   Schematic diagram of leukocyte emigration

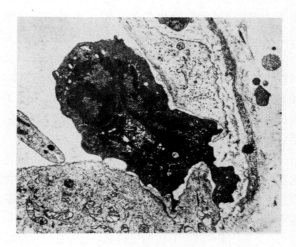

图 5–5 中性粒细胞游出

Figure 5–5   Neutrophils emigrating

一方面,渗出白细胞的类型取决于致炎因子的类型和性质;另一方面,炎症反应的不同阶段,游出的白细胞类型不同。急性炎症早期,中性粒细胞首先游出、浸润;24~48 h 后,单核细胞游出、浸润。主要原因是不同阶段有不同的细胞黏附分子和趋化因子表达。中性粒细胞的寿命较短,进入血液后 24~48 h 内凋亡,而单核细胞寿命较长。

趋化作用(chemotaxis)是指白细胞沿浓度梯度向化学刺激物部位定向移动的过程,而这些化学刺激物则称为趋化因子(chemotactic factor)。趋化因子有外源性的,也有内源性的。前者主要为可溶性细菌产物,后者包括补体、白细胞三烯 B4 和细胞因子等。在趋化因子的诱导下,游出的白细胞不断向炎症损伤部位移动聚集。不同类型的白细胞对趋化因子的反应能力是不同的,粒细胞和单核细胞对趋化因子的反应较强,而淋巴细胞对趋化因子的反应则相对较弱。

白细胞是如何识别趋化因子的? 趋化因子又如何引起白细胞定向运动的? 目前认为,白细胞表面有趋化因子的受体,能识别趋化因子并与之结合,激活信息传递通道,使细胞内的游离钙升高(首先是细胞内储存钙释放,然后是细胞外钙离子通过钙通道进入细胞内)。由于细胞内的钙离子浓度升高,导致细胞骨架重组,细胞收缩伸出伪足,产生定向运动。

趋化因子不仅能刺激白细胞产生趋化作用,还具有激活白细胞的功能,包括:激活蛋白激酶 C,使激活的白细胞分泌溶酶体酶和脱颗粒;激活磷脂酶 A2,使细胞膜磷脂转化为花生四烯酸代谢产物;通过增加细胞内的钙离子浓度调控白细胞的黏附分子,促进白细胞的黏附功能。

(四) 白细胞的作用

炎症局部聚集的白细胞能有效地杀伤病原微生物,构成炎症防御反应中极其重要的一环。白细胞在局部的作用有三方面:吞噬作用、免疫作用和损伤反应。

1. 吞噬作用   是指在炎症局部聚集的白细胞吞噬、杀伤、降解病原体和组织碎片的过程。具有吞噬作用的白细胞称为吞噬细胞(phagocyte)。

(1) 吞噬细胞的类型及特征 吞噬细胞主要有两种,即中性粒细胞和巨噬细胞。

1) 中性粒细胞 又称小噬细胞,其吞噬能力强,胞质内含有的嗜天青颗粒和特异性颗粒是其有效杀伤和降解病原体的物质。嗜天青颗粒的主要成分是酸性水解酶、中性蛋白酶、髓过氧化物酶(MPO)、阳离子蛋白、磷脂酶A2和溶菌酶,特异性颗粒则含磷脂酶A2、溶菌酶、乳铁蛋白和碱性磷酸酶。

2) 巨噬细胞 功能十分复杂,包括来源于血液的单核细胞和固定在全身各组织内的组织细胞(histiocyte)。其胞质丰富,含有酸性水解酶和过氧化物酶。当其受刺激被活化后,体积增大,细胞活性和吞噬能力增强,并可以转化为某些特殊类型的炎症细胞。

(2) 吞噬过程 包括识别和黏附、吞噬、杀伤和降解三个阶段(图5-6)。

1) 识别和黏附(recognition and adherence) 血清中存在调理素(opsonin),即一类能增强吞噬细胞吞噬活性的血清蛋白质,主要是免疫球蛋白IgG、补体C3b和凝集素(lectin)。细菌等颗粒状病原体被血清的调理素包裹的过程,称为调理作用(opsonization)。吞噬细胞表面的Fc段受体和C3b受体(C3b$_i$或MAC-1),能识别被调理素包被的病原;经IgG与Fc段受体,C3b与补体受体(CR1,CR2和CR3)结合,凝集素与C1q结合,细菌就被黏附在吞噬细胞的表面。

2) 吞噬(phagocytosis) 细菌黏附于吞噬细胞表面之后,Fc受体和补体受体即被激活,吞噬细胞乃伸出伪足,形成由吞噬细胞的细胞膜包围吞噬物的泡状小体,谓之吞噬体(phagosome)。吞噬体逐渐脱离细胞膜进入细胞内部,并与初级溶酶体融合,形成吞噬溶酶体(phagolysosome),溶酶体酶倾注其中,病原体在吞噬溶酶体内被杀伤、降解。

3) 杀伤和降解(killing and degradation) 吞噬溶酶体内的病原体主要是被具有活性的氧化代谢产物杀伤的(图5-7)。吞噬过程使白细胞的耗氧量激增,可达正常消耗量的2~20倍,并激活白细胞氧化酶(NADPH氧化酶),后者使还原型烟酰胺腺嘌呤二核苷酸磷酸(NADPH)氧化而产生超氧负离子(O_2^-)。

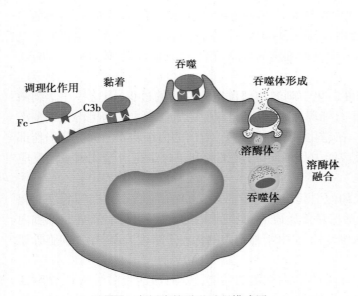

图5-6 白细胞的吞噬过程模式图

Figure 5-6 Schematic diagram of leukocytes phagocytic process

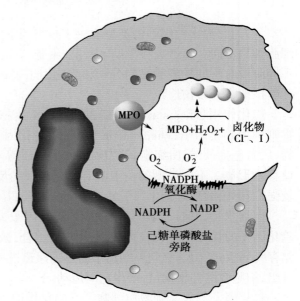

图5-7 吞噬细胞的氧化代谢产物杀菌机制图

Figure 5-7 Mechanism diagram of sterilization by phagocytes oxygen metabolism products

$$2O_2 + NADPH \rightarrow 经NADPH氧化酶作用 \rightarrow 2O_2^- + NADP^+ + H^+$$

大多数超氧负离子经自发性歧化作用转变为H_2O_2,其杀菌能力不强。但在有氯化物存在的条件下,中性粒细胞的嗜天青颗粒中的髓过氧化物酶（MPO）能将 H_2O_2 还原生成次氯酸（HClO）。HClO 是强氧化剂和杀菌因子。因此，H_2O_2-MPO-氯化物三者构成中性粒细胞最有效的杀菌体系，其杀菌能力比 H_2O_2 强 50 倍。

白细胞也可以通过不依赖氧的机制杀伤病原体，包括杀菌/通透性增加蛋白（bactericidal permeability-increasing protein，BPI）、溶菌酶、乳铁蛋白和一组富含精氨酸的阳离子蛋白质。后者能溶解细菌胞壁，被称为防御素（defensin）。

吞噬细胞吞噬病原体后形成吞噬溶酶体，吞噬溶酶体内的 pH 降至 4~5，形成酸性水解酶最佳作用环境。由此酸性水解酶可以有效降解被杀伤病原体。

吞噬细胞通过上述杀伤机制，可以有效地将大多数病原微生物杀伤降解。但是对有些细菌（如结核分枝杆菌）是无效的。这些细菌被吞噬后能抵抗杀伤作用，处于静止状态而生存，一旦机体抵抗力下降，就能繁殖，并可随吞噬细胞的游走而在体内播散。

吞噬作用完成以后，中性粒细胞很快凋亡，并被巨噬细胞清除或者通过淋巴引流清除。此吞噬作用导致的细胞凋亡依赖于白细胞表面的整合素 MAC-1（CD11b）的存在，在急性炎症中这一分子的作用显得尤为重要。

2. 免疫作用　在炎症反应过程中发挥免疫作用的白细胞主要有单核细胞（巨噬细胞）、淋巴细胞。淋巴细胞多见于慢性炎症或病毒感染引起的炎症。抗原进入体内，先经单核（巨噬）细胞吞噬处理，再将抗原信息呈递给 T 淋巴细胞或 B 淋巴细胞，使淋巴细胞被活化，分别参与细胞免疫和体液免疫发挥作用。

3. 损伤反应　必须强调，白细胞在激活、趋化和吞噬过程中，其产物不仅可向溶酶体内外释放，同时也可以向细胞外基质释放。这些产物包括溶酶体酶、具有活性的氧自由基、前列腺素和白细胞三烯等，均具有强烈的介导血管内皮细胞和组织损伤的作用。此外，坏死崩解的白细胞也能释放大量损伤性物质。白细胞介导的组织损伤在许多疾病中都能见到，如急性炎症中的肾小球肾炎、缺血再灌注损伤、急性排斥反应等，还有慢性炎症中的类风湿关节炎及动脉粥样硬化等。

（五）白细胞的缺陷

因为白细胞在机体防御体系中具有核心作用，其数量不足或功能的先天和后天缺陷均可以影响白细胞的吞噬和免疫功能，造成机体防御功能不健全，易于感染，反复感染，甚至危及生命。艾滋病患者因体内 $CD4^+$ T 淋巴细胞被大量破坏造成严重免疫缺陷，常导致机会性感染而致死。白细胞黏附缺陷症-1 型，因 CD18（整合素）亚单位合成障碍导致白细胞黏附吞噬障碍，造成患者反复感染和创伤愈合不良。慢性肉芽肿性疾病是因 NADPH 氧化酶的先天性遗传缺陷，使杀菌活性产生障碍造成。先天性白细胞颗粒异常综合征（Chediak-Higashi syndrome）则是因白细胞吞噬溶酶体形成缺陷，表现为白细胞吞噬和脱颗粒障碍。

四、炎症介质

炎症反应中除早期反应与神经介导作用相关外，均与化学介质作用相关。炎症过程中，介导和参与炎症反应过程的化学因子称为炎症介质（inflammatory mediator），包括内源性（来源于体液和细胞）和外源性（如细菌及其产物）两大类。炎症介质在急性炎症的发生发展过程中具有极重要意义。

（一）炎症介质的一般特点

炎症介质的种类繁多，作用机制复杂多样，可以概括为如下特点：

1. 内源性炎症介质有细胞和体液两大来源。前者可以来自循环血液的细胞，也可以源自炎症局部的其他细胞；后者来自血浆，主要在肝合成。细胞来源炎症介质是在致炎因子的作用下合成释放，常以颗粒形式储存于细胞内；而体液来源者，则以前体（precursor）形式存在于血浆，必须经一系列蛋白酶裂解方可激活。

2. 大多数的炎症介质通过与靶细胞的特异性受体结合而发挥生物学效应。然而，少数介质也具有直接的酶活性（如溶酶体蛋白酶）或毒性（介导氧自由基氧代谢产物）作用。

3. 炎症介质刺激靶细胞释放继发效应分子（secondary effect molecule），其效应与原介质相同或相似，也可以相反，从而具有放大或拮抗作用。

4. 多数炎症介质半衰期很短,一旦被激活或从细胞内释放出来,很快衰变,或被酶灭活,或被清除,或被阻断等,机体就是通过这种平衡调控体系使体内介质处于动态平衡。

5. 炎症介质可以作用于一种或几种靶细胞,可以有不同的生物学效应,主要取决于细胞或组织的类型。

6. 大多数炎症介质具有潜在的损伤能力。

(二)主要炎症介质及作用

1. 细胞来源的炎症介质

(1) 血管活性胺(vasoactive amine) 包括组胺和 5- 羟色胺(5-hydroxytryptamine,5-HT)。

1) 组胺 主要存在于肥大细胞的颗粒中,也见于嗜碱性粒细胞和血小板。肥大细胞位于血管周围结缔组织。物理性损伤、过敏反应、补体片段(C3a 和 C5a)、白细胞组胺释放蛋白、某些细胞因子和神经肽等均能诱发肥大细胞脱颗粒释放组胺。组胺的主要效应是使小动脉扩张和小静脉通透性增强,参与炎症过程的速发相。

2) 5- 羟色胺 亦称血清素(serotonin),主要存在于血小板致密体颗粒内,在血小板聚集时释放,作用与组胺相似。

(2) 花生四烯酸(arachidonic acid,AA)代谢产物 AA 是不饱和脂肪酸,在体内以脂化形式广泛存在于细胞膜,正常细胞无游离 AA。其代谢产物包括:前列腺素(PG)、白细胞三烯(LT)和脂毒素(LX)。受致炎因子作用,磷脂酶 A2 活化释放游离 AA。AA 本身非炎症介质,经环氧化酶途径生成前列腺素和血栓素 A2(thromboxanes A2,TXA2),或通过脂质氧化酶途径代谢生成白细胞三烯和脂毒素等代谢产物,发挥炎症介质作用。

1) 前列腺素 具有使血管扩张、通透性增强、致痛和发热作用,包括 PGG_2、PGH_2、PGI_2 和 PGE_2。应用解热镇痛药(如阿司匹林)抑制环氧化酶途径,可以减少 PG 合成而达治疗作用。

2) 白细胞三烯 包括 LTB_4、LTC_4、LTD_4 和 LTE_4。LTB_4 是中性粒细胞的趋化因子,LTC_4、LTD_4 和 LTE_4 可致血管强烈收缩、支气管痉挛和血管通透性增强。应用类固醇类药物可以抑制脂质氧化酶途径,减轻炎症反应。

3) 脂毒素 是新认识的 AA 代谢产物,主要是通过转细胞途径(transcellular pathway)形成,包括 LXA_4 和 LXB_4。当血小板与白细胞相互作用时,由中性粒细胞衍生的中间性介质形成脂毒素(图 5-8)。脂毒素可抑制中性粒细胞的黏附及趋化作用,促进单核细胞黏附。LXA_4 可以对抗 LTC_4 的缩血管作用,被认为是体内 LT 代谢的负调节因子。

(3) 细胞因子 介导和参与炎症反应的细胞因子主要类型有:①调节淋巴细胞活化、生长和分化的细胞因子,如 IL-2 促进淋巴细胞生长,而 TGF-β 抑制生长;②调节自然免疫(innate immunity)的细胞因子,如 TNF 和 IL-1;③细胞免疫中被活化的炎细胞(特别是巨噬细胞)分泌的细胞因子,如 IFN-γ 和 IL-12;④对各种炎症细胞都具趋化活性的细胞因子;⑤刺激造血的细胞因子,包括粒细胞 – 单核细胞集落刺激因子(GM-CSF)和 IL-3。

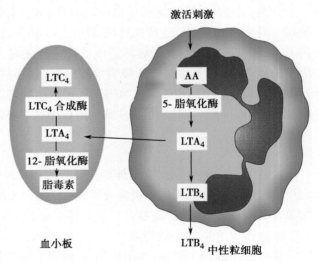

图 5-8 脂毒素转细胞生物合成机制

Figure 5-8 Transcellular biosynthesis mechanism of lipoxin

(4) 血小板活化因子(platelet activating factor,PAF) 是另一种磷脂衍生的炎症介质,由嗜碱性粒细胞、单核细胞和血管内皮细胞等产生,可直接作用于靶细胞或刺激白细胞合成其他炎症介质(如前列腺素、白细胞三烯等),还能增加血管壁通透性,促使白细胞聚集、黏附和趋化。

(5) 溶酶体成分 中性粒细胞和单核细胞均含有多种溶酶体酶,部分溶酶体酶可增强血管壁通透性和趋化作用,参与炎症反应;另外,可以通过溶酶体酶的降解作用损伤组织(如组织坏死和溶解)。

(6)一氧化氮(NO)和氧自由基 NO是半衰期短(数秒)的可溶性气体性自由基,主要由血管内皮细胞释放,其作用主要是扩张血管、抑制血小板的功能、抑制肥大细胞诱导的炎症,以及抑制白细胞向炎症聚集。另外,NO通过代谢反应参与抗感染过程而发挥重要作用,但同时也可造成组织损伤。

O_2^-、H_2O_2、OH^-是在细胞内产生的主要氧自由基,而且还可与NO结合反应形成氮的中间产物,促发炎症反应。其损害主要有:①损伤血管内皮细胞,致血管壁通透性增强;②活化蛋白酶和灭活抗蛋白酶,促进细胞外基质降解;③对其他细胞如肿瘤细胞、红细胞和实质细胞等的直接损伤。

(7)神经肽 如P物质可致血管壁通透性增强和血管扩张。

2. 体液来源的炎症介质 血浆 Hageman 因子(XII因子)的活化是体液来源的炎症介质被激化的关键。血管内皮细胞损伤是XII因子活化重要原因。XII因子活化将激活与炎症反应相关的4个重要系统:补体系统、激肽系统、凝血系统和纤溶系统。

(1)补体系统 其中C3和C5是最重要的炎症介质,可被细菌产物、抗体结合物及炎症渗出物中的多种蛋白酶激活,其作用如下:①裂解片段C3a和C5a通过促进肥大细胞释放组胺,使血管壁通透性增强和血管扩张;C5a激活中性粒细胞和单核细胞的AA代谢的脂质氧化途径,使之进一步释放炎症介质。②C5a能激活白细胞,促其与血管内皮细胞黏附,并具有对白细胞(中性粒细胞、单核细胞、嗜酸性粒细胞和嗜碱性粒细胞)的趋化作用。③C3b和$C3b_i$具有调理作用,可增强中性粒细胞和吞噬细胞的吞噬能力。

因为补体的成分对中性粒细胞有趋化作用,而后者释放的纤溶酶和溶酶体酶又能激活补体,因而形成使中性粒细胞不断从血管游出的作用环路。

(2)激肽系统 在激肽系统激活的最终产物是缓激肽,其作用包括:①引起小动脉扩张,小静脉通透性增强及血管以外的平滑肌收缩,并有致痛作用。②激活XII因子为XIIa因子,使前激肽释放酶变为激肽释放酶,后者即使激肽原转变为缓激肽,又同时再激活XII因子,不断放大缓激肽作用。③激肽释放酶具有趋化作用,并可使C5组转化为C5a。

在炎症介质中,缓激肽引起血管壁通透性增强的作用最为强烈,但其半衰期短(<15 s),通过肺循环一次就能完全被灭活。因此,缓激肽的作用主要局限在血管通透性增强的早期。

(3)凝血系统和纤溶系统 XII因子的活化不仅能启动激肽系统,同时还能启动凝血系统和纤溶系统。在凝血和纤溶过程中会产生一些重要炎症介质:①纤维蛋白多肽,是纤维蛋白原转化为纤维蛋白的释放产物,具有增强血管通透性的作用,又是白细胞的趋化因子。②凝血酶,是凝血酶原活化产物,可增加白细胞的黏附性及促进成纤维细胞的增生。③Xa因子,是凝血过程的中间产物,可致血管壁通透性增强和促进白细胞渗出。④纤溶酶,为纤溶酶原活化产物,其重要功能是活化XII因子,再通过激活激肽系统、凝血系统和纤溶系统发挥放大效应。⑤纤溶过程中,纤维蛋白的降解产物可增强血管壁的通透性,而血浆素(plasmin)可以裂解补体C3生成C3a。

主要炎症介质的种类及其生物学作用归纳如表5-2。

表 5-2 主要炎症介质种类及其生物学作用

主要炎症介质种类	生物学作用
组胺,缓激肽,前列腺素(PGI_2、PGE_2、PGD_2、$PGF_{2\alpha}$),NO	扩张血管
组胺,缓激肽,C3a 和 C5a,白细胞三烯 C_4、D_4、E_4,PAF,P 物质	增强血管壁通透性
LTB_4,C5a,细菌产物,阳离子蛋白,细胞因子	趋化作用
IL-1,IL-2,TNF-α,PGE_2	发热
PGE_2,缓激肽	疼痛
氧自由基,溶酶体酶,NO	组织损伤

五、急性炎症的形态学类型

任何炎症局部都不同程度存在变质、渗出和增生三种基本病变。根据炎症局部变质、渗出和增生哪一种病变占优势,可将炎症概括性地分为变质性炎、渗出性炎和增生性炎三大类型。急性炎症则基本是以渗出为主的炎症,以炎症局部炎性水肿或大量渗出物出现为主要特征。但是,因为致炎因子不同,病变器官和组织的反应差异等因素,急性炎症的病变形态可以不同,并形成不同的形态学类型,而具有不同的临床特征。

(一) 变质性炎

变质性炎(alterative inflammation)是以组织和细胞的变性、坏死为主要病变的炎症。各种炎症均有不同程度的变质性改变,但在变质性炎时,变质性改变特别突出,而渗出和增生性反应相对较轻。

变质性炎常见于肝、肾、心、脑等实质性器官,某些重症感染、中毒及变态反应等,由于器官的实质细胞变性、坏死明显,常引起相应器官的功能障碍。例如急性重型病毒性肝炎时,肝细胞广泛坏死,出现严重的肝功能障碍;流行性乙型脑炎时,神经细胞变性、坏死及脑软化灶形成,造成严重的中枢神经系统功能障碍;又如白喉外毒素引起的中毒性心肌炎,心肌细胞变性坏死,导致严重的心功能障碍。

(二) 渗出性炎

渗出性炎(exudative inflammation)是指以渗出为主要病变的炎症,以炎症局部有大量渗出物形成为主要特征。根据渗出物的主要成分和病变特点的不同,一般将渗出性炎分为:浆液性炎、纤维蛋白性炎、化脓性炎和出血性炎等类型。

1. 浆液性炎(serous inflammation)　是以浆液渗出为主的渗出性炎。渗出物中主要成分为血清,仅含2%~5% 白蛋白,其中混有少量细胞和纤维蛋白。浆液性炎好发于疏松结缔组织、皮肤、黏膜、浆膜(如胸膜、腹膜和心包膜等)和滑膜。在疏松结缔组织,炎症局部形成炎性水肿;在皮肤,渗出的浆液积聚于皮肤的表皮内和皮下形成水疱,如皮肤烫伤(图 5-9);在黏膜,如感冒初期,鼻黏膜排出大量浆液性分泌物形成浆液性卡他性炎;在浆膜和滑膜,如渗出性结核性胸膜炎、风湿性关节炎可引起浆膜腔和滑膜腔炎性积液。

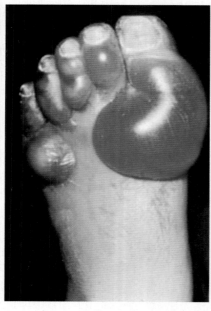
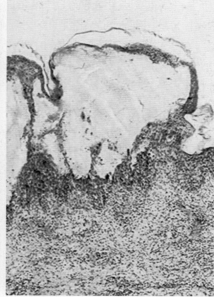

图 5-9　皮肤浆液性炎
Figure 5-9　Serous inflammation of skin

浆液性炎一般较轻，病因消除后炎症易消退。但是，浆液性渗出严重也可导致较严重的后果，如喉炎时严重的炎性水肿，可致呼吸困难；心包腔和胸腔内大量的炎性积液可压迫心、肺，而影响其功能。

2. 纤维蛋白性炎（fibrinous inflammation） 又称纤维素性炎，是以渗出物中含有大量纤维蛋白为特征的渗出性炎。纤维蛋白是由血浆中纤维蛋白原渗出到血管外，在坏死组织释出的组织因子作用下转化为纤维蛋白，故称为纤维蛋白性炎。HE 切片中呈红染颗粒状、条索状相对或网状，多混有大量中性粒细胞及其坏死碎片（图 5-10）。纤维蛋白相对分子质量大，其大量渗出是毛细血管和小静脉损伤较重，造成血管通透性增强的表现。

纤维蛋白性炎的病因多为某些细菌毒素（如白喉棒状杆菌、痢疾志贺菌和肺炎链球菌的毒素）或多种内源性、外源性毒素（如尿毒症时的尿素和升汞中毒）所引起。纤维蛋白性炎的好发部位及其病变特征如下：

（1）黏膜 特别是在呼吸和消化道黏膜，病变特征是形成"假膜性炎"（pseudomembranous inflammation）。如白喉（图 5-11）、细菌性痢疾，其渗出的纤维蛋白与白细胞和坏死的黏膜组织及病原菌等混杂在黏膜表面，可形成一层灰白色膜状物（假膜），覆盖于黏膜上，故称"假膜性炎"。由于局部组织结构特点不同，所形成的假膜与深部组织的结合有的较松而易于脱落（浮膜），如气管白喉，脱落的假膜可阻塞支气管而引起窒息，造成严重后果；而咽喉部白喉的假膜，则因其所在黏膜与深部组织结合牢固（固膜）而不易脱落。

（2）浆膜 多见于胸膜和心包膜，病变特征是在胸膜腔和心包腔有大量纤维蛋白渗出，并影响呼吸或心脏的功能。如纤维蛋白性心包炎，其心包腔大量纤维蛋白渗出，心脏的搏动使心包的脏、壁两层渗出的纤维蛋白呈绒毛状，形成"绒毛心"（图 5-12），严重影响心脏功能。

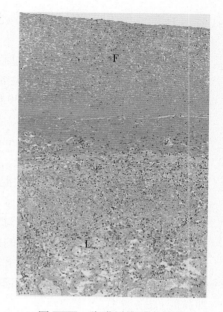

图 5-10　胸膜纤维蛋白性炎
F. 渗出的纤维蛋白；L. 胸膜组织
Figure 5-10　Pleural fibrinous
inflammation
F. The exudation of cellulose;
L. Pleural tissue

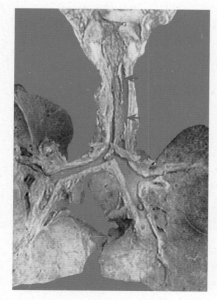

图 5-11　气管内白喉假膜形成（←）
Figure 5-11　Endotracheal diphtheria
pseudomembrane formation（←）

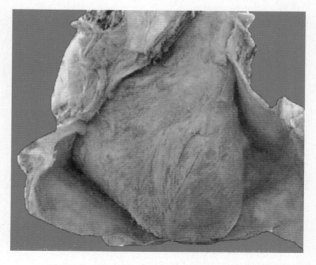

图 5-12　纤维蛋白性心包炎形成"绒毛心"
Figure 5-12　"Cor hirsutum" caused by fibrinous pericarditis

（3）肺   发生于肺的纤维蛋白性炎，其特征性的改变是弥漫性的肺实变，肺泡腔内大量纤维蛋白渗出，形成大叶性肺炎。

纤维蛋白性炎一般为急性过程，如为少量纤维蛋白渗出物，可以被中性粒细胞释放的蛋白酶溶解吸收；若纤维蛋白渗出量多、中性粒细胞渗出少，则难以溶解吸收，容易发生机化、粘连，甚至造成严重后果。如胸膜的纤维性粘连，可以使胸膜腔闭塞；大叶性肺炎的大量纤维蛋白渗出物的机化，使肺发生肉质变（机化性肺炎）。

3. 化脓性炎（purulent inflammation）   是指局部以中性粒细胞大量渗出，并伴有不同程度的组织坏死和脓液形成为特征的一种渗出性炎。炎症局部大量中性粒细胞坏死、崩解，其释放溶酶体酶将坏死组织溶解液化的过程称为化脓。所形成的混浊液状物称为脓（pus），其内主要含大量渗出的中性粒细胞和脓细胞（变性坏死的中性粒细胞），还含有细菌、被溶解的坏死组织碎片和少量浆液。

化脓性炎多由葡萄球菌、链球菌、脑膜炎球菌、大肠埃希菌等化脓菌引起，亦可因某些化学物质和机体坏死组织所致。因渗出物中的纤维蛋白已被中性粒细胞释出的蛋白酶所溶解，故脓液一般不凝固。化脓性炎可以因为其病因和发病部位的不同，表现为不同的病变类型。

（1）脓肿（abscess）   是局限性化脓性炎，其主要特征为局部组织发生坏死、溶解，形成充满脓液的囊腔，即脓腔（图 5-13）。

脓肿主要病原是金黄色葡萄球菌，其产生的血浆凝固酶可以使渗出的纤维蛋白原转变为纤维蛋白，因而病变较局限。此外，金黄色葡萄球菌具有层粘连蛋白受体，因而可以黏附于血管壁，并通过血管引起迁移性脓肿（metastatic abscess）。脓肿早期，在病原菌感染的局部组织发生密集的中性粒细胞浸润和组织坏死，进一步发展，形成脓腔。在慢性期，脓肿周围肉芽组织增生，包绕脓肿形成脓肿膜（图 5-14）。脓肿膜具有吸收脓液、限制炎症扩散的作用。小的脓肿，如病原菌被消灭，脓液可逐渐吸收、消散，由肉芽组织修复愈合；大的脓肿由于脓液量多，吸收困难，需要切开排脓或穿刺抽脓，而后由肉芽组织代替修复。

疖（furuncle）是指毛囊、皮脂腺及其附近组织所发生的脓肿（图 5-15）。疖中心部分软化、液化后，脓肿

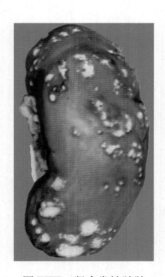

图 5-13   肾多发性脓肿

多发散在黄白色脓肿灶

Figure 5-13   Multifocal renal abscess

Multiple divergence yellow-white abscesses

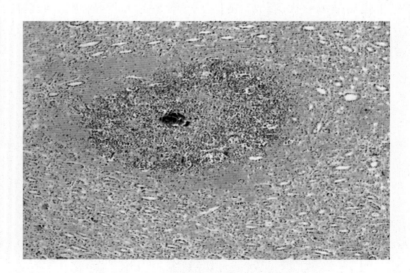

图 5-14   肾脓肿

局限性肾组织坏死，周围见脓肿膜，液化坏死灶内密集中性粒细胞浸润，病灶中心有蓝色菌团

Figure 5-14   Renal abscess

Localized renal tissue necrosis, arounded with abscess membrane, dense neutrophil infiltration in liquefaction necrosis, with blue bacterial colonies in the lesion center

可自行穿破。痈(carbuncle)是多个疖融合形成,在皮下脂肪筋膜组织中形成多个相互沟通的脓肿,一般只有及时切开引流、排脓后,局部方能修复愈合。

皮肤或黏膜的化脓性炎,由于局部皮肤或黏膜坏死、崩解脱落,可形成局部组织缺损,称溃疡(ulcer)。深部脓肿则可以向体表或自然管道穿破,形成窦道或瘘管。窦道(sinus)意指仅有一个开口的病理性管道,而瘘管(fistula)则是指有两个或两个以上开口的、两端相连的病理性管道(图5-16)。例如,肛周脓肿可向皮肤穿破,形成窦道;也可以既向皮肤穿破,又向肛管穿破,形成瘘管。窦道或瘘管的管壁由肉芽组织构成,可长期不愈合,并从管中不断排出脓性渗出物。

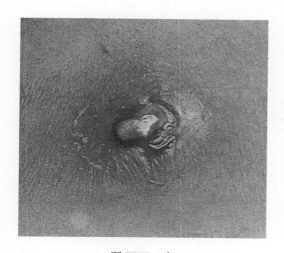

图 5-15 疖
Figure 5-15 Furuncle

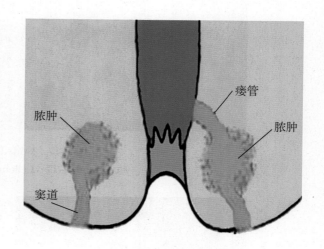

图 5-16 窦道与瘘管
Figure 5-16 Sinus and fistula

(2) 蜂窝织炎(cellulitis) 是发生在疏松结缔组织的弥漫性化脓性炎。常见于皮下组织、肌肉和阑尾。溶血性链球菌为其主要致病菌,既能产生透明质酸酶,降解结缔组织中的透明质酸,又能分泌链激酶,溶解纤维蛋白,使细菌容易在组织内蔓延扩散,而病变不易被局限。组织学特征是炎症局部组织高度炎性水肿和中性粒细胞弥漫性浸润,与周围组织无明显分界(图5-17)。但局部组织一般不发生明显的坏死和溶解,故单纯蜂窝织炎痊愈后多不留痕迹。

(3) 表面化脓和积脓 表面化脓是指发生于黏膜或浆膜表面的化脓性炎(图5-18),其特征是脓性渗出物主要向黏膜或浆膜表面渗出,而黏膜下或浆膜下的病变相对较轻,因此也称之为脓性卡他(purulent catarrh)。

表面化脓有时可以不破坏黏膜或浆膜的基本结构而完全愈合,如化脓性支气管炎或化脓性尿道炎;有时,因为脓液不易排出而造成积脓,产生严重后果,如胸腔积脓、输卵管积脓、胆囊积脓。

4. 出血性炎(hemorrhagic inflammation) 是一种伴以出血为特征的渗出性炎。炎症局部发生了严重血管损伤,使渗出物中含有大量红细胞。常见于流行性出血热、钩端螺旋体病和鼠疫等。

(三) 增生性炎

增生性炎主要见于慢性炎症。但也有少数急性炎症是以细胞增生性改变为主,如链球菌感染后的急性肾小球肾炎,病变以肾小球的血管内皮细胞和系膜细胞增生为主;伤寒时,病变以单核巨噬细胞增生为主。

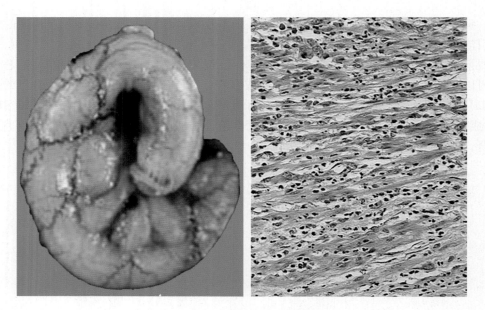

图 5-17　蜂窝织炎（阑尾）

Figure 5-17　Cellulitis（appendix）

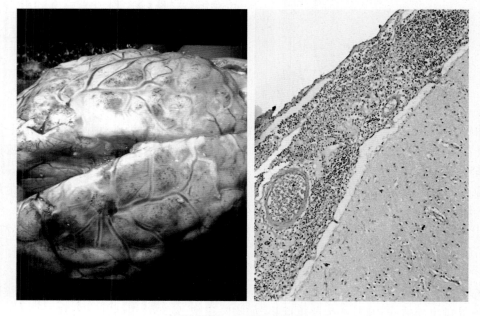

图 5-18　化脓性脑膜炎

Figure 5-18　Purulent meningitis

第三节　慢性炎症

　　慢性炎症的病程长，可达数月至数年。其病变特点是炎症因子、组织损伤及修复以不同的组合形式共存。慢性炎症可由急性炎症迁延而来，也可以因为低毒性或低强度的致炎因子长期持续的刺激作用所致，一开始即呈慢性经过。反复发作并不断进展是慢性炎症的重要临床特征，其急性发作类似急性炎症。目前慢性炎症在临床的地位愈显重要，是我们必须积极面对的实际问题。

一、慢性炎症的病因和机制

慢性炎症的基本特征是局部病变以增生为主,而变质和渗出较轻;浸润的炎症细胞以淋巴细胞、巨噬细胞和浆细胞为主,也称为慢性炎症细胞;由炎症细胞为主造成的组织损伤反应与修复的改变同时存在。因此,在炎症局部出现肉芽组织增生、不同程度的纤维化和瘢痕形成等修复性改变,同时可以伴有上皮或腺体等实质细胞增生,也是慢性炎症的重要组织学特征。慢性炎症的纤维组织增生和瘢痕形成可以造成组织和器官的粘连或硬化,也可以造成管道性器官狭窄和梗阻,产生较严重后果。

慢性炎症常见的病因包括:机体难以完全清除的病原微生物(如结核分枝杆菌及一些病毒、真菌、寄生虫)的持续感染,长期接触有潜在毒性的物质,自身免疫反应也是其重要原因之一。

巨噬细胞是参与慢性炎症的极为重要的细胞,包括来自血液的单核细胞和固定在各组织内的组织细胞,如肝的库普弗(Kupffer)细胞、脾和淋巴结的窦组织细胞、肺泡壁的巨噬细胞和中枢神经系统小胶质细胞。它们在慢性炎症的发生发展过程中发挥了核心作用。其作用概括为如下几方面:①是参与慢性炎症和急性炎症的主要吞噬细胞,吞噬病原微生物及坏死物。②通过对抗原的处理和信息传递,介导细胞免疫和体液免疫反应参与慢性炎症过程。③活化的巨噬细胞将合成分泌多种生物活性产物,参与慢性炎症的组织损伤,促进成纤维细胞和血管内皮细胞增生及纤维化。④巨噬细胞会转化为特殊形态的炎症细胞(如上皮样细胞、多核巨细胞、泡沫细胞等),参与一些特殊类型的慢性炎症。

淋巴细胞到达炎症局部,受抗原信息刺激被致敏激活,分别通过细胞免疫和体液免疫途径参与局部慢性炎症过程。嗜酸性粒细胞和肥大细胞也是慢性炎症的参与者,但主要参与某些与寄生虫感染、异物和(或)过敏性反应相关的慢性炎症过程。

二、慢性炎症的类型

根据病变特点,慢性炎症可分为非特异性慢性炎症和慢性肉芽肿性炎症两大类。

(一)非特异性慢性炎症

非特异性慢性炎症(non-specific chronic inflammation)亦称一般慢性炎症。这类慢性炎症在临床十分常见,可由不同病因导致,病变程度各异,但病变形态基本相同。病变主要表现为成纤维细胞、血管内皮细胞和组织细胞增生,伴有淋巴细胞、浆细胞和巨噬细胞等慢性炎症细胞浸润,同时局部的被覆上皮、腺上皮和实质细胞也可伴随增生。非特异性慢性炎症在某些特定部位可以出现特殊的形态特征。

1. 炎性息肉(inflammatory polyp) 炎性息肉是在慢性炎症刺激下,局部黏膜上皮、腺体和间质增生向黏膜表面突起形成的炎性肿块。常见于鼻黏膜和子宫颈,基底部常形成蒂。镜下,黏膜上皮、腺体和间质增生,间质常呈明显炎性水肿伴慢性炎症细胞浸润(图 5-19)。

2. 炎性假瘤(inflammatory pseudotumor) 是指慢性炎症增生时形成境界较清楚的肿瘤样肿块,常发生于眼眶和肺。例如肺的炎性假瘤,主要由增生的纤维组织和肺泡上皮构成,显著的各类慢性炎症细胞浸润、肺泡上皮和纤维组织增生及不同程度的纤维化是其重要的组织学特征。影像学检查可见其形态与肿瘤相似,故有炎性假瘤之称。

(二)慢性肉芽肿性炎症

炎症局部出现以巨噬细胞增生为主,并形成境界清楚的结节状病灶为特征的慢性炎症,称为慢性肉芽肿性炎症(chronic granulomatous inflammation)。

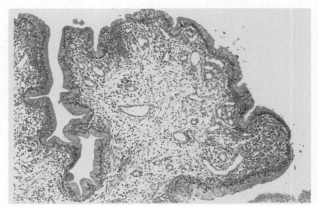

图 5-19　炎性息肉
Figure 5-19　Inflammatory polyp

慢性肉芽肿性炎症是特殊类型的慢性增生性炎,巨噬细胞和淋巴细胞是其主要参与者。

某些病原,包括生物性和非生物性的,诱发局部炎症后,被吞噬细胞吞噬却不能被杀伤和清除(如结核分枝杆菌、麻风分枝杆菌等),或不能被吞噬而降解(如外科缝线、粉尘等异物)。此时,机体的防御系统将启动迟发型超敏反应(delayed type hypersensitivity,DTH)机制,以形成炎性肉芽肿的方式处理此类不能被杀伤和降解的病原。当病原被清除后,肉芽肿也可消失。

在趋化因子作用下,巨噬细胞不断移动、聚集在炎症局部,吞噬病原却不能杀伤和降解之。但是,巨噬细胞通过抗原信息的处理和传递,激活 T 淋巴细胞,使之分泌多种细胞因子参与肉芽肿的形成,如单核细胞趋化因子和游走抑制因子、TNF、淋巴毒素(lymphotoxin),特别是 γ 干扰素(interferon-γ,IFN-γ)。IFN-γ 被认为是一种 TH1 细胞因子,可以激活巨噬细胞。被激活的巨噬细胞不仅在功能上增强了吞噬和杀伤的活性,而且出现形态的转化。此时的巨噬细胞胞质丰富,形态和排列类似上皮细胞,故有上皮样细胞(epithelioid cell)之称,也可以融合形成多核巨细胞(multinucleated giant cell),以进一步增强了其吞噬功能;同时,还可以合成分泌多种细胞因子,增强炎症的防御效能。

由上皮样细胞聚集,淋巴细胞浸润、包绕,就形成一个典型肉芽肿病灶,其周围常有成纤维细胞增生和胶原纤维分布,病灶一般很小,直径 0.5~2.0 mm,但可以融合成较大病灶。

1. 慢性肉芽肿性炎症的类型　根据致炎因子的不同,一般将其分为感染性肉芽肿和异物性肉芽肿两类。

(1)感染性肉芽肿(infective granuloma)　是由生物病原体感染引起,常见病原有结核分枝杆菌、伤寒沙门菌、麻风分枝杆菌、梅毒螺旋体、真菌和寄生虫等,常形成具有诊断价值的特殊形态的结节状病灶。例如结核性肉芽肿,是由结核分枝杆菌引起的慢性肉芽肿性炎症,其病变特征为结核结节形成。典型结核结节的中央为干酪样坏死,周围由上皮样细胞呈放射状排列围绕形成肉芽肿主体,其间散在少数 Langhans(朗汉斯)巨细胞组成(图 5-20);而伤寒肉芽肿(伤寒小结)主要由增生的巨噬细胞(伤寒细胞)组成。

(2)异物性肉芽肿(foreign body granuloma)　是由异物引起的慢性肉芽肿性炎症。包括外科缝线、粉尘、木刺等异物。病变特征是以异物为中心,围以数量不等的巨噬细胞、异物巨细胞(foreign body giant cell)、成纤维细胞和淋巴细胞等,形成结节状病灶(图 5-21)。

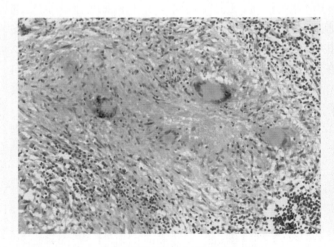

图 5-20　结核性肉芽肿
Figure 5-20　Tuberculosis granuloma

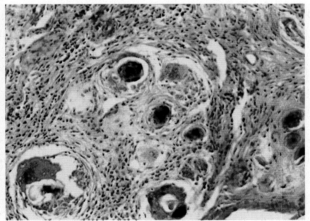

图 5-21　异物性肉芽肿
Figure 5-21　Foreign body granuloma

2. 慢性肉芽肿性炎症的组成　包括上皮样细胞聚集、多核巨细胞形成和淋巴细胞浸润,其病灶周围常有成纤维细胞增生和胶原纤维包绕。

(1)上皮样细胞　其细胞体积增大,胞质丰富,形态和排列与上皮细胞类似。在电镜下,上皮样细胞的胞质富于内质网、核糖体、高尔基体等,表明其功能增强。上皮样细胞是结核性肉芽肿中最重要的组成成分,位于干酪样坏死周围。

(2) 多核巨细胞 结核结节中的多核巨细胞又称为 Langhans 巨细胞。其特征是细胞体积大(直径40~50 μm),胞质丰富、红染,细胞核数目可达几十个以上,在细胞周边部呈马蹄形或环状排列,多位于干酪样坏死周围,由上皮样细胞融合而成。

(3) 异物性多核巨细胞(foreign body multinucleated giant cell) 由多个巨噬细胞互相融合形成,以增强其吞噬能力。见于异物刺激引起的慢性肉芽肿性炎症,特征类似于 Langhans 巨细胞,但其胞质内常含异物,如外科缝线、石棉纤维或不能降解的代谢产物(痛风的尿酸盐结晶)等。其细胞核的排列杂乱,非马蹄形或环状排列。

第四节 炎症的局部表现和全身反应

一、 炎症的局部表现

炎症局部表现包括红、肿、热、痛和功能障碍,特别在急性炎症更为突出。炎症局部血管扩张、充血、血流速度改变,造成局部血量增加、代谢增强、产热增多,使局部病变颜色变红、温度升高。由于炎性充血、渗出和炎性水肿,造成局部肿胀。炎症局部疼痛与多种因素有关,局部肿胀牵拉、压迫神经末梢和炎症介质的刺激等,均为引起疼痛重要原因。局部实质细胞变性和坏死,局部肿胀造成的阻塞、压迫等,疼痛引发的保护性反射,均可影响局部病变组织和器官的功能。

二、 炎症的全身反应

炎症主要在局部,但局部病变与整体又相互影响。较严重的炎症或疾病常出现明显的全身性反应,主要包括发热和外周血白细胞增多,有的可以出现单核巨噬细胞系统增生,甚至部分器官发生实质细胞的病变。另外,可以伴随厌食、不适、嗜睡、肌肉蛋白降解加速,肝合成补体和凝血因子增多等其他反应。

(一) 发热

引起发热的化学物质称为致热原(pyrogens)。致热原可分为外源性和内源性两类。细菌内毒素、病毒、立克次体和疟原虫等是重要的外源性致热原。内源性致热原主要是白细胞(中性粒细胞、单核巨噬细胞和嗜酸粒性细胞)的释放产物(细胞因子)。外源性致热原不直接致热,而是通过激活白细胞释放内源性致热原而引起发热。

激活白细胞释放的白细胞介素-1(IL-1)、白细胞介素-6(IL-6)和肿瘤坏死因子(TNF)等,是介导炎症急性期全身反应的重要细胞因子。IL-1 和 TNF 作用于丘脑的体温调节中枢,诱导产生前列腺素,引起发热。因此,阿司匹林和非甾体抗炎药可退热。IL-6 可以刺激肝合成纤维蛋白原等血浆蛋白,促进红细胞凝集,使红细胞沉降率增快。

体温升高能使机体代谢增强,促进抗体形成,增强吞噬细胞的吞噬功能和肝的屏障解毒功能,从而提高机体的防御功能。但高热或长期发热可干扰机体代谢,引起多系统(特别是中枢神经系统)的功能失调,甚至实质细胞的变性坏死。反之,如果炎症严重,而体温反而不升高,说明机体防御反应差,抵抗力低下。

(二) 外周血白细胞增多

外周血白细胞增多是炎症的重要而常见的全身反应。细菌感染者以中性粒细胞升高为主,病毒感染或慢性炎症表现为淋巴细胞升高,嗜酸性粒细胞升高则见于寄生虫感染和过敏反应。

此反应的原因主要是细胞因子(如 IL-1 和 TNF 等)刺激白细胞从骨髓释放加速,以提高机体防御功能。在严重感染时,外周血液中常出现相对欠成熟的中性粒细胞比例增加的现象,临床称之为"核左移(leftshift)"，是患者对感染的抵抗力较强和感染程度较重的反应和表现。持续较久的感染，还可以通过集落刺激因子(colony stimulating factor，CSF)的产生而促进骨髓造血前体细胞增殖。

有的病原，如某些病毒(流感病毒、肝炎病毒等)、立克次体、细菌(伤寒)感染及某些自身免疫病(如系统性红斑狼疮)等，外周血中白细胞往往不增加，有时反而减少，其机制尚待进一步研究。

(三) 单核巨噬细胞系统增生

单核巨噬细胞系统增生是机体提高防御反应能力的重要表现。在炎症，尤其是病原微生物引起的炎症过程中，全身的单核巨噬细胞系统常有不同程度的增生，包括骨髓、肝、脾、淋巴结中的巨噬细胞增生，同时，淋巴细胞(B 淋巴细胞和 T 淋巴细胞)也增生。临床常表现为局部淋巴结肿大或肝、脾大。

(四) 实质细胞的病变

局部炎症严重时，由于病原微生物及其毒素的损伤、局部血液循环障碍、发热等多因素协同作用，部分器官(如心、脑、肝、肾等重要器官)将受影响。严重时，心、脑、肝、肾的实质细胞可发生不同程度的变性，甚至坏死，造成不同程度的器官功能障碍。

三、 全身炎症反应综合征

全身炎症反应综合征(systemic inflammatory response syndrome，SIRS)是指以炎症介质呈失控性释放为特征的全身失控性炎症反应，多继发于严重创伤、感染、组织坏死和再灌注损伤，特征是以细胞因子等炎症介质呈失控性释放造成的全身反应状态。1991 年，美国胸科医师学会(ACCP)和危重病医学会(SCCM)共同提出了全身炎症反应综合征的概念，而由各种感染引起的 SIRS 被定义为脓毒症(sepsis)。

感染、创伤等导致 SIRS 的发展可分为三个阶段：①局部炎症反应阶段：炎症介质在局部释放，炎症反应以局部为主。②有限的全身炎症反应阶段：少量炎症介质进入循环，同时内源性的炎症介质拮抗剂适量释放，全身内环境依然维持稳定。③全身炎症反应失控阶段：大量炎症介质进入循环，刺激炎症介质瀑布样释放，而内源性炎症介质拮抗剂生成不足，产生自身破坏性反应，毛细血管内皮的完整性受到破坏，远隔器官也因此受到影响而出现功能障碍。

第五节　炎症的经过和结局

许多因素影响炎症反应过程的发生发展。例如，免疫功能缺陷，则机体抗感染能力低下；全身性营养状态不良，则影响机体的抗病能力和修复能力；糖皮质激素可抑制炎症反应，但同时也降低机体的防御能力，甚至可引起病原微生物在机体内的播散；局部的血液循环不良或渗出物引流不畅，可致炎症的愈复不良。概括以上因素，炎症反应过程的发生发展主要取决于三方面因素：致炎因子、局部因素和全身状况。

致炎因子的类型、强度(毒力、数量)及作用时间的长短，构成损伤的方面；机体的全身和局部状态，包括机体的免疫、营养、内分泌状态、局部血液循环状态和治疗等，构成机体抗损伤方面。两者决定着炎症的发生、发展和结局。如损伤方面占优势，则炎症加重，甚至全身播散；如抗损伤方面占优势，则炎症趋向痊愈；若损伤因子持续存在，或机体的抵抗力相对较弱，则炎症可转变为慢性过程。炎症的结局，大致可有以下三种情况。

(一) 痊愈

多数情况下，由于机体抗病能力强，或经过适当治疗使抗损伤反应占优势，病原微生物被消灭，炎症局部坏死组织和渗出物被溶解、吸收或清除，通过局部组织细胞的再生达到痊愈。若病变范围小，常可完全恢复组织原来的结构和功能，达到痊愈；若损伤范围大，坏死较重，则由肉芽组织修复，不能恢复原有的结构和功能，称为不完全痊愈。如果瘢痕组织形成过多或发生在某些重要器官，则可引起明显功能障碍。

(二) 迁延不愈或转为慢性

如果机体抵抗力较低或治疗不彻底，致炎因子不能被清除而持续存在，可不断损伤组织，使炎症过程迁延不愈。如慢性支气管炎多由急性支气管炎迁延而来,而且常多年不愈。

(三) 蔓延播散

在患者抵抗力低下或病原微生物毒力强、数量多的情况下,损伤方面则占据优势,使炎症不断发展,并以三种方式蔓延或向全身播散。

1. 局部蔓延　炎症局部的病原微生物可经组织间隙或自然管道向周围组织和器官蔓延。如肺结核,当机体抵抗力低下时,结核分枝杆菌可沿组织间隙蔓延,使病灶扩大;亦可沿支气管播散,在肺的其他部位形成新的结核病灶。

2. 淋巴播散　病原微生物随淋巴回流或直接侵入淋巴管,通过淋巴播散。播散过程是先引起局部淋巴管炎,表现为炎症局部与引流淋巴结之间形成红色线样病变(红线);经淋巴引流,引起局部淋巴结炎,表现为淋巴结肿大。如手部感染可以引起腋窝淋巴结炎,下肢感染引起腹股沟淋巴结炎。各级淋巴结可以组成阻挡病原微生物扩散的防线,但感染严重时,病原体可通过淋巴进入血液循环,通过血道播散。

3. 血道播散　炎症病灶内的病原微生物及其毒素或毒性产物可以直接侵入或回流进入血液循环,造成炎症的血道播散。分别引起菌血症、毒血症、败血症和脓毒败血症等。

(1) 菌血症(bacteremia)　炎症病灶的细菌经血管或淋巴管进入血液,血液中可查到细菌,但患者无全身中毒症状,称为菌血症。一些炎症性疾病的早期都有菌血症,如大叶性肺炎和流行性脑脊髓膜炎等。此时进行血培养或瘀点涂片,可找到细菌。菌血症阶段,肝、脾、淋巴结的吞噬细胞组成一道道防线,可以将病原体吞噬清除。

(2) 毒血症(toxemia)　细菌的毒素或毒性产物由炎症局部被吸收入血,并引起全身中毒症状,称为毒血症。临床上可以出现高热、寒战等中毒症状,常同时伴有心、肝、肾等实质细胞的不同程度的变性或坏死,严重者可出现中毒性休克等严重后果;但血培养常为阴性,即找不到细菌。

(3) 败血症(septicemia)　细菌由炎症局部进入血液,并在血液中大量繁殖,产生毒素引起全身性严重的中毒症状,称为败血症。患者除了有严重的毒血症的临床表现外,还常出现皮肤、黏膜的多发性出血斑点、脾大及全身淋巴结肿大等反应,严重者可发生中毒性休克造成死亡。此时,血培养常可查到致病菌。

(4) 脓毒败血症(septicopyemia)　由化脓菌引起的败血症称为脓毒血症或脓毒败血症。化脓菌在血液大量繁殖,随血流可到达全身各部,在多个脏器同时形成多发性栓塞性脓肿或迁移性脓肿,造成严重后果。显微镜下,除见到典型的化脓性炎的特征外,病灶中央或毛细血管和小血管中常见到细菌菌落(栓子)。

易混概念

■　**1. 渗出液与漏出液**

前者是指炎症过程中液体和细胞的渗出。后者是指血液循环障碍造成血管内流体静压增加时的血液成分漏出。两者之间成分有所不同。

■　**2. 窦道与瘘管**

前者是指仅有一个开口的病理性管道。而瘘管则是指有两个或两个以上开口的、两端相连的病理性管道。

■　**3. 毒血症与败血症**

前者是指细菌毒素或毒性产物由炎症局部进入血液引起的全身中毒症状的现象。后者则是指细菌入血并大量繁殖引起全身性严重的中毒的现象,重者可出现感染性休克。

■　**4. 炎性肉芽肿与炎性肉芽组织**

前者是由于特殊感染或异物引起的慢性增生性炎症。后者则是指由新生薄壁的毛细血管和增生的成纤维细胞构成,并伴有炎症细胞浸润的结缔组织。

复习思考题

1. 简述急性炎症时血管通透性增强的机制。
2. 简述急性炎症时白细胞渗出的过程。
3. 白细胞在炎症局部的作用如何？
4. 简述急性炎症的类型及其特征。
5. 比较脓肿与蜂窝织炎的异同。
6. 慢性炎症的基本病理改变如何？简述其病变类型和特征。
7. 简述炎症的结局和转归。
8. 何谓全身炎症反应综合征（SIRS）？

【附:临床病理讨论】

CPC 病例 4

病历摘要

患者，女，14 岁，学生。因反复水肿十余年，再次发病伴发热、咳嗽、少尿 1 周入院。

患者于 1975 年 7 月 27 日，因受凉感冒后约 10 天出现颜面部水肿，逐渐波及双下肢和全身。入院诊断为"肾病综合征"，治疗 1 年余，消肿出院。以后每次感冒后即出现面部及四肢水肿，且病情逐渐加重。1 周前，因再次感冒而发热、咳嗽，3 天前出现颜面部及双下肢水肿、尿少，于 1985 年 12 月 9 日再次住院治疗。

入院查体:T 36.8℃,P 120 次 /min,BP 120/85 mmHg;一般情况差,慢性重病容,神清,检查合作。全身水肿,皮肤、黏膜苍白,干燥,前胸皮肤见数个出血点。心律齐,心尖区可闻及Ⅲ级吹风样收缩期杂音及心包摩擦音,心界扩大;呼吸困难,呈点头样,两肺呼吸音粗,有明显的中细湿啰音;腹软,腹围 67 cm,肝于右锁骨中线肋下 2.5 cm 触及;骨骼及神经系统未发现异常。

实验室检查:尿常规:蛋白(+++),白细胞 2~3,红细胞(+++);血常规:RBC $1.7×10^{12}$/L,Hb 50 g/L,WBC $(9.60~24.6)×10^9$/L,红细胞沉降率 90 mm/h,抗"O"<500 U;肝功能:A/G 27/25 g/L;心肌酶谱:CK 420 U/L,LDH 358 U/L,AST 30 U;24 h 尿蛋白定量(PVO):2.05 g/24 h。

心电图:窦性心动过速,左心室高电压;X线胸片:心脏增大;放射性核素肾图:双侧肾功能严重受损。

既往史:患者自 1975—1985 年的 10 年间先后 8 次均因"肾疾病"住院治疗。1975 年因"黄疸型病毒性肝炎"住院,治愈。

治疗经过:住院后,经低盐饮食、抗感染、利尿、纠正水及酸碱平衡等治疗,病情无好转;血尿素氮持续在 80 g/L 以上,CO₂CP 15 Eq/L 左右,低钾血症。12 月 15 日出现鼻出血、头昏、眼花,手脚麻木发凉,抽搐约 2 min。22 日出现心包摩擦音。经予激素、强心药等治疗无效,患者病情恶化于 12 月 25 日 23 时 20 分死亡。

尸检摘要

尸检于患者死后 30 h 进行。

一般检查:少年女尸一具,身长 131 cm;发育正常,营养中等;尸冷、尸僵存在,尸斑不明显;双眼角膜轻微混浊。腹部膨隆,右侧腹股沟处皮下片状瘀斑,双下肢踝部凹陷性水肿较明显。

体腔检查:各脏器位置正常,腹腔未见积液,胃高度胀气;双侧膈高于第 5 肋间,肝剑下 7.5 cm;双侧胸腔内草黄色澄清积液,左侧 240 mL,右侧 210 mL;胸膜无粘连;心包腔内有草黄色积液 150 mL。

内脏检查

心脏:重 370 g,表面及心包壁层见灰白色纤维蛋白性渗出物,呈绒毛状;左心室壁厚 2.3 cm,右心室壁厚 1.0 cm;左心房及左心室轻度扩张,左右心室内含有血凝块;各瓣膜未见明显异常。镜检:心外膜明显增厚,其表面附着片状或条索状均质、红染的纤维素性渗出物,其间见较多的单核细胞、淋巴细胞及中性粒细胞渗出;心肌纤维粗细不均,多数肌纤维明显肥大,但结构尚清晰;心肌间质水肿,血管明显扩张、充血,伴有少数单核细胞、中性粒细胞浸润。

　　肺:胸膜光滑,左肺重 330 g,右肺重 490 g;肺表面及切面呈暗红色。镜检:肺泡壁血管显著扩张、充血伴片状出血;大部分肺泡腔内充满细颗粒状、丝网状和团块状红染物质,伴散在的单核细胞、中性粒细胞及淋巴细胞浸润。上述改变以两肺下叶明显。

　　肾:左、右肾体积略缩小,各重 105 g;剥离肾被膜后,见肾表面呈弥漫性细颗粒状,颜色变浅,未见出血点;切面见双肾皮髓质界限不清。镜检:肾皮质内多数肾小球萎缩、纤维化及透明变;少数肾小球体积增大,球囊腔扩张,部分球囊腔壁层上皮细胞增生形成新月体;肾小管多数萎缩、消失,部分扩张,内含蛋白管型;肾间质纤维组织增生,伴单核细胞和淋巴细胞浸润。肾小动脉壁内膜增厚,内弹力膜分离,入球小动脉透明变性。

　　肾上腺:左、右肾上腺各重 7.5 g;镜下。皮质三条带分界不清,被膜下见数个大小不等的增生结节,其外被菲薄的纤维组织包绕。

　　其余各器官未见明显病变。

【讨论题】

1. 本例的病理诊断和诊断依据。
2. 病变的发生发展过程及主要病变间的相互关系。
3. 临床表现与病理改变的联系。
4. 本例的死亡原因。

(郑州大学　李文才)

数字课程学习

 彩图　　 微课　　 教学 PPT　　 自测题　　 Summary

肿瘤(tumor)是一类常见病和多发病,其中恶性肿瘤是目前危害人类健康和生命的重大疾病之一。据世界卫生组织(WHO)2018 年公布的统计数据,全球年均新增恶性肿瘤患者约 1 810 万,而恶性肿瘤致死人数高达 960 万。按照目前的社会发展趋势(如人口老龄化和环境污染)与人们的生活习惯,预计全世界恶性肿瘤新发病例将持续上升,到 2025 年新诊病例将达到 1 930 万人 / 年。目前,全球发病率最高的恶性肿瘤是肺癌,其次是乳腺癌和结直肠癌。年死亡人数最高的依次为肺癌(160 万,占恶性肿瘤总病死人数 19.4%)、肝癌(80 万)、胃癌(70 万)。不同的国家和地区恶性肿瘤的发病率、病理类型和死亡率有所不同。在我国,肿瘤发病率和死亡率都呈加速上升趋势。目前全国肿瘤发病率为 285.91/10 万,每年新发病例约 312 万,平均每天 8 550 人;肿瘤死亡率为 180.54/10 万,每年因恶性肿瘤死亡人数估计达 270 万。我国最常见的恶性肿瘤按死亡率高低排列分别为肺癌、肝癌、胃癌、食管癌和结直肠癌,死亡率最高者男女性均为肺癌。

由于肿瘤尤其是恶性肿瘤危害的严重性,肿瘤诊断技术和防治策略一直是医学研究的重要课题。目前肿瘤诊断技术已取得较大进步,治疗方法也日益增多,许多肿瘤的个体化医疗获得显著的成效,但大多数恶性肿瘤的预后依然很差。主要原因是人们对肿瘤病因、发生机制和生物学特性的认识尚存在不足。目前,肿瘤的确诊和类型判定仍然依赖病理诊断。因此,掌握肿瘤的病理学基本知识,包括肿瘤的形态和分类、生物学特点、病因与发病机制,积极开展肿瘤学前沿研究,对于早期、正确诊断肿瘤、准确区分其良恶性和有效地防治肿瘤具有重要意义。

第一节　肿瘤的概念和一般形态

一、肿瘤的概念

肿瘤是机体在致瘤因子的长期作用下,局部组织的细胞发生基因调控异常,导致其克隆性异常增生而形成的新生物,这种新生物形成的过程称为瘤形成(neoplasia)。

瘤形成是从局部组织的某一种正常细胞起源的,然后逐渐增殖、生长,影响周围组织甚至身体其他部位。这种导致瘤形成的细胞增殖称为肿瘤性增生(neoplastic proliferation)。肿瘤生长常形成局部包块。以形成局部包块为主要表现的肿瘤,即实体瘤(solid tumor)。人体肿瘤大部分属于实体瘤。根据肿瘤形态结构和生物学行为,一般将肿瘤分为良性肿瘤(benign tumor)和恶性肿瘤(malignant tumor)两大类。良性肿瘤生长相对缓慢,一般没有侵袭性,不播散到机体其他部位,对人体的危害较小。而恶性肿瘤则常生长快,侵袭性强,可播散到机体其他部位,对人体的危害较大,统称为癌症(cancer)。

肿瘤性增生是与机体不相适应的、不协调的和对机体有害的克隆性增生。肿瘤细胞的形态、代谢和功能均有异常,不同程度地失去了分化成熟的能力,多数情况下呈现不可逆的自主性生长 (autonomous growth)。机体在生理状态下及在炎症、损伤修复时的病理状态下也常有局部组织细胞的增生,但这属于非肿瘤性增生 (non-neoplastic proliferation)。这类增生属于局部组织细胞的正常更新,或因一定损伤刺激导致机体细胞发生的病理反应。非肿瘤性增生一般是机体所需的、可逆的、自限性的。增生的细胞分化成熟,并具有正常形态和功能,原因一旦消除后就不再继续增生。这与肿瘤性增生有着本质区别。

二、肿瘤的一般形态和结构

(一)肿瘤的大体形态

大体形态学观察是描述肿瘤的重要方面。肿瘤的大体形态多种多样。肉眼观察肿瘤时,应注意其数目、大小、形状、颜色、硬度等基本特征。这些观察有助于判断肿瘤类型和区分其良恶性。

1. 肿瘤的数目和大小　肿瘤数目不一,通常为一个,即单发瘤 (single tumor);有时为多个,即多发瘤 (multiple tumors)。多发瘤可同时或先后出现,如神经纤维瘤病 (neurofibromatosis),或为单发瘤晚期转移的结果。肿瘤的大小差别很大,小者直径仅几毫米,如甲状腺十分微小的隐匿癌 (occult carcinoma)。有的甚至在显微镜下才能发现,如上皮组织的原位癌 (carcinoma in situ)。大者直径可达数十厘米,质量可达数千克乃至数十千克,如卵巢的囊腺瘤 (cystadenoma)。一般来说,肿瘤的大小与肿瘤的良恶性、生长时间和发生部位有一定关系。生长于体表或较大的体腔(如腹腔)内的肿瘤可长得很大,尤其是当这些部位的良性肿瘤经过长期生长才被发现时。生长于狭小腔道(如颅腔、椎管)内的肿瘤由于较早地出现症状和体征,就诊时肿瘤一般较小。恶性肿瘤一般生长迅速,常常较快侵袭邻近重要器官并出现远处转移,较短时间内导致患者死亡,所以体积不一定很大。但恶性肿瘤的体积越大,转移的潜力和概率一般也越大。对于某些类型的肿瘤,体积大小是判断其良恶性的重要指标之一。恶性肿瘤的体积是肿瘤分期的一项重要指标。

2. 肿瘤形状　肿瘤的形状多种多样,有息肉状 (polypoid)、乳头状 (papillary)、绒毛状 (villous)、结节状 (nodular)、分叶状 (lobular)、囊状 (cystic)、蕈状 (fungating)、浸润性包块状 (infiltrating mass)、弥漫性肥厚状 (diffuse thickening) 和溃疡状 (ulcerative) 等(图 6-1)。肿瘤形状上的差异一般与其发生部位、组织来源、生长方式和肿瘤的良恶性密切相关。

3. 肿瘤的颜色　与肿瘤组织起源、血供情况、色素多少、有无出血及坏死情况有关。良性肿瘤一般接近其起源组织的颜色,如血管瘤多呈红色或暗红色,脂肪瘤呈黄色,纤维瘤呈灰白色。恶性肿瘤的切面色

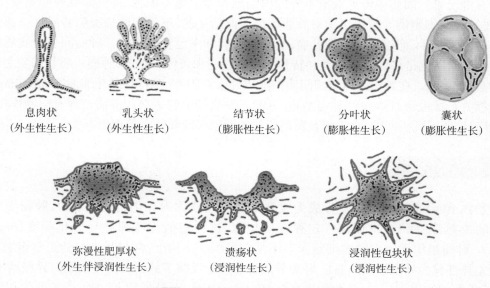

| 息肉状 | 乳头状 | 结节状 | 分叶状 | 囊状 |
| (外生性生长) | (外生性生长) | (膨胀性生长) | (膨胀性生长) | (膨胀性生长) |

| 弥漫性肥厚状 | 溃疡状 | 浸润性包块状 |
| (外生伴浸润性生长) | (浸润性生长) | (浸润性生长) |

图 6-1　肿瘤的形状和生长方式示意图

Figure 6-1　The schematic drawing of the shape and growth pattern of tumors

泽不均一,多呈灰白或灰红色,或鱼肉样,血管丰富的肿瘤可呈暗红色。坏死区域可呈灰黄色。有时可从肿瘤的色泽上大致推测出肿瘤的类型,如黑色素瘤多呈黑色,绿色瘤呈绿色等。

4. 肿瘤的硬度　肿瘤的硬度与肿瘤的种类、肿瘤细胞与间质的比例及有无变性坏死等继发改变有关,不同肿瘤差别较大,如骨瘤、软骨瘤硬度大,脂肪瘤、星形细胞瘤质软。肿瘤内间质成分可影响肿瘤硬度,肿瘤细胞多于间质的肿瘤一般较软,反之则较硬;瘤组织发生坏死时变软,有钙盐沉着(钙化)或骨质形成(骨化)时则变硬。

(二)肿瘤的组织结构

肿瘤的组织形态多种多样,是组织病理学的重要内容。一般将肿瘤组织的成分分为肿瘤实质和肿瘤间质两部分(图 6-2)。观察和认识肿瘤组织结构是进行肿瘤组织病理学诊断(histopathological diagnosis)的基础。

1. 肿瘤的实质(parenchyma)　肿瘤实质成分是瘤组织内肿瘤细胞的总称,它是肿瘤的主要成分。肿瘤的类型和生物学性质主要是由肿瘤实质决定的。人体几乎所有组织都可以发生肿瘤,因此肿瘤实质的形态多种多样。例如,鳞状细胞癌的实质为鳞状细胞来源的癌细胞巢或条索,横纹肌肉瘤的实质为横纹肌来源的肉瘤细胞。通常根据镜下肿瘤实质细胞(肿瘤细胞)形态、组成的结构或产物来识别肿瘤的组织起源(histogenesis),判断肿瘤分化(differentiation)程度,从而进行肿瘤的分类、命名和组织学诊断,确定肿瘤的良恶性。有时需要电子显微镜和免疫组织化学染色对肿瘤实质细胞的组织起源进行确定。肿瘤的实质通常只有一种成分,但少数肿瘤可以含有两种甚至多种实质成分。如畸胎瘤就常含有三个胚层来源的多种分化的肿瘤实质成分。

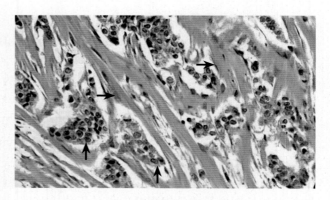

图 6-2　肿瘤的实质和间质
乳腺癌中肿瘤实质成分为小巢或条索状排列的癌细胞(↑),
间质成分为纤维组织(→)

Figure 6-2　Parenchyma and mesenchyma of tumors
The parenchyma of breast scirrhous tumor is composed of small nests or strip-like carcinoma cells(↑).The mesenchyma is composed of fibrous tissue(→)

2. 肿瘤的间质(stroma)　肿瘤组织中实质成分以外的成分一般都属于肿瘤间质,主要由结缔组织和血管组成,还可有淋巴管。间质中可见数量不等的白细胞和其他免疫细胞,是机体抗肿瘤免疫反应的表现。间质成分主要是肿瘤细胞诱导瘤周组织对肿瘤的反应而新生的,不具有肿瘤类型特异性。通常生长缓慢的肿瘤,其间质血管较少,而生长迅速的肿瘤,其间质血管和淋巴管较丰富。肿瘤间质对实质细胞起支持和营养作用,同时间质也是恶性肿瘤侵袭和转移的重要途径和条件。因此,肿瘤实质与间质之间具有相互依赖和影响的复杂关系。在肿瘤结缔组织间质中除成纤维细胞外,还有肌成纤维细胞(myofibroblast),此种细胞增生、收缩并形成胶原纤维包绕肿瘤细胞,可能对肿瘤细胞的运动和浸润过程有限制作用。同时,也可能与引起乳腺癌所致乳头回缩、食管癌及肠癌所致的管壁僵硬和狭窄等现象有关。

第二节　肿瘤的异型性

在胚胎学中,原始或幼稚细胞发育成为成熟细胞的过程称为分化。在肿瘤中,肿瘤细胞和组织与其起源组织的成熟细胞和组织存在一定程度的相似,这种相似程度即肿瘤分化程度(degree of tumor differentiation)。肿瘤组织无论在肿瘤细胞形态还是在组织学结构上,都与其来源的正常组织有不同程度的差异,这种差异性称为异型性(atypia)。肿瘤异型性的大小反映了肿瘤的分化程度。异型性小,表示肿瘤与其来源的正常细胞和组织相似,分化程度高(well-differentiated);异型性大,表示肿瘤分化程度低(poorly-differentiated)。异型性大小是区别肿瘤性增生和非肿瘤性增生,诊断肿瘤良恶性,以及判断恶性肿瘤的恶性程度和分级的主要组织学依据。恶性肿瘤常具有明显的异型性。

有时恶性肿瘤的肿瘤细胞分化程度很低或主要由未分化细胞（undifferentiated cell）构成，这种缺乏分化的状态称为间变（anaplasia）。肿瘤细胞明显间变的肿瘤称为间变性肿瘤（anaplastic tumor）。"Anaplasia"一词的原意是指"退性发育"或"退分化"，后者指已分化的成熟细胞和组织倒退分化，返回至原始或幼稚状态。在现代病理学中，"间变"指的是肿瘤细胞异型性显著，细胞呈现缺乏分化的状态。所以，"异型性显著"与"间变"是从不同角度表述肿瘤的恶性形态特征。肿瘤的异型性表现为肿瘤组织结构的异型性和肿瘤细胞的异型性。

一、肿瘤组织结构的异型性

肿瘤组织结构的异型性是指肿瘤组织在空间排列方式上（包括肿瘤细胞的极向、排列的结构及其与间质的关系等方面）与其来源的正常组织之间存在的差异性。例如，正常上皮组织的细胞层次和排列方式有明显规律，发生肿瘤时细胞层次增多，排列可能出现不同程度的紊乱。由于良性肿瘤的细胞异型性不明显，因此，诊断良性肿瘤的主要依据是其组织结构的异型性。例如纤维瘤的肿瘤细胞与正常纤维细胞很相似，只是其排列与正常纤维组织不同，呈致密编织状，并有完整包膜。子宫平滑肌瘤的肿瘤细胞与正常子宫平滑肌相似，但细胞密度可能增加，肿瘤细胞呈编织状排列。恶性肿瘤不仅组织结构异型性更加明显，而且还表现出肿瘤细胞的异型性。例如腺上皮发生的恶性肿瘤——腺癌，其腺上皮层次异常、排列紊乱、失去极向，可有乳头状增生，腺体大小不一，形状不规则，腺体共壁或背靠背等结构异型性，同时癌细胞有明显的细胞异型性。

二、肿瘤细胞的异型性

良性肿瘤的肿瘤细胞分化较成熟，细胞异型性小；而恶性肿瘤的肿瘤细胞具有明显的异型性，尤其是细胞核的异型性，是恶性肿瘤病理诊断的重要依据。

（一）肿瘤细胞的多形性

肿瘤细胞多形性（pleomorphism）是指肿瘤细胞形态和大小极不一致，表现为有的肿瘤细胞呈圆形、卵圆形或多边形，有的呈梭形或不规则形，形状多种多样；肿瘤细胞的大小差异也较大，小至淋巴细胞大小，大至数十倍于正常细胞。体积巨大的肿瘤细胞称为瘤巨细胞（tumor giant cell）。瘤巨细胞内可含有单个或多个形态不一甚至怪异的细胞核。

（二）肿瘤细胞细胞核的异型性

恶性肿瘤细胞细胞核的体积大，细胞核与细胞质的比例（一般称核质比）较正常同类细胞增大（正常为1:4~1:6，恶性肿瘤细胞则接近1:1）。核的大小和形状不一，可出现双核、多核、巨核或畸形核。由于核内DNA增多，HE染色可见肿瘤细胞核着色加深，染色质呈粗颗粒状，分布不均匀，常堆积在核膜下，使核膜显得"增厚"。核仁肥大，数目也可增多（可达3~5个）。细胞核有丝分裂象（mitosis figure）不同程度地增多，出现不对称性、多极性及顿挫性等异常核分裂象。这些核分裂象完全不同于正常细胞核分裂象，称为病理性核分裂象（pathological mitosis figure），它们对诊断恶性肿瘤具有重要的价值（图 6-3）。

（三）肿瘤细胞细胞质特点

肿瘤细胞的细胞质随着核糖体增多而嗜碱性增强。有些肿瘤细胞细胞质内可出现异常物质或发生代谢产物堆积，如黏液、糖原、脂质、角质和色素等，有些物质还可分泌到细胞外。这些物质可用组织化学或免疫组织化学染色显示出来，有助于判断肿瘤组织起源。

（四）肿瘤细胞超微结构特点

电子显微镜观察肿瘤细胞超微结构在分析细胞分化程度和判断组织起源方面有一定意义。不同类型恶性肿瘤的肿瘤细胞超微结构既有共性，如常常出现细胞器和细胞连接发育不良，游离核糖体增多；也有某些特殊之处，如神经内分泌颗粒提示为神经内分泌肿瘤，张力原纤维（tonofibril）和细胞间桥粒（desmosome）提示为鳞状细胞来源，微丝（microfilament）和密体（dense body）提示平滑肌肿瘤，黑素体（melanosome）提示黑色素瘤等。

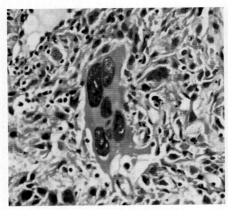

多核瘤巨细胞　　　　　　　　顿挫性核分裂象　　　　　　　　多极性核分裂象

图 6-3　肿瘤细胞核异型性

核呈多样性,并呈多种核分裂象

Figure 6-3　The nuclear atypia of tumor cells

Nuclear pleomorphism and a variety of mitotic figures are presented

第三节　肿瘤的生长、扩散及分级与分期

　　良性肿瘤只局限于机体某一局部生长,而恶性肿瘤则可发生扩散。局部侵袭和远处转移是恶性肿瘤最重要的两大生物学特性,并且是其威胁患者生命的主要原因。因此,对恶性肿瘤生长和扩散中侵袭和转移特性及其机制的研究一直是肿瘤病理学的重要课题。

一、肿瘤的生长

(一) 生长方式

　　肿瘤有多种生长方式(growth pattern),主要包括膨胀性生长、外生性生长和浸润性生长等。这些方式与肿瘤部位、类型和良恶性有关,是肿瘤生物学行为的一部分,对机体产生不同影响。

　　1. 膨胀性生长(expansive growth)　这是发生在实质器官或组织内的大多数良性肿瘤的生长方式。肿瘤逐渐增大,宛如逐渐膨胀的"气球",将瘤周组织挤开,一般不侵袭周围正常组织。因此,肿瘤往往呈结节状、球形,有完整包膜,与周围组织分界清楚(图 6-4)。对周围组织的影响主要是挤压和阻塞,对邻近器官结构和功能的影响较小且缓慢。临床检查时肿瘤移动性良好,手术容易彻底切除,切除后不易复发。

　　2. 外生性生长(exophytic growth)　发生在体表、体腔或管道器官(如消化道、泌尿道等)表面的肿瘤,常向表面生长,形成向外突起的乳头状、息肉状、蕈状或菜花状肿物。良、恶性肿瘤都可呈现外生性生长,但恶性肿瘤在向表面呈外生性生长的同时,其基底部往往呈浸润性生长,而且常由于其生长迅速,血液供应不足,容易发生坏死脱落而形成底

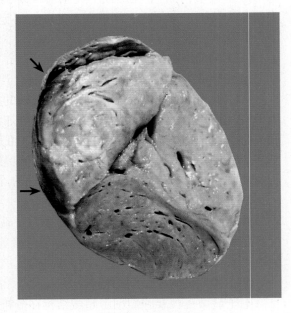

图 6-4　膨胀性生长

乳腺纤维腺瘤(良性肿瘤)呈结节状,有完整包膜(→)

Figure 6-4　Expansive growth

Fibroadenoma of the breast (benign tumor) is described as nodular, with intact capsule

部不平、边缘隆起的恶性溃疡(火山口状溃疡)。

3. 浸润性生长(infiltrative growth) 为大多数恶性肿瘤的生长方式。肿瘤实质侵入周围组织间隙、淋巴管和血管内,像树根扎入土壤一样,浸润并破坏周围组织。因此呈这类生长方式的肿瘤无包膜,与邻近组织紧密连接,无明显界限(图6-5)。临床检查时如果肿瘤移动性差或固定,手术切除范围应适当扩大,若切除不彻底术后易复发。手术中由病理医生对切缘组织作快速病理检查有无肿瘤浸润,可帮助手术医生确定是否需要扩大切除范围,如保乳手术。

(二)生长速度与生长动力学

各种肿瘤的生长速度有很大差别,主要取决于肿瘤细胞分化程度。一般来说,分化好的良性肿瘤生长缓慢,病程可长达几年、十几年甚至几十年;分化差的恶性肿瘤生长快,短期内即可形成明显肿块,并且常常由于缺乏新生血管或营养物质供应相对不足而发生坏死等继发改变。良性肿瘤如果短期内生长突然加快,应考虑有恶变的可能。

肿瘤细胞生长分数、肿瘤细胞生成与凋亡速率、肿瘤脉管新生化等生长动力学因素影响肿瘤生长速度。

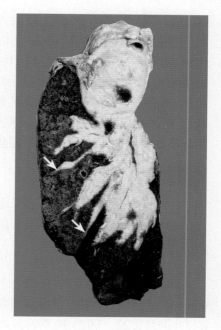

图 6-5 浸润性生长
肺癌(恶性肿瘤)癌组织呈树根状生长,
与肺组织分界不清(↘)
Figure 6-5　Infiltrative growth
In the lung cancer (malignant tumor), tumor
mass looks like the root of the tree,
without clear borders (↘)

1. 肿瘤细胞生长分数(tumor cell growth fraction) 肿瘤细胞生长分数是指肿瘤细胞群体中处于增殖阶段(S期+G2期)的细胞比例。生长分数越大,肿瘤生长越迅速;反之,肿瘤生长较缓慢。在细胞恶性转化初期,绝大多数细胞处于分裂期,生长分数很高。随着肿瘤的持续生长,不断有瘤细胞发生分化而离开增殖阶段,使得大多数肿瘤细胞处于G0期。即使是生长迅速的肿瘤,如肺小细胞癌,其生长分数也只占20%左右。目前大多数化学抗癌药物是针对处于分裂期的细胞。因此,生长分数高的肿瘤对于化学治疗特别敏感,而生长分数低的肿瘤对化学治疗相对不敏感。

2. 肿瘤细胞生成与凋亡速率 在肿瘤实质中,既有新的肿瘤细胞不断产生,又有肿瘤细胞不断凋亡、坏死,这两者之间的平衡状态直接影响肿瘤的生长速度。肿瘤的生长主要取决于肿瘤细胞的生成大于凋亡的程度。在生长分数相对较高的肿瘤(如急性白血病和肺小细胞癌),肿瘤细胞的生成远大于凋亡,其生长速度要比生成稍大于凋亡的肿瘤(如结直肠癌)快得多。

3. 肿瘤脉管新生化(tumor neovascularization) 实体瘤的生长和演进需要新生脉管,尤其是新生血管。研究证实,实体瘤在达到1~2 mm的直径和厚度时(10^7个细胞左右),如果没有形成新生血管来供应营养,将不再增大。此前属于无血管期(avascular phase)或称血管前期。肿瘤细胞受到缺氧刺激,在缺氧诱导因子(hypoxia-inducible factor, HIF)等转录因子的作用下,血管内皮生长因子(VEGF)等血管生成因子(angiogenic factor)通过自分泌和旁分泌,诱导宿主微血管内皮细胞出芽、迁移、增殖、成型,形成瘤内新生微血管,这一过程即肿瘤血管生成(tumor angiogenesis)阶段。除VEGF家族外,主要的血管生成因子还有成纤维细胞生长因子(FGF)家族、血管生成素(angiopoietin, Ang)家族、ephrins家族,以及血小板衍生生长因子(PDGF)、转化生长因子α(TGF-α)和肿瘤坏死因子α(TNF-α)等,它们一般是通过与各自对应的受体结合而发生作用的。肿瘤内浸润的炎症细胞等其他细胞也产生血管生成因子。一些趋化因子及其受体在血管生成中也起重要的调控作用。肿瘤还会吸引骨髓源性内皮祖细胞(endothelial progenitor cell)"归巢"至肿瘤组织,形成微血管。一些因子及其受体促进肿瘤的淋巴管生成。肿瘤血管新生还受内源性血管生成抑制因子(inhibitor of angiogenesis)调控。肿瘤内形成新生血管后进入血管期(vascular phase),迅速生长。

4. 肿瘤演进和异质性 恶性肿瘤在生长过程中变得越来越富有侵袭性的现象称为肿瘤的演进

(progression),包括生长加快、浸润周围组织和远处转移等。这种生物学现象的出现与肿瘤异质性的产生有关。肿瘤异质性(heterogeneity of tumor)是指由单克隆来源的肿瘤细胞在生长过程中形成的亚克隆在侵袭能力、生长速度、对激素的反应、对抗肿瘤药和放射治疗的敏感性等方面都可以有差异。其原因是在肿瘤的生长过程中,可能有附加的基因突变作用于不同的肿瘤细胞,使得肿瘤细胞的亚克隆获得不同的特性。机体的抗肿瘤反应可杀死那些具有较高抗原性的亚克隆,而抗原性低的亚克隆则可以逃避机体的免疫监视。由于这种选择,肿瘤生长过程中能保留那些适应存活、生长、浸润与转移的亚克隆。研究提示,肿瘤细胞异质性的产生可能与肿瘤干细胞的不断自我更新、分化从而产生不同克隆有关。

二、肿瘤的扩散

(一) 恶性肿瘤扩散的方式及途径

恶性肿瘤不仅可以在原发部位继续生长,而且还可以发生肿瘤的扩散(spread of tumor),这是恶性肿瘤最重要的生物学特点。

1. 恶性肿瘤的扩散方式

(1) 侵袭(invasion)　是指恶性肿瘤不断浸润、破坏周围组织和器官的过程,亦即直接蔓延(direct spread)。恶性肿瘤细胞常沿着组织间隙、淋巴管或血管外周间隙、神经束膜浸润,破坏邻近正常器官和组织,并继续生长。例如,晚期宫颈癌可蔓延到直肠和膀胱,晚期乳腺癌可穿过胸肌和胸腔蔓延至肺。

(2) 转移(metastasis)　恶性肿瘤细胞从原发部位侵入淋巴管、血管或体腔,迁徙到他处而继续生长,形成与原发瘤(primary tumor)同样类型的肿瘤,这个过程称为转移。所形成的肿瘤称为转移瘤(metastatic tumor)或继发瘤(secondary tumor)。转移瘤大小不一,单个或多个,可在同一组织和器官先后形成多个,也可在不同组织和器官先后形成。直径≤1 mm(约 10^6 个肿瘤细胞)的转移瘤称为微转移(micrometastasis)。并非所有的恶性肿瘤都会发生转移,如皮肤的基底细胞癌,多在局部浸润生长,极少发生转移。

2. 转移途径　恶性肿瘤常见的转移途径有淋巴道转移、血道转移和种植性转移。

(1) 淋巴道转移(lymphatic metastasis)　恶性肿瘤细胞侵入淋巴管(图 6-6)后,首先到达局部淋巴结,聚集于边缘窦,继续增殖发展为淋巴结转移癌(图 6-7)。上皮组织源性恶性肿瘤多经淋巴道转移。例如乳腺癌常先转移到同侧腋窝淋巴结,肺癌首先转移到肺门淋巴结。距肿瘤最近的淋巴结被称为"前哨淋巴结",检查前哨淋巴结内有无转移常作为判断有无淋巴转移的关键指标。转移的肿瘤细胞自淋巴结边缘窦开始生长,逐渐累及整个淋巴结,受累的淋巴结逐渐增大、变硬,切面呈灰白色。有时由于肿瘤组织浸出被膜而使多个淋巴结相互融合成团块。局部淋巴结转移后,可继续转移至其他淋巴结,最后可经胸导管进入血流再继续发生血道转移。有的肿瘤可以发生逆行转移或越过引流淋巴结发生跳跃式转移。在临床上最易被发现的癌转移淋巴结是左锁骨上淋巴结(Virchow 淋巴结),其原发部位多位于肺和胃肠道。

(2) 血道转移(hematogenous metastasis)　恶性肿瘤细胞侵入血管后可随血流到达远隔器官继续生长,形成转移瘤。各种恶性肿瘤均可发生,尤多见于肉瘤、肾癌、肝癌、甲状腺滤泡性癌及绒毛膜癌。肿瘤细胞一般经过肿瘤组织新生微血管和(或)肿瘤周血管(毛细血管和小静脉)侵入血道,亦可经淋巴管–胸导管或经淋巴–静脉通路入血。进入血液系统的肿瘤细胞常与纤维蛋白和血小板共同黏聚成团,称为瘤栓(tumor embolus)。瘤栓可阻塞于靶器官的小血管内,引起内皮细胞损伤。肿瘤细胞可自内皮损伤处或内皮之间穿出血管,侵入组织内并增殖,形成转移瘤。血道转移的途径与栓子运行途径相同,即进入体循环静脉的肿瘤细胞经右心到肺,在肺内形成转移瘤,如绒癌的肺转移;侵入门静脉系统的肿瘤细胞,首先发生肝转移,如胃、肠癌的肝转移等;进入肺静脉的肿瘤细胞,或肺内转移瘤通过肺毛细血管而进入肺静脉的肿瘤细胞,可经左心随主动脉血流到达全身各器官,常见转移到脑、骨、肾及肾上腺等处;侵入与椎静脉丛有吻合支的静脉内的肿瘤细胞可引起脊椎及颅内转移,如前列腺癌的脊椎转移。

血道转移可见于许多器官,但最常见的是肺,其次是肝和骨。故临床上恶性肿瘤患者应进行肺、肝、

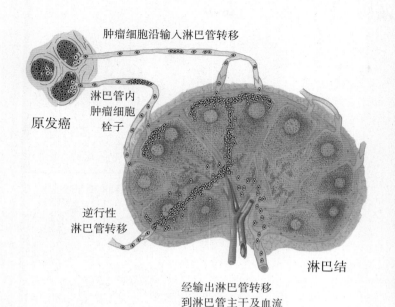

肿瘤细胞沿输入淋巴管转移

淋巴管内
肿瘤细胞
栓子

原发癌

逆行性
淋巴管转移

淋巴结

经输出淋巴管转移
到淋巴管主干及血流

图 6-6 恶性肿瘤的淋巴道转移模式示意图
Figure 6-6 Schematic drawing shows the metastatic
process of carcinoma via lymphatic system

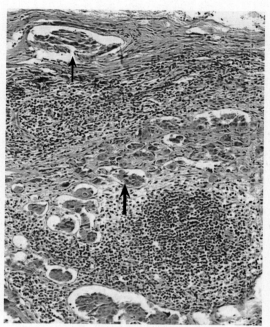

图 6-7 淋巴结转移癌
被膜淋巴管内见肿瘤细胞栓子(↑),
淋巴结内转移性癌细胞巢(↑)
Figure 6-7 Metastatic carcinoma of the lymph node
Tumor embolus in the Lymphatic vessels of tunica (↑),
and the nests of metastatic carcinoma of the lymph
nodes (↑) were seen obviously

骨的影像学检查,判断其有无血道转移,以确定临床分期和治疗方案。转移瘤的形态学特点是边界相对清楚并常多发散在分布,多位于器官近被膜处(图 6-8)。有时由于癌结节中央出血、坏死而下陷,可形成"癌脐"。

(3) 种植性转移(seeding metastasis) 又称体腔转移。当肿瘤细胞侵及体腔器官表面时,瘤细胞可以脱落,像播种一样种植在体腔内各器官的表面甚至侵入其下生长,形成转移瘤。如胃癌破坏胃壁突破浆膜后,可在腹腔脏器表面形成广泛的种植性转移(图 6-9)。胃黏液癌经腹腔种植到卵巢表面浆膜再侵入卵巢,可形成卵巢的 Krukenberg 瘤。肺癌常在胸腔形成广泛的种植性转移。脑恶性肿瘤(如小脑髓母细胞瘤)亦可经过脑脊液种植性转移到脑的其他部位。经体腔转移常伴有肿瘤性体腔积液和器官间粘连。积液多为血性,其内含有脱落的癌细胞,抽取体腔积液做细胞学检查是诊断恶性肿瘤的重要方法之一。

(二)恶性肿瘤侵袭和转移的机制

恶性肿瘤侵袭和转移是一系列步骤组成的连续的复杂过程,详细机制目前尚未完全明确。目前认为,具有侵袭能力的亚克隆瘤细胞的出现和肿瘤内脉管新生化是肿瘤侵袭和转移的重要基础。以癌为例,侵袭和转移机制涉及癌细胞分子遗传学特性、细胞外基质改变和受累器官组织微环境等。

1. 局部侵袭 正常上皮细胞之间通过各种细胞黏附分子,如上皮钙黏素(E-cadherin),将其彼此黏附在一起,难以相互分离。原位癌发生局部侵袭时,首先,由细胞黏附分子介导的癌细胞间黏附力减弱,发生相互分离(图 6-10)。在腺癌、鳞状细胞癌及尿路上皮细胞癌中,癌细胞的上皮钙黏素表达减少,使得癌细胞彼此易于分离、迁移,进一步与基膜附着并突破基膜,发生局部侵袭。其次,降解细胞外基质(extracellular matrix,ECM)。癌细胞直接分泌蛋白溶解酶(包括Ⅳ型胶原酶、尿激酶型纤溶酶原激活物、组织蛋白酶 D 等)溶解 ECM 成分,如层粘连蛋白(laminin,LN)、纤维连接蛋白(fibronectin,FN)、蛋白多糖和Ⅳ型胶原纤维,使

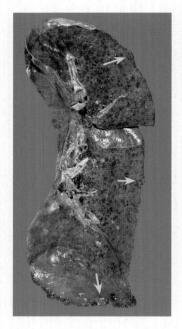

图 6-8　肺转移性绒毛膜上皮癌

癌细胞经血道转移至肺,在近胸膜处形成多个大小不一的
近球形癌结节(→),边界清楚

Figure 6-8　Choriocarcinoma metastatize to the lung

Cancer cells metastatize to the lung by hematogenous route, multiple
spherical cancerous nodes are scattered in the surface of the lung near
the pleura(→), and the clear boundary could be seen

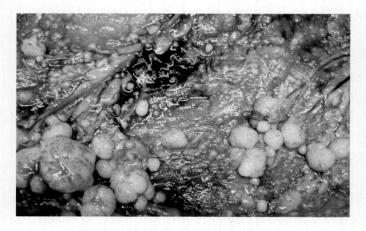

图 6-9　胃印戒细胞癌腹膜种植性转移

Figure 6-9　Peritoneal seeding metastasis of signet ring
cell carcinoma of stomach

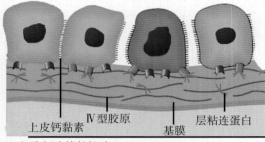

A. 细胞间连接的松动

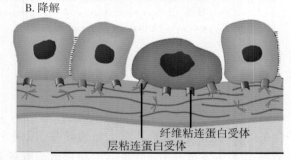

B. 降解

C. 附着

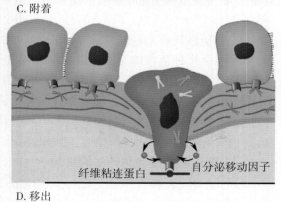

D. 移出

图 6-10　癌细胞发生局部侵袭的机制示意图

Figure 6-10　The mechanism of local infiltration of
cancer cells

基膜产生局部缺损,利于癌细胞通过;癌细胞也可诱导宿主间质细胞(如成纤维细胞、巨噬细胞)产生蛋白酶,溶解 ECM,为癌细胞的浸润、侵入和侵出血管或淋巴管创造了条件。正常上皮细胞与基膜的附着是通过上皮细胞表面的整合素(integrin)(作为受体)与其配体结合来实现的,如整合素 VLA-6 能与基膜中的配体 LN 结合而使上皮细胞附着。癌细胞表面表达有更多的 LN 受体,使其更容易与基膜黏着。此外,癌细胞高表达的多种整合素(如 VLA-5、VLA-1 等)能与 ECM 中 FN、玻连蛋白(vitronectin)和胶原等分子结合,从而实现与 ECM 的黏附。最后,是癌细胞的迁移(migration),游出血管壁。癌细胞借助于自身的阿米巴样运动通过被降解的基膜缺损处游出。近年发现,肿瘤细胞产生的自分泌移动因子(autocrine motility factor)如肝细胞生长因子(hepatocyte growth factor)和胸腺素 β15(thymosin β15)及所表达的一些趋化因子受体,均可介导癌细胞的迁移,促进癌细胞的侵袭和转移。在癌细胞侵袭过程中,不断诱导脉管的新生。癌细胞不仅局部侵袭原发器官,而且还能突破被膜向邻近器官侵袭生长。

2. 转移　目前认为,肿瘤远处转移主要依赖血管生成,淋巴管生成可能也有重要作用。发生血道和淋巴道转移需要一定的条件,包括瘤细胞的强侵袭力和高转移性,进入血道、淋巴道或体腔的瘤细胞数量足够多(在血管内形成瘤栓),以及转移部位存在合适的组织微环境等。就是说,转移的发生需要瘤细胞和利于转移瘤细胞生长的局部组织。这就是肿瘤转移机制的所谓"种子与土壤学说"。

以癌的血道转移为例,进入血管的癌细胞能够形成新的转移灶的可能性小于 1‰。单个癌细胞绝大多数被机体的自然杀伤细胞消灭。但是被血小板凝集成团的癌细胞形成癌栓,不易被消灭,并可与栓塞处的血管内皮细胞黏附,然后以前述机制穿过血管内皮和基膜,形成新的转移灶(图 6-11)。由于肿瘤细胞的异质性,具有高侵袭性的瘤细胞亚克隆更容易形成广泛的血行播散。正常 T 细胞表面有一种 CD44 黏附分子,可以通过识别毛细血管后静脉内皮上的透明质酸而回到特定的淋巴组织。近年来发现,癌细胞可表达 CD44 变异型分子(如 V6、V8 等),并与其转移有关。结直肠癌 CD44V6 的高表达提示其具有高转移性。肿瘤的血行转移部位和器官分布具有一定的选择性。如肺癌易转移到肾上腺和脑,甲状腺癌、肾癌和前列腺癌易转移到骨,乳腺癌常转移到肺、肝、骨、卵巢和肾上腺等。产生这种现象的原因可能有:①这些器官的微血管内皮上的配体能与进入血液循环的癌细胞表面黏附分子(如血管细胞黏附分子)特异性结合;②靶器官能够释放某些吸引癌细胞的化学趋化物质(如胰岛素样生长因子Ⅰ和Ⅱ)或趋化因子(如 CXC 类),而瘤细胞高表达这些因子的功能性受体(如 CXCR4)。此外,某些组织或器官的环境不适合肿瘤的生长,可能是这些器官很少有转移的原因。如横纹肌组织中很少有肿瘤转移,可能是由于肌肉经常收缩使肿瘤细胞不易停留,或肌肉内乳酸含量过高不利于肿瘤生长。例如脾虽然血液丰富但转移癌少见,可能与脾是免疫器官有关。

癌的淋巴道转移机制与血行转移机制类似,但一般是癌细胞先侵袭进入淋巴管,经输入淋巴管转移至局部

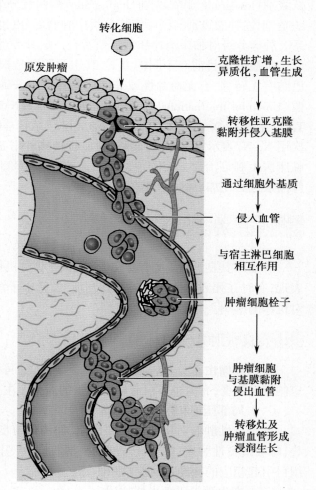

转化细胞

原发肿瘤

克隆性扩增,生长异质化,血管生成

转移性亚克隆黏附并侵入基膜

通过细胞外基质

侵入血管

与宿主淋巴细胞相互作用

肿瘤细胞栓子

肿瘤细胞与基膜黏附侵出血管

转移灶及肿瘤血管形成浸润生长

图 6-11　癌的局部侵袭与远处转移过程和机制示意图

Figure 6-11　Schematic representation on the processes and mechanisms of local invasion and distant metastasis of cancer

淋巴结,再发生向更远处的转移。

3. 肿瘤侵袭和转移的分子遗传学　目前尚未发现与转移有关的特异性基因,但已知多种基因编码产物参与肿瘤细胞的侵袭和转移过程,这些基因被认为是肿瘤转移相关基因。有些编码与浸润有关的蛋白,如上皮钙黏素和金属蛋白酶组织抑制物的基因,可视为转移抑制基因。已发现一种肿瘤抑制基因——nm23(non-metastasis 23),其表达水平与肿瘤的侵袭和转移能力有关。实验发现,小鼠模型中 nm23 的表达高者具有低转移性,而 nm23 表达低 10 倍者伴有高转移性。人类 nm23 基因定位于第 17 号染色体,而侵袭性强的肿瘤常有 nm23 基因丢失。例如,乳腺癌有广泛转移者 nm23 表达水平一般较低。一些肿瘤抑制基因在肿瘤转移中也有调控作用。

三、肿瘤的分级与分期

为了描述肿瘤恶性程度和发展阶段,常常进行恶性肿瘤的分级(grading)和分期(staging)。恶性肿瘤的分级是病理学上根据其分化程度的高低、异型性的大小及核分裂象的多少来确定恶性程度的级别。传统上,肿瘤多采用简单易掌握的三级分级法,即 I 级为高分化(well-differentiated),属低度恶性;II 级为中分化(moderately-differentiated),属中度恶性;III 级为低分化(poorly-differentiated),属高度恶性。对某些肿瘤采用低级别(low grade)和高级别(high grade)的两级分级法。WHO 对肿瘤进行四级(I~IV)分级法。需要注意的是,上述肿瘤级别与国际疾病分类中肿瘤部分(ICD-O)的肿瘤生物学行为代码(/0、/1、/2、/3)并非对等关系。肿瘤分级对临床治疗和判断预后有一定参考意义,但缺乏定量标准,存在较大的主观性。

肿瘤分期目前有不同的方案,其主要原则是根据原发肿瘤的大小、侵袭的深度和范围,局部和远处淋巴结有无转移,有无血源性或其他远处转移等来确定肿瘤的分期。目前国际上广泛使用的是国际抗癌联盟(Union for International Cancer Control, UICC)TNM 分期系统。T 指肿瘤原发病灶,随着肿瘤的增大依次用 T_1~T_4 来表示;N 指局部淋巴结受累,无淋巴结转移时用 N_0 表示;随着淋巴结受累及程度和范围的扩大,依次用 N_1~N_3 表示;M 指血行转移,无血行转移者用 M_0 表示,有血行转移者用 M_1 或 M_2 表示。肿瘤的分期对临床医生制订治疗方案和评估预后有重要参考价值,但不同的恶性肿瘤的生物学特性及患者的全身情况等因素也必须加以综合考虑。

第四节　肿瘤对机体的影响

肿瘤因其良恶性、大小及发生部位不同,对机体的影响也有所不同。早期或微小肿瘤,常无明显临床表现,有时在死者尸体解剖时才被发现,如微小子宫平滑肌瘤和甲状腺隐匿癌。以下所述是指中晚期肿瘤对机体的影响。

一、良性肿瘤对机体的影响

良性肿瘤由于分化较成熟,生长缓慢,无浸润和转移,一般对机体影响较小。但因其发生部位或有相应的继发改变,有时也可引起较为严重的后果。主要表现为:

(一)局部压迫和阻塞

这是良性肿瘤对机体的主要影响,如消化道良性肿瘤(如突入管腔的平滑肌瘤)可引起肠梗阻或肠套叠,呼吸道良性肿瘤(如支气管壁的平滑肌瘤)可引起严重的呼吸困难,颅内良性肿瘤(如脑膜瘤)压迫脑组织可引起相应的神经系统症状和体征。

(二)产生激素或激素样物质

内分泌腺的良性肿瘤因能引起某种激素分泌过多而对全身产生影响,如垂体生长激素腺瘤可分泌大量的生长激素,在儿童可引起巨人症(gigantism),在成年可引起肢端肥大症(acromegaly);胰岛细胞瘤(islet cell tumor)可分泌过多的胰岛素,引起阵发性低血糖;甲状旁腺瘤可产生过多的甲状旁腺激素,导致纤维囊性骨病等。

（三）继发性改变

良性肿瘤可引起继发性改变,并对机体造成不同程度的影响。如肠的乳头状腺瘤、膀胱的乳头状瘤和子宫黏膜下肌瘤等肿瘤,表面可发生溃疡而引起出血和感染;支气管壁的良性肿瘤阻塞气道后引起分泌物潴留,可导致肺内感染。

二、恶性肿瘤对机体的影响

恶性肿瘤分化不成熟,生长快,破坏器官的结构,引起功能障碍,并可发生转移,因而对机体的影响严重。恶性肿瘤除可引起与上述良性瘤相似的局部压迫和阻塞症状外,还可引起更为严重的后果。

（一）继发性改变

肿瘤可因浸润、坏死而并发出血、穿孔,病理性骨折及感染。出血是引起医生或患者警觉的信号,如肺癌患者的咯血,大肠癌患者的便血,鼻咽癌患者的涕血,宫颈癌患者的阴道流血,肾癌、膀胱癌患者的无痛性血尿,胃癌患者的大便潜血等。坏死可导致自然管道之间的瘘管形成(如食管癌时发生的食管气管瘘)。胃癌、结直肠癌引起的穿孔可导致急性腹膜炎。肿瘤可压迫、浸润局部神经而引起顽固性疼痛。

（二）恶病质

恶性肿瘤晚期,机体严重消瘦、无力、贫血和全身衰竭的状态称为恶病质(cachexia),可导致患者死亡。其机制尚未完全阐明,可能由于进食减少、出血、感染、发热或因肿瘤组织坏死所产生的毒性产物等引起机体的代谢失调所致。此外,恶性肿瘤所致的顽固性疼痛,肿瘤快速生长消耗大量营养物质等,也是导致恶病质的重要因素。近年来发现,巨噬细胞产生的肿瘤坏死因子(TNF)可降低食欲和增强分解代谢,与恶病质的发病也有一定关系。恶性肿瘤晚期患者因机体免疫力低下,常并发严重肺部感染而致死。

（三）异位内分泌综合征和副肿瘤综合征

有些非内分泌腺发生的肿瘤能产生或分泌激素或激素类物质,引起内分泌失调而出现相应的临床症状,称为异位内分泌综合征(ectopic endocrine syndrome)。此类肿瘤称为异位内分泌肿瘤(ectopic endocrine tumor),且大多数为恶性肿瘤,其中以癌为多。如肺癌、胃癌、肝癌、胰腺癌、结肠癌,也可见于纤维肉瘤、平滑肌肉瘤、横纹肌肉瘤和未分化肉瘤等。这类肿瘤可产生促肾上腺皮质激素(ACTH)、甲状旁腺素(PTH)、胰岛素、抗利尿激素(ADH)、人绒毛膜促性腺激素(HCG)、促甲状腺素(TSH)、生长激素(GH)、降钙素(CT)等十多种激素,而引起相应激素过多的临床症状。

由于肿瘤的产物(包括异位激素产生)或异常免疫反应(包括交叉免疫、自身免疫和免疫复合物沉着等)或其他不明原因,引起内分泌、神经、消化、造血、骨关节、肾及皮肤等系统发生病变,出现相应临床表现,称为副肿瘤综合征(paraneoplastic syndrome)。这些表现不是由原发肿瘤或转移瘤直接引起,而是通过产生某种物质间接引起的。异位内分泌综合征属于副肿瘤综合征,此外,某些癌如胰腺癌、胃癌、乳腺癌、肺癌等,通过产生凝血物质引起游走性血栓性脉管炎(Trousseau 综合征)也属于副肿瘤综合征。关于副肿瘤综合征产生的机制至今尚无一致的解释,可能与肿瘤细胞内基因异常表达有关。认识此类肿瘤及相应综合征对于早期发现肿瘤和对肿瘤治疗有效性的判定具有十分重要的临床意义。

第五节　良性肿瘤与恶性肿瘤的区别

肿瘤的正确诊断对于临床治疗具有重要的实际意义。良性肿瘤一般易于治疗,疗效好;恶性肿瘤危害大,治疗措施复杂,疗效也不够理想。如果把恶性肿瘤误诊为良性肿瘤,就会延误治疗或治疗不彻底,造成复发、转移;如果把良性肿瘤误诊为恶性肿瘤,进行了不必要的过度治疗,就会使患者遭受伤害,承担额外的负担。因此,区别肿瘤良恶性十分重要。但是目前尚未发现可以准确鉴别两者的特异性独立形态学或分子生物学指标。两者的区别主要依据病理形态学即肿瘤的异型性,并结合其生物学行为(侵袭、转移)进行综合判断和分析(表6-1)。

表 6-1 良性肿瘤与恶性肿瘤的区别

区别点	良性肿瘤	恶性肿瘤
分化程度	分化好,与起源组织和细胞的形态相似	分化不好,与起源组织和细胞的形态差别大
异型性	组织和细胞异型性不明显,核分裂象无或少,一般无病理性核分裂象	组织和细胞异型性明显,核分裂象易见,可见多少不等的病理性核分裂象
生长速度	缓慢	较快
生长方式	常呈膨胀性或外生性生长,前者常有包膜形成,与周围组织一般分界清楚,故通常可推动	常呈浸润性或外生性生长,前者包膜不明显,与周围组织分界不清楚,通常不能推动,后者常伴有浸润性生长
继发改变	少见	常发生出血、坏死、溃疡等
转移	不转移	常有转移
复发	彻底切除后不复发或很少复发	手术难以彻底切除,治疗后容易复发
对机体的影响	较小,主要为局部压迫或阻塞作用。仅发生于重要器官时才引起严重后果	较大,除压迫、阻塞外,还可破坏邻近组织和器官,引起坏死、出血、合并感染,并可出现发热和恶病质

上述各项指标,其中任一项都是相对的或有例外。许多肿瘤的生物学性质必须结合临床特征、病理形态特点、免疫标记和分子遗传学特征以综合判定。必须强调,良性肿瘤与恶性肿瘤间的区别是相对的,两者并无绝对界限。除明确的良性肿瘤和恶性肿瘤外,还存在一大类形态和生物学行为介于两者之间的肿瘤,称为交界性肿瘤(borderline tumor),这类肿瘤形态学上细胞生长活跃,具有一定的异型性和侵袭能力,生物学行为上表现为低度恶性,可呈浸润性生长,伴局部复发,甚至可出现淋巴结或远处器官转移。其中上皮来源者多次复发后可逐渐向恶性发展,在临床上应加强随访,如卵巢交界性浆液性乳头状囊腺瘤和交界性黏液性囊腺瘤;软组织来源者,称为中间性肿瘤,临床主要以局部破坏和反复复发为主,如韧带样型纤维瘤病。

恶性肿瘤的恶性程度也各不相同,有的较早发生转移,如鼻咽癌;有的转移较晚,如子宫内膜癌;有的几乎不发生转移,如皮肤的基底细胞癌。此外,肿瘤的良恶性也并非一成不变,某些良性肿瘤如不及时治疗,可转变为恶性肿瘤,称为恶变(malignant change),如结肠乳头状腺瘤可恶变为腺癌。而极个别的恶性肿瘤(如黑色素瘤),有时由于机体免疫力加强等原因,可以停止生长甚至完全自然消退。儿童的神经母细胞瘤(neuroblastoma)的肿瘤细胞有时能发育成为成熟的神经细胞,甚至转移灶的肿瘤细胞也能继续分化成熟,使肿瘤停止生长而自愈。但这种情况是极少数,绝大多数恶性肿瘤不能自然逆转为良性。

第六节　肿瘤的命名和分类

肿瘤的命名和分类是肿瘤诊断的重要内容,对于临床实践十分重要,医护人员必须了解各种肿瘤名称的含义,正确地使用它们。人体几乎任何部位、任何器官、任何组织都可发生肿瘤,因此肿瘤的种类繁多,命名十分复杂。一般根据其组织起源和生物学行为来命名。

一、肿瘤的命名

(一) 良性肿瘤的命名

良性肿瘤在其组织起源名称之后加"瘤(-oma)"字。例如,来自脂肪组织的良性肿瘤称为脂肪瘤(lipoma),来源于腺体和导管上皮的良性肿瘤称为腺瘤(adenoma),同时来源于腺体和纤维两种成分的良性肿瘤则称纤维腺瘤(fibroadenoma)。有时结合一些肿瘤形态特点命名,如来源于皮肤鳞状上皮的良性肿瘤,外观呈乳头状,称为鳞状上皮乳头状瘤或简称乳头状瘤(papilloma);腺瘤呈乳头状生长并有囊腔形成,称为乳头状囊腺瘤(papillary cystadenoma)。

(二)恶性肿瘤的命名

来源于上皮组织的恶性肿瘤统称为癌(carcinoma),命名时在其来源组织名称之后加"癌"字。例如,来源于鳞状上皮的恶性肿瘤称为鳞状细胞癌(squamous cell carcinoma),来源于腺体和导管上皮的恶性肿瘤称为腺癌(adenocarcinoma),由腺癌和鳞状细胞癌两种成分构成的癌称为腺鳞癌(adenosquamous carcinoma)。有些癌还结合其形态特点命名,如形成乳头状及囊状结构的腺癌,则称为乳头状囊腺癌(papillary cystadenocarcinoma);由透明细胞构成的癌称为透明细胞癌(clear cell carcinoma)。未分化癌(undifferentiated carcinoma)是指形态或免疫表型可以确定为癌,但缺乏特定上皮分化特征的癌。癌症(cancer)泛指所有的恶性肿瘤,包括癌和肉瘤。

由间叶组织(包括纤维结缔组织、脂肪、肌肉、脉管、骨、软骨组织等)发生的恶性肿瘤统称为肉瘤(sarcoma)。其命名方式是在组织来源名称之后加"肉瘤",如纤维肉瘤(fibrosarcoma)、横纹肌肉瘤(rhabdomyosarcoma)、骨肉瘤(osteosarcoma)等。呈腺泡状结构的横纹肌肉瘤可称为腺泡状横纹肌肉瘤(alveolar rhabdomyosarcoma)。

同时具有癌和肉瘤两种成分的恶性肿瘤,称为癌肉瘤(carcinosarcoma)。真正的癌肉瘤罕见,多数为呈梭形细胞的低分化癌,称为肉瘤样癌(sarcoid carcinoma)。

(三)肿瘤的特殊命名

有少数肿瘤不按上述原则命名。例如,来源于幼稚组织的肿瘤称为母细胞瘤(-blastoma),其中大多数为恶性,如视网膜母细胞瘤(retinoblastoma)、髓母细胞瘤(medulloblastoma)和肾母细胞瘤(nephroblastoma)等;也有良性者,如骨母细胞(成骨细胞)瘤、肌母细胞瘤和脂肪母细胞瘤(成脂细胞)等。有些恶性肿瘤因成分复杂或由于习惯沿袭,则在肿瘤的名称前加"恶性"二字,如恶性畸胎瘤(malignant teratoma)和恶性脑膜瘤(malignant meningioma)等。有些恶性肿瘤冠以人名,如尤因肉瘤(Ewing sarcoma)和霍奇金淋巴瘤(Hodgkin lymphoma)。白血病(leukemia)则是少数采用习惯名称的恶性肿瘤。有些肿瘤虽然没有"恶性"二字,但实际上属于恶性肿瘤,如淋巴瘤(lymphoma)、黑色素瘤(melanoma)和精原细胞瘤(seminoma)。瘤病(-omatosis)常用于多发性良性肿瘤,如神经纤维瘤病(neurofibromatosis);或用于在局部呈弥漫性生长的良性肿瘤,如纤维瘤病(fibromatosis)、脂肪瘤病(lipomatosis)和血管瘤病(angiomatosis)等。

二、肿瘤的分类

肿瘤的分类通常依据其组织来源、分化方向和生物学行为,包括肿瘤的临床病理特征及预后情况。每一大类又可分为良性和恶性,有些类型还有交界性或中间型肿瘤。由于不同类型的肿瘤临床病理特点、治疗反应与预后不同,制定正确、统一的肿瘤分类是病理诊断、临床治疗以及研究工作的基础,也是进行疾病统计、流行病学调查的前提。目前国际上比较统一的肿瘤分类是采用世界卫生组织(WHO)制定的分类方法。此分类是各国专家在肿瘤的病理学改变基础上,根据临床与基础研究进展,结合了肿瘤的临床表现、免疫表型和细胞与分子遗传学特征,几经修订,WHO各器官系统肿瘤新分类已广泛运用于临床与病理疾病诊断中。

为便于统计分析和数据处理,WHO国际疾病分类(international classification of diseases,ICD)的肿瘤学部分(ICD-O)对每种肿瘤性疾病进行了编码。该编码由一个四位数的主码(代表该肿瘤)和一个附加的数码(代表肿瘤的生物学行为)构成,两者间隔以一条斜线。附加的数码为0,代表良性肿瘤;1代表交界性肿瘤或生物学行为未确定或不确定的肿瘤;2代表原位癌(carcinoma in situ)和上皮内瘤变Ⅲ级(详见本章第七节);3代表恶性肿瘤。例如,乳腺导管内乳头状瘤编码为8500/0,导管原位癌编码8500/2,浸润性导管癌编码8500/3。表6-2列举了各组织来源的主要肿瘤类型。

表 6-2　肿瘤分类举例

组织来源	良性肿瘤	恶性肿瘤
上皮组织		
鳞状上皮	乳头状瘤	鳞状细胞癌
基底细胞		基底细胞癌
腺上皮	腺瘤	腺癌
	乳头状腺瘤	乳头状腺癌
	囊腺瘤	囊腺癌
	多形性腺瘤	恶性多形性腺瘤
尿路上皮	乳头状瘤	尿路上皮癌
间叶组织		
纤维结缔组织	纤维瘤	纤维肉瘤
脂肪组织	脂肪瘤	脂肪肉瘤
平滑肌组织	平滑肌瘤	平滑肌肉瘤
横纹肌组织	横纹肌瘤	横纹肌肉瘤
血管组织	血管瘤	血管肉瘤
淋巴管组织	淋巴管瘤	淋巴管肉瘤
骨组织	骨瘤	骨肉瘤
软骨组织	软骨瘤	软骨肉瘤
滑膜组织	滑膜瘤	滑膜肉瘤
间皮	间皮瘤（孤立性）	恶性间皮瘤
淋巴造血组织		
淋巴组织		淋巴瘤
造血组织		白血病
神经组织		
神经鞘膜组织	神经纤维瘤	神经纤维肉瘤
神经鞘细胞	神经鞘瘤	恶性神经鞘瘤
星形胶质细胞	星形细胞瘤	间变性星形细胞瘤,胶质母细胞瘤
神经元	节细胞瘤,中枢神经细胞瘤	神经母细胞瘤,髓母细胞瘤
脑膜组织	脑膜瘤	恶性脑膜瘤
交感神经节	节细胞神经瘤	神经母细胞瘤
其他肿瘤		
黑色素细胞	色素痣（错构瘤）	黑色素瘤
胎盘滋养叶细胞	葡萄胎	绒毛膜上皮癌
生殖细胞		精原细胞瘤
		无性细胞瘤
		胚胎性癌
性腺或胚胎剩件中全能干细胞	畸胎瘤	恶性畸胎瘤

第七节 常见肿瘤的举例

一、上皮性肿瘤

上皮组织包括被覆上皮、腺上皮和导管上皮,由此发生的肿瘤最为常见。人体的恶性肿瘤大部分来源于上皮组织(癌),故癌对人体的危害最大。

(一)上皮组织良性肿瘤

1. 乳头状瘤(papilloma) 由复层的被覆上皮(如鳞状上皮)或尿路上皮发生的良性肿瘤。肿瘤向表面呈外生性生长,形成许多手指样或乳头状突起,并可呈菜花状或绒毛状外观。肿瘤根部常有细蒂与正常组织相连(图6-12A)。镜下,每一乳头表面覆盖增生的鳞状上皮或者移行上皮,乳头轴心由具有血管的分支状结缔组织间质构成(图6-12B)。鳞状上皮乳头状瘤临床上常见于外阴、鼻腔、喉等处,其发生可能与人乳头瘤病毒的感染有关。外耳道、阴茎等处的鳞状上皮乳头状瘤较易发生恶变而形成鳞状细胞癌。尿路上皮乳头状瘤可见于膀胱、输尿管和肾盂,膀胱的尿路上皮乳头状瘤更容易恶变。

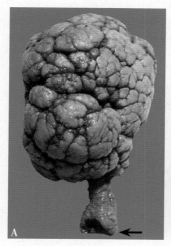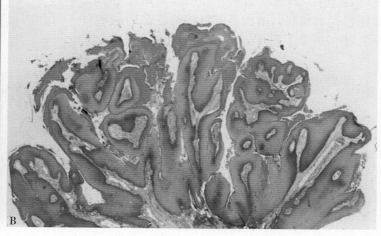

图6-12 皮肤乳头状瘤

A.肿瘤呈乳头状外观,以蒂(←)与皮肤相连 B.光镜低倍观察见乳头轴心为纤维结缔组织和血管,
被覆增生的鳞状上皮

Figure 6-12 Papilloma of the skin

A.The tumor is a papillary mass connected with skin by a thin pedicel(←) B.Light microscopy shows connective
tissue and blood vessels are in the papillary core, covered with hyperplastic squamous epithelium

2. 腺瘤(adenoma) 由腺体、导管或分泌上皮发生的良性肿瘤,多见于甲状腺、卵巢、乳腺、涎腺和肠等处。黏膜的腺瘤多呈息肉状。腺器官内的腺瘤则多呈结节状,且常有包膜,与周围正常组织分界清楚。腺瘤的腺体与其起源的腺体不仅在形态上相似,可具有分泌功能,但排列结构不同。根据腺瘤的组成成分或形态特点,又可将其分为囊腺瘤、纤维腺瘤、多形性腺瘤和息肉状腺瘤等类型。

(1)囊腺瘤(cystadenoma) 由于腺瘤中的腺体分泌物淤积,腺腔逐渐扩大并互相融合,肉眼上可见到大小不等的囊腔。囊腺瘤常发生于卵巢,偶见于甲状腺和胰腺。卵巢囊腺瘤主要有两种类型:一种为腺上皮向囊腔内呈乳头状生长,并分泌浆液,故称为浆液性乳头状囊腺瘤(serous papillary cystadenoma)(图6-13);另一种分泌黏液,常为多房性,囊壁光滑,少有乳头状增生,称为黏液性囊腺瘤(mucinous cystadenoma)。其中浆液性乳头状囊腺瘤较易发生恶变,转化为浆液性囊腺癌(serous cystadenocarcinoma)。

（2）纤维腺瘤（fibroadenoma） 常发生于女性乳腺，是乳腺常见的良性肿瘤。肿瘤有完整包膜，切面分叶状、有裂隙（图6-4）。镜下，见乳腺导管扩张，上皮增生；纤维间质增生明显并有黏液样变，常挤压导管，呈裂隙状。以前认为纤维腺瘤的腺体和间质共同构成肿瘤的实质，近年来证明，增生的间质才是肿瘤的实质。

（3）多形性腺瘤（pleomorphic adenoma） 由腺组织、黏液样及软骨样组织等多种成分混合组成。常发生于涎腺，特别是腮腺，过去曾称之为混合瘤（mixed tumor）。目前一般认为，此瘤是由腮腺闰管上皮细胞和肌上皮细胞发生的一种腺瘤。由于增生的肌上皮细胞之间可出现黏液样基质，并可化生为软骨样组织，从而构成多形性特点。本瘤生长缓慢，但切除后可复发，少数可以发生恶变。

（4）息肉状腺瘤（polypous adenoma） 又称腺瘤性息肉。发生于黏膜，可呈息肉状、乳头状或绒毛状，常有蒂与黏膜相连（图6-14）。多见于直肠和结肠。表面呈乳头状或绒毛状者恶变率较高。结肠多发性腺瘤性息肉病常有家族遗传性，不但癌变率高，而且易发生早期癌变。

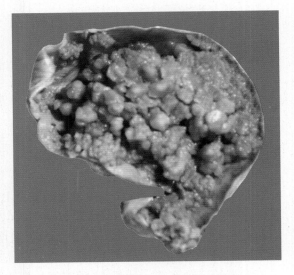

图6-13 卵巢浆液性乳头状囊腺瘤
表面包膜完整，囊内见大小不等的多个乳头状瘤结节
Figure 6-13 Serous papillary cystadenoma of the ovary
The tumor has intact capsule and a number of thin papillary
process protruding toward the cystic cavity

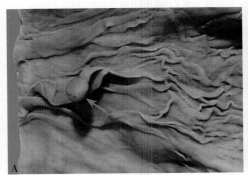 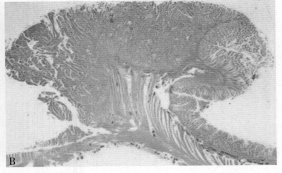

图6-14 结肠息肉状腺瘤
A.肠黏膜见一单发息肉状隆起（↖） B.镜下见腺体增生，排列紊乱，与结缔组织和
血管间质成分一起构成肿瘤成分，向肠腔内突出
Figure 6-14 Polypous adenoma of the Colon
A. A isolated polyp grows towards the intestinal cavity（↖） B. Light microscopy shows hyperplastic
glands are irregular in arrangement, and grow towards the intestinal cavity with the
mesenchyma composed of connective tissue and blood vessels

（二）上皮组织恶性肿瘤

癌是人类最常见的恶性肿瘤，多见于40岁以上人群。癌常以浸润性生长为主，故与周围组织分界不清。发生在皮肤、黏膜表面者，外观上常呈息肉状、蕈伞状或菜花状，表面常有坏死及溃疡形成；发生在器官内的，常为不规则的结节状并呈树根状或蟹足状向周围组织浸润。切面常为灰白色，质地较硬，较干燥。镜下，癌细胞可呈腺状、巢状或条索状排列，与间质分界清楚。低分化或未分化癌的癌细胞在间质内呈弥漫浸润性生长，与间质分界不清。可借助网状纤维染色和免疫组织化学进行鉴别，如网状纤维出现在癌巢的周围而不见于癌细胞之间；癌细胞表达上皮性标志如细胞角蛋白（cytokeratin，CK）、上皮膜抗原

（epithelial membrane antigen,EMA）等。癌在早期多经淋巴道转移。癌的常见类型有以下几种：

1. 鳞状细胞癌（squamous cell carcinoma）　简称鳞癌，常发生在身体原有鳞状上皮覆盖的部位，如皮肤、口腔、唇、子宫颈、阴道、食管、喉和阴茎等处，也可发生在有鳞状上皮化生的其他非鳞状上皮覆盖部位，如支气管、胆囊、肾盂等处。肉眼观，鳞癌外观常呈菜花状，表面有坏死脱落时可呈溃疡状；切面可见癌组织向深层浸润性生长，边界不清。镜下，癌细胞呈团状分布，形成癌巢，与间质界限清楚。高分化鳞癌的癌巢中，癌细胞间可见到细胞间桥，癌巢中央可见层状或团状角化物，称为角化珠（keratin pearl）或癌珠（图 6-15）。分化较差的鳞癌无角化珠形成，甚至也无细胞间桥，细胞异型性明显并见较多的核分裂象。

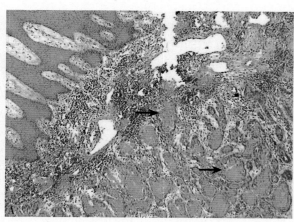
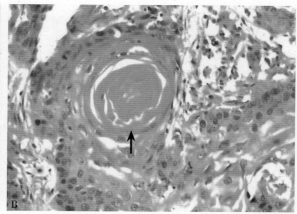

图 6-15　皮肤鳞状细胞癌
A. 低倍镜下见皮下呈浸润性生长的癌组织，其中大量癌巢（→）　B. 高倍镜下癌巢内团状的角化珠（癌珠）（↑）
Figure 6-15　Squamous cell carcinoma of the skin
A. Low power view shows infiltrative growth of the cancerous tissue,including a large number of carcinoma nests（→）
B. High power view shows keratin pearls in the center of carcinoma nests（cancer beads）（↑）

2. 基底细胞癌（basal cell carcinoma）　由表皮原始上皮芽或基底细胞发生，多见于老年人面部（如眼睑、颊及鼻翼等处）。癌巢主要由浓染的基底细胞样癌细胞构成（图 6-16）。此癌生长缓慢，表面常形成溃疡，并可浸润破坏深层组织。但几乎不发生转移，对放射治疗很敏感，临床上呈低度恶性经过。

3. 尿路上皮癌（urothelial carcinoma）　因起源于肾盂、膀胱等处尿路上皮，所以现称尿路上皮癌。临床上常以无痛性血尿起病。肿瘤常为多发，呈乳头状或菜花状，可溃破形成溃疡或广泛浸润深层组织。镜下，癌细胞似尿路上皮，呈多层排列，有异型性（图 6-17）（详见第十二章第四节）。

4. 腺癌（adenocarcinoma）　是从腺体、导管或分泌上皮发生的恶性肿瘤。根据其形态结构和分化程度，可分为管状腺癌、乳头状腺癌、黏液癌、髓样癌等。

（1）管状或乳头状腺癌（tubular or papillary adeno-carcinoma）　较多见于胃、肠、甲状腺、胆囊、子宫体和

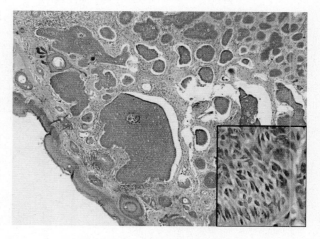

图 6-16　皮肤基底细胞癌
低倍镜下见癌细胞大小较一致，与表皮基底细胞形态相似；高倍镜下见癌巢中外围癌细胞呈栅栏状排列（右下图）
Figure 6-16　Basal cell carcinoma of the skin
Low power view shows cancer cells are uniform in size and similar to epidermal basal cells;High power view shows cancer cells located at peripheral part distributed like palisade（lower right）

卵巢等处。癌细胞形成大小不等、形状不一、排列不规则的腺样结构,即癌巢,细胞常排列成多层,核大小不一,核分裂象多见(图 6-18)。当腺癌伴有大量乳头状结构时称为乳头状癌,腺腔高度扩张呈囊状的腺癌称为囊腺癌,伴乳头状生长的囊腺癌称为乳头状囊腺癌。

(2)黏液腺癌(mucoid carcinoma) 常见于胃和大肠。肉眼观,癌组织呈灰白色半透明胶冻样,又称为胶样癌(colloid carcinoma)。镜下见黏液堆积在腺腔内,也可由于腺体的崩解而形成黏液湖,当癌组织中黏液成分超过 50%,则称其为黏液腺癌(图 6-19);另一种为黏液聚积在癌细胞内,将核挤向一侧,使该细胞呈印戒状,以这种细胞为主要成分则称为印戒细胞癌(signet-ring cell carcinoma)(图 6-20)。印戒细胞癌早期可有广泛的浸润和转移,预后不佳。

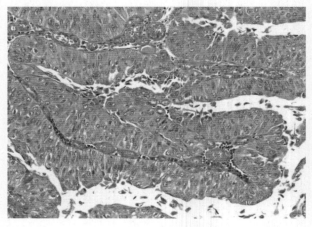

图 6-17 膀胱尿路上皮癌

癌细胞呈多层排列,乳头状生长,细胞异型性明显,极性消失

Figure 6-17 Urothelial carcinoma of bladder

Cancer cells are arranged in multilayer, and show papillary growth.

Obvious atypia of cells and disappear of the polarity

could be observed

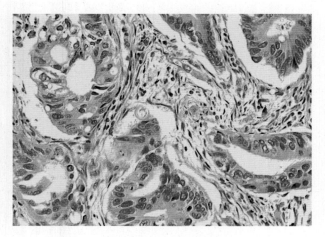

图 6-18 结肠管状腺癌

癌细胞形成腺管状结构,浸润性生长,癌细胞异型性明显

Figure 6-18 Tubular adenocarcinoma of the colon

Cancer cells form glandular structures and show infiltrative growth.

Obvious atypia of cancer cells could be seen

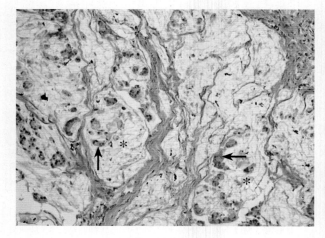

图 6-19 黏液腺癌

癌细胞(←)单个或数个散布于黏液湖(*)中

Figure 6-19 Mucoid carcinoma

Single or several cancer cells (←) are floating in the mucus lakes (*)

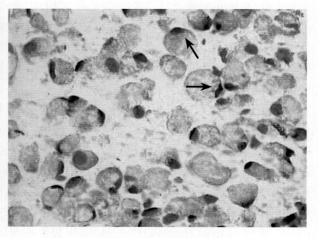

图 6-20 胃印戒细胞癌

癌细胞散在分布,胞核偏位,呈印戒状(→)

Figure 6-20 Signet-ring cell carcinoma of stomach

Signet-ring like scattered cancer cells with excentric

nucleus (→) were seen

（3）髓样癌（medullary carcinoma） 多发生于乳腺和甲状腺。发生于乳腺者，由低分化癌细胞构成，大体观察，肿瘤呈边界清楚的圆形肿块，质软如髓。光镜下，经典髓样癌常具有合体细胞生长方式；没有腺管结构（图6-21）；间质弥漫有淋巴、浆细胞浸润，坏死稀少；肿瘤细胞细胞核多形性较显著、分裂象多见；边界呈推挤状五大特征。发生于甲状腺者，是由C细胞（滤泡旁细胞）构成的特殊类型恶性肿瘤，大体实性、质硬，镜下典型表现为圆形、多角形细胞实体性排列，间质玻璃样变的纤维和血管，并伴有淀粉样沉积。

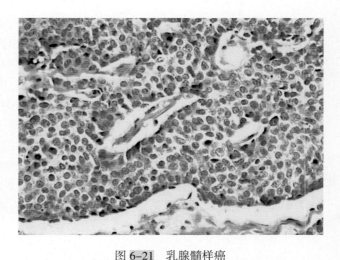

图 6-21　乳腺髓样癌
癌细胞多而密集，呈合体状，无腺管状结构，间质少
Figure 6-21　Medullary carcinoma of breast
Cancer cells are numerous and dense, without significant tubular structure and interstitial

（三）癌前病变、不典型增生及原位癌

正确认识癌前病变、不典型增生及原位癌，对癌的预防、早期诊断和治疗十分重要。

1. 癌前病变（precancerous lesion） 是指具有癌变潜在可能性的病变，即这些病变长期存在并经演变有可能转变为癌。例如结肠息肉状腺瘤，不同部位的上皮不典型增生（特别是子宫颈）。这些病变可能有部分转化细胞而没有达到全部细胞癌变。因此，早期发现与及时治疗癌前病变，对肿瘤的预防具有重要的意义。临床上常见的癌前病变或疾病有以下几种：
①黏膜白斑（leukoplakia）伴上皮不典型增生；②宫颈糜烂（cervical erosion）伴上皮不典型增生；③乳腺增生性纤维囊性变（proliferative fibrocystic change）伴导管上皮异型增生；④结肠、直肠的息肉状腺瘤；⑤慢性萎缩性胃炎及胃溃疡（chronic atrophic gastritis and gastric ulcer）伴肠化生及不典型增生；⑥慢性溃疡性结肠炎（chronic ulcerative colitis）；⑦皮肤慢性溃疡（chronic skin ulcer）伴上皮不典型增生；⑧肝硬化（cirrhosis of liver）。

正常细胞从增生到癌变，要经过一个缓慢、渐进的演变过程，平均为15~20年，并非所有的癌前病变都会转变为癌。而且大多数的癌目前并未发现明确的癌前病变。

2. 不典型增生（atypical hyperplasia） 是癌前病变的形态学改变。指增生的上皮细胞形态和结构出现一定程度的异型性，但还不足以诊断为癌。表现为增生的细胞大小不一，核大深染，核质比例增大，核分裂象增多，但一般不见病理性核分裂；细胞层次增多、排列较乱、极性消失。不典型增生多发生于鳞状上皮，也可发生于腺上皮。鳞状上皮的不典型增生，根据其异型性程度和累及范围可分为轻、中、重度（Ⅰ、Ⅱ、Ⅲ级）三级（图6-22）。轻、中度不典型增生（分别累及上皮层下部的1/3和2/3），在病因消除

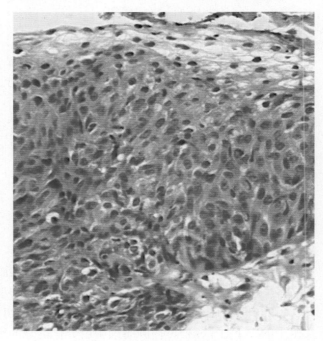

图 6-22　不典型增生（Ⅲ级）
鳞状上皮细胞层次增多，排列紊乱，异型细胞占上皮层2/3以上，
但最表层细胞形态尚正常
Figure 6-22　Atypical hyperplasia（grade Ⅲ）
Squamous epithelium were disorderly arranged cell layers were thickened. Atypical cells involve more than two-thirds of the epithelium, but maturation is present in the superficial epithelium

后可恢复正常。而重度不典型增生(累及上皮层下部超过 2/3,但尚未达全层)则很难逆转,常转变为癌。近年来提出的宫颈上皮内瘤变(cervical intraepithelial neoplasia,CIN)的概念,将轻、中、重度不典型增生分别称为宫颈上皮内瘤变 CIN Ⅰ、Ⅱ、Ⅲ级,并将原位癌也列入上皮内瘤变Ⅲ级。新近的分类将 CIN Ⅰ级归入低级别上皮内病变,CIN Ⅱ级和Ⅲ级归入高级别上皮内病变。

以往常把不典型增生与异型增生作为同义词使用,近年有些学者建议,把具有明显细胞异型性和结构异型性的不典型增生称为异型增生。

3. 原位癌(carcinoma in situ)　是指异型增生的细胞已累及上皮的全层,但尚未侵破基膜而向下浸润生长者。如子宫颈、食管及皮肤的原位癌(图 6-23)。鳞状上皮原位癌有时可累及黏膜腺体,尚未突破腺体基膜,仍属于原位癌,称为原位癌累及腺体(图 6-24)。乳腺导管上皮发生癌变而尚未突破基膜向间质浸润者,称为导管原位癌或导管内癌。原位癌是一种早期癌,如果早期发现和积极治疗,可防止其发展为浸润性癌,从而提高癌的治愈率。

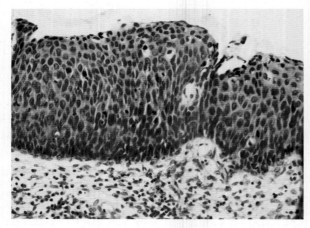

图 6-23　原位癌

异型增生的上皮细胞达上皮层全层,出现较多
核分裂象,但未突破基膜

Figure 6-23　Carcinoma in situ

Atypical cells with many mitotic figures are within the whole
epithelium,without　involving the basement membrane

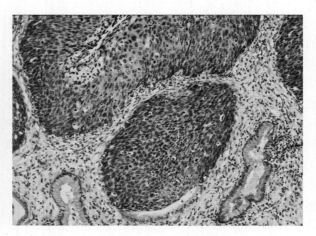

图 6-24　原位癌累及腺体

黏膜腺体部分区域全层上皮细胞癌变,但腺体基膜完整

Figure 6-24　Carcinoma in situ with gland involvement

The cancer cells involve the whole epithelium and part of mucosa
gland,but glandular basement membrane is intact

二、间叶组织肿瘤

(一) 间叶组织良性肿瘤

间叶组织良性肿瘤分化程度高,其组织结构、细胞形态、质地和颜色等均与其来源的正常组织相似。肿瘤多呈膨胀性生长,生长缓慢,有包膜。其常见类型如下。

1. 纤维瘤(fibroma)　外观呈结节状,有包膜,切面灰白色,可见编织状条纹,质地韧且硬,常见于四肢及躯干的皮下(图 6-25A)。肿瘤细胞由分化良好的纤维细胞构成,呈编织状排列,肿瘤细胞间有丰富的胶原纤维(图 6-25B)。此瘤生长缓慢,手术切除后不再复发。

2. 脂肪瘤(lipoma)　常见于背、肩、颈及四肢近端的皮下组织。外观为扁圆形或分叶状,有包膜、质地柔软,切面色淡黄,有油腻感。肿瘤大小不一,常为单发性,亦可为多发性(脂肪瘤病,lipomatosis)。镜下与正常脂肪组织的主要区别在于有包膜(图 6-26)和纤维间隔。脂肪瘤一般无症状,少有复发,手术易切除。

3. 脉管瘤　分为血管瘤(hemangioma)和淋巴管瘤(lymphangioma)两类,其中血管瘤最常见,多为先天性,常见于儿童的头面部皮肤。内脏血管瘤以肝最多见。血管瘤又分为毛细血管瘤(由增生的毛细血管构成)

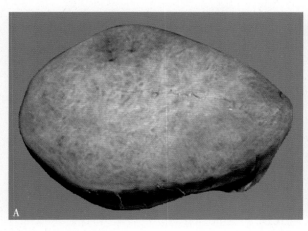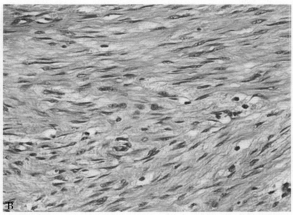

图 6-25　纤维瘤

A. 肉眼观包膜完整，切面灰白，呈编织状　B. 镜下见肿瘤细胞呈细梭形，与正常成纤维细胞相比核略大，未见核分裂象

Figure 6-25　Fibroma

A. An intact capsule is seen. The section is gray in color, and has fibrous bands interspersing freely　B. The tumor cells are spindle shape, with larger nuclei relative to fibroblast, and mitotic figures cannot be seen

（图 6-27A）、海绵状血管瘤（由扩张的血窦构成）（图 6-27B）和混合型血管瘤（两种改变并存）三种。肉眼观，无包膜，呈浸润性生长，在皮肤或黏膜可呈突起的鲜红斑块，或呈暗红、紫红色斑，内脏血管瘤多呈结节状。血管瘤一般随身体发育而长大，成年后即停止发展，较小者可自然消退。

淋巴管瘤由增生的淋巴管构成，内含淋巴液。淋巴管可呈囊性扩大并互相融合，内含大量淋巴液，称为囊状水瘤（cystic hydroma），多见于小儿颈部。

4. 平滑肌瘤（leiomyoma）　最多见于子宫（图 6-28A），其次为胃肠道。瘤组织由形态比较一致的梭形平滑肌细胞构成。肿瘤细胞互相编织呈束状或栅状排列，核呈长杆状，两端钝圆，核分裂象少见（图 6-28B）。

5. 骨瘤（osteoma）　好发于头面骨和颌骨，也可累及四肢骨，表现为局部隆起。镜下见肿瘤由成熟骨质组成，但失去正常骨质的结构和排列方向（图 6-29）。

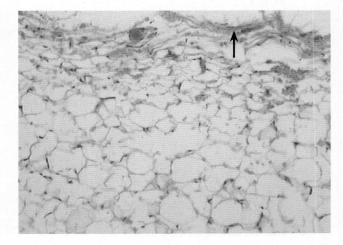

图 6-26　脂肪瘤

包膜（↑）完整，肿瘤细胞为分化成熟的脂肪细胞

Figure 6-26　Lipoma

The intact capsule (↑) is seen, and tumor cells are composed of mature fat cells

6. 软骨瘤（chondroma）　自骨膜发生并向外突起者，称外生性软骨瘤。发生于手足短骨和四肢长骨等骨干的骨髓腔内者，称为内生性软骨瘤。肉眼观，切面呈淡蓝色或银白色，半透明，可有钙化或囊性变。镜下见瘤组织由成熟透明软骨组成，呈不规则分叶状（图 6-30）。位于盆骨、胸骨、肋骨、四肢长骨或椎骨的软骨瘤易恶变，发生在指（趾）骨的软骨瘤极少恶变。

（二）中间性肿瘤

中间性肿瘤是生物学特性介于良性肿瘤和恶性肿瘤之间的一类软组织来源的肿瘤，在 WHO 分类中将其分为局部侵袭性和偶见转移性两类。前者包括韧带样型纤维瘤病、浅表纤维瘤病、脂肪纤维瘤病等，后者如混合瘤、卡波西肉瘤等。其中韧带样型纤维瘤病在临床较为常见，又名侵袭性纤维瘤病，可在多部位软组织深部发生，位于腹壁者常见于产后女性，剖宫产手术 1 年内常见。肿瘤以浸润性生长、易于局部复

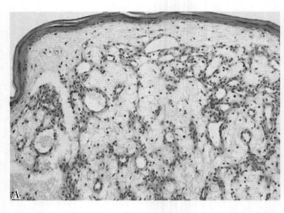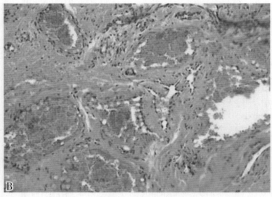

图 6-27　血管瘤

A. 皮肤毛细血管瘤由大量分化良好的增生毛细血管组成　B. 海绵状血管瘤由扩张的血窦构成

Figure 6-27　Hemangioma

A. Skin capillary hemangioma are composed of a large number of well-differentiated capillaries

B. Cavernous hemangioma constituted by the the dilated sinusoids

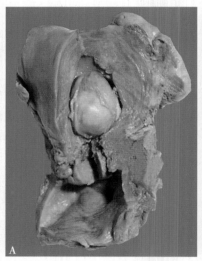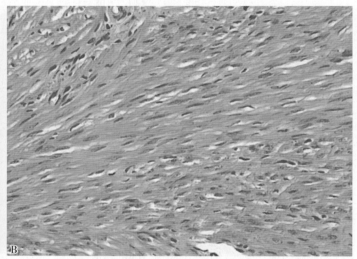

图 6-28　子宫平滑肌瘤

A. 肿瘤突入宫腔内　B. 瘤组织主要由大量束状排列的平滑肌细胞(肿瘤细胞)和少量血管组成,肿瘤细胞细胞核呈长杆状

Figure 6-28　Uterine leiomyoma

A. The tumor extends into the uterine cavity　B. Tumor component is mainly composed of a large number of bundles of

smooth muscle cells (tumor cells) and a small amount of blood vessels, and the nuclei looks like long shafts

发为特征,但不转移。大体见肿瘤界限不清、质硬,切面白色,纹理粗大如瘢痕。光镜下肿瘤侵入周围组织,肿瘤细胞排列成连绵束状,胞体长梭形,无异型性,间质有较多胶原纤维和数量不等的血管(图 6-31)。

(三) 间叶组织恶性肿瘤

间叶组织恶性肿瘤统称肉瘤。肉瘤比癌少见,多发于青少年。肉眼观,呈结节状或分叶状。由于其生长较快,除浸润性生长外,也可挤压周围组织形成假包膜。肉瘤体积常较大,质软,切面多呈灰红色或灰白色,质地细腻、湿润,呈鱼肉状,故称肉瘤。肉瘤易发生出血、坏死、囊性变等继发改变。镜下,肉瘤细胞大多弥漫分布,不形成细胞巢,与间质分界不清,肉瘤细胞间有纤细的网状纤维。肿瘤间质结缔组织少,但血管丰富,故肉瘤易先发生血道转移。免疫组织化学染色肉瘤细胞表达间叶组织标志如波形蛋白(vimentin)。肉瘤特点与癌有所不同,区分癌与肉瘤,对肿瘤的病理诊断及临床治疗均有实际意义(表 6-3)。

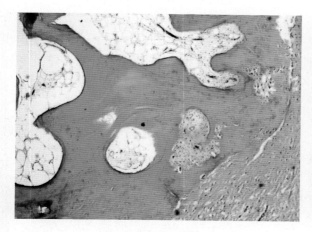

图 6-29　骨瘤

由分化成熟的骨组织构成，骨小梁粗细不一，排列紊乱

Figure 6-29　Osteoma

Osteoma is composed of well differentiated bone tissue，and bone trabeculas are various in size or shape，and irregular in arrangement

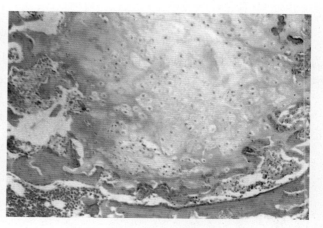

图 6-30　内生性软骨瘤

由分化成熟的软骨组织构成，分布不均一

Figure 6-30　Enchondroma

Enchondroma is composed of well differentiated cartilage，which distributed unevenly

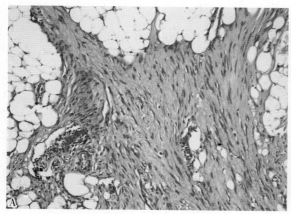

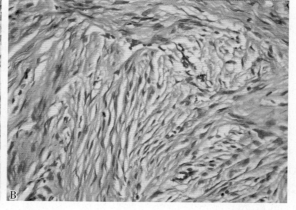

图 6-31　腹壁韧带样型纤维瘤病

A. 瘤组织向周围脂肪组织浸润性生长　B. 梭形肿瘤细胞排列成束状、编织状，其内见交织的玻璃样变性的胶原纤维

Figure 6-31　Abdominal desmoid type fibromatosis

A. The invasion of tumor cells into adjacent fat tissue　B. The tumor cells are fusiform and arrange in sarciniform or braidform with hyaline degeneration of collagen

表 6-3　癌与肉瘤的区别

区别点	癌	肉瘤
组织来源	上皮组织	间叶组织
发病率	较常见，约为肉瘤的 9 倍，多见于 40 岁以上成人	较少见，大多见于青少年
大体特点	质较硬、色灰白、较干燥	质软、色灰红、湿润、鱼肉状
组织学特点	多形成癌巢，实质与间质分界清楚，纤维组织常有增生	肉瘤细胞多弥漫分布，实质与间质分界不清，间质内血管丰富，纤维组织少
网状纤维	癌细胞间多无网状纤维	肉瘤细胞间多有网状纤维
免疫组织化学	表达上皮标志物，如 CK、EMA	表达间叶组织标志物，如 vimentin
转移	多经淋巴道转移	多经血道转移

常见的肉瘤有以下几种：

1. 纤维肉瘤（fibrosarcoma） 来自纤维结缔组织的肉瘤。其发生部位与纤维瘤相似，以四肢皮下组织为多见。分化好的纤维肉瘤，肿瘤细胞多呈梭形，异型性小，与纤维瘤有些相似；分化差者有明显异型性（图6-32）。纤维肉瘤分化好者生长缓慢，转移及复发少见；分化差者生长快，易发生转移，切除后易复发。

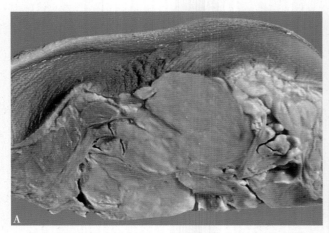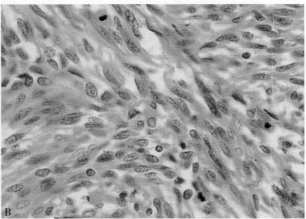

图 6-32 皮下纤维肉瘤

A. 肿瘤呈浸润性生长，灰白色，鱼肉状，边界不清 B. 镜下见密集排列的梭形肿瘤细胞，核大深染，异型性明显

Figure 6-32 Subcutaneous fibrosarcoma

A. The tumor shows infiltrative growth, gray in color, fish flesh like, without clear borders B. Tumor cells are fusiform, and have darkly stained, enlarged nuclei, obvious atypia

2. 脂肪肉瘤（liposarcoma） 是肉瘤中较常见的一种。多见于 40 岁以上的成人，常发生在大腿及腹膜后等深部软组织。肉眼观，大多数肿瘤呈结节状或分叶状，表面常有一层假包膜，黄红色有油腻感，有时可呈鱼肉状或黏液样外观。镜下，肿瘤细胞大小形态各异，可见分化差的星形、梭形、小圆形或呈明显异型性和多样性的成脂肪细胞，胞质内含有大小不等脂肪空泡（图 6-33），也可见成熟的脂肪细胞。免疫组织化学显示 S-100 蛋白阳性。以分化成熟的脂肪细胞为主时，称为高分化脂肪肉瘤；间质有明显黏液变性和大量血管网形成者，称为黏液样脂肪肉瘤；当以分化差的小圆形成脂肪细胞为主时，称为圆形细胞脂肪肉瘤；以多形性成脂肪细胞为主时，称为多形性脂肪肉瘤。后两者恶性程度高，易有复发和转移。

3. 横纹肌肉瘤（rhabdomyosarcoma） 是儿童中除白血病以外最常见的恶性肿瘤。主要见于 10 岁以下婴幼儿和儿童，少见于青少年和成年人。儿童好发于鼻腔、眼眶、泌尿生殖道等腔道器官，成人见于头颈部及腹膜后，偶可见于四肢。肿瘤由不同分化阶段的横纹肌母细胞组成。免疫组织化学显示结蛋白（desmin）和肌红蛋白（myoglobin）阳性。分化较高者胞质内可见纵纹和横纹。根据肿瘤细胞的分化程度、排列结构和大体特点可分为三种类型。①胚胎性：肿瘤细胞较

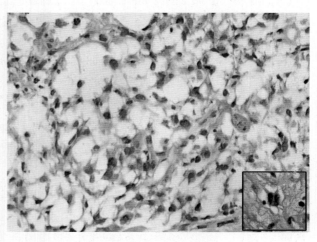

图 6-33 脂肪肉瘤

部分肿瘤细胞细胞质内见脂肪空泡，（↙）所指为成脂肪细胞

Figure 6-33 Liposarcoma

There are fatty vacuoles in the cytoplasm.

(↙) indicates the neoplastic lipoblast

小,分化很低;②腺泡状:肿瘤细胞排列呈腺泡状;③多形性:肿瘤细胞形态多种多样(图 6-34)。横纹肌肉瘤恶性程度很高,生长迅速,易早期发生血道转移,如不及时治疗,预后极差,约 90% 以上 5 年内死亡。

4. 平滑肌肉瘤(leiomyosarcoma) 较多见于子宫及胃肠道,偶可见于腹膜后、肠系膜、大网膜及皮下软组织。患者多见于中老年人。肉瘤细胞多呈梭形,呈轻重不等的异型性。免疫组织化学显示结蛋白和平滑肌性肌动蛋白(smooth muscle actin,SMA)阳性。核分裂象的多少对判定其恶性程度有重要意义(图 6-35)。超过 10 个核分裂象 /50 个高倍视野者通常表明为恶性,其他特点还有肿瘤大小(超过 5 cm)、坏死、浸润邻近组织和器官、高核质比。恶性程度高者手术后易复发,可经血道转移至肺、肝及其他器官。近年研究证实,许多曾被诊断为胃肠道的平滑肌瘤和平滑肌肉瘤实际上多数为来源于胃肠道的 Cajal 细胞(一种具有起搏功能、与胃肠道蠕动有关的细胞)的肿瘤,免疫组织化学显示 CD117、Dog1 和 CD34 阳性,称其为胃肠道间质瘤(gastrointestinal stromal tumor,GIST)。

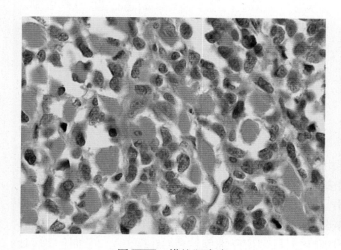

图 6-34 横纹肌肉瘤

肿瘤细胞大小不一,分化差,部分肿瘤呈横纹肌分化

Figure 6-34 Rhabdomyosarcoma

The poorly differentiated tumor cells vary in size and shape.

Some tumors display striated muscle differentiation

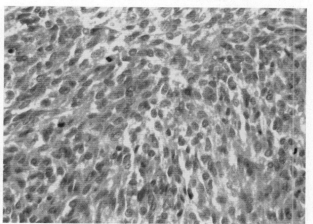

图 6-35 平滑肌肉瘤

肿瘤细胞异型性明显,可见较多的病理性核分裂象

Figure 6-35 Leiomyosarcoma

Atypia of tumor cells is obvious, and pathological mitotic

figure could be seen

5. 血管肉瘤(hemangiosarcoma) 起源于血管内皮细胞,有时又称恶性血管内皮瘤、血管内皮肉瘤,可发生在各器官和软组织。发生于软组织者多见于皮肤,尤以头面部多见。肿瘤多隆起于皮肤,呈结节状或丘疹状,暗红或灰白色。肿瘤极易坏死出血。镜下,分化较好者瘤组织形成大小不一、形状不规则管腔,肿瘤性血管内皮细胞有不同程度异型性,可见核分裂象;分化差者肿瘤细胞常呈团片状增生,血管腔可不明显,肿瘤细胞异型性明显(图 6-36),核分裂象多见。免疫组织化学显示Ⅷ因子相关抗原、ERG 和 CD34 阳性。血管肉瘤一般恶性程度较高,常在局部淋巴结、肝、肺和骨等处形成转移。

6. 恶性纤维组织细胞瘤 / 未分化多形性肉瘤(malignant fibrous histiocytoma/undifferentiated pleomorphic sarcoma) 多年来,恶性纤维组织细胞瘤被定义为具有成纤维细胞和组织细胞分化的梭形细胞恶性肿瘤,该肿瘤的各种组织学类型的形态结构可见于多种低分化恶性肿瘤,而且并无真性的组织细胞分化的证据,因此目前用于指少数未分化多形性肉瘤。本病主要发生于中老年人,在肢体,尤以下肢多见,其次是腹膜后和腹腔。光镜下呈多种形态,梭形肿瘤细胞排列呈特征性席纹状(storiform)结构(图 6-37),此外可见伴有大量多形性、异型性瘤巨细胞,间质可见慢性炎症细胞浸润。免疫组织化学显示为平滑肌肉瘤、脂肪肉瘤、横纹肌肉瘤、黏液纤维肉瘤等。此瘤恶性程度高,手术切除后易复发和转移。

7. 巨细胞瘤(giant cell tumor) 是一种由梭形或椭圆形单核基质细胞和大量破骨细胞样多核巨细胞构

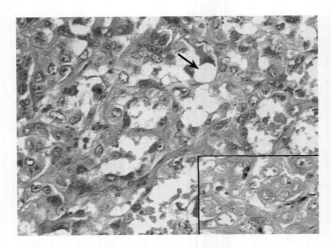

图 6-36   血管肉瘤

肿瘤细胞异型性非常明显,形成血管腔(↘),免疫组织化学Ⅷ

因子相关抗原阳性(右下图)

Figure 6-36   Hemangiosarcoma

The atypia of tumor cell is very obvious and the tumor cells form

vessel lumen structure(↘),immunohistochemically,factor Ⅷ

related antigen is positive(bottom right)

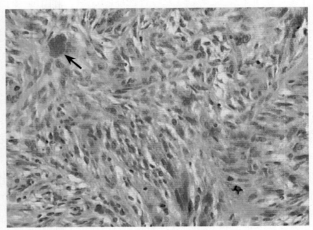

图 6-37   恶性纤维组织细胞瘤 / 未分化多形性肉瘤

肿瘤细胞呈车辐状排列,异型性明显,见多核瘤巨细胞(↖)

Figure 6-37   Malignant fibrous histiocytoma/undifferentiated
pleomorphic sarcoma

Tumor cells arrange in cartwheel pattern,with obvious atypia,

multinucleated giant cells could be seen(↖)

成的侵袭性肿瘤,又称破骨细胞瘤(osteoclastoma),其组织来源尚不十分清楚。该病发病率较高,在我国仅次于骨软骨瘤和骨肉瘤而居骨肿瘤的第 3 位。绝大多数巨细胞瘤患者在 20~40 岁,15 岁以下罕见,10 岁以下极罕见。巨细胞瘤最常发生在长骨的骨端,股骨下端、胫骨上端与桡骨下端,呈溶骨性。X 线表现为偏心性、膨胀性、肥皂泡样阴影。肉眼观,瘤组织呈灰红色,质软而脆,常伴有出血、坏死、囊性变而呈多彩性,瘤体周围常有菲薄的骨壳;镜下肿瘤由单核基质细胞和大量多核巨细胞构成(图 6-38)。巨细胞瘤病灶

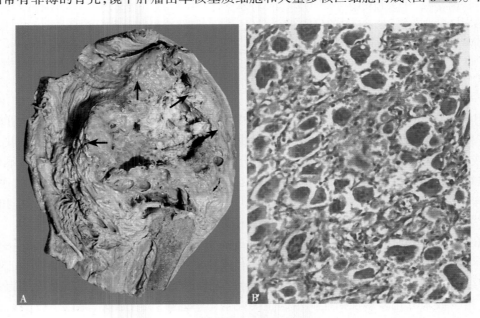

图 6-38   巨细胞瘤

A. 肿瘤出血、坏死、囊性变,骨壳菲薄(↑)   B. 肿瘤由基质细胞和大量多核巨细胞构成

Figure 6-38   Giant cell tumor

A. Hemorrhage,necrosis and cystic change can be seen,bone shell is thin(↑)   B. The tumor tissue is

composed of mononuclear stroma cells and multinuclear giant cells

内切除(刮除)后,约25%复发,不足1%在治疗(主要是放射治疗)后间隔多年发生恶变,转变为恶性巨细胞瘤,组织学上表现为高级别的梭形细胞肉瘤,预后差。

8. 骨肉瘤(osteosarcoma) 起源于成骨细胞,是最常见的骨恶性肿瘤,常见于青少年,好发于四肢长骨,尤其是股骨下端和胫骨上端。肉眼观,肿瘤位于长骨干骺端,呈梭形膨大,切面灰白色鱼肉状,常见出血坏死,侵犯破坏骨皮质,并可侵犯周围组织(图6-39A)。肿瘤表面的骨外膜常被瘤组织掀起,上下两端可见骨皮质和掀起的骨外膜之间形成三角形隆起,在X线片上称为Codman三角。此外,在被掀起的骨外膜和骨皮质之间可形成与骨表面垂直的放射状反应性新生骨小梁,在X线片上表现为日光放射状阴影(图6-39B),这种现象与Codman三角对骨肉瘤的诊断具有特异性。镜下见肿瘤细胞由明显异型性的梭形或多边形肉瘤细胞组成,肿瘤细胞可直接形成肿瘤性骨样组织或骨组织是病理诊断骨肉瘤的最重要组织学依据(图6-39C)。骨肉瘤内还可见软骨肉瘤和纤维肉瘤样成分。骨肉瘤呈高度恶性,生长迅速,常在发现时已经有血行转移至肺。

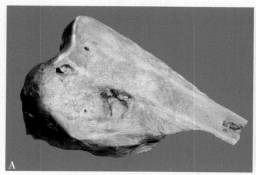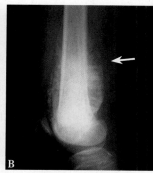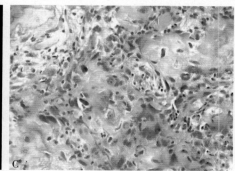

图6-39 骨肉瘤

A. 肿瘤破坏骨皮质,出血、浸润周围组织 B. X线片见日光放射状阴影(←) C. 异型性明显的肿瘤细胞和肿瘤性骨样组织

Figure 6-39 Osteosarcoma

A. The tumor mass destroys the cortex of bone, and invades into surrounding tissue, hemorrhage can be seen

B. X-ray shows the sunburst appearance(←) C. Obvious cell atypia and neoplastic osteoid tissue

三、神经外胚叶源性肿瘤

神经外胚叶源性肿瘤种类繁多,包括中枢神经系统肿瘤、周围神经系统肿瘤、能分泌多肽激素及胺的胺前体摄取和脱羧作用(APUD)系统来源的肿瘤,视网膜母细胞瘤、皮肤色素痣与黑色素瘤等。现仅将后两者分述如下。

(一)视网膜母细胞瘤

视网膜母细胞瘤(retinoblastoma)是来源于视网膜胚基的恶性肿瘤。绝大多数发生在3岁以内的婴幼儿,6岁以上罕见。7%在出生时即已存在。大约40%的患者具有家族性,是一种常染色体显性遗传性疾病。另60%患者是散发的。多为单侧,双侧者占26%~30%。肉眼观,肿瘤为灰白色或黄色的结节状物,切面有明显的出血及坏死,并可见钙化。肿瘤最初在视网膜上生长,以后向周围浸润性生长。镜下见肿瘤由小圆形细胞构成,核圆形、深染,核分裂象多见,有的肿瘤细胞围绕一空腔呈放射状排列,形成菊形团(图6-40)。转移一般不常见,如发生转移时多经血道转移至骨、肝、肺、肾等处。淋巴道转移只在眼眶软组织被累及时才发生,多转移到耳前及颈淋巴结。预后不良,多在发病后1.5年左右死亡,偶见自发性消退。

(二)皮肤色素痣与黑色素瘤

1. 皮肤色素痣(pigmented nevus of the skin) 来源于表皮基底层的黑色素细胞(痣细胞),为良性错构性增生性病变,但有的可恶变成为黑色素瘤。根据其在皮肤组织内发生的部位不同,可分为交界痣(痣细胞在表皮和真皮的交界处生长,形成痣细胞巢,此型较易恶变)、皮内痣(是最常见的一种,痣细胞在真皮内呈巢状或条索状排列)和混合痣(交界痣和皮内痣兼而有之)3 种(图 6-41)。如色素痣的色素加深,体积增大,生长加快或破溃、发炎或出血等,可能是恶变的征象。

2. 黑色素瘤(melanoma) 又称恶性黑色素瘤,是一种能产生黑色素的高度恶性肿瘤。大多见于 30 岁以上成人,发生于皮肤者以面、颈、肩、背部等多见。可以一开始即为恶性,但也可由交界痣恶变而来。此瘤也可发生于黏膜和内脏器官。肉眼观,肿瘤突出或稍突出于皮肤表面,多呈黑色,与周围组织界限不清(图 6-42A)。镜下黑色素瘤的组织结构呈多样性,肿瘤细胞可呈巢状、条索状或腺泡样排列。肿瘤细胞可呈多边形或梭形,核大,常有粗大的嗜酸性核仁(图 6-42B)。胞质内可有黑色素颗粒。无黑色素的黑色素瘤,免疫组织化学染色 HMB-45,melanA 和 S-100 蛋白阳性有助于诊断。电镜下,肿瘤细胞胞质内含有少数典型的黑素体或前黑素体(premelanosome)。黑色素瘤的预后多数较差,晚期可有淋巴道及血道转移。因此,早期诊断和及时治疗十分重要。

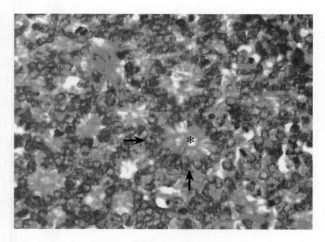

图 6-40 视网膜母细胞瘤
肿瘤细胞较小,核染色深,可见肿瘤细胞围绕空腔(*)形成的菊形团结构(→)

Figure 6-40 Retinoblastoma
Tumor cells are small with darkly-stained nuclei. Tumor cells arrange around the cavity(*) and form rosettes structure(→)

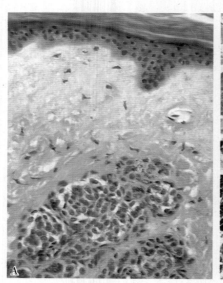
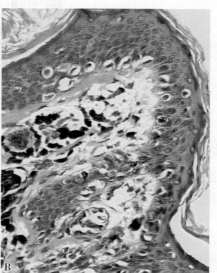

图 6-41 皮肤色素痣
A. 皮内痣痣细胞位于真皮内 B. 混合痣痣细胞位于交界处和真皮内
Figure 6-41 Pigmented nevus of the skin
A. Intradermal nevus nevus cells locate in the dermis B. Compound nevus nevus cells are present in the dermo-epidermal junction and the dermis

四、 多种组织构成的肿瘤

由两种或两种以上不同类型的组织构成的肿瘤称为混合瘤。最复杂的混合瘤是畸胎瘤,由来源于多

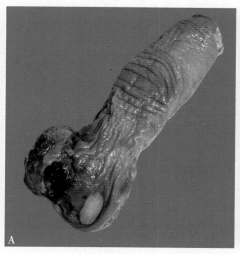
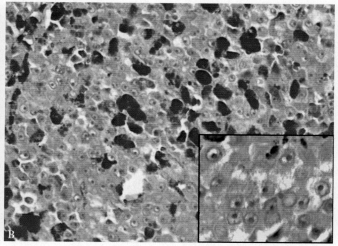

图 6-42　指黑色素瘤
A.肿瘤位于指端侧面,突出皮肤表面,色黑,界限不清　B.肿瘤细胞细胞质内大量黑色素,
核异型性明显,高倍镜下见大核仁
Figure 6-42　Melanoma of finger
A. The tumor is located in the side finger, protruding from the skin, black in color, without clear borders　B. There are
lots of melanin granules in cytoplasm, and the atypia of nuclear is obvious. High power view shows large nucleoli

个胚层的各种类型组织混杂在一起构成,如畸形的胎儿。此外,肾母细胞瘤和癌肉瘤因成分多样也属于混合瘤。

(一)畸胎瘤

畸胎瘤(teratoma)是来源于性腺或胚胎剩件中的全能细胞,多含有 2 个以上胚层的组织成分,排列结构错乱。常发生于卵巢和睾丸,偶尔可见于纵隔、骶尾部、腹膜、松果体等部位。根据其组织分化成熟程度不同,分为成熟型畸胎瘤(或良性畸胎瘤)和未成熟型畸胎瘤。前者完全由成熟组织构成,以囊性结构为主,如囊壁内衬表皮和皮肤附件,又称为皮样囊肿(dermoid cyst)(图 6-43);后者含有数量不等的未成熟的神经组织组成的原始神经管和菊形团。常常呈实性或部分实性。未成熟性畸胎瘤的预后主要取决于胚胎性成分的性质与数量。成熟型畸胎瘤也可以发生体细胞的基因突变转化为恶性,其中上皮成分可以恶变为鳞状细胞癌、类癌、腺癌等。

(二)肾母细胞瘤

肾母细胞瘤(nephroblastoma)又称 Wilms 瘤(详见第十二章第四节)。

(三)癌肉瘤

同一肿瘤中既有癌又有肉瘤成分的恶性肿瘤称为癌肉瘤(carcinosarcoma)。癌的成分可为鳞状细胞癌(图 6-44)、腺癌或未分化癌等,肉瘤成分可为纤维肉瘤(图 6-45)、平滑肌肉瘤、横纹肌肉瘤、骨肉瘤和软骨肉瘤等。癌和肉瘤成分可按不同比例混合,通常含癌和肉瘤成分各一种,偶尔不止一种,如腺癌与平

图 6-43　卵巢成熟型囊性畸胎瘤
包膜完整,打开包膜见囊内毛发
Figure 6-43　Ovarian cystic teratoma
The tumor has intact capsule. The section shows cystic cavity,
within which hair can be seen

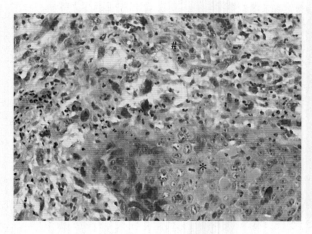

图 6-44　癌肉瘤
肿瘤内见两种肿瘤细胞成分，低分化鳞状细胞癌（*）
和肉瘤（鳞状细胞癌）（#）

Figure 6-44　Carcinosarcoma（squamous cell carcinoma）
The tumor is composed of two kinds of cells：poorly differentiated
squamous cell carcinoma（*）and sarcoma（#）

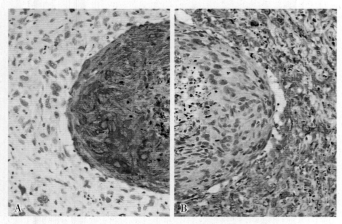

图 6-45　癌肉瘤（纤维肉瘤）
A. 免疫组织化学染色显示癌细胞巢细胞角蛋白（CK）阳性
B. 肉瘤成分波形蛋白（vimentin）阳性

Figure 6-45　Carcinosarcoma（fibrosarcoma）
A. Cell nests are positive for cytokeratin（CK）　B. The sarcoma
components are positive for vimentin

滑肌肉瘤和骨肉瘤混合。癌肉瘤的发生有多种假说，如上皮组织和间叶组织同时恶变，多能干细胞向癌和肉瘤两种方向分化，癌细胞诱导其间质成分恶变等。有的未分化癌中癌细胞呈梭形或多形性，并出现瘤巨细胞，具有肉瘤的形态，但免疫组织化学染色见肿瘤细胞仅上皮细胞标志呈阳性，不属于癌肉瘤，所以称为肉瘤样癌。

附：瘤样病变

瘤样病变（tumor like conditions）是指局部形成与真性肿瘤相似的非肿瘤性病变，临床表现为局部组织增生或形成局部肿块。瘤样病变本质为良性增生性病变、化生或囊性病变等，包括上皮异型增生、化生、组织异位、增生性炎（包括炎性假瘤、炎性息肉、肉芽肿性炎等）及囊肿。在临床上瘤样病变需与真性肿瘤相鉴别，例如肺炎性假瘤常易与肺癌相混淆，需术中冷冻切片行病理学检查确诊。

第八节　肿瘤的病因学和发病机制

肿瘤的病因学和发病机制一直是肿瘤研究的重点和难点。可以引起肿瘤的因素很多，它们称为致瘤因子。致瘤因子一般需要较长时间才能引起肿瘤，但肿瘤一旦产生，即使致瘤因子不再存在，肿瘤生长仍然持续。习惯上把引起恶性肿瘤的致瘤因子称为致癌物（carcinogen）。致瘤因子既有环境致癌物等外因，又有遗传、免疫、激素异常等内因。肿瘤形成常常是多阶段、多步骤的，在此过程中会发生多种细胞遗传学、分子遗传学改变，涉及细胞生长、增殖、分化和凋亡等生物学事件的调控。

环境和遗传性致癌因素是引起基因改变的始动环节，两者可能以协同或序贯的方式引起细胞非致死性 DNA 损伤，从而激活原癌基因和（或）灭活肿瘤抑制基因，继而引起细胞周期调控基因、凋亡调控基因和（或）DNA 修复调节基因和表达的改变，使靶细胞发生转化（transformation）（图 6-46）。转化的细胞可先呈多克隆性增生，经过漫长的多阶段演化过程，其中某一个克隆相对无限制增生并形成肿瘤，然后通过附加突变，形成具有不同特点的亚克隆（异质性），从而获得浸润和转移能力，形成恶性肿瘤。在肿瘤形成过程中，这些细胞常呈现多种基因异常，导致增殖失控和分化异常。由于肿瘤起源与正常干细胞有密切关系，所以从发生上还可把肿瘤视为干细胞疾病（stem cell disease）。

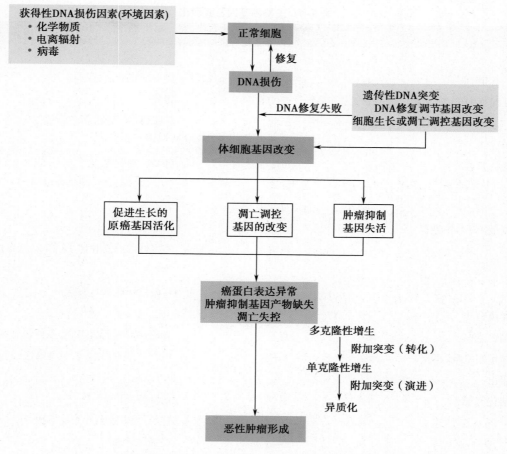

图 6-46　恶性肿瘤病因与发病的分子机制示意图

Figure 6-46　Schematic representation of the molecular mechanisms of the etiology and pathogenesis of malignant tumors

一、肿瘤发生的分子生物学基础

肿瘤发生涉及多种基因及其表达产物的异常。这些基因包括癌基因、肿瘤抑制基因、凋亡调控基因和 DNA 修复调节基因等,它们是生理情况下细胞增殖、生长、分化、凋亡的控制者,在保持机体的正常结构和功能方面起重要作用。如果这些基因发生异常改变,则可能引起细胞转化和肿瘤形成。

(一) 癌基因

1. 原癌基因与癌基因及其产物　Bishop 和 Varmus 利用某些反转录病毒在动物体内诱发肿瘤,并能在体外转化细胞,因此将这些 RNA 片段称为病毒癌基因(viral oncogene,v-onc)。后来在正常细胞的 DNA 中也发现存在与病毒癌基因十分相似的同源序列,称为原癌基因(proto-oncogene)。多种因素可激活原癌基因,成为具有促使细胞转化的细胞癌基因(cellular oncogene,c-onc),如 *C-ras* 和 *C-myc* 等。原癌基因激活后过量表达肿瘤蛋白(oncoprotein)(或称癌蛋白)。有些肿瘤蛋白还与肿瘤细胞分化和肿瘤恶性程度相关,是重要的肿瘤标志物(tumor marker)。大多数肿瘤蛋白属于细胞生长因子、生长因子受体、信号转导蛋白质或核调节蛋白质等(表 6-4)。

2. 原癌基因的激活方式　原癌基因在各种环境或遗传因素作用下被激活的方式有:①点突变(point mutation):如 ras 原癌基因第 1 外显子的第 12 号密码子从 GGC 突变为 GTC,相应编码的氨基酸从甘氨酸变为缬氨酸,转录产生异常蛋白;②染色体重排(chromosomal rearrangements):包括易位(translocation)和倒转(inversion),如伯基特淋巴瘤的 t(8;14)易位,使得 *C-myc* 基因和 *IgH* 基因拼接,造成 *C-myc* 基因过度表达;

表 6-4　主要癌基因及其活化

分类	原癌基因	活化机制	相关人类肿瘤
生长因子			
PDGF-β 链	sis	过度表达	星形细胞瘤,骨肉瘤
成纤维细胞生长因子	hst-1	过度表达	胃癌
	int-2	扩增	膀胱癌,乳腺癌,黑色素瘤
生长因子受体			
EGF 受体家族	erb-B1	过度表达	肺鳞状细胞癌
	erb-B2	扩增	乳腺癌,卵巢癌,肺癌和胃癌
	erb-B3	过度表达	乳腺癌
集落刺激因子 -1 受体	fms	点突变	白血病
	ret	点突变	多发性内分泌肿瘤 2A 和 B,家族性甲状腺髓样癌
		重排	自发性甲状腺乳头状癌
信号转导蛋白			
GTP 结合蛋白	ras	点突变	肺癌,结肠癌,胰腺癌,多种白血病
非受体型酪氨酸激酶	abl	易位	慢性粒细胞白血病,急性淋巴细胞白血病
核调节蛋白			
转录活化因子	C-myc	易位	伯基特淋巴瘤
	N-myc	扩增	神经母细胞瘤,小细胞肺癌
	L-myc	扩增	小细胞肺癌
细胞周期调节蛋白			
周期素	cyclin D	易位	套细胞淋巴瘤
		扩增	乳腺癌,肝癌,食管癌
周期素依赖激酶	CDK4	扩增或点突变	胶质母细胞瘤,黑色素瘤,肉瘤

③基因扩增(gene amplification):如神经母细胞瘤的 N-myc 原癌基因可复制几百个拷贝,出现双微小体和均染区;④启动子插入:使原癌基因过度表达,产生过量的促进细胞生长蛋白。

癌蛋白可通过以下方式影响其靶细胞:①生长因子增加;②生长因子受体增加;③产生突变的信号转导蛋白;④产生与 DNA 结合的转录因子等。癌蛋白通过改变正常靶细胞的生长与代谢,促进细胞逐步转化成为肿瘤。如正常细胞的生长因子受体受到刺激后,ras 蛋白从与 GDP 结合的非活化状态变为与 GTP 结合的活化状态,从而引起核内的转录活化,产生 C-myc 蛋白,使细胞进入增殖周期;然后,GTP 被水解,ras 蛋白失活,细胞又可以恢复静止;而在 ras 原癌基因发生点突变后,产生的 ras 癌蛋白一旦与 GTP 结合后,便不能被水解,使得细胞处于持续的增殖状态,从而为肿瘤的形成提供了条件。

(二)肿瘤抑制基因

与原癌基因活化后表达产物促进细胞生长、增殖和转化相反,肿瘤抑制基因(tumor suppressor gene),也称抑癌基因,是正常细胞分裂、生长的负调节基因,其编码的蛋白质能抑制细胞生长,其功能的丧失则可促进细胞转化。肿瘤抑制基因失活主要是通过等位基因的两次突变、缺失(纯合子)和甲基化的方式实现。目前被了解最多的肿瘤抑制基因是 Rb 基因和 P53 基因,它们的产物都是负性调控核转录和细胞周期的核蛋白。肿瘤抑制基因根据其作用机制分为管理基因(caretaker)和看门基因(gatekeeper),前者作用是通过修复 DNA 损伤以维持基因组完整性,如 BRCA1、BRCA2 等;后者作用是抑制带损伤 DNA 的细胞增殖或促进其死亡,如 *P53*、*Rb*、*APC* 等。表 6-5 显示主要肿瘤抑制基因的功能和相关的人类肿瘤。

表 6-5 主要肿瘤抑制基因的功能和相关的人类肿瘤

亚细胞定位	基因	功能	与体细胞相关的肿瘤	与遗传型突变相关的肿瘤
细胞表面	TGF-β 受体基因	生长抑制	结肠癌	不明
	E-cadherin 基因	细胞黏附	胃癌,乳腺癌	家族性胃癌
浆膜下	*NF-1*	抑制 *ras* 的信号传递	神经鞘瘤	Ⅰ 型神经纤维瘤病和肉瘤
细胞骨架	*NF-2*	不明	神经鞘瘤,脑膜瘤	Ⅱ 型神经纤维瘤病,听神经瘤和脑膜瘤
胞质	*APC*	抑制信号传导	胃癌,结肠癌,胰腺癌,黑色素瘤	家族性结肠多发性息肉病,结肠癌
细胞核	*Rb*	调控细胞周期	视网膜母细胞瘤,骨肉瘤,乳腺癌,结肠癌,肺癌	视网膜母细胞瘤,骨肉瘤
	P53	调控细胞周期和 DNA 损伤所致的凋亡	大多数人类肿瘤	Li-Fraumeni 综合征,多发性癌和肉瘤
	WT-1	核转录	肾母细胞瘤	肾母细胞瘤
	P16	通过抑制周期素依赖激酶调控细胞周期	胰腺癌,食管癌	恶性黑色素瘤
	BRCA1	DNA 修复		女性乳腺癌和卵巢癌
	BRCA2	DNA 修复		男性和女性乳腺癌

1. ***Rb* 基因** 是第一个被人们所认识的肿瘤抑制基因,首先在儿童视网膜母细胞瘤中被发现,定位于染色体 13q14,其纯合型丢失见于所有视网膜母细胞瘤。Rb 蛋白在调节细胞周期中起关键作用。Rb 通常与转录因子 E2F 家族成员相结合,抑制后者的转录活性。Rb 被 cdk4/6 磷酸化激活后与 E2F 解离,后者刺激 S 期基因转录,包括 S 期所需的细胞周期因子等。Rb 功能丧失使 E2F 转录活性处于无控状态,是细胞 G1/S 期转换失控的一个重要机制。如果将正常 *Rb* 基因载入视网膜母细胞瘤细胞中,它们的肿瘤表型会被逆转。研究还发现,*Rb* 基因丢失或失活不仅见于视网膜母细胞瘤,也见于膀胱癌、肺癌、乳腺癌等多种恶性肿瘤。

2. ***P53* 基因** 是迄今被研究最多,作用最强大的肿瘤抑制基因,其经典作用是与 *P21* 基因启动子区结合,促进后者的转录。*P21* 使细胞周期停滞在 G1 期,抑制 DNA 合成,并诱导 DNA 修复基因 *GADD45* 转录,使 DNA 损伤得到修复。如果 G1 停滞不能实现,则 *P53* 可促进凋亡相关基因 *Bax* 表达,诱导细胞凋亡,阻止损伤的 DNA 传给子代细胞。*P53* 缺失或突变的细胞发生 DNA 损伤后,则不能发生 *P53* 介导 G1 期停滞和 DNA 损伤修复,导致细胞继续增殖,DNA 损伤传给子代细胞并累积,最终使细胞发生肿瘤性转变。

3. ***BRCA1/BRCA2* 基因** 是目前发现的与家族性乳腺癌发病关系最为密切的两个易感基因。研究表明,携带 *BRCA1/BRCA2* 基因突变的女性发生乳腺癌的风险是正常人群的 5~10 倍,发病风险高达 60%~80%;发生卵巢癌的风险是正常人群的近 30 倍。携带 *BRCA1/BRCA2* 基因突变的患者有 50% 的可能会将该突变遗传至下一代,是乳腺癌和卵巢癌的高风险人群。欧美国家及我国近年来的大中城市,对家族性乳腺癌患者及其家族健康女性成员已推荐进行 *BRCA1/BRCA2* 基因检测。对适检人群进行 *BRCA1/BRCA2* 基因检测具有重要的临床意义,有利于乳腺癌和卵巢癌的早发现和早治疗,并获得更好的疗效。

(三)凋亡调控基因和 DNA 修复调节基因

细胞凋亡(apoptosis)的调控基因及其产物在某些肿瘤的发生上也起着重要的作用。研究结果表明,凋亡基因 *Bcl-2* 可以抑制凋亡,而抗凋亡基因 *Bax* 则可以促进细胞凋亡。正常情况下,Bcl-2 和 Bax 在细胞内保持平衡。如 Bcl-2 蛋白增多,细胞则长期存活;如 Bax 蛋白增多,细胞则进入凋亡。凋亡在肿瘤发生、发展过程中具有双重作用,在肿瘤形成前,经过凋亡去除基因受损害或不能修复的细胞,可有效地防止其转化为恶性细胞;而在肿瘤形成后凋亡基因失活或抗凋亡基因功能增强,则会促进肿瘤迅生长。

正常细胞内存在 DNA 修复调节基因,当损伤因素引起轻微的 DNA 损伤时,细胞内的 DNA 修复调节基因对其进行及时的修复。当 DNA 损伤严重,不能修复时,将发生凋亡。野生型的 P53 蛋白可以诱导 Bax 蛋白合成,促进 DNA 受损的细胞进入凋亡。因此,与凋亡调控基因一样,DNA 修复调节基因对维持机体遗传基因组的稳定非常重要。在一些有遗传性 DNA 修复调节基因突变或缺失的人群中,肿瘤发病率显著升高,也说明了这一点。

(四) 表观遗传调控与肿瘤

除了上述 DNA 碱基序列改变所导致的遗传变化,还有一些变化不是由于 DNA 碱基序列改变引起的,称为表观遗传学(epigenetics)改变,包括 DNA 甲基化、组蛋白修饰等。

DNA 甲基化是由 DNA 甲基转移酶介导的、调控基因表达的重要机制之一。肿瘤发生与发展过程中常发生一些关键基因启动子区 CpG 岛甲基化异常,包括癌基因的低甲基化(hypomethylation)和肿瘤抑制基因的过甲基化(hypermethylation)。前者诱导癌基因表达增加,后者诱导肿瘤抑制基因表达降低。

组蛋白在维持染色质结构,调控基因表达方面发挥重要作用。组蛋白修饰如甲基化、乙酰化等能够影响基因组的开放状态,从而决定基因是否表达。组蛋白修饰状态改变,能够影响 DNA 的损伤修复及 DNA 复制和基因转录,是导致肿瘤发生发展的重要环节。

(五) 非编码 RNA 与肿瘤

非编码 RNA(non-coding RNA,ncRNA)是指除 mRNA、tRNA 和 rRNA 以外、不编码蛋白质的 RNA 分子,包括 microRNA、snoRNA 和 lncRNA 等。microRNA 和 lncRNA 是现在研究的热点。

microRNA 是一类长度有 21~30 个碱基的单链 RNA 分子,通过碱基配对与靶基因 mRNA 结合,抑制其靶基因翻译或者直接剪切 mRNA。microRNA 在调控细胞生长、分化、凋亡和恶性转化方面都有重要作用。有的 microRNA 具有促癌作用,比如 miR-200 通过增强肿瘤细胞发生上皮间质转化(EMT)促进肿瘤侵袭、转移。有些 microRNA 发挥抑癌作用,比如 miR-145 可以靶向多个癌基因,其表达缺失可导致癌基因表达上调。

长链非编码 RNA(long non-coding RNA,lncRNA)是由 RNA 聚合酶 II 转录的、长度超过 200 nt 的非编码 RNA。同 mRNA 类似,lncRNA 的表达也受到转录因子、表观遗传修饰等调控。lncRNA 通过多种机制(结合相关癌基因或肿瘤抑制基因蛋白、吸附肿瘤相关 microRNA、调控基因转录等)参与多种信号通路的调控,影响肿瘤的发生和进展。表达异常的 lncRNA 能够通过多种途径调控肿瘤细胞的迁移、浸润、增殖和凋亡。

(六) 端粒、端粒酶与肿瘤

正常细胞分裂一定次数后就进入老化阶段,失去了分裂的能力。而控制细胞 DNA 复制次数的是位于染色体末端的 DNA 重复序列,称其为端粒(telomere)。细胞分裂一次,其端粒就缩短一点。细胞分裂一定次数后,端粒缩短使得染色体相互融合,导致细胞死亡。所以端粒可以称为细胞的生命计时器。在生殖细胞,由于端粒酶(telomerase)的存在可使缩短的端粒得以恢复。因此,生殖细胞有十分强大的自我复制能力。而大多数体细胞由于不含有端粒酶,在复制大约 50 次后死亡。实验表明,绝大多数的恶性肿瘤细胞都含有较高的端粒酶活性,并与其恶性程度有关。因此,抑制肿瘤细胞端粒酶活性可能为肿瘤治疗开辟一条新途径。

(七) 炎症与肿瘤

1863 年,Rudolf Virchow 观察发现肿瘤组织中存在炎症细胞浸润,率先提出了炎症与肿瘤之间存在关联的假说;现代流行病学证据显示,通过抑制癌前病变或肿瘤易感者的慢性炎症可减低肿瘤的发病或复发风险,并已证实很多肿瘤与慢性炎症密切相关,如溃疡性结肠炎和克罗恩病与结直肠癌,乙型与丙型肝炎病毒所致的慢性肝炎与肝细胞癌,慢性胰腺炎与胰腺癌,慢性宫颈炎与宫颈癌,慢性胃溃疡与胃癌。肿瘤与炎症的相互促进作用也被认为是肿瘤的显著特征之一。目前的研究表明,在肿瘤发生和发展过程中,各种癌基因的激活参与营造炎症微环境的形成,肿瘤中的炎症细胞、成纤维细胞产生各种细胞因子,通过调节肿瘤细胞生长、分化、运动、侵袭及血管生成,可促进肿瘤的形成、存活和演进。肿瘤相关巨噬细胞能分泌促转移因子,并具有促进肿瘤生长、组织重塑、促血管生成和抑制免疫的作用,是肿瘤转移的重要参与者。

(八)多步癌变的分子基础

恶性肿瘤的发生是一个长期的、多因素参与的分阶段的过程。这已由流行病学、遗传学和化学致癌的动物模型,以及分子遗传学研究所证明。细胞完全恶性转化需要多个基因的改变,包括几个癌基因的激活,两个以上肿瘤抑制基因的失活,以及凋亡调控基因和DNA修复调节基因的改变。以结肠癌的发生为例,结肠从上皮过度增生到结肠癌的演进过程中,关键步骤是癌基因的突变和肿瘤抑制基因的失活。这些阶梯性积累起来的不同基因水平的改变,可以通过形态学改变反映出来(图6-47)。近年来,结直肠癌发生机制研究继腺瘤-癌序列经典模式提出之后取得了一些具有影响力的新进展,包括微卫星不稳定性(microsatellite instability,MSI)在遗传性非息肉病性结直肠癌(hereditary nonpolyposis colorectal cancer, HNPCC)发生中的作用及CpG岛甲基化途径与散发性结直肠癌发生的关系等。以上分子事件的发生仍然需要多个基因改变的积累。

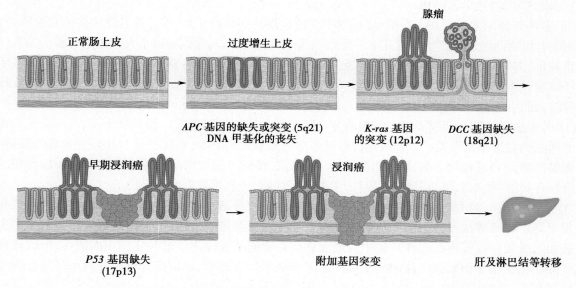

图 6-47　结直肠癌的腺瘤-癌序列演进的分子生物学与形态学改变示意图
Figure 6-47　Schematic illustration of the molecular and morphological alterations
in the colorectal adenoma-carcinoma sequential progression

肿瘤发生的分子机制可简单归纳如下:首先,致瘤因子引起的基因损伤会诱导原癌基因激活及抑癌基因失活,可能还累及DNA修复调节基因和凋亡调控基因,导致细胞出现克隆性增殖;经过进一步基因损伤,形成拥有不同生物学特性的亚克隆(肿瘤异质性),获得浸润和转移的能力,发生肿瘤演进。

(九)肿瘤发生的细胞起源

肿瘤发生的细胞起源问题一直是困扰人们的难题之一。肿瘤是在致瘤因子的作用下使分化成熟的体细胞发生基因突变后,功能及形态学上都发生了"回转"而变为幼稚的肿瘤细胞,还是各种致瘤因子直接作用在机体局部的幼稚干细胞所致,抑或两种情况都有,尚存争议。新近一些研究发现,肿瘤细胞群体中存在一小群具有自我更新、多潜能分化及启动与重建肿瘤组织表型能力的肿瘤细胞,称为肿瘤干细胞或癌症干细胞(cancer stem cells),亦称肿瘤起始细胞(tumor initiating cells)。这些肿瘤干细胞不仅具有高成瘤活性、高侵袭能力,并且具有对化学治疗耐药和对放射治疗抵抗等特性,在肿瘤复发和转移中可能也发挥着重要作用。这些研究成果不仅对肿瘤发生的细胞起源的理解有所帮助,而且在肿瘤治疗上也存在积极意义,为进一步设计和实施纠正耐药、防止复发和转移的策略提供了理论和实验基础。

二、 环境致癌因素及致癌机制

(一) 化学致癌因素

到目前为止,已经确定对动物有致癌作用的化学致癌物有 1 000 多种,其中有些可能与人类肿瘤密切相关。相关研究表明,化学致癌物致癌的方式有:①少数化学致癌物不需在体内进行代谢转化直接致癌,称为直接作用的化学致癌物,如烷化剂。②绝大多数化学致癌物需经体内(肝)进行代谢,被活化后才能致癌,称为间接作用的化学致癌物,如 3,4- 苯并芘,其代谢活化产物环氧化物为最终的致癌物。③所有化学致癌物都具有亲电子结构基团(如环氧化物、硫酸酯基团),能与细胞大分子的亲核基团(如 DNA 中的鸟嘌呤 N-7、C-8,胞嘧啶 N-3)共价结合,形成加合物,导致 DNA 突变。④某些化学致癌物可以由其他无致癌作用的物质协同作用而增加致癌效应,这种物质称之为促癌物,如巴豆油、激素、酚和某些药物。致癌物引发的初始变化称为激发作用(initiation),而促癌物的协同作用称为促进作用(promotion)。主要的化学致癌物有以下几类。

1. 间接作用的化学致癌物

(1) 多环芳烃　主要存在于石油、煤焦油中。致癌性特别强的 3,4- 苯并芘是煤焦油的主要致癌成分,还可由于有机物的燃烧而产生。近几十年肺癌发病率日益增加,与吸烟和城市大气污染有密切关系。烟熏和烧烤的鱼、肉等食品含有较多的多环芳烃,据调查与某些地区胃癌的发病率较高有一定关系。多环芳烃在肝经细胞色素氧化酶 P450 系统氧化成环氧化物,后者以其亲电子基团(不饱和的 C—C 键)与核酸分子共价键结合而引起 DNA 突变。

(2) 芳香胺类与氨基偶氮染料　致癌的芳香胺类有乙萘胺、联苯胺、4- 氨基联苯等,与印染工人和橡胶工人的膀胱癌发生率高有关。芳香胺是在肝经细胞色素氧化酶 P450 系统使其 N 端羟化形成羟胺衍生物,再与葡糖醛酸结合成葡糖苷酸从泌尿道排出。在膀胱,葡糖苷酸被水解释放出活化的羟胺而致癌。氨基偶氮染料有奶油黄(人工奶油染料)和猩红,主要在肝代谢,经氧化后形成致癌物。

(3) 亚硝胺类　具有较强烈致癌作用,并且致癌谱广。普遍存在于水与食物中,在变质的蔬菜和食物中含量更高。亚硝酸盐可作为肉和鱼类食品保存剂与着色剂进入人体,也可由细菌分解硝酸盐产生。亚硝酸盐和二级胺可在胃内的酸性环境中合成亚硝胺。亚硝胺在体内经过羟化作用而活化,形成具有很强反应性的烷化碳离子而致癌。我国河南林州的流行病学调查表明,该地区食管癌发病率高与食物中亚硝胺含量高有关。

(4) 真菌毒素　目前已知有数十种真菌毒素具有致癌性,研究最多的是黄曲霉素(aflatoxin)。黄曲霉素广泛存在于高温潮湿地区的霉变食品中,尤以霉变的花生、玉米及谷类含量最多,其致癌性强。其化学结构为异环芳烃,在肝通过肝细胞内的混合功能氧化酶氧化成环氧化物而致癌。这种毒素主要诱发肝细胞性肝癌。我国和南非肝癌高发地区的调查都显示,黄曲霉素 B_1 在谷物中的污染水平与肝癌的发生有密切关系。但这些地区同时也是乙型肝炎病毒(HBV)感染的高发区。分子生物学的研究表明,黄曲霉素 B_1 的致癌作用是使肿瘤抑制基因 $P53$ 发生点突变而失去活性,而 HBV 感染所致的肝细胞慢性损伤和由此引起的肝细胞持续增生为黄曲霉素的致癌作用提供了有利条件。因此,HBV 感染与黄曲霉素 B_1 污染之间的协同作用可能是我国肝癌高发地区肝癌的主要致癌因素。

2. 直接作用的化学致癌物　此类化学致癌物不需要体内代谢活化即可致癌,但一般致癌作用较弱,致癌时间长。

(1) 烷化剂与酰化剂　抗肿瘤药中的环磷酰胺、氮芥、苯丁酸氮芥、亚硝基脲等均属此类。其在应用相当长时间后可诱发第二种肿瘤。如经化学治疗痊愈或已控制的白血病、霍奇金淋巴瘤和卵巢癌的患者,数年后可发生粒细胞白血病。应用此类药物治疗其他疾病,如类风湿关节炎和 Wegener 肉芽肿等自身免疫病,以后发生恶性肿瘤的概率大大高于正常人群。

（2）其他直接致癌物 金属元素如镍、铬、镉、铍等对人类也有致癌作用。如铬可致肺癌，镉可致前列腺癌，镍可致鼻咽癌和肺癌等。其原因可能是亲电子的金属二价阳离子可与细胞大分子尤其是 DNA 结合反应而致癌。一些非金属元素和有机化合物也有致癌性，如砷可致皮肤癌，氯乙烯可致塑料厂工人的肝血管肉瘤，苯致白血病等。

化学致癌大多与环境污染和职业因素有关。因此，彻底治理环境污染、加强防护措施、防治职业病对于减少癌症的发病极其重要。

（二）物理致癌因素

已证实的物理致癌因素主要是电离辐射。此外，紫外线、热辐射、慢性炎症刺激、创伤和异物亦可能促癌。

电离辐射系指 X 线、γ 线和带亚原子微粒的辐射及紫外线照射。长期接触 X 线及镭、铀、钴、锶等放射性核素可引起各种肿瘤。如长期接触 X 线而无必要防护措施的放射线工作者，易发生皮肤癌和白血病；开采放射性物质（钴、铀、氡等）的矿工易患肺癌。日本长崎、广岛受原子弹爆炸影响的居民，经过长期观察发现，白血病、甲状腺癌、乳腺癌及肺癌的发病率明显增高。辐射能使染色体断裂、易位和发生点突变，因此激活癌基因或者使肿瘤抑制基因失活。由于与辐射有关的肿瘤潜伏期较长，最终的肿瘤可能是因辐射所损伤的细胞的子代细胞，再受到促癌因素（如化学致癌物、病毒等）引起附加突变之后才形成的。

长期暴晒于阳光和受紫外线过度照射者，易发生皮肤的鳞状细胞癌、基底细胞癌和黑色素瘤，白种人或照射后色素不增加的有色人种最易发生。其作用机制是细胞内 DNA 吸收了光子后，使其中相邻的两个嘧啶连接形成嘧啶二聚体，二聚体又形成环丁烷，从而破坏 DNA 双螺旋中磷酸二酯骨架而受损伤。正常人 DNA 发生损伤后可为一系列的 DNA 修复机制所修复，因此皮肤癌发病少见。而着色性干皮病患者（常染色体隐性遗传），由于先天性缺乏修复 DNA 所需的酶，不能修复紫外线所致的 DNA 损伤，皮肤癌的发病率很高。

此外，热辐射（如烧伤后的致癌）、创伤（如骨折后发生骨肉瘤）或异物（如石棉引起胸膜间皮瘤）等也与肿瘤的发生有关。

（三）病毒和细菌

凡能引起人或动物肿瘤或体外能使细胞转化为恶性的病毒均称为致瘤病毒。现已知有上百种可引起动物肿瘤的致瘤病毒，其中 1/3 为 DNA 病毒，2/3 为 RNA 病毒。越来越多的证据显示，人类某些肿瘤的发生与病毒感染相关。

1. RNA 致瘤病毒 这类病毒可通过转导（transduction）或插入（insertion）突变两种机制将其遗传物质整合到宿主细胞 DNA 中，并使宿主细胞发生转化。①急性转化病毒：这类病毒含有病毒癌基因，如 v-Src、v-abl、V-myb 等，感染细胞后，将以其 RNA 为模板通过反转录酶合成 DNA 片段，并整合到宿主的 DNA 链中进行表达，导致细胞的转化。②慢性转化病毒：这类病毒（如鼠乳腺瘤病毒）本身不含有癌基因，但感染宿主细胞后，其病毒基因也可由于反转录酶的作用合成 DNA，并插入宿主细胞 DNA 链中原癌基因附近，引起原癌基因过度表达，使宿主细胞转化。

人类嗜 T 细胞病毒 –1（human T-cell lymphotropic virus–1，HTLV–1）是与人类肿瘤发生密切相关的一种 RNA 病毒，与发生于日本和加勒比地区的 T 细胞白血病/淋巴瘤有关。HTLV–1 与 HIV 一样，在人类通过性接触、血液制品和哺乳传播。其转化的靶细胞是 CD4$^+$ 的 T 细胞亚群（辅助性 T 细胞）。受染人群发生白血病的概率为 1%。

2. DNA 致瘤病毒 DNA 病毒中有 50 多种可引起动物肿瘤。DNA 致瘤病毒感染细胞后，如果病毒基因被整合到宿主 DNA 中，并且作为细胞的基因加以表达，则可引起细胞的转化。与人类肿瘤发生密切相关的 DNA 致瘤病毒有以下三种。

（1）人乳头瘤病毒（human papilloma virus，HPV） 与人类上皮性肿瘤，主要是子宫颈和肛门生殖器区域鳞状细胞癌的关系,近年来已得到证实。在约85%的宫颈癌及其癌前病变(重度不典型增生和原位癌)的病例中发现HPV-16、HPV-18型的DNA序列,并已整合到宿主细胞DNA中。不仅如此,整合的病毒DNA在同一种肿瘤的所有癌细胞中均在基因组的同一位置,提示其整合方式是克隆性的。整合后HPV-16、HPV-18的E6和E7蛋白过度表达,并极易与Rb和P53蛋白结合使其失活,这时如果再转染一个突变的*ras*基因,就会引起完全的恶性转化。这说明HPV的致癌作用是作为始动因子,需要其他基因突变的协同。

(2)EB病毒　与之有关的人类肿瘤是伯基特淋巴瘤、鼻咽癌、某些霍奇金淋巴瘤和B细胞淋巴瘤。EB病毒主要感染人类口腔上皮细胞和B细胞。EB病毒感染整合到宿主细胞DNA中,可能使其潜伏膜蛋白基因*LMP-1*表达,并通过其上调凋亡调控基因*Bcl-2*而阻止受感染细胞凋亡,同时激活生长促进通路,使细胞增生。

(3)乙型肝炎病毒(hepatitis B virus,HBV)　慢性HBV感染与肝细胞性肝癌发生关系密切。在癌细胞中,HBV的整合是克隆性的,但其本身不含有编码癌蛋白的基因,其DNA也不接近任何癌基因或肿瘤抑制基因。因此,其致癌的机制可能是多因素参与的:①HBV导致慢性肝细胞损伤,使之不断增生,同时若有其他致癌因素(如黄曲霉毒素 B_1)的致突变作用,则容易发生癌变。②HBV可编码HBX蛋白,可使受感染的肝细胞的几种生长促进基因激活,如胰岛素样生长因子Ⅱ和胰岛素样生长因子受体Ⅰ。③HBV的整合导致*P53*基因失活。由此可见,肝细胞性肝癌的发生也可能是多步骤的。

3. 幽门螺杆菌(helicobacter pylori,HP)　许多研究报道指出,幽门螺杆菌引起的慢性胃炎与胃癌和胃低度恶性B细胞淋巴瘤发生有关,大多数的胃癌和胃淋巴瘤都伴有幽门螺杆菌感染,但幽门螺杆菌与胃癌和胃淋巴瘤发生的作用机制尚不十分清楚。

三、 影响肿瘤发生、发展的内在因素及其作用机制

肿瘤发生、发展除了受外界致癌因素的作用外,机体的内在因素也起着重要作用,如宿主对肿瘤的反应,以及肿瘤对宿主的影响等。这些内在因素是复杂的,许多问题至今尚未明了,还有待进一步研究。机体的内在因素可分为以下几方面。

(一)遗传因素

遗传因素对肿瘤发生的作用在动物实验中已得到证实。目前世界各地培育出有自发肿瘤倾向的纯系小鼠有200多种,如C3H小鼠好发乳腺癌和肝癌,C57小鼠则极少患乳腺癌,说明其决定因素是小鼠的基因型。大量的流行病学调查表明,一些癌前病变,如结肠多发性腺瘤性息肉病、神经纤维瘤病等都属单基因遗传,以常染色体显性遗传的规律出现。其他肿瘤,如视网膜母细胞瘤、肾母细胞瘤、肾上腺或神经节的神经母细胞瘤等也都是常染色体显性遗传的肿瘤。这类肿瘤主要表现为遗传性肿瘤抑制基因(如*Rb*、*P53*、*APC*)的突变或缺失,其发生还需第二次突变。有些肿瘤呈染色体隐性遗传的遗传综合征,均表现为遗传性DNA修复基因缺陷,如Bloom综合征(先天性毛细血管扩张性红斑及生长发育障碍)患者易发生白血病及其他恶性肿瘤,毛细血管扩张性共济失调症患者多发生急性白血病和淋巴瘤,着色性干皮病患者经紫外线照射易患皮肤基底细胞癌、鳞状细胞癌或黑色素瘤。这里还应强调,遗传因素与环境因素在肿瘤发生中起协同作用。

总的说来,不同肿瘤可能有不同的遗传传递方式,真正直接遗传的只是少数不常见的肿瘤。因此,在大多数肿瘤的发生中,遗传因素的作用表现为对致癌因素的易感性或倾向性。以视网膜母细胞瘤为例,此基因定位在染色体13q14,只有两条同源染色体上的*Rb*等位基因都被灭活,即需两次突变后才能使肿瘤发生。在家族性视网膜母细胞瘤患儿的基因组中已有一个*Rb*基因是缺陷的,当另一个基因再次受致癌因素作用而突变时即可发生肿瘤。

(二)宿主对肿瘤的反应——肿瘤免疫

恶性转化主要由遗传基因的改变引起。有些异常基因表达的蛋白可以引起免疫系统的反应,从而使机体能消灭这些"非己"的转化细胞。如果没有这种免疫监视机制,肿瘤的发生要比实际上出现的多。在此,

CD8⁺的细胞毒性 T 细胞(cytotoxic T-lymphocyte, CTL)和自然杀伤(NK)细胞扮演最重要的角色。免疫因素在肿瘤发生中的作用主要体现在以下方面。

1. 肿瘤抗原 引起机体免疫反应的肿瘤抗原可分为两类:①只存在于肿瘤细胞而不存在于正常细胞的肿瘤特异性抗原;②存在于肿瘤细胞和某些正常细胞的肿瘤相关抗原。

对化学致癌的动物模型研究发现,肿瘤特异性抗原是个体独特的,即不同个体中的同一种致癌物诱发的同一组织学类型肿瘤有不同的特异性抗原。其原因可能为癌变时基因突变的随机性引起产生的异常蛋白的氨基酸序列变化不定。在人类肿瘤,CTL(CD8⁺)可以通过其表面的 T 细胞受体,识别只存在于肿瘤细胞,而且与 MHC 分子一起组成复合物状态下的肿瘤特异性抗原,从而杀伤肿瘤细胞。

肿瘤相关抗原可分为两类:肿瘤胚胎抗原和肿瘤分化抗原。前者在正常情况下出现在发育中的胚胎组织而不见于成熟组织,但可见于癌变组织。例如,在胚胎肝细胞和肝细胞性肝癌中出现的甲胎蛋白(AFP),以及在胚胎组织和结肠癌中出现的癌胚抗原(CEA)。后者是指正常细胞和肿瘤细胞都具有的与分化程度有关的某些抗原。如前列腺特异抗原(PSA)见于正常前列腺上皮和前列腺癌细胞,酪氨酸酶见于正常黑色素细胞和黑色素瘤。肿瘤相关抗原在肿瘤的诊断和病情监测上是有用的标志,也可用此制备活性 T 细胞或抗体,用于肿瘤的免疫治疗。

2. 抗肿瘤的免疫效应机制 肿瘤免疫反应以细胞免疫为主,体液免疫为辅。参加细胞免疫的效应细胞主要有 CTL、NK 细胞和巨噬细胞。CTL 被白细胞介素 2(IL-2)激活后可以通过其 T 细胞受体识别肿瘤细胞上的主要组织相容性复合体(major histocompatibility complex, MHC)Ⅰ型分子而释放某些溶解酶将肿瘤细胞杀灭。CTL 的保护作用在对抗病毒所致的肿瘤(如 EB 病毒引起的伯基特淋巴瘤和 HPV 导致的肿瘤)时特别明显。NK 细胞是不需要预先致敏即可杀伤肿瘤细胞的淋巴细胞。由 IL-2 激活后,NK 细胞可以溶解多种人体肿瘤细胞,其中有些并不引起 T 细胞的免疫反应,因此 NK 细胞是抗肿瘤免疫一线的抵抗力量。NK 细胞识别靶细胞的机制可能是通过 NK 细胞受体和抗体介导的细胞毒作用(ADCC)。巨噬细胞在抗肿瘤反应中与 T 细胞协同作用。T 细胞产生的 γ-干扰素可激活巨噬细胞,而巨噬细胞产生的肿瘤坏死因子(TNF-α)和活性氧代谢产物在溶解肿瘤细胞中起主要作用。此外,巨噬细胞的 Fc 受体还可与肿瘤细胞表面的 IgG 结合,通过 ADCC 杀伤肿瘤细胞。参与抗肿瘤反应的体液免疫机制主要是激活补体和介导 NK 细胞参加的 ADCC。

3. 免疫监视 在先天性免疫缺陷或接受免疫抑制剂治疗的患者中恶性肿瘤发病率明显增加,说明了免疫监视机制在抗肿瘤作用中的重要性。先天性免疫缺陷病,如布鲁顿无丙种球蛋白血症(即 X 连锁无 γ 球蛋白血症)的患者有 5% 发生恶性肿瘤,比对照组高出 200 倍;器官移植的受者和获得性免疫缺陷综合征(AIDS)患者发生淋巴瘤的可能也大大增加。恶性肿瘤患者随着病程的发展和病情恶化可伴有免疫功能普遍下降,晚期患者尤为突出。相反,有些肿瘤如神经母细胞瘤、恶性黑色素瘤和绒毛膜上皮癌等,由于机体免疫功能增强可发生自然消退。但是大多数的恶性肿瘤发生于免疫功能无显著异常的人群,肿瘤细胞如何逃脱免疫监视并破坏机体的免疫系统功能还不完全清楚。可能与下列因素有关:①在肿瘤生长过程中,具有较强抗原性的亚克隆被免疫系统消灭,而无抗原性或者抗原性弱的亚克隆则生长成肿瘤。②CTL 攻击肿瘤细胞时要识别肿瘤细胞细胞膜上的Ⅰ型 MHC 抗原。肿瘤细胞的 MHC 抗原表达丧失或减少,会使肿瘤细胞避开 CTL 攻击。③在肿瘤细胞表达 MHC 抗原时,如果缺乏协同刺激因子,肿瘤细胞仍然可以逃避 CTL 攻击。④肿瘤产物也可以抑制免疫反应,如许多肿瘤分泌的肿瘤转化生长因子 β(TGF-β)就是一种潜在的免疫抑制剂。肿瘤引发的有些免疫反应,如抑制 T 细胞激活,本身就可抑制对肿瘤的免疫反应。⑤CTL 的凋亡。某些黑色素瘤和肝细胞癌表达 Fas 配体,可以与表达 Fas 的 T 细胞结合而使其发生凋亡。

综上所述,肿瘤的病因相当复杂,特别是对其发病机制的了解还有许多未知领域。但近年来分子遗传学研究的进展显示:①从遗传学角度上,肿瘤是一种基因病。②肿瘤形成是肿瘤细胞单克隆性扩增的结果。③环境和遗传的致癌因素引起的细胞遗传物质(DNA)改变的主要靶基因是原癌基因和肿瘤抑制基因;原癌基因激活和(或)肿瘤抑制基因失活导致细胞的恶性转化。④肿瘤的发生不仅是单个基因突变的结果,而是一个长期、分阶段、多种基因突变积累的过程。⑤机体的免疫监视体系在防止肿瘤发生上起重要作用，肿瘤的发生是免疫监视功能丧失的结果。

（三）肿瘤的特征和研究热点

在人类肿瘤发生和发展中，肿瘤逐渐获得多个标志性特征，这些特征基本合理解释了肿瘤的复杂性问题。它们包括维持增殖信号、逃避生长抑制、抵抗细胞凋亡、无限复制潜能、基因组不稳定和突变、促进肿瘤炎症、诱导血管生成、组织浸润和转移，以上为肿瘤的基本生物学功能特征。近年来，随着研究的深入，肿瘤在概念上又补充了两个新兴特征：免疫逃逸和肿瘤异常能量代谢。肿瘤的能量代谢主要通过"Warburg效应"，即在氧气充足下，恶性肿瘤细胞糖酵解活跃，表现为葡萄糖摄取率高，代谢产物乳酸含量高。最新的研究表明，除"Warburg效应"外，部分肿瘤细胞亚群还表现出乳酸代谢旺盛，主要依赖柠檬酸循环完成，与糖酵解细胞亚群相辅相成，共同促进肿瘤细胞增殖和抵抗凋亡等（图6-48）。

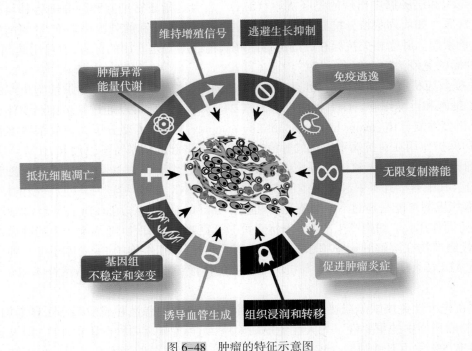

图 6-48　肿瘤的特征示意图

Figure 6-48　The characteristics of tumors

易混概念

■ **1. 肿瘤与肿物（肿块）**

肿瘤是指局部组织的细胞克隆性异常增生形成的新生物，具有不同程度的生长和分化异常等特性。肿物（肿块）是指临床表现为局部肿块的病变总称，它包括肿瘤和非肿瘤病变（如瘤样病变）。

■ **2. 癌与癌症**

癌是指上皮组织来源的恶性肿瘤。而癌症是恶性肿瘤的总称，即癌症包括癌、肉瘤、白血病等所有恶性肿瘤。

■ **3. 原发癌、原位癌和上皮内瘤变**

原发癌是指上皮组织癌变起始部位的癌，是相对于转移癌而言的。不论癌的体积大小、浸润深度或累及范围，只要没有离开原发部位及转移，都属于原发癌。原位癌是指上皮全层癌变，但尚未突破基膜，因此尚不能存在浸润或转移。上皮不典型增生属于癌前病变，可以发展为原位癌，而重度不典型增生与原位癌在形态学上有时很难区别。因此，不典型增生和原位癌统称为上皮内瘤变。

4. 异型性、多形性与分化程度

异型性是指肿瘤组织结构和肿瘤细胞形态与其来源的正常组织和细胞之间的差异性,包括肿瘤细胞多形性。多形性是指肿瘤细胞在大小、形状方面极不一致,多种多样,相差很大。分化程度是指肿瘤组织(细胞)与其起源组织(细胞)的相似性。肿瘤的异型性与肿瘤细胞的多形性可能一致,即异型性大可表现为多形性明显,也可能细胞较一致(如淋巴瘤和肺小细胞癌中的肿瘤细胞一般比较一致);但异型性大,分化程度必定低。

5. 肿瘤分级与分期

肿瘤的分级是按肿瘤分化程度将同一种肿瘤分成若干个恶性程度级别,一般 3 级或 4 级分法(Ⅰ~Ⅲ或Ⅰ~Ⅳ级)。肿瘤的分期是按肿瘤的侵袭程度、转移范围和部位进行的。通常只对恶性肿瘤才进行分级和分期。高度恶性(高级别)肿瘤一般生长速度快,容易发生侵袭和转移,因此短期内进入中晚期。

6. 恶变、癌变与间变

恶变是指正常细胞或良性肿瘤细胞转变为恶性肿瘤细胞的过程,其中,正常上皮细胞或上皮源性良性肿瘤细胞恶变为癌细胞的过程称癌变。间变是指恶性肿瘤细胞缺乏分化的状态,细胞异型性显著。间变性肿瘤多是高度恶性的肿瘤。

7. 混合瘤、畸胎瘤与"碰撞瘤"

混合瘤指肿瘤实质具有多种成分。狭义上的混合瘤是指多形性腺瘤,因肿瘤由腺组织、黏液样和软骨样组织等多种成分混合组成而得名;而广义上的混合瘤是指所有由两种以上不同类型的组织构成肿瘤实质的肿瘤,除多形性腺瘤外,还包括畸胎瘤、肾母细胞瘤、癌肉瘤等。其中畸胎瘤是最复杂的混合瘤,是由全能干细胞发生的含有两个以上胚层组织的肿瘤,可见毛发、牙齿、神经、表皮等多胚层成分,常见于卵巢。"碰撞瘤"则是指同一部位或器官同时存在两种或两种以上相互独立的不同类型的肿瘤,两者互不混合,各自起源。

8. 色素痣与黑色素瘤

色素痣是表皮基底层的黑色素细胞良性错构瘤性畸形增生性病变,属非肿瘤性病变。其中交界性色素痣可恶变为黑色素瘤。黑色素瘤是一种能产生黑色素的高度恶性肿瘤。

9. 副肿瘤综合征和异位内分泌综合征

副肿瘤综合征是指除原发肿瘤和转移瘤本身直接引起的症状之外,通过产生某种物质间接引起的症状。其中非内分泌腺肿瘤通过产生或分泌激素或激素样物质引起的内分泌失调症状,称为异位内分泌综合征。

复习思考题

1. 肿瘤性增生与炎症性增生有何本质区别?
2. 什么是肿瘤异型性、分化程度?它们与肿瘤良恶性的关系如何?
3. 良性、恶性肿瘤对机体的影响如何?举例比较良性、恶性肿瘤的区别。
4. 鳞癌和腺癌的结构特点分别是什么?它们与肉瘤的区别有哪些?
5. 肿瘤血管生成在肿瘤生长、侵袭和转移中有何作用?有什么治疗学意义?
6. 何谓癌前病变?列举 5 种癌前病变或癌前疾病,并说明应如何正确对待癌前病变。
7. 以癌的转移为例,简述转移瘤的形成过程和机制。
8. 为什么说良性、恶性肿瘤的区别是相对的?分别举例说明什么是瘤样病变、交界性病变。

9. 为什么说癌症发生常常是多因素作用、多步骤演变、内因与外因相互作用的结果？简述癌基因、肿瘤抑制基因、转移相关基因、多药耐药基因及其表达产物在肿瘤发生和演进中的作用。

【附：临床病理讨论】

CPC 病例 5

病历摘要

患者，女性，63 岁，5 个月前胃痛，逐渐加重，服复方氢氧化铝、索米痛片等稍见缓解。3 个月前持续胃痛、胃胀、呕吐，并有便血和呕血。入院后体检发现锁骨上多个淋巴结肿大、变硬，肝大。胃肠 X 线片发现胃小弯侧近幽门处有充盈缺损。B 超显示肝有多个大小不等强回声团。临床采用化学治疗和营养支持疗法。之后患者逐渐消瘦、贫血、腹胀及腹水，并出现咯血、咳脓痰及呼吸困难等症状，X 线片显示肺部多发散在、界限清楚的圆形病灶，多靠近胸膜，之间可见散在模糊片状阴影。经抗感染治疗无效，入院后 2 个月死亡。

尸检摘要

一般所见：身体极度消瘦，体重 30 kg。左锁骨上淋巴结肿大。腹水 2 500 mL，橙红、半透明状。

胃：胃小弯近幽门处有一椭圆形肿瘤，中央有一 4 cm×3 cm 溃疡，溃疡边缘不规整隆起，切面呈灰白色、质硬，溃疡底凹凸不平，有处见出血坏死。镜下见大量腺样细胞巢侵入黏膜下层、肌层及浆膜层。细胞异型性明显，核分裂象多见（图 6-49）。

肝：体积增大，表面及切面可见大小不一的灰白色结节，境界清楚。镜下见结节内为不规则腺样细胞巢，细胞异型性明显，可见核分裂象。

肺：表面及切面可见多发散在的灰白色结节，境界清楚，镜下病变与肝内结节相同。双肺下叶还可见散在黄白色、直径约 1 cm 的实变病灶，镜下见病灶内细支气管腔内大量中性粒细胞及坏死渗出物，上皮细胞有坏死、脱落，细支气管周围和肺泡腔有中性粒细胞及液体渗出。

淋巴结：胃周淋巴结、肠系膜、大网膜、纵隔、肝门、肺门等处淋巴结肿大变硬，切面灰白，镜下所见病变相同，正常淋巴结结构破坏，内见腺样细胞巢（图 6-50）。

卵巢：双侧均有多数灰白色大小不等结节。镜下所见与肝内结节相同。

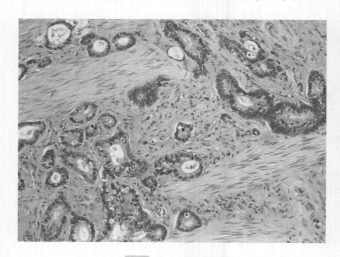

图 6-49　胃溃疡处肌层
Figure 6-49　Stomach ulcers

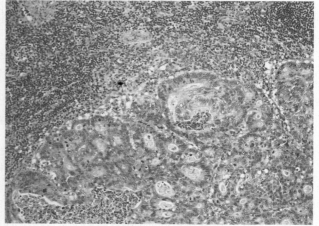

图 6-50　胃周淋巴结
Figure 6-50　Gastric lymph node

【讨论题】

1. 此例临床诊断、病理诊断和死亡原因分别是什么？
2. 通过此例讨论如何鉴别肿瘤的良恶性。

3. 肿瘤对机体的危害有哪些表现？肿瘤的转移方式有哪些？此例表现如何？

（中南大学　周建华　王宽松

山东大学　高　鹏　孙玉静）

数字课程学习

🖼 彩图　　▶️ 微课　　💻 教学 PPT　　📝 自测题　　📋 Summary

第七章 免疫性疾病

机体的免疫系统主要是由位于免疫器官(胸腺、淋巴结、脾和骨髓等)和弥散淋巴组织内的各种免疫细胞,以及存在于体液中的免疫分子等组成。免疫系统主要通过适当的免疫应答(immune response)识别和清除外源性致病因子和因抗原性发生异常(如抗原突变、病毒感染等引起)的自身细胞和产物,以维持机体内环境的稳定。如果机体免疫系统功能失调,则会导致组织损伤并引起疾病。本章仅简要讨论几种移植排斥反应、自身免疫病及免疫缺陷病。

第一节 免疫应答概述

免疫应答是机体识别"自我"、排斥"异己"的一种重要的自稳机制,其在多细胞生物进化过程中随造血及淋巴组织的形成而逐渐获得。机体的免疫应答可分为非特异性免疫(non-specific immunity)和特异性免疫(specific immunity)两类。非特异性免疫是机体对抗外来刺激物的第一道防线,也是特异性免疫的基础。非特异性免疫经遗传获得,针对外来刺激物可迅速作出反应,其反应模式和强度不因与外来刺激物反复接触而改变。主要表现为白细胞的吞噬消化、NK细胞的杀伤等。特异性免疫则为机体针对具有抗原性的物质所产生的防御反应,其发生需要机体与抗原预先接触,反应形式也因抗原及机体的特性不同而异,或发生免疫耐受,或产生免疫反应,反应强度也往往因重复接触抗原物质而增强。一般意义上的免疫,指的是特异性免疫。

免疫应答是由免疫细胞和免疫分子共同介导的。据此,通常把免疫应答分为细胞免疫和体液免疫两类,但在免疫应答中,两者是密不可分的。

一、免疫细胞

免疫细胞是指参与免疫应答的细胞,包括淋巴细胞、树突状细胞(dendritic cell,DC)、单核巨噬细胞、浆细胞、粒细胞、肥大细胞、红细胞、血小板,它们都起源于造血干细胞。其中,DC(系专职性抗原提呈细胞)和淋巴细胞在免疫应答中具有关键作用。

二、免疫分子

免疫分子是免疫应答所必需的一些物质,包括抗原、抗体、主要组织相容性复合体(MHC)、受体、补体、多种细胞因子、黏附分子及趋化因子等。根据功能不同,免疫分子可分为免疫激发分子、免疫效应分子和免疫相关分子。其中,MHC和T细胞、B细胞表面的抗原特异性受体在激发及免疫识别中具有重要调控作用。

免疫应答中,活化的淋巴细胞和其他免疫细胞均可产生多种淋巴因子、抗体、趋化因子和活化补体等。适当的免疫应答一般不引起组织损伤及病理性变化;然而,不适当的免疫应答则会引起组织损伤及病理性改变,其主要表现为炎症性损伤。

第二节 移植排斥反应

各种原因导致机体的某种细胞、组织或器官损伤而出现不可恢复的结构及功能损害时,通过手术或其他方法将相应健康细胞、组织或器官植入机体的过程称为移植(transplantation)。提供移植物的个体称为供者,接受移植物的个体称为受者。器官移植可分为:①自体移植(autograft),指供者与受者为同一个体,如手指缺失后移植自体足趾、自体皮肤等。②同种同基因移植(syngraft),指供者和受者虽然不是同一个体,但有着完全相同的抗原表型,如同卵孪生子之间的细胞、组织或器官移植。③同种异体移植(allograft),指同种而不同个体之间的细胞、组织或器官移植。④异种移植(xenograft),指不同种之间的细胞、组织或器官移植,如猪与人之间的移植。其中,以同种异体移植应用最为广泛,现已成为一种常用的临床治疗手段。

自体移植和同种同基因移植由于遗传物质结构完全相同或非常相似,不会发生排斥反应,移植物可以长期存活;但同种异体器官移植则不同,因 MHC 的不相容,宿主免疫系统针对移植物的 HLA 分子常常产生由细胞和(或)抗体介导的异常免疫反应,即发生移植排斥反应(transplant rejection),这是移植成功与否的主要因素,其产生机制尚未完全清楚,但移植前进行组织配型、基因配型,选择供者、受者 HLA 差异最小者进行移植,以及移植前应用移植处理液或器官保存液进行移植器官的灌流等,都是降低移植排斥反应、增加移植成功率的关键。

一、移植排斥反应的机制

移植排斥是一种复杂的免疫学现象,细胞免疫和体液免疫都参与了这一过程。在不同的排斥反应中,两者的作用不同,引起的病变也各异。

T 细胞介导的免疫排斥反应是移植排斥反应的关键。有实验证实,切除胸腺或先天性胸腺缺乏的新生期小鼠则缺乏同种移植物排斥反应能力;而 T 细胞的过继性转输则可以传递排异能力;抑制 T 细胞的药物及抗 T 细胞抗体的使用,可使移植物存活时间延长。

同种组织和器官移植后,宿主 CD8⁺ T 细胞和 CD4⁺ T 细胞分别识别移植物中供者的淋巴细胞(过路细胞)及 DC 等表面的 HLA–Ⅰ、Ⅱ类抗原而活化,活化的 CD8⁺ T 细胞产生细胞毒作用损伤移植物,活化的 CD4⁺ T 细胞引发迟发型超敏反应,导致移植物被破坏。

虽然 T 细胞在移植排斥反应中发挥主要作用,但越来越多的研究证明,体液免疫也介导移植排斥反应,并发挥重要作用,尤其是在:①超急性排斥反应中,主要发生在移植前的受者体循环中就已存在抗供者 HLA 抗体、血小板抗原抗体、ABO 血型抗体等时。此时,由于循环血中抗体与移植物的血管内皮细胞结合并激活补体,导致移植物的血管内皮细胞损伤、血栓形成及组织坏死,最终使移植物迅速被破坏(排斥)。多次妊娠史、输血史、透析史或感染过与移植物抗原呈交叉反应的微生物等,是超急性排斥反应中抗体产生的主要原因。血型不相容的供者、受者之间的移植,也可引起超急性排斥反应。②在未致敏个体,产生 T 细胞介导的排斥反应的同时,可伴有抗供者 HLA 抗体的形成,该抗体在移植后接受免疫抑制剂治疗的患者中,对急性排斥反应的产生具有尤为重要的作用。

体液免疫在慢性排斥反应中也具有重要作用。抗体依赖性补体介导的细胞毒作用、抗体依赖性细胞介导的细胞毒作用以及抗原 – 抗体复合物形成等,均可引起移植物破坏。抗体亦可以通过增强免疫活性 T 细胞的功能,在细胞免疫排斥反应中发挥作用。

在器官移植中,宿主免疫系统针对移植物产生的排斥反应,称为宿主抗移植物反应(host versus graft reaction,HVGR),其结果是移植物被排斥。但在机体免疫功能低下时,移植含有大量免疫活性细胞的移植物,则移植物内供体的免疫活性细胞可被宿主的 MHC 抗原激活,对宿主的组织细胞产生免疫应答,其结果是引起宿主全身性的组织损伤,此时,宿主无力对移植物产生排斥反应,这称为移植物抗宿主反应

(graft versus host reaction，GVHR)，GVHR 常见于骨髓、胸腺移植。HVGR 和 GVHR 均属于单向移植排斥理论。

随着器官移植研究的不断深入和发展，20 世纪 90 年代中期，双向移植排斥理论逐渐形成，目前已被认为是器官移植排斥反应产生的主要机制。其基本观点是：在实体器官移植和骨髓移植中，HVGR 和 GVHR 可同时发生，但在不同的移植类型中两者表现的强度不同。持续应用免疫抑制剂可诱导各种免疫调节机制逐渐减弱，使机体最终出现无反应状态，形成供者、受者白细胞共存的微嵌合（microchimerism）现象。微嵌合状态长期存在可使受者对供者器官形成移植耐受，不成熟树突状细胞在微嵌合体形成的移植耐受中具有关键作用。但关于微嵌合状态与移植耐受的关系尚存在不同观点。

二、移植排斥反应的病变

（一）实体器官移植排斥反应的病变

根据发病机制及形态学改变的不同，移植排斥反应主要分为超急性、急性和慢性排斥反应三种类型。

1. 超急性排斥反应　是指宿主对移植物的一种迅速剧烈的排斥反应，发生在移植物血液循环恢复后数分钟或数小时，多在 24~48 h 以内发生，由体液免疫介导。属于 Ⅲ 型超敏反应，可见于肾移植、心脏移植等，但罕见于肝移植。以肾移植为例，肉眼观，移植肾颜色由粉红色迅速转变为暗红色，伴出血坏死，呈花斑状。镜下以广泛的急性小动脉炎伴血栓形成和缺血性坏死为主要表现。

2. 急性排斥反应　是指多发生在移植后 1 周至 3 个月内出现的排斥反应，是较常见的一种类型。通常，未使用免疫抑制剂者多发生在移植后数周内，使用免疫抑制剂者则多发生在移植后数月甚至数年后。免疫应答可主要为细胞免疫，亦可主要为体液免疫，或两者兼有。以肾移植为例，其急性排斥反应可分为细胞型急性排斥反应和血管型急性排斥反应。

（1）细胞型急性排斥反应　免疫应答以细胞免疫为主。表现为移植肾肾间质水肿伴大量 CD4$^+$ 和 CD8$^+$ T 细胞为主的单个核细胞浸润，并见肾小管炎（表现为单个核细胞浸润肾小管壁），局部肾小管变性坏死（图 7-1）。临床表现为肾衰竭，免疫抑制剂治疗疗效较好。

（2）血管型急性排斥反应　免疫应答以体液免疫为主。因抗体及补体的沉积导致血管内皮细胞损伤、血栓形成及梗死。常表现为亚急性血管炎，即血管内膜增厚、管腔狭窄或闭塞。

3. 慢性排斥反应　多发生于移植后数月至数十年内，由急性排斥反应延续发展而来。临床免疫抑制剂治疗效果不佳，是目前导致移植物不能长期生存的一个主要原因。常表现为移植器官的慢性进行性损伤及功能衰竭。以肾移植后发生慢性排斥反应

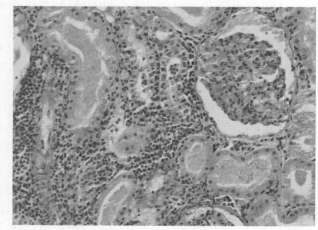

图 7-1　移植肾急性排斥反应
肾间质及肾小管壁单个核细胞浸润
Figure 7-1　Acute renal allograft rejection
Mononuclear cells infiltrate in the renal interstitium and tubular

为例，肉眼可见移植肾体积明显缩小，并可见数目不等的瘢痕形成（小瘢痕肾）；镜下特点为血管内膜纤维化导致血管管腔狭窄，肾小球萎缩、纤维化和玻璃样变性，肾小管萎缩，肾间质纤维组织增生，单个核细胞浸润。

（二）骨髓移植排斥反应的病变

GVHR 与 HVGR 均可见于骨髓移植患者。骨髓移植成功的关键是克服 GVHR 或 HVGR。

骨髓移植时，当免疫功能缺陷患者接受了 HLA 不同的免疫活性细胞或其前体细胞后即可发生 GVHR，此时供者免疫细胞识别受者组织细胞的 HLA，供者的 CD4$^+$ 和 CD8$^+$ T 细胞活化，对受者的组织细胞进行攻

击,导致受者组织损伤。GVHR 可分为急性和慢性两种。急性 GVHR 多发生于移植后 3 个月内,可导致皮肤、肠上皮和肝损伤,表现为局部或全身的斑丘状红疹,因肠溃疡而引起血性腹泻,因胆小管坏死引起黄疸等。慢性 GVHR 可以是急性 GVHR 的延续或发生于移植 3 个月以后,皮肤病变与硬皮病相似。尽管移植前的 HLA 配型对降低 GVHR 的强度具有重要作用,但仍然难以彻底解决 GVHR 的发生。有研究显示,去除供者骨髓 T 细胞可使 GVHR 的发生率降低,但同时却使移植失败和白血病的复发增加(对白血病患者而言)。

骨髓移植排斥反应主要由宿主 T 细胞及 NK 细胞介导。由宿主 T 细胞介导的移植排斥反应的机制同前,宿主 NK 细胞则可直接识别、攻击和破坏供者的骨髓细胞。

三、延长移植物存活时间

延长移植物存活时间的措施通常有:尽量选择与受者 HLA 基因型一致性高的供体,做好 ABO 血型配型,检查受者是否存在对供者产生细胞毒性的抗体,适当应用免疫抑制措施防治移植排斥反应等。

第三节 自身免疫病

自身免疫病(autoimmune disease)是指机体针对自身抗原产生免疫反应导致自身组织损害所引起的疾病。需要指出的是,机体内自身抗体的存在不一定引起组织损伤,但对一些自身免疫病有诊断价值。自身免疫病可分为两大类:①器官特异性自身免疫病,病变限于特定器官;②系统性自身免疫病,病变累及多器官、多组织。

一、自身免疫病的基本特征

自身免疫病以女性多见,常有家族倾向性,发病率随年龄增加而增高,患者血中能检出高滴度的自身抗体和(或)自身致敏淋巴细胞;受累靶器官既可检出自身抗原,也有损伤及功能障碍的表现;病程长,反复发作或持续进行,病情的严重程度与自身免疫反应强度平行;多数病因不明,少数与感染、药物或外伤等因素有关;免疫抑制剂治疗有效。

二、自身免疫病的发病机制

免疫耐受(immune tolerance)是指机体对自身抗原处于无应答或者微弱应答状态。免疫耐受的破坏和终止可能是自身免疫病发生的主要原因,回避辅助性 T 细胞(Th 细胞)的耐受、交叉免疫反应、抑制性 T 细胞(Ts 细胞)和 Th 细胞功能丧失及隐蔽抗原释放均可导致免疫耐受终止,而遗传、感染、年龄、环境等也可能是促使免疫耐受终止的因素。免疫耐受的破坏和终止,使自身反应性淋巴细胞活化,产生自身抗体和(或)自身反应性 T 细胞,损伤表达相应自身抗原的靶器官组织,导致自身免疫病的发生。自身免疫病的组织损伤多由Ⅱ、Ⅲ、Ⅳ型超敏反应引起。

三、自身免疫病的类型和举例

(一)自身免疫病的类型

自身免疫病包括器官或细胞特异性自身免疫病和系统性自身免疫病两大类(表 7-1)。前者病变局限于某一特定的器官或细胞,由对器官或细胞特异性抗原的免疫应答引起。后者能引起多器官损害,病变主要出现在多种器官的结缔组织或血管,故又称为胶原病或者结缔组织病。本节简要介绍几种常见的自身免疫病。

(二)自身免疫病举例

1. 类风湿关节炎(rheumatoid arthritis,RA) 是一种慢性全身性自身免疫病,发病率约 1%,发病高峰年

表 7-1   自身免疫病的类型

器官或细胞特异性自身免疫病	系统性自身免疫病
慢性淋巴细胞性甲状腺炎 (chronic lymphocytic thyroiditis)	系统性红斑狼疮 (systemic lupus erythematosus)
1 型糖尿病 (type 1 diabetes)	类风湿关节炎 (rheumatoid arthritis)
自身免疫性血小板减少症 (autoimmune thrombocytopenia)	干燥综合征 (Sjögren syndrome)
自身免疫性脑脊髓炎 (autoimmune encephalomyelitis)	IgG4 相关性疾病 (IgG4-related disease)
肺出血肾炎综合征 (Goodpasture syndrome)	系统性硬化 (systemic sclerosis)
重症肌无力 (myasthenia gravis)	结节性多动脉炎 (polyarteritis nodosa)
自身免疫性溶血性贫血 (autoimmune hemolytic anemia)	炎性肌病 (inflammatory myopathy)
溃疡性结肠炎 (ulcerative colitis)	
膜性肾小球肾炎 (membranous glomerulonephritis)	
恶性贫血伴自身免疫性萎缩性胃炎 (autoimmune atrophic gastritis of pernicious anemia)	
弥漫性毒性甲状腺肿 (Graves disease)	
原发性胆汁性肝硬化 (primary biliary cirrhosis)	
自身免疫性肝炎 (autoimmune hepatitis)	

龄在 25~55 岁,可有遗传倾向,女性多见。以多发性、对称性和慢性增生性滑膜炎为主要表现。最终因炎症加剧与缓解反复交替进行,使关节软骨和关节囊破坏,导致关节强直畸形。约 80% 以上患者血清中可检出类风湿因子 (rheumatoid factor, RF) 及其免疫复合物。RF 为抗自身 IgG 分子 Fc 段的自身抗体。血清 RF 滴度与患者关节炎的严重程度一致,RF 可作为诊断及判断预后的指标。病变关节滑膜组织内浸润的浆细胞、增生的淋巴滤泡和滑膜细胞内也可检出 RF 或 RF-IgG 复合物,病变关节的关节液中亦可检出多种淋巴因子。肾上腺皮质激素等对本病急性发作的防治有一定作用。

(1) 病因和发病机制   尚不清楚,免疫、感染、遗传等因素可能与发病有关。现认为,细胞免疫在本病的发病中发挥主要作用,病变滑膜组织中浸润的淋巴细胞多为活化的 CD4$^+$ T 细胞,其通过产生多种细胞因子活化其他免疫细胞分泌炎症介质而致病。此外,体液免疫也参与本病的发生。近年来,EB 病毒感染在 RA 中的作用日益受到关注,65%~93% 的 RA 患者血中可检测出 EB 病毒核心抗体,而其他关节炎患者的检出率则仅为 10%~29%。有研究显示,经 EB 病毒转染的患者 B 细胞可产生 RF。本病可有家族史,提示遗传因素在本病的发生中也可能发挥重要作用。

(2) 病理变化

1) 关节病变   多始发于手足小关节,亦为最常见受累部位,进而可累及全身多处大关节。常为多发性、对称性关节受累。受累关节病理改变为慢性滑膜炎,肉眼表现为滑膜增厚,表面可呈绒毛状。镜下见滑膜细胞增生、肥大,滑膜及关节面大量纤维素及中性粒细胞渗出;滑膜结缔组织中可见大量 CD4$^+$ T 细胞、浆细胞和巨噬细胞等炎症细胞浸润,并可见淋巴滤泡形成,血管显著增生;骨组织可见溶骨性破坏,滑膜组织长入骨内;关节腔内大量肉芽组织增生,增生的肉芽组织侵蚀关节软骨面,形成血管翳 (pannus),最终关节腔纤维化及钙化,导致永久性关节强直。临床特征性表现为关节肿痛和强直变形,掌指关节呈尺侧偏向畸形,关节固定在屈位,关节附近肌肉和皮肤萎缩。

2) 皮下类风湿结节   约 1/4 患者可表现为类风湿结节形成,具一定特征性。皮下类风湿结节好发于关节突起部位皮下,多为单个,直径数毫米至 3~4 cm,质硬,有压痛,可持续存在数月或数年。镜下表现为类风湿肉芽肿。该肉芽肿中央为大片的纤维素样坏死,周围为上皮样细胞呈栅栏状排列,外周为成纤维细胞、淋巴细胞、浆细胞等 (图 7-2),肉芽肿最终可纤维化。

3) 其他组织病变   病变可累及心、肺、浆膜、肾、肌肉和眼等,主要表现为淋巴细胞和浆细胞浸润,亦可表现为纤维素性胸膜炎、纤维素性心包炎、纤维素性肺炎和进行性肺间质纤维化,并可合并坏死性血管炎(图7-3)。

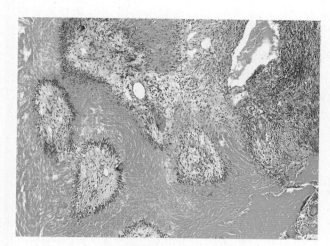

图7-2 类风湿肉芽肿

大量纤维素样坏死,周围有上皮样细胞呈栅栏状或放射状排列

Figure 7-2 Rheumatoid granuloma

A large number of fibrinoid necrosis, surrounded by epithelioid cells

in a palisade or radial arrangement

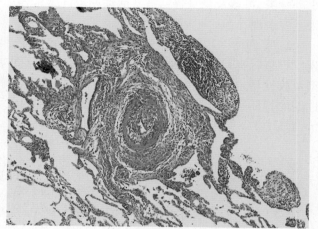

图7-3 坏死性血管炎

血管壁纤维素样坏死

Figure 7-3 Necrotizing vasculitis

Fibroid necrosis of vascular wall

2. 系统性红斑狼疮(systemic lupus erythematosus, SLE) 是一种可累及全身各器官的自身免疫病,但以皮肤、肾、浆膜、关节及心脏等为常见累及部位。其主要临床特点是:女性多发,常有家族史;临床表现复杂多样,呈现多系统、多器官、多部位损害;血清中可检出多种高滴度的自身抗体,以抗核抗体为主;80%患者末梢血中可检出狼疮细胞;病程迁延反复,预后差,患者多因尿毒症、心力衰竭或出血而死亡。

(1) 病因和发病机制 SLE 发生的根本原因被认为是免疫耐受的丧失、大量自身抗体的形成。本病中最主要的自身抗体是抗核抗体,其包括抗 dsDNA 抗体、抗组蛋白抗体、抗 RNA- 非组蛋白抗体及抗核仁抗原抗体等。患者血清中抗核抗体的类型可通过间接免疫荧光法进行检测。其中具有相对特异性的抗核抗体为抗 dsDNA 抗体及抗核糖核蛋白(Smith 抗原)抗体,阳性率分别为 40%~70% 和 15%~30%。同时,许多患者血清中可检出抗自身红细胞、淋巴细胞和血小板的抗体。SLE 的发病机制目前尚不清楚,其发生可能与遗传、免疫等多种因素有关。

1) 遗传因素 临床资料显示,单卵双胞胎同时或先后患病的概率高达 25%~30%;SLE 家族成员的发病风险显著增加;北美洲白种人的 SLE 与 HLA-DR2、HLA-DR3 有关;约 6% 患者可有补体成分的遗传缺陷,从而使循环免疫复合物不能清除而沉积在组织,导致组织损伤。

2) 免疫因素 SLE 患者体内多种自身抗体的存在,提示 B 细胞功能亢进是 SLE 的发病基础。$CD4^+$ T 细胞可能也与其有关。遗传、环境等多方面的因素与免疫功能失调有关。

3) 其他 某些药物(如肼屈嗪和普鲁卡因胺等)、雌激素和紫外线照射等非遗传因素与自身免疫应答的发生有关,同时也可以作为本病的诱因或促进疾病进展的因素。

(2) 组织损伤的机制 SLE 的组织损伤与自身抗体的存在有关,免疫复合物所介导的 III 型超敏反应可导致多数内脏器官的病变,DNA- 抗 DNA 复合物所致的血管和肾小球病变为主要病变,其次为抗血细胞抗体经 II 型超敏反应导致相应血细胞的损伤溶解。抗核抗体通过与受损细胞的核发生反应,引起细胞核肿胀均质化,形成狼疮小体(LE 小体)。LE 小体呈圆形或椭圆形,HE 染色呈紫红色或紫色,故又称为苏木精小体。LE 小体主要位于肾小球或肾间质,其对中性粒细胞和巨噬细胞具有趋化作用,在补体存在时具有促进细胞吞噬的作用。吞噬了 LE 小体的细胞称为狼疮细胞（LE 细胞）。

（3）病理变化　SLE 病变多样，但除狼疮细胞外，其他病变无特异性。其基本病变表现为急性坏死性小动脉炎，可累及全身各器官。活动期以纤维素样坏死为主要表现，慢性期以血管壁纤维增厚和管腔狭窄为主要表现。

1）肾病变　几乎所有 SLE 患者都存在肾病变。约 50% 以上的 SLE 患者肾病变以狼疮肾炎为主要表现。狼疮肾炎可表现为各型原发性肾小球肾炎（图 7-4），但以弥漫增生型较多，其次为局灶型，系膜增生型及膜性型也可见，晚期可发展为慢性硬化性肾小球肾炎。肾衰竭是本病患者的主要死亡原因。SLE 急性期的特征性病变为弥漫增生型肾小球肾炎中内皮下大量免疫复合物的沉积。LE 小体对本病具有诊断价值。

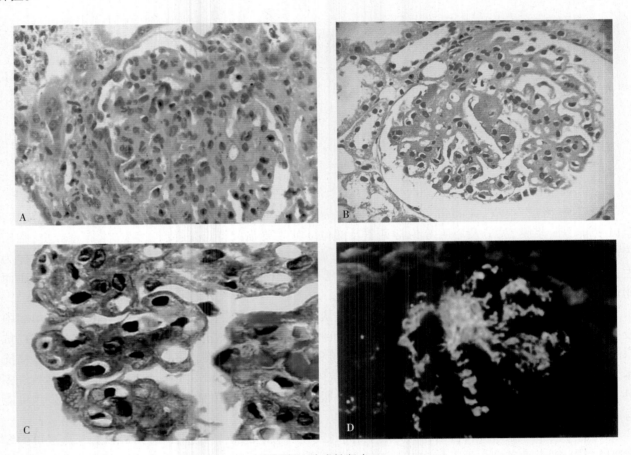

图 7-4　狼疮性肾炎
A. 肾小球系膜增生，球丛内可见中性粒细胞浸润及较多核碎片　B. 肾小球系膜增生，以基质为主，毛细血管壁增厚
C. 肾小球球丛内多部位嗜复红蛋白沉积（免疫复合物），Masson 染色　D. 直接免疫荧光染色，可见 IgA 沉积
Figure 7-4　Lupus nephritis
A. Glomerular mesangial hyperplasia, neutrophil infiltration and more nuclear debris were found in the glomerular plexus　B. Glomerular mesangial hyperplasia, mainly matrix, capillary wall thickening　C. The glomerular glomerular plexus was stained by Masson staining
D. IgA deposition was observed by direct immunofluorescence staining

2）皮肤和关节病变　约 80% 患者存在皮肤损伤，特点为面部典型的蝶形红斑。皮损可累及躯干和四肢，日晒可使皮损加重。镜下，病变皮肤表皮基底层液化，表皮与真皮交界处水肿，基膜、小动脉壁及真皮胶原可出现纤维素样坏死，血管周围可见淋巴细胞浸润和纤维化。免疫荧光可见表皮与真皮交界处 IgG、IgM 及 C_3 沉积，呈颗粒状或团块状荧光带，即狼疮带，具有诊断意义。约 90% 以上患者存在关节受累，滑

膜炎是较典型的病变,重者可伴关节畸形。

3)心脏病变 约50%患者存在心脏病变。最突出的病变为非细菌性疣赘性心内膜炎。表现为心瓣膜赘生物形成。病变常累及二尖瓣或三尖瓣,赘生物单个或多个,直径1~4 mm,分布及形态不规则。病变也可累及心内膜或腱索。镜下,赘生物由纤维素、坏死组织碎屑和炎症细胞组成,基底部可发生机化。受累心脏亦可表现为心包炎,急性期常呈浆液纤维素性炎表现,继之浆膜纤维组织增生、增厚和粘连。受累心脏尚可表现为心肌炎,主要表现为心肌间质非特异性单个核细胞浸润。

4)脾和淋巴结改变 脾体积稍增大,常见滤泡增生。红髓中可见多量浆细胞,胞质内含IgG及IgM。小动脉周围纤维化,洋葱皮样改变为最突出改变。全身淋巴结可出现不同程度的肿大,镜下,见窦内皮细胞增生,并可见较多浆细胞,小血管变化与脾小血管变化相同。

5)其他组织器官的改变 急性血管炎为主要病变。此外,骨髓中可见LE小体,血液中可见全血细胞减少,肺组织可见间质纤维化等。

3. 慢性淋巴细胞性甲状腺炎(chronic lymphocytic thyroiditis) 又名自身免疫性甲状腺炎或桥本甲状腺炎(Hashimoto's thyroiditis,HT),是一种由甲状腺自身抗原引起的器官特异性自身免疫病,其特点是自身免疫进行性破坏甲状腺并导致激素生成障碍,从而引起甲状腺功能减退。本病女性多见,临床上常见甲状腺弥漫性肿大。

(1)病因和发病机制 发病机制尚未完全阐明,可能是在遗传易感性的基础上,出现先天性免疫监视缺陷,造成免疫功能失常,产生体液及细胞免疫反应,致使甲状腺功能破坏。桥本甲状腺炎血清学研究显示,甲状腺激素T3、T4早期可正常,中晚期下降,TSH升高,过氧化物酶抗体(TPOAb)升高。桥本甲状腺炎患者常有其他自身免疫病,其发生B细胞非霍奇金淋巴瘤的风险增加,这种淋巴瘤通常发生在甲状腺内。桥本甲状腺炎与甲状腺上皮癌之间的关系仍有争议。

(2)病理变化 肉眼观,甲状腺呈弥漫对称性轻度或中度肿大,质地坚韧,边界清楚,与周围组织无粘连,切面呈灰黄或灰白色分叶状,被膜可见轻度增厚。光镜下,甲状腺组织内大量淋巴细胞和浆细胞浸润,形成具有生发中心的淋巴滤泡(图7-5)。甲状腺广泛破坏、萎缩,纤维组织增生。滤泡上皮转为嗜酸性胞浆者称为许特莱细胞(Hürthle cell),胞质丰富,具有嗜酸性颗粒。

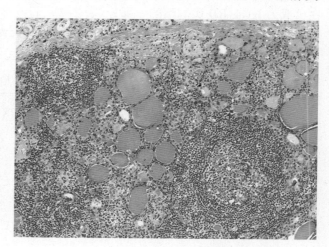

图7-5 桥本甲状腺炎
甲状腺内可见大量的淋巴细胞浸润,淋巴滤泡形成,
甲状腺滤泡萎缩伴滤泡上皮嗜酸性变
Figure 7-5 Hashimoto thyroiditis
There is a large number of lymphocytes forming many lymphoid
follicles with germinal centers in the thyroid tissue

4. 干燥综合征(Sjögren syndrome,SS) 是一种主要累及外分泌腺的慢性炎症性全身性自身免疫病。由于唾液腺和泪腺受损、功能下降,临床表现为眼干和口干。本病女性多见,分为原发性和继发性两类。继发性常同时存在其他自身免疫病,如SLE和类风湿关节炎等。这里仅简介原发性SS。

(1)病因和发病机制 原发性SS的发病机制尚不明确。研究显示,患者常常出现高球蛋白血症、循环免疫复合物、血清自身抗体,提示B细胞处于调节异常状态。血清学研究发现此病患者血清中存在抗核抗体,主要针对Ro/SS-A和La/SS-B自身抗原,对诊断和预后具有重要意义。高滴度的SS-A抗体与发病早、病程长、腺外表现如皮肤血管炎和肾炎有关。此外,约75%的患者中发现类风湿因子。

(2)病理变化 主要特征性病理变化是唾液腺和泪腺的慢性炎症细胞浸润造成的损伤,并可累及鼻、上呼吸道黏膜、食管黏膜和阴道黏膜等处的外分泌腺体。受累腺体主要表现为在柱状上皮细胞组成的外分泌腺间有大量淋巴细胞、浆细胞及单核细胞浸润(图 7-6),形成淋巴滤泡样结构。腺导管外肌上皮细胞增生,形成岛状实性细胞团块,为特征性病理改变。口腔干燥症可因唾液腺被破坏,使唾液黏蛋白减少导致口腔黏膜干燥,吞咽固体食物困难,味觉下降。干燥性角结膜炎可因泪液分泌减少,使角膜干燥甚至溃疡,可导致视物模糊、灼热和瘙痒,以及结膜囊中有黏稠分泌物积聚。淋巴细胞还可以浸润外分泌腺体以外的组织,称为腺外表现。1/3 的患者有滑膜炎、肺纤维化和周围神经病变。与系统性红斑狼疮相比,肾小球病变在干燥综合征中很少见。

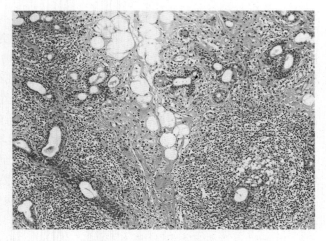

图 7-6　干燥综合征
外分泌腺间有大量淋巴细胞、浆细胞及单核细胞浸润,
尤其是腺泡和导管周围有强烈浸润
Figure 7-6　Sjögren syndrome
It shows an intense infiltrate of lymphocytes and plasma cells,
especially surrounding the acini and the ducts

5. IgG4 相关性疾病(IgG4-related disease,IgG4-RD)　也称 IgG4 相关硬化性疾病、IgG4 相关自身免疫病。IgG4-RD 是一种免疫介导的多器官受累性疾病,胰腺、胆管、唾液腺、眶周组织、肾、肺、淋巴结、脑膜、主动脉、乳腺、前列腺、甲状腺、心包和皮肤等均可受累。许多长期被视为单一器官紊乱的疾病现在已成为 IgG4-RD 疾病谱的一部分(表 7-2)。仅少数病例才累及单一器官。以受累器官大量淋巴细胞及 IgG4 阳性浆细胞浸润、席纹状纤维化、闭塞性静脉炎为特征性的病理表现。本病对糖皮质激素及免疫抑制剂治疗反应良好。

表 7-2　已知 IgG4 相关疾病的部分疾病谱

病名	累及器官
米库利奇病(Mikulicz disease)	唾液腺和泪腺
Küttner 瘤	下颌下腺
Riedel 甲状腺炎	甲状腺
嗜酸细胞性血管中心性纤维化	眶周和上呼吸道
1 级淋巴瘤样肉芽肿病	肺
多灶性纤维硬化	眶周、甲状腺、腹膜后、纵隔及其他组织或器官
淋巴浆细胞性硬化性胰腺炎/自身免疫性胰腺炎	胰
炎性假瘤	眶周、肺、肾及其他器官
纵隔纤维化	纵隔
腹膜后纤维化	腹膜后器官
硬化性肠系膜炎	肠系膜
主动脉周炎/动脉周炎	动脉
炎性主动脉动脉瘤	主动脉
特发性低补体性小管间质性肾炎伴弥漫性小管间质沉积	肾

(1) 病因和发病机制　目前,IgG4-RD 确切的病因和发病机制尚不明确,但包括遗传、环境、自身抗体、非特异免疫和特异性免疫等多因素参与该病的发生,已被广泛认可。研究显示,B 细胞及其谱系的细胞可

能在 IgG4-RD 中起着重要作用。B 细胞清除后血清 IgG4 浓度迅速下降,表明分泌大部分血清 IgG4 的细胞是浆母细胞和浆细胞。总浆母细胞和 IgG4⁺ 浆母细胞都是监测 IgG4-RD 疾病活动度的良好生物标志物,其监测也有助于 IgG4-RD 的诊断。其次,最新的证据还表明,T 细胞在 IgG4-RD 的发病中起着关键且直接的作用。CD4⁺T 细胞是受累组织中最丰富的细胞。

(2) 病理变化 IgG4-RD 的一个明确的特征是无论何种器官受累,它们的组织学表现都具有相似性。其典型的形态学特点,包括富含 IgG4⁺ 浆细胞的大量淋巴浆细胞浸润(图 7-7)。这种浸润的淋巴浆细胞处于一种不规则的漩涡状纤维化过程中,这一过程被称为席纹状纤维化(图 7-8)。闭塞性静脉炎是大多数病例中可观察到的另一个特征性病变,可导致静脉腔的破坏。在一些器官,尤其是肺组织中也可见闭塞性动脉炎。无论何种器官受累,约有 50% 的病例可见嗜酸性粒细胞浸润。

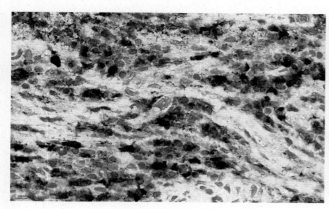

图 7-7 感染的泪腺

用抗 IgG4 抗体染色,显示大量产生 IgG4 的细胞

Figure 7-7 Infected lacrimal glands

Stained with an antibody against IgG4, showing

large numbers IgG4-producing cells

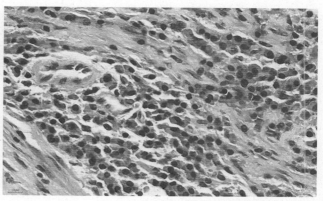

图 7-8 席纹状纤维化

下颌下腺有淋巴细胞和浆细胞的浸润和纤维化

Figure 7-8 Storiform fibrosis

Submandibular gland with in filtrates of

lymphocytes and plasma cells and whorls of fibrosis

1) IgG4-RD 胰腺炎 自身免疫性胰腺炎(autoimmune pancreatitis, AIP)分为两型:I 型 AIP 即 IgG4-RD 胰腺炎,又称淋巴浆细胞硬化性胰腺炎(lymphoplasmacytic sclerosing pancreatitis, LPSP);II 型 AIP 即非 IgG4-RD 胰腺炎。I 型 AIP 特征性表现包括:胰管周围弥漫性淋巴细胞、浆细胞浸润,无粒细胞浸润,炎症细胞浸润于导管上皮下,因此导管上皮未受累;胰管及静脉周围弥漫性席纹状纤维化,尤其是胰周脂肪组织纤维化显著;静脉周围大量淋巴细胞、浆细胞浸润,导致闭塞性静脉炎;免疫组织化学显示大量 IgG4⁺ 浆细胞(>10 个 / 高倍视野)。II 型 AIP 特征性表现包括:中、小胰管的管腔及导管上皮内有大量粒细胞浸润,导致导管上皮毁损、管腔闭塞,有时可见小叶内导管有微脓肿形成,腺泡内也可有粒细胞浸润;免疫组织化学显示没有或仅有少量 IgG4⁺ 浆细胞(≤10 个 / 高倍视野)。II 型 AIP 部分合并炎症性肠病,一般不累及胰腺外器官。

2) IgG4-RD 硬化性胆管炎 病因不明,患者血清 IgG4 水平升高,胆管壁席纹样纤维化伴或不伴闭塞性静脉炎,炎症和闭塞的胆管发生纤维化,导致胆管狭窄。胆管壁大量 IgG4⁺ 浆细胞浸润,对激素反应良好。

3) IgG4-RD 肾疾病 可分为两大类:一是 IgG4-RD 直接累及肾,可表现为 IgG4-RD 肾小管间质性肾炎、IgG4-RD 膜性肾病和肾炎性假瘤;二是 IgG4-RD 腹膜后纤维化、前列腺炎或输尿管炎性改变所致的肾后性梗阻性肾病。IgG4-RD 肾小管间质性肾炎病理变化特点为:急性间质性肾炎,肾间质水肿,而纤维化组织较少;纤维化与炎症细胞浸润并存;慢性纤维化,纤维化病变明显,细胞成分少;肾小球损害,

IgG4-RD 膜性肾病是最常见的肾小球损害,有 7%~10% 的 IgG4-RD 肾小管间质性肾炎患者合并 IgG4-RD 膜性肾病。

第四节 免疫缺陷病

免疫缺陷病(immunodeficiency diseases)是因免疫系统发育不全或遭受损害导致的免疫功能缺陷而引起的一组疾病。通常分为原发性(先天性)免疫缺陷病和继发性(获得性)免疫缺陷病两大类。临床上患者表现为容易发生机会感染和恶性肿瘤。

一、免疫缺陷病的基本特征

(一)体液免疫缺陷的基本特征

患者常表现为反复、严重、难以控制的细菌感染,以化脓菌感染为主;血清免疫球蛋白显著降低,IgA 及 IgM 常难以检出,抗 A 和抗 B 血型抗体缺乏;对百日咳疫苗、白喉或破伤风类毒素接种无免疫反应产生;淋巴组织 B 细胞区缺乏或生发中心发育不良,浆细胞缺乏。外周血淋巴细胞总数基本正常(因 B 细胞在循环血中占少数)。

(二)细胞免疫缺陷的基本特征

患者常表现为严重的病毒、真菌、细胞内寄生菌、原虫感染;麻疹疫苗、牛痘、卡介苗接种反应微弱或无反应,亦可发生致死性严重反应;淋巴组织发育不良或萎缩,胸腺依赖区和外周血淋巴细胞数量明显减少、功能低下,对凝集素反应低下或缺如。

二、原发性免疫缺陷病

原发性免疫缺陷病发病率较低,以婴幼儿常见,并与遗传有关。临床表现为反复感染,对生命造成严重威胁。根据所累及的免疫细胞和组分的不同,分为特异性免疫缺陷病和非特异性免疫缺陷病。特异性免疫缺陷病按其性质不同,可分为三类:以体液免疫缺陷为主的原发性免疫缺陷病,以细胞免疫缺陷为主的原发性免疫缺陷病,体液免疫缺陷和细胞免疫缺陷兼有的联合免疫缺陷病。非特异性免疫缺陷病包括吞噬细胞功能缺陷类和补体系统缺陷类等(表 7-3)。

表 7-3 常见原发性免疫缺陷病

类型	疾病
特异性免疫缺陷病	
以体液免疫缺陷为主的	原发性丙种球蛋白缺乏症、孤立性 IgA 缺乏症、普通易变免疫缺陷病
以细胞免疫缺陷为主的	DiGeorge 综合征、Nezelof 综合征、黏膜皮肤假丝酵母菌病
联合免疫缺陷的	重症联合免疫缺陷病、Wiskott-Aldrich 综合征、毛细血管扩张性共济失调症、腺苷脱氨酶缺乏症
非特异性免疫缺陷病	
吞噬细胞功能缺陷类	
补体系统缺陷类	

三、继发性免疫缺陷病

继发性免疫缺陷病可伴发多种疾病,如感染性疾病(包括艾滋病、风疹、麻疹、流行性感冒、麻风病、结核病、巨细胞病毒感染、球孢子菌感染等)、恶性肿瘤(如霍奇金淋巴瘤、白血病、骨髓瘤等)、自身免疫病(如类风湿关节炎、SLE 等)、免疫球蛋白缺乏、免疫球蛋白合成不足、淋巴细胞缺乏、衰老等。

　　继发性免疫缺陷病无特征性病变,其可因常伴发机会性感染而引起严重后果。该类疾病的代表性疾病是获得性免疫缺陷综合征(acquired immunodeficiency syndrome,AIDS),即艾滋病。该病发病率日益增加,广泛分布于世界各国,具有很强的传染性,发病潜伏期长(2~10 年),病死率极高(详见第十六章第六节)。

> **易混概念**
>
> ■ **非特异性免疫和特异性免疫**
>
> 　　非特异性免疫是先天性的,其发生无需机体与刺激物预先接触,也不因再次或多次接触刺激物而增强,其对任何外来物质的反应形式都基本相同,是特异性免疫的基础。
>
> 　　特异性免疫则为机体针对具有抗原性的物质所产生的防御反应,其发生需要机体与抗原预先接触,反应形式因抗原及机体的特性不同而异,反应强度也往往因重复接触抗原物质而增强。

复习思考题

1. 试述类风湿关节炎及 SLE 的病理变化。
2. 举例论述细胞免疫缺陷及体液免疫缺陷的基本特征。
3. 狼疮细胞的形态学特征是什么,有何临床意义?

【附:临床病理讨论】

CPC 病例 6

病历摘要

患者,女性,28 岁,银行职员。

主诉:面部红斑、膝关节疼痛 8 个月,双下肢水肿、下肢肌肉无力 4 个月,症状加重 5 天。

现病史:患者于 8 个月前出现两侧面颊部红斑及膝关节疼痛,阳光暴晒后两侧面颊红斑明显加重。4 个月前开始出现双下肢水肿,且双下肢肌肉无力,下蹲后起立困难。5 天前受凉后发热,下肢水肿、肌肉无力及面部红斑等症状加重而住院。

既往史及家族史:无特殊。

体检:急性病容,体温 38.0℃,脉搏 105 次/min,呼吸 24 次/min,血压 118/78 mmHg。两侧面颊部红斑,并累及眼周及鼻。胸、腹部检查无异常发现。双膝关节肿胀,双下肢四陷性水肿。双侧下肢肌肉无力,但感觉及神经反射无异常。

实验室检查:血红蛋白 97 g/L,白细胞 $5.5×10^9$/L,血小板 $212×10^9$/L。BUN 2 439.5 μmol/L,肌酐 136.85 μmol/L,白蛋白 184.45 μmol/L,CPK 628 U/L。尿蛋白(+)。免疫学检查显示血清中抗核抗体 1:1 290(+),抗 dsDNA 抗体 24.89 U/mL(+),类风湿因子 1:43(+)。

病理检查

右下肢肌肉组织:光镜下见小血管周围大量淋巴细胞和浆细胞浸润,未见肌纤维变性坏死。

肾穿刺组织:光镜下见肾小球系膜细胞增生、系膜基质增多,毛细血管管腔变窄(图 7-9)。免疫荧光检查可见系膜区及毛细血管壁 IgG 及补体 C_3 沉积。电镜下见系膜区电子致密物沉积(图 7-10)。

临床诊断及治疗:SLE,经泼尼松龙治疗后,病情显著改善。

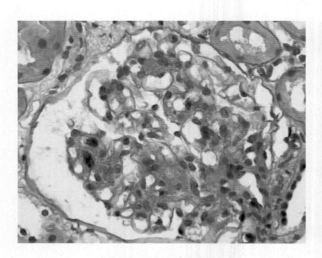

图7-9　膜性狼疮肾炎

Figure 7-9　Mernbranous lupus nephritis

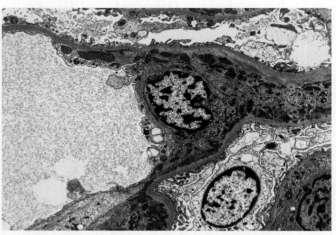

图7-10　系膜增生型狼疮肾炎伴系膜沉积(电镜下)

Figure 7-10　Mesangial proliferative lupus nephritis with mesangial deposition(electron microscope)

 【讨论题】

1. 根据你所学的知识,你认为本例诊断时应与哪些疾病进行鉴别?

2. 本病预后如何?

（延安大学　郭丽萍）

数字课程学习

🖼 彩图　　📹 微课　　💻 教学PPT　　📝 自测题　　📋 Summary

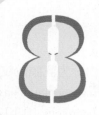

第八章　心血管系统疾病

心血管系统由心脏、动脉、毛细血管和静脉组成,是维持机体血液循环、血液和组织间物质交换及传递体液信息的结构基础。心血管系统的器官或组织形态结构发生变化,常导致其功能改变,引起全身或局部血液循环障碍。心血管系统疾病是对人类健康与生命构成威胁最大的一组疾病。在我国和欧洲、美洲等一些发达国家,心血管系统疾病的死亡率高居总病死率之首。近年统计资料显示,我国心脑血管疾病死亡人数占总死亡人数的 50% 左右,全国每年死于心脑血管疾病者在 200 万人以上。因此,心血管系统疾病受到全世界的广泛重视。本章主要介绍较常见的动脉和心脏疾病。

第一节　动脉粥样硬化

动脉硬化(arteriosclerosis)是指一组以动脉壁增厚、变硬和弹性减退为特征的动脉疾病,包括三种类型。①动脉粥样硬化(atherosclerosis,AS):是最常见而危害性较大的疾病,在本节中介绍;②动脉中层钙化(Monckeberg medial calcific sclerosis):较少见,好发于老年人的中等肌型动脉,常见于四肢尤其是下肢动脉,表现为中膜的纤维化、玻璃样变及钙盐沉积,并可发生骨化,通常不引起临床症状;③细动脉硬化症(arteriolosclerosis):其基本病变是弥漫性细小动脉壁增厚和玻璃样变,管腔狭窄,引起下游缺血性损伤,常见于高血压和糖尿病患者,在本章第二节中介绍。

动脉粥样硬化是以大中等弹力肌型动脉内膜进行性脂质、平滑肌细胞、炎症细胞和结缔组织积聚,形成纤维炎性脂质斑块(粥瘤)为病变特征的动脉疾病,病变不断发展可引起中膜萎缩变薄、管腔狭窄及一系列继发改变,最终导致严重的并发症,主要表现为缺血性心脏病、心肌梗死、脑卒中(包括脑梗死和脑出血)和四肢坏疽。动脉粥样硬化是心血管系统疾病中最常见的疾病,多见于中老年人,以 40~49 岁发展最快。在我国,动脉粥样硬化的发病率和死亡率呈显著上升趋势。

一、病因和发病机制

(一) 危险因素

动脉粥样硬化的病因尚未完全确定,研究表明,本病是多种因素作用于不同环节所致,这些因素称为危险因素,主要的危险因素如下。

1. 高脂血症(hyperlipemia)　是动脉粥样硬化最主要的危险因素。实验证明,高胆固醇和高脂肪饮食可引起血浆胆固醇水平升高,促进动脉粥样硬化斑块形成。流行病学资料表明,动脉粥样硬化的严重程度及冠心病的发病率与血浆胆固醇的水平直接相关。高三酰甘油血症也是动脉粥样硬化和冠心病的危险因素。有效控制血浆胆固醇和三酰甘油(triglyceride,TG)的水平,可以减少动脉粥样斑块的形成,预防动脉粥样硬化的发生。

血脂在血液循环中以脂蛋白的形式转运,高脂血症实际上是高脂蛋白血症。

根据脂质含量、超速离心密度、电泳速度及表面的载脂蛋白的不同,可将脂蛋白分为乳糜微粒(chylomicron,CM)、极低密度脂蛋白(very low density lipoprotein,VLDL)、中密度脂蛋白(intermediate density lipoprotein,IDL)、低密度脂蛋白(low density lipoprotein,LDL)和高密度脂蛋白(high density lipoprotein,HDL)等。LDL 的主要生理作用是输送胆固醇到周围组织,与动脉粥样硬化发生关系密切的血浆胆固醇主要成分是 LDL 胆固醇(LDL-cholesterol,LDL-C),尤其是 LDL 亚型中的小颗粒致密低密度脂蛋白(sLDL)的水平被认为是判断冠心病的最佳指标。此外,CM、VLDL 脂解后形成的乳糜微粒残粒和 IDL 能导致动脉粥样硬化发生,临床上甲状腺功能减退和肾病综合征均可引起高胆固醇血症,使血浆 LDL 升高。与上述脂蛋白相反,HDL 或 HDL 胆固醇有防止 LDL 氧化作用,并可通过竞争机制抑制 LDL 与血管内皮细胞受体结合而减少其摄取,同时 HDL 还能动员动脉粥样硬化斑块中胆固醇,将其运输到肝再排泄至胆囊。因此,HDL 具有很强的抗动脉粥样硬化和减少冠心病发病的作用。

动脉粥样硬化的发病还与载脂蛋白(apolipoprotein,apo)有关。CM、VLDL、LDL 和 IDL 的主要载脂蛋白为 apoB-48 或 apoB-100,而 HDL 的主要载脂蛋白为 apoA-I。目前认为,LDL、IDL、VLDL、TG 和 apoB 的异常升高与 HDL、HDL 胆固醇与 apoA-I 的降低同时存在,对动脉粥样硬化的发生、发展具有极为重要的作用。脂蛋白 a[lipoprotein a,Lp(a)]是一种变异的 LDL,Lp(a)与动脉粥样硬化的发生、发展密切相关。

2. 高血压　是动脉粥样硬化的主要危险因素。与同年龄、同性别的正常血压者相比,高血压患者的动脉粥样硬化发病较早且病变较重。高血压患者的冠状动脉粥样硬化患病率比正常血压者高 3~4 倍。高血压能促进动脉粥样硬化的发生和发展,可能与下列因素有关:高血压时血流对血管壁的机械性压力和冲击作用较强;血压能直接影响动脉内膜结缔组织代谢;高血压可引起内皮损伤和(或)功能障碍,使内膜对脂质的通透性增加;与高血压发病有关的肾素、儿茶酚胺和血管紧张素等也可改变动脉壁的代谢。这些因素将导致血管内皮损伤,从而造成脂蛋白渗入内膜增多、血小板和单核细胞黏附、中膜平滑肌细胞迁入内膜等变化,促进动脉粥样硬化斑块形成。

3. 吸烟　是动脉粥样硬化已确定的一个危险因素。与不吸烟者相比,吸烟者动脉粥样硬化的发病率和死亡率高 2~6 倍,并与吸烟量有关,被动吸烟也是危险因素。大量吸烟可导致血管内皮细胞损伤和血中 CO 浓度升高,碳氧血红蛋白增多,刺激内皮细胞释放生长因子,如血小板衍生生长因子(PDGF),促使中膜平滑肌细胞向内膜迁入、增生,参与动脉粥样硬化斑块形成。大量吸烟可使血中 LDL 易于氧化,氧化修饰的 LDL(oxidized LDL,ox-LDL)具有更强的致动脉粥样硬化作用。烟内含有一种糖蛋白,可激活凝血因子 Ⅻ 及某些致突变物质,前者可促进凝血,后者可引起血管壁平滑肌细胞增生。吸烟还可以促使血小板聚集、血中儿茶酚胺浓度升高及 HDL 水平降低,这些都有助于动脉粥样硬化的发生和发展。

4. 糖尿病和糖耐量异常　糖尿病患者动脉粥样硬化的发病率不仅较非糖尿病者高出数倍,且病变进展较快。糖尿病患者多伴有高三酰甘油血症或高胆固醇血症,如再伴有高血压,则动脉粥样硬化的发病率明显增高。高血糖可致 LDL 糖基化和三酰甘油升高,易产生 sLDL 并被氧化,促进血中单核细胞迁入内膜而转为泡沫细胞。2 型糖尿病患者常有凝血因子 Ⅷ 增高及血小板功能增强,加速动脉粥样硬化继发血栓形成并引起管腔闭塞。此外,动脉粥样硬化患者糖耐量减低十分常见,胰岛素抵抗与其关系密切。2 型糖尿病患者常有胰岛素抵抗及高胰岛素血症伴发冠心病。

5. 遗传因素　有冠心病、糖尿病、高血压、高脂血症家族史者,冠心病的发病率显著增加。有家族性高胆固醇血症、家族性脂蛋白脂肪酶缺乏症等的患者动脉粥样硬化的发病率显著升高。近年来,已经克隆出与人类动脉粥样硬化危险因素相关的易感或突变基因 200 多种。LDL 受体的基因突变能引起家族性高胆固醇血症,家族性高三酰甘油血症与脂蛋白脂肪酶基因缺陷或 apoC-Ⅱ 基因缺陷有关。

6. 年龄和性别　病理研究结果显示,动脉内膜的脂斑或脂纹从婴儿期就可以出现,动脉粥样硬化的发生和病变严重程度随年龄增加而增高,并与动脉壁的变化有关。在 40~60 岁,心肌梗死的发病率升高。动脉粥样硬化的发生与性别有关,女性在绝经期前冠状动脉粥样硬化的发病率低于同龄男性,其 HDL 水平高于同龄男性,LDL 水平低于同龄男性,绝经期后两性间的这种差异消失,这可能与雌激素的影响有关。

7. 其他因素　包括：①肥胖，可导致血浆三酰甘油及胆固醇水平升高，并常伴发高血压或糖尿病，常有胰岛素抵抗，导致动脉粥样硬化的发病率明显增高；②微量元素铬、锰、锌、钒和硒等摄取减少，铅、镉和钴等摄取增加，促进动脉粥样硬化发展；③缺氧、抗原 – 抗体复合物、维生素 C 缺乏、动脉壁内酶的活性降低等能增加血管通透性的因素，促进动脉粥样硬化发生和发展；④血中凝血因子Ⅶ、同型半胱氨酸增高、血管转换酶基因过度表达、高纤维蛋白原血症、纤溶酶原激活剂抑制物增多等因素，与动脉粥样硬化发生和发展有关；⑤某些细菌、病毒、支原体甚至衣原体等感染与动脉粥样硬化发生有关。

（二）发病机制

关于动脉粥样硬化的发病机制，曾有多种假说从不同角度进行阐述，包括脂质渗入学说（血浆脂蛋白沉积于血管壁导致 AS）、血栓镶嵌学说（血栓形成和机化导致 AS）、单克隆学说（致突变剂或病毒引起中膜平滑肌细胞克隆性增生，迁入内膜形成 AS 斑块）、损伤应答学说（对损伤发生的炎症和纤维增生反应导致 AS 病变）、内膜细胞群和新内膜形成学说（动脉中膜迁入的平滑肌细胞群，可能是 AS 的早期病变或其前体）、血液动力学说（AS 常发生在血流剪应力较低但波动迅速的部位）等。多数假说仅解释了动脉粥样硬化病变形成的某一方面机制。近年多数学者支持损伤应答学说，认为动脉粥样硬化是动脉壁对内皮和内膜损伤做出的炎症 – 纤维增生性反应，通过氧化修饰的脂蛋白、单核巨噬细胞、T 细胞与动脉壁的平滑肌细胞相互作用促进病变的进展。

动脉粥样硬化的早期，在高脂血症等多种危险因素作用下，动脉内皮慢性损伤，通透性增强，LDL-C 通过受损内皮进入内膜，被氧化修饰为 ox LDL-C，进一步损伤内皮细胞，使其发生功能障碍；单核细胞和淋巴细胞可在内皮细胞表达的黏附分子［如细胞间黏附分子（ICAM-1）或血管细胞黏附分子（VCAM-1）］作用下，黏附在内皮细胞表面并在趋化因子作用下从内皮细胞间进入内膜下，单核细胞成为巨噬细胞，通过清道夫受体吞噬 ox LDL-C，转变为巨噬细胞源性泡沫细胞，形成最早的动脉粥样硬化病变——脂纹。

动脉粥样硬化的进展期，巨噬细胞继续氧化修饰 LDL-C，充满 ox LDL-C 的巨噬细胞合成分泌多种生长因子和炎症介质参与动脉粥样硬化病变的进展，如白细胞介素 –1（IL–1）和肿瘤坏死因子（TNF）促进白细胞的黏附，单核细胞趋化蛋白 –1（MCP-1）使白细胞进入斑块内，活性氧可促进斑块内 LDL 的氧化，血小板衍生生长因子（PDGF）、成纤维细胞生长因子（FGF）等促进平滑肌细胞从中膜迁入内膜并增殖。进入内膜的 T 细胞通过巨噬细胞抗原提呈作用而被激活，产生炎症介质，如 γ 干扰素、TNF 和淋巴毒素等，逐渐刺激巨噬细胞、血管内皮细胞和平滑肌细胞。迁入内膜并增殖的平滑肌细胞表面亦有 LDL 受体，可以结合、摄取 LDL 及 VLDL 而成为肌源性泡沫细胞，是此时泡沫细胞的主要来源。这些平滑肌细胞能合成大量胶原蛋白、弹性蛋白和蛋白多糖等细胞外基质，而且巨噬细胞吞噬 LDL 并释放游离脂质，使病变的内膜显著增厚、变硬，促进动脉粥样硬化斑块的形成。

此外，ox-LDL 具有细胞毒作用，能使泡沫细胞坏死、崩解，被吞噬的脂质及其分解产物（如游离胆固醇）、各种分解酶等被释放出来，这些物质与局部组织共同形成糜粥样坏死物，导致粥样斑块形成并进一步诱发局部炎症反应（图 8–1）。

二、病理变化

（一）基本病变

AS 主要发生于大、中型动脉，最好发生于腹主动脉，其次依次为冠状动脉、降主动脉、颈动脉和脑底 Willis 环。这些动脉的分叉或分支开口、血管弯曲的凸面为好发部位。AS 的基本病变是在动脉内膜形成粥样斑块，主要有三种成分：①细胞，包括平滑肌细胞、巨噬细胞、泡沫细胞和 T 细胞；②细胞外基质，包括胶原、弹性纤维和蛋白多糖；③细胞内外脂质。这三种成分的含量和分布随斑块的变化有所不同。典型病变的发生发展经过三个阶段：

1. 脂纹（fatty streak）　是 AS 的早期病变。肉眼观，于动脉内膜面可见黄色帽针头大的斑点或长

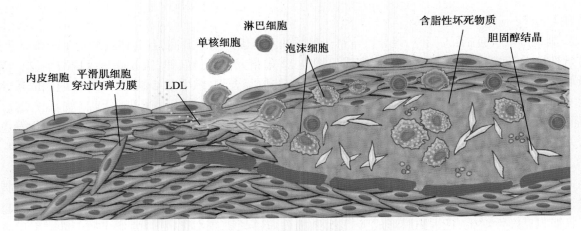

图 8-1　动脉粥样硬化发病机制示意图

Figure 8-1　The schematic illustration of the pathogenesis of atherosclerosis.

短不一的条纹,条纹宽为 1~2 mm,长为 1~5 cm,平坦或微隆起(图 8-2)。光镜下,病灶处内皮细胞下有大量泡沫细胞聚集和细胞外脂质沉积。泡沫细胞呈圆形,体积较大,在石蜡包埋 HE 染色切片上其胞质呈空泡状(图 8-3),不能区别泡沫细胞的来源。研究表明,脂纹中泡沫细胞多为巨噬细胞来源。此外,内膜可见较多的细胞外基质(蛋白聚糖),数量不等的合成型平滑肌细胞,少量 T 细胞和中性粒细胞等。

脂纹最早可出现于儿童期,是一种可逆性变化,并非所有脂纹都必然发展为纤维斑块。

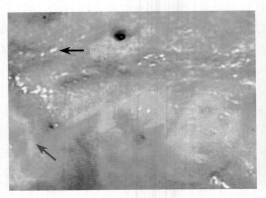

图 8-2　脂纹(主动脉粥样硬化)

内膜表面黄色帽针头大的斑点(←)或条纹(↖)

Figure 8-2　Fatty streak (aortic atherosclerosis)

Yellow spots (←) or streaks (↖) on the intimal surface

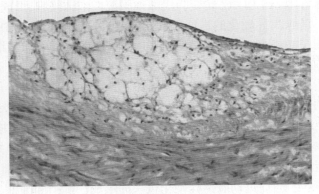

图 8-3　脂纹(动脉粥样硬化)

动脉内膜有大量泡沫细胞聚集

Figure 8-3　Fatty streak (aortic atherosclerosis)

A lot of foam cells aggregate in the intima

2. 纤维斑块(fibrous plaque)　脂纹内脂质继续沉积,中膜平滑肌细胞迁入内膜并增殖,部分吞噬脂质形成平滑肌源性泡沫细胞,部分由收缩型转变为合成型,合成和分泌大量胶原,使病变演变成表面具有光滑纤维帽的纤维斑块。肉眼观,内膜表面散在不规则隆起的斑块,初为淡黄或灰黄色,后因纤维帽玻璃样变而呈瓷白色,状如凝固的蜡烛油(图 8-4)。斑块可融合。光镜下,病灶表层为纤维帽,由大量胶原纤维、平滑肌细胞、少数弹性纤维及蛋白聚糖构成,胶原纤维可发生玻璃样变。纤维帽下方可见不等量的泡沫细胞、平滑肌细胞、细胞外脂质及炎症细胞。病变晚期可见脂质蓄积池及肉芽组织增生。

3. 粥样斑块(atheromatous plaque)　又称纤维炎性脂质斑块或粥瘤(atheroma),为动脉粥样硬化的典型病变。肉眼观,动脉内膜见大小不等灰黄色斑块(图 8-4),既向内膜表面隆起,又向深部压迫中膜。切面见纤维帽下方有多量黄色糜粥样物(图 8-5)。光镜下，玻璃样变的纤维帽厚薄不一，其深部可见大量无定形的细胞外脂质及坏死物、裂隙状胆固醇结晶及不规则钙化灶。底部及周边部可见肉芽组织、少量泡沫细胞和淋巴细胞浸润(图 8-6)。粥样斑块处中膜变薄，平滑肌细胞受压萎缩，弹力纤维破坏。外膜可见新生毛细血管、结缔组织增生及淋巴细胞、浆细胞浸润。

AS 的粥样斑块可分为两类：一类是稳定型粥样斑块，即纤维帽厚而脂质池较小的斑块；另一类是不稳定型(又称易损型)粥样斑块，其纤维帽较薄，脂质池较大。不稳定型粥样斑块容易发生破裂、继发血栓形成或斑块内出血等，使血管急性闭塞而导致急性心肌梗死。其他导致斑块不稳定的因素包括血流动力学变化、应激、炎症反应等。其中炎症反应在斑块不稳定和斑块破裂中起重要作用。早期发现和判断不稳定型粥样斑块对预防急性心肌梗死具有重要意义。

(二) 继发病变

继发病变是指在纤维斑块和粥样斑块基础上发生的继发改变，常见有：①斑块内出血：斑块内新生的毛细血管破裂出血或斑块纤维帽破裂而血液灌流入斑块内，

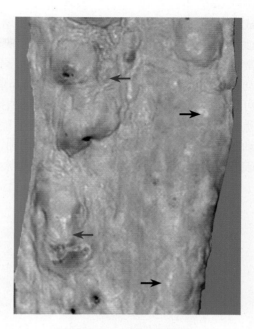

图 8-4　主动脉粥样硬化
黄白色稍隆起的为纤维斑块(→)，
灰黄色不规则隆起的为粥样斑块(←)
Figure 8-4　Aortic atherosclerosis
The yellow-white slightly elevated lesions are fibrous plaques(→).
The greyish irregular elevated lesions are atheromatous plaque(←)

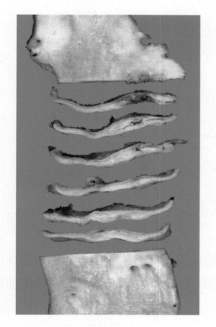

图 8-5　主动脉粥样硬化(粥样斑块)
切面见纤维帽下方黄色糜粥样物
Figure 8-5　Aortic atherosclerosis(atheromatous plaque)
At the cut surface, the yellow necrotic substances
are seen under the fibrous cap

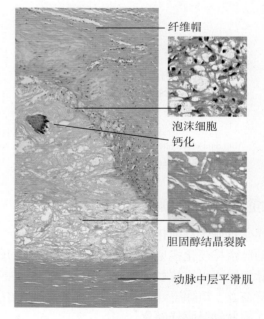

纤维帽

泡沫细胞
钙化

胆固醇结晶裂隙

动脉中层平滑肌

图 8-6　主动脉粥样硬化(粥样斑块)
玻璃样变纤维帽深部可见细胞外脂质及坏死物、裂隙状胆固醇结晶及不规则钙化灶，周边部可见肉芽组织、少量泡沫细胞和淋巴细胞浸润
Figure 8-6　Aortic atherosclerosis(atheromatous plaque)
Under the hyaline fibrous cap, the extracellular lipid, necrotic substances, crack-like cholesterol crystals and Irregular calcification are observed. The granulation tissue, a small amount of foam cells and lymphocytes can be observed at the peripheral region

形成斑块内血肿(图 8-7),可引起斑块突然增大,使较小的动脉管腔明显狭窄甚至完全闭塞,造成急性动脉缺血性改变。②斑块破裂:粥样斑块表面纤维帽逐渐变薄发生破裂,糜粥样物自破裂口逸入血流,可致胆固醇性栓塞,破裂处遗留的粥瘤性溃疡易导致血栓形成。③血栓形成:病灶处的内皮损伤或粥瘤性溃疡,使动脉壁内的胶原纤维暴露,血小板在局部聚集形成血栓,加重动脉管腔阻塞,导致缺血及梗死;如血栓脱落可致栓塞。④钙化:钙盐沉着于纤维帽及粥样斑块内可导致动脉壁变硬、变脆,易于破裂。⑤动脉瘤形成:严重的粥样斑块可引起相应局部中膜的萎缩和弹性下降,在血管内压力作用下,动脉管壁局限性扩张,形成动脉瘤(图 8-8)。动脉瘤破裂可致大出血。此外,血流可从粥瘤性溃疡处注入主动脉中膜,或中膜内血管破裂出血,均可造成中膜撕裂,形成主动脉夹层。

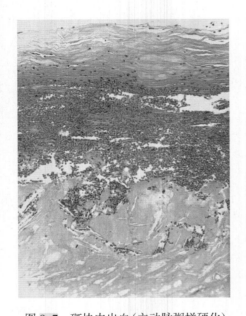

图 8-7 斑块内出血(主动脉粥样硬化)

纤维帽与坏死物质之间见大量红细胞

Figure 8-7 Plaque hemorrhage

(aortic atherosclerosis)

Abundant of red blood cells are seen between the

fibrous cap and necrotic substances

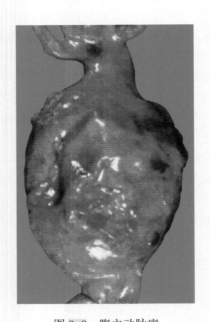

图 8-8 腹主动脉瘤

腹主动脉壁局部向外明显扩张

Figure 8-8 Aneurysm of the abdominal aorta

The wall of abdominal aorta is obvious outward expanded

三、重要器官的动脉粥样硬化

(一)主动脉粥样硬化

主动脉粥样硬化多见于主动脉后壁和其分支开口处,以腹主动脉最重,胸主动脉次之,升主动脉最轻。各种动脉粥样硬化的基本病变均可见到。动脉瘤主要见于腹主动脉(图 8-8),可于腹部触及搏动性的肿块,听到血管杂音。动脉瘤可发生破裂引起致命性大出血。

(二)冠状动脉粥样硬化

详见本章第二节。

(三)颈动脉及脑动脉粥样硬化

颈动脉及脑动脉粥样硬化的病变最常见于颈内动脉起始部、基底动脉、大脑中动脉和 Willis 环。纤维斑块和粥样斑块常导致管腔狭窄,并可因血栓形成等继发病变加重管腔狭窄甚至引起闭塞(图 8-9),导致脑供血不足。长期供血不足可致脑实质萎缩,表现为脑回变窄,皮质变薄,脑沟变宽、变深,脑质量减轻。患者可有智力及记忆力减退，精神症状，甚至痴呆。急性供血中断可致脑梗死、脑软化（图8-10）。因脑小动脉管壁较薄，脑动脉粥样硬化病变可形成小动脉瘤，破裂可引起致命性脑出血。脑动脉瘤多见于Willis环。

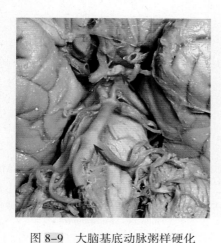

图8-9 大脑基底动脉粥样硬化

动脉粥样硬化斑块（↖）

Figure 8-9 Atherosclerosis of cerebral basilar artery

Atherosclerotic plaques（↖）

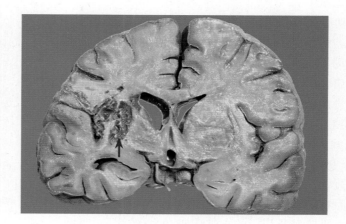

图8-10 脑软化

筛状软化灶（↑）

Figure 8-10 Cerebromalacia

Cribriform malacia（↑）

（四）肾动脉粥样硬化

肾动脉粥样硬化的病变最常累及肾动脉开口处及主干近侧端，亦可累及弓形动脉和叶间动脉。常因粥样斑块所致管腔狭窄而引起顽固性肾血管性高血压，亦可因粥样斑块继发血栓形成导致肾梗死，引起肾区疼痛、尿闭及发热。梗死灶机化后遗留较大瘢痕，多个瘢痕可使肾缩小变形，称为动脉粥样硬化性固缩肾。

（五）四肢动脉粥样硬化

四肢动脉粥样硬化的病变以下肢动脉为重。当下肢动脉粥样硬化致管腔明显狭窄时，肢体可因供血不足，在行走（耗氧量增加）时出现疼痛，休息后好转，即所谓间歇性跛行（intermittent claudication）。当动脉管腔完全阻塞而侧支循环又不能建立时，可引起足趾部干性坏疽。

（六）肠系膜动脉粥样硬化

肠系膜动脉因粥样斑块而狭窄甚至闭塞时，可引起肠梗死，患者有剧烈腹痛、腹胀和发热，还可伴有便血、麻痹性肠梗阻及休克等。

第二节 冠状动脉粥样硬化及冠状动脉性心脏病

一、冠状动脉粥样硬化

冠状动脉粥样硬化（coronary atherosclerosis）是动脉粥样硬化中对人类构成威胁最大的疾病，一般较主动脉粥样硬化晚发10年，在35~55岁年龄组病变检出率以年均8.6%的速度递增，在20~50岁年龄组中男性多于女性。

冠状动脉粥样硬化病变分布特点为：一般是左侧分支多于右侧；大支多于小支；同一支的近端多于远端，即主要累及在心肌表面走行的一段，而进入心肌的部分很少受累。据病变检出率及严重程度的统计结果显示,以左冠状动脉前降支最多,其余依次为右主干、左主干或左旋支、后降支。重症者可有多支动脉受累,但各支的病变程度可以不同,且常为节段性受累。

动脉粥样硬化的基本病变均可在冠状动脉中发生。解剖学和相应的力学特点使走行于心肌表面的动脉靠近心肌侧缓冲余地小,内皮细胞受血流冲击力作用而损伤的概率大,因而病变多发生于血管的心肌侧,呈新月形,使管腔呈偏心性狭窄(图 8-11)。按管腔狭窄(即缩小)的程度分为 4 级:Ⅰ级,≤25%;Ⅱ级,26%~50%;Ⅲ级,51%~75%;Ⅳ级,≥76%。

冠状动脉粥样硬化常伴发冠状动脉痉挛,后者可使原有的管腔狭窄程度加剧,甚至导致供血中断,引起心肌缺血及相应的心脏病变,如心绞痛、心肌梗死等,并成为冠状动脉性猝死的重要原因之一。

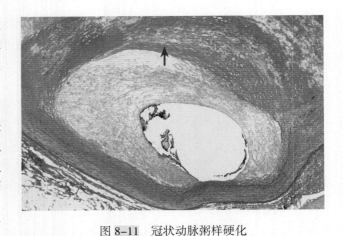

图 8-11　冠状动脉粥样硬化
内膜不规则增厚,管腔狭窄程度为Ⅲ级(↑为心肌侧)
Figure 8-11　Coronary atherosclerosis
The intima is irregular thickened. Luminal stenosis level is grade Ⅲ
(↑indicates myocardium)

二、冠状动脉性心脏病

冠状动脉性心脏病(coronary artery heart disease,CHD)简称冠心病,是指因冠状动脉狭窄、供血不足而引起的心肌功能障碍和(或)器质性病变,又称缺血性心脏病(ischemic heart disease,IHD)。冠心病是多种冠状动脉疾病的结果。冠状动脉粥样硬化占冠心病的绝大多数(95%~99%),其他如风湿性动脉炎、梅毒性动脉炎及冠状动脉畸形等占极少数。因此,临床习惯把冠心病视为冠状动脉粥样硬化性心脏病(coronary atherosclerotic heart disease)。

冠心病有不同的临床表现。1979 年世界卫生组织曾将之分为五型:①隐匿型冠心病。②心绞痛。③心肌梗死。④缺血性心肌病。⑤冠状动脉性猝死。近年趋向于根据发病特点和治疗原则不同分为两大类:①慢性冠脉病(chronic coronary artery disease,CAD),也称慢性心肌缺血综合征,包括稳定型心绞痛、缺血性心肌病和隐匿型冠心病等;②急性冠状动脉综合征(acute coronary syndrome,ACS),包括不稳定型心绞痛、心肌梗死和(或)冠状动脉性猝死。

冠心病绝大多数是由冠状动脉粥样硬化引起,但只有引起心肌缺血缺氧的功能性和(或)器质性改变时,才可称为冠心病。冠心病心肌缺血缺氧的原因及机制有:①冠状动脉供血不足。主要为冠状动脉粥样硬化斑块引起的管腔狭窄(>50%),以及继发病变及冠状动脉痉挛等。其他如低血压、冠状动脉灌注期缩短(如心动过速)、体内血液重新分配(如饱餐后)等也可使原已处于危险临界状态的冠状动脉供血下降。②心肌耗氧量剧增。主要有各种原因引起的心肌负荷增加,如血压骤升、过度劳累、情绪激动、心动过速及心肌肥大等,使冠状动脉供血相对不足。

(一)心绞痛

心绞痛(angina pectoris)是冠状动脉供血不足和(或)心肌耗氧量骤增致使心肌急剧的、暂时性缺血缺氧所引起的综合征。典型的临床表现为阵发性胸骨后压榨性或紧缩性疼痛,可放射至心前区或左上肢,持续数分钟,可因休息或服用硝酸酯制剂而缓解。

心绞痛的发生可能是由于在缺血缺氧的情况下,心肌内无氧酵解的酸性产物或类似激肽的多肽类物质堆积,刺激心脏内自主神经传入神经末梢,信号经 1~5 胸交感神经节和相应脊髓段传至大脑,产生痛觉,这种痛觉反映在与自主神经进入水平相同脊髓段的脊神经所分布的区域,即胸骨后及两臂的前内侧与小指。

心绞痛根据引起原因和疼痛程度可分为以下类型。①稳定型心绞痛：又称轻型心绞痛，因劳累引起心肌耗氧量增加时发作，症状持续几分钟，经休息或舌下含服硝酸甘油后往往迅速消失。主要原因是冠状动脉粥样硬化引起管腔狭窄（>75%），同时心肌耗氧量增加所致。②不稳定型心绞痛：是一种进行性加重的心绞痛，临床症状不稳定，在负荷时或休息时均可发作，发作强度和频度逐渐增加。患者多有一支或多支冠状动脉主干高度狭窄。光镜下常见到因心肌纤维萎缩和坏死而引起的弥漫性心肌纤维化。其性质介于稳定型心绞痛和心肌梗死之间。主要原因是冠状动脉粥样硬化继发斑块破裂或血栓形成、血管收缩、微血管栓塞等所导致的急性或亚急性心肌缺氧。③变异型心绞痛：常于休息或梦醒时因冠状动脉痉挛而诱发的心绞痛，无体力劳动或情绪激动等诱因，心电图与其他型心绞痛相反，显示 ST 段抬高，又称 Prinzmetal 心绞痛。主要原因是在冠状动脉粥样硬化基础上的痉挛所致，但其机制尚不清楚。变异型心绞痛常并发急性心肌梗死和严重的心律失常，包括室性心动过速、心室颤动及猝死等。吸烟是变异型心绞痛的重要危险因素。

（二）心肌梗死

心肌梗死（myocardial infarction，MI）是指冠状动脉供血急剧减少或中断，使相应的心肌严重而持续性缺血所致的心肌缺血性坏死，通常是在冠状动脉粥样硬化病变基础上继发血栓形成或持续性痉挛所致。临床上有剧烈而较持久的胸骨后疼痛，休息及服用硝酸酯制剂不能完全缓解，伴发热、白细胞增多、红细胞沉降率加快、血清心肌酶活性增高及进行性心电图变化，可并发心律失常、休克或心力衰竭。多发生于中老年人，40 岁以上者占 87%~96.5%，男性略多于女性，冬春季发病较多，部分患者发病前有某些诱因。

心肌梗死部位的冠状动脉因粥样硬化而高度狭窄（多数 >75%），且多数合并血栓形成，常累及一支以上的冠状动脉分支。绝大多数病例的病变局限于左心室的一定范围，少数病例为心肌多发、广泛受累。根据梗死的深度可将其分为心内膜下心肌梗死和透壁性心肌梗死。

1. 类型

（1）心内膜下心肌梗死（subendocardial myocardial infarction） 是指梗死仅累及心室壁内侧 1/3 的心肌，并波及肉柱及乳头肌。常表现为多发性、小灶性（0.5~1.5 cm）坏死，坏死区域不规则地分布于左心室四周，不限于某一冠状动脉供血区，严重者病变可融合而累及整个左心室心内膜下心肌，形成环状梗死（circumferential infarction）。患者通常有冠状动脉三大分支的严重粥样硬化性狭窄，当附加某种诱因（如休克、心动过速或不适当的体力活动等）而加重冠状动脉供血不足时，可造成各冠状动脉分支末梢区域（心内膜下心肌）缺血缺氧，导致广泛的多灶性心内膜下心肌梗死。此型心肌梗死的心电图一般无病理性 Q 波，其冠状动脉罕见血栓形成，不引起心包炎。

（2）透壁性心肌梗死（transmural myocardial infarction） 为典型的心肌梗死类型。心肌梗死的部位与闭塞的冠状动脉分支供血区一致，病灶较大，直径多在 2.5 cm 以上，累及心室壁全层或深达室壁 2/3 以上。首先，最常见的梗死部位是冠状动脉左前降支供血区，即左心室前壁、心尖部、室间隔前 2/3 及前内乳头肌，约占全部心肌梗死的 50%。其次是右冠状动脉供血区，即左心室后壁、室间隔后 1/3 及右心室，并可累及窦房结，占 25%~30%。再次为左旋支供血区，即左心室侧壁、膈面及左心房，并可累及房室结，占 15%~20%（图 8-12）。透壁性心肌梗死常为相应的冠状动脉分支病变严重，并继发血栓形成或动脉持续痉挛。

2. 病理变化 心肌梗死多属于贫血性梗死，其形态变化是动态演变过程。冠状动脉缺血 30 min 内，只有超微结构变化，心肌纤维呈可逆性改变，表现为胞质水肿、线粒体肿胀、糖原消失、肌原纤维松弛。缺血 1~2 h，超微结构出现不可逆改变，肌膜局灶溶解、线粒体高度水肿伴不定形电子致密物出现；光镜下，梗死灶边缘的心肌纤维呈"波浪状"。缺血 4~12 h，肉眼观察无明显改变，但用四唑氮蓝染色时，梗死心肌因氧化酶的缺乏不着色，而未梗死心肌被染成蓝色；光镜下呈早期凝固性坏死改变，间质水肿，少数中性粒细胞被趋化到梗死灶边缘，有轻微出血。缺血 18~24 h，肉眼可见梗死灶轻度苍白色或间杂苍白

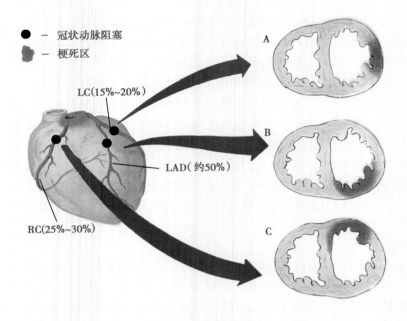

图 8-12 心肌梗死部位

A. 左旋支(LC)阻塞引起的左心室侧壁心肌梗死;B. 左前降支(LAD)阻塞引起的左心室前壁心肌梗死;

C. 右冠状动脉(RC)阻塞引起的左心室后壁心肌梗死

Figure 8-12 The location of myocardial infarction

A. The lateral myocardial infarction of left ventricle due to the obstruction of circumflex branch of left coronary

artery(LC);B. The myocardial infarction of anterior wall due to the obstruction of left anterior descending coronary

artery;C. The myocardial infarction of posterior wall of left ventricle due to the obstruction of right coronary artery

色;光镜下心肌纤维呈凝固性坏死伴中性粒细胞浸润(图 8-13A),梗死灶周围因缺血再灌注使心肌纤维呈"收缩带(contraction band)"状坏死(图 8-14)。缺血 24~72 h,肉眼观梗死灶呈苍白色;光镜下心肌纤维完全凝固性坏死、核消失,大量中性粒细胞浸润伴其核碎屑(图 8-13B)。缺血 3~7 天,梗死灶中心呈灰白色、边缘有暗红色充血出血带(图 8-13C);光镜下巨噬细胞出现,坏死的心肌纤维被溶解、吞噬,梗死灶边缘出现肉芽组织(图 8-13D)。缺血 10 天左右,梗死灶呈黄色、质软、皱缩,边缘呈紫色;光镜下巨噬细胞出现坏死组织被溶解、吞噬,逐渐被肉芽组织所取代。缺血 7~8 周,梗死灶质实、灰白色,光镜下为纤维瘢痕组织。

持续性冠状动脉闭塞(如血栓性闭塞等)可以通过自发性血栓溶解、药物溶栓、经皮冠状动脉介入治疗(包括经皮球囊冠状动脉成形术、冠状动脉支架植入术和粥样斑块消融术等)及冠状动脉旁路移植术等,使血流重新灌注梗死区,血液通过损伤的微血管进入梗死灶而引起典型的出血性梗死,使心肌梗死部位及范围立即被识别。再灌注使梗死部位恢复血供、促进愈合,同时也加速了急性炎症反应,尤其使中性粒细胞能到达整个梗死区而不是仅在梗死区边缘,它们合成和释放出大量具有趋化作用的炎症介质,带来缺血再灌注性损伤,光镜下梗死心肌纤维呈特征性的"收缩带"状坏死(图 8-14),是由于大量钙离子流入心肌细胞,使其过度收缩所致。

由于心肌细胞是"永久性细胞",不具有再生能力,因而心肌梗死后所导致的心肌缺损主要由纤维瘢痕组织来修复,严重影响了心功能的恢复。近年来有较多的实验室在开展骨髓间充质干细胞和胚胎干细胞等可能被诱导分化为心肌组织(包括心肌细胞、血管平滑肌细胞和内皮细胞)的相关研究;移植骨髓间充质干细胞或胚胎干细胞,虽可明显改善心肌梗死后的心功能,但是否能分化成有功能的心肌细胞并重构梗死的心脏组织,相关的研究仍处于实验阶段。

3. 生化改变　心肌缺血 30 min,心肌细胞内糖原减少或消失。此后,肌红蛋白、肌凝蛋白及肌钙蛋白

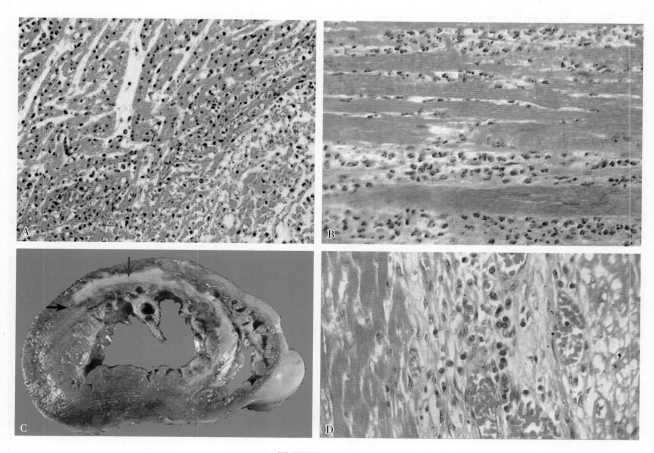

图 8-13 心肌梗死

A. 心肌纤维呈凝固性坏死伴中性粒细胞浸润　B. 心肌纤维完全凝固性坏死、核消失,大量中性粒细胞浸润伴其核碎屑　C. 梗死灶中心(↓)
呈灰白色,边缘有暗红色充血出血带(→)　D. 巨噬细胞出现,坏死的心肌纤维被溶解、吞噬,梗死灶边缘出现肉芽组织

Figure 8-13　Myocardial infarction

A. Myocardial fibers showed coagulation necrosis with neutrophil infiltration　B. Myocardial fibers showed complete coagulation necrosis and nuclear disappearance, a large number of neutrophils infiltrated with nuclear debris　C. The central area of infarct (↓) is pale and the border of infarct is dark-red with congestion and hemorrhage(→)　D. Macrophages appeared, necrotic myocardial fibers were dissolved and phagocytized, and granulation tissue appeared at the edge of infarct

从心肌细胞逸出入血,在心肌梗死 6~12 h 达高峰。细胞坏死后,心肌细胞内的肌酸激酶(CK)、谷草转氨酶(AST)及乳酸脱氢酶(LDH)透过损伤细胞膜释放入血,一般在心肌梗死 24 h 后血清浓度达最高值。其中 CK 的同工酶 CK-MB 和 LDH 的同工酶 LDH1 对心肌梗死的诊断特异性最高。

4. 并发症　心肌梗死,尤其是透壁性心肌梗死,可并发下列病变:

(1) 乳头肌功能失调或断裂　乳头肌功能失调发病率可高达 50%。二尖瓣乳头肌因缺血、坏死等使其收缩功能障碍,造成不同程度的二尖瓣脱垂或关闭不全,可导致心力衰竭。乳头肌完全断裂极少见,多发生于后壁心肌梗死的二尖瓣后乳头肌,心力衰竭更明显。

(2) 心脏破裂　是透壁性心肌梗死的严重并发症。占心肌梗死致死病例的 15%~20%。常在心肌梗死后 1 周内出现,多为心室游离壁破裂,造成心脏压塞而猝死。偶为室间隔破裂穿孔,导致左心室血液向右心室分流,引起急性右心室功能不全而死亡。

(3) 室壁瘤　是由梗死心肌或瘢痕组织在心室内压作用下形成的局限性向外膨隆(图 8-15),常发生在心肌梗死的愈合期,也可发生在心肌梗死的早期,发病率为 5%~20%。多见于左心室前壁近心尖处。可继发附壁血栓、乳头肌功能不全、心律失常、左心衰竭或室壁瘤破裂。X线检查及超声心动图等可见心缘有局部膨出,该处搏动减弱或反常搏动。

(4) 附壁血栓形成 因心内膜受损及室壁瘤等病变而诱发血栓形成(图8-16)。血栓可脱落引起栓塞,亦可被机化。

(5) 急性心肌梗死后综合征 透壁性心肌梗死可诱发急性浆液纤维素性炎,发病率约10%,于心肌梗死后数周至数月内出现,可反复发生,表现为心包炎、胸膜炎或肺炎,有发热、胸痛等症状,可能为机体对坏死物质的过敏反应。

此外,可因大面积(≥40%)左心室心肌梗死致心排血量骤减而引起心源性休克(发病率约20%);因传导系统受累及心肌梗死所致的电生理失调而引起心律失常(发病率75%~95%);因心肌梗死所致心脏收缩力显著减弱或不协调,而引起急性左心室衰竭(发病率32%~48%)等临床并发症。

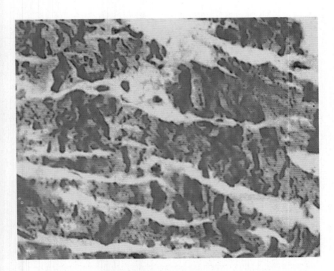

图 8-14 心肌纤维"收缩带"状坏死(肌质凝集)
坏死的心肌细胞内出现明显增粗的波浪状横带(收缩带)
Figure 8-14 "Contraction band" necrosis of myocytes
(myoplasm agglutination)
The obvious thickening wave-like transverse bands (contraction bands)
present in the necrotic myocytes

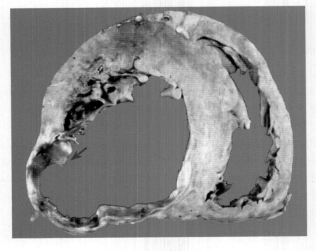

图 8-15 心肌梗死并发室壁瘤
左心室后壁心肌梗死后室壁逐渐变薄(↙),向外膨出形成室壁瘤
Figure 8-15 Ventricular aneurysm after myocardial infarction
The posterior wall of left ventricle became thin after myocardial
infarction (↙), and bulged to form ventricular aneurysm

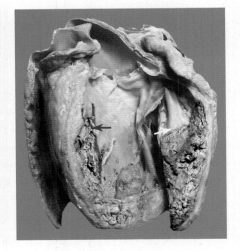

图 8-16 左心室附壁血栓形成
左心室前壁心肌梗死后形成大片
不规则附壁血栓(←)
Figure 8-16 Mural thrombosis of left ventricle
The irregular mural thrombus was formed after
anterior wall myocardial infarction (←)

(三) 缺血性心肌病

缺血性心肌病(ischemic cardiomyopathy)是由于中、重度的冠状动脉粥样硬化性狭窄引起心肌持续性和(或)反复加重的缺血缺氧所致的多灶性心肌纤维化。肉眼观心脏增大,心腔扩张;心室壁厚度可正常,伴有多灶性灰白色纤维瘢痕,甚至是透壁性瘢痕灶;心内膜增厚并失去正常光泽,有时可见机化的附壁血栓。光镜下可见广泛性、多灶性心肌纤维化(图8-17),伴邻近心肌纤维萎缩和(或)肥大,常有

部分心肌纤维肌质空泡化（肌质溶解），尤以内膜区明显。

临床上可以表现为心律失常（心律失常型冠心病）或心力衰竭（心力衰竭型冠心病）。心律失常若伴随充血性心力衰竭和间发性心肌梗死常可致死。

（四）冠状动脉性猝死

冠状动脉性猝死（sudden coronary death）是心源性猝死中最常见的一种。多见于40~50岁患者，男性比女性多3.9倍。可发生于某种诱因后，如饮酒、劳累、吸烟、运动后，患者突然昏倒、四肢抽搐、小便失禁，或突然发生呼吸困难、口吐白沫、迅速昏迷。患者可立即死亡或在1至数小时后死亡，有的患者在无人察觉的情况下死于夜间。

在尸体解剖中发现，冠状动脉性猝死最常见的病变是冠状动脉粥样硬化，患者常有1支以上的冠状动脉呈中至重度粥样硬化性狭窄，部分病例有继发病变（如血栓形成或斑块内出血），无其他致死性病变。而有的病例冠状动脉粥样硬化病变较轻，推测可能与合并冠状动脉痉挛有关。心肌纤维可有波浪状弯曲或胞质不均，也可无明显病变。

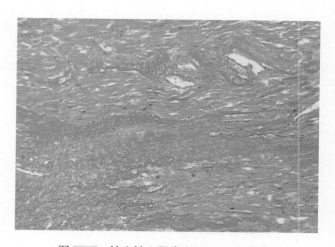

图 8-17　缺血性心肌病（Van Gieson 染色）
心肌间弥漫性纤维化（红色），部分残存心肌纤维（黄色）
Figure 8-17　Ischemic cardiomyopathy（Van Gieson staining）
The diffuse fibrosis among the myocardium（red），the remaining myocardial cells were stained in yellow

第三节 高血压病

高血压（hypertension）是以体循环动脉压升高为主要临床特点的心血管综合征。高血压常与其他心血管疾病危险因素共存，动脉压的持续升高可导致心、脑、肾和血管的结构和功能改变，最终导致这些器官衰竭。高血压的标准是根据临床及流行病学资料界定的。目前，我国采用的血压分类和标准见表8-1。成年人收缩压≥140 mmHg和（或）舒张压≥90 mmHg被定为高血压。根据血压升高水平，进一步将高血压分为1~3级。

表 8-1　血压分类和标准（单位：mmHg）

分类	收缩压		舒张压
正常血压	<120	和	<80
正常高值血压	120~139	和（或）	80~89
高血压	≥140	和（或）	≥90
1 级高血压（轻度）	140~159	和（或）	90~99
2 级高血压（中度）	160~179	和（或）	100~109
3 级高血压（重度）	≥180	和（或）	≥110
单纯收缩期高血压	≥140	和	<90

注：当收缩压和舒张压分属不同级别时，以较高的级别作为标准。此标准适用于任何年龄的成年男性和女性。

高血压可分为原发性和继发性两大类。原发性高血压（essential hypertension）又称高血压病，最多见，占90%~95%，病因尚不明确，是本节重点叙述的内容。继发性高血压（secondary hypertension）较少见，占5%~10%，是继发于肾动脉狭窄、肾炎、肾上腺或垂体肿瘤等疾病引起的一种症状或体征，又称症状性高血压（symptomatic hypertension）。

高血压病是我国最常见的心血管疾病之一,近年发病率呈上升趋势,多见于 30~40 岁以上的中、老年人,是以细小动脉硬化为基本病变的全身性疾病;绝大多数病程漫长,症状不明显,不易被发现;发现者也难以坚持长期治疗。高血压病是冠心病和脑血管意外最重要危险因素之一,发展至晚期,常引起心、脑、肾及眼底的病变并有相应的临床表现,严重者可因心力衰竭、脑卒中和肾衰竭而致死。降低血压能明显地降低冠心病、心力衰竭和脑卒中的发病率和病死率。

一、 病因和发病机制

高血压病的病因和发病机制很复杂,近年的研究虽有较大进展,但仍未完全阐明。目前多认为,本病主要是受多基因遗传影响,在多种环境因素的作用下,使正常血压调节机制失衡而致的疾病。已知有关高血压病的发病因素和发病机制如下。

(一) 发病因素

1. 遗传和基因因素 高血压病患者常有明显的遗传倾向。据调查,约 75% 的高血压病患者具有遗传素质(genetic predisposition)。双亲无高血压病、一方有高血压病或双亲均有高血压病的家族,其子女患高血压病概率分别为 3%、28% 和 46%。高血压病受多基因影响。分子生物学研究显示,高血压病患者、有高血压病家族史而血压正常者和有高血压病倾向者,常有一种以上与血压调节相关的基因异常。目前发现,有些高血压病患者的肾素 – 血管紧张素系统(RAS)编码基因有多种缺陷,如血管紧张素原基因和血管紧张素Ⅱ的Ⅰ型受体基因的多态性。极少数是由单基因缺陷引起的遗传性高血压病,如 Liddle 综合征,由上皮钠通道蛋白基因突变引起钠通道持续激活,使肾过度再吸收钠水而导致钠敏感性高血压;糖皮质激素可治性醛固酮症,因醛固酮基因易位后与糖皮质激素基因融合,ACTH 作用于肾上腺束状带的糖皮质激素基因,同时使与其融合的醛固酮基因过度表达而致高血压病;盐皮质激素样物质增多症(AME),因糖皮质激素脱氢酶基因突变使糖皮质激素蓄积,糖皮质激素可持续刺激盐皮质激素受体产生醛固酮增多症状。

2. 环境因素 高血压病可能是遗传因素和环境因素相互影响的结果。环境因素很早就起作用,如营养不良性低体重儿以后发生高血压病的概率增加。目前,国际上已确定而且也被我国流行病学研究证实,与高血压病密切相关的危险因素是体重超重、高盐膳食和中度以上饮酒。

我国平均体重指数(BMI)中年男性为 21~24.5、中年女性为 21~25,BMI 与高血压病呈显著正相关。基线 BMI 每增加 1,5 年内发生高血压病的概率就增加 9%。胰岛素抵抗在高血压病患者中约占 50%,同时有肥胖、高三酰甘油血症、高血压和糖耐量减退四联症的患者,其胰岛素抵抗最为明显。胰岛素抵抗可继发引起高胰岛素血症,增强肾对钠水再吸收及交感神经兴奋性,从而使血压升高。每日饮酒量与高血压病呈线性相关,男性持续中度以上饮酒者与不饮酒者相比,4 年内高血压病发生的概率增加 40%。

膳食中钠盐摄入量与人群血压水平和高血压病患病率呈显著相关。减少钠盐摄入或用药物增加 Na^+ 的排泄可降低血压。WHO 建议,每人每日摄入钠盐量应≤5 g,可预防高血压病。钾盐摄入量与血压呈负相关,K^+ 摄入减少,可使 Na^+/K^+ 比例升高,促进高血压。多数认为膳食低钙是高血压病的危险因素,Ca^{2+} 摄入不足易导致高血压,高钙饮食可降低高血压病的发病率。

3. 社会心理应激因素 调查显示,精神长期或反复处于紧张状态的职业者,其高血压病患病率相较对照组升高;应激事件,如暴怒、过度惊恐和忧伤等使精神受到剧烈冲击,可导致高血压病的发生发展。目前认为,社会心理应激因素可改变体内激素平衡,从而影响代谢过程,导致血压升高。

(二) 发病机制

高血压病的发病机制并未完全清楚,曾有许多学说,如精神神经源学说、内分泌学说、肾源学说、遗传学说和钠摄入过多学说等。但是哪一个学说都不能完全解释高血压病的发病机制,表明其发病机制相当复杂。

动脉血压取决于心排血量和外周血管阻力。心排血量受心率、心收缩力及血容量影响,外周血管阻力则受神经、体液因素及局部自动调节因素影响。因此,能引起血容量、外周血管阻力、心率及心收缩力等增加的各种因素,都可使动脉血压升高。目前认为,高血压病是多种因素相互影响、共同作用的结果,这些因素包括遗传、环境、神经内分泌和体液等因素。高血压病的发病机制主要涉及三条相互重叠的途径。

1. 功能性的血管收缩 该途径是指外周血管(细小动脉)的结构无明显变化,仅平滑肌收缩使血管口径缩小,从而增加外周血管阻力,导致血压升高。

在发病因素中,凡能引起血管收缩的物质(如肾素、儿茶酚胺和内皮素等)增多的因素,都可通过这条途径引起血压升高。长期过度紧张、焦虑、烦躁等,可致大脑皮质高级中枢功能失调,对皮质下中枢调控能力减弱乃致丧失,其中的血管舒缩中枢产生以收缩为主的冲动,交感神经节后纤维则分泌多量的去甲肾上腺素,作用于细小动脉平滑肌 α 受体,引起细小动脉收缩或痉挛,使血压升高。此外,交感神经兴奋引起的细小动脉收缩,在肾引起肾缺血,刺激球旁装置 ε 细胞分泌肾素,通过肾素－血管紧张素系统直接引起细小动脉强烈收缩,使血压升高。研究发现,肾素－血管紧张素系统的一些基因还表达于肾以外的其他组织器官,如在血管内皮细胞和平滑肌细胞的表达可直接使血管收缩、血压升高。

血管平滑肌细胞对血管收缩物质敏感性增加而引起细小动脉的收缩增强,如平滑肌细胞对 Na^+、Ca^{2+} 跨膜转运的遗传缺陷,可致细胞内 Ca^{2+} 增多并增加平滑肌细胞对血管收缩物质的敏感性,使血压升高。

血管紧张素 II 除通过收缩血管增加外周阻力作用外,还能刺激肾上腺皮质分泌醛固酮,引起钠水潴留、增加血容量,使血压升高。

2. 钠水潴留 各种因素引起钠水潴留,使血浆和细胞外液增多、血容量增加,导致心排血量增加和血压升高。

在膳食因素中,摄入钠盐过多而且又是钠盐敏感的人群,主要就是通过钠水潴留的途径引起高血压病;遗传因素如肾素－血管紧张素系统基因多种缺陷或上皮钠通道蛋白单基因突变等,均能引起肾排钠功能的缺陷,导致肾性钠水潴留、血压升高。丘脑－垂体－肾上腺活动增强时,肾上腺皮质分泌醛固酮增多,使肾排 Na^+ 减少,导致钠水潴留,升高血压。

此外,外周血管具有自动调节机制,为防止组织过度灌注,外周血管会随心排血量增加而发生收缩以限制组织灌注。但是,随着血管收缩、外周阻力增加,血压也相应升高。

3. 结构性的血管壁增厚 是指外周细小动脉壁的增厚,主要是由于血管平滑肌细胞的增生与肥大,胶原纤维和基质增多,细动脉壁玻璃样变,使血管壁增厚、管腔缩小,结果外周血管阻力增加,血压升高。这是正常血压调节中基本上见不到的机制。

一般来说,细小动脉平滑肌肥大和增生常继发于长期或过度的血管收缩,从而使血管壁平滑肌细胞增生、肥大,管壁肥厚,管腔缩窄,使血压持续或永久性升高。但也有证据表明,有些血管壁的结构变化是发生在高血压病早期,先于血管的持续收缩,这可能是由于遗传上的缺陷或环境因素的诱导,使平滑肌细胞内的信号转导发生变化而引起。血管收缩因子(如血管紧张素 II)还具有生长因子作用,引起血管平滑肌肥大、增生和基质沉积,从而使血管壁增厚,血压升高。

总之,高血压病发病机制的实际情况和参与因素要比上述的途径复杂得多。仅以上述三条主要途径为例总结如图 8-18。

二、类型和病理变化

高血压病分为良性高血压病和恶性高血压病两种类型。

(一)良性高血压病

良性高血压病(benign hypertension)又称缓进型高血压病(chronic hypertension),约占高血压病的95%,多见于中、老年,病程长,进展缓慢,可达十余年以至数十年,患者最终常死于心和脑病变,死于肾病变者少

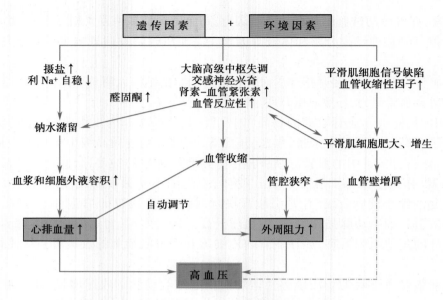

图 8-18　高血压病发病机制示意图

Figure 8-18　The schematic layout of the pathogenesis of hypertension

见。按病变的发展分为三期。

1. 功能失调期　为高血压病的早期阶段。基本变化是全身细小动脉间歇性痉挛,并可伴有高级中枢神经功能失调等,但血管无器质性病变。细动脉是指中膜仅有 1~2 层平滑肌细胞,血管口径在 1 mm 以下的动脉。

此期临床表现为血压波动性升高,可伴有头昏、头痛,经休息或药物治疗血压恢复正常。长期反复或持续性细小动脉痉挛和血压升高,受累的血管逐渐发生器质性病变,逐渐发展为下一期。

2. 动脉病变期

(1) 细动脉硬化(arteriolosclerosis)　是良性高血压病最主要的病变特征,表现为细动脉壁玻璃样变、均质、粉染及增厚。易累及肾小球入球小动脉、脾中心动脉及视网膜小动脉等,具有诊断意义。细动脉硬化是由于管壁持续痉挛及血压持续升高,管壁缺氧,内皮细胞间隙扩大,内膜通透性增加,血浆蛋白渗入内皮下以至更深的中膜;同时,内皮细胞及平滑肌细胞分泌细胞外基质增多,继而平滑肌细胞因缺氧等发生变性坏死,动脉壁逐渐为上述血浆蛋白和细胞外基质所代替,管壁正常结构消失,形成无结构均质、粉染的玻璃样物质,使管壁增厚、变硬,管腔狭窄甚至闭塞(图 8-19)。

(2) 肌型小动脉硬化　主要累及肾小叶间动脉、弓形动脉及脑的小动脉等。肌型小动脉内膜胶原纤维及弹性纤维增生,内弹力膜呈多层状,中膜平滑肌细胞不同程度增生和肥大,结缔组织增生;血管壁增厚,管腔狭窄。

(3) 大动脉病变　弹力肌型及弹力型大动脉可并发动脉粥样硬化。

此期临床表现为血压进一步升高,并保持在较高水平,失去波动性,常需服抗高血压药才能降低

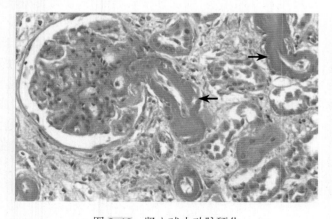

图 8-19　肾入球小动脉硬化

肾入球小动脉管壁增厚呈粉染均质状,管腔狭窄(→)

Figure 8-19　Arteriosclerosis of afferent artery of glomeruli

The thickened walls of afferent arteries of glomeruli contain homogeneous pink materials, and lumens are narrowed(→)

血压。

　　3. 内脏病变期

　　(1) 心脏病变　　长期慢性高血压病可引起心脏病变,称为高血压心脏病(hypertensive heart disease),主要表现为左心室肥大。由于血压持续升高,外周阻力增加,左心室因压力性负荷增加而发生代偿性肥大。左心室代偿能力很强,可在相当长的时间内心脏不断肥大而进行代偿。心脏质量增加可达 400 g 以上,左心室壁增厚可达 1.5~2.0 cm;乳头肌和肉柱增粗变圆,但是心腔并不扩张,甚而缩小,称为向心性肥大(concentric hypertrophy)(图 8-20)。光镜下,心肌细胞增粗、变长、有较多分支;细胞核增大、深染,形状不整。病变继续发展,肥大的心肌因供血不足而收缩力降低,发生失代偿,逐渐出现心脏扩张,称为离心性肥大(eccentric hypertrophy)。此时心脏仍然很大,左心室扩大,室壁相对变薄,肉柱、乳头肌变扁平。如果合并动脉粥样硬化,可进一步加重心肌供血不足,促进心力衰竭。

　　临床上,早期,左心室向心性肥大能完全代偿其功能,使心排血量维持在正常水平,不引起明显的症状。此时高血压心脏病的诊断主要是根据胸部 X 线、心脏超声和心电图等查出其左心室肥大。晚期,左心室离心性肥大,心功能失代偿,出现左心衰竭的表现。伴发冠状动脉粥样硬化者,更易有心肌缺血的表现(如心绞痛等)。高血压心脏病患者出现心力衰竭则预后不良,存活 5 年以上者仅有 50%。

　　(2) 肾病变　　由于肾入球小动脉玻璃样变性和肌型小动脉(小叶间动脉及弓形动脉)硬化,管壁增厚,管腔狭窄,受累肾小球因缺血缺氧而发生纤维化和玻璃样变性,所属肾小管萎缩、消失,间质纤维结缔组织增生和淋巴细胞浸润。病变轻微区的肾小球及所属肾小管因功能代偿而肥大、扩张,肾小管内可见蛋白管型。萎缩区与代偿区弥漫性交错分布,致肾表面形成肉眼可见的弥漫细颗粒状,双肾体积缩小,质量减轻,质地变硬,切面肾皮质变薄,皮髓质分界模糊,称为原发性颗粒性固缩肾(primary granular atrophy of the kidney)或细动脉性肾硬化(arteriolar nephrosclerosis)(图 8-21)。临床上可逐渐出现氮质血症、尿毒症。

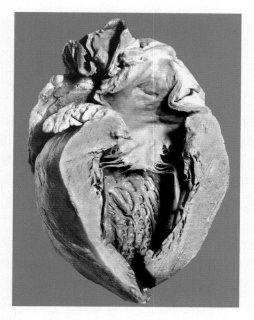

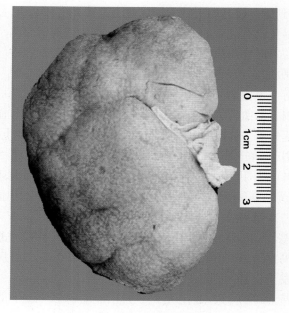

图 8-20　原发性高血压心脏病变
左心室向心性肥大,心室壁增厚,乳头肌增粗
Figure 8-20　Primary hypertension heart disease
Concentric hypertrophy in the left ventricle, the wall and papillary muscles are thickened

图 8-21　原发性颗粒性固缩肾
肾表面呈弥漫细颗粒状,体积缩小,质量减轻,质地变硬
Figure 8-21　Primary granular atrophy of the kidney
The surface of kidney shows diffused fine granules, with volume reduced, weight lost and textures hardened

(3) 脑病变　由于脑细小动脉痉挛和硬化,患者脑部可出现一系列病变,主要有脑水肿、脑软化和脑出血。

1) 脑水肿　由于脑细小动脉硬化和痉挛,局部组织缺血缺氧,毛细血管通透性增加,发生脑水肿。临床上有头痛、头晕、眼花和呕吐等表现。严重时可发生高血压脑病及高血压危象。高血压脑病(hypertensive encephalopathy)是因高血压时脑水肿加重,使血压急剧升高而引起以中枢神经功能障碍为主要表现的症候群。临床主要表现为颅内压增高、头痛、呕吐和视物障碍等。严重者可出现意识障碍、抽搐等,病情重危,如不及时救治易引起死亡,称之为高血压危象(hypertensive crisis),可出现于高血压病的各个时期。

2) 脑软化　由于脑细小动脉硬化和痉挛,使局部脑组织因缺血而发生坏死,坏死组织溶解液化,形成质地疏松的筛网状病灶,通常为多发而微小的梗死灶,故称微梗死灶(microinfarct)或腔隙性脑梗死(lacunar cerebral infarct),一般不引起严重后果,后期坏死组织被吸收,由胶质瘢痕修复。

3) 脑出血　是高血压病最严重而且是致命性的并发症。多为大出血,常发生于基底核、内囊,其次为大脑白质、脑桥和小脑,约15%发生于脑干。出血区脑组织完全被破坏,形成囊腔状,其内充满坏死脑组织和血凝块。当出血范围较大时,可破入侧脑室(图8-22)。脑出血的主要原因是脑细小动脉硬化使血管壁变脆,当血压突然升高时血管破裂。此外,血管壁病变致弹性降低,当失去壁外组织支撑(如位于微小软化灶处)时,可发生微小动脉瘤(microaneurysm),如再遇到血压升高或剧烈波动,可致微小动脉瘤破裂、出血。脑出血多见于基底核区域(尤以豆状核区最多见),是因为供应该区域血液的豆纹动脉从大脑中动脉呈直角分出,管径较细,受到压力较高的大脑中动脉血流直接冲击和牵引,因而易使已有病变的豆状动脉破裂。临床表现常因出血部位不同和出血量的大小而异。可表现为突发性昏迷、呼吸加深、脉搏加速、腱反射消失、肢体弛缓、大小便失禁等。严重者可发生潮式呼吸、瞳孔及角膜反射消失。内囊出血者可引起对侧肢体偏瘫及感觉消失。出血破入脑室时,患者发生昏迷,常导致死亡。左侧脑出血常引起失语。脑桥出血可引起同侧面神经麻痹及对侧上下肢瘫痪。脑出血可因血肿及脑水肿导致颅内压增高,并可引起脑疝。小的血肿可被吸收,胶质瘢痕修复;中等大小出血灶可被胶质瘢痕包裹,形成血肿或液化成囊腔。

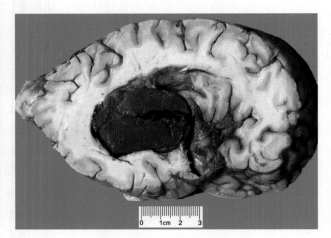

图8-22　高血压脑出血
大脑右侧内囊出血并破入侧脑室
Figure 8-22　Hypertensive cerebral hemorrhage
Hemorrhage of the right internal capsule,
involving the lateral cerebral ventricle

(4) 视网膜病变　眼底镜检查可见视网膜小动脉和视网膜病变。视网膜中央动脉因硬化而出现变细、迂曲、反光增强、动脉交叉压迫征;晚期视网膜可有渗出、出血和视盘水肿等表现,视力可受到不同的影响。

(二)恶性高血压病

恶性高血压病(malignant hypertension)又称急进性高血压(accelerated hypertension),多见于青壮年,血压升高显著,以舒张压升高显著,常高于130 mmHg,病变进展迅速,较早即可出现肾衰竭。多为原发性,也可继发于良性高血压病。

特征性病理变化是坏死性细动脉炎(necrotizing arteriolitis)和增生性小动脉硬化(hyperplastic arteriolosclerosis),主要累及肾。坏死性细动脉炎主要累及入球小动脉,动脉内膜和中膜发生纤维素样坏死,免疫组织化学染色证明,含有大量纤维蛋白、免疫球蛋白和补体成分。血管壁及其周围可见核碎屑及单核细胞和中性粒细胞等浸润。病变可波及肾小球而发生节段性坏死,可伴发微血栓形成或破裂而引起微梗死和出血。肉眼观,肾表面平滑,可见多数斑点状出血和微梗死灶。增生性小动脉硬化主要发生在肾小叶间动脉及弓形动脉等,表现为小动脉壁内弹力膜呈多层状、平滑肌细胞增生、肥大,胶原等基质增多,使血管壁呈圆葱皮样、同心圆状、层状增厚,管腔狭窄(图 8-23)。此病变亦可发生于脑和视网膜。

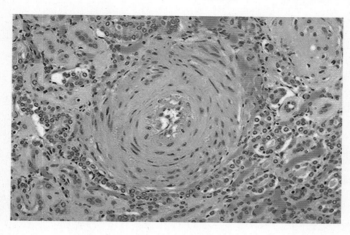

图 8-23 增生性小动脉硬化

小动脉壁平滑肌细胞增生、肥大,胶原等基质增多,管壁呈同心圆状增厚,如圆葱皮样,管腔狭窄

Figure 8-23 Hyperplastic arteriolosclerosis

Proliferation and hypertrophy of the smooth muscle cells in arteriole walls with increase of collagen fibers and matrix, the wall of the arteriole is concentrically thickened like onion-skin with narrowing of lumens

临床表现为血压显著升高,常超过 230/130 mmHg,可发生高血压脑病、视网膜出血及视盘水肿等,常有持续性蛋白尿、血尿及管型尿。患者多在 1 年内迅速发展为尿毒症而死亡,也可因脑出血或心力衰竭致死。

第四节 动脉瘤

动脉瘤(aneurysm)原意是泛指血管壁局限性异常扩张或连通于血管腔的血囊肿,由于最常见于动脉血管,因而通常译为动脉瘤。动脉瘤可发生于身体任何部位的血管,最多见于主动脉和脑动脉,其次是髂动脉、股动脉、腘动脉、颈动脉及锁骨下动脉等。由于常发生于主动脉和脑动脉等重要组织器官,一旦破裂危害极大。

1. 病因 动脉瘤可分为先天性和后天性两种。先天性发育缺陷,如脑血管的囊肿或小动脉瘤(saccular or berry aneurysms),是由于动脉壁中层的先天性局限性缺如引起。后天性疾病,如动脉粥样硬化、梅毒性主动脉炎、主动脉中层变性坏死、局部细菌或真菌感染和外伤等,引起血管壁局部结构或功能减弱形成动脉瘤。

2. 形态 动脉瘤的外形不一,可呈囊状、梭形、柱状、舟状(血管壁一侧扩张)或蜿蜒状(因血流方向反复改变而致相近动脉段沿血流冲击方向相继不对称扩张而致)等。动脉瘤的大小也不一样,发生于主动脉者可达手拳大;而发生于脑实质小血管者,肉眼难于辨认,称微小动脉瘤(microaneurysm)。动脉瘤的血管壁变薄,内膜损伤,加之管腔扩张、血流紊乱,故常有附壁血栓形成。

3. 类型 动脉瘤可按病因分类(如动脉粥样硬化性动脉瘤、梅毒性主动脉瘤、细菌性动脉瘤、外伤性动脉瘤等),也可按外形分类(如囊性或小动脉瘤、梭形动脉瘤等),但通常是按动脉瘤壁的结构分为三种类型(图 8-24)。①真性动脉瘤(true aneurysm):其壁是由血管壁的内、中、外膜三层组织构成,仅因局部结构和功能薄弱而发生异常扩张。大多数动脉性动脉瘤属于此类。②假性动脉瘤(false aneurysm):因局部血管壁破裂,形成较大的血肿,血肿外可有血管的外膜或仅为血管周围组织包绕,构成其壁。早期,血肿内面直接与血管腔相通。晚期,血肿机化,其内层面可被内皮细胞覆盖,形成与血管腔相通的腔道。外伤性动脉瘤、部分真菌或细菌性动脉瘤、血管吻合口动脉瘤等属于此类。③夹层动脉瘤(dissecting aneurysm):又称动脉夹层或动脉壁分离(arterial dissection),最多见于升主动脉、主动脉弓,称为主动脉夹层(dissection of aorta)。动

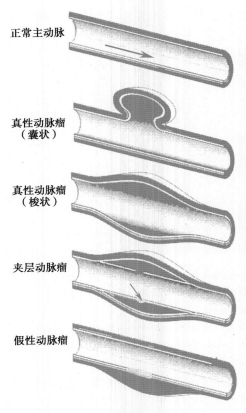

正常主动脉

真性动脉瘤
（囊状）

真性动脉瘤
（梭状）

夹层动脉瘤

假性动脉瘤

图 8-24　动脉瘤结构类型示意图
Figure 8-24　The schematic of the structures
and types of aneurysm

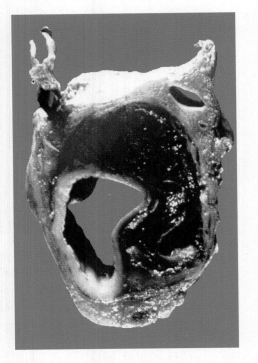

图 8-25　夹层动脉瘤
动脉中膜分离，局部形成夹层性血肿
Figure 8-25　Dissecting aneurysm
The tunica media of artery is separated and the
dissecting hematoma is formed

脉内膜因原有病变而破裂，动脉腔的血液经裂口注入中膜层内；或因主动脉中膜变性坏死，中膜滋养血管破裂出血，使中膜分离，局部形成夹层性血肿或套管样假血管腔（图 8-25）。如果假血管腔下游内膜发生第二个裂口，则可再次与真血管连通（回腔性沟通）。病程长者，血肿机化，假血管腔可衬覆内皮细胞，形成管外之管。

　　4. 并发症　动脉瘤最严重的并发症为破裂出血。梅毒性主动脉瘤、动脉粥样硬化性主动脉瘤破裂可引起致死性大出血；主动脉夹层破入心包腔可引起心脏压塞，破入胸、腹腔则引起大出血致死。脑表面动脉瘤破裂可引起蛛网膜下腔出血、颅内压增高和脑疝等，脑实质内动脉瘤破裂引起血肿、脑软化，后果常较严重。此外，动脉瘤内附壁血栓形成及血栓脱落引起的栓塞等亦可导致相应血管缺血和梗死等后果。

第五节　风湿性心脏病

　　风湿性心脏病（rheumatic heart disease）是风湿病反复发作出现的特征性心脏病变，近年来在我国发病率有逐年下降的趋势，但仍是心脏瓣膜疾病的最主要原因，与心包炎、心肌炎的发生也有一定的关系。风湿病是一种与 A 组乙型溶血性链球菌感染有关、发生于全身结缔组织的变态反应性疾病，以结缔组织变性和形成风湿性肉芽肿为特征性病变，主要累及人体富含结缔组织的部位，主要表现为心脏、关节、皮肤、皮下组织病变，偶可累及脑和血管等。

　　风湿病急性期以风湿性关节炎（rheumatic arthritis）和风湿性心肌炎为主，可伴有发热、环形红斑、皮下结节及风湿性舞蹈症等临床表现,又称风湿热(rheumatic fever)。风湿热呈自限性,多发于冬春季,寒冷和潮湿为其重要诱因。约70%的患者可出现风湿性关节炎,多见于成年患者,以游走性多发性关节炎为其特征。常侵犯膝、肩、腕、肘、髋关节等大关节,相继发生。临床表现为大关节游走性疼痛,局部有红、肿、热、痛、活动受限等典型炎症表现。关节疼痛通常在2周内消退,但常反复发作。风湿性关节炎病变消退后,不遗留关节变形。皮肤可出现环形红斑和皮下结节,环形红斑(erythema annulata)发生率为6%~25%,呈淡红色环状红晕,中央皮肤色泽正常,直径约3 cm,见于四肢近端和躯干,病变常在1~2日内消退,多见于儿童。皮下结节(subcutaneous nodule)发生率为2%~16%,多见于腕、肘、膝、踝等关节处伸侧面的皮下组织,结节直径0.5~2 cm,圆形或椭圆形,质地较硬,境界清楚,可活动,压之不痛。皮下结节常与风湿性心肌炎同时出现,是风湿活动的表现之一。风湿活动停止后,结节纤维化,形成小瘢痕。

风湿性动脉炎(rheumatic arteritis),大小动脉均可受累,以小动脉受累较为常见,如冠状动脉、肾动脉、肠系膜动脉、脑动脉及肺动脉等。风湿性冠状动脉炎时,临床可表现与冠心病相似的心肌缺血症状。风湿性脑病多见于5~12岁儿童,女孩较多。主要病变为脑的风湿性动脉炎和皮质下脑炎,后者主要累及大脑皮质、基底节、丘脑及小脑皮质,表现为神经细胞变性,胶质细胞增生及胶质结节形成。当病变主要累及基底节(尤其是纹状体)和尾核等锥体外系统时,患儿出现面肌及肢体不自主运动,称为小舞蹈症(chorea minor),发生率为3%~30%。

一、 病因和发病机制

风湿病的发生与咽喉部A组乙型溶血性链球菌感染有关。咽部感染链球菌后,可引起变态反应–自身免疫反应,如二尖瓣狭窄绝大部分为风湿性心内膜炎的后遗症,约50%的患者有明显的风湿热病史。风湿病的好发季节、发病率、复发率、病变严重程度与链球菌性咽喉炎的盛行季节、发病率、抗生素治疗之间密切相关。抗生素广泛使用后,不但能防治链球菌性咽喉炎,而且能明显减少风湿病的发生和复发。风湿病虽然与链球菌感染有关,但无链球菌直接引起病变的证据。而从链球菌细胞壁分离出C抗原(糖蛋白)所产生的抗体可与体内多处结缔组织产生交叉反应,细菌胞壁的M抗原(蛋白质)产生的抗体可与心肌、血管平滑肌细胞产生交叉反应。此外,患者血中可有抗心肌抗体及抗N–乙酰葡糖胺(心瓣膜成分)抗体增高,风湿性关节炎患者可有免疫复合物增高。

风湿病的发病机制仍然不十分清楚,曾提出多种假说,如链球菌直接感染学说、链球菌毒素学说、变态反应学说和自身免疫学说等。目前倾向于变态反应/自身免疫学说,即链球菌细胞壁C抗原产生的抗体可与结缔组织(如心脏瓣膜、关节、皮肤和血管壁等)的糖蛋白发生交叉反应,链球菌壁M抗原产生的抗体可与心肌及血管平滑肌细胞的某些成分发生交叉反应,引起相应组织损伤;还有研究证实,多数风湿病患者可检出针对心内膜、心外膜、心肌细胞及血管平滑肌细胞等起反应的自身抗体,有学者认为链球菌感染可能激发患者对自身抗原产生自身免疫反应,而引起相应的病变。风湿病可见于任何年龄,多发生在5~15岁,6~9岁为发病高峰。风湿热反复发作后常遗留轻重不等的心脏损害(风湿性心脏病),常在20~40岁中青年出现。男女患病率无差别。根据我国近年的统计,风湿病的年发病率为20.05/10万,现有风湿性心脏病患者为237万~250万人。

二、 基本病变

风湿病的基本病变主要是全身结缔组织和血管的变态反应性炎症。病变的发展过程不尽相同,典型病变形成过程较长并具有一定的特征性,可分为三期。

1. 变质渗出期 是风湿病的早期改变。关节、心脏、皮肤、浆膜、脑、肺和血管等病变部位发生结缔组织基质的黏液样变和胶原纤维的纤维素样坏死,同时在浆液纤维素渗出过程中伴有少量淋巴细胞、浆细胞和单核细胞浸润。局部可查到少量免疫球蛋白。此期持续约1个月。之后,病变可被完全溶解吸收或发生纤维化而愈合。有些病变,特别是成人心脏的病变,常常继续发展,进入肉芽肿期;在动脉、关节和皮肤等处病变也可发展为类似的肉芽肿性病变。

2. 增生期或肉芽肿期　此期病变特点是在变质渗出期病变基础上巨噬细胞、淋巴细胞和浆细胞聚集，巨噬细胞增生并吞噬纤维素样坏死物，胞体变形演化为风湿细胞或称阿绍夫细胞（Aschoff cell），形成特征性的风湿性肉芽肿，也称阿绍夫小体（Aschoff body），具有病理诊断意义，提示有风湿活动。

典型的阿绍夫小体中心为纤维素样坏死灶，周围聚集成群的风湿细胞及少量的淋巴细胞、浆细胞和巨细胞（图8-26）。风湿细胞体积大、圆形，胞质丰富嗜碱性；核大、圆形或卵圆形，核膜清晰。当染色质集中于核中央并呈细丝状向核膜放散，核的横切面似枭眼状，长形核的纵切面呈毛虫状，又称阿尼齐科夫细胞（Anitschkow cell）。后期，核变浓染，结构不清。风湿细胞大多数为单核，亦可见少数双核或多核者，称为阿绍夫巨细胞。免疫组织化学显示，风湿细胞表达vimentin、Mac387、lysozyme，而actin和desmin阴性，支持其为单核巨噬细胞来源，而不是心肌细胞来源。风湿小体主要分布于心肌间质小血管旁、心内膜下和皮下结缔组织，心外膜、关节和血管等处少见。风湿小

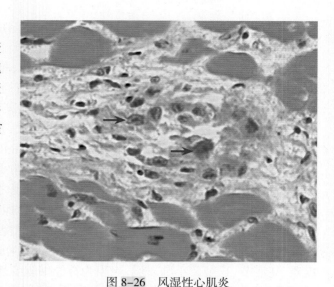

图 8-26　风湿性心肌炎

心肌间质见梭形阿绍夫小体，中心少量纤维素样坏死，周围聚集风湿细胞（→）及少量淋巴细胞

Figure 8-26　Rheumatic myocarditis

The fusiform Aschoff body can be observed in the stroma of myocardium. The center of Aschoff body is a small amount of fibrinoid necrosis surrounded by the aggregation of Aschoff cells (→) and a few lymphocytes in periphery

体多为球形、椭圆形或梭形，多数较小，肉眼难于察觉，少数也可较大，尤其在皮肤和关节的肉芽肿性病变可达1 cm。此期持续2~3个月。

3. 纤维化期或愈合期　此期肉芽肿内的纤维素样坏死物被溶解吸收，风湿细胞转变为成纤维细胞，细胞间胶原纤维沉积，风湿小体逐渐纤维化，最终形成梭形小瘢痕。此期持续2~3个月。

上述整个病程为4~6个月。由于风湿病常反复急性发作，因此，受累的关节、心瓣膜、皮肤和血管壁的结缔组织中新旧病变并存。病变持续反复进展，可导致较严重的纤维化和瘢痕形成。

三、风湿性心脏病的病变类型

风湿性心脏病包括急性期的风湿性心脏炎和静止期的慢性风湿性心脏病（主要是心瓣膜病）。几乎每位风湿病患者都有心脏炎，只是轻者不易被察觉或可能不引起慢性风湿性心脏病而已。风湿性心脏病多见于青壮年，17~18岁为高峰。男女间发病率无明显差别。

风湿性心脏炎（rheumatic carditis）包括风湿性心内膜炎、风湿性心肌炎和风湿性心外膜炎（心包炎）。若病变累及心脏全层则称为风湿性全心炎（rheumatic pancarditis）。儿童风湿病患者中，65%~80%有心脏炎的临床表现。

1. 风湿性心内膜炎（rheumatic endocarditis）　是风湿病最重要的病变，主要累及心瓣膜引起瓣膜炎，也可累及瓣膜邻近的心内膜和腱索，引起瓣膜变形和功能障碍。瓣膜病变以二尖瓣最多见，其余依次为二尖瓣和主动脉瓣联合受累、主动脉瓣、三尖瓣，肺动脉瓣极少受累。

急性期，瓣膜肿胀，间质有黏液样变和纤维素样坏死，偶见风湿小体。病变瓣膜表面，尤以闭锁缘向血流面的内皮细胞，由于受到瓣膜开关时的摩擦，易发生变性、脱落，其下胶原暴露，诱导血小板和纤维蛋白在该处沉积、凝集，形成白色血栓，称赘生物（vegetations）（图8-27）。其单个大小如粟粒（1~3 mm），灰白色、半透明，呈疣状（verrucae）。常成串珠状单行排列于瓣膜闭锁缘（图8-28），与瓣膜粘连紧密，不易脱落，又称疣状心内膜炎（verrucous endocarditis）。赘生物较多时，可呈片状累及邻近腱索和心内膜。病变后期，赘生

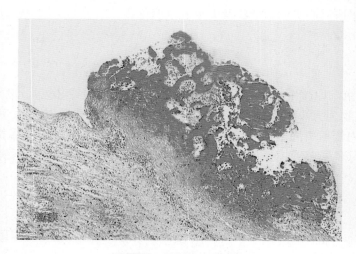

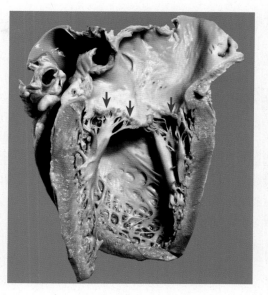

图 8-27　风湿性心内膜炎
瓣膜表面血小板和纤维蛋白沉积、聚集,形成白色血栓

Figure 8-27　Rheumatic endocarditis
The platelets and fibrin deposit and agglutinate on the surface of the valve, and form pale thrombus

图 8-28　风湿性心内膜炎
二尖瓣闭锁缘上见串珠状单行排列的疣状赘生物(↓)

Figure 8-28　Rheumatic endocarditis
The bead-like verrucous vegetation(↓) in a single row can be observed on the closure of mitral valve

物发生机化,瓣膜本身发生纤维化及瘢痕形成。如类似病变反复发生,可导致瓣膜增厚、变硬、卷曲、短缩,瓣叶间相互粘连,腱索增粗、短缩,最终导致瓣膜病。当病变累及心房或心室内膜时,可引起心内膜灶性增厚及附壁血栓形成。其中,左心房后壁因病变瓣膜关闭不全,受血液反流冲击较重,故该处病变较重,常形成纤维性增厚的斑块,称 McCallum 斑。

急性期临床上可因发热、贫血及相对二尖瓣关闭不全,在心尖区出现轻度收缩期杂音,亦可因瓣膜肿胀出现心尖区较柔和的舒张期杂音。当风湿活动停止后,上述杂音可减轻或消失。

2. 风湿性心肌炎(rheumatic myocarditis)　发生在成人常表现为灶状间质性心肌炎,以心肌间质内小血管附近出现风湿小体为特征。风湿小体多见于室间隔和左心室后壁上部,其次为左心室后乳头肌、左心房后壁及心耳的心肌。此外,可见间质水肿、淋巴细胞浸润等。病变累及神经传导系统及冠状动脉时,也可形成相似的肉芽肿性病变。反复发作后,病变纤维化形成小瘢痕。发生在儿童常表现为弥漫性间质性心肌炎。心肌间质明显水肿,有较多的淋巴细胞、嗜酸性粒细胞以及中性粒细胞浸润,心肌细胞水肿及脂肪变性,有时可见左心房心肌发生条束状纤维素样坏死。患儿心脏扩大呈球形。

急性期临床可出现与体温不相称的心动过速,第一心音减弱,心律失常以期前收缩和房室传导阻滞多见。儿童患者可发生急性充血性心力衰竭。

3. 风湿性心包炎(rheumatic pericarditis)　病变主要累及心外膜脏层,呈浆液或纤维素性炎症。当渗出以纤维素为主时,覆盖于心包表面的纤维素可因心脏搏动牵拉而呈绒毛状(图 8-29),又称为绒毛心(cor villosum)。当以浆液渗出为主时,形成心包积液。活动期后,各种渗出成

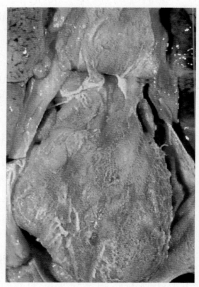

图 8-29　风湿性心外膜炎
心外膜表面覆盖一层渗出的纤维素,呈绒毛状(绒毛心)

Figure 8-29　Rheumatic pericarditis
The surface of the pericardium is covered by villiform exudating fibrin(cor villosum)

分均可被溶解吸收,仅少数患者渗出的纤维素不能被完全溶解吸收而发生机化粘连,形成缩窄性心包炎。

绒毛心患者可有心前区疼痛,听诊可闻及心包摩擦音;心包积液患者可有胸闷不适,听诊心音弱而遥远,X 线检查显示心影增大,立位时如烧瓶状,平卧后心脏阴影形状及大小发生变化。

第六节 感染性心内膜炎

感染性心内膜炎(infective endocarditis)是由病原微生物经血行直接侵袭心内膜、心瓣膜或邻近大动脉内膜而引起的内膜炎症,伴赘生物形成。赘生物为大小不等、形状不一的血小板和纤维素团块,内含大量微生物和炎症细胞。病原体在赘生物及血液内繁殖引起败血症,赘生物碎裂脱落可致动脉栓塞。病原微生物包括细菌、真菌及立克次体等,以细菌最为多见,又称细菌性心内膜炎(bacterial endocarditis)。根据病程,可分为急性和亚急性两种。

一、急性感染性心内膜炎

急性感染性心内膜炎(acute infective endocarditis)主要由致病力强的化脓菌引起,以金黄色葡萄球菌最为多见,其次为溶血性链球菌及肺炎球菌等,又称为急性细菌性心内膜炎(acute bacterial endocarditis)。一般病原菌先在机体局部引起化脓性炎症(如化脓性骨髓炎、痈、产褥热等),当机体抵抗力降低时(如肿瘤、心脏手术后、免疫抑制等),病原菌入血引起败血症,并侵犯心内膜。

病变多发生于本无病变的心内膜,主要累及二尖瓣和主动脉瓣,引起急性化脓性心瓣膜炎,可致瓣膜溃烂,在破溃瓣膜表面形成巨大而松脆的赘生物,赘生物由血栓、坏死组织、大量细菌菌团及渗出物组成。有时病变累及瓣膜根部的内膜和心肌,形成环形脓肿(ring abscess)。松脆的赘生物破碎后形成含菌性栓子,常引起远处器官血管的含菌性栓塞,导致脓毒性梗死,在梗死处形成继发性脓肿。受累瓣膜可发生穿孔、破裂或腱索断裂,引起急性心瓣膜功能不全,导致急性心力衰竭。

此病起病急、发展快、病情严重,经治疗仍有 50% 以上的病例于数日或数周内死亡。治愈后的瓣膜因形成大量瘢痕,导致慢性心瓣膜病。

二、亚急性感染性心内膜炎

亚急性感染性心内膜炎(subacute infective endocarditis)主要由毒力较弱的甲型溶血性链球菌感染所引起(约 75%),其次为肠球菌、肺炎球菌、淋球菌等,又称亚急性细菌性心内膜炎(subacute bacterial endocarditis,SBE),真菌及立克次体等也可引起。病原菌是从机体某一感染病灶(如牙周、扁桃体、咽喉、骨髓等)入血,也可在拔牙、扁桃体摘除、前列腺摘除、静脉导管术、外置起搏器、腹部和泌尿道等手术时入血,引起菌血症。病原菌易感染已有病变的心内膜,如风湿性心内膜炎、先天性心血管病(室间隔缺损、动脉导管未闭、法洛四联症和主动脉狭窄)、行修补术后的瓣膜,尤其易感染病变瓣膜形成的无菌性赘生物,在此繁殖,并促使血小板和纤维蛋白进一步聚集,使赘生物增大,并能阻止吞噬细胞进入。此病病程较长,可迁延数月,甚至 1 年以上。

病理变化

1. 心脏　病变常发生在已有病变的瓣膜上,大多数发生在风湿性心内膜炎的基础上,最常累及二尖瓣和主动脉瓣。病变特点是常在原有病变的瓣膜或缺损的间隔上形成赘生物。赘生物大小不一,呈菜花状或息肉状(图 8-30A),呈灰黄色,质地松脆易碎裂。严重时,瓣膜可发生溃疡、穿孔和腱索断裂。光镜下,赘生物由血小板、纤维素、坏死组织,深部细菌菌团及少量中性粒细胞等组成(图 8-30B),溃疡底部可见肉芽组织增生及淋巴细胞和单核细胞浸润。瓣膜的损害可导致急、慢性心瓣膜病,临床上可听到相应的杂音变化,并引起心力衰竭。

2. 血管　赘生物碎裂、脱落形成栓子,引起动脉栓塞。栓塞最多见于脑,其次为肾、脾和心脏等,引起

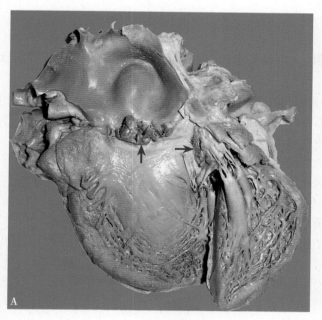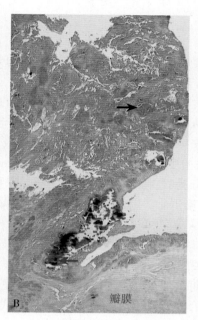

图 8-30　亚急性感染性心内膜炎

A. 主动脉瓣(↑)和二尖瓣(→)见不规则赘生物　B. 赘生物由血小板、纤维素、坏死组织、炎症细胞、

细菌菌团(→)等组成伴钙化(←)

Figure 8-30　Subacute infective endocarditis

A. The irregular vegetations are shown on the aortic valve(↑) and mitral valve(→)　B. The vegetation is composed by platelets,

fibrins, necrotic tissues, inflammatory cells, bacteria corps(→), and calcification(←)

相应部位的梗死。由于栓子常来自赘生物的浅层,不含或仅含极少细菌,加之细菌毒力弱,一般不引起脓毒性梗死。由于细菌毒素和(或)免疫复合物的作用,微小血管壁受损,引起血管炎,发生漏出性出血。临床表现为皮肤(颈、胸部)、黏膜(如口腔黏膜、睑结膜)及眼底出血点(Roth 点)。部分患者,由于皮下小动脉炎,于指趾末节腹面、足底或大小鱼际等处出现红紫色微隆起、有压痛的结节,称奥斯勒结节(osler node)。

3. 肾　可因微栓塞引起局灶性肾小球肾炎,或因抗原 - 抗体复合物的沉积引起弥漫性肾小球肾炎。

4. 败血症　细菌繁殖和毒素的持续作用,致患者有长期低热、脾大、白细胞增多、贫血、红细胞沉降率加快及血培养阳性等迁延性败血症的表现。

第七节　心脏瓣膜疾病

心脏瓣膜疾病(valvular heart disease)是指心脏瓣膜因先天性发育异常或后天疾病造成的器质性病变,表现为瓣膜口狭窄和(或)关闭不全,引起血流动力学变化,最终导致心功能不全和心律失常等临床表现,是常见的慢性心脏病之一。

瓣膜口狭窄(valvular stenosis)是由于相邻瓣叶相互粘连、瓣膜增厚、瓣膜环硬化缩窄,使瓣膜不能充分张开,瓣膜口缩小,导致血流通过障碍。瓣膜关闭不全(valvular insufficiency)是由于瓣膜增厚、变硬、卷曲、短缩或瓣膜破裂和穿孔,以及腱索融合缩短或断裂等,使瓣膜关闭时瓣膜口不能完全闭合,部分血液反流。瓣膜狭窄或关闭不全可以单独存在,亦可合并存在,后者称为联合瓣膜病。

引起心脏瓣膜疾病的疾病较多,我国心脏瓣膜疾病仍以风湿性心脏病最为常见,其次为感染性心内膜炎的结局。此外,老年瓣膜钙化退行性改变和黏液样变性所致的心脏瓣膜疾病日益增多。风湿性心脏病患者中二尖瓣最常受累,其次是主动脉瓣,而老年退行性瓣膜病以主动脉瓣病变最为常见,其次是二尖瓣病变。

一、二尖瓣狭窄

二尖瓣狭窄(mitral stenosis)大多由风湿性心内膜炎引起,少数由亚急性感染性心内膜炎所致,偶为先天性、退行性病变等。

二尖瓣由前内侧的主瓣和后外侧的小瓣组成。正常成人二尖瓣口面积为 4~6 cm²,可通过两个手指。狭窄时,依面积缩小程度分为三级:轻度(1.5~2.0 cm²);中度(1.0~1.5 cm²);重度(<1.0 cm²)。依瓣膜病变可分为:①隔膜型:瓣叶间粘连,瓣膜轻度增厚,以小瓣严重,主瓣仍可轻度活动;②漏斗型:两瓣严重增厚,瓣叶间严重粘连,失去活动性,瓣膜口缩小呈鱼口状(图 8-31)。腱索及乳头肌明显粘连短缩,常合并关闭不全。

早期由于二尖瓣口狭窄,在左心室舒张期,血液从左心房流入左心室受阻,左心房代偿性肥大,使血液在加压情况下快速通过狭窄口,并引起漩涡与震动,产生心尖区舒张期隆隆样杂音。后期左心房功能失代偿时,左心房血液不能充分排入左心室,左心房扩张、血液淤积,肺静脉血液回流受阻,引起肺淤血、肺水肿或漏出性出血,可出现呼吸困难、发绀、咳嗽和咳出带血的泡沫样痰等左心衰竭的表现。当肺淤血引起肺静脉压增高超过一定限度时,将反射性引起肺小动脉痉挛,使肺动脉压升

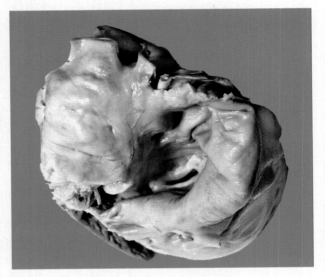

图 8-31   二尖瓣狭窄合并关闭不全
二尖瓣增厚粘连融合,呈鱼口状
Figure 8-31   Mitral stenosis and insufficiency
The mitral valve is thickened and fused, showing the
fish-mouth-like appearance

高。反复发作后,肺小动脉发生内膜增生和中膜肥厚,管腔变小,肺动脉压因而进一步升高并持续存在。长期肺动脉高压,导致右心室代偿性肥大,继而失代偿,右心室扩张。右心室高度扩张时,右心室瓣膜环随之扩大,出现三尖瓣相对关闭不全,收缩期,右心室部分血液反流入右心房,加重了右心房负担,可致右心功能不全,引起体循环淤血,出现颈静脉怒张、肝淤血肿大、下肢水肿及浆膜腔积液等右心衰竭的表现。

整个病程中,左心室未受累。当狭窄严重时,左心室甚至轻度缩小,左心房、右心房、右心室均肥大扩张,因而心脏呈"三大一小"改变,X 线显示为倒置的"梨形心"。

二、二尖瓣关闭不全

二尖瓣关闭不全(mitral insufficiency)以前被认为主要是风湿性心内膜炎导致的,随着心脏瓣膜疾病手术治疗的开展及尸检资料的积累,发现单纯风湿性二尖瓣关闭不全所占比例逐渐减少。非风湿性疾病诱因中,以腱索断裂最为常见,其次是感染性心内膜炎、二尖瓣黏液样变性、缺血性心脏病等。二尖瓣关闭不全常与狭窄合并发生。

二尖瓣关闭不全时,在心室收缩期,左心室部分血液通过未完全关闭的瓣膜口反流入左心房,并在局部引起漩涡与震动,产生心尖区全收缩期吹风样杂音。左心房既接受肺静脉的血液又接受左心室反流的血流,血容量增多,压力升高,因而代偿性肥大。在心室舒张期,大量血液涌入左心室,左心室容量性负荷增加,引起代偿性肥大。久之,左心房、左心室均可发生失代偿(左心衰竭),从而又依次出现肺淤血、肺动脉高压、右心室代偿性肥大进而失代偿,最终出现右心衰竭和全身静脉淤血。X 线检查示左、右心房和左、右心室均肥大扩张,呈"球形心"。

三、主动脉瓣关闭不全

主动脉瓣关闭不全(aortic insufficiency)主要由主动脉自身病变和主动脉根部疾病所致,根据病情分为急性和慢性两种。慢性主动脉瓣关闭不全约2/3由风湿性心脏病所致,多合并主动脉瓣狭窄和二尖瓣病变;其次是先天性主动脉瓣畸形、亚急性感染性心内膜炎、主动脉瓣老年退行性钙化或黏液样变性等。此外,马方综合征(Marfan syndrome)、梅毒性主动脉炎、高血压等引起主动脉根部瓣膜环扩张也可致主动脉瓣关闭不全。急性主动脉瓣关闭不全主要由感染性心内膜炎所致,其他包括主动脉根部创伤、根部夹层动脉瘤及人工瓣膜撕裂等。

主动脉瓣关闭不全时,在心室舒张期,主动脉部分血液经未完全关闭的主动脉瓣口反流,使脉压差增加并引起主动脉瓣区舒张期杂音,左心室因容量负荷增加而发生代偿性肥大。久之,依次发生左心衰竭、肺淤血、肺动脉高压和右心衰竭。临床上可发现脉压差增大及周围血管体征,如颈动脉搏动、水冲脉、股动脉枪击音等。

四、主动脉瓣狭窄

主动脉瓣狭窄(aortic stenosis)的病因主要有三种,即先天性主动脉瓣畸形、主动脉瓣老年退行性钙化和风湿性心内膜炎。单纯性主动脉狭窄,在儿童及青少年多为先天性主动脉瓣畸形,在成人多为主动脉瓣老年退行性钙化,极少数为风湿性主动脉瓣狭窄,常常伴有关闭不全和二尖瓣病变,男性多见。

主动脉瓣狭窄时,在心室收缩期,左心室血液排出受阻,左心室因压力性负荷升高而发生代偿性肥大,此种肥大更明显,呈向心性。血液在加压情况下快速通过狭窄的主动脉瓣口,产生漩涡与震动,引起主动脉瓣区喷射性杂音。久之,左心室失代偿,相继出现左心衰竭、肺淤血、肺动脉高压及右心衰竭。临床上因左心室血液排出受阻,使冠状动脉供血不足、心肌缺血,出现心绞痛,脉压减小。X线检查显示左心室显著突出,心脏呈靴形。

第八节 心肌病

心肌病(cardiomyopathy)是一组异质性心肌疾病,是由不同病因(遗传性较多见)引起的心肌病变导致心肌机械和(或)心电功能障碍的心肌疾病,常表现为心室扩张或肥厚。此病可仅限于心脏本身,也可为系统性疾病的心脏表现,最终可导致进行性心力衰竭或心源性死亡。而由其他心血管疾病继发的心肌病变不属于心肌病范畴,如心脏瓣膜疾病、冠心病、高血压心脏病、肺源性心脏病和先天性心脏病等所致的心肌病变。目前,心肌病的分类具体如下。

1. 遗传性心肌病 包括肥厚型心肌病、右心室发育不良心肌病、左心室心肌致密化不全、糖原贮积症、先天性传导阻滞、线粒体肌病、离子通道病。

2. 混合性心肌病 包括扩张型心肌病、限制型心肌病。

3. 获得性心肌病 包括感染性心肌病、心动过速心肌病、心脏气球样变、围生期心肌病。

本章主要叙述3种常见的心肌病:扩张型心肌病、肥厚型心肌病和限制型心肌病。

一、扩张型心肌病

扩张型心肌病(dilated cardiomyopathy,DCM)是一类以左心室或双心室进行性扩张伴心肌收缩功能障碍为特征的心肌病,又称充血性心肌病(congestive cardiomyopathy)。本病较为常见,我国发病率为(13~84)/10万,男性多于女性,以20~50岁多见。临床表现为心脏扩大、心力衰竭、心律失常、血栓栓塞及猝死。本病预后较差,确诊后5年生存率约50%,10年生存率约25%。

1. 病因和发病机制 本病患者约半数病因不清,部分患者有家族遗传史。可能的病因包括:①病毒、细菌、真菌、立克次体或寄生虫等感染,病原体直接侵袭和由此引发的慢性炎症及免疫反应等造成的心肌病变。②非感染性炎症,如结节病和巨细胞性心肌炎引起的心肌肉芽肿性病变,过敏性心肌炎、多肌炎和皮肌炎伴发的变态反应性心肌病变。③蒽环类抗肿瘤药、锂制剂、依米丁等药物,某些维生素和微量元素缺乏,嗜铬细胞瘤和甲状腺功能亢进症等内分泌疾病均可引起扩张型心肌病。④本病患者中1/3有家族史,大多数是常染色体显性遗传;与此相关的基因突变包括编码心肌细胞肌节蛋白、肌膜蛋白、细胞骨架蛋白、闰盘蛋白及核纤层蛋白等基因突变。

扩张型心肌病部分病因比较明确,且具有独特的临床特点,归为特殊类型扩张型心肌病,包括:①克山病(图 8-32):我国黑龙江省克山县曾流行过的地方性心肌病,此病与粮食和土壤中缺乏微量元素硒有关。②酒精性心肌病:长期大量饮酒引起。若能早期戒酒,多数患者心脏可逐渐改善或恢复。③围生期心肌病:既往无心脏病的女性于妊娠最后 1 个月至产后 6 个月内发生的心力衰竭,临床表现符合扩张型心肌病特点可以诊断本病。非洲黑种人发病较高,高龄和营养不良、妊娠高血压综合征、双胎妊娠及宫缩抑制剂治疗等与本病发生有关。④心动过速性心肌病:多见于心房颤动或室上性心动过速引起的心肌病。⑤致心律失常性右心室心肌病:是一种遗传性右心室发育不良,临床上以室性心动过速、右心室扩张和右心衰竭等为特点,ECG 的 V_1 导联可见 ε 波,患者易猝死。⑥心肌致密化不全:是一种遗传性心肌胚胎发育时致密化过程障碍,临床表现为心脏扩大和左心衰竭。⑦心脏气球样变:与情绪剧烈激动或精神刺激等因素有关,如亲人过世、地震等,又称为"伤心综合征"。临床表现为突发胸骨后疼痛伴 ECG 的 ST 段抬高和(或)T 波倒置,心室中部和心尖部膨出及左心室功能损伤。临床过程为一过性。

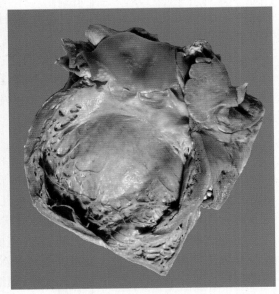

图 8-32　克山病
左心室明显扩张,室壁变薄,壁内见不规则灰白色瘢痕灶
Figure 8-32　Keshan disease
The left ventricle is dilated, and the wall becomes thin.
The irregular greyish-white scar can be observed on
the wall of ventricle

2. 病理变化　肉眼观,心脏体积增大,质量增加,常超过正常人心脏体积 50%~100%,心脏质量可达 500~800 g 以上(诊断标准:男性心脏质量 >350 g,女性心脏质量 >300 g)。各心腔均明显扩张(图 8-33A),心室壁略增厚或正常,呈离心性肥大。心尖部肌壁变薄呈钝圆形。心内膜增厚及纤维化,常见附壁血栓形成。光镜下,心肌细胞不均匀性肥大、伸长,核大深染,核形不整,出现沟裂、迂曲或皱褶。心肌原纤维缺失使胞质发生空泡变及小灶样肌溶解。内膜下及心肌间质纤维化,可见微小坏死灶或瘢痕灶(图 8-33B)。电镜下,心肌细胞的肌节消失,线粒体显著增多。

临床上患者常有运动后气急、乏力、胸闷、心律失常及缓慢性进展性充血性心力衰竭,部分患者可发生猝死(30%)。

二、肥厚型心肌病

肥厚型心肌病(hypertrophic cardiomyopathy, HCM)是一种遗传性心肌病,以心肌肥大、室间隔不对称性肥厚,心室腔变小,舒张期心室充盈异常,左心室流出道受阻为特点,是青少年运动性猝死的最主要原因之一。有调查显示,本病在我国发病率为 180/10 万,发病平均年龄为 (38 ± 15) 岁,男女比例 2:1。

1. 病因和发病机制　本病主要与遗传和基因突变有关。约一半患者为常染色体显性遗传,无家族史的患者可能有自发基因突变。目前已发现至少有 9 种编码肌节相关蛋白的基因发生突变与肥厚型心肌病有关。最常见的突变基因编码蛋白有:β-肌球蛋白重链(35%),肌球蛋白-结合蛋白 C(20%),肌钙蛋白 T

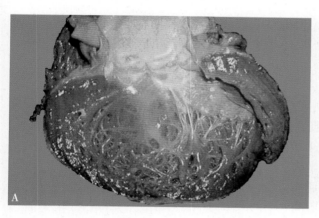
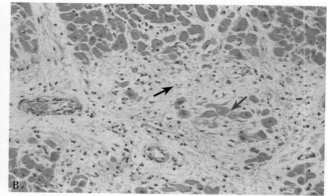

图 8-33　扩张型心肌病

A. 左心室明显扩张,肉柱和乳头肌变扁平　B. 心肌间见不规则纤维瘢痕组织(→)及残留的萎缩和坏死心肌(←)

Figure 8-33　Dilated cardiomyopathy

A. The left ventricle is obviously dilated. The trabeculae carneae and papillary muscles become flat　B. The irregular fibrous scar tissues (→)are observed among the myocardial tissue, and with atrophy and necrosis of myocytes (←)

(15%)。大多数突变蛋白被整合到肌节中起到负性因子作用而改变肌节功能,引起心肌收缩障碍,使心肌逐渐发生代偿性肥大。

2. 病理变化　肉眼观,心脏增大,质量增加,心脏质量可为正常的 1~2 倍,成人患者心脏常重达 500 g以上。两侧心室壁肥厚,以室间隔非对称性肥厚尤为突出(占 90%),后者达到左心室游离壁的 1.5 倍(正常为 0.95 倍),并明显突向左心室,使左心室腔及左心室流出道狭窄(图 8-4A)。乳头肌和肉柱突出占据心室腔。二尖瓣瓣膜及主动脉瓣下方之心内膜增厚。左、右心房通常扩张。此外,还可见室间隔对称性肥厚(5%)及心尖部肥厚(3%)等。光镜下,心肌细胞普遍高度肥大,单个心肌细胞横切面直径 >40 μm(正常约 15 μm);心肌细胞排列紊乱是最显著的组织学特征(图 8-34B),邻近肥厚心肌呈垂直和斜向排列,尤以室间隔深部及左心室游离壁明显,紊乱面积占心室肌的 30%~50%。心肌间质有不同程度的纤维化或瘢痕。电镜下,心肌细胞内的肌原纤维和肌丝排列紊乱。

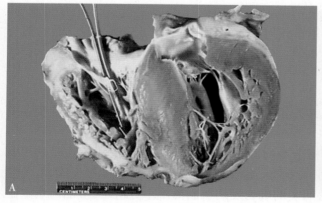
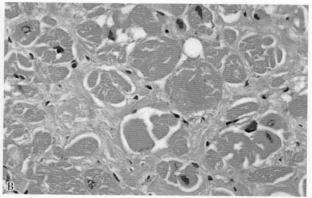

图 8-34　肥厚型心肌病

A. 室间隔不对称性肥厚,左心室腔及左心室流出道狭窄,肉柱增粗　B. 心肌细胞高度肥大,排列紊乱,间质纤维化

Figure 8-34　Hypertrophic cardiomyopathy

A. Asymmetric ventricular septal hypertrophy, left ventricular cavity and left ventricular outflow tract are obstructed, trabeculae carneae become thick　B. The myocytes are highly hypertrophic, irregularly arranged, with stroma fibrosis

　　本病预后差异较大,是青少年和运动性猝死的主要原因之一,部分患者因长期左心室过度压力负荷而出现心力衰竭,部分患者出现心律失常(心房颤动)和栓塞,不少患者症状轻微,预期寿命接近常人。

三、限制型心肌病

　　限制型心肌病(restrictive cardiomyopathy)是以一侧或双侧心室壁僵硬、心室充盈受限和舒张期容量降低为特点的心肌病。典型病变为心室内膜和内膜下心肌进行性纤维化,导致心室壁顺应性降低,心腔狭窄,舒张期心室充盈受限。此病少见,男女之比为 3∶1,大多数年龄在 15~50 岁。

　　1. 病因和发病机制　　本病约一半为特发性,另一半为原因较清楚的特殊类型。淀粉样变性是继发性限制型心肌病的最常见原因。本病通常分为以下 3 类:①细胞内或细胞间异常物质或代谢产物沉积,包括淀粉样变性、结节病、血色病、糖原贮积症、戈谢病、法布里病。②包括特发性的、轻度扩张型或肥厚型心肌病合并本病,硬皮病或糖尿病性心肌病伴发本病。③心内膜病变,包括心内膜弹力纤维增生症,高嗜酸细胞综合征,放射性、蒽环类药物、肿瘤性心脏病及转移癌等。

　　2. 病理变化　　肉眼观,心腔狭窄,心室内膜增厚,可厚达 2~3 mm,灰白色,质地较硬,使心室壁僵硬,常以心尖部为重,向上蔓延,累及三尖瓣或二尖瓣(可引起关闭不全),心室容积及顺应性因而下降。光镜下,心内膜纤维化、玻璃样变性伴炎症细胞浸润,可见局部钙化及附壁血栓;内膜下心肌常呈萎缩、变性改变(图 8-35),又称心内膜心肌纤维化(endomyocardial fibrosis),严重者心内膜面瘢痕形成。

　　本病临床主要表现为心力衰竭和栓塞,少数可发生猝死。

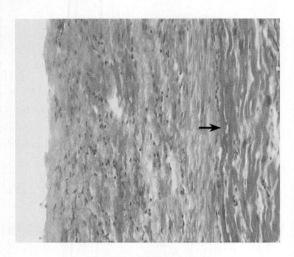

图 8-35　限制型心肌病
心内膜纤维化、玻璃样变,内膜下心肌萎缩(→)
Figure 8-35　Restrictive cardiomyopathy
Fibrosis and hyaline change of endocardium;atrophy of
myocytes under the endocardium(→)

第九节　心肌炎

　　心肌炎(myocarditis)是指各种原因引起的心肌炎症,伴心肌细胞变性、坏死。炎症可累及心肌细胞、间质及血管、心瓣膜、心包,甚至整个心脏。心肌炎可发生于任何年龄,但以 1~10 岁儿童最常见。致心肌炎的主要病原微生物有:病毒、细菌、螺旋体、真菌和寄生虫等,以病毒性和细菌性心肌炎最常见。

一、病毒性心肌炎

　　病毒性心肌炎(viral myocarditis)是由嗜心肌病毒感染引起的,以心肌间质原发性非特异性炎症为主要病变的心肌炎,常累及心包,引起心包心肌炎。

　　1. 病因和发病机制　　引起心肌炎的常见病毒是柯萨奇病毒 B 组 2~5 型和 A 组 9 型,其次是埃可病毒和腺病毒,还有风疹病毒、虫媒病毒、巨细胞病毒、肝炎病毒、流感病毒、HIV、流行性腮腺炎病毒、脊髓灰质炎病毒和呼吸道合胞病毒等 30 余种。病毒性心肌炎的确切发病机制尚不十分清楚,可能与病毒感染和自身免疫反应有关。病毒复制可直接损伤心肌细胞,也可通过 T 细胞介导的免疫反应,在攻击杀伤病毒的同时造成心肌坏死,引起心肌炎。

　　2. 病理变化　　病毒性心肌炎的初期可见心肌细胞变性坏死及间质内中性粒细胞浸润。其后,代之以淋巴细胞、巨噬细胞和浆细胞浸润(图 8-36)及肉芽组织形成。在成人,多累及心房后壁、室间隔及心尖区,有时可累及传导系统。光镜下,以心肌损害为主的病毒性心肌炎表现为心肌细胞水肿,肌质溶解和坏死;

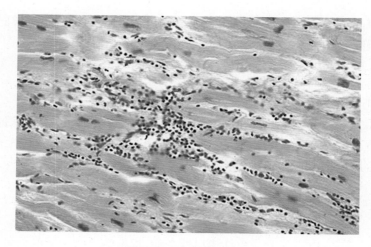

图 8-36　病毒性心肌炎
心肌间质淋巴细胞、浆细胞浸润
Figure 8-36　Viral myocarditis
The lymphocytes and plasma cells infiltrate the myocardial stroma

以间质损害为主的病毒性心肌炎表现为间质内炎症细胞浸润。晚期有明显的间质纤维化,伴代偿性心肌肥大及心腔扩张。从病变范围可分为局灶性和弥漫性。

本病临床表现轻重不一,常出现不同程度的心律失常,一般预后较好,但病变严重者及婴幼儿可引起心力衰竭等并发症。

二、细菌性心肌炎

细菌性心肌炎(bacterial myocarditis)是由细菌引起的心肌炎症,常由葡萄球菌、链球菌、肺炎链球菌及脑膜炎球菌所引起,并多为上述细菌性脓毒血症的继发性含菌性栓塞的结果。

病理常表现为心肌及间质内多发性小脓肿,脓肿周围心肌有不同程度的变性坏死及间质内中性粒细胞和单核细胞浸润,也可表现为心肌蜂窝织炎。

三、孤立性心肌炎

孤立性心肌炎(isolated myocarditis),以往称 Fiedler 心肌炎,原因不明。多见于 20~50 岁青、中年人。急性型常导致心脏扩张,患者可突发心力衰竭而死亡。

孤立性心肌炎依组织学变化分为两型:

1. 弥漫性间质性心肌炎　心肌间质小血管周围有多量淋巴细胞、浆细胞和巨噬细胞浸润,可伴有数量不等的嗜酸性粒细胞及中性粒细胞浸润。心肌细胞较少发生变性坏死。

2. 特发性巨细胞性心肌炎　心肌内有灶性坏死及肉芽肿形成。病灶中央可见红染无结构的坏死物,周围有淋巴细胞、浆细胞、单核细胞和嗜酸性粒细胞浸润,杂有较多的多核巨细胞。多核巨细胞大小、形态变异较大,可为异物型或朗汉斯巨细胞。

四、免疫反应性心肌炎

免疫反应性心肌炎(immune reactive myocarditis)主要见于一些变态反应性疾病,如风湿性心肌炎、类风湿心肌炎、系统性红斑狼疮和结节性多动脉炎引起的心肌炎。其次见于某些药物引起的过敏性心肌炎(allergic myocarditis),如磺胺类、抗生素(青霉素、四环素、链霉素、金霉素等)、抗炎药、抗癫痫药等。

病理常表现为心肌间质性炎。在心肌间质及小血管周围可见嗜酸性粒细胞、淋巴细胞、单核细胞浸润，偶见肉芽肿形成。心肌间质有不同程度变性、坏死。

第十节　心包炎

心包炎（pericarditis）是指脏、壁层心外膜发生的炎症，故又称心外膜炎，可由病原微生物（主要为细菌）和毒性代谢产物引起。绝大多数是伴发性疾病，多继发于其他心脏病、变态反应性疾病和尿毒症，也可继发于胸腔疾病、放射、心脏创伤及肿瘤转移等。原发性者主要是病毒性心肌炎合并心包炎。心包炎可分为急性和慢性两种类型。

一、急性心包炎

急性心包炎（acute pericarditis）通常为急性渗出性炎症，根据渗出的主要成分可分为 4 种类型，即浆液性、纤维蛋白性心包炎及浆液纤维蛋白性、化脓性和出血性心包炎。

（一）浆液性心包炎

浆液性心包炎（serous pericarditis）是指以浆液渗出为主的急性心外膜炎，表现为心包积液。主要由非感染性疾病如风湿病、系统性红斑狼疮、硬皮病、肿瘤和尿毒症等继发引起，病毒感染也可引起原发性心包炎。患者多为青年人，病变亦可累及心肌。临床上可表现为胸闷不适，心浊音界扩大，听诊心音弱而遥远。X 线检查心影增大，立位时状如烧瓶，平卧后形状及大小发生变化。

（二）纤维蛋白性心包炎及浆液纤维蛋白性心包炎

纤维蛋白性心包炎（fibrinous pericarditis）及浆液纤维蛋白性心包炎（fibrinous and serofibrinous pericarditis）是指以纤维素或浆液与纤维素渗出为主的急性心包炎，是心包炎中最多见的类型。风湿病、系统性红斑狼疮、尿毒症、结核、急性心肌梗死、心肌梗死后综合征、胸腔放射、心外科手术和创伤等均可累及心包，可表现为此两型心包炎。病理变化以形成绒毛心或绒毛心伴心包积液为特点。患者临床上可有心前区疼痛及心包摩擦音。

渗出物可以全部或部分吸收消散；不能完全吸收者，转变为慢性心包炎，心包腔内的渗出物发生机化，使心包腔部分或全部纤维化而粘连。

（三）化脓性心包炎

化脓性心包炎（suppurative pericarditis）是指以大量中性粒细胞渗出为主的表面化脓性急性心包炎。常由链球菌、葡萄球菌和肺炎球菌等化脓菌侵袭心包所致。这些细菌可从邻近组织器官病变蔓延而来，或从血液、淋巴道播散而来，也可因心脏手术直接感染。

1. 病理变化　肉眼观，脏、壁层心外膜表面（心包腔面）覆盖一层较厚的纤维蛋白性脓性渗出物，常呈灰绿色、混浊而黏稠的泥膏状。脓性渗出物较多且稀薄时，积聚于心包腔内，称心包积脓（pyopericardium）。光镜下，脏、壁层心外膜充血、水肿，可见大量中性粒细胞浸润；心包腔面及心包腔内，可见纤维素网内网罗大量变性坏死的中性粒细胞及粉染无结构物质。当纤维蛋白量较多时，可称纤维蛋白性化脓性心包炎（fibrinosuppurative pericarditis）。有时，炎症反应可以波及心肌，亦可扩散到心脏周围纵隔内，称纵隔心包炎。

临床上除表现出感染的症状外，还可出现前述的心包积液和绒毛心的症状和体征。

2. 结局　化脓性心包炎由于炎症反应比较严重，很少能完全吸收，故常导致纤维蛋白性脓性渗出物的机化，进而发生粘连，可发展为缩窄性心包炎。

（四）出血性心包炎

出血性心包炎（hemorrhagic pericarditis）是浆液性和（或）浆液纤维素性渗出物中，混有多量红细胞的心包炎，表现为血性心包积液。常见于结核或恶性肿瘤累及心包，也可见于细菌感染和有出血性质的心包炎。

另外,心脏手术可致出血性心包炎。出血量大时可导致心脏压塞(cardiac tamponade)。

二、慢性心包炎

慢性心包炎(chronic pericarditis)是指病程持续3个月以上的心包炎。多数是由急性心包炎转变而来,亦有少数无明显临床表现,尸体解剖时可发现心包有纤细、菲薄的纤维性粘连,可分为两型。

(一)非特殊型慢性心包炎

非特殊类型慢性心包炎(nonspecific type chronic pericarditis)泛指心包炎症性病变较轻或发展缓慢,仅局限于心包本身。此类病变对心脏活动功能影响轻微,故临床上亦无明显的表现。常见病因有结核病、尿毒症、变态反应性疾病(如风湿病)等。病变不尽相同:①由于炎症破坏、纤维化降低了心包的吸收能力,加之渗出液富含蛋白质,渗透压升高,致使心包慢性积液,但可以代偿适应,临床表现为持久的心包积液。②由于慢性炎症性机化,心包脏、壁层发生局灶性纤维化,略显增厚,呈不规则的斑块状;或者两层之间发生较轻的灶、片状纤维性粘连。③由于慢性炎弥漫性纤细而菲薄的纤维化粘连,致心包腔完全闭合,但常无心脏活动的明显受限。

(二)特殊型慢性心包炎

1. 粘连性纵隔心包炎(adhesive mediastinal pericarditis) 常常是继发于较重的化脓性或干酪样心包炎、心脏手术或纵隔放射等;仅在极少数情况下,单纯的纤维蛋白性渗出也可出现这种结果。主要病变为心包慢性炎性病变、纤维化引起心包腔粘连、闭锁,并与纵隔及周围器官粘连,形成巨大团块,给心脏活动增加很大的负担,每次收缩都要拉动巨大团块甚而肋骨做功,久之引起心脏肥大、扩张,与前述的扩张型心肌病的表现相似。

2. 缩窄性心包炎(constrictive pericarditis) 多数是继发于化脓性、出血性或干酪样心包炎和心外科手术之后,病变主要局限于心包本身。由于心包腔内渗出物的机化和瘢痕形成、玻璃样变和钙化等,使心包完全闭锁,形成一个硬而厚的(常达0.5~1.0 cm)、灰白色、半透明的结缔组织囊紧紧地包绕在心脏周围,形似盔甲,故称盔甲心。由于机化的瘢痕包绕在心脏周围,使心脏舒张严重受限,与前述的限制型心肌病表现相似。

第十一节 心脏肿瘤

心脏肿瘤颇为少见,其中原发性肿瘤更为罕见,转移性肿瘤数量为原发性肿瘤的20~40倍。

(一)心脏原发性肿瘤

心脏原发性肿瘤大多为良性,如黏液瘤和横纹肌瘤。心脏恶性肿瘤很少见。在心脏恶性肿瘤中,以血管肉瘤、横纹肌肉瘤较多见。

1. 黏液瘤(myxoma) 是最常见的一种。其中又以心房黏液瘤居多数,多见于中年人,大多数位于左心房。肿瘤呈息肉状或绒毛状,切面多呈胶冻状,镜下主要为散在的星芒状细胞分布于大量黏液样基质中(图8-37)。

2. 横纹肌瘤(rhabdomyoma) 是婴幼儿常见的心脏原发性肿瘤。常为多发瘤结节,左、右心室最常见。光镜下肿瘤细胞较正常心肌细胞大,胞质内因含大量糖原而呈空泡状,核位于中央,肌原纤维疏松,呈放射状,形成特征性有诊断意义的蜘蛛细胞。心脏原发的恶性肿瘤罕见,多为转移性肿瘤。

(二)心脏转移性肿瘤

大多数心脏转移性肿瘤的原发灶位于胸腔或其邻近部位,肿瘤首先转移到纵隔淋巴结,然后逆行侵犯心脏淋巴管。通过血源播散至心脏的常见恶性肿瘤为黑色素瘤、肾癌、肺癌、胃癌、乳腺癌、绒毛膜癌、食管癌、儿童横纹肌肉瘤及纵隔肿瘤等。

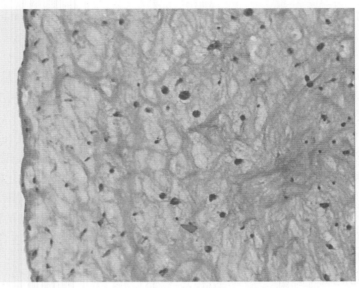

图 8-37　心脏黏液瘤

表面为一层内皮细胞，瘤组织富于黏液性基质，其间散在星芒状细胞

Figure 8-37　Myxoma of heart

The surface of the tumor is a layer of endothelial cells. The tumor tissue is
rich in mucinous stroma, in which there are scattered stellate-shaped cells

易混概念

1. 动脉硬化与动脉粥样硬化

动脉硬化包括动脉粥样硬化、动脉中层钙化和细动脉硬化三种。而动脉粥样硬化只是发生在大、中动脉的一种类型的动脉硬化。

2. 心肌病与心肌炎

前者特指原因不明的以心脏扩张、肥厚及纤维化为主的一组异质性原发心肌疾病，亦称为原发性心肌病或特发性心肌病。后者是由各种原因引起的心肌局限性或弥漫性炎症，分为感染性（病毒、细菌等）和非感染性（如变态反应性）两大类。

3. 风湿病与类风湿病

前者是与 A 组乙型溶血性链球菌感染有关的全身性结缔组织的变态反应性疾病，常累及心脏、关节、皮肤和血管等，以形成风湿性肉芽肿为特征。后者是一种自身免疫病，常侵犯关节，引起关节炎，晚期可发生关节强直等畸形。

4. 动脉瘤与血管瘤

前者指动脉壁弹性减弱而膨出，或由于内膜损伤而形成夹层，外观呈瘤样但非真性肿瘤。后者是由于血管异常增生形成的肿瘤。

5. 风湿性肉芽肿与结核性肉芽肿

前者是指风湿病特异性的病变，主要由纤维素样坏死、周围的多数风湿细胞、淋巴细胞、浆细胞及少量的中性粒白细胞构成的梭形小结。其中风湿细胞是巨噬细胞的变形，为肉芽肿的主体细胞。后者是指由结核分枝杆菌感染引起的结核病特异性的病变，中央有干酪样坏死，周围有上皮样细胞、朗汉斯巨细胞、淋巴细胞所形成的肉芽肿性病变。其中上皮样细胞和朗汉斯巨细胞为巨噬细胞的变形，为主体细胞。

复习思考题

1. 解释名词:动脉硬化,动脉粥样硬化,高血压,心肌纤维化,心脏性猝死,风湿性心脏病,心脏瓣膜疾病,心肌炎,心肌病。

2. 试述动脉粥样硬化的病因(危险因素)和发病机制。

3. 简述动脉粥样硬化的基本病变。

4. 试述心肌梗死的好发部位、类型、病变特点和并发症。

5. 简述高血压病时(内脏病变期)心、脑、肾和视网膜的主要病变特点。

6. 简述恶性高血压病的病变特点。

7. 试述风湿性心脏病的基本病变。

8. 简述亚急性细菌性心内膜炎的病因及基本病理变化。

9. 风湿性心内膜炎与亚急性细菌性心内膜炎的肉眼形态特点有何不同?

10. 列出常见的慢性心脏瓣膜疾病的类型。

11. 试述二尖瓣狭窄和关闭不全时,心、脑及血流动力学的变化特点。

12. 列出心肌病的类型。何谓扩张型心肌病? 其病变对机体有何影响?

【附:临床病理讨论】

CPC 病例 7

病历摘要

患者,女性,64 岁,退休干部。主诉:心前区疼痛 8 年,加重伴呼吸困难 2 h。

现病史:8 年前开始出现记忆力下降,胸骨后疼痛伴压迫感,多于劳累或饭后发作,每次持续 3~5 min,休息后缓解。2 个月前,疼痛渐频繁,且休息时也发作。2 h 前,患者于睡梦中突感心前区剧痛,并向左肩部、臂部放射,伴大汗、呼吸困难,咳出少量粉红色泡沫样痰,急诊入院。

既往史:近 10 年来经常头痛、腰痛、眼花,血压最高达 185/105 mmHg。体格检查:体温 37.8℃,心率 102 次/min,血压 80/40 mmHg。呼吸急促,口唇及甲床发绀,皮肤湿冷,颈静脉稍充盈。双肺底部可闻及湿啰音。心界向左扩大,心音弱。检查:心电图显示 V₁~V₅ 导联有异常 Q 波、ST 段抬高(V₁~V₃ 超过 0.3 mV,V₄~V₅ 超过 0.1 mV)(图 8-38)。

实验室检查:外周血白细胞 16×10^9/L,中性粒细胞 0.89;乳酸脱氢酶 680 U(225~540 U);尿蛋白(+);血清尿素氮 8.9 mmol/L(3.2~7.1 mmol/L),CO_2 结合力 16.0 mmol/L(20.2~29.2 mmol/L)。

患者入院后第 3 天在床上大便时突然死亡。

临床诊断:①高血压;②脑出血。

尸检摘要

一般情况:死者身高 156 cm,腹壁脂肪厚度 5.5 cm,胸壁脂肪厚度 3.1 cm。

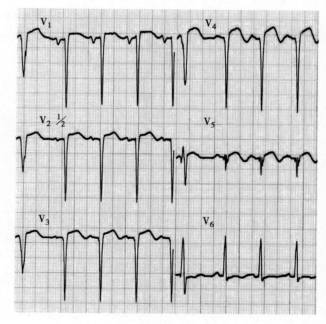

图 8-38　心电图
V₁~V₅ 导联有异常 Q 波,ST 段抬高
Figure 8-38　ECG
Q wave abnormal changes in V₁–V₅, ST segment elevated

心脏:质量380 g,心包腔内积血80 mL及凝血块50 g,心外膜脂肪增多。左心室前壁及心尖部心肌变软。左心室游离壁厚度1.8 cm,右心室壁厚度0.3 cm。左冠状动脉主干壁增厚,前降支从起始处至2.5 cm外管壁增厚较明显,管腔狭窄Ⅱ~Ⅲ级,局部有血栓形成。镜下:前降支所属区域的心肌纤维肿胀,心肌细胞细胞质呈颗粒状,心肌细胞细胞核溶解消失,心肌间质局部出血伴中性粒细胞浸润;其他区域心肌组织内见局灶性纤维化(图8-39);冠状动脉内膜增厚伴脂质沉积,管腔狭窄伴血栓形成(图8-40)。

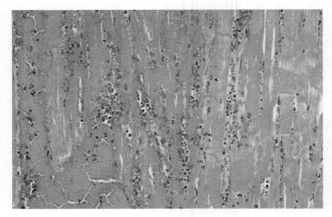

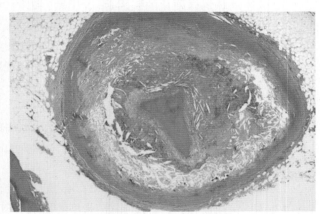

图8-39　心肌病变
心肌纤维肿胀,胞质呈颗粒状,胞核溶解消失,
间质局部出血伴中性粒细胞浸润
Figure 8-39　Myocardial lesion
Swelling of myocardial fibers, granulation of cytoplasma, karyolysis and loss of nuclei, focal hemorrhage with infiltration of neutrophilic leukocytes in mesenchyma

图8-40　冠状动脉病变
冠状动脉内膜增厚,脂质沉积,管腔狭窄伴血栓形成
Figure 8-40　Coronary artery lesion
Thickening of the intima of coronary artery with deposition of lipid; lumen narrowing with thrombosis

主动脉:尤其是腹主动脉有散在的灰黄色或灰白色隆起。

肺:双肺质量1 412 g,双肺膨胀明显。表面及切面呈暗红色,切面流出血性泡沫样液体(图8-41)。镜下:肺间质及肺泡壁毛细血管扩张充血,肺泡腔内有粉染液体(图8-42)。

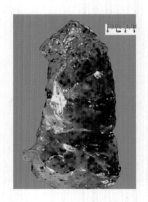

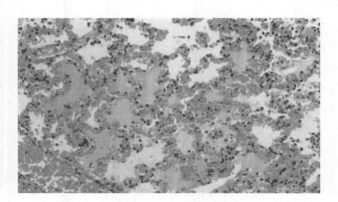

图8-41　肺病变
肺膨胀明显,呈暗红色
Figure 8-41　Lung lesion
Lung swelling prominently and getting dark-red

图8-42　肺组织病变
肺间质及肺泡壁毛细血管扩张充血,肺泡腔内有粉染液体
Figure 8-42　Lung lesion
Dilation and congestion of capillary in lung mesenchym and the alveolar wall, pink stained materials in the alveolar space

肾:双肾对称性体积缩小,质量减轻,表面呈细颗粒状,皮髓质分界模糊,被膜不易剥离(图8-43)。镜下:部分肾小球纤维化,部分肾单位代偿肥大;入球小动脉和叶间动脉透明变性、管壁增厚、管腔狭窄(图8-44)。

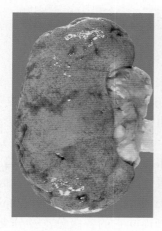

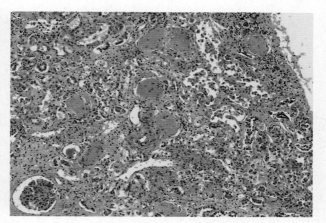

图 8–43　肾病变
肾体积缩小,表面呈细颗粒状
Figure 8–43　Kidney lesion
Kidney shrunk with granulation
on the surface

图 8–44　肾组织病变
部分肾小球纤维化,入球小动脉透明变性、管壁增厚、管腔狭窄
Figure 8–44　Kidney lesion
Glomeruli fibrosis, hyaline degeneration of afferent arterioles,
thickening of vessel walls and narrowing of lumens

肝:质量 1 404 g,表面光滑呈淡黄色。镜下:肝小叶中央区肝细胞细胞质内有大小不等的空泡。

脑:质量 11 859 g。脑沟变宽,脑基底动脉环、大脑中动脉有局灶性黄色斑块,触摸有硬结感。镜下:脑实质内有小灶状淡染软化区,脑动脉内膜增厚伴脂质沉积,管腔狭窄。

其余器官:无明显变化。

【讨论题】

1. 此患者有哪些病变? 死因是什么?
2. 患者临床症状及体征的病理改变基础是什么?
3. 本例主要病变与长期高血压病史有何关系?

(桂林医学院　曾思恩
北华大学　　董志恒)

数字课程学习

🖼 彩图　　▶ 微课　　💻 教学 PPT　　📝 自测题　　📋 Summary

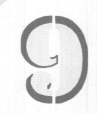

第九章　呼吸系统疾病

呼吸系统由呼吸道和肺构成。呼吸道包括鼻、咽、喉、气管及支气管,以环状软骨为界将其分为上、下两部分。支气管由肺门进入肺中逐级分支形成支气管树。直径 <1 mm、壁内无软骨及黏膜下腺体者称为细支气管(bronchiole),细支气管的末段称为终末细支气管(terminal bronchiole),当其管壁上有肺泡开口时,则称为呼吸性细支气管(respiratory bronchiole)。呼吸性细支气管继续分支为肺泡管(alveolar duct)、肺泡囊(alveolar sac)和肺泡(alveoli)。临床上通常将直径 <2 mm 的小、细支气管统称为小气道。3~5 个终末细支气管连同它的各级分支及分支末端的肺泡组成肺小叶(lobule),肺小叶呈大小不等的锥体形,其间由小叶间肺静脉、淋巴管及薄层结缔组织相隔。Ⅰ级呼吸性细支气管及其远端所属的肺组织称为肺腺泡(pulmonary acinus),是肺的基本功能单位。每个肺小叶有 15~25 个肺腺泡。从鼻腔到终末细支气管构成气体出入的传导部分;从呼吸性细支气管到末端的肺泡,是气体交换的场所,构成肺的呼吸部分。气管、支气管及细支气管均被覆假复层或单层纤毛柱状上皮或柱状上皮,肺泡表面覆盖两种肺泡上皮细胞。Ⅰ型肺泡上皮细胞呈扁平状,覆盖肺泡表面的 90% 以上。Ⅰ型肺泡上皮细胞、基底膜和肺泡壁毛细血管内皮细胞共同组成气-血屏障,是气体交换必须经过的结构。Ⅱ型肺泡上皮细胞呈立方形,数量少,镶嵌于Ⅰ型肺泡上皮细胞之间,胞质内含有嗜锇性板层小体,能分泌肺表面活性物质。肺表面活性物质为一种磷脂蛋白,具有降低肺表面张力、维持肺泡直径及小气道通畅、防止肺萎陷的功能。肺泡壁上的肺泡间孔(Cohn 孔)是肺泡内气体、渗出液或细菌向邻近肺泡扩散的通道。

由于呼吸道与外界相通,空气中的有害气体、粉尘颗粒、病原微生物等,可随空气通过气道进入肺,引起气管、支气管及肺疾病。呼吸系统具有黏液纤毛装置,可将吸入气管和支气管内的粉尘颗粒或病原微生物黏着在气管、支气管黏膜表面的黏液层上,随痰排出体外,若被吸入肺泡,则被肺泡内的巨噬细胞吞噬。肺泡巨噬细胞可分泌中性蛋白酶、溶菌酶、过氧化氢酶、γ 干扰素、TNF-α 等,不仅能消化降解被吞噬的物质,还能使肺泡毛细血管通透性升高,以利于血管内补体及白细胞的渗出,增强局部的防御能力。若吸入的病原体具有抗原性,则通过巨噬细胞的抗原提呈作用,激发淋巴组织的免疫反应。呼吸道的浆细胞产生的抗体主要是分泌型的 IgA、IgM 和 IgG。当呼吸系统局部防御能力降低或致病因素较强已超出局部的防御能力时,即可引起呼吸系统疾病。

第一节　慢性阻塞性肺疾病

慢性阻塞性肺疾病(chronic obstructive pulmonary diseases,COPD)是一组以慢性不可逆性或可逆性气道阻塞、呼气阻力增加、肺功能不全为共同特征的疾病总称。主要包括慢性支气管炎、肺气肿、支气管哮喘和支气管扩张症等疾病。

一、慢性支气管炎

慢性支气管炎(chronic bronchitis)是指气管、支气管黏膜及其周围组织的慢性非特异性炎症。临床上以反复发作的咳嗽、咳痰或伴有喘鸣音为特征。上述临床症状每年持续 3 个月，连续发生 2 年以上，即可诊断为慢性支气管炎。

（一）病因和发病机制

慢性支气管炎的发病往往是多种因素长期综合作用的结果，呼吸道感染、大气污染、气候变化、过敏因素等为常见的外源性因素；机体抵抗力下降，尤其是呼吸系统局部防御功能受损是本病发生的重要内在因素。

1. 感染　是慢性支气管炎发生和发展的重要因素，病原体多为病毒和细菌。凡能引起感冒的病毒均能引起本病的发生和复发，病毒感染可造成呼吸道黏膜上皮的损伤，使局部防御功能下降，为细菌感染创造有利条件。常见的病毒有鼻病毒、乙型流感病毒、副流感病毒、腺病毒及呼吸道合胞病毒等，常见细菌多为呼吸道常驻寄生菌，如肺炎链球菌、流感嗜血杆菌、甲型链球菌、奈瑟球菌等。

2. 吸烟　众所周知，吸烟与慢性支气管炎的发病关系密切，约 90% 的慢性支气管炎患者为吸烟者。吸烟者比不吸烟者患本病的概率高 2~8 倍，患病率与吸烟时间长短、日吸烟量呈正相关。吸烟烟雾中的有害成分能使支气管黏膜上皮纤毛变短、运动受限，杯状细胞增生，腺体分泌增加，黏液排出障碍，利于细菌的感染；另外吸烟能削弱肺泡巨噬细胞的吞噬能力，使进入肺泡内的细菌清除受限。

3. 大气污染和气候变化　大气中常有刺激性烟雾和有害气体，如二氧化氮、二氧化硫、氯气、臭氧等能使纤毛清除能力下降，腺体黏液分泌增加，为病毒、细菌的入侵创造条件。气候变化特别是寒冷空气可使黏液分泌增加，纤毛运动减弱，因此，慢性支气管炎多在气候变化剧烈的季节发病和复发。

4. 过敏因素　据调查，喘息型慢性支气管炎患者往往有过敏史，在患者痰中嗜酸性粒细胞数量及组胺含量均增多。

5. 其他　机体的内在因素亦参与慢性支气管炎的发病。自主神经功能失调，副交感神经功能亢进可引起支气管痉挛，黏液分泌物增多；营养因素与发病也有一定关系，如维生素 A、C 缺乏，可使支气管黏膜上皮细胞修复受影响，易致慢性支气管炎。

（二）病理变化

病变常起始于较大的支气管，各级支气管均可受累。主要病变为黏膜上皮损伤与修复性改变，支气管黏膜腺体肥大、增生、黏液腺化生及支气管壁其他组织的慢性炎性损伤。

1. 黏膜上皮的损伤与修复　支气管黏膜上皮纤毛发生粘连、变短、倒伏，甚至缺失，上皮细胞变性、坏死、脱落，在再生修复时可伴有鳞状上皮化生。

2. 腺体增生、肥大及黏液腺化生　黏膜下腺体肥大、增生，部分浆液腺泡黏液腺化生，小气道黏膜上皮杯状细胞增多，致分泌功能亢进，出现咳嗽、咳痰及支气管腔内黏液栓形成。病变后期，患者支气管黏膜及腺体可出现萎缩性改变，使黏液分泌减少，咳痰减少或无痰。

3. 支气管壁其他组织的慢性炎性损伤　支气管壁各层组织充血、水肿，淋巴细胞、浆细胞浸润（图 9-1）。病变反复发作可使支气管壁平滑肌束断裂、萎缩，软骨变性、萎缩、钙化、骨化。病程久、病情重者，炎症向纵深发展并由支气管壁向周围组织及肺泡扩散，纤维组织增生，进而使支气管壁变硬、狭窄、纤维性闭塞或塌陷，形成细支气管炎及细支气管周围炎。受累的细支气管越多，气道阻力越大，肺组织损伤亦越严重，直至引起阻塞性肺气肿。

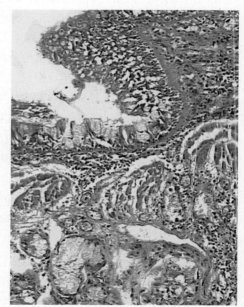

图 9-1　慢性支气管炎

支气管黏膜上皮出现杯状细胞化生，固有层及黏膜下层慢性炎症细胞浸润，黏液腺增生

Figure 9-1　Chronic bronchitis

The goblet cell metaplasia in bronchia epithelia, chronic inflammatory cells infiltration and hyperplasia of mucous glands in submucosa and lamina propria

（三）临床病理联系及并发症

慢性支气管炎的主要临床症状为咳嗽、咳痰或伴有喘息。支气管黏膜因受炎症刺激及黏膜上皮和腺体分泌亢进而引起咳嗽、咳痰，痰液一般为白色泡沫状黏液，黏稠不易咳出，易潴留于支气管腔内形成黏液栓，造成支气管腔的完全性或不完全性阻塞。急性发作伴细菌感染时，痰为黄色脓性，且咳嗽加重，痰量增加。部分患者因支气管痉挛或黏液分泌物阻塞而伴喘息，听诊可闻及哮鸣音。疾病后期部分患者由于黏膜及腺体的萎缩，分泌物减少，痰量少或无痰，出现干咳。管壁组织由于炎性破坏，弹性及支撑力削弱，加之长期慢性咳嗽，使支气管吸气时被动扩张，呼气时不能充分回缩，久之则形成支气管扩张。支气管黏膜因炎性渗出及肿胀而增厚，管腔内黏液潴留及黏液栓形成，阻塞支气管腔，使末梢肺组织过度充气而并发肺气肿，进而发展成慢性肺源性心脏病。因细支气管壁甚薄，管壁炎症易扩散而累及肺泡，并发支气管肺炎。

二、肺气肿

肺气肿（pulmonary emphysema）是指呼吸性细支气管、肺泡管、肺泡囊、肺泡因肺组织弹性减弱而过度充气伴有肺泡隔破坏，致使肺容积增大的病理状态。其发病在 45 岁以后，发病率随年龄的增长而增加，是老年人的一种常见病和多发病。

（一）病因和发病机制

肺气肿与吸烟、大气污染、小气道感染、有害气体及粉尘吸入等有关，常为支气管和肺疾病的并发症，其中尤以慢性支气管炎最为多见。

1. 支气管阻塞性通气功能障碍　慢性支气管炎时由于炎性渗出物和黏液栓造成支气管阻塞，细支气管炎使其管壁增厚，管腔狭窄，同时炎症破坏了支气管壁及肺间质的支持组织。吸气时气体进入支气管的通路不畅，但可经细支气管扩张或侧支通过肺泡间孔进入受阻支气管远端的呼吸性细支气管；呼气时细支气管腔内黏液栓阻塞，肺泡间孔关闭，同时细支气管失去周围组织的支撑，管腔因而闭塞，气体流出受阻，使肺内残气量增多，导致肺组织过度膨胀、肺泡扩张、间隔断裂、肺泡融合甚至肺大泡形成。

2. 弹性蛋白酶及其抑制物失衡　关于肺气肿发病机制，目前认为主要是水解酶与抗蛋白酶失衡所致。正常情况下，肺内弹性蛋白的合成与分解代谢处于平衡状态，如弹性蛋白的溶解活性增加或抗溶解活性降低时，就可导致肺气肿的形成。慢性支气管炎时，肺组织内渗出的中性粒细胞和单核细胞较多，两者释放大量弹性蛋白酶（elastin）和氧自由基。弹性蛋白酶对支气管壁及肺泡隔的弹力蛋白有破坏溶解作用。$\alpha 1$胰蛋白酶抑制剂（$\alpha 1$-antitrypsin，$\alpha 1$-AT）是血清、组织液及炎症细胞中多种蛋白酶的抑制物，包括炎症时中性粒细胞和巨噬细胞分泌的弹性蛋白酶。中性粒细胞、巨噬细胞释放的氧自由基可氧化 $\alpha 1$-AT 活性中心的甲硫氨酸使之失活，从而对弹性蛋白酶的抑制减弱，使其活性增强，过多降解肺组织中的弹性硬蛋白、Ⅳ型胶原蛋白及蛋白多糖，使肺组织中的支撑组织受破坏，肺泡隔断裂，肺泡融合形成肺气肿。

遗传性 $\alpha 1$-AT 缺乏是引起原发性肺气肿的主要原因，遗传性 $\alpha 1$-AT 缺乏的家族肺气肿的发病率比一般人高 15 倍，主要是全小叶型肺气肿。此型肺气肿常无慢性支气管炎病史，发病年龄轻，病变进展快，国外报道较多，我国少见。

3. 吸烟　是引起肺气肿的主要原因之一，中至重度肺气肿在不吸烟者中很罕见。吸烟可导致肺组织内中性粒细胞和单核细胞渗出并释放弹性蛋白酶和其他蛋白酶类，此外可形成大量的氧自由基，抑制肺组织中的 $\alpha 1$-AT 的活性，进一步增强弹性蛋白酶活性，使肺组织结构破坏，弹性下降。

（二）类型与病理变化

1. 类型　根据病变的解剖学部位可将肺气肿分为肺泡性肺气肿和间质性肺气肿两大类。肺泡性肺气肿多合并阻塞性通气功能障碍，故又称为阻塞性肺气肿（obstructive emphysema）。

（1）肺泡性肺气肿（alveolar emphysema）　病变发生于肺腺泡，依其发生部位和范围不同，可分为腺泡中央型肺气肿、腺泡周围型肺气肿、全腺泡型肺气肿和不规则型肺气肿（图 9-2）。

1）腺泡中央型肺气肿（centriacinar emphysema）　最常见，吸烟人群好发，与慢性支气管炎有关，多伴有

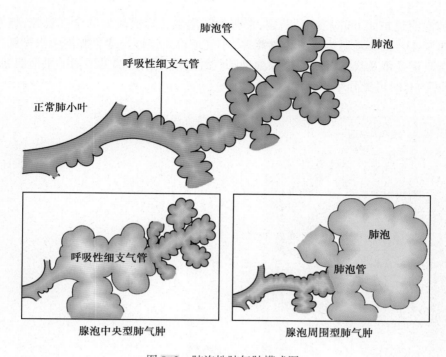

图 9-2　肺泡性肺气肿模式图

Figure 9-2　Diagram of alveolar emphysema

小气道炎症。病变以肺尖段最常见且严重。位于肺腺泡中央的呼吸性细支气管呈囊状扩张,而肺泡管、肺泡囊未见明显变化。

2)腺泡周围型肺气肿(periacinar emphysema)　肺腺泡远端的肺泡管和肺泡囊扩张,近端的呼吸性细支气管基本正常。由于此型肺气肿多靠近胸膜,故又称隔旁肺气肿(paraseptal emphysema),系因小叶间隔受牵拉或发生炎症所致。

3)全腺泡型肺气肿(panacinar emphysema)　整个肺腺泡从呼吸性细支气管直至肺泡均是弥漫性扩张,气肿囊腔遍布于肺小叶。若肺泡隔破坏严重,气肿囊腔可融合成直径超过 1 cm 的大囊泡而形成大泡性肺气肿,多见于肺边缘胸膜下。此型肺气肿的发生可能与遗传性 α1-AT 缺乏有关。

4)不规则型肺气肿　常见,气肿呈不规则分布,多与慢性炎症后瘢痕形成有关,多无临床症状。

(2)间质性肺气肿(interstitial emphysema)　是由于肺内压急剧升高时,肺泡壁或细支气管壁破裂,气体进入肺间质所致。常由于胸部外伤或肋骨骨折引起。成串的小气泡呈网状分布于肺叶间隔、肺膜下,气体可沿细支气管和血管周围组织间隙扩散至肺门、纵隔,甚至胸部皮下引起皮下气肿。

(3)其他　除以上几种主要类型外,还有其他类型的肺气肿。瘢痕旁肺气肿(paracicatrical emphysema)为肺瘢痕灶附近肺组织受到破坏,形成局限性肺气肿,其发生部位及形态各异。局部肺泡破坏严重,气肿囊泡直径超过 2 cm 并破坏小叶间隔时称肺大泡(pulmonary bullae)。多位于胸膜下,破裂可引起气胸。代偿性肺过度充气(compensating pulmonary hyperinflation)在肺萎陷、肺叶切除及炎症实变灶周围肺组织,肺泡过度充气、膨胀,多无肺泡隔破坏,并非真性肺气肿。老年性肺气肿(senile emphysema)为老年人肺组织发生退行性改变,弹性回缩力减弱,使肺残气量逐渐增加,肺组织膨胀,由于不伴有肺组织结构的破坏,因而不属于真性肺气肿,而是过度充气。

2. 病理变化

(1)肉眼观　肺明显膨胀,边缘变钝,表面可见肋骨压痕,肺组织柔软而缺乏弹性,色灰白,切面肺组织呈蜂窝状,触之捻发音增强(图 9-3)。

（2）镜下 肺泡明显扩张，间隔变窄、断裂，扩张的肺泡融合形成较大的含气囊腔，肺泡壁毛细血管受压且数量减少（图9-4）。肺小动脉内膜纤维性增厚，小气道可见慢性炎症。腺泡中央型肺气肿的气囊壁上有呼吸上皮、平滑肌束残留及炭末沉积。全腺泡型肺气肿的囊泡壁上偶见残留的平滑肌肌束片段，在较大的融合性气肿囊腔内有时可见肺小血管的悬梁。

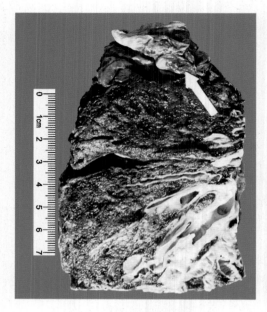

图 9-3 肺泡性肺气肿

肺组织膨胀，呈蜂窝状，箭头所示肺大泡

Figure 9-3 Alveolar emphysema

The lungs appear expanding and alveolate from cutting surface, arrow shows bullae

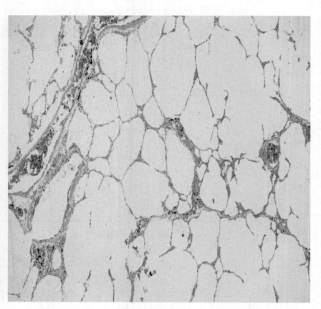

图 9-4 肺气肿

肺泡扩张，间隔变窄、断裂并融合成较大的含气囊腔

Figure 9-4 Emphysema

Abnormal enlargement of the airspaces, thinning and destruction of alveolar septa, the adjacent airspaces can combine into larger bullae

（三）临床病理联系

早期，轻度肺气肿临床上常无明显症状，随着病变加重，出现进行性呼气性呼吸困难，胸闷、气短。合并呼吸道感染时，症状加重，并出现发绀、呼吸性酸中毒等阻塞性通气功能障碍和缺氧症状。肺功能降低，肺活量下降，残气量增加。重者出现肺气肿典型临床表现，患者胸廓前后径变大，呈桶状胸；叩诊呈过清音，心浊音界缩小，肋间隙增宽，膈肌下降；触诊语音震颤减弱；听诊呼吸音弱，呼气延长。肺部X线检查肺野透光度增加。

（四）并发症

长期、严重的肺气肿可导致以下并发症。

1. 肺源性心脏病及右心衰竭 主要由于肺气肿时破坏了肺泡隔毛细血管床，使肺循环阻力增加，肺动脉压升高，导致肺源性心脏病及右心衰竭。

2. 自发性气胸和皮下气肿 肺大泡破裂可导致自发性气胸，若位于肺门区可致纵隔气肿，气体上升至肩部、颈部皮下形成皮下气肿。

3. 急性肺感染 呼吸道急性感染时易并发支气管肺炎，患者出现发热、寒战、呼吸困难及咳嗽、咳痰加重，外周血白细胞计数增高。

三、支气管哮喘

支气管哮喘（bronchial asthma）简称哮喘，系由于各种内、外因素作用引发呼吸道过敏反应而导致的以支气管可逆性痉挛为特征的支气管慢性炎性疾病。约20%有家族史，各年龄组均可发病，但半数以上发生在儿童。全球发病率为 3%~5%，少数发达国家达 8%~10%，近年发病率有上升趋势。临床上表现为反复发作性喘息，带有哮鸣音的呼气性呼吸困难、胸闷、咳嗽等症状，多在夜间或凌晨发病。

（一）病因和发病机制

支气管哮喘的病因大多认为与多基因遗传有关，并与环境因素相互作用。环境因素主要为某些诱发因素，包括各种吸入物（尘螨、花粉、二氧化硫等）、多种病原体所致的感染、食物、药物、气候变化、妊娠等。本病的发病机制尚不清楚，目前对外因型具有 I 型超敏反应的哮喘发生机制研究较多。多数学者认为，哮喘主要与超敏反应、气道炎症、气道高反应性及神经因素等相互作用有关。

变应原经呼吸道或其他途径进入机体后，可激活 T 细胞并使其分化为 Th2，同时释放多种白细胞介素（interleukin，IL），Th2 可释放 IL-4、IL-5 和 IL-3，进而促进 B 细胞增殖、分化，形成浆细胞产生 IgE，IgE 与肥大细胞、嗜碱性粒细胞表面的高亲和性的 IgE 受体结合。IL-5 可选择性促进嗜酸性粒细胞分化，并使其激活，参与超敏反应。当变应原再次进入体内，可与肥大细胞、嗜碱性粒细胞表面结合的 IgE 结合，并使该细胞合成并释放多种炎症介质导致平滑肌收缩、黏液分泌增加、血管通透性增强。气道炎症被认为是哮喘的本质。多种因素相互作用构成复杂的网络，使气道反应性增强，受轻微刺激即可发生明显收缩。气道高反应性常有家族倾向，受遗传因素影响。神经因素也被视为支气管哮喘发病的主要环节，患者 β 肾上腺素受体常呈遗传性封闭或敏感性降低，迷走神经亢进可导致支气管强烈收缩。一般根据在变应原激发后哮喘发作时间不同，可分为速发性反应和迟发性反应。速发性反应哮喘发作是在变应原激发后 15~20 min 达高峰，一般与肥大细胞和 T 细胞有关；迟发性反应哮喘发作是在 6 h 左右，持续时间较长，其发生与嗜酸性粒细胞和嗜碱性粒细胞有关。

（二）病理变化

肉眼观，肺组织膨胀，柔软、疏松而有弹性，支气管及细支气管腔内有黏稠的痰液及黏液栓，支气管壁增厚，黏膜肿胀充血，黏液栓阻塞处局部见灶状肺不张。

镜下，主要改变为气道炎症和气道重塑（airway remodeling）。支气管壁增厚，黏膜水肿，大量炎症细胞浸润，包括嗜酸性粒细胞、肥大细胞、中性粒细胞、淋巴细胞等，其中以嗜酸性粒细胞浸润为主。局部黏膜上皮损伤、脱落，有时可见鳞状上皮化生。支气管黏膜上皮杯状细胞增多，黏液腺及平滑肌增生、肥大，基膜增厚并发生玻璃样变性（图 9-5）。支气管腔内见黏液栓，坏死、脱落的上皮细胞碎片和大量嗜酸性粒细胞及淋巴细胞、中性粒细胞等炎症细胞。黏液栓中可见尖棱状夏科 – 莱登晶体（Charcot-Leyden crystals），此为嗜酸性粒细胞的崩解产物。气道重塑主要指气道平滑肌增生、肥大，基膜增厚和玻璃样变性，而致气道增厚及狭窄，是上皮损伤和炎症反应启动的多步骤效应。

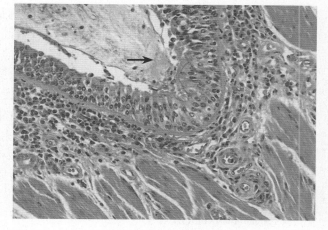

图 9-5　支气管哮喘
支气管腔内见黏液栓（→），基膜增厚，支气管壁内见大量嗜酸性粒细胞浸润
Figure 9-5　Bronchial asthma
There are mucous plugs in bronchial cavity（→），thickening of the basement membrane, a lot of eosinophils infiltrate in the bronchial walls

（三）临床病理联系

支气管哮喘发作时，由于细支气管痉挛和黏液栓的阻塞，可导致呼气性呼吸困难、喘息、胸闷、伴有喘鸣音，上述症状可经治疗或自行缓解，反复发作或严重的哮喘可引起胸廓变形及肺气肿，偶可发生自发性气胸。

四、支气管扩张症

支气管扩张症（bronchiectasis）是指由于支气管壁中的肌肉和弹性成分破坏而使肺内支气管呈持久性

扩张的慢性疾病。扩张的支气管常因分泌物潴留而继发化脓性炎症。患者临床上常出现咳嗽、咳大量脓痰，反复咯血等症状。

（一）病因和发病机制

支气管扩张症的重要病因是支气管及肺组织感染造成支气管壁支撑组织的破坏及支气管腔阻塞。此外，少数与支气管先天性发育缺陷及遗传因素有关，另有 30% 的患者病因不明，可能与机体的免疫功能失调有关。

1. 支气管壁的炎性损伤　婴幼儿百日咳及麻疹后支气管肺炎、慢性支气管炎、肺结核等疾病时，由于反复感染和化脓性炎症损伤了支气管壁的弹力纤维、平滑肌乃至软骨等支撑组织或细支气管周围肺组织纤维化，牵拉管壁致使呼气时管壁不能完全回缩，支气管腔逐渐发展为永久性扩张。肿瘤、异物吸入或管外肿大的淋巴结压迫造成支气管腔阻塞，使其远端分泌物排出受阻而发生阻塞性支气管炎，支气管壁亦遭炎性破坏。吸入腐蚀性气体、支气管曲菌感染等亦可损伤支气管壁并反复、继发感染，导致支气管扩张。

2. 支气管先天性发育缺陷及遗传因素　支气管壁先天性发育障碍，弹力纤维及平滑肌、软骨等支撑组织薄弱，在继发感染时极易发生支气管扩张。卡塔格内综合征（Kartagener syndrome）时，由于支气管黏膜上皮的纤毛结构及运动异常丧失净化功能，易继发感染而引起鼻窦炎、支气管扩张，常伴内脏异位（右位心）。有右位心者伴支气管扩张症的发病率在 15%~20%，远高于一般人群，说明该综合征与先天性因素有关。肺囊性纤维化（pulmonary cystic fibrosis）时，由于末梢肺组织发育不全而弹性较差，分泌物潴留在支气管腔内，引起管腔阻塞并继发感染、肺间质纤维化，反复感染造成支气管壁的炎性破坏而发生支气管扩张。

（二）病理变化

肉眼观，病变的支气管可呈囊状或筒状扩张，病变可局限于一个肺段或肺叶，也可累及双肺，以左肺下叶最多见。扩张的支气管、细支气管可呈节段性扩张，也可连续延伸至胸膜下，扩张的支气管数目不等，多者肺切面可呈蜂窝状。支气管腔内可见黏液脓性渗出物或血性渗出物，若继发腐败菌感染可带恶臭。支气管壁增厚，呈灰白或灰黄色。支气管黏膜可因萎缩而变平滑，或因增生肥厚而呈颗粒状（图 9-6）。镜下，支气管壁呈慢性炎症改变伴不同程度组织破坏。黏膜上皮可萎缩、脱落或增生、鳞状上皮化生，亦可有糜烂或溃疡形成，支气管壁平滑肌、弹力纤维及软骨萎缩变性，甚至完全消失，管壁被炎性肉芽组织所取代，并可见淋巴细胞、浆细胞、中性粒细胞浸润，常有淋巴滤泡形成。扩张支气管周围纤维组织增生，逐渐发生纤维化。

（三）临床病理联系

临床上典型症状为慢性咳嗽伴大量脓痰和反复咯血，痰量与体位改变有关，严重者一天脓痰量可达数百毫升。咳嗽、咳脓痰主要是由慢性炎性渗出和黏液分泌增多并继发感染所致。反复咯血是由于血管壁遭受炎性破坏及咳嗽所致，大量咯血可危及生命。反复继发感染可引起发热、盗汗、乏力、食欲不振、消瘦、贫血等全身中毒症状。严重者可发生胸闷、呼吸困难、发绀，部分患者可有杵状指（趾）。临床上可借助支气管造影或高分辨率 CT 确诊。

（四）并发症

支气管扩张症常因并发化脓菌感染而引起肺炎、肺脓肿、肺坏疽、脓胸、脓气胸。当肺组织发生广泛性纤维化，肺毛细血管床

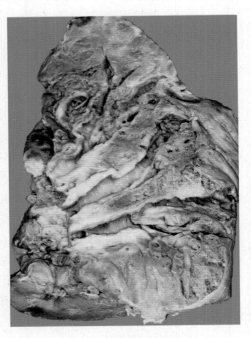

图 9-6　支气管扩张
支气管呈筒状扩张，延续至肺外带；
支气管壁明显增厚、呈灰白色（→）
Figure 9-6　Bronchiectasis
Cross-section of lung demonstrating dilated bronchi cylindrically extending almost to the pleura and the thickness of the bronchial walls, the color of lungs looks gray white（→）

遭到严重破坏时,可导致肺动脉循环阻力增加,肺动脉高压,引起慢性肺源性心脏病。

第二节　慢性肺源性心脏病

慢性肺源性心脏病(chronic cor pulmonale)简称慢性肺心病,是由慢性肺疾病、肺血管疾病、胸廓运动障碍性疾病、肺血管疾病引起的以肺循环阻力增加、肺动脉压升高、右心室肥厚和扩张为特征的心脏病。在我国慢性肺心病的患病率约为5‰。东北、华北、西北为其高发地区,并随年龄增长而增加,冬春季节气候骤然变化是慢性肺心病急性发作的重要因素。

(一)病因和发病机制

1. 慢性肺疾病　以慢性支气管炎并发阻塞性肺气肿最常见,占80%~90%,其次为支气管哮喘、支气管扩张、肺尘埃沉着病(尘肺)、弥漫性肺间质纤维化、慢性纤维空洞型肺结核、结节病等。这些疾病引起的阻塞性通气功能障碍,破坏肺气–血屏障,减少气体交换面积,导致氧气的弥散障碍而发生低氧血症。缺氧可引起前列腺素、白细胞三烯、组胺、血管紧张素Ⅱ、内皮素等缩血管活性物质增多,使收缩血管物质与舒张血管物质的比例失调,造成肺血管收缩,肺循环阻力增加,形成肺动脉高压。缺氧可使肺血管平滑肌细胞膜对Ca^{2+}通透性增强,进而使血管平滑肌的收缩性增强。动脉血二氧化碳分压升高产生过多的H^+,使血管对缺氧收缩的敏感性增强。各种肺部病变还可造成肺毛细血管床减少、闭塞,进一步使肺循环阻力增加和肺动脉高压,最终导致右心室肥大、扩张。慢性缺氧可导致肺血管结构的改变。肺血管收缩,管壁张力增高及生长因子的作用可使肺细小动脉壁平滑肌细胞肥大,中膜增厚,并使无肌型细动脉的血管周细胞向平滑肌细胞转化,形成无肌型细动脉肌化,管腔狭窄。

2. 胸廓运动障碍性疾病　较少见。严重的脊柱后侧突、脊柱结核、类风湿关节炎、胸廓广泛粘连、胸廓成形术后造成的严重胸廓或脊椎畸形,均可引起胸廓运动受限、肺组织受压,不仅引起限制性通气功能障碍,还可导致较大的肺血管受压、扭曲,使肺循环阻力加大、肺动脉高压,从而引起肺心病。

3. 肺血管疾病　甚少见。如反复发生的肺小动脉栓塞、原发性肺动脉高压等均可造成肺动脉高压而引发肺心病。

(二)病理变化

1. 肺部病变　肺内除原有肺部疾病如慢性支气管炎、肺气肿、肺结核、肺尘埃沉着病等病变外,其主要病变是肺小动脉的改变。表现为肌型小动脉中膜平滑肌细胞增生、细胞外基质增多,内皮细胞增生肥大,内膜下出现纵行肌束,使血管壁增厚、管腔狭窄。无肌型细动脉出现中膜肌层和内、外弹力层,即发生无肌型细动脉肌化。还可发生肺小动脉炎及小动脉血栓形成和机化。肺泡壁毛细血管数量显著减少。

2. 心脏病变　以右心室病变为主。心脏体积增大,质量增加;右心室肥厚,心腔扩张;心尖钝圆,主要由右心室构成。肺动脉圆锥显著膨隆,肥厚的右心室内乳头肌、肉柱增粗,室上嵴增厚。通常以肺动脉瓣下2 cm处右心室肌壁厚≥5 mm(正常为3~4 mm)为慢性肺心病的病理诊断标准(图9–7)。镜下,主要改变为右心室心肌肥大,纤维横径增宽,核大、深染;也可见缺氧所致的心

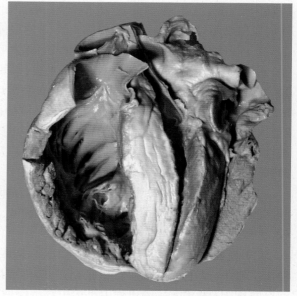

图9–7　慢性肺源性心脏病
心脏体积增大,右心室扩张,心尖钝圆,右心室壁肥厚,
乳头肌肉柱增粗
Figure 9–7　Chronic cor pulmonale
The right ventricle is dilated, the right ventricle wall develops
hypertrophy and the papillary muscle become thickened

肌纤维萎缩,肌质溶解,横纹消失,心肌间质水肿及胶原纤维增生等改变。

(三) 临床病理联系

慢性肺心病发展过程缓慢。代偿期主要为原有肺、胸廓疾病的症状和体征,并逐渐出现呼吸功能不全和右心衰竭的征象,表现为气促、呼吸困难、心悸、发绀、肝大、下肢水肿等。并发急性呼吸道感染常可诱发呼吸衰竭。由于肺组织的严重损伤导致缺氧和二氧化碳潴留,严重者出现肺性脑病,患者出现头痛、烦躁、抽搐、嗜睡甚至昏迷等精神障碍和神经系统症状。肺性脑病是慢性肺心病导致死亡的首要原因。此外,患者还可并发酸碱平衡失调、电解质紊乱、心律失常、上消化道出血、DIC 及休克等。

第三节　肺炎

肺炎(pneumonia)主要是指肺的急性渗出性炎症,是呼吸系统的常见病和多发病。肺炎可以是原发性、独立性疾病,也可作为其他疾病的常见并发症出现。由于致病因子和机体的反应性不同,肺炎的病变性质和累及的范围亦不相同,从而形成不同类型的肺炎。常见的肺炎分类有三种,一是根据病变累及的部位和范围将肺炎分成大叶性肺炎、小叶性肺炎、间质性肺炎;二是根据病因分为细菌性、病毒性、支原体、真菌性、寄生虫性、过敏性及理化因子引起的肺炎等,以细菌性肺炎为最常见,约占肺炎的 80%;三是根据病变性质可分为浆液性、纤维素性、化脓性、出血性、干酪性、肉芽肿性肺炎等。以下介绍细菌性肺炎、病毒性肺炎、支原体肺炎、真菌性肺炎。

一、细菌性肺炎

(一) 大叶性肺炎

大叶性肺炎(lobar pneumonia)主要由肺炎链球菌引起,病变累及肺段及以上肺组织,是以肺泡内弥漫性纤维素渗出为主的急性炎症。病变起始于局部肺泡,并迅速蔓延至一个肺段或整个大叶,因此得名。本病临床上起病急骤,常以高热、寒战开始,继而出现胸痛、咳嗽、咳铁锈色痰,呼吸困难,并有肺实变体征及外周血白细胞计数增高等。病程约 1 周,1 周后体温骤降,症状消失。该病多发生于青壮年男性。

1. 病因和发病机制　多种细菌均可引起大叶性肺炎,但绝大多数为肺炎链球菌,其中以Ⅲ型致病力最强。肺炎链球菌为革兰氏阴性球菌,有荚膜,其致病力是由于高分子多糖体的荚膜对组织的侵袭作用。少数为肺炎克雷伯菌、金黄色葡萄球菌、溶血性链球菌、流感嗜血杆菌等。肺炎链球菌为口腔及鼻咽部的正常寄生菌群,若呼吸道的排菌自净功能及机体的抵抗力正常时,不引发肺炎。当机体受寒、过度疲劳、醉酒、感冒、糖尿病、免疫功能低下时,呼吸道防御功能被削弱,细菌侵入肺泡通过超敏反应使肺泡壁毛细血管通透性增强,浆液及纤维素渗出,细菌在富含蛋白质的渗出物中迅速繁殖,并通过肺泡孔或呼吸性细支气管向邻近肺组织蔓延,波及一个肺段或整个肺叶。大叶间的蔓延系带菌的渗出液经肺叶支气管播散所致。

2. 病理变化　大叶性肺炎的病变主要为肺泡内的纤维素性渗出性炎症。一般只累及单侧肺,以下叶多见,也可先后或同时发生于两个以上肺叶。未经抗生素治疗时其病变多表现出典型的自然发展过程,大致可分为以下 4 期。

(1) 充血水肿期　见于发病后 1~2 天。肉眼观,肺叶肿胀、充血,呈暗红色,挤压切面可见淡红色浆液溢出。镜下,肺泡壁毛细血管扩张充血,肺泡腔内可见浆液性渗出物,其中见少量红细胞、中性粒细胞、肺泡巨噬细胞(图 9-8)。渗出物中可检出肺炎链球菌,此期细菌可在富含蛋白质的渗出物中迅速繁殖。

(2) 红色肝变期　一般发病后的 3~4 天进入此期。肉眼观,受累肺叶进一步肿大,质地变实,切面灰红色,较粗糙外观似肝,故称红色肝样变。胸膜表面可有纤维素性渗出物。镜下,肺泡壁毛细血管仍扩张充血,肺泡腔内充满含大量红细胞、一定量纤维素、少量中性粒细胞的渗出物(图 9-9),纤维素可穿过肺泡间孔与相邻肺泡中的纤维素网相连,有利于肺泡巨噬细胞吞噬细菌,防止细菌进一步扩散。

(3) 灰色肝变期　见于发病后的第 5~6 天。肉眼观,肺叶肿胀,质实如肝,切面干燥粗糙。由于此期肺

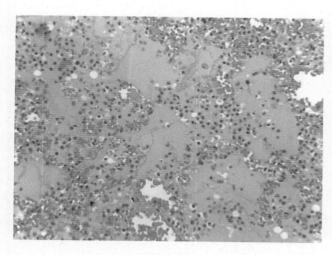

图 9-8　大叶性肺炎（充血水肿期）

肺泡壁毛细血管扩张充血，肺泡腔内大量浆液

Figure 9-8　Lobar pneumonia（congestion）

The capillaries of alveolar walls are dilation and congestion,
the alveolus space are filled with proteinaceous fluid

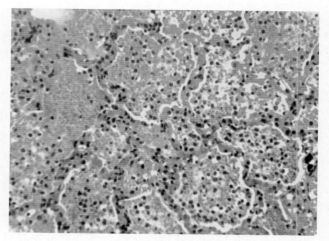

图 9-9　大叶性肺炎（红色肝变期）

肺泡腔内充满红细胞、纤维素和中性粒细胞

Figure 9-9　Lobar pneumonia（red hepatization）

The alveoli are filled with red cells, fibrin and neutrophiles

泡壁毛细血管受压而充血消退，肺泡腔内的红细胞大部分溶解消失，而纤维素渗出显著增多，故实变区呈灰白色（图 9-10A）。镜下，肺泡腔渗出物以纤维素为主，纤维素网中见大量中性粒细胞，红细胞较少（图 9-10B）。肺泡壁毛细血管受压而呈贫血状态。渗出物中肺炎链球菌多已被消灭，故不易检出。

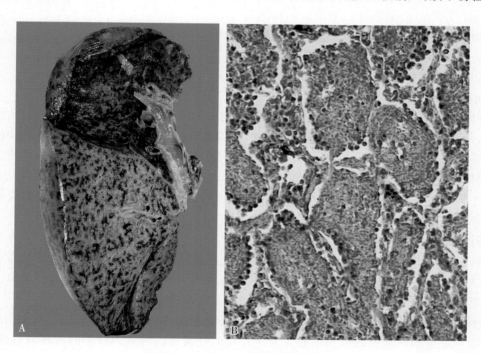

图 9-10　大叶性肺炎（灰色肝变期）

A. 整个大叶实变，呈灰白色

B. 肺泡腔内充满纤维素性渗出物，肺泡壁受压呈贫血状态

Figure 9-10　Lobar pneumonia（gray hepatization）

A. The lobe was consolidation, showing gray white hyperemia and edema

B. The alveoli are filled with fibrin and the capillaries in alveolar septa are anemic

（4）溶解消散期   发病后 1 周左右，随着机体免疫功能的逐渐增强，病原菌被巨噬细胞吞噬、溶解，中性粒细胞变性、坏死，并释放出大量蛋白酶，使渗出的纤维素逐渐溶解，肺泡腔内巨噬细胞增多。溶解物部分经气道咳出，或经淋巴管吸收，部分被巨噬细胞吞噬。肉眼观，实变的肺组织质地变软，病灶消失，渐近黄色，挤压切面可见少量脓样混浊的液体溢出。病灶肺组织逐渐净化，肺泡重新充气，由于炎症未破坏肺泡壁结构，无组织坏死，故最终肺组织可完全恢复正常的结构和功能。

抗生素的早期应用，使大叶性肺炎上述典型病理经过在实际病例中已不多见，病变分期不明显，临床症状也不甚典型，病变范围往往也较局限，表现为肺段性肺炎。

3. 并发症   大叶性肺炎并发症较少见，如治疗不及时、病原菌毒力强或机体反应性过高则可出现肺脓肿、脓胸或脓气胸。严重感染细菌入血繁殖并播散可致败血症或脓毒败血症。如引起末梢循环衰竭及中毒症状可导致感染性休克。病变累及胸膜导致纤维素渗出而发生纤维素性胸膜炎和胸膜粘连。少数患者可出现肺肉质变（pulmonary carnification）。肺肉质变也称机化性肺炎，是由于肺泡腔内渗出的中性粒细胞数量少或功能缺陷，释放的蛋白溶解酶不足以使渗出的纤维素完全溶解清除，而由肉芽组织取代并机化，使病变肺组织呈褐色肉样纤维组织（图 9-11）。

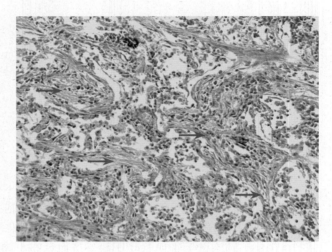

图 9-11   肺肉质变
肺泡腔内炎性渗出物被纤维结缔组织取代（→）
Figure 9-11   Pulmonary carnification
The fibrinous exudates becomes organized by
granulation tissue（→）

4. 临床病理联系   疾病早期，患者因毒血症而出现高热、寒战，外周血白细胞计数增高。因肺泡腔内有浆液性渗出物，故听诊可闻及湿啰音，X 线检查肺纹理增粗。当肺组织发生实变时，临床上则出现叩诊呈浊音，语音震颤增强及支气管呼吸音等典型实变体征。由于肺泡腔充满渗出物，使肺泡换气功能下降，患者出现发绀等缺氧症状及呼吸困难。渗出物中的红细胞被巨噬细胞吞噬、破坏，形成含铁血黄素混于痰中，使痰液呈铁锈色。随着肺泡腔中红细胞被大量纤维素和中性粒细胞取代，痰液的铁锈色消失。并发纤维素性胸膜炎时可出现胸痛，听诊可闻及胸膜摩擦音。X 线检查可见节段性或大叶性分布的均匀、密度增高阴影。随着病原菌被消灭，渗出物溶解、液化和清除，临床症状减轻，肺实变灶消失。X 线表现为散在不均匀的片状阴影。若不出现并发症，本病的自然病程为 2 周左右，若早期应用抗生素可缩短病程。

（二）小叶性肺炎

小叶性肺炎（lobular pneumonia）是以肺小叶为单位的灶状急性化脓性炎症。由于病灶多以细支气管为中心，故又称支气管肺炎。病变起于支气管，并向其周围所属肺泡蔓延。多见于小儿和年老体弱者。临床上主要表现为发热、咳嗽、咳痰等症状，听诊肺部可闻及散在的湿啰音。

1. 病因和发病机制   小叶性肺炎多由细菌感染所致，常为多种细菌混合感染。凡能引起支气管炎的细菌几乎都能导致本病。常见的致病菌通常为口腔及上呼吸道内致病力较弱的常驻寄生菌，如肺炎链球菌、葡萄球菌、铜绿假单胞菌、大肠埃希菌、流感嗜血杆菌等。某些诱因（如患急性传染病、营养不良、受寒等）使机体抵抗力下降，呼吸道的防御功能受损，黏液分泌增多，这些细菌即可入侵细支气管及末梢肺组织并繁殖，引起小叶性肺炎。病原菌多经呼吸道侵入肺组织，仅少数经血道引起本病。某些因大手术、心力衰竭等长期卧床的患者，由于肺部血液循环缓慢，产生肺淤血、水肿，加之血液本身的重力作用，使侵入的致病菌易于繁殖，导致坠积性肺炎（hypostatic pneumonia）。全身麻醉、昏迷患者及某些溺水者或胎儿由于某些原因发生宫内呼吸时,常误将分泌物、呕吐物等吸入肺内,引起吸入性肺炎(aspiration pneumonia)。这两种肺炎亦属于小叶性肺炎。

2. 病理变化　肉眼观,典型病例双肺出现散在分布的多发性实变病灶,病灶大小不等,一般直径在0.5~1 cm(相当于肺小叶范围),尤以两肺下叶及背侧较多。病灶形状不规则,色暗红或灰黄色,质实,多数病灶中央可见受累的细支气管,挤压可见淡黄色脓性渗出物溢出(图9-12)。严重者,病灶互相融合成片,甚至累及全叶,形成融合性小叶性肺炎(confluent bronchopneumonia)。

镜下,受累的细支气管壁充血水肿,中性粒细胞浸润,黏膜上皮细胞坏死脱落,管腔内充满大量中性粒细胞、浆液、脓细胞、脱落崩解的黏膜上皮细胞。支气管周围受累的肺泡壁毛细血管扩张充血,肺泡腔内见中性粒细胞、脓细胞、脱落的肺泡上皮细胞,尚可见少量红细胞和纤维素(图9-13)。病灶周围肺组织呈不同程度的代偿性肺气肿和肺不张。肺组织内各病灶可呈炎症的不同发展阶段,病变不一致,早期主要表现为炎性充血水肿、浆液性渗出;有些病灶表现为细支气管炎及细支气管周围炎;有些则呈化脓性病变,部分支气管及肺泡壁破坏。

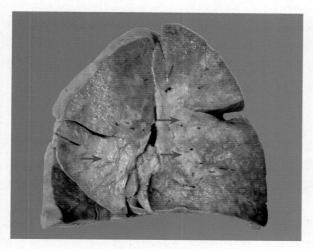

图 9-12　小叶性肺炎
肺切面见大小不等灰白色实变区,即炎症病灶(→)

Figure 9-12　Lobular pneumonia
Cross-section of lung shows gray foci of inflammatory consolidation, the lesions vary in size, distribute patchily throughout one or several lobes (→)

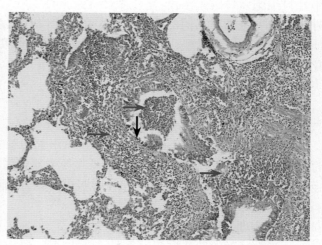

图 9-13　小叶性肺炎
病变的支气管及其周围的肺泡腔内充满以中性粒细胞(→)为主的脓性渗出物,部分支气管黏膜上皮脱落(↓)

Figure 9-13　Lobular pneumonia
The bronchiole and the adjacent alveolar spaces are filled with suppurative exudates (neutrophilic →), part of mucosal epithelial are necrosis (↓)

3. 并发症　小叶性肺炎的并发症远较大叶性肺炎多见,尤其是年老体弱者更易出现,且预后较差,严重者可危及生命。常见的并发症有心力衰竭、呼吸衰竭、肺脓肿、脓胸、脓气胸、脓毒败血症,支气管壁破坏较重且病程长者,可继发支气管扩张。

4. 临床病理联系　当支气管壁受炎症刺激而黏液分泌增多、炎性渗出时,患者出现咳嗽、咳痰,痰液往往为黏液脓性或脓性。因病灶较小且分散,故除融合性小叶性肺炎外,一般无肺实变体征。听诊可闻及湿啰音,此乃病变区支气管及肺泡腔内含有炎性渗出物所致。X线检查两肺散在不规则斑片状阴影。病变重者由于肺换气功能障碍,病变区静脉血得不到充分氧气而造成缺氧,患者出现呼吸困难及发绀。

(三)军团菌肺炎

军团菌肺炎(legionella pneumonia)是由革兰氏阴性嗜肺军团菌(Legionella pneumophila)引起的一种以肺炎为主要表现,并涉及全身多系统的一种全身性疾病。因1976年美国退伍军人协会在费城集会时爆发流行而得名。军团菌广泛存在于自然水源、供水系统及腐叶土中,有鞭毛、能运动,在25~42℃的环境中生长繁殖,在普通培养基中不能生长。军团菌有几十种类型和血清型,但临床上几乎均为嗜肺军团菌,其中以血清型Ⅰ型最为重要。本病相当一部分患者属于机会性感染,发生在年老体弱者及恶性肿瘤、血液病、艾滋病、糖尿病、免疫缺陷病等患者,可与大肠埃希菌、克雷伯菌、铜绿假单胞菌、假丝酵母菌、卡氏肺孢菌等混合感染。患者起病急、畏寒、发热、咳嗽、胸痛,全身不适。临床上最应重视的是咳痰,多为黏液痰或血痰,部分为脓痰。肺外症状为本病特征之一,常有腹痛、腹泻、意识障碍、行走困难及关节炎等症状。X线检查与普通细菌性肺炎相似,常见单侧或双侧肺出现斑片状实变灶,以下叶多见。是一种严重的肺部感染,病死率高达15%。

本病病理 多表现为小叶性或融合性小叶性肺炎。急性期病变主要为急性纤维素性化脓性肺炎(约占95%)和急性弥漫性肺泡损伤。前者主要改变为大量纤维素和炎症细胞渗出,主要为单核巨噬细胞和中性粒细胞,以及细胞崩解和碎片形成;后者表现为肺泡上皮增生、脱屑及透明膜形成。常见(约1/3病例)散在的小脓肿,可伴有肺小血管炎和血栓形成。巨噬细胞胞质内见大量致病菌。细、小支气管腔内有中性粒细胞及纤维素渗出,呈化脓性纤维素性支气管炎改变。严重者病变波及整个大叶,呈大叶性肺炎外观。与一般肺炎不同的是渗出物中单核巨噬细胞渗出较明显。后期肺病变渗出物和透明膜机化及间质纤维化。肺血管肌型动脉常呈非坏死性血管炎改变。约1/3患者累及胸膜,呈浆液性、浆液纤维素性或化脓性胸膜炎改变。肺外病变包括多器官脓肿形成、间质性肾炎、肾小球肾炎及化脓性纤维素性心包膜炎等。

二、 病毒性肺炎

病毒性肺炎(viral pneumonia)是由病毒引起的细支气管以下肺组织急性间质性炎症,多为上呼吸道病毒感染向下蔓延所致。引起肺炎的病毒主要为流感病毒、副流感病毒、腺病毒、呼吸道合胞病毒、麻疹病毒、巨细胞病毒、鼻病毒等。常通过飞沫呼吸道传染,传播速度快。多发于冬春季节,一般为散发,偶可爆发流行。除流感病毒肺炎外,患者多为儿童。

(一)病理变化

病毒性肺炎的基本病变为急性间质性肺炎,但病变形态常多样化,常由多种病毒混合感染或继发细菌感染所致。肉眼观,病变可不明显,肺组织因充血水肿而体积轻度增大。镜下,炎症由支气管、细支气管开始,沿肺的间质向纵深发展,支气管、细支气管壁及其周围组织和小叶间隔等肺间质充血水肿,淋巴细胞、单核细胞浸润,致使肺泡隔明显增宽,肺泡腔内无渗出物或仅见少量浆液(图9-14)。严重的病例病变可波及肺泡腔,肺泡腔内可见多少不等的浆液、纤维素、单核细胞、巨噬细胞等。支气管、肺泡壁组织发生变性坏死。渗出明显者,浆液纤维素性渗出物浓缩在肺泡腔面形成一层均匀红染的膜状物,即透明膜。在麻疹肺炎时,增生的支气管黏膜上皮和肺泡上皮细胞常形成多核巨细胞。病毒性肺炎病理诊断的重要依据是找到病毒包含体。病毒包含体常呈圆形、椭圆形,红细胞大小,多为嗜酸性,周围有一清晰的透明晕。病毒包含体可见于上皮细胞核内(如腺病毒、单纯疱疹病毒、巨细胞病毒)(图9-15)、胞质内(如呼吸道合胞病毒)或胞核、胞质内均有(如麻疹病毒)。病毒性肺炎若合并细菌感染,常伴化脓性病变。

1. 肺部变化 肉眼观,肺组织明显肿胀,广泛实变,表面及切面暗红(图9-16),并可见灶状出血和出血性梗死。镜下,表现为急性弥漫性脱屑性肺泡炎和支气管炎。肺泡腔内充满大量脱落和增生的肺泡上皮细胞,渗出的单核细胞、淋巴细胞、浆细胞及水肿液,部分脱落的肺泡上皮细胞相互融合呈合体状单核或多核巨细胞(图9-17)。肺泡腔内可见广泛透明膜形成,部分肺泡上皮细胞质内可见典型病毒包含体。支气管上皮脱落,部分小支气管壁坏死。肺内毛细血管高度扩张充血,并伴有出血和肺水肿。部分小血管内可见血栓,微血管可见透明血栓。病程较长者,肺泡腔内可见机化和纤维化。电镜下可见内质网扩张,线粒体和内质网明显呈空泡变性。扩张的内质网内可见大小一致的花冠状病毒颗粒。

2. 免疫器官损伤 病变主要表现在脾、淋巴结。脾体积缩小,质软。镜下,脾的白髓和淋巴结边缘淋

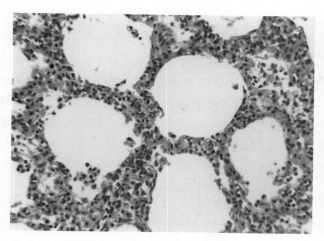

图 9-14　间质性肺炎

肺泡隔等肺间质内见大量单核细胞、淋巴细胞浸润,
肺泡隔增宽,肺泡腔渗出物很少

Figure 9-14　Interstitial pneumonitis

The alveolar septa are widened and have a lot of mononuclear
inflammatory infiltrate of monocytes and lymphocytes, alveolar
spaces contain only a little amount of edematous

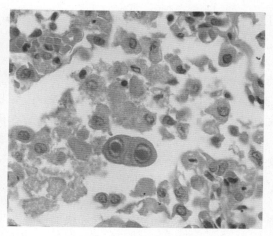

图 9-15　巨细胞病毒肺炎

在肺泡上皮细胞核内可见嗜酸性、均质状圆形小体,
其周围可见透明晕(病毒包含体)

Figure 9-15　Cytomegalovirus pneumonia

The eosinophilic, homogeneous circular-shaped bodies and
clear halo(viral inclusion body)can be seen in nucleus of
the epithelium

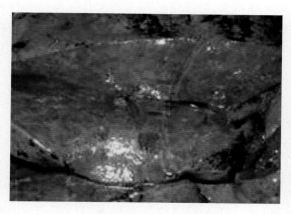

图 9-16　SARS 肺组织

肺明显肿胀,颜色暗红,广泛实变

Figure 9-16　Lung of SARS

The lung swollen markedly, dark-red and extensive consolidation

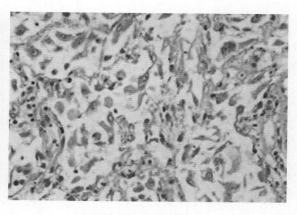

图 9-17　SARS 肺组织

肺泡腔内大量脱落和增生的肺泡上皮细胞及渗出的炎症细胞

Figure 9-17　Lung of SARS

The alveolar spaces are filled with desquamative and hyperplasia
alveolar epithelial cells and inflammatory cells

巴窦组织大片坏死,脾小体高度萎缩或消失,淋巴细胞稀少。淋巴结内血管高度扩张、充血,淋巴滤泡萎缩或消失,淋巴细胞数量明显减少,淋巴组织可见灶状坏死,淋巴窦内可见大量单核细胞浸润。

3. 全身多器官病变　肝、肾、脑、肾上腺等实质性器官均可见小血管急性炎及不同程度的细胞变性、坏死。

(二) 临床病理联系

病毒血症患者出现发热、头痛、全身酸痛、倦怠等症状,由于炎症刺激支气管壁患者出现剧烈咳嗽、无痰(因支气管腔和肺泡腔内无渗出)。由于间质炎性渗出,患者出现明显缺氧、呼吸困难和发绀等症状。X线检查肺部可见斑点状、片状或均匀的阴影。普通型的病毒性肺炎且无并发症者预后良好,重症病毒性肺炎可发展为急性呼吸窘迫综合征。

附1：严重急性呼吸综合征

严重急性呼吸综合征（severe acute respiratory syndrome，SARS）简称非典。是一种由SARS冠状病毒引起的以呼吸道传播为主的急性传染病，病毒包膜上的纤突蛋白能够特异识别人细胞表面血管紧张素转换酶（ACE）受体，帮助病毒吸附和进入细胞内，ACE受体主要分布在Ⅱ型肺泡上皮细胞，其次细支气管纤毛上皮细胞、Ⅰ型上皮细胞和动静脉内皮细胞，在角膜和结膜等组织也有存在。本病病情进展迅速，病死率高。典型症状有发热，体温一般高于38℃，偶有畏寒、咳嗽、头痛、关节及肌肉酸痛，严重者出现呼吸窘迫。病变主要表现为弥漫性肺泡损伤（diffuse alveolar damage，DAD），合并心、脑、肾等器官损害。

附2：新型冠状病毒肺炎

新型冠状病毒肺炎（Corona Virus Disease 2019，COVID-19）是一种由新型冠状病毒感染引起的以呼吸系统损害为主的传染病。新型冠状病毒属于β属冠状病毒，其病毒RNA序列与严重急性呼吸综合征冠状病毒（SARS-CoV）和中东呼吸综合征冠状病毒（MERS-CoV）不同。但目前认为新型冠状病毒也是通过S蛋白特异性识别宿主细胞表面的ACE2受体进入细胞内的。患者临床主要表现为发热、咳嗽、肌肉酸痛及疲乏等，重型患者出现呼吸急促及缺氧，严重者可发展为急性呼吸窘迫综合征，因呼吸衰竭而死亡。

影像学典型表现为双侧肺部出现斑片状磨玻璃样改变。镜下表现为不同阶段的DAD改变。表现为：①肺组织明显水肿，肺泡内大量中性粒细胞及单核细胞渗出，肺泡腔内大量巨噬细胞聚集成团并可见多核巨细胞，可见少量红细胞和纤维素性渗出物及透明膜形成，有的形成纤维素球样结构（DAD的急性渗出期为主）；②肺泡上皮变性坏死，Ⅱ型肺泡上皮反应性增生，肺泡隔纤维素性变性坏死伴毛细血管扩张充血，成纤维细胞增生致肺泡隔增宽，少数病例毛细血管内可见透明血栓，可合并细菌及真菌感染（DAD的过渡期为主）；③纤维组织弥漫增生、纤维化，常伴细支气管上皮的鳞状化生（DAD的纤维化期）（图9-18，图9-19）。

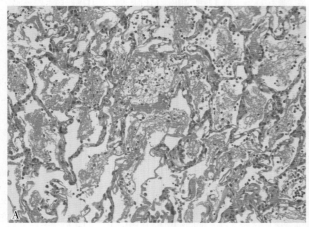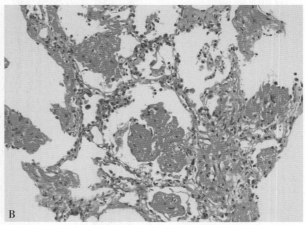

图9-18　新型冠状病毒肺炎弥漫性肺泡损伤急性渗出期

A.可见肺泡腔内大量纤维素渗出伴早期透明膜形成，少量中性粒细胞及单核细胞浸润

B.肺泡腔内渗出大量纤维素形成纤维素球样结构，局部纤维素球内出现成纤维细胞

Figure 9-18　COVID-19 acute exudation stage of DAD

A. A large amount of fibrin exudation can be seen within alveoli，accompanied by some neutrophils and monocytes

B. Fibrin exudation aggregate to form fibrinous spheres，fibroblasts can be seen in the fibrinous sphere

附3：禽流感病毒性肺炎

禽流感（avian influenza）主要是指禽类流行的流感病毒引起的感染性疾病。禽流感病毒是有包膜的

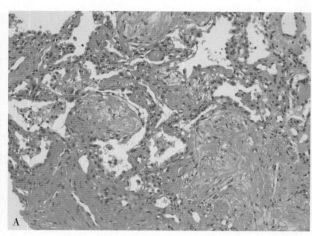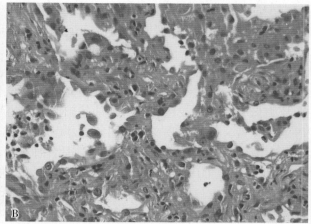

图 9-19　新型冠状病毒肺炎弥漫性肺泡损伤过渡期

A. 肺泡腔内成纤维细胞增生,形成成纤维细胞栓　B. Ⅱ型肺泡上皮明显反应性增生,可见上皮巨细胞

Figure 9-19　COVID-19 transition stage of DAD

A. Fibroblasts proliferate within the alveoli and form fibroblast thrombus

B. Type Ⅱ pneumocytes are reactively proliferative and form epithelial giant cells

球状 RNA 病毒,其表面的纤突含有血凝素和神经氨酸酶两种糖蛋白,血凝素与宿主细胞膜上的唾液酸受体 a-2,6 相结合而进入细胞。由于种属屏障,既往禽流感的传染仅限于禽类,但由于流感病毒的基因重组,一些以往仅在禽间传播的高致病性禽流感病毒亚型或新形成的禽流感病毒亚型可以跨越种属范围感染人类。禽流感病毒只在偶然的情况下感染人,可感染人的禽流感病毒有 H7N9、H5N1、H9N2、H7N2、H7N3、H7N7、H5N2 和 H10N7 等。不同亚型的禽流感病毒感染人类后可引起不同的临床症状,H9N2 和 H10N7 亚型感染的患者通常仅有轻微的上呼吸道感染症状,部分患者甚至没有任何症状;H7N7、H7N2 亚型感染的患者主要表现为结膜炎;重症患者见于 H5N1、H7N9 亚型感染者。H7N9 是禽流感中的新型重配病毒,其内部基因来自 H9N2 禽流感病毒。本病临床表现主要为典型的病毒性肺炎,病程早期均有高热(38℃以上)、咳嗽等呼吸道感染症状。起病 5~7 天出现呼吸困难、重症肺炎并进行性加重,部分病例可快速出现急性呼吸窘迫综合征、脓毒症、休克、意识障碍及急性肾损伤等。血常规检查重症患者多有白细胞总数及淋巴细胞减少,并有血小板降低。血生化检查多有肌酸激酶、乳酸脱氢酶、谷草转氨酶、谷丙转氨酶升高,C 反应蛋白和肌红蛋白可升高。X 线片见患者肺内出现片状影像,重症患者双肺呈多发毛玻璃影及肺实变影,可合并少量胸腔积液。病变分布广泛,病理变化主要表现为肺水肿、透明膜形成和肺不张。病原学检测,在患者呼吸道标本(如鼻咽分泌物、口腔含漱液、气管吸出物或呼吸道上皮细胞内)可检测到禽流感病毒核酸或分离到禽流感病毒。

三、支原体肺炎

支原体肺炎(mycoplasma pneumonia)是由肺炎支原体引起的急性间质性肺炎。各种支原体中仅肺炎支原体对人体致病,引起呼吸道感染。病原体常存在于带菌者的鼻咽部,主要经飞沫传染。支原体肺炎多发生于青少年,秋、冬季节发病较多。通常为散发性,偶可流行。患者起病较急,可有发热、头痛、全身不适等一般症状及剧烈咳嗽,咳少量黏痰。X 线片显示肺部有形态多样的斑片状或网状浸润影,呈节段性分布。外周血白细胞计数轻度增高。痰、鼻分泌物及咽拭子培养出肺炎支原体可确诊。

肺炎支原体可侵犯整个呼吸道黏膜和肺,常累及单侧一叶肺组织,下叶多见,病变多呈节段性分布。本病病理变化肉眼观,肺组织无明显实变,因充血而呈暗红色,气管及支气管内可有黏液性渗出物。镜下,呈非特异性间质性肺炎改变。肺泡隔充血、水肿、明显增宽,其间有多量淋巴细胞和单核细胞浸润,肺泡腔内仅有少量浆液、红细胞、巨噬细胞。细、小支气管壁及其周围组织也常有淋巴细胞、单核细胞浸润,重症病例上皮细胞变性、坏死、脱落,肺泡表面可有透明膜形成。

四、真菌性肺炎

真菌性肺炎的发生率在逐年增加,越来越受到人们的关注。本病临床特点是多为机会性感染,常发生在免疫力低下的老人或患有严重肺部基础性疾病的基础上,更容易发生在艾滋病、糖尿病、器官移植和恶性肿瘤的患者。其病理改变的共同特点是引起坏死、化脓和肉芽肿形成。六胺银染色和 PAS 染色可清晰地显示出菌丝和孢子,从而明确诊断。肺是各种真菌最容易累及的器官之一,更多的真菌病将在第十六章中介绍,这里仅以耶氏肺孢子菌引起的肺炎为例,阐述真菌性肺炎的一些特点。

肺孢子菌肺炎(pneumocystis pseumonia)是由卡氏肺孢菌(Pneumocystis carinii)感染引起的肺炎。此病是艾滋病最常见的机会性感染,也是恶性肿瘤患者放射治疗、化学治疗最主要的肺部并发症。肺孢子菌过去一直被误认为是原虫,称为卡氏肺囊虫,但事实上它是一种真菌。

本病的典型病理变化为间质内大量浆细胞和淋巴细胞浸润、弥漫性肺泡损伤及Ⅱ型肺泡上皮细胞增生。肺泡腔内充满大量特征性的泡沫状、嗜酸性渗出物,后者由大量免疫球蛋白及菌体构成,菌体呈小泡状。肺泡隔及肺泡腔内可见大量浆细胞、巨噬细胞和淋巴细胞浸润,部分区域可见肉芽肿性病变。六胺银染色在泡沫样渗出物或巨噬细胞胞质中可见肺孢子菌,为圆形或新月形,直径 5 μm,局部染色较深的部分为厚的菌壁(图 9-20)。约 50% 患者可以通过肺灌洗液的病原体检查得到确诊。

本病临床主要表现为发热、咳嗽、呼吸困难、缺氧等症状,一些患者症状很轻,而另一些患者进展迅速,可很快出现呼吸衰竭。

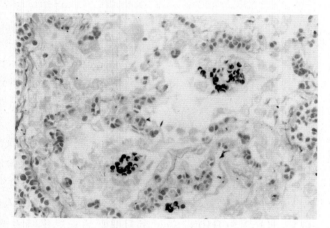

图 9-20 肺孢子菌肺炎
六胺银染色见泡沫样渗出物中肺孢子菌的菌壁
Figure 9-20 Pneumocystis pseumonia
The bacteria wall of pneumocystis can be seen
in the foamy exudate by silver staining

第四节 间质性肺疾病

间质性肺疾病(interstitial lung disease, ILD)指致肺弥漫性纤维化的一大组肺疾病的统称,表现为不同类型的间质性肺炎和肺纤维化。引起 ILD 的病因有很多,如无机和有机粉尘、某些药物、射线、毒物、微生物(包括细菌和病毒)感染及肺水肿等。我们将已知的某种病因或疾病…而导致的间质性肺疾病称之为病因明确的 ILD,或称之为继发性肺纤维化…(如支气管扩张症、肺结核、硅沉着病等),而将原因不明的 ILD 称之为特发性间质性肺炎。

一、肺尘埃沉着病

肺尘埃沉着病(pneumoconiosis)简称尘肺,是因长期吸入有害粉尘并沉积于肺,引起以肺广泛纤维化为主要病变的肺疾病。本病伴有肺功能损害,为职业性肺疾病。根据沉积粉尘的化学性质,可将肺尘埃沉着病分为无机尘埃沉着症和有机尘埃沉着症。国内常见的是无机尘埃沉着症,主要有硅沉着病、石棉沉着病、煤沉着病等。有机尘埃沉着症多由真菌代谢产物或动物性蛋白质、细菌产物引起,如农民肺、麦芽肺等。

(一)硅沉着病

硅沉着病(silicosis)简称硅肺(曾称矽肺),是因长期吸入含大量游离二氧化硅(SiO_2)粉尘微粒而引起的以硅结节形成和肺广泛纤维化为病变特征的肺尘埃沉着病。游离的SiO_2存在于绝大多数的岩石中,尤其是石英,SiO_2含量高达97%~99%。长期从事开矿、采石、碎石作业,在玻璃厂、陶瓷厂、搪瓷厂工作的工人,可经常吸入SiO_2粉尘,若防御不当,则有可能患硅沉着病。硅沉着病是肺尘埃沉着病中最常见、进展最快、危害最严重的一种。

1. 病因和发病机制 硅沉着病的病因是人吸入含游离SiO_2的粉尘。本病的发病与石英的类型、粉尘中游离SiO_2的含量、粉尘颗粒大小、接触时间、防护措施及呼吸道防御功能削弱等因素有关。SiO_2粉尘颗粒越小,在空气中的沉降速度越慢,被吸入的概率也越大。一般直径 >5 μm 的SiO_2粉尘被吸入后,通常可被呼吸道黏膜阻挡或通过黏液纤毛装置而咳出,不能进入肺内。直径 <5 μm 的SiO_2粉尘颗粒则可被吸入肺内并沉积于肺间质而致病。尤其是直径 1~2 μm 的SiO_2粉尘颗粒致病力最强。少量SiO_2粉尘颗粒被吸入肺后,可由巨噬细胞吞噬并带走。若吸入的SiO_2粉尘量超出肺的清除能力,或肺的清除能力减弱,特别是气道的清除能力降低均可导致SiO_2粉尘在肺内的沉积。

SiO_2粉尘引起硅结节(silicotic nodule)形成和肺间质弥漫性纤维化的机制尚未阐明。多数学者认为,SiO_2粉尘被巨噬细胞吞噬后,表面的SiO_2与水作用形成硅酸,其羟基与细胞内次级溶酶体膜结构中的磷脂和蛋白质分子中的氢原子形成氢键,从而改变了溶酶体膜的稳定性和完整性,使膜的通透性增强,导致巨噬细胞溶酶体崩解,并释放出多种蛋白酶,使细胞崩解死亡,SiO_2粉尘释放,又被其他巨噬细胞吞噬,如此反复。被激活的巨噬细胞可释放白细胞介素、肿瘤坏死因子、纤维连接蛋白等,引起肺组织的炎症,促进成纤维细胞增生和胶原形成,巨噬细胞增生聚集,最终导致肺纤维化。SiO_2粉尘反复吸入、沉积,并被吞噬释放,使肺内病变不断进展加重,这也是患者脱离作业环境后肺部病变仍会继续发展的原因。

免疫因素在硅沉着病病变的发生上也具有作用,研究证实,在硅结节玻璃样变的组织中存在免疫球蛋白,患者血清中也可检出异常的抗体,进而推测SiO_2与血清蛋白结合成为抗原,缓慢刺激了抗体的产生,但尚缺乏直接证据。

2. 病理变化 硅沉着病的基本病变是肺及肺门淋巴结内硅结节形成和肺间质弥漫性纤维化。硅结节为境界清晰的圆形、椭圆形结节,直径 2~5 mm,灰白色,质坚实,触之有砂粒感。随着病变的不断进展,硅结节逐渐增大或相互融合成团块状,中心常因缺血缺氧而发生坏死液化,形成硅肺性空洞。镜下,硅结节的形成和发展过程大致可分为:①细胞性结节:为早期硅结节,由吞噬SiO_2粉尘的巨噬细胞聚集在局部形成;②纤维性结节:由成纤维细胞、纤维细胞和胶原纤维组成,纤维组织呈同心圆状排列;③玻璃样结节:纤维性结节从中心开始发生玻璃样变性,最终形成典型的硅结节,硅结节由呈同心圆状或漩涡状排列的玻璃样变性的胶原纤维构成(图9-21),结节中央往往可见内膜增厚的血管。

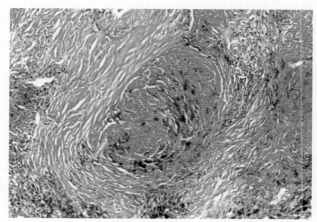

图 9-21　硅沉着病
硅结节由玻璃样变性的胶原纤维构成
Figure 9-21　Silicosis
The silicotic nodule is composed of bundles of hyalinized collagen

病变肺组织除硅结节形成外,尚有不同程度的间质弥漫性纤维化。在血管、支气管周围及肺泡隔纤维组织增生,多为玻璃样变性的胶原纤维。此外,胸膜也因纤维组织弥漫增生而增厚,厚度可达 1~2 cm。

3. 分期及病变特征 根据肺内硅结节的数量、分布范围和直径大小及肺纤维化程度,可将硅沉着病分为三期。

Ⅰ期:硅结节主要局限于肺门淋巴结。近肺门肺组织中可见少量硅结节。此期肺组织内硅结节体积小,直径 1~3 mm,数量少。X 线检查肺门阴影增大,密度增高,肺野内硅结节阴影主要分布在两肺中、下叶近肺门处。胸膜可有硅结节形成,但增厚不明显。肺质量、体积、硬度无明显改变。

Ⅱ期:硅结节体积增大,数量增加,可散布于全肺,但仍以中、下肺叶近肺门处为密集,总病变范围未超过全肺的 1/3。X 线显示肺野内有大量直径 >1 cm 的阴影。胸膜增厚。肺的质量、体积、硬度均有增加。

Ⅲ期:硅结节密集且融合成肿瘤样团块。X 线检查可见团块状硅结节阴影,直径可达 2 cm,团块状结节中央可有硅沉着病空洞形成。胸膜明显增厚。肺的质量、体积、硬度明显增加,浮沉实验全肺入水下沉。

4. 并发症

(1) 肺结核 硅沉着病患者易并发肺结核,称硅肺结核(silicotuberculosis)。硅肺结核的发病率随病变的加重而增加,60%~70% Ⅲ期硅沉着病可并发肺结核。硅沉着病与肺结核病的病变可分别存在,亦可混合存在。硅沉着病并发肺结核病的原因可能是肺间质弥漫性纤维化使肺内淋巴和血液循环障碍及巨噬细胞的吞噬功能下降,降低了肺组织对结核菌的抵抗力。硅肺结核的病变较单纯肺结核病病变更重,发展更快,更易形成空洞,且空洞数量大,直径大,极不规则。

(2) 肺源性心脏病 晚期硅沉着病并发肺源性心脏病者颇多,据统计占 60%~75%。硅结节内的小血管炎使血管腔狭窄甚至闭塞,肺间质弥漫性纤维化造成肺毛细血管床减少,加之肺组织缺氧引起的肺小动脉痉挛均可导致肺循环阻力增加,肺动脉高压,右心室肥厚。

(3) 肺部感染 由于硅沉着病患者抵抗力较低,易继发细菌、病毒感染和诱发呼吸衰竭。

(4) 肺气肿和自发性气胸 晚期硅沉着病患者常发生不同程度的阻塞性肺气肿。在胸膜下形成肺大泡,可因剧烈咳嗽等破裂引起自发性气胸。

(二) 石棉沉着病

石棉沉着病(asbestosis)也称石棉肺,是因人长期吸入石棉粉尘而引起的以肺间质纤维化为主要病变的职业性肺尘埃沉着病。石棉是含有多种化学元素的硅酸盐复合物,具有高度的抗热性,被广泛用于隔热绝缘材料。石棉矿的开采及运输工人,石棉加工厂和石棉制品厂的工人长期在操作过程中吸入石棉粉尘而导致石棉沉着病。本病发病隐匿,患者逐渐出现咳嗽、咳痰、气急、胸闷等症状,晚期因并发肺源性心脏病而出现右心室肥大。

1. 病因和发病机制 石棉沉着病是由于石棉纤维沉积于呼吸性细支气管和肺泡壁所致。石棉纤维的致病力与其吸入的数量、纤维大小、形状及溶解度有关。石棉纤维有螺旋形和直形两种。螺旋形纤维吸入后常可被呼吸道黏膜排出;直形纤维硬而易碎,在呼吸道穿透力较强,因而致病性较强。早期吸入的石棉纤维多停留在呼吸性细支气管,仅部分抵达肺泡,穿过肺泡壁进入肺间质被巨噬细胞吞噬,并释放致炎因子和致纤维化因子,引起肺间质炎症和广泛纤维化。石棉纤维可直接刺激成纤维细胞合成并分泌胶原,形成纤维化。此外,石棉对肺组织中的巨噬细胞、肺泡上皮细胞、间皮细胞均有毒性作用,导致肺、胸膜的纤维化。

2. 病理变化 石棉沉着病的病变特点是肺间质弥漫性纤维化,石棉小体形成及脏层胸膜肥厚,壁层胸膜形成胸膜斑(pleural plaque)。肺部病变以双肺下叶为著。肉眼观,病变早期,由于细支气管周围、肺泡壁、小叶间隔内纤维组织增生,使双肺下叶呈明显的纤维网状结构。晚期,由于肺间质广泛纤维化,使肺体积缩小,质地变硬。常因伴明显的肺气肿和支气管扩张,肺组织呈蜂窝状改变。胸膜明显增厚并有纤维性粘连,甚至形成胸膜斑。胸膜斑是指发生于壁层胸膜上的局限性纤维瘢痕斑块,境界清楚,凸出于胸膜,质地坚硬,呈灰白色,半透明。常位于两侧中、下胸壁。镜下,早期病变是由于石棉纤维刺激引起的脱屑性肺泡炎,肺泡腔内见大量脱落的Ⅱ型肺泡上皮细胞和巨噬细胞。肺间质内可见大量淋巴细胞、单核细胞浸润。随后细支气管周围、肺泡隔、小叶间隔内纤维组织增生,并发展成肺组织弥漫性纤维化。小动脉受累呈现闭塞性动脉内膜炎。在增生的纤维组织中可见多数石棉小体(图 9-22),石棉小体实际是表面有铁蛋白沉积的石棉纤维。石棉小体大小不等,黄褐色,分节状,两端膨大,中央为棒状,呈哑铃形。旁边有时可见异物巨细胞,普鲁士蓝染色时小体常呈阳性铁反应。检出石棉小体是病理诊断石棉沉着病的重要依据。

3. 并发症

(1) 恶性肿瘤　石棉沉着病易并发恶性胸膜间皮瘤和肺癌,亦有并发胃癌、喉癌的报道。石棉具有致癌性,据统计石棉沉着病并发肺癌者高达12%~17%,尤其是并发恶性胸膜间皮瘤者更多见。

(2) 肺源性心脏病及肺结核　石棉沉着病晚期肺组织广泛纤维化,肺小动脉内膜增厚、闭塞,肺循环阻力增加,肺动脉高压,故易发生肺源性心脏病和呼吸衰竭。此外,石棉沉着病合并肺结核者约有 10%,低于硅沉着病,且病情较硅沉着病轻。

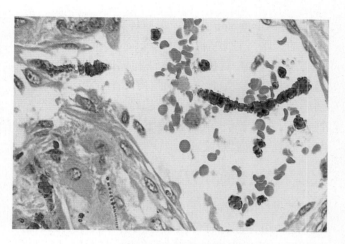

图 9-22　石棉沉着病
增生的纤维组织及肺泡腔内见石棉小体
Figure 9-22　Asbestosis
Asbestos bodies are found in the fibrosis
tissues or within alveolar spaces

二、肺结节病

肺结节病(pulmonary sarcoidosis)为一种可侵犯全身多系统的慢性疾病,其基本病变为形成非干酪样坏死性肉芽肿。该病多见于中、青年,女性稍高于男性,以肺、肺门淋巴结最常受累(超过90%),也可累及浅表淋巴结、皮肤、眼、扁桃体、肝、脾、骨髓等处。多数患者肺部症状较轻,一般仅为干咳,少数可有呼吸困难、胸痛等。X 线片的典型表现为弥漫性网状结节状浸润,偶可见大结节。绝大多数患者不经治疗可自行缓解。该病在欧美国家较多见,我国发病率较低。

(一) 病因和发病机制

肺结节病病因和发病机制目前尚不清楚。但多数学者认为,细胞免疫反应在本病的发病中起重要作用。肺结节病的特征性改变是活化的淋巴细胞(主要为 Th1 表型的 T 细胞)和巨噬细胞在局部聚集。肉芽肿的形成和发展是各种细胞、细胞因子和化学因子相互作用的结果。研究表明,结节性肉芽肿区域 CD4$^+$/CD8$^+$ 细胞比率(15:1)较非病变区(5:1)明显增加。在外源性或内源性致病的抗原刺激下,CD4$^+$ 辅助 T 细胞(Th1)在局部聚集,Th1 细胞分泌细胞因子 IL-1、IL-2、IFN-γ 等水平增强,从而引起 T 细胞增殖和巨噬细胞活化,并在局部释放 IL-8、TNF,巨噬细胞炎症蛋白质 1α (macrophage inflammatory protein 1α,MIP-1α) 等细胞因子,使淋巴细胞和单核细胞在病变局部浸润,形成肉芽肿。因此,IL-1、IL-2 在肉芽肿形成早期起重要作用。当病变局部 Th2 型 T 细胞增多时,预示疾病进展或纤维化。故 Th1 和 Th2 比率变化与肉芽肿形成及进展密切相关。肺泡巨噬细胞可释放高水平的 TNF,而气管肺泡液中 TNF 的水平常为疾病活动的标志。另外,由Th1 细胞引起的 B 细胞活化,可导致高丙种球蛋白血症,它是活动性肺结节病的重要特征。

(二) 病理变化

肺结节病主要累及肺和肺门淋巴结,可单独或同时受累,肉眼观常无明显改变。本病早期病变为单核细胞浸润伴成纤维细胞增生性的非特异性肺泡炎并逐渐发展为肺间质多、发散在结节性肉芽肿,肉芽肿常沿胸膜、小叶间隔及支气管血管束分布。该肉芽肿为非干酪样坏死性肉芽肿,在病理形态上与结核性肉芽肿相似,但具有以下特点:肉芽肿大小较一致,境界清楚,少有融合;结节中心无干酪样坏死,多核巨细胞可为朗汉斯型,也可为异物型,结节周围浸润的淋巴细胞较少(图 9-23);随着病变的进展,细胞性肉芽肿可逐渐发生纤维化,纤维化常从周围开始并逐渐发展为洋葱皮样改变。巨细胞细胞质中可见到星状体(asteroid body)和 Schaumann 小体。星状体为胞质内透明区中含有的强嗜酸性放射状小体;Schaumann 小体是球形同心层状结构,其成分为含铁和钙的蛋白质。间质慢性炎症较轻,大部分病例间质纤维化并不明显,个别病例进行性肺纤维化可引起蜂窝样变。纤维支气管镜下,在气管、支气管黏膜下看到肉芽肿结构对诊断本病具有重要意义。

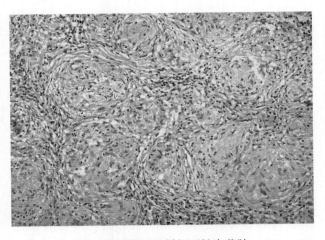

图 9-23　非干酪样坏死性肉芽肿
结节大小较一致,中心无干酪样坏死
Figure 9-23　Noncaseating granulomas
Nodule size more consistent, without caseous necrosis in center area

三、特发性间质性肺炎

特发性间质性肺炎(idiopathic interstitial pneumonia, IIP)是一组弥漫性肺部损伤性疾病,是临床表现相类似的肺间质性炎症性疾病的总称。其共同特征是伴有不同程度的肺间质炎症和纤维化。

IIP 在临床上比较少见,且各种类型的特征不同,因此临床上很容易漏诊或误诊。近年来该病的发病率有所增加,男性多于女性,多在 40~50 岁发病。以进行性呼吸困难为突出症状,伴有干咳、杵状指、发绀,偶有血痰,部分患者可有盗汗、食欲不振、无力等症状。患者肺活量下降,肺功能降低。临床上多呈慢性经过,持续进展,预后不良,目前无有效药物治疗,患者常因呼吸衰竭和心力衰竭而死亡,5 年生存率不足 50%。

(一) 病因和发病机制

本病确切的病因和发病机制不明,可能与自身免疫、遗传因素和病毒感染有关。

1. 自身免疫　本病常常与一些自身免疫病,如类风湿关节炎、硬皮病、系统性红斑狼疮等同时发生,而且在这些疾病中,肺部病变与特发性肺纤维化的病变极其相似。特发性肺纤维化患者可出现高丙种球蛋白血症,主要表现为免疫球蛋白 IgG、IgM、IgA 的升高。部分患者可检出自身抗体,尤其是抗核抗体,类风湿因子升高。患者支气管肺泡灌洗液和血清中可检出免疫复合物(IgG- 抗原复合物及 IgM-C3b- 抗原复合物),循环中免疫复合物也可在肺泡毛细血管壁内沉积。免疫复合物激活肺巨噬细胞释放趋化因子,引起肺组织内中性粒细胞、单核细胞和嗜酸性粒细胞浸润,而且这些细胞能产生氧自由基,还能分泌一些蛋白酶(如胶原酶、弹性硬蛋白酶等)引起肺组织损伤,巨噬细胞还可产生纤维连接蛋白,促进纤维细胞增生,形成纤维化。

2. 遗传因素　本病有家族性,同家族的患者,尽管异地居住多年,仍可发生同样的疾病。遗传连锁的研究表明,家族性特发性肺纤维化(idiopathic pulmonary fibrosis, IPF)发生的危险与免疫球蛋白的 γ 异型有关。此外,特发性肺纤维化患者血清中 HLA-B8、HLA-B12、HLA-B15 和 HLA-DW3、HLA-DW6、HLA-DR2 抗原升高,提示本病发生与遗传因素有关。

3. 病毒感染　约 40% 患者症状发作时有流感样表现及胸部症状,也有证据表明患者发病前有病毒接触史。有学者报告,特发性肺纤维化患者血清中 EB 病毒抗体增加,可测出病毒壳体抗原 IgA,提出 EB 病毒可能在 IPF 的发病中起重要作用。

IIP 各型的明确诊断依赖于临床资料、影像学和病理诊断,即临床 - 影像 - 病理诊断(clinic-radiologic-pathologic diagnosis)(CRP 诊断)。由于不同的 IIP 类型对于糖皮质激素的治疗反应和预后不同,因此,应重视各种类型 IIP 的鉴别诊断。

迄今为止 IIP 的分类和命名已经过 6 次修订,但 2013 年的最后一次修订与 2002 年美国胸科协会 / 欧洲呼吸协会(ATS/ERS)的分类共识基本相同,只是将呼吸性细支气管炎相关间质性肺疾病(respiratory bronchiolitis-associated interstitial lung disease, RBILD)、脱屑性间质性肺炎(desquamative interstitial pneumonia, DIP)和朗格汉斯细胞组织细胞增生症(Langerhans cell histocytosis, LCH)统称为吸烟相关的间质性肺疾病。

（二）普通型间质性肺炎／特发性肺纤维化

1. **病理变化**　普通型间质性肺炎（usual interstitial pneumonia，UIP）又称特发性肺纤维化（idiopathic pulmonary fibrosis，IPF）。本病大体肉眼观，肺体积缩小，硬似橡皮。肺表面有大小不等的鹅卵石样囊肿凸出，切面见以两肺下叶为主的多发性灰白、坚实的肺实质纤维化，特征性地分布于胸膜下和小叶内间隔，状似蜂窝，故称蜂窝肺（honerycomb lung）。镜下，主要特点是病变轻重不一，分布不一致，片状间质纤维化。早期病变为成纤维细胞小灶状增生，随着时间的延长，细胞逐渐减少，胶原逐渐增加。通常早期和晚期病变同时存在。在同一低倍视野内常可看到正常肺组织、成纤维细胞灶、胶原纤维和蜂窝变等。后期肺间质弥漫性纤维化，使肺组织结构严重破坏，肺泡明显减少、变形、闭锁。致密的纤维使肺泡壁塌陷，形成囊腔（蜂窝样纤维化）。纤维化区域轻到中度炎症，主要为淋巴细胞，少量浆细胞、中性粒细胞、嗜酸性粒细胞和肥大细胞（图9-24）。可有鳞状上皮化生和继发性肺动脉硬化。

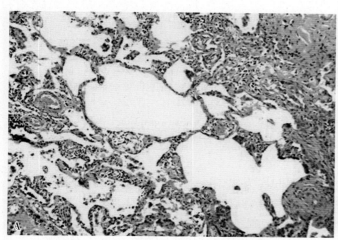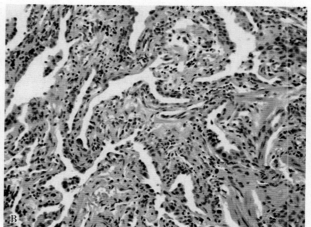

图 9-24　普通型间质性肺炎
A. 肺间质局灶性纤维化和囊状改变　B. 肺间质弥漫性纤维化
Figure 9-24　Usual interstitial pneumonia（UIP）
A. Cystic change and patchy interstitial fibrosis of lung　B. Diffuse interstitial fibrosis of lung

2. **临床病理联系**　UIP/IPF 多见于 50 岁以上的男性。临床表现为进行性呼吸困难和干咳，绝大多数患者双肺底部可闻及吸气性爆破音。肺功能异常主要表现为通气功能障碍。目前对于 UIP/IPF 还缺乏有效的药物治疗。大多数患者病情呈进行性发展，中位生存时间大约为 3 年。

少数患者出现急性呼吸道症状，其临床表现与急性间质性肺炎相似，又称为急性恶化性 IPF 或急进性 UIP，急性恶化性 IPF 是患者急性死亡的主要原因。

高分辨率 CT（high resolution CT，HRCT）表现为两肺肺野周边部（胸膜下）不规则的线性或网状阴影，以基底部最为多见，同时伴有肺结构改变。两肺基底部蜂窝样纤维化是本病影像学特征性病变。

（三）非特异性间质性肺炎

1. **病理变化**　非特异性间质性肺炎（nonspecific interstitial pneumonia，NSIP）的病变呈片状或弥漫分布，组织学变化范围很广，分为富细胞型、混合型和纤维化型。富细胞型 NSIP 最常见的病变是肺泡隔内可见局灶性或弥漫性淋巴细胞、浆细胞和组织细胞浸润。在炎症区域还常可见到 II 型肺泡上皮细胞的增生。混合型 NSIP 表现为间质大量的慢性炎症细胞浸润和明显的胶原纤维沉积。纤维化型 NSIP 以肺间质致密的胶原纤维沉积为特点，伴有轻微的炎症反应。在有些病例中，大量的纤维化可引起肺组织结构的重建，同时伴有肺泡上皮细胞的增生与支气管上皮细胞增生，但其与 UIP 不同的是，NSIP 的病变相对一致，肺间质出现相对一致的不同程度的炎症和纤维化，无正常肺组织存在，见不到新老病灶并存的现象(图 9-25)。

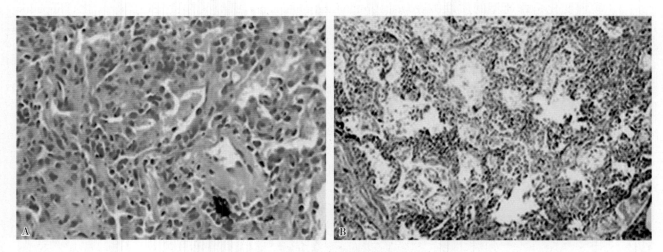

图 9-25　非特异性间质性肺炎

A. 富细胞型 NSIP,肺间质内淋巴细胞浸润,肺泡上皮细胞增生　B. 混合型 NSIP,肺泡隔中等量炎症细胞浸润,肺泡隔轻度纤维化

Figure 9-25　Nonspecific interstitial pneumonia(NSIP)

A. The cellular pattern of NSIP,lymphocyte infiltration in alveolar septum,pneumocyte hyperplasia

B. Mixed pattern of NSIP,inflammatory cell infiltration and mild fibrosis in alveolar septum

2. 临床病理联系　NSIP 是第二大类常见的 IIP。NSIP 起病为亚急性,从出现症状到临床诊断很少超过 1 年,平均发病年龄 50 岁左右,女性稍多见。临床症状主要是呼吸困难和干咳,双下肺爆裂音,大约 1/3 患者有发热。HRCT 显示双下肺非特异性的毛玻璃样阴影、不规则条索和牵拉性支气管扩张。

NSIP 的预后较好,NSIP 中位生存时间超过 9 年,若患者仅发生少量纤维化则预后更好。有报道显示,富细胞型 NSIP 的 5 年生存率为 100%,纤维化型 NSIP 为 90%。胸部 X 线片多呈弥漫性双下肺实变、网状影或毛玻璃影。HRCT 显示广泛、片状毛玻璃影和小实变区及网状变化。

(四) 隐源性机化性肺炎

1. 病理变化　隐源性机化性肺炎(cryptogenic organizing pneumonia,COP),病理变化为肺显示斑片状、界限不清结节状实变区,无瘢痕或蜂窝改变。病变由成纤维细胞组成的疏松结缔组织形成,堵塞细支气管,沿肺泡管和肺泡腔延伸,病变时相一致。间质有少量炎症细胞浸润、Ⅱ型肺泡上皮细胞化生及肺泡巨噬细胞数量增加,部分肺泡腔内有泡沫状细胞聚集和少量纤维素渗出。正常肺泡结构相对完整。

2. 临床病理联系　COP 平均发病年龄为 55 岁,男女发病率大致相等。患者发病前常有流感样症状,临床表现为干咳和活动后呼吸困难。多数患者两肺中下部可闻及爆裂音,无杵状指。胸部 X 线片显示双侧或单侧实变影,呈斑片状分布或以胸膜下显著。HRCT 表现为双肺实变影或不规则线性、条索状阴影。一般采用皮质激素治疗。

(五) 急性间质性肺炎

1. 病理变化　急性间质性肺炎(acute interstitial pneumonia,AIP)病理变化为两肺体积增大,质量增加,外观饱满,呈暗红色。AIP 早期最显著的组织学特点是弥漫性肺泡损伤,肺泡上皮细胞坏死、脱落,或伴Ⅱ型肺泡上皮细胞增生,肺泡内透明膜形成(图 9-26)。晚期病灶逐渐机化,出现广泛成纤维细胞、肌成纤维细胞增生伴肺泡被覆上皮细胞的显著增生,使肺泡隔增厚、变形。AIP 患者肺部病变均匀一致。细胞增生形成肺泡腔内息肉状突起,是本病显著的特征,少数肺泡腔内可见到残留的透明膜。肺泡壁小血管内可见纤维素性血栓(图 9-26),细支气管上皮的鳞状上皮化生也是急性肺损伤的主要表现和重要的诊断依据。部分 AIP 患者可出现局灶性胸膜下纤维化。

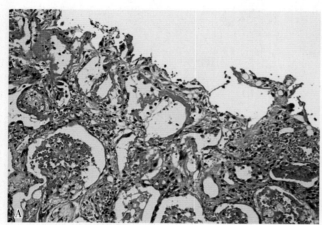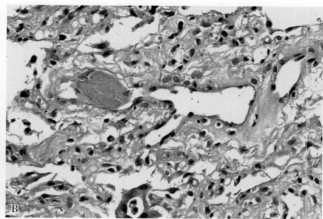

图 9-26 急性间质性肺炎
A. 弥漫性肺泡损伤并透明膜形成　B. 小血管内透明血栓形成
Figure 9-26　Acute interstitial pneumonia（AIP）
A. Diffuse alveolar damage and hyaline membrane formation　B. Hyaline thrombus in small blood vessel

2. 临床病理联系　AIP 患者在发病初期表现为流感样症状,如咽喉痛、咳嗽、发热、寒战、身体不适、肌肉痛、关节痛等,然后出现典型的快速进行性呼吸困难和干咳。AIP 的发病无性别差异,发病年龄范围很广,可见于儿童,平均年龄为 55 岁。大多数患者表现为严重缺氧,需住院治疗和机械通气。

HRCT 显示两肺对称性的毛玻璃样改变和实性变的病灶。AIP 预后很差,病死率高达 70% 甚至100%。存活患者的表现也是多种多样,一部分患者痊愈,一部分患者多次复发,小部分患者表现为持续性慢性间质性肺疾病。

（六）呼吸性细支气管炎相关间质性肺疾病

1. 病理变化　呼吸性细支气管炎相关间质性肺疾病（respiratory bronchiolitis-associated interstitial lung disease,RBILD）在低倍镜下,病变以细支气管为中心呈斑片状分布。呼吸性细支气管、肺泡管及细支气管周围肺泡内见棕褐色的巨噬细胞聚集。该细胞的胞质丰富,胞质内含棕黄色的细颗粒（普鲁士蓝染色呈阳性）。细支气管黏膜下及其周围可见淋巴细胞和单核细胞浸润,细支气管周围轻微纤维化,并延伸至邻近的肺泡隔,常伴随小叶中心性肺气肿。

2. 临床病理联系　RBILD 主要见于 40~50 岁的吸烟者,几乎所有的患者都有严重的吸烟史。男性多见,男女性别比为 2 : 1。大多数 RBILD 患者症状轻微,少数患者表现为呼吸困难、咳嗽及低氧血症,两下肺基底部可闻及捻发音,杵状指少见。

HRCT 显示小叶中心性结节影、斑片状毛玻璃阴影,气道壁增厚。常见到肺上叶小叶中心性肺气肿。部分 RBILD 患者戒烟后或经皮质激素治疗后,上述表现可消失。

（七）脱屑性间质性肺炎

早期的研究者认为,脱屑性间质性肺炎（desquamative interstitial pneumonia,DIP）的基本病变是肺泡腔内充满大量脱落的肺泡上皮,故此命名。现在研究者证实,肺泡腔内大量聚集的细胞是单核细胞,而不是肺泡上皮细胞,因此本病的名称与基本病变并不相符和,但至今仍沿用此名。

1. 病理变化　DIP 的特征是双肺弥漫受累,肺泡腔内大量单核细胞聚集。肺泡隔增宽,被覆立方体状的肺泡上皮细胞,散在浆细胞、嗜酸性粒细胞浸润（图 9-27）。DIP 与 RBILD 最主要的区别在于,DIP 的病变表现为肺部弥漫、一致性的受累,缺少 RBILD 中细支气管中心性分布方式。DIP 气腔内单核细胞通常包含棕褐色的色素颗粒。DIP 通常可伴有肺气肿。

2. 临床病理联系　DIP 主要发生于 40~50 岁的吸烟者,男性多见,男女比 2 : 1。患者通常有呼吸困难、

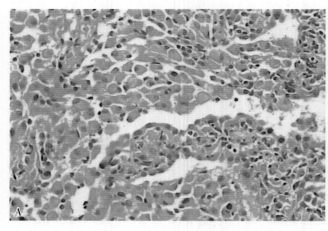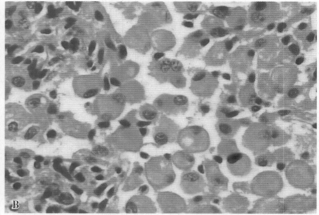

图 9-27 脱屑性间质性肺炎

A. 肺泡腔内大量单核细胞聚集　B. 显示肺泡腔内单核细胞（局部放大）

Figure 9-27　Desquamative interstitial pneumonia（DIP）

A. The accumulation of a lot of mononuclear cells in the alveolar space

B. High-power detail of showing mononuclear cells in the alveolar space

干咳等症状,持续数周到数月,甚至会进展到呼吸衰竭。一半左右的患者会有杵状指。肺生理学检查显示肺容量正常或轻微下降,肺弥散功能中等度下降。DIP 的预后较好。大多数患者戒烟后症状改善,10 年生存率约 70%。HRCT 检查显示斑片状毛玻璃样阴影,大多数位于两肺基底部。

（八）淋巴细胞性间质性肺炎

1. 病理变化　淋巴细胞性间质性肺炎（lymphocytic interstitial pneumonia,LIP）表现为肺泡隔增宽,弥漫性淋巴样细胞浸润,包括淋巴细胞、浆细胞和单核细胞,有时可见 II 型肺泡上皮细胞增生和少量肺泡巨噬细胞增多。常可看到淋巴样滤泡,包括含生发中心的淋巴滤泡。部分病例可见到结构重建（包括蜂窝肺）和非坏死性肉芽肿。少数区域可见到肺泡间机化和单核细胞聚集。

2. 临床病理联系　LIP 可发生于任何年龄,多数人在 50 岁左右确诊,女性多见。LIP 进展缓慢,病程常在 3 年以上,症状主要表现为逐渐加重的咳嗽及呼吸困难。偶尔可见发热、体重减轻、胸痛及关节痛。随病变进展,肺部可闻及啰音,部分患者可有淋巴结肿大,在合并有干燥综合征的患者中更为多见。胸部 X 线片显示双肺基底部致密条纹状及粗网状结节影。

（九）胸膜肺实质纤维弹力增多症

胸膜肺实质纤维弹力增多症（pleuroparenchymal fibroelastosis,PPFE）是一种罕见的间质性肺炎,指致密的脏层胸膜纤维化累及邻近肺实质为病理特征的一种病变。常见症状为干咳、慢性胸部钝痛、胸闷呼吸困难、体重下降。多数为非吸烟患者,可有反复肺感染病史,可有家族性间质性肺炎背景。肺功能表现为限制性通气障碍,残气量和肺活量比值增高。影像学表现为胸膜不规则增厚,邻近肺实质网格状纤维化,以上叶为重。病理变化主要为胸膜及胸膜下致密纤维化、胶原化,伴有弹力纤维增多。

第五节　呼吸窘迫综合征

一、急性呼吸窘迫综合征

急性呼吸窘迫综合征（acute respiratory distress syndrome,ARDS）是指肺内外严重疾病导致以肺毛细血管弥漫性损伤、通透性增强为基础,以肺水肿、透明膜形成和肺不张为主要病理变化,以进行性呼吸窘迫和难治性低氧血症为临床特征的急性呼吸衰竭综合征。ARDS是急性肺损伤发展到后期的典型表现。该病起病急骤，发展迅猛，预后极差，病死率高达50%以上。ARDS曾有许多名称，如休克肺、弥漫性肺泡损伤、创伤性湿肺等，为了区别于原发性新生儿呼吸窘迫综合征，还曾称为成人呼吸窘迫综合征（adult respiratory distress syndrome，ARDS），实际上本病也可发生于儿童及青少年，故1992年美国胸科协会和欧洲呼吸协会为加强护理医学联合建议用acute取代adult，缩写仍为ARDS。

（一）病因和发病机制

ARDS为多种疾病的并发症，与之相关的疾病包括严重休克、严重感染、严重创伤、弥散性血管内凝血（DIC）、吸入刺激性气体和胃内容物、溺水、大量输血、急性胰腺炎、药物和麻醉品中毒及氧中毒等，ARDS的发生可由多种原因复合存在所致。其发病机制尚未完全阐明。目前认为除与原发疾病有关外，炎症细胞及其释放的炎症介质和细胞因子是导致肺毛细血管和肺泡上皮损伤的重要因素。内毒素是炎症介质和细胞因子释放的启动因子，它可诱导巨噬细胞释放IL-8等炎症介质，使血管内皮细胞表达白细胞黏附分子，并扩大血小板介导的中性粒细胞反应，激活中性粒细胞并使其在肺微血管内大量聚集渗出。激活的中性粒细胞和巨噬细胞释放大量蛋白酶、氧自由基、花生四烯酸的代谢产物（如前列腺素、白细胞三烯、血栓素A2等），引起肺泡毛细血管壁弥漫性损伤和通透性增强，发生肺水肿和纤维素渗出。Ⅱ型肺泡上皮细胞损伤，肺泡表面活性物质减少或消失，导致肺透明膜形成和肺萎陷。上述改变均可引起肺泡内氧弥散障碍，通气血流比值失调，发生低氧血症和呼吸窘迫。

（二）病理变化

肉眼观，双肺肿胀，暗红色，表面湿润，可见局灶性实变区和肺萎陷区，肺质量增加，弹性减弱。镜下，ARDS的主要病理变化是肺弥漫性充血、水肿，肺泡内透明膜形成和局灶性肺萎陷。早期肺泡壁毛细血管扩张、充血水肿，使肺泡隔增宽，肺泡腔内浆液、中性粒细胞和巨噬细胞渗出。在呼吸性细支气管、肺泡管、肺泡表面可见一层均匀红染的膜状物形成，即透明膜（图9-28），后者是由渗出的血浆蛋白、纤维素及崩解的肺泡上皮细胞碎屑构成。此外肺内尚可见灶状出血、坏死及肺萎陷，微血管内可见透明血栓形成和白细胞阻塞现象。随着病程的进展，Ⅱ型肺泡上皮细胞增生，肺内渗出物和坏死物被机化，纤维组织增生，最终导致弥漫性肺泡内和肺间质纤维化。部分病例可合并支气管肺炎和肺脓肿。

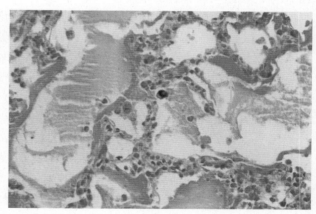

图9-28　急性呼吸窘迫综合征
肺泡腔内可见粉染水肿液，肺泡表面见红染的透明膜（↑）
Figure 9-28　Acute respiratory distress syndrome（ARDS）
Intra-alveolar edema，some alveoli are lined by bright
pink hyaline membranes（↑）

附：新生儿肺透明膜病

本病又称新生儿呼吸窘迫综合征（neonatal respiratory distress syndrome，NRDS）是指新生儿出现短暂的自然呼吸后，发生进行性呼吸困难、发绀等急性呼吸窘迫症状和呼吸衰竭。本病多见于早产儿、体重过低儿、过期产儿等。本病的发生有家族性倾向，发病急、病死率高，其发病主要与肺发育不成熟、缺乏肺泡表面活性物质有关。

第六节　呼吸系统常见肿瘤

一、鼻咽癌

鼻咽癌（nasopharyngeal carcinoma，NPC）是鼻咽部上皮组织发生的恶性肿瘤，在我国属常见的恶性肿瘤之一,在头颈部恶性肿瘤中其发病率居首位,多见于广东、广西、福建、湖南、台湾、香港等地,特别是广东省珠江三角洲和西江流域发病率最高,有明显的地区多发性。男性患者为女性患者的2~3倍,多于40岁以后发病。临床上有涕中带血、鼻出血、鼻塞、耳鸣、听力减退、头痛、复视、颈部肿块等症状。

(一) 病因

鼻咽癌的病因迄今尚未明了。国内外研究证实,鼻咽癌可能与EB病毒感染、环境致癌物质和遗传因素有关。

1. **EB病毒(Epstein-Barr virus,EBV)感染**　EBV与鼻咽癌关系密切。资料显示,100%鼻咽癌患者肿瘤中有EBV的基因组,主要表现在以下几个方面:①大部分NPC患者EBV抗体(IgA)水平增高;②全部肿瘤细胞均表达EBV的DNA和RNA;③NPC患者鼻咽部癌前病变上皮EBV检测呈阳性,正常的鼻咽上皮呈阴性;④病毒基因插入的位点在同一肿瘤的所有肿瘤细胞中均一致(克隆性),EBV呈克隆性附加体的形式存在。上述结果表明,EBV在鼻咽癌的发生发展中起重要作用。因此,1997年国际癌症研究机构(IARC)认为,已有足够的证据证明EBV为NPC的致癌因素。但是,EBV是NPC的致病启动因素还是其他致癌物质的辅助因素,目前尚无定论。NPC患者血清中有高效价的抗EBV各种抗原的抗体,尤其是病毒壳抗原的IgA抗体(VCA-IgA)阳性率达97%。NPC中EBV感染表现为两种潜在形式:表达潜在膜蛋白-1(LMP-1)和EBV编码的早期RNA(EBER),原位杂交检测EBER及免疫组织化学检测LMP-1对确定NPC及转移性NPC的诊断均具有重要意义。

2. **环境致癌物质**　食物及环境中的亚硝胺类化合物与鼻咽癌的发生有关系,且我国学者曾用亚硝胺诱发出大鼠鼻咽癌,提示这类环境致癌物质可能是鼻咽癌的病因之一。

3. **遗传因素**　由于鼻咽癌的发病高度集中在我国南方和非洲某些地区,高发区居民移居外地或国外,其后裔鼻咽癌的发病率也远高于当地居民,且部分患者有明显家族史。说明遗传在鼻咽癌的发病中也有重要作用。

(二) 病理变化

鼻咽癌最常见于鼻咽顶部,其次为侧壁和咽隐窝,前壁最少见,有时可多发。

1. **大体类型**　鼻咽癌可呈结节型、菜花型、黏膜下浸润型和溃疡型4种形态,其中以结节型最常见,其次为菜花型。早期局部黏膜粗糙,轻度隆起。黏膜下浸润型鼻咽癌局部黏膜可完好,癌组织在黏膜下浸润生长,以至于在原发癌未被发现前,已发生颈部淋巴结转移。

2. **组织学类型**　鼻咽癌绝大多数起源于鼻咽黏膜柱状上皮的储备细胞,储备细胞是一种原始多潜能细胞,可分化为柱状上皮,也可分化为鳞状上皮。鼻咽癌目前尚无统一的病理学分类,2005年WHO鼻咽癌分类主要为角化性鳞状细胞癌、非角化性癌和基底样鳞状细胞癌。现将组织学类型介绍如下。

(1) **角化性鳞状细胞癌(keratinizing squamous cell carcinoma)**　也称高分化鳞状细胞癌,具有一般高分化鳞状细胞癌的特点。癌巢内细胞分层明显,可见棘细胞和细胞内角化,细胞间可见细胞间桥,癌巢中央可见大量角化珠。此型较少见,一般认为与EBV无关。

(2) **非角化性癌(non-keratinizing carcinoma)**　癌细胞形成大小不等、形状不规则的癌巢,癌细胞分层不明显,常无角化现象(图9-29)。癌细胞呈多角形、卵圆形或梭形,胞质丰富,境界清楚,少数癌细胞尚可见细胞间桥。此型是鼻咽癌常见的一种类型,与EBV关系密切。非角化性癌根据肿瘤细胞分化程度的不同分为两种亚型:

1) **未分化型**　此型更常见,旧称泡状核细胞癌(vesicularnucleus cell carcinoma)或大圆形细胞癌。癌巢大小不等,形状不规则,与间质界限不很明显。癌细胞体积较大,胞质丰富,细胞境界不清呈合体状,核大,圆形或椭圆形,空泡状,核膜清楚,可见1~2个大核仁。癌细胞间可见大量的淋巴细胞浸润(图9-30)。

2) **分化型**　癌细胞较小,胞质少,呈圆形或短梭形,核仁常不明显,偶见角化细胞,癌细胞界限清楚,呈弥漫分布或铺路石状排列,无明显癌巢形成。此型易与恶性淋巴瘤或其他小细胞恶性肿瘤混淆,常需做免疫组织化学检查进行鉴别。

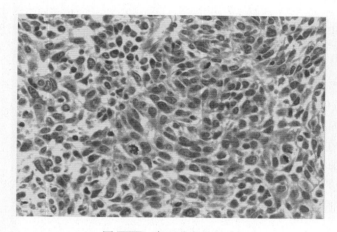

图 9-29　鼻咽非角化性癌

癌细胞分化差,无角化现象,易见到核分裂象

Figure 9-29　Nasopharyngeal non-keratinizing carcinoma

Cancer cell is poor differentiation, no keratosis phenomenon,

the mitotic figures are easily seen

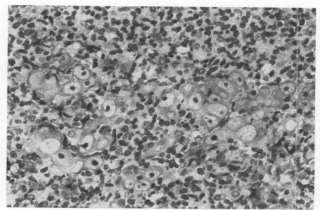

图 9-30　鼻咽非角化性癌(未分化型)

癌细胞境界不清,核大,可见核仁,癌细胞间见淋巴细胞浸润

Figure 9-30　Nasopharyngeal non-keratinizing carcinoma
　　　　　　　　(undifferentiated type)

The cells have unclear boundaries and large nucleoli, lymphocytic

infiltration between cancer cells

3. 基底样鳞状细胞癌(basal-like squamous cell carcinoma)　此型较少见,是一种侵袭性、低级别的鳞状细胞癌亚型,恶性程度较低,部分病例可发生颈部淋巴结转移。形态学与其他部位发生的此类肿瘤完全相同,组织学是由基底细胞样细胞和鳞状细胞构成。基底细胞样细胞小,核浓染,无核仁,常呈栅栏状排列在癌巢周围,癌巢中央可见角化珠和鳞状细胞分化灶。

(三) 扩散途径

1. 直接蔓延　肿瘤向上扩展可侵犯并破坏颅底骨,以卵圆孔处被破坏最多见。晚期可破坏蝶鞍,通过破裂孔侵犯Ⅱ~Ⅵ对脑神经,出现相应症状。肿瘤向下可侵犯口咽、腭扁桃体和舌根,向前可侵入鼻腔和眶,向后侵犯上段颈椎、脊髓,向外侧可侵犯耳咽管至中耳。

2. 淋巴道转移　鼻咽黏膜固有层有丰富的淋巴管,故本癌早期即可发生淋巴道转移。约半数以上鼻咽癌患者以颈部淋巴结肿大就诊。先转移到咽后壁淋巴结,再到颈深上及其他颈部淋巴结,极少转移到颈浅淋巴结,患者常在胸锁乳头肌后缘上 1/3 和 2/3 交界处出现无痛性肿块。颈部淋巴结转移常为同侧,其次为双侧,极少为对侧。

3. 血道转移　常转移到肝、肺、骨,其次为肾、肾上腺及胰腺等部位。

(四) 临床病理联系

鼻咽癌起病隐匿,早期症状不明显,无特异性,且原发癌病灶小,易被忽略或误诊。随着肿瘤的生长和浸润,出现鼻塞、鼻出血、涕中带血,头痛、耳鸣、听力减退等症状。侵犯颅底骨,压迫脑神经,出现视物模糊、面部麻木、复视、上睑下垂、吞咽困难及软腭瘫痪等症状。颈交感神经受肿大的颈深上淋巴结压迫,可出现颈交感神经麻痹综合征。半数以上患者首诊症状为颈部肿块,在乳突下方或胸锁乳突肌上段前缘出现无痛性结节,故对颈部结节应高度重视并作病理活体组织检查。此外,血清学检查 EBV VCA-IgA,原位杂交检测 EBER,免疫组织化学检测 LMP-1,对鼻咽癌有一定的诊断意义。鼻咽癌的治疗及效果与其组织学类型有关,非角化性癌对放射治疗较敏感,但易复发。

二、喉癌

喉癌(cancer of larynx)是来源于喉黏膜上皮组织的恶性肿瘤,多见于中老年男性。本癌的发生与吸烟、酗酒、长期吸入有害物质及人乳头瘤病毒感染等因素有关。

（一）病理变化

喉癌以声带癌最为多见,声门上癌、声门下癌最少见。肉眼观肿瘤可呈乳头状、疣状或菜花状隆起,也可在局部形成溃疡。

组织学上喉癌以鳞状细胞癌最常见,占95%~98%;腺癌少见,约占2%。喉鳞状细胞癌依其发展程度可分为原位癌、早期浸润癌和浸润癌三种类型。原位癌较少见,经过一段时间可发展成浸润癌;早期浸润癌一般是由原位癌突破上皮基底膜向下浸润,并在固有层内形成癌巢;浸润癌绝大多数为高分化鳞状细胞癌,癌细胞可见不同程度的角化现象和细胞间桥,在癌巢中心可见角化珠,低分化鳞状细胞癌少见。有时肿瘤以梭形细胞为主,称为梭形细胞癌,癌细胞排列紊乱,不形成癌巢,颇似肉瘤。疣状癌(verrucous carcinoma)属于喉浸润型鳞状细胞癌的一个亚型,较少见,占喉癌的1%~2%,肿瘤向喉腔呈疣状生长,形成菜花样肿块。镜下多呈乳头状结构,为高分化鳞状细胞癌,可见不同程度的局部浸润,生长缓慢。

（二）扩散及转移

喉癌向黏膜下浸润可扩散侵犯邻近的软组织和甲状软骨,向前侵犯甲状腺,向后累及食管,向下可蔓延至气管。喉癌一般转移发生较晚,多经淋巴道转移至颈部淋巴结,常见于颈总动脉分叉处淋巴结。血道转移少见,主要转移到肺、骨和肝。

三、肺癌

肺癌(lung carcinoma)是常见的恶性肿瘤之一。近年来肺癌的发病率及病死率在包括我国在内的世界上许多国家和地区呈明显的上升趋势,在我国城市人口中与在某些发达国家中水平一样,肺癌发生率居常见肿瘤的首位。本病发病年龄多在40岁以上,高峰为60~70岁,近年来由于女性患者的增多,肺癌患者的男女比例在接近。

（一）病因

1. **吸烟**　国内外大量研究及流行病学资料表明,肺癌的发病与吸烟有密切关系。日吸烟量越大、开始吸烟的年龄越早,患肺癌的概率越大。尤其是鳞状细胞癌和小细胞癌与吸烟关系密切。烟雾中含有多种有害的化学物质,其中尼古丁、苯并芘等多环芳烃化合物及镍、砷等均与肺癌的发生有关。3,4-苯并芘等多环芳烃化合物在芳烃羟化酶的作用下,转化为环氧化物,成为致癌物质,可与DNA结合,导致细胞的突变和恶性转化。由于体内芳烃羟化酶的活性不同,因而吸烟的致癌性存在个体差异。

2. **大气污染**　工业废气、机动车排出的废气、家庭排烟均可造成空气污染,被污染的空气中含有苯并芘、二乙基亚硝胺等致癌物质。调查表明,工业城市肺癌发病率与空气中3,4-苯并芘的浓度呈正相关。

3. **职业因素**　长期从事放射性矿石开采、冶金及长期吸入有害粉尘石棉、镍及接触砷粉的工人,其肺癌发生率较高。

4. **分子遗传学改变**　各种致癌因素可引起细胞内多种基因的变化,从而导致细胞癌变。现在已知有10~20种基因参与肺癌的发生发展。*K-ras*基因突变,特别是12和13密码子突变在大约25%的肺腺癌、20%的大细胞癌及5%的鳞状细胞癌中可出现,*K-ras*突变与吸烟及腺癌的预后不良有关。小细胞肺癌主要与*C-myc*基因活化有关,有10%~40%的小细胞肺癌有*C-myc*过度表达,而其他类型则很少见。肺癌中抑癌基因的改变主要有*P53*和*Rb*基因。有80%的小细胞肺癌和50%的非小细胞肺癌有*P53*突变。*Rb*基因突变见于80%的小细胞肺癌和25%的非小细胞肺癌。3p(3号染色体短臂)缺失可见于所有类型肺癌,同时也可见于正常上皮中。另外,原癌基因*Bcl-2*在25%鳞状细胞癌和10%腺癌中有表达。偶见的肺癌家族聚集现象提示肺癌可能具有遗传易感性。

（二）组织发生

绝大多数肺癌起源于支气管黏膜上皮,故肺癌实为支气管癌(bronchogenic carcinoma),少数源于支气管腺体和肺泡上皮。肺鳞状细胞癌主要起源于较大的支气管黏膜上皮,在致癌因子的作用下,经鳞状上皮化生、非典型增生、原位癌等阶段发展为浸润癌。肺腺癌来自支气管腺体、细支气管黏膜上皮、Ⅱ型肺泡上皮和Clara细胞。小细胞肺癌来源于支气管黏膜和腺体中的Kultschitzky细胞(嗜银细胞),属于神经内分泌肿瘤。

(三) 病理变化

1. **大体类型** 根据肺癌的发生部位可将其分为中央型、周围型和弥漫型三种类型。

(1) **中央型** 此型最常见。癌发生于主支气管和叶支气管等大支气管,从支气管壁向周围肺组织浸润、扩展,可形成结节或巨块。沿淋巴道蔓延至支气管肺门淋巴结,在肺门部融合成环绕支气管的巨大肿块,有的癌组织沿支气管分支由肺门向周边扩展(图 9-31)。中央型肺癌在组织学上以鳞状细胞癌和小细胞癌为主,腺癌则少见。

(2) **周围型** 癌发生于段以下支气管,常在近胸膜的肺周边组织形成孤立的圆形或结节状癌结节,直径 2~8 cm,与周围肺组织的界限较清楚,但无包膜(图 9-32)。此型肺癌淋巴道转移较中央型晚。周围型肺癌多为腺癌,其他组织学类型少见。

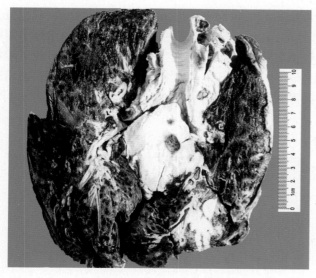

图 9-31 中央型肺癌

主支气管壁增厚,可见灰白色的癌组织

Figure 9-31 Central lung carcinoma

Main bronchial wall thickening, visible gray white cancer tissue

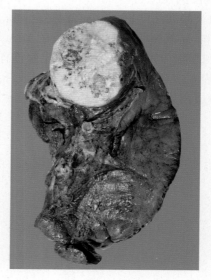

图 9-32 周围型肺癌

肿块呈结节状,位于肺叶的周边部

Figure 9-32 Peripheral lung carcinoma

The tumor is nodular shape, located at the lung peripheral region

(3) **弥漫型** 较少见。癌组织起源于末梢肺组织,弥漫浸润生长甚至达全肺叶,肉眼见病变处弹性下降、密度增加,切面颇似大叶性肺炎外观,内有多数粟粒大小的灰白色结节。弥漫型肺癌多为腺癌。

关于早期肺癌和隐性肺癌,国际上尚未统一。日本肺癌学会将癌块直径 <2 cm,并局限于肺内的管内型和管壁浸润型称之为早期肺癌。所谓隐性肺癌则指痰细胞学检查癌细胞阳性,临床和 X 线检查为阴性,手术切除标本经病理学检查证实为支气管黏膜原位癌或早期浸润癌,而无淋巴结转移者。

2. **组织学类型** 根据 WHO 的最新分类,将肺癌分为鳞状细胞癌、腺癌、神经内分泌癌、大细胞癌、腺鳞癌、肉瘤样癌、其他类型癌和涎腺型癌 8 个基本类型。每种类型的癌根据细胞形态的不同分为若干个亚型,以下重点介绍几种常见类型的肺癌。

(1) **鳞状细胞癌** 占肺癌的 20%~30%,为肺癌最常见的类型之一。肉眼多为中央型,约 10% 为周围型。起源于段及段以上支气管,由支气管黏膜上皮经鳞状上皮化生恶变而来。患者多有吸烟史,常为老年男性。肿瘤生长相对缓慢,转移较晚。大体:质实,灰白,直径 3~5 cm,由支气管壁浸润至周围肺组织,切面由于常伴有出血、坏死,可见中央空洞形成。组织学上鳞状细胞癌可分为角化型、非角化型和基底细胞样型。角化型常可见角化、角化珠形成或细胞间桥。非角化型不仅无角化现象,其细胞间桥也很难见到,但癌细胞表达 CK5/6 和 P63。基底细胞样型是癌细胞较小，胞质少，似基底细胞样的形态，且癌巢周边的癌细胞呈栅栏状排列，粉刺样凝固性坏死，间质黏液样或透明度。癌细胞表达 CK5/6 和 P63。

（2）腺癌　近年其发生率有不断上升的趋势，已接近或超过鳞状细胞癌（30%~40%），是女性肺癌最常见的类型，多为非吸烟者。肺腺癌多为周围型，常和胸膜纤维化及胸膜下瘢痕有关。过去认为这种肿瘤起源于陈旧性结核或坏死愈合后的瘢痕，但现在认为这些瘢痕的存在是对肿瘤间质胶原反应的表现。大体上多为 2~5 cm 的不规则结节，切面灰白，部分因产生黏液而常有反光。中央型肺腺癌大多数在支气管内生长，并浸润支气管软骨。

根据 WHO 最新分类，腺癌的组织学类型主要分为微浸润性腺癌和浸润性腺癌，后者又分为附壁生长型、腺泡型、乳头型、微乳头型、实体伴黏液分泌型和变异型腺癌（浸润性黏液腺癌、胶样癌、胎儿型腺癌、肠型腺癌）。诊断肺腺癌最为重要的免疫组织化学标志是 CK-7 和 TTF-1。

1）微浸润性腺癌（microinvasive adenocarcinoma，MIA）　为单发≤3 cm，以附壁生长为主的腺癌，其任何切面的最大浸润深度总≤5 mm，经完全切除后，患者疾病特异性生存率接近 100%，与原位腺癌一样也分为黏液性和非黏液性两种。绝大多数的 MIA 是非黏液性的，其预后与原位腺癌相当。当组织内出现了附壁生长以外的组织学生长方式或亚型[腺泡样、乳头状、微乳头状和（或）实性生长]即可认为是出现了浸润性生长，表明瘤细胞已经浸润到含有肌成纤维细胞的基质中（图 9-33）。而当肿瘤细胞进入淋巴管、血管或侵及胸膜或出现肿瘤性坏死时，即使肿瘤≤3 cm，浸润深度≤5 mm，也不能诊断为 MIA，而应诊断为浸润性腺癌。

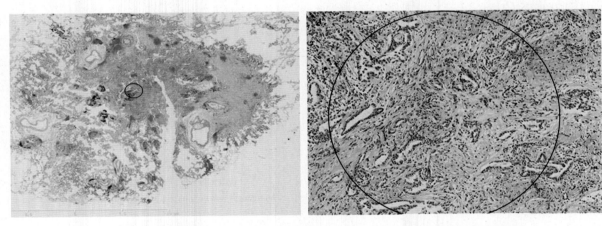

图 9-33　肿瘤周围的癌细胞呈附壁生长，中央瘢痕区内肿瘤细胞呈腺泡样结构，浸润性生长
Figure 9-33　The cancer cells at peripheral region are lepidic growth，the cancer cells at central scar region are acinar structure and invasive growth

2）附壁生长型腺癌（lepidic predominant adenocarinoma，LPA）　该型腺癌一定是非黏液性腺癌，来源于中央气道上皮，癌细胞主要沿肺泡壁生长（图 9-34），TTF-1 为阳性表达，与 EGFR 突变密切相关，患者术后 5 年生存率 >75%。

3）浸润性黏液腺癌（invasive mucinous adenocarcinoma）　异型性很小或无的黏液样肿瘤细胞主要沿肺泡壁生长，可呈多中心性（图 9-35），来源于末梢气道上皮，TTF-1 为阴性表达，与 K-ras 突变密切相关。

4）微乳头型腺癌（micropapillary predominant adenocarcinoma）　癌细胞呈簇状、微乳头状生长，缺乏纤维血管轴心，可与肺泡壁相连或分离，悬浮于肺泡腔内（图 9-36），常见脉管和间质浸润，砂粒体常见，预后很差，较早出现侵袭或转移。

5）实体伴黏液分泌型腺癌（solid mucinous adenocarcinoma）　是由缺乏腺泡、腺管和乳头结构的片状的

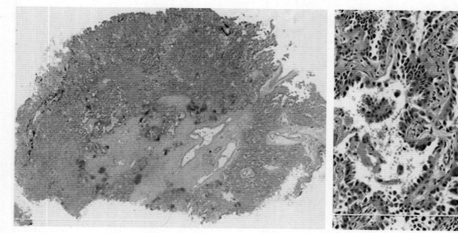
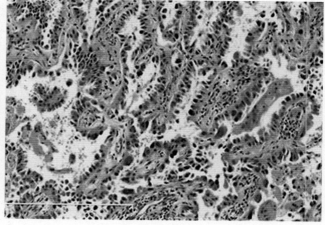

图 9-34 附壁生长型腺癌

癌细胞的异型性较大,为非黏液性,主要沿肺泡壁生长,肺泡壁增宽,间质有浸润

Figure 9-34 Lepidic predominant adenocarcinoma

The cancer cells are obvious atypia, non-mucinous, growth along the alveolar walls,

the alveolar walls are thickening, with interstitial invasion of cancer cells

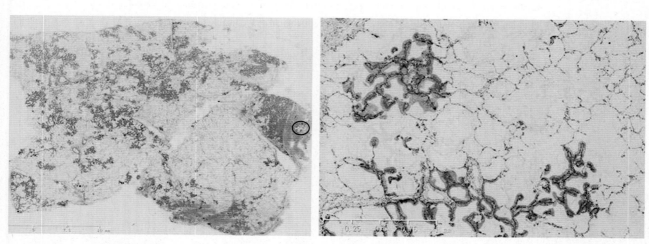

图 9-35 癌细胞为黏液型并沿肺泡壁生长,细胞的异型性极小,可多中心生长,肺泡隔一般不增宽,无炎症细胞反应

Figure 9-35 The cancer cells are mucinous type, less atypia, muticentral growth along the alveolar walls,

the alveolar septa are not broadening

多角形细胞组成,常有细胞内的黏液出现,在 2 个高倍视野(high-power fields,HPF)内至少有 5 个或更多的黏液染色阳性肿瘤细胞的出现即可诊断此型腺癌(图 9-37)。此型是一种预后较差的低分化腺癌。腺泡型腺癌由立方体形或柱状肿瘤细胞构成的腺泡或腺管。乳头型腺癌由二级或三级含有血管和肌成纤维细胞的纤维血管轴心的表面覆有立方体形或矮柱状、黏液或非黏液的肿瘤细胞。胶样癌(包括黏液性囊腺癌)在黏液池中漂浮着含有黏液的肿瘤性上皮岛,或肿瘤细胞贴附在囊壁内。胎儿型腺癌的肿瘤细胞构成小管,细胞核上下可见糖原空泡,在管腔内可有类似于胚胎时的桑葚小体,间质疏松,似子宫内膜(图 9-38)。

(3)神经内分泌癌 包括小细胞癌(复合性小细胞癌)、大细胞神经内分泌癌和类癌(典型类癌和不典型类癌)等型。

小细胞癌 占原发性肺癌的 15%~20%,是肺癌中分化最低、恶性度最高的一种。生长迅速、转移早,5 年存活率仅 1%~2%。约 70% 患者首次就诊时已是晚期。此型与吸烟有明确关系,在过去男女之比为

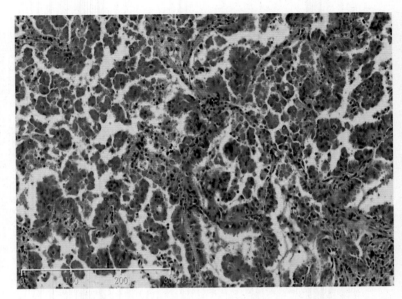

图 9-36　肿瘤内主要是肿瘤细胞构成的微乳头结构,肿瘤细胞呈簇状,中心无间质,
塞满肺泡腔或悬挂在肺泡壁上,肿瘤细胞的异型性非常明显

Figure 9-36　The tumor tissue is mainly composed by micropapillary structure of cancer cells, the
cancer cells show a cluster structure, without interstitium in the center, filling the alveolar
cavities or hanging along the alveolar wall, the cancer cells are evidently atypia

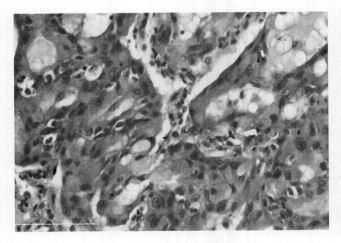

图 9-37　伴有黏液形成的实性腺癌

Figure 9-37　Solid predominant adenocarcinoma with
mucin production

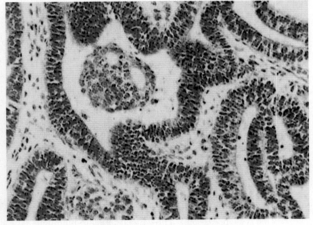

图 9-38　胎儿型腺癌

Figure 9-38　Fetal adenocarcinoma

10:1,现在为 2:1。此型肺癌对化学治疗及放射治疗较为敏感。大体:常为肺门周围结节,并伴有淋巴结转移。切面质软而白,常有出血和坏死,常沿支气管黏膜下蔓延呈圆周形。镜下:癌细胞小、圆形、卵圆形或短梭形,细胞质少或无,细胞一端稍尖,似燕麦,故也称燕麦细胞癌(oat cell carcinoma)。也可呈淋巴细胞样,但较淋巴细胞大,染色深,胞质少,形似裸核。核染色质呈细颗粒状,无核仁或少见,核分裂象易见,≥21 个 /10 HPF。癌细胞常密集成群,呈巢状、小梁状,可见菊形团形成(图 9-39),有时癌细胞围绕小血管排列成假菊形团样结构。小细胞癌具有神经内分泌功能,电镜下胞质内可见神经内分泌颗粒,能产生5-HT、ACTH 等引起各种副肿瘤综合征,包括异位促肾上腺皮质激素综合征等。免疫组织化学除 CK 阳性外,TTF-1 和 CD56 阳性。

大细胞神经内分泌癌、类癌及不典型类癌参见第十四章第五节。

(4) 大细胞癌　是一种未分化的非小细胞癌,无鳞状细胞癌、腺癌和神经内分泌癌的细胞分化及结构特点,恶性程度高、生长快、转移早。其主要特点是癌细胞大,胞质丰富,细胞呈多角形,异型性明显,常有明显核仁,可出现畸形核、多核,可见瘤巨细胞(图 9-40),核分裂象 10 个以上 /10 HPF。大细胞癌根据细胞来源、结构形态的不同分为 5 个亚型,分别是:大细胞神经内分泌癌、基底细胞样癌、淋巴上皮瘤样癌、透明细胞癌和伴有横纹肌样表型的大细胞癌。

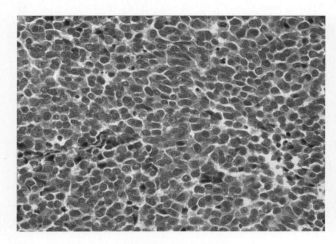

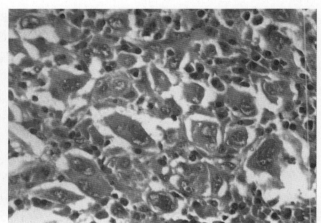

图 9-39　小细胞癌

癌细胞呈短梭形,排列成团(燕麦细胞癌)

Figure 9-39　Small-cell carcinoma

Cancer cells are short spindle, arranged in clusters (oat cell carcinoma)

图 9-40　大细胞癌

癌细胞大,异型性明显,可见瘤巨细胞

Figure 9-40　Large-cell carcinoma

Cancer cells are large and pleomorphism, tumor giant cells are visible

(5) 腺鳞癌　是鳞癌和腺癌成分各占 10% 以上的癌,不管是以何种组织结构为主,均称为腺鳞癌。

(6) 肉瘤样癌　是一组分化差的,含有肉瘤或肉瘤样分化的非小细胞癌。有 5 个亚型:多形性癌、梭形细胞癌、巨细胞癌、肉瘤样癌和肺母细胞瘤。较为少见,分化差,预后不好。肿瘤细胞呈多样性,可同时含有梭形细胞、巨细胞、多形性细胞及鳞状细胞癌、腺癌等多种成分混杂在一起。转移灶通常也包含原发灶的两种成分。

(7) 其他类型癌　包括淋巴上皮样癌和 NUT 癌(睾丸核蛋白阳性的癌),均为未分化的癌。前者与发生在鼻咽处的泡状核细胞癌类似,而后者为小、蓝、圆细胞癌,可有突然的角化出现,为表达睾丸核蛋白的一种中线癌。

(8) 涎腺型癌　包括黏液表皮样癌、腺样囊性癌、上皮 - 肌上皮癌和多形性腺癌。主要发生在气管、支气管的黏膜腺体。

(四) 扩散途径

1. 直接蔓延　中央型肺癌常直接侵入纵隔、心包及周围血管,沿支气管向同侧甚至对侧肺组织蔓延。周围型肺癌可直接侵犯胸膜、胸壁。

2. 转移　沿淋巴道转移时,首先转移到肺门淋巴结,以后由支气管肺淋巴结进而转移到纵隔、锁骨上、腋窝、颈部淋巴结。血道转移常见于脑、肾上腺和骨。小细胞癌比鳞状细胞癌和腺癌更易发生血道转移。

(五) 临床病理联系

肺癌的临床症状因其发生部位、肿瘤大小、浸润转移范围而异。肺癌早期常无明显症状,以后常有咳嗽、咳痰带血、胸痛等症状,其中咯血较易引起患者的注意因而就诊。一半中央型肺癌临床症状出现较早,肿瘤压迫阻塞支气管可引起局限性肺萎陷或肺气肿、肺感染。侵及胸膜时可引起血性胸腔积液,侵蚀食管

可引起支气管 – 食管瘘。位于肺尖部的肺癌压迫或侵蚀颈交感神经及颈神经根引起霍纳（Horner）综合征，表现为患侧眼睑下垂，瞳孔缩小，胸壁皮肤无汗等交感神经麻痹综合征。肿瘤侵犯纵隔，压迫上腔静脉可引起上腔静脉综合征，表现为面部水肿及颈胸部静脉曲张。有异位内分泌作用的肺癌可引起副肿瘤综合征，尤其是小细胞癌，可因 5– 羟色胺（5–HT）分泌过多而引起类癌综合征，表现为支气管哮喘、心动过速、水样腹泻、皮肤潮红等。

肺癌的早期诊断可根据早期临床症状、影像学检查（X 线、CT、磁共振成像）、痰细胞学检查及纤维支气管镜检查等确立诊断。肺癌的早期诊断是提高治疗效果的有效途径。对 40 岁以上的人群定期进行 X 线及痰细胞学检查，是发现早期肺癌最简便易行的方法。

非小细胞肺癌（non-small cell lung cancer, NSCLC）占肺癌总数的 85%~90%。NSCLC 中存在不同基因的突变，以这些突变基因进行分子分型，对于指导其个体化靶向治疗具有重要的意义。常见的有 *EGFR*（30%）、*K-ras*（4%）、*EML4-ALK*（2%~7%）和 *ROS1*（1%）等基因。而在肺腺癌中它们存在突变的概率则更高，应用石蜡包埋或新鲜的 NSCLC 肿瘤组织、淋巴结穿刺或针吸、血性胸腔积液及血液等样本，根据需要进行 *EGFR*、*K-ras* 和 *EML4-ALK* 等基因的检测，对指导 NSCLC 的用药及疗效评价和预后判断具有重要价值。

1. *EGFR* 基因突变检测　NSCLC 存在 *EGFR* 突变。不吸烟、女性、腺癌患者中比较多见，其突变率约为 50%。突变主要集中在 EGFR 第 18~21 号外显子，其中 19 外显子 746~750 密码子的缺失突变（48%）和 21 外显子 858 密码子的点突变（43%）为主要突变类型。*EGFR* 突变型患者对使用酪氨酸激酶抑制剂（如吉非替尼、厄洛替尼）的疗效显著。常用的检测方法包括 DNA 测序、荧光原位杂交、扩增受阻突变系统（amplification refractory mutation system，ARMS）检测、突变体富集 PCR（mutant-enriched PCR）等。也可应用突变型的特异型抗体通过免疫组织化学的方法进行筛选。

2. *K-ras* 基因突变检测　*K-ras*（Kirsten 大鼠肉瘤病毒转化基因）是 EGFR 信号通路上的关键基因，*K-ras* 基因突变主要集中在第 12、13 号密码子。*K-ras* 基因突变的患者接受 EGFR 单克隆抗体药物治疗的有效率低。常用的检测方法同上。

3. *EML4-ALK* 融合基因检测　间变型淋巴瘤受体酪氨酸激酶（anaplastic lymphoma receptor tyrosine kinase，ALK）位于 2p23，由 1 620 个氨基酸组成。棘皮动物微管相关样蛋白 –4（echinoderm microtubule-associated protein-like-4，EML–4）位于 2p21，由 981 个氨基酸组成。EML4 的 5′ 端与 ALK 的 3′ 端通过倒位融合，即 inv（2）（p21p23），能形成 *EML4-ALK* 融合基因 14 种变异体。*EML4-ALK* 是 NSCLC 发生发展独立和关键的分子靶点，可应用荧光原位杂交（FISH）及免疫组织化学或反转录 PCR 法进行检测。存在 *EML4-ALK* 融合基因突变的肺腺癌，应用 ALK 抑制剂治疗效果较好。

4. *ROS1* 基因重排和 c-MET 扩增检测　ROS1 受体酪氨酸激酶基因重排是 NSCLC 的另外一个分子亚型。*ROS1* 基因重排可引起癌基因 ROS1 融合激酶的表达及对 ROS1 激酶抑制剂敏感性。非小细胞肺癌中有 1%~2% 的病例出现 *ROS1* 基因重排。而 c-MET 的扩增同样会引起类似的效果。*ROS1* 基因重排和 c-MET 扩增的肿瘤也可以用靶向治疗方案进行治疗。常用荧光原位杂交进行检测。

易混概念

■　1. 肺褐色硬化与肺肉质变

肺褐色硬化是长期左心衰竭和慢性肺淤血所引起的肺间质网状纤维胶原化及纤维结缔组织增生，使肺质地变硬，加之含铁血黄素沉积，肺呈棕褐色。而肺肉质变是大叶性肺炎时，某些病例由于中性粒细胞渗出较少，释放的蛋白酶不足以及时溶解和清除肺泡腔内的纤维素等炎性渗出物，而由肉芽组织机化，肉眼观病变部位呈褐色肉样纤维组织，称肺肉质变。

■　2. 急性呼吸窘迫综合征与新生儿呼吸窘迫综合征

前者是指肺内或肺外的严重疾病过程中，肺内出现水肿、透明膜形成等病变，并引起一种以进行性呼吸窘迫和难治性低氧血症为特征的急性呼吸衰竭综合征,多见于成年人。后者指新生儿出生后已出现短暂的自然呼吸,继而发生进行性呼吸困难、发绀、呻吟等急性呼吸窘迫症状和呼吸衰竭。多见于早产儿、低体重儿等,以肺内形成透明膜为其主要病变特征。

3. 机化性肺炎与特发性肺纤维化

机化性肺炎即肺肉质变,见于大叶性肺炎中性粒细胞渗出过少,释放的蛋白酶不足以溶解、清除肺泡腔内的炎性渗出物,由肉芽组织取代、机化而形成。而特发性肺纤维化是以普通型间质性肺炎(UIP)为特征的慢性炎症性间质性肺疾病。其主要病理变化为肺间质慢性炎症,早期为脱屑性间质性肺炎,病变后期因纤维组织增生而引起肺结构改变,肺组织硬化。

复习思考题

1. 慢性支气管炎为何出现咳嗽、咳痰? 长期慢性支气管炎会导致什么后果?
2. 肺气肿发生的主要机制是什么?
3. 哪些常见的肺部疾病可导致肺源性心脏病,其发生机制如何?
4. 大叶性、小叶性、间质性肺炎的病因、病变性质及特点有何不同?
5. 硅结节是如何形成和发展的? 常见并发症有哪些?
6. 肺癌的肉眼及组织学类型有哪些? 肺癌的组织起源如何?
7. 简述慢性支气管炎的显微镜下改变。
8. 鼻咽癌组织学形态有何特点? 结合鼻咽癌局部解剖特点,简述其临床表现。
9. 支气管扩张的主要病理改变有哪些? 引起支气管扩张的主要病因是什么?
10. 何谓气道重塑? 哮喘的主要病理改变是什么?
11. 结节病性肉芽肿与结核性肉芽肿有何异同?

【附:临床病理讨论】

CPC 病例 8

病历摘要

患者,男性,37 岁。1996 年 1 月 22 日无诱因发生右下肢静脉血栓,在当地医院行取栓术。术后 2 周再次出现左下肢深静脉血栓,2 月 6 日,入院后行取栓皮肤切开减张术。2 月 11 日出现胸闷,X 线胸片示左胸积液,量较多。经多次大量排胸腔积液、抗结核及抗感染治疗。胸腔积液初始为草绿色,继而变为血性。因增长速度快而行胸腔闭式引流。2 月 23 日患者突然发生呼吸困难、发绀,呼吸频率达 35 次/min,意识模糊,经吸氧、二羟丙茶碱治疗 2 天后症状改善。于 3 月 11 日转入呼吸内科。

查体:消耗病容,体温 37.9℃,呼吸 22 次/min,脉搏 100 次/min,血压 90/70 mmHg。左胸引流管流出液为血性,内混有脓性渗出物。经细菌培养为金黄色葡萄球菌和普通变形杆菌。左肺呼吸音减弱,双肺散在干啰音,胸部、腹部无异常体征。左下肢肿胀伴大面积皮肤感染,右下肢肿胀。

实验室检查:血红蛋白 120~140 g/L,红细胞 $(4.01~5)×10^{12}$/L,白细胞 $(18.2~39.8)×10^9$/L,血钾 4.7~5.3 mmol/L,血钠 116~126 mmol/L,肌酐 71~116 μmol/L,血氨 84.1~98.1 mmol/L,尿素氮 7.0~14.8 mmol/L,碱性磷酸酶(ALP)165 U/L,γ-谷氨酰转肽酶(GGTP)79 U/L。X 线胸片示左胸大量积液(引流前)及右肺斑片状阴影。心电图示窦性心动过速,ST 段改变。骨髓穿刺结果示:粒系统呈反应性增生,胞质内可见少量中毒颗粒。

转科后治疗:经抗炎(头孢呋辛钠、甲硝唑、阿米卡星)、抗结核(利福平、异烟肼、吡嗪酰胺)、输血及白蛋白等营养支持治疗,患者病情一度较平稳。3 月 18 日患者再次突发呼吸困难。即时查体肺部体征无明显改变。X线胸片示左下肺团块状影。3月21日胸腔引流液呈血液样，每日量约1 000 mL。患者静脉穿刺部位皮下大片瘀斑。3月23日穿刺针孔流血不止，加压外敷，局部敷用云南白药、巴曲酶无效。急检弥散性血管内凝血(DIC)指标示凝血酶原时间(PT) 47.3 s,活化部分凝血活酶时间(APTT) 77.0 s,凝血酶时间(TT) 17.4 s,血浆硫酸鱼精蛋白副凝试验(3P)阴性,纤维蛋白原(Fbg) 3.1 g/L。静脉滴注凝血酶原复合物、凝血因子Ⅷ复合物后,针孔流血停止。同时胸腔引流液明显减少。3月24日晚患者神志不清、烦躁不安,尿少,腹胀,昏迷,呼吸表浅、节律不规则,病情急剧恶化,经抢救无效死亡。

临床诊断:左胸腔积液、脓胸,双下肢静脉血栓形成合并左下肢皮肤化脓性感染、败血症,肺栓塞、支气管肺炎。

病理检查摘要

肺:左肺表面可见粘连,上叶后段变硬,切面表现为暗红色的出血性梗死,血管内可见血栓,左肺动脉主干见一5.5 cm×1 cm的暗红色血栓。左肺背段实变,切面灰白。左肺下叶见一鸡卵大小、质地较硬的肿块,其余部分可见明显肺水肿,下叶膈面可见一脓肿,大小为3 cm×2.3 cm。镜下,肺内肿物由体积较大、异型性明显的癌细胞构成,癌细胞大小、形态呈明显的多形性,可见瘤巨细胞及多核瘤巨细胞,癌细胞散在分布,无明显癌巢,肿瘤内可见明显的出血坏死。梗死处肺组织坏死,细胞核溶解消失,肺泡腔中可见大量红细胞,肺组织轮廓依稀可见。脓肿处肺组织坏死,病灶内可见真菌菌丝,粗细不均,壁厚,无分隔,并呈直角分支。

胸腔:左、右胸腔均有血性液体,左胸积液内混有少量脓液。左胸膜脏、壁层粘连,胸膜肥厚。左胸壁层胸膜及膈面上布满大小不等的灰白色结节,质地较硬。纵隔有多个肿大的淋巴结。

下肢:双下肢肿胀。

血管:髂总动脉及左右髂静脉均有白色血栓。

脾:体积10.5 cm×12 cm×4.5 cm,重300 g。质地较软,被膜皱缩,刀刮切面可刮出果酱样物。被膜下可见一灰白色梗死灶,1.5 cm×1.5 cm,梗死灶周围可见充血出血带。

脑:重1 400 g,脑沟变浅,脑回增宽,未见脑疝,脑室无扩张。

其他组织和器官:皮肤黏膜见瘀斑、瘀点。右肺、左心室外膜、肾上腺、甲状腺、肠浆膜、脑血管及组织间隙可见少量散在的癌细胞。纵隔淋巴结内可见大量的肿瘤细胞浸润。

【讨论题】

1. 请根据临床和病理资料做出全面的病理诊断。

2. 肺梗死是怎样形成的?

3. 试分析本例患者的死亡原因。

(中国医科大学 李庆昌)

数字课程学习

🖼 彩图　　▶ 微课　　💻 教学PPT　　📝 自测题　　📋 Summary

第十章　消化系统疾病

消化系统由消化管和消化腺两部分组成,消化管包括口腔、食管、胃、肠和肛门,消化腺包括涎腺、肝、胆、胰及消化管的非黏膜腺体组成。具有消化、吸收、排泄、解毒和内分泌等多种生理功能。消化系统是机体患病率较高的部位。食管癌、胃癌、肝癌和结直肠癌等消化系统肿瘤均属我国发病率前十位的恶性肿瘤。急性阑尾炎、胆囊炎、胆石症、胰腺炎及消化性溃疡/穿孔等消化系统疾病常引起急腹症。慢性胃炎、病毒性肝炎、肝硬化均为常见病。

第一节　食管疾病

一、食管炎

1. 急性食管炎(acute esophagitis)　少见,由细菌、病毒、真菌等多种病原微生物引起,如白喉棒状杆菌、伤寒沙门菌、单纯疱疹病毒、巨细胞病毒、白念珠菌等。常继发于严重全身感染、恶性肿瘤、免疫功能低下、糖尿病等,也可由机械性损伤、化学性损伤引起。病变处食管黏膜充血、水肿、糜烂及溃疡,伴有不同程度中性粒细胞浸润。白喉棒状杆菌、白念珠菌性食管炎可见由纤维素构成的白色假膜。

2. 慢性食管炎(chronic esophagitis)　多因急性食管炎迁延而致。病变处黏膜鳞状上皮增生,可伴不同程度的不典型增生,肉眼可表现为黏膜白斑,镜下有淋巴细胞、浆细胞浸润,重度可累及食管壁全层。若伴发纤维化可导致食管狭窄。

3. 反流性食管炎(reflux esophagitis)　是一种特殊类型的慢性食管炎,较常见。由于胃和(或)十二指肠液及胆汁反流入食管,刺激食管黏膜引起损伤,多累及食管下段。致病因素包括贲门和(或)食管下段括约肌功能障碍,食管裂孔疝,腹内压增加,慢性胃炎时的胃酸增高,残胃和幽门梗阻等。肉眼可见黏膜充血、水肿、糜烂。镜下特征为:①鳞状上皮层内炎症细胞浸润;②基底细胞增生;③上皮脚下延,固有膜乳头上伸。早期以嗜酸性粒细胞浸润为主,继发溃疡时则以中性粒细胞浸润为主。

4. Barrett 食管(Barrett esophagus)　是指食管黏膜的鳞状上皮被化生的腺上皮(胃黏膜上皮)所替代的现象(图10-1)。长期的胃食管反流是主要原因。Barrett 黏膜区呈橘红色、天鹅绒样不规则病变,在灰白色的正常黏膜背景上呈补丁状分布。镜下见该处黏膜由类似于胃黏膜和小肠黏膜的上皮细胞和腺体构成,腺体排列紊乱,管腔扩张,伴不同程度的纤维化和炎症细胞浸润,局部黏膜肌层增厚。目前认为 Barrett 食管属于癌前病变,化生的腺上皮可转化为腺癌,癌变率可达 10%。

二、食管肿瘤

(一)良性肿瘤

食管良性肿瘤少见,来自黏膜上皮的主要为鳞状上皮乳头状瘤,间叶组织来源的肿瘤以平滑肌瘤为主,还包括纤维瘤、脂肪瘤及血管瘤等。

(二) 恶性肿瘤

食管发生的恶性肿瘤以食管癌最为常见,其他还包括胃肠道间质瘤、黑色素瘤及各种肉瘤,但均少见。食管癌(carcinoma of esophagus)是食管黏膜上皮和腺体发生的恶性肿瘤,为我国常见恶性肿瘤之一。其发病有明显地域性,华北、西北地区多见,尤其是太行山地区为高发区。发病年龄多在 40 岁以上,60~64 岁为高峰,男性多于女性。早期无明显症状,偶有胸骨后不适或疼痛,晚期表现为进行性吞咽困难。

1. 病因和发病机制 病因尚未明确,环境、饮食和病毒感染均可能是重要相关因素。①饮酒、吸烟、食用过热食物。②高发区土壤中缺钼。③饮水和粮食中亚硝酸盐含量增多。④食物被真菌污染。⑤人乳头瘤病毒感染等均与本病的发病有关,但确切机制仍需进一步研究。

2. 病理变化 食管癌以中段最多见(50%),下段次之(30%),上段最少(20%)。可分为早期癌和中晚期癌两个阶段。

(1) 早期癌 癌组织局限于黏膜层或黏膜下层,未侵及肌层,无淋巴结转移。临床多无明显症状,难以早期诊断。食管镜和食管拉网脱落细胞学筛查有重要价值。早期食管癌可分为 4 型:①隐伏型;②糜烂型;③斑块型;④乳头型。

(2) 中晚期癌 又称进展期癌,已出现明显的症状,临床就诊者多为此期患者。

肉眼观可分为 4 型:①髓质型:肿瘤在食管壁内浸润性生长,使食管壁均匀增厚,切面呈灰白色,质软似脑髓组织,表面可有浅溃疡。②蕈伞型:肿瘤为卵圆形扁平肿块,向腔内突起,呈蘑菇状,此型预后相对较好。③溃疡型(图 10-2):肿瘤表面形成溃疡,深达肌层,溃疡形状不规则,边缘隆起,底部不平,有出血坏死。此型最为多见。④缩窄型:肿瘤在食管壁内环周生长,伴有明显的纤维组织增生,导致管腔环形狭窄。此型梗阻症状重,转移较晚。

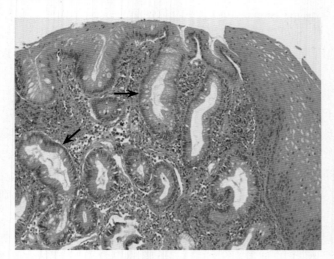

图 10-1 Barrett 食管

食管鳞状上皮被小肠黏膜上皮细胞和腺体所替代(→),

残存的食管鳞状上皮(→)

Figure 10-1 Barrett esophagus

Esophageal squamous epithelium is replaced by small intestinal

epithelial cells and glands (→), residual esophageal squamous

epithelium could be seen on the right side (→)

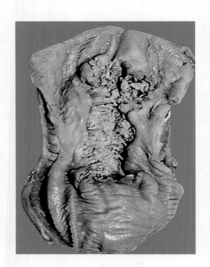

图 10-2 溃疡型食管癌

Figure 10-2 Ulcerative esophageal

carcinoma

镜下,食管癌可分为以下组织学类型:鳞状细胞癌,最为多见,约占 90%;腺癌次之,占 5%~10%(大部分与 Barrett 食管有关);小细胞癌、腺鳞癌均少见。

3. 扩散和转移

(1) 直接蔓延 上段癌可侵犯喉、气管和颈部软组织,中段癌可侵至支气管,下段癌常侵及贲门、膈肌和心包等。

(2) 淋巴道转移 很常见,上段癌多转移至食管旁、喉、颈部和纵隔淋巴结;中段癌多转移至食管旁及肺门淋巴结;下段癌多转移至食管旁、贲门及腹腔淋巴结,约 10% 病例可转移至颈深和上纵隔淋巴结。

(3) 血道转移 晚期患者常出现肝、肺转移,亦可转移至肾、骨和肾上腺等器官。

4. 临床病理联系 早期食管癌症状不明显,仅表现为吞咽哽噎感,食物滞留感或异物感,胸骨后和剑突下疼痛等,易被忽视。中晚期癌则出现进行性吞咽困难,食物反流。累及周围组织、器官可出现相应症状,如压迫喉返神经出现声音嘶哑,侵犯气管或支气管导致呛咳、呼吸困难等。

第二节 胃肠疾病

一、胃炎

胃炎(gastritis)是胃黏膜的保护屏障受到破坏而导致的炎症性病变,分为急性和慢性胃炎两类。急性胃炎以中性粒细胞浸润为特征;慢性胃炎则以淋巴细胞、浆细胞浸润为主,伴或不伴腺体的肠化生和胃黏膜腺体的萎缩。

(一) 急性胃炎

1. 病因和发病机制 急性胃炎(acute gastritis)病因诸多,大多较明确。包括:过量服用非甾体抗炎药,如阿司匹林;过度饮酒、吸烟、抗肿瘤药治疗,尿毒症,全身感染,应激反应,强酸、强碱刺激及辐射、冻伤、休克等。有些急性胃炎病因不明,称特发性胃炎。

2. 病理变化和类型 由于损伤程度和持续时间不同,胃黏膜可发生不同程度的充血、水肿、中性粒细胞浸润以及出血、糜烂,严重者发生广泛性坏死,甚至穿孔。按照病因和病变可分为:①急性刺激性胃炎(acute irritated gastritis)。②急性出血性胃炎(acute hemorrhagic gastritis)。③急性腐蚀性胃炎(acute corrosive gastritis)。④急性感染性胃炎(acute infective gastritis)等。

(二) 慢性胃炎

1. 病因和发病机制 慢性胃炎(chronic gastritis)致病因素很多,主要为:①幽门螺杆菌(*helicobacter pylori*,HP)感染:HP 通过分泌的酶类(脲酶、蛋白酶、磷脂酶 A 等)、代谢产物及毒素(氨、空泡细胞毒素等)和炎症介质(白细胞三烯、趋化因子等)引起胃黏膜上皮细胞和血管内皮细胞损伤导致慢性胃炎,同时还与消化性溃疡、胃癌、淋巴瘤的发病有关。②自身免疫损伤:患者血清中出现抗胃壁细胞抗体、抗内因子抗体等自身抗体,导致胃黏膜损伤,主要累及胃体黏膜,表现为胃酸缺乏、恶性贫血等症状。③十二指肠液反流:碱性肠液和胆汁反流至胃内可损伤胃黏膜屏障,引起炎症。④慢性刺激:如急性胃炎反复发作、刺激性食物、烟酒过度、药物等也可损伤胃黏膜。

2. 病理类型和病变

(1) 慢性表浅性胃炎(chronic superficial gastritis) 为最常见的类型,病变多发生于胃窦部,黏膜充血、水肿,表面有灰白色或灰黄色分泌物,可见散在糜烂和小灶性出血。镜下见黏膜浅层淋巴细胞和浆细胞浸润,但腺体无明显破坏。活动期可见中性粒细胞浸润,表层黏膜糜烂、出血。根据炎症细胞浸润深度可分为三级:轻度者仅累及黏膜的上 1/3,中度者为 1/3~2/3,重度者达 2/3 以上甚至全层。

(2) 慢性萎缩性胃炎(chronic atrophic gastritis) 多由表浅性胃炎发展而来,也主要累及胃窦部。胃镜下可见:①黏膜变薄,皱襞平坦或消失;②正常的橘红色变浅、消失,呈灰白或灰黄色;③黏膜下血管清晰可见,有时出现渗出和糜烂。显微镜下所见:①黏膜全层均有淋巴细胞、浆细胞浸润及淋巴滤泡形成(图 10-3);②胃黏膜固有腺体萎缩、变小、稀疏,有时可见腺体囊性扩张;③肠化生。肠化生是指病变区的胃黏膜上皮被肠黏膜上皮所取代,简称肠化(图 10-4)。其形态学特点为肠化的黏膜组织中出现吸收上皮、杯状细胞和帕内特细胞,类似小肠黏膜,称小肠型肠化,若为多量的杯状细胞和少量吸收上皮,类似大肠黏膜,称为大肠型肠化。根据肠化累及固有腺体范围也可分三级:1/3 肠化为轻度,1/3~2/3 肠化为中度,2/3 及以上肠化为重度。

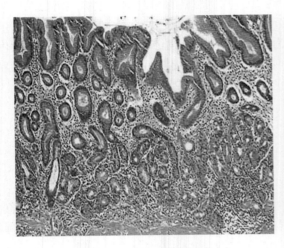

图 10-3　慢性萎缩性胃炎
固有膜内大量淋巴细胞、浆细胞浸润伴淋巴滤泡形成,
箭头处(↖)示固有腺体减少
Figure 10-3　Chronic atrophic gastritis
Infiltration of lymphocytes, plasma cells in membranae
propria accompanied with lymph follicles formation,
arrow (↖) shows reduced inherent glands

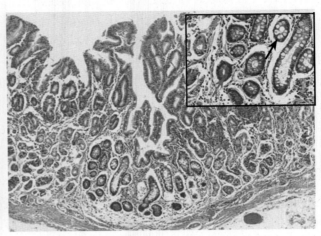

图 10-4　慢性萎缩性胃炎伴肠化生
右上框图中胃黏膜上皮被帕内特细胞(↗)和
杯状细胞(↗)所取代
Figure 10-4　Chronic atrophic gastritis with intestinal metaplasia
Gastric epithelial cells on the upper right corner were replaced by
Paneth's cells (↗) and goblet cells (↗)

慢性萎缩性胃炎可分为 A、B、C 三型。A 型,我国罕见,又称自身免疫性胃炎,常伴发恶性贫血,主要累及胃体。B 型,最为常见,又称单纯性胃炎,主要累及胃窦。A、B 两型的形态学改变相似,主要区别见表 10-1。C 型为化学物质刺激所致,尤其是胆汁反流,又称反流性胃炎,其形态学特点为小凹上皮增生,固有膜内平滑肌增生,腺体萎缩、扩张及变形明显,炎症细胞浸润较少。

表 10-1　A 型和 B 型慢性萎缩性胃炎的区别

区别点	A 型	B 型
病因与发病机制	自身免疫	HP 感染(60%~70%)
病变部位	胃体部或胃底部弥漫性分布	胃窦部多灶性分布
抗内因子抗体、抗胃壁细胞抗体(胃液和血清)	阳性	阴性
血清促胃液素水平	高	低
胃黏膜内 G 细胞增生	有	无
血清中自身抗体	阳性(>90%)	无
胃酸分泌	明显降低	中度降低或正常
血清维生素 B12 水平	降低	正常
恶性贫血	常有	无
伴发消化性溃疡	无	高

（3）肥厚性胃炎（hypertrophic gastritis） 亦称 Menetrier 病。病变主要累及胃底和胃体。肉眼见黏膜层明显增厚，皱襞肥大、加深似脑回状。镜下胃小凹高度伸长，黏液分泌细胞增多，腺体增生、肥大，有时穿过黏膜肌层，炎症反应不明显。患者常有胃酸低下及因自胃液中丢失大量蛋白质而引起的低蛋白血症。

（4）特殊类型胃炎　包括：①淋巴细胞性胃炎：以胃黏膜表层上皮和小凹上皮内大量成熟的 T 细胞浸润为特征；②嗜酸细胞性胃炎。胃窦部全层多量嗜酸性粒细胞浸润，伴患者外周血嗜酸性粒细胞升高和血清 IgE 升高；③肉芽肿性胃炎：胃黏膜内形成肉芽肿，多为克罗恩（Crohn）病、结节病、结核或组织胞浆菌感染，全身性血管炎在胃部的病变；④疣状胃炎（gastritis verrucosa）：以黏膜表面出现痘疹样突起为特征，中央多发生糜烂、凹陷，以胃窦部多见。

二、消化性溃疡

消化性溃疡（peptic ulcer）又称慢性消化性溃疡或消化性溃疡病，是指胃和十二指肠黏膜自身消化所引起的慢性溃疡，为消化道的常见病，多见于青壮年。十二指肠溃疡较胃溃疡多见，前者占 70%，后者占 25%，胃与十二指肠同时发生者称复合性溃疡，约占 5%。

（一）病因和发病机制

胃和十二指肠溃疡的病因和发病机制还未完全阐明。目前认为主要与胃液的消化作用、幽门螺杆菌感染和神经内分泌失调所导致的胃黏膜自身屏障破坏有关。

正常胃黏膜防御屏障包括：①黏液 – 碳酸氢盐屏障，起隔离与中和作用，避免胃液对黏膜的自身消化；②黏膜上皮屏障，黏膜上皮具有快速再生能力，保证了黏膜表面的完整性；③胃黏膜中丰富的血液循环可及时清除损伤因子（如氢离子），保持局部微环境稳定。胃液的消化作用与黏膜防御屏障处于动态平衡状态，一旦平衡破坏则引起黏膜损伤，导致溃疡形成。

引起黏膜屏障破坏的因素包括：①HP 感染：为重要因素，胃溃疡中 HP 检出率达 70% 以上，十二指肠溃疡中达 100%。HP 不仅直接导致黏膜上皮损伤，还可以促进胃黏膜中 G 细胞分泌促胃液素，使胃酸分泌上升，增强自身消化作用。此外，HP 损伤血管内皮，影响黏膜血流，也可降低防御功能。②胃酸分泌过多：在十二指肠溃疡发生中作用更为重要，如迷走神经兴奋性增加，可促进壁细胞分泌胃酸。③胃排空时间延长：可增加胃黏膜与胃液接触时间，促进自身消化。④其他因素：如长期服用非甾体抗炎药，吸烟，高钙血症等均为溃疡发生的诱因。遗传因素中，十二指肠溃疡患者中 O 型血者较多，可能与 HP 易于黏着至表达 O 型血抗原的细胞有关。

（二）病理变化

胃溃疡多位于胃小弯近幽门部，通常为圆形或椭圆形，直径多在 2 cm 以内（图 10-5）。溃疡边缘整齐，底部平坦，深浅不一。浅者仅累及黏膜下层，深者可达肌层或浆膜。近贲门侧溃疡较深，呈潜掘状；近幽门侧较浅，呈阶梯状，切面呈斜漏斗状。溃疡表面常覆以灰白或灰黄色分泌物，周围黏膜皱襞呈辐状向溃疡处集中。

镜下，活动期溃疡的底部由典型的肉芽组织构成，自表面到深层分为 4 层（图 10-6）。①渗出层：最表层，有少量炎性渗出物（中性粒细胞和纤维素等）覆盖。②坏死层：由坏死细胞，组织碎片和纤维蛋白样物质构成的凝固性坏死。③肉芽层。④瘢痕层：其内可见中、小动脉呈增生性动脉内膜炎，常有血栓形成，可防止血管溃破、出血，但也影响局部血供，不利于愈合。此外，溃疡底部神经纤维常发生变性、断裂、增生，呈扭曲状或球

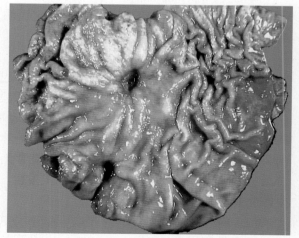

图 10-5　胃窦部消化性溃疡
中央部见一直径 1 cm、边缘光滑、整齐的溃疡
Figure 10-5　Peptic ulcer at sinuses ventriculi
The ulcer (diameter 1 cm) shows smooth and neat edge

状,形成创伤性神经瘤,是导致疼痛的病理学基础。溃疡壁处黏膜肌层与肌层常形成粘连、融合。

十二指肠溃疡多发生于十二指肠球部前壁或后壁,直径较小,多在1 cm以内,其形态特点与胃溃疡相似。

(三) 结局和并发症

1. 愈合(healing) 渗出物和坏死组织逐渐被吸收、排出,由肉芽组织填充,形成瘢痕,周围黏膜再生,覆盖创面而愈合。

2. 出血(hemorrhage) 为最常见的并发症,约1/3患者发生,溃疡底部毛细血管破裂引起的少量出血仅表现为大便潜血检测阳性。少数患者因大血管破裂导致大出血,表现为呕血和黑便,严重者可因失血性休克而死亡。

3. 穿孔(perforation) 发生率约5%。由溃疡穿透浆膜所致,尤以十二指肠溃疡多见。胃及十二指肠内容物进入腹腔,引起急性弥漫性腹膜炎,表现为剧烈腹痛、板状腹,进而出现感染、休克。如溃疡穿孔较慢,且穿孔前已与邻近器官粘连、包裹,则称慢性穿孔,形成局限性腹膜炎。

4. 幽门狭窄(pyloric stenosis) 发生率2%~3%。位于幽门管处的溃疡充血、水肿,幽门括约肌痉挛及瘢痕收缩导致局部狭窄,形成梗阻。临床上出现胃内容物潴留、反复呕吐、水电解质紊乱等。

5. 癌变(malignant transformation) 约占胃溃疡的1%,十二指肠溃疡几乎不发生癌变。

(四) 临床病理联系

溃疡病的主要临床表现是上腹部长期性、周期性和节律性疼痛,可呈钝痛、烧灼痛或饥饿样痛,剧烈疼痛常提示发生穿孔。胃溃疡常表现为进食后痛,十二指肠溃疡常为空腹痛。此外,尚有反酸、嗳气、消瘦等症状。

三、 阑尾炎

阑尾炎(appendicitis)是一种常见急腹症,临床表现为转移性右下腹痛、体温升高、呕吐和右下腹麦氏点有固定而明显的压痛,外周血中性粒细胞数量增多。

(一) 病因和发病机制

阑尾为附于盲肠的细长盲管,有丰富的淋巴组织,根部肌层有类似括约肌的结构,致开口、管腔均狭小,加之阑尾系膜短于阑尾长度,常使阑尾屈曲扭折,内容物不易排出;阑尾动脉为终末动脉,无侧支循环,血运有障碍时易致阑尾缺血坏死。由于存在上述解剖学特点,细菌感染和阑尾腔的阻塞成为阑尾炎发病的主要因素。感染常无特定的病原菌,以大肠埃希菌为多,但常在黏膜上皮损伤的基础上发生。管腔阻塞可因粪石、异物或寄生虫等引起,以粪石多见。

(二) 病理变化和类型

1. 急性阑尾炎(acute appendicitis)有以下三种主要类型。

(1) 急性单纯性阑尾炎(acute simple appendicitis) 多为阑尾炎初期病变,呈轻度充血、肿胀,失去正常光泽。镜下见病变主要累及黏膜层及黏膜下层,局部黏膜隐窝上皮脱落,中性粒细胞浸润和纤维素渗出。

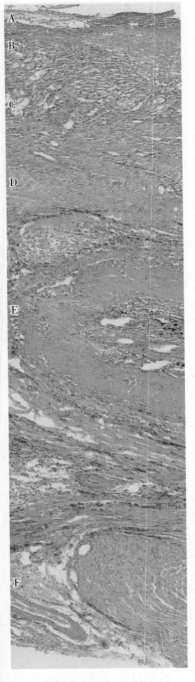

图 10-6 消化性溃疡
A.渗出层 B.坏死层 C.肉芽层
D.瘢痕层 E.增生性动脉内膜炎,血栓机化再通 F.创伤性神经瘤
Figure 10-6 Peptic ulcer
A. Exudation layer B. Necrotic layer
C. Granulation tissue layer D. Scar layer
E. Proliferative endarteritis, organization
and recanalization of thrombus
F. Traumatic neuroma

(2) 急性蜂窝织炎性阑尾炎(acute phlegmonous appendicitis) 又称急性化脓性阑尾炎,常由急性单纯性阑尾炎发展而来。阑尾高度肿胀、增粗,浆膜明显充血并有淡黄色脓苔附着(图 10-7)。镜下,病变已深达肌层和浆膜层。阑尾各层见大量中性粒细胞浸润,明显淤血、水肿(图 10-8)。部分病例可见微脓肿形成。浆膜受累有大量中性粒细胞和纤维素渗出形成阑尾周围炎(局限性腹膜炎)。

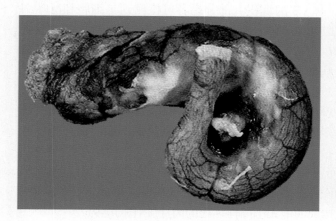

图 10-7 急性蜂窝织炎性阑尾炎
阑尾肿胀、充血、被覆脓苔
Figure 10-7 Acute phlegmonous appendicitis
Appendicular swelling, hyperemia
accompanied with coated pus

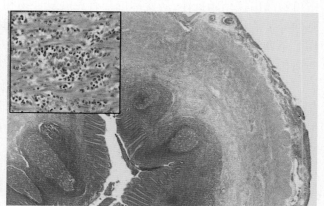

图 10-8 急性蜂窝组织炎性阑尾炎
阑尾壁各层充血、水肿、中性粒细胞弥漫性浸润,
左上框为肌层内白细胞浸润
Figure 10-8 Acute phlegmonous appendicitis
Appendiceal wall showed hyperemia edema, diffuse
infiltration of neutrophils could be seen, upper left
box showed the muscle layer leukocyte infiltration

(3) 急性坏疽性阑尾炎(acute gangrenous appendicitis) 为一种重型阑尾炎,在蜂窝织炎基础上,因管腔阻塞、积脓、压力升高以及阑尾系膜静脉发生血栓性静脉炎,引起阑尾血液循环障碍,以致阑尾发生广泛性出血性梗死。阑尾呈暗红色或灰黑色,常伴发穿孔而引起腹膜炎或阑尾周围脓肿。

2. 慢性阑尾炎(chronic appendicitis) 多为急性阑尾炎迁延未愈转变而来,也可开始即呈慢性过程。病变见阑尾壁内淋巴细胞、浆细胞为主的慢性炎症细胞浸润,伴阑尾各层不同程度纤维组织增生。可因纤维组织增生阻塞管腔致完全闭塞(闭塞性阑尾炎)。在慢性阑尾炎基础上可发生急性阑尾炎的病变称慢性阑尾炎急性发作。

(三) 结局和并发症

急性阑尾炎和慢性阑尾炎经外科治疗效果良好。少数因治疗不及时或机体抵抗力低下而出现并发症。最常见的并发症为阑尾穿孔引起的腹膜炎和阑尾周围脓肿。如并发阑尾系膜静脉的血栓性静脉炎,细菌或脱落的含菌血栓可循门静脉血回流入肝而形成肝脓肿。如阑尾根部阻塞,黏膜上皮分泌的黏液大量潴留,可致使阑尾末端高度膨胀形成阑尾黏液囊肿或伴发化脓,称阑尾积脓。黏液囊肿如发生破裂,黏膜上皮和黏液进入腹腔后可种植在腹膜表面形成腹腔假黏液瘤。

四、炎性肠病

炎性肠病(inflammatory bowel disease,IBD)因其病因不明,又称非特异性肠炎或特发性肠炎,以区别于病因明确的肠结核、肠伤寒等肠道疾病。该病可发生于任何年龄,其发生可能与遗传、感染和免疫反应异常有关,多呈慢性经过,反复发作,主要包括克罗恩病和溃疡性结肠炎。

(一) 克罗恩病

克罗恩病(Crohn's disease)又称局限性肠炎(regional enteritis)或节段性肠炎,是一种原因未明,主要累及回肠末端,可以侵犯全消化道并伴有免疫应答异常的全身性疾病,以青、壮年多见。临床有慢性腹痛、腹泻、腹部肿块、肠穿孔、肠瘘形成和肠梗阻等症状,并常伴发热和营养障碍等肠外症状。病程迁延,反复发作,不易根治。

1. **病因和发病机制** 病因迄今未明,推测为免疫应答异常、遗传和感染等因素综合作用所致。患者血中可检测出抗结肠抗体,病变部位常有免疫复合物和补体 C3 的沉积。部分患者可检测到 T 细胞和巨噬细胞的异常活化伴细胞因子(如 IL-1,2,6,8、γ 干扰素和 TNF-α)的合成增多,故认为该病与自身免疫关系密切。单卵性双胎发病率显著高于双卵性双胎;患者 *HLA-DR1* 和 *HLA-DQW5* 表达占优势均提示发病可能与遗传相关,但不排除相同环境、饮食和生活方式对发病的影响。

2. **病理变化** 好发部位为回肠末端,其次为结肠,或两者同时受累。病变常呈节段性、跳跃式分布,由相对正常的肠段间隔,界限清楚。病变处肠壁增厚、变硬,肠腔狭窄,呈铅管样外观。黏膜面高度水肿,皱襞呈块状,如鹅卵石样,其中可见纵行或横行的溃疡呈沟渠状,狭而深,多位于肠系膜侧。如溃疡穿透肠壁累及相邻肠管则发生粘连、脓肿及瘘管形成。

镜下:病变复杂多样,包括:①裂隙状溃疡,溃疡深而狭窄,呈裂隙状;②肠壁全层可见大量淋巴细胞、浆细胞和单核细胞浸润;③黏膜高度水肿,尤以黏膜下层为著,并见多数扩张的淋巴管;④肉芽肿形成,有 50%~70% 的病例可见于肠壁各层中,由上皮样细胞和多核巨细胞构成的但无干酪样坏死的肉芽肿(图 10-9)。

(二)溃疡性结肠炎

溃疡性结肠炎(ulcerative colitis,UC)是一种原因不明的结肠慢性炎症。发病年龄以 20~30 岁最多见,病变主要累及大肠,以直肠最多,偶见于回肠。临床主要症状有腹痛、腹泻和脓血便等,轻重不一,反复发作。可伴发结节性红斑、游走性关节炎、硬化性胆管炎等肠外自身免疫病。

1. **病因和发病机制** 病因仍不明确,现认为和下列因素有关。①遗传易感性:患者有家族聚集趋向,单卵孪生者共同发病率高,HLA-DR2 和某些细胞因子的表达占优势。②自身免疫性:患者血清中可检测到抗结肠上皮细胞、内皮细胞和抗中性粒细胞细胞质的自身抗体,T 细胞的持续异常活化等,表明自身免疫机制是导致结肠黏膜损伤的因素。

2. **病理变化** 病变较浅,主要累犯黏膜层,呈均匀和连续分布。病变初期,黏膜水肿、充血伴点状出血,进而形成椭圆形表浅的鹅口疮样小溃疡,融合后形成广泛而不规则的大片溃疡。晚期残余黏膜组织增生形成细长、有蒂的多发性息肉状隆起,称假息肉病。

镜下,早期隐窝上皮变性、坏死,中性粒细胞侵及腺腔内形成隐窝脓肿(crypt abscess)(图 10-10),固有

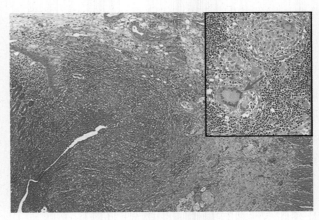

图 10-9 克罗恩病
肠黏膜见裂隙状溃疡伴炎症细胞浸润和肉芽肿形成(↙)
Figure 10-9 Crohn's disease
Slit-shaped ulcer accompanied with inflammatory cell infiltration and
granuloma formation in intestinal mucosal(↙)

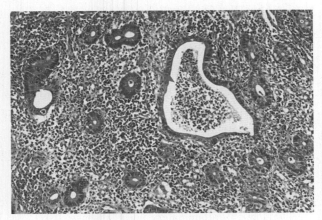

图 10-10 溃疡性结肠炎
中性粒细胞浸润侵入上皮隐窝内形成隐窝脓肿(↘)
Figure 10-10 Ulcerative colitis
Neutrophils invade into epithelial crypt and form crypt abscess(↘)

膜内大量中性粒细胞、淋巴细胞和浆细胞浸润。随病变进展，黏膜出现广泛糜烂和片状溃疡，溃疡底部见急性血管炎，血管壁纤维素样坏死。病程较长者损伤与修复交替进行，溃疡底部肉芽组织增生，继发纤维化和瘢痕形成，溃疡周边黏膜腺体增生，杯状细胞减少，形成多个大小不等的息肉样突起，腺上皮可出现不典型增生，成为癌变的基础。

溃疡如穿透肠壁可引起腹膜炎、肠周脓肿及肠瘘等并发症，但较克罗恩病少见。部分暴发型病例，结肠因毒素刺激丧失蠕动功能，形成中毒性巨结肠。假息肉可发生癌变，发病年龄越小，病程越长者，癌变危险性越大，有报道，发病 10 年后，病程每增加 10 年，癌变率亦升高 10%。

五、胃肠肿瘤

（一）胃癌

胃癌（gastric carcinoma）是人类最常见的恶性肿瘤之一，世界范围内每年新增患者约 75 万。在亚洲、北欧、南美许多国家中，胃癌的发病率和病死率均居首位，我国的西北、东北和东南沿海地区为高发区，胃癌发病率也居世界第一或第二位。胃癌高发年龄为 40~60 岁，男女比例为 (2~3)∶1。

1. 病因和发病机制

（1）幽门螺杆菌（HP）与胃癌的关系　HP 感染致黏膜损伤，腺体萎缩，胃酸分泌减少，其他细菌得以生长繁殖可使硝酸盐还原为亚硝酸盐，进而合成具有致癌效应的 N- 亚硝基化合物增多。HP 可活化乙醇脱氢酶致乙醛生成增加，乙醛可造成黏膜上皮的 DNA 损伤。损伤后细胞再生修复活跃，细胞转换率增加，突变的基因逃逸免疫监控而导致细胞转化。

（2）环境因素和饮食因素在胃癌发生过程中的作用　胃癌高发区的日本人移居到胃癌低发的美国夏威夷后，其后代胃癌发病率逐渐下降并接近当地居民的胃癌发病率水平，提示胃癌发病可能与土壤因素、饮食习惯和食物成分的差异有密切关系。高盐饮食、好食熏制鱼肉食品、食用真菌感染食物均与胃癌发生呈不同程度的相关。

胃癌发生过程中的基因变化已多有阐述。癌基因如 *C-myc*、*erbB-2* 的过度表达和 *K-ras* 突变，抑癌基因如 *P53* 和 *APC*（adenomatous polyposis coli）的突变和缺失等已得到证实。但其相互调控和作用机制尚待研究。某些癌前病变如慢性萎缩性胃炎、胃腺瘤、慢性胃溃疡、恶性贫血、残胃等在持续长久的损伤和再生过程中，导致胃腺颈部和胃小凹底部的干细胞增生，经化生、异型增生而癌变。

2. 病理变化和类型

胃癌好发于胃窦部，尤以胃小弯及前后壁较多见，其次为贲门、胃底部。依据癌组织侵犯深度，分为早期胃癌和进展期胃癌。

（1）早期胃癌（early gastric carcinoma）　癌组织局限于黏膜层或黏膜下层，未侵及肌层，无论范围大小或有无淋巴结转移，均称为早期癌。局限于黏膜固有层者称黏膜内癌，浸润至黏膜下层者称黏膜下癌。病变直径 <0.5 cm 者称微小癌。0.6~1.0 cm 者称小胃癌。早期胃癌术后 5 年生存率 >90%，微小癌和小胃癌术后 5 年生存率达 100%。

早期胃癌肉眼可分为以下三种类型（图 10-11）：

1）隆起型（protruded type，Ⅰ型）　病变隆起如息肉状，高出黏膜相当于黏膜厚度 2 倍以上，有蒂或无蒂。

2）表浅型（superficial type，Ⅱ型）　病变无明显隆起和凹陷，局部黏膜变化轻微。此型可再细分为：①表浅隆起型（Ⅱa 型），稍隆起，但高度小于黏膜厚度的 2 倍；②表浅平坦型（Ⅱb 型）；③表浅凹陷

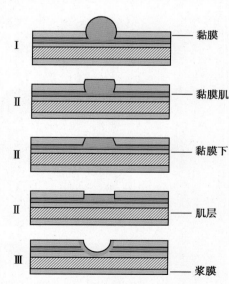

图 10-11　早期胃癌各型模式图
Figure 10-11　The pattern of various types of early gastric carcinoma

（图中标注）Ⅰ — 黏膜；Ⅱ — 黏膜肌；Ⅱ — 黏膜下；Ⅱ — 肌层；Ⅲ — 浆膜

型（Ⅱc 型），较周围黏膜稍凹陷伴糜烂。

3）凹陷型（excavated type，Ⅲ型） 病变有明显凹陷或溃疡，但限于黏膜下层，此型多见。

上述各型中，年轻者多为凹陷型，年长者多为隆起型。组织学分型，管状腺癌最多见，其次为乳头状腺癌和印戒细胞癌，未分化癌少见。

（2）进展期胃癌（advanced gastric carcinoma） 癌组织侵达肌层或更深者，不论其有否淋巴结转移，均称为进展期胃癌，也称为中、晚期癌。侵犯越深，预后越差，发生转移的可能性也越大。

进展期胃癌肉眼检查分为以下三种类型：

1）息肉型或蕈伞型（polypoid or fungating type） 肿瘤向腔内生长，呈结节状、息肉状或菜花状，表面常有溃疡形成。

2）溃疡型（ulcerative type） 癌组织坏死脱落形成溃疡（图 10-12）。底部常浸润性生长，边缘隆起呈火山口状，质脆，易出血。需与消化性溃疡相鉴别（表 10-2）。

表 10-2 消化性溃疡与溃疡型胃癌的肉眼区别

特征	消化性溃疡（良性）	溃疡型胃癌（恶性）
外观	圆或椭圆形	不规则、火山口状
大小	直径常 <2 cm	直径常 >2 cm
深度	较深，常低于周围黏膜	较浅，常高于周围黏膜
边缘	平整，少隆起	不规则，常隆起
底部	平坦，清洁	不平，易出血、坏死
周围黏膜	皱襞向溃疡集中	皱襞中断、增粗，呈结节状

3）浸润型（infiltrating type） 癌组织在胃壁内局限或弥漫浸润（图 10-13），与周围组织无明显界限，弥漫浸润时胃壁增厚、变硬，皱襞大多消失，弹性减退，胃腔缩小，形状如同皮革制成的囊袋，称为皮革样胃

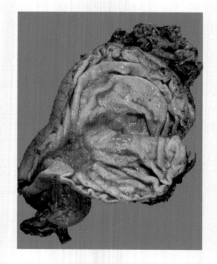

图 10-12 溃疡型胃癌
溃疡直径 7 cm，边缘隆起、不规则，底部污秽
Figure 10-12 Ulcerative gastric carcinoma
Ulcer with 7 cm diameter shows uplift, irregular
edge and filthy bottom

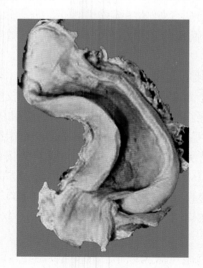

图 10-13 浸润型胃癌
胃壁明显增厚，呈胶冻状，皱襞消失，
与周围组织无明显界限
Figure 10-13 Infiltrating gastric carcinoma
The markedly thickened gastric wall shows jelly
like appearance with no plica and clear boundary

(leather bottle stomach)。

　　进展期胃癌中最常见的为腺癌。腺癌的组织学亚型有乳头状腺癌(图 10-14)、管状腺癌(图 10-15)、黏液癌、印戒细胞癌(图 10-16)和未分化癌等。其中管状 / 乳头状区域 >90% 为高分化腺癌,>50% 且 <90% 为中分化腺癌,<50% 为低分化腺癌,黏液癌为低分化腺癌,黏液癌中如印戒样细胞 >50% 为印戒细胞癌,同属低分化腺癌。胃癌还有少见的神经内分泌肿瘤(小细胞神经内分泌癌)和鳞状细胞癌等。

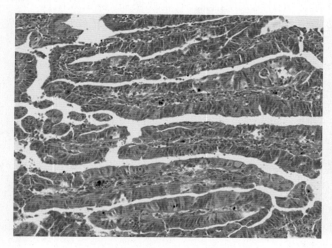

图 10-14　胃乳头状腺癌

腺癌组织呈乳头状生长,乳头中央为纤维血管构成的芯

Figure 10-14　Gastric papillary adenocarcinoma

Adenocarcinoma tissue shows papillary arrangement,

fibrovascular tissues form the core of each papilla

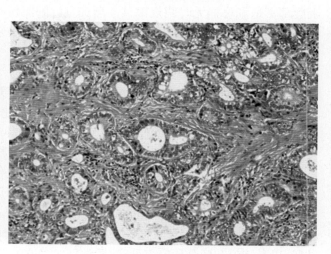

图 10-15　胃管状腺癌

腺癌组织排列呈腺管状,不规则,在胃壁内浸润性生长

Figure 10-15　Gastric tubular adenocarcinoma

Adenocarcinoma tissue shows tubular arrangement and

invasion of intramural

　　Lauren 等依据胃癌组织发生不同将其分为肠型胃癌、混合型胃癌和胃型(弥漫型)胃癌。肠型胃癌在肠化生基础上发生,癌周多伴肠化生,尤其是结肠化生,癌细胞分泌黏液量少,主要为唾液酸黏液和硫酸黏液,多为高分化管状和乳头状腺癌;胃型胃癌由非肠化上皮而来,癌细胞分泌黏液量多,主要为中性黏液,多为印戒细胞癌或黏液腺癌。混合型胃癌介于两者之间或两者并存,主要为低分化管状和乳头状腺癌,或高分化腺癌伴局部低分化的癌。

　　3. 扩散途径

　　(1) 直接扩散　癌组织浸润到浆膜层后可直接扩散至邻近器官和组织。胃窦癌可侵犯十二指肠、大网膜、肝左叶和胰腺等,贲门、胃底癌可侵犯食管、肝和大网膜等。

　　(2) 淋巴道转移　为胃癌的主要扩散途径。依

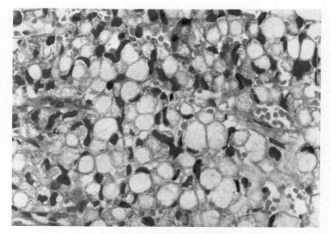

图 10-16　胃印戒细胞癌

大量分泌黏液的癌细胞,核被挤向边缘呈印戒状

Figure 10-16　Gastric signet-ring cell carcinoma

Cancer cells with amounts of mucus shows nuclear squeezed to the

edge and signet-ring appearance

淋巴回流顺序,由近及远,由浅及深发生淋巴结转移。以胃小弯侧胃冠状静脉旁和幽门下淋巴结最多见,进一步可转移至腹主动脉旁、肝门处淋巴结。转移到胃大弯处淋巴结可进一步累及大网膜淋巴结。晚期经胸导管转移至左锁骨上淋巴结。早期胃癌中的黏膜下癌也可经淋巴道转移,但少见。

(3) 血道转移 多见于晚期,常经门静脉转移到肝,其次为肺、骨及脑。

(4) 种植性转移 胃癌,尤其是胃黏液腺癌或印戒细胞癌浸透浆膜后,癌细胞发生脱落,似播种样种植于大网膜、直肠膀胱陷凹及盆腔器官的腹膜等处。最常种植部位为卵巢,多为双侧种植,称 Krukenberg 瘤,形成双侧卵巢转移性癌,该瘤也可经淋巴道或血道转移而致。

4. 临床病理联系 早期胃癌多无明显临床症状。进展期胃癌可出现食欲缺乏、消瘦、无力、贫血等。上腹部不适和疼痛无时间规律且逐渐加重。肿瘤侵及血管可出现大便潜血、呕血或便血,甚至大出血,贲门癌可导致吞咽困难,幽门癌可引起幽门梗阻,浸透浆膜可穿孔导致弥漫性腹膜炎,扩散或转移可引起如腹水、黄疸等相应症状。

(二) 大肠癌

大肠癌(colorectal carcinoma)又称结直肠癌,为欧美国家常见恶性肿瘤,占全部癌症死因中的第 2 位。在我国,由于近 20 年来人群饮食结构和生活方式的变化,大肠癌发病率逐年增加,分别占男性恶性肿瘤的第 5 位,女性恶性肿瘤的第 6 位,已成为我国重点防治的肿瘤之一。本病发病年龄在 50~70 岁,男女比例为 2∶1。

1. 病因和发病机制 大肠癌的发生是环境因素与遗传因素共同作用的结果。

大肠癌从分子遗传学角度可分为遗传性和非遗传性(散发性)两大类。遗传性大肠癌又分为:①家族性腺瘤性息肉病(familial adenomatous polyposis,FAP)癌变:其发病与先天丢失 APC 抑癌基因有关;②遗传性非息肉病性结直肠癌(hereditary nonpolyposis colorectal cancer,HNPCC):其发生与错配修复基因 $hMSH_2$,$hMSH_1$ 等突变有关。这类大肠癌有明显的家族遗传倾向,发病年龄较非遗传性早 10 年以上。好发于右半结肠,以黏液癌和低分化癌多见,间质常见较多淋巴细胞浸润。

非遗传性大肠癌与环境因素的关系密切。如饮食结构变化,高营养、低纤维食物可使肠道内食物残渣排泄时间延长,致癌物与肠黏膜接触时间增加,高脂饮食可使肠道内菌群发生改变,细菌分解所产生的致癌物增加等均与大肠癌的发生有关。

目前已知结直肠癌的发生主要经过 4 条通路。①经腺瘤癌变,绝大多数癌来自结直肠腺瘤恶变,常由管状腺瘤至绒毛状腺瘤逐渐演化所致。与 APC-β 连接素 -T 细胞因子途径异常、特异基因的甲基化沉默、有丝分裂检查点功能异常有关。②锯齿状病变通路,少数癌来自增生性息肉和锯齿状肿瘤癌变。其机制为错配修复基因启动子甲基化导致其表达下调,使其功能受抑制。③溃疡性结肠炎相关癌变通路,溃疡性结肠炎导致的上皮增生早期即可出现 P53 基因突变,在促进癌变中具有重要作用。④幼年性息肉癌变,部分幼年性息肉可由于 Smad4 基因突变而导致癌变。

在分子机制研究中发现,多种抑癌基因和原癌基因改变参与了非遗传性大肠癌的发病,如 APC、ras、DCC、P53、P16、MCC 等。上述基因改变通过多步骤累加,导致大肠黏膜上皮演变为癌(详见第六章第八节)。

2. 病理变化 大肠癌好发部位为直肠最多(50%),其次为乙状结肠(20%)、盲肠和升结肠(16%),横结肠(8%)、降结肠(6%),约 1% 呈多中心发生,常由多发性息肉癌变所致。

当癌组织限于黏膜下层,无淋巴结转移时称早期大肠癌。癌组织已侵犯肌层时称进展期大肠癌,进展期大肠癌肉眼观可分为以下 4 型:

(1) 隆起型 或称息肉型、蕈伞型,肿瘤呈息肉样向腔内外生性生长(图 10-17),有蒂或广基,多见于右半结肠。

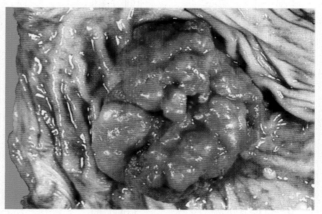

图 10-17 结肠隆起型癌
癌组织由多个密集、外生性生长的息肉构成
Figure 10-17 Polypoid colon carcinoma
Cancer tissue is composed of many densely arranged and exophytic growth polyps

（2）溃疡型　肿瘤表面形成不规则溃疡，可深达肌层，外形如火山口状，直径多在 2 cm 以上（图 10–18），溃疡底部见出血、坏死，多见于直肠和乙状结肠。

（3）浸润型　肿瘤向肠壁深层浸润性生长，伴纤维组织增生，致肠壁增厚、狭窄，也多见于直肠和乙状结肠。

（4）胶样型　外观及切面均呈半透明胶冻状，多见于右侧结肠和直肠。组织学上可为多种类型的腺癌，以黏液癌多见，包括乳头状腺癌、管状腺癌、黏液腺癌（图 10–19）、印戒细胞癌、未分化癌，也可发生腺鳞癌、鳞状细胞癌等，后两者多见于直肠与肛管周围。

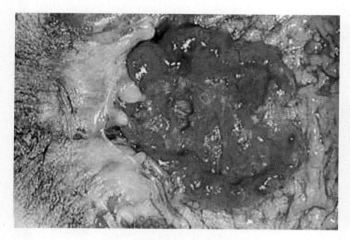

图 10–18　直肠溃疡型癌

可见直径 4.5 cm 不规则形溃疡，边缘隆起伴坏死、出血

Figure 10–18　Ulcerative rectum carcinoma

An irregular ulcer with 4.5 cm diameter, raised border

accompanied with necrosis hemorrhage

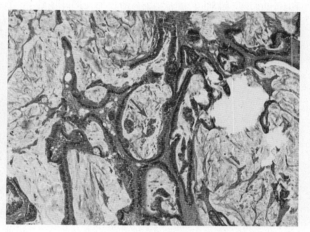

图 10–19　结肠黏液腺癌

癌组织分泌大量黏液，形成黏液湖，

其中见散在癌细胞和腺体（↘）

Figure 10–19　Colon mucinous adenocarcinoma

Cancer tissues secrete much mucus, form the mucous lake,

cancer cells and glands scatter in mucous lake（↘）

3. 扩散和转移

（1）局部扩散　结直肠癌侵犯浆膜后可直接累及相邻组织和器官，如腹膜、腹膜后组织、膀胱、子宫、输尿管和前列腺等。

（2）淋巴道转移　先转移至肠系膜淋巴结，再至肠系膜周围及系膜根部淋巴结，晚期可转移到腹股沟、直肠前凹及锁骨上淋巴结。

（3）血道转移　晚期易通过门静脉转移至肝，也可经体循环到肺、脑、骨骼等处。

（4）种植性转移　癌组织穿透肠壁后脱落种植，常见部位为直肠膀胱陷凹和直肠子宫陷凹。

4. 分期和预后

分期依据大肠癌侵犯深度及有否局部淋巴结及远处器官转移。预后与分期有关（表 10–3）。

表 10–3　大肠癌分期及预后（Dukes 改良分期）

分期	肿瘤范围	5 年存活率（%）
A	肿瘤限于黏膜层（早期癌）	100
B_1	肿瘤侵及肌层，未穿透，无淋巴结转移	67
B_2	肿瘤穿透肌层，无淋巴结转移	54
C_1	肿瘤未穿透肌层，有淋巴结转移	43
C_2	肿瘤穿透肌层，有淋巴结转移	22
D	有远隔器官转移	极低

5. 临床病理联系

早期多无明显症状,随肿瘤增大而出现排便习惯与粪便形状的变化,如便秘和腹泻交替,腹部疼痛、腹部肿块,后期出现贫血、消瘦、腹水及恶病质。各种症状中以便血最多见。右侧结肠癌可出现腹部肿块及贫血和中毒症状,左侧易出现狭窄和梗阻伴腹痛、腹胀、便秘和肠蠕动亢进等。

早期胃癌和早期肠癌及相关的某些癌前病变(腺瘤伴不典型增生等)可以通过胃、肠镜等被发现,近年发展起来的无痛胃、肠镜的应用,使得这些早期病变的发现率得到了明显的提高。尤其是在无痛胃、肠镜下采取的内镜黏膜下剥离术(endoscopic submucosal dissection,ESD)的推广与应用,使部分消化道的早期癌和癌前病变得到了彻底的治愈。中晚期肠癌的化学治疗也取得了重大进步,如用免疫组织化学或 PCR 检测修复错配基因的突变、ras 基因的突变及 PD-L1 的表达等,以指导个体化的化疗或靶向治疗,均收到了很好的效果。

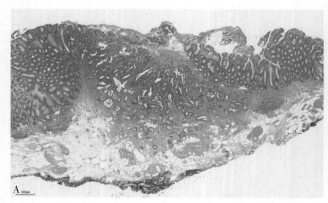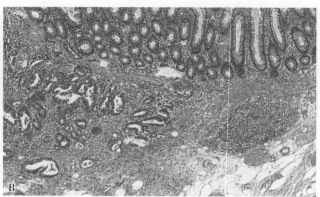

图 10-20   ESD 治疗早期胃癌
A. 早期胃癌病变局限在黏膜层(低倍镜)   B. 黏膜层内腺体异型增生,原位癌变(高倍镜)
Figure 10-20   Early-stage gastric cancer treated by ESD
A. Early-stage gastric cancer was confined to the mucosa(low magnification)
B. Severe dysplasia and carcinogenesis of intramucosal glands(high magnification)

(三)胃肠道间质瘤

胃肠道间质瘤(gastrointestinal stromal tumor,GIST)是起源于胃肠道间质中具有自主起搏功能和多向分化潜能的 Cajal 或 Cajal 前体细胞。GIST 是胃肠道最常见的原发性间叶肿瘤,多年以前诊断的胃肠道平滑肌瘤和平滑肌肉瘤中多为 GIST。该肿瘤以老年人多见,中位年龄 55~60 岁,男女发病率相似。

1. 病因和发病机制   GIST 的病因不明,但其发病的分子机制经过多年研究已基本明确。有 80%~85% GIST 患者存在 c-kit 基因突变,c-kit 基因编码相对分子质量为 $145×10^3$ 的跨膜蛋白,具有受体酪氨酸激酶活性。c-kit 基因突变主要发生于第 11 外显子(66.1%)、第 9 外显子(13.0%)、第 13 外显子(1.2%)和第 17 外显子(0.6%)。该基因突变后可在细胞膜上表达过量的 KIT 蛋白,KIT 蛋白与其配体干细胞因子(stem cell factor,SCF)结合后导致其酪氨酸激酶被激活,引起胞质内一系列的底物磷酸化,这些底物作为激酶或信号传导分子,促进细胞增殖并抑制细胞凋亡,最终导致恶性转化。约 15% 的 GIST 可出现血小板衍生生长因子受体 α(PDGFR-α)突变,突变后也有受体酪氨酸激酶活化,与 c-kit 基因突变信号传导途径相似。

2. 病理变化   GIST 主要发生在胃(60%),其次为小肠(25%),还可见于直肠(5%)、食管(2%)及阑尾、肠系膜、大网膜和腹膜后。肿瘤多为圆形或卵圆形,边界清楚,单发或多发,直径数毫米至 20 cm 不等,切面灰白或棕褐色,质地软硬不一,常有出血、坏死(图 10-21)。肿瘤可向腔内突起,也可向壁外突出。

镜下:肿瘤组织主要由梭形细胞和上皮样细胞两种成分组成。梭形成分呈束状、栅栏状、漩涡状排列,上皮样细胞呈巢状、腺泡状或弥漫排列(图 10-22)。按两种细胞的比例不同分为:梭形细胞型(占 70%)、上皮样细胞型(占 20%)和混合细胞型(占 10%)。该肿瘤具有特征性的免疫组织化学标志,即 CD117 阳性,阳性率达 90% 以上。阳性产物(KIT 酪氨酸激酶受体蛋白)表达于细胞膜(图 10-23)。Dog-1 和 CD34 蛋白在 GIST 中也有很高的阳性率。部分病例可呈 S-100 蛋白和 SMA 阳性,表明肿瘤可向神经纤维和平滑肌分化。

3. 临床病理联系　GIST 发病早期常无任何自觉症状,随着肿瘤不断生长,临床上才出现相应的症状,症状表现取决于肿瘤的大小、位置、生长方式等。多数患者可表现为消化道出血,以便血为主,部分患者可有贫血;此外,患者可有腹部肿块,部分伴有腹痛。发生在小肠的 GIST 患者以肠梗阻为主要表现,部分肿瘤易发生中心性坏死,引起肠穿孔。此外患者可见便秘、体重减轻、厌食、发热等非特异性症状。

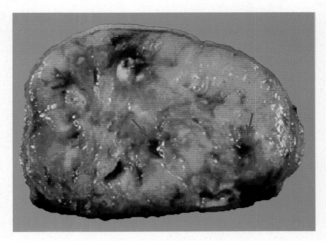

图 10-21　胃肠道间质瘤
肿瘤直径 15 cm,呈卵圆形,境界清楚,内可见出血及坏死(↓)
Figure 10-21　Gastrointestinal stromal tumor(GIST)
The oval tumor(diameter 15 cm)shows clear boundary and internal hemorrhage and necrosis(↓)

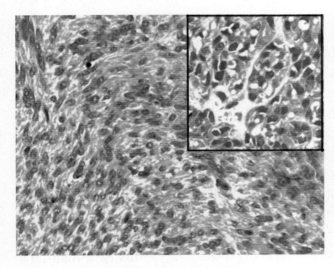

图 10-22　混合细胞型 GIST
图示梭形细胞成分,上皮样细胞成分见右上框图
Figure 10-22　Mixed cell type GIST
The figure shows large numbers of spindle cell,the upper right corner of figure shows epithelioid like cells

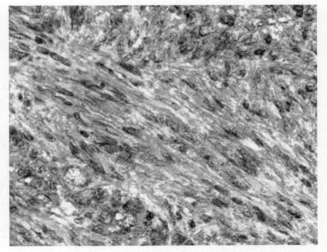

图 10-23　GIST CD117 免疫组织化学染色
可见 GIST 肿瘤细胞膜 CD117 阳性表达
Figure 10-23　GIST CD117 IHC staining
The tumor cells of GIST present CD117 positive expression at cell membrane and plasma

　　GIST 的生物学行为与肿瘤部位、体积大小和核分裂数有密切关系。一般认为,发生于小肠的 GIST 复发转移的危险度高于发生于胃者;肿瘤直径大于 5 cm、核分裂多者危险度高,肿瘤直径大于 10 cm 和有自发破裂的 GIST 均为高危险度肿瘤。GIST 复发转移的危险程度分级见表 10-4。

　　近年发现,酪氨酸激酶抑制剂伊马替尼是一种对 GIST 有特殊疗效的靶向治疗药物。该药物对复发和转移 GIST 的有效率可达 90% 以上。因此,GIST 是实体肿瘤中从分子病理诊断到靶向药物治疗应用的良好范例。

表 10-4　GIST 复发转移的危险程度分级

危险程度分级	肿瘤大小（cm）	核分裂数（/50HPF）	肿瘤原发部位
极低	<2	≤5	任何部位
低	2~5	≤5	任何部位
中	2~5	<5	胃
	<5	6~10	任何部位
	5~10	≤5	胃
高	任何大小	任何分裂数	肿瘤破裂
	>10	任何分裂数	任何部位
	任何大小	>10	任何部位
	>5	>5	任何部位
	2~5	>5	非胃来源
	5~10	≤5	非胃来源

第三节　肝胆疾病

一、病毒性肝炎

　　病毒性肝炎（viral hepatitis）是一组由肝炎病毒引起的以肝细胞变性、坏死和凋亡为主要病变特征的一类传染病。本病传染性强，发病率高，是全球最常见的传染病之一。我国是病毒性肝炎高发区，乙型肝炎表面抗原携带者约 1.2 亿人，每年因肝病死亡的人数约 30 万，其中半数为原发性肝细胞癌，大多与乙型肝炎病毒感染有关，对我国人口健康威胁极大，是我国重点防治的传染病。

（一）病因和发病机制

　　经过 20 多年的研究，现已明确甲、乙、丙、丁和戊型肝炎病毒可导致肝炎的发生，庚型肝炎病毒尚未充分证明能引起肝炎。各型肝炎病毒及所致肝炎的特点见表 10-5。研究表明，不同类型的肝炎病毒所引起的肝损伤的机制不尽相同。过去认为 HAV 的致病机制是病毒直接损害肝细胞，现认为是 HAV 特异的、HLA 限制的细胞免疫应答导致肝细胞坏死。迄今对 HBV 的致病机制研究较充分，认为 HBV 相关的肝损害与 CD8$^+$ T 细胞对感染的肝细胞的杀伤有关。CD8$^+$ T 细胞识别并结合肝细胞细胞膜上由 HLA-Ⅰ类分子提呈的病毒抗原，发挥细胞毒作用，导致受感染的肝细胞发生变性和坏死。此外，HBV 感染引起的肝损害还与自身免疫反应和免疫复合物沉积有关。肝细胞感染 HBV 后，暴露出的肝特异性脂蛋白抗原可作为

表 10-5　各型肝炎病毒及所致肝炎的特点

病毒类型	HAV	HBV	HCV	HDV	HEV	HGV
肝炎类型	甲型肝炎	乙型肝炎	丙型肝炎	丁型肝炎	戊型肝炎	庚型肝炎
病毒性质	小 RNA	DNA	单链 RNA	缺陷病毒	单链 RNA	单链 RNA
主要传播途径	粪-口	密切接触	密切接触	密切接触	粪-口	输血、注射
	（易爆发流行）	输血、注射	输血、注射	输血、注射	（易爆发流行）	
主要发病机制	细胞直接损伤	免疫损伤	免疫损伤	免疫损伤	直接和免疫损伤	不详
转成慢性肝炎	无	5%~10%	>70%	<5%	一般不转为慢性	无
发生肝癌	无	有	有	有	无	无

自身抗原诱导机体产生自身免疫反应,直接或间接地损害肝细胞。存在于肝细胞表面的 HBV 抗原,在与相应抗体结合后形成免疫复合物,通过激活补体系统破坏肝细胞。

(二) 病理变化

各型肝炎病变基本相同,都是以肝细胞的变性、坏死和凋亡为主,同时伴有不同程度的炎症细胞浸润、肝细胞再生和纤维组织增生。

1. 肝细胞变性

(1) 水样变性 在病毒性肝炎中很常见。是由于肝细胞受损后细胞内水分较正常明显增多所致。镜下见肝细胞肿大,胞质疏松呈网状、半透明,称胞质疏松化。病变进一步发展,肝细胞胀大呈球形,胞质几乎完全透明,称为气球样变性(ballooning degeneration)(图 10-24)。肝窦因肝细胞肿胀而受压变窄。高度气球样变性的肝细胞最终可发生溶解坏死(重型肝炎时肝细胞的变性常不明显,很快就发生坏死崩解)。

(2) 嗜酸性变及嗜酸性坏死 多累及单个或几个肝细胞,散在于肝小叶内。镜下见肝细胞细胞质浓缩、颗粒性消失,呈强嗜酸性,细胞形状为红染的星芒状。胞质进一步浓缩,胞核也固缩以至消失。最终形成深红色均质浓染的圆形小体(图 10-24),与相邻的肝细胞脱离,称为嗜酸性小体(acidophilic body)。目前认为,肝细胞嗜酸性变为肝细胞凋亡的早期改变,而嗜酸性小体即为凋亡小体。

(3) 脂肪变性 肝细胞脂肪变性最常发生在丙型肝炎,胞质内出现大小不等的脂滴。

2. 肝细胞坏死 根据肝细胞坏死的范围、分布特点及坏死灶的形态可将肝细胞坏死分为以下 4 种。

(1) 点状或灶性坏死(spotty necrosis) 肝小叶内散在的灶状肝细胞坏死。每个坏死灶仅累及几个或几十个肝细胞,同时该处伴有炎症细胞浸润(图 10-25)。

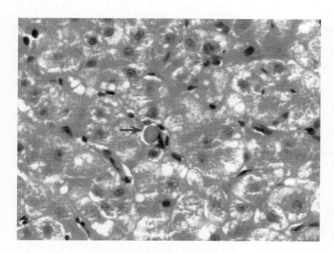

图 10-24　急性病毒性肝炎

肝细胞水样变性及嗜酸性小体形成(→)

Figure 10-24　Acute viral hepatitis

Hydropic degeneration and acidophilic body formation (→) of liver cells

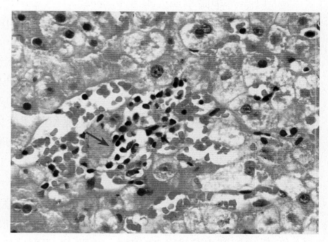

图 10-25　急性病毒性肝炎

肝细胞坏死灶内有炎症细胞浸润(→)

Figure 10-25　Acute viral hepatitis

Inflammatory cell infiltration in necrosis foci of liver cells (→)

(2) 碎屑状坏死(piecemeal necrosis) 发生在肝小叶周边界板处的少量肝细胞呈小片状溶解性坏死,使小叶周边出现缺损,破坏了界板的完整性,淋巴细胞和浆细胞浸润至小叶内。继而纤维组织增生伸入肝小叶,围绕和分隔单个或小群肝细胞。碎屑状坏死是慢性肝炎处于活动期的主要病变。

(3) 桥接坏死(bridging necrosis) 是指肝细胞坏死灶融合后呈带状向小叶内伸展形成位于两个中央静脉之间、两个门管区之间或中央静脉与门管区之间,呈桥状连接的坏死带(图 10-26)。坏死处伴有肝细胞不规则再生及纤维组织增生,后期发展为纤维间隔而分隔小叶。常见于中、重度慢性肝炎。

（4）亚大块坏死（submassive necrosis）和大块坏死（massive necrosis）　亚大块坏死是指几个肝小叶的大部分或全部的融合性溶解坏死，常见于亚急性重型肝炎。大块坏死是指大部分肝组织出现大片融合性溶解坏死，由于坏死范围广，正常肝组织结构塌陷而不能辨认，常见门管区集中现象及大量炎症细胞浸润，主要见于急性重型肝炎。

3. 炎症细胞浸润　肝炎时在门管区或肝小叶内常有程度不等的炎症细胞浸润。浸润的炎症细胞主要是淋巴细胞、单核细胞，有时也见少量浆细胞及中性粒细胞等。

4. 肝细胞再生与间质反应性增生

（1）肝细胞再生　肝细胞坏死时，邻近的肝细胞可通过分裂而再生修复。在肝炎恢复期或慢性阶段则更为明显。再生的肝细胞体积较大，核大深染，核仁明显，有的可有双核。慢性病变在门管区尚可见小胆管的增生。

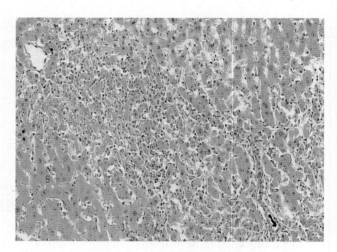

图 10-26　中度慢性肝炎
中央静脉和门管区之间形成桥接坏死
Figure 10-26　Moderate chronic hepatitis
Bridging necrosis is formed between the central vein and portal area

（2）库普弗细胞（Kupffer cell）增生和肥大　为肝内单核吞噬细胞系统的炎症反应。增生的细胞呈梭形或多角形，胞质丰富，突出于窦壁或自壁上脱入窦内成为游走的吞噬细胞。

（3）肝星状细胞增生　肝星状细胞也称贮脂细胞，存在于窦周隙，肝炎时可分化为肌成纤维细胞样细胞，合成并分泌胶原纤维。在反复发生严重坏死的情况下，由于大量纤维组织增生可发展成肝纤维化及肝硬化。

肝炎基本病变中，肝细胞细胞质疏松化和气球样变性、点状坏死及嗜酸性小体形成对于诊断普通型肝炎具有相对的特征性，而肝细胞的大块和亚大块坏死则是重型肝炎的主要病变特征。

（三）临床病理类型

各型肝炎病毒引起的肝炎其临床表现和病理变化基本相同。现在常用的分类是，在甲、乙、丙、丁、戊、庚 6 型病毒病因分类之外，把病毒性肝炎从临床病理角度分为普通型和重型两大类。两大类型下又分为若干亚类，具体分类如下：

1. 普通型病毒性肝炎

（1）急性普通型肝炎　最常见，临床又分为黄疸型和无黄疸型两类。黄疸型肝炎的病变略重，病程较短，多见于甲型、丁型、戊型肝炎。我国以无黄疸型肝炎居多，并多见于乙型肝炎，部分为丙型肝炎。黄疸型与无黄疸型肝炎病变大致相同。肉眼观，肝体积增大、被膜紧张。镜下见弥漫性肝细胞变性，以胞质疏松化和气球样变性最为普遍。肝小叶内可见散在的点状坏死灶和嗜酸性小体。由于肝细胞索网状纤维支架尚未塌陷，故再生的肝细胞可完全恢复原有的结构和功能。门管区及肝小叶内有少量炎症细胞浸润。黄疸型者坏死灶稍多、稍重，毛细胆管管腔中有胆栓形成。

1）临床病理联系　由于肝细胞弥漫地变性肿胀，使肝体积增大，被膜紧张，故临床表现为肝大、肝区疼痛或压痛。由于肝细胞发生坏死，将细胞内的酶类释出入血，故血清谷丙转氨酶等升高，同时还可引起多种肝功能异常。较多的肝细胞变性坏死使胆红素的摄取、结合和分泌发生障碍，加之毛细胆管受压或有胆栓形成等则可引起黄疸。

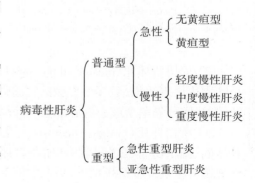

2）结局　急性肝炎大多在半年内逐渐恢复。点状坏死的肝细胞可完全再生修复。一部分病例（多为乙型、丙型肝炎）恢复较慢，需 0.5~1 年，少数病例（约 1%）可发展为慢性肝炎。极少数可恶化为重型肝炎。

（2）慢性普通型肝炎　病毒性肝炎病程持续在 1 年（国外定为 6 个月）以上者即为慢性肝炎。其中乙型肝炎占绝大多数（80%）。2000 年 9 月在西安召开的第十次全国病毒性肝炎及肝病学术会议，将慢性肝炎按炎症活动度、肝细胞坏死和纤维化程度划分为轻、中、重三型。

1）轻度慢性肝炎（包括先前的慢性迁延性肝炎和轻度慢性活动性肝炎）　可见肝细胞变性，点灶状坏死或凋亡小体，偶见轻度碎屑状坏死，门管区周围纤维组织增生，肝小叶结构完整。

2）中度慢性肝炎（相当于先前的中度慢性活动性肝炎）　肝细胞坏死明显，有中度碎屑状坏死和特征性的桥接坏死。小叶内有纤维间隔形成，但小叶结构大部分保存。

3）重度慢性肝炎（相当于先前的重度慢性活动性肝炎）　肝细胞坏死重且广泛，有重度碎屑状坏死，桥接坏死范围广并形成相应的桥接纤维化。可见肝细胞不规则再生。纤维间隔分割小叶结构，导致小叶结构紊乱，形成早期肝硬化。

病理变化：毛玻璃样肝细胞，多见于 HBsAg 携带者及慢性肝炎患者的肝组织。镜下见肝细胞体积稍大，胞质内充满嗜酸性细颗粒状物质，不透明似毛玻璃样故称毛玻璃样肝细胞（图 10-27）。用免疫组织化学染色呈 HBsAg 阳性反应，证实肝细胞胞质内有 HBsAg 存在。电镜显示光面内质网内有大量呈线状或小管状的 HBsAg。

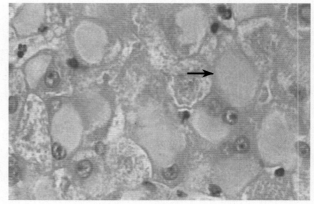

图 10-27　毛玻璃样肝细胞（→）
Figure 10-27　Ground-glass hepatocytes（→）

2. 重型病毒性肝炎　本型病情严重。根据起病急缓及病变程度，可分为急性重型和亚急性重型两种。

（1）急性重型肝炎　少见。多见于青壮年，起病急，病变发展迅猛、剧烈，病死率高。临床上又称为暴发型或电击型肝炎。肉眼观，肝体积显著缩小，尤以左叶为甚，质量减至 600~800 g，质软如泥，表面被膜皱缩。切面呈黄色或红褐色，有的区域呈红黄相间的斑纹状，故又称急性黄色肝萎缩或急性红色肝萎缩（图 10-28）。镜下见肝细胞呈弥漫性大块坏死（坏死面积≥肝实质的 2/3）或亚大块坏死。肝索解离，肝细胞溶解，仅小叶周边部残留少数变性的肝细胞。肝窦明显扩张充血并出血，库普弗细胞增生肥大，并吞噬细胞碎屑及色素。小叶内及门管区有淋巴细胞和巨噬细胞为主的炎症细胞浸润。残留的肝细胞和小胆管再生现象不明显。

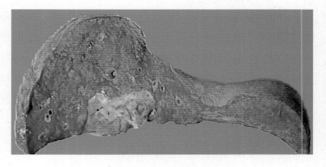

图 10-28　急性重型肝炎
肝体积显著缩小，尤以左叶为甚，表面被膜皱缩，切面呈黄色
Figure 10-28　Acute severe hepatitis
Liver volume is significantly reduced, especially in left lobe, accompanied with the shrinkage of membrane and yellow section

1）临床病理联系　由于大量肝细胞的迅速溶解坏死，可导致：①胆红素大量入血而引起黄疸（肝细胞性黄疸）；②凝血因子合成障碍导致明显的出血倾向；③肝衰竭，对各种代谢产物的解毒功能发生障碍。此外，由于胆红素代谢障碍及血液循环障碍等，还可引发肾衰竭，形成肝肾综合征（hepatorenal syndrome）。

2）结局　急性重型肝炎的死因主要为肝衰竭，其次为消化道大出血或急性肾衰竭等。也可因 DIC 引起严重出血，是另一个致死因素。本型肝炎患者如能渡过急性期，可发展为亚急性。

（2）亚急性重型肝炎　多数是由急性重型肝炎迁延而来或起始病变就比较缓和而呈亚急性经过。少数病例可由普通型肝炎恶化而来。本型病程可达一至数月。

1) 病理变化　既有大片的肝细胞坏死，又有肝细胞结节状再生。由于坏死区网状纤维支架塌陷和胶原化，致使再生的肝细胞失去原有的依托呈不规则的结节状，丧失了原有小叶的结构和功能。增生结节间可见明显的炎症细胞浸润。小叶周边部小胆管增生并可有胆汁淤积形成胆栓。肉眼观，肝缩小，被膜皱缩，呈黄绿色（亚急性黄色肝萎缩）。病程长者可形成大小不等的结节，质地略硬。切面黄绿色（胆汁淤积），坏死区及小岛屿状再生结节交错存在。

2) 结局　此型肝炎如及时治疗有停止进展和治愈的可能。病程迁延较长（如 1 年）者，则逐渐过渡为坏死后肝硬化。病情进展者可发生肝衰竭。

二、酒精性肝病

酒精性肝病（alcoholic liver disease）为慢性酒精中毒的主要表现之一。据统计，长期大量酗酒者有 10%~20% 发生此类肝损伤，我国近年本病发病率有增加倾向。

（一）发病机制

1. NADH/NAD$^+$ 比值增高　乙醇氧化脱氢过程留下过多的还原型烟酰胺腺嘌呤二核苷酸（NADH），使得 NADH/NAD$^+$ 比值增高，进而引起脂肪酸的氧化能力降低和三酰甘油合成增加，促进脂肪肝的形成。

2. 乙醛和自由基的损害作用　乙醛是乙醇的中间代谢产物，具有强烈的脂质过氧化反应和毒性作用。自由基是酒精在肝细胞微粒体氧化系统的作用下产生的。两者均可损伤肝细胞的膜系统，影响肝细胞的功能。

3. 刺激贮脂细胞产生胶原　是酒精性肝硬化的重要发病机制。

4. 乙醇的肝损害作用　乙醇可直接损害肝细胞内微管、线粒体的功能和膜的流动性，影响蛋白质输出和脂肪代谢等，是肝细胞脂肪变性和坏死的重要基础。

（二）病理变化

慢性酒精中毒主要引起肝的三种损伤，即酒精性脂肪肝、酒精性肝炎和酒精性肝硬化。三者可单独出现，也可同时并存或先后移行。一般认为脂肪肝在先，或经过酒精性肝炎再演变为肝硬化，或直接演变为肝硬化。酒精性肝炎（alcoholic hepatitis）时肝细胞内常出现 Mallory 小体（图 10-29）。

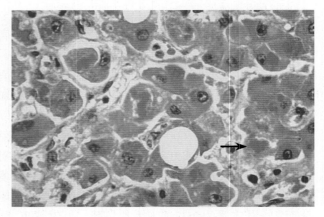

图 10-29　Mallory 小体（→）
Figure 10-29　Mallory bodies（→）

三、药物及中毒性肝损伤

进入体内的药物或毒物，均需经过肝细胞代谢或解毒，因此，肝就成为药物和毒物的重要靶器官。药物或毒物可直接损伤肝细胞，某些药物可通过生物转换变成毒物损伤肝细胞，部分药物、毒物还可通过诱发免疫反应导致肝损伤。药物或毒物引起的肝损伤主要表现在以下方面：

1. 急性肝损伤　四氯化碳、氯乙烯、铜及某些氯化物麻醉剂可引发肝细胞坏死，尤以小叶中央为重。磷、酒精、水杨酸可导致肝脂肪变性，抗结核药引起肝细胞变性、坏死和炎症细胞浸润。氯丙嗪、类固醇激素、口服避孕药则导致肝内胆汁淤积和肝细胞坏死。

2. 慢性肝损伤　双醋酚丁、甲基多巴和呋喃类药可诱发慢性肝炎，长期服用甚至可引起肝硬化。

3. 血管损伤　少见，可由乌拉坦、硫唑嘌呤等引起，主要为肝小静脉闭塞性炎症。

4. 肝腺瘤　长期口服类固醇避孕药与肝腺瘤及结节状增生有关。

四、肝硬化

肝硬化（liver cirrhosis）是一种常见的慢性肝病，可由多种原因引起。病变主要表现为肝细胞弥漫性变性坏死，继而出现纤维组织增生和肝细胞结节状再生，这三种病变反复交错进行，导致肝小叶结构和血液循环途径逐渐被改建，使肝变小、变硬、变形引发门静脉高压和肝功能障碍，称为肝硬化。

（一）病因和发病机制

导致肝硬化的病因很多，以下几种为常见的致病因素。

1. 病毒性肝炎　在我国病毒性肝炎（尤其是乙型和丙型）是引起肝硬化的主要原因，肝硬化组织内HBsAg检出率高达76.7%。

2. 慢性酒精中毒　在欧美国家因酒精性肝病引起的肝硬化可占肝硬化总数的60%~70%。

3. 营养缺乏　动物实验表明，饲喂缺乏胆碱或甲硫氨酸食物的动物，可发生脂肪肝，进而发展为肝硬化。

4. 毒物中毒　某些化学毒物如（砷、四氯化碳、黄磷等）对肝长期作用可引起肝硬化。

肝硬化的发病机制的关键环节是进行性纤维化，其始动因素是肝细胞变性坏死导致肝小叶结构的破坏和局部炎症反应，坏死后网状支架塌陷使再生的肝细胞无法依原有的小叶和肝索结构排列，而形成结节状再生，促使肝结构的改造。正常肝组织间质的胶原（Ⅰ和Ⅲ型）主要分布在门管区和中央静脉周围。肝硬化时，Ⅰ型和Ⅲ型胶原蛋白明显增多并沉着于小叶各处。随着窦周隙内胶原蛋白的不断沉积，内皮细胞窗孔明显减少，使肝窦逐渐演变为毛细血管，导致血液与肝细胞间物质交换障碍。肝硬化的大量胶原来自位于窦周隙（Diss隙）的贮脂细胞，该细胞增生活跃，可转化为肌成纤维细胞样细胞。引起胶原合成及沉着的因素包括：①炎症细胞释放的细胞因子如肿瘤坏死因子（TNF–α，TNF–β）和白细胞介素–1（IL–1）。②受损伤的星状细胞、内皮细胞、肝细胞、胆管上皮细胞产生细胞因子。③细胞外基质的破坏。④毒素对星状细胞的直接作用。初期增生的纤维组织虽形成小的条索但尚未互相连接形成间隔而改建肝小叶结构时，称为肝纤维化，此时为可复性病变，如果病因消除，纤维化尚可被逐渐吸收。如果继续进展，小叶中央区和门管区等处的纤维间隔将互相连接，使肝小叶结构和血液循环改建而形成肝硬化。

（二）类型

由于引起肝硬化的病因繁多，发病机制复杂，病变多样，故至今尚无统一的分类方法。国际上按形态将肝硬化分为：小结节型、大结节型、大小结节混合型及不全分隔型肝硬化（为肝内小叶结构尚未完全改建的早期病变）。我国常采用的是结合病因、病变特点及临床表现的综合分类方法，分为：门脉性、坏死后、胆汁性、淤血性、色素性和寄生虫性肝硬化等。以上除坏死后肝硬化相当于大结节及大小结节混合型外，其余均相当于小结节型。其中门脉性肝硬化最常见，其次为坏死后肝硬化。其他类型较少见。

1. 门脉性肝硬化（portal cirrhosis）　可由上述多种病因引起，但在欧美国家以长期酗酒者多见（酒精性肝硬化），在我国及日本，病毒性肝炎则是其主要原因（肝炎后肝硬化）。

（1）病理变化

肉眼观：早、中期肝体积正常或略增大，质地正常或稍硬。后期肝体积缩小，质量减轻，由正常的1 500 g减至1 000 g以下。肝硬度增加，表面呈颗粒状或小结节状，大小较一致，最大结节直径不超过1.0 cm（图10-30）。切

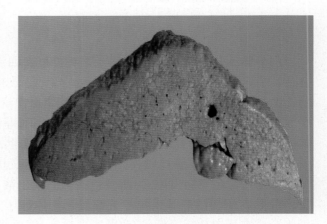

图 10-30　门脉性肝硬化

切面见小结节大小相仿，周围为纤维组织条索包绕

Figure 10-30　Portal cirrhosis

Small nodules wrapped by fibrous connective tissue show similar size

面见小结节周围为纤维组织条索包绕。结节常呈黄褐色(脂肪变性)或黄绿色(胆汁淤积)弥漫分布于全肝。

镜下:①正常肝小叶结构被破坏,由广泛增生的纤维组织将肝小叶分割包绕成大小不等、圆形或椭圆形肝细胞团,称为假小叶(pseudolobule)(图 10-31)。假小叶内肝细胞排列紊乱,可有变性、坏死及再生现象。中央静脉缺如、偏位或有两个以上。②假小叶外周增生的纤维组织中有数量不等的慢性炎症细胞浸润,小胆管受压而出现胆汁淤积现象,同时也可见到新生的细小胆管和无管腔的假胆管。

(2) 临床病理联系

1) 门静脉高压 主要是由于肝正常结构被破坏,肝内血液循环被改建所致。原因有:①窦性阻塞:由于肝内广泛的结缔组织增生,肝血窦闭塞或窦周纤维化,使门静脉循环受阻;②窦后性阻塞:假小叶及纤维结缔组织压迫小叶下静脉,使肝窦内血液流出受阻,继而阻碍门静脉血液流入肝血窦;③窦前性阻塞:肝动脉小分支与门静脉小分支在汇入肝窦前形成异常吻合,使压力高的肝动脉血流入门静脉(图 10-32)。

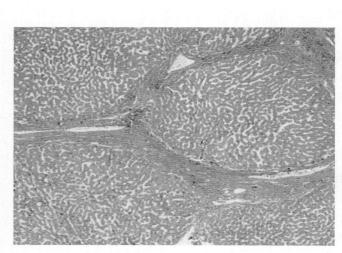

图 10-31 门脉性肝硬化
纤维组织将肝小叶分割包绕成大小不等的假小叶
Figure 10-31 Portal cirrhosis
Fibrous connective tissue cutting and wrapping hepatic lobule,
forms false lobule with different size

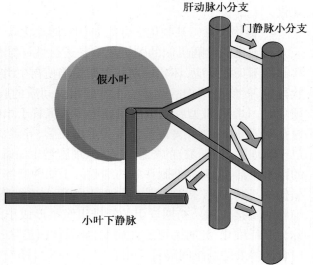

图 10-32 肝内血管异常吻合模式图
(黄色代表异常吻合支)
Figure 10-32 Intrahepatic vascular abnormal
vascular anastomosis pattern
(Yellow part presents abnormal vascular anastomosis)

门静脉压升高后,胃、肠、脾等器官的静脉血回流受阻。晚期因代偿失调,患者常出现以下临床症状和体征:

A. 慢性淤血性脾大:有 70%~85% 的患者会出现脾大(splenomegaly)。肉眼观,脾大,质量多在 500 g 以上,少数可达 800~1 000 g。质地变硬,被膜增厚,切面呈红褐色。镜下见脾窦扩张,窦内皮细胞增生、肿大,脾小体萎缩。红髓内有含铁血黄素沉着及纤维组织增生,形成黄褐色的含铁结节。脾大后可引起脾功能亢进。

B. 胃肠淤血、水肿:影响消化、吸收功能,导致患者出现腹胀、食欲不振等症状。

C. 腹水:在晚期出现,为淡黄色透明的漏出液,量较大,以致腹部明显膨隆。腹水形成原因主要有:①门静脉高压使门静脉系统的毛细血管流体静压升高,液体自窦壁漏出,部分经肝被膜漏入腹腔;②肝细胞合成白蛋白功能降低,导致低蛋白血症,使血浆胶体渗透压降低;③激素灭活能力降低,血中醛固酮、抗利尿素水平升高,引起水、钠潴留。

D. 侧支循环形成:门静脉压升高使部分门静脉血经门体静脉吻合支绕过肝直接通过上、下腔静脉回到右心(图 10-33)。主要的侧支循环和并发症有:①食管下段静脉丛曲张、出血。途径是门静脉→胃冠状静脉→食管静脉丛→奇静脉→上腔静脉。如食管下段静脉丛曲张发生破裂可引起大呕血,是肝硬化患者常见的死因之一。②直肠静脉丛曲张。途径是门静脉→肠系膜下静脉→直肠静脉→髂内静脉→下腔静脉。该静脉丛破裂常发生便血,长期便血可引起贫血。③脐周及腹壁静脉曲张。门静脉→脐静脉→脐周静脉网→腹壁上、下静脉→上、下腔静脉。脐周静脉网高度扩张,形成"海蛇头"现象。

2) 肝功能不全 肝细胞长期、反复受破坏使肝细胞数量减少,加之肝血液循环障碍所引起的临床表现有:

A. 肝对激素的灭活作用减弱:由于肝对雌激素灭活作用减弱,导致雌激素水平升高,体表的小动脉末梢扩张形成蜘蛛状血管痣和肝掌(患者手掌大、小鱼际处常发红,加压后褪色)。此外,男性患者可出现睾丸萎缩、男子乳腺发育。女性患者出现月经不调、不孕等。

B. 出血倾向:患者有鼻出血、牙龈出血,黏膜、浆膜出血及皮下瘀斑等。主要由于肝合成凝血酶原、凝血因子和纤维蛋白原减少,以及脾大后脾功能亢进,血小板破坏过多所致。

C. 胆色素代谢障碍:因肝细胞坏死及肝内胆管胆汁淤积而出现肝细胞性黄疸,多见于肝硬化晚期。

D. 蛋白质合成障碍:肝细胞受损伤后,合成白蛋白的功能降低,使血浆白蛋白降低。同时由于从胃肠道吸收的一些抗原性物质不经肝细胞处理,直接经过侧支循环进入体循环,刺激免疫系统合成球蛋白增多,故出现血浆白/球蛋白比值降低甚至倒置现象。

E. 肝性脑病:是肝衰竭的结果,主要由于肠内含氮物质不能在肝内解毒而引起的氨中毒,是导致肝硬化患者死亡的又一重要原因。

(3) 结局 肝硬化时,肝组织结构已被增生的纤维组织所改建,不易完全恢复原来的结构和功能,但是肝组织有强大的代偿能力,只要及时治疗,可使病变处于相对稳定状态并可维持相当长时间。此时肝细胞的变性、坏死基本消失,成纤维细胞的增生也相对静止。如病变持续进展,最终可导致肝衰竭,患者可因肝性脑病而死亡。此外,常见的死因还有食管下段静脉丛破裂引起的上消化道大出血,合并肝癌及感染等。

2. 坏死后肝硬化(postnecrotic cirrhosis) 相当于大结节型肝硬化和大小结节混合型肝硬化,是在肝实质发生大片坏死的基础上形成的。

(1) 病因

1) 病毒性肝炎 多由乙型、丙型亚急性重型肝炎病程迁延数月至1年以上,逐渐转变成坏死后肝硬化。若慢性肝炎反复发作并且坏死严重时,也可进展为本型肝硬化。

2) 药物及化学物质中毒 某些药物或化学物质可引起肝细胞弥漫性中毒性坏死,继而出现结节状再生而发展成为坏死后肝硬化。

(2) 病理变化 肉眼观,肝体积缩小,质量减轻,质地变硬。与门脉性肝硬化不同之处在于肝变形明显,肝左叶明显萎缩,结节大小悬殊,直径在0.5~1 cm之间,最大结节直径可达6 cm。切面见结节周围的纤维间隔明显增宽,并且厚薄不均(图10-34)。镜下,正常肝小叶结构消失,代之以大小不等的假小叶。假小叶内肝细胞常有不同程度的变性和胆色素沉着。假小叶间的纤维间隔较宽阔且厚薄不均,其内有较多的炎症细胞浸润和增生的小胆管(图10-35)。

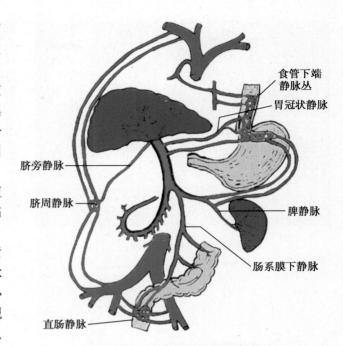

食管下端静脉丛
胃冠状静脉
脐旁静脉
脐周静脉
脾静脉
肠系膜下静脉
直肠静脉

图 10-33 肝硬化时侧支循环模式图
Figure 10-33 Collateral circulation pattern of cirrhosis

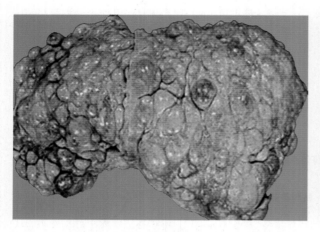

图 10-34　坏死后肝硬化

Figure 10-34　Postnecrotic cirrhosis

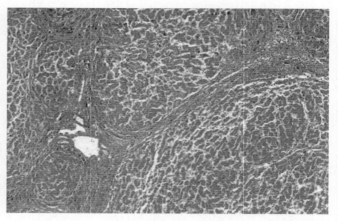

图 10-35　坏死后肝硬化

镜下可见结节大小悬殊,周围的纤维间隔明显增宽

Figure 10-35　Postnecrotic cirrhosis

Microscopically, difference size of nodules and broadening of

fibrous septa around nodules are obvious

（3）结局　坏死后肝硬化因肝细胞坏死较严重,病程较短,患者多因发生肝性脑病而死亡,但门静脉高压较轻而且出现较晚。此外,此型肝硬化癌变率较高,有报道称可达 13%。

3. 胆汁性肝硬化（biliary cirrhosis）　是因胆道阻塞,胆汁淤积而引起的肝硬化。较少见,分为继发性和原发性两类,原发性者更为少见。

（1）继发性胆汁性肝硬化

1）病因　常见的原因为胆道系统的阻塞,如胆石、肿瘤（胰头癌、Vater 壶腹癌）等对肝外胆道的直接阻塞或外在压迫,引起胆管腔狭窄或闭锁。在儿童患者多因肝外胆道先天闭锁,胆总管的囊肿等。

2）病理变化　早期肝体积常轻度增大,表面平滑或呈细颗粒状,硬度中等,相当于不全分隔型。肝外观常被胆汁染成深绿或绿褐色。镜下,肝细胞细胞质内胆色素沉积,肝细胞因胆汁淤积而变性坏死,表现为肝细胞体积增大,细胞质疏松呈网状,核消失,称为网状或羽毛状坏死。毛细胆管胆汁淤积、胆栓形成。坏死区胆管破裂,胆汁外溢,形成"胆汁湖"。门管区胆管扩张及小胆管增生,纤维组织增生及小叶的改建远较门脉性及坏死后肝硬化为轻。伴有胆道感染时则见门管区及增生的结缔组织内有多量中性粒细胞浸润甚至微脓肿形成。

（2）原发性胆汁性肝硬化　又称慢性非化脓性破坏性胆管炎,病因不明,可能与自身免疫反应有关。我国很少见,多发生于中年以上妇女。临床表现为慢性梗阻性黄疸、肝大和因胆汁刺激引起的皮肤瘙痒等。患者常伴有高脂血症和皮肤黄色瘤。肝内外的大胆管无明显病变,门管区小叶间胆管上皮可发生空泡变性及坏死并有淋巴细胞浸润,继而小胆管破坏并出现胆汁淤积现象,纤维组织增生并侵入、分隔肝小叶,最终发展成肝硬化。

4. 其他类型肝硬化

（1）淤血性肝硬化　常见于慢性充血性心力衰竭。

（2）色素性肝硬化　多见于血色病（hemochromatosis）患者,由于肝细胞内有过多的含铁血黄素沉着而发生坏死,继而纤维组织增生形成肝硬化。

（3）寄生虫性肝硬化　主要发生于慢性血吸虫病（详见第十七章第三节）。

五、原发性肝癌

原发性肝癌（primary carcinoma of liver）是由肝细胞或肝内胆管上皮细胞发生的恶性肿瘤,简称肝癌。

就全球而言,东南亚和非洲撒哈拉沙漠以南为高发地区,每年约有 25 万人死于肝癌。我国为肝癌高发国家,据统计每年约有 11 万人死于肝癌,约占全世界肝癌病死率的 45%。我国肝癌的地区分布特点是:沿海高于内地,东南和东北高于西南和西北,沿海岛屿和江河海口地区又高于沿海其他地区。本病发病年龄多在中年以上,男性多于女性。肝癌发病隐匿,早期无临床症状,发现时多已进入晚期。血中甲胎蛋白(AFP)测定(肝癌患者 AFP 升高率约占 70%)和影像学检查可提高早期肝癌的检出率。

(一) 病因和发病机制

以下因素与肝癌发生有关:

1. 病毒性肝炎　乙型肝炎和丙型肝炎与肝癌有密切关系。肝癌组织内 HBsAg 检出率可高达 81.82%,在 HBV 阳性的肝癌患者可见 HBV 基因整合到肝癌细胞 DNA 中。随着分子病毒学研究进展,人们对 *HBx* 基因及其产物 HBx 蛋白与肝癌之间的关系已有了较深入的研究,发现 HBx 蛋白可激活宿主肝细胞的原癌基因,从而诱发肝癌的发生。此外,HBx 蛋白还能与抑癌基因 *TP53* 结合,破坏其抑癌功能。最近,HCV 的感染也被认为可能是肝癌致病因素之一。据报道,在日本有 70%,在西欧有 65%~75% 的肝癌患者发现 HCV 抗体阳性。

2. 肝硬化　70%~90% 的肝癌在肝硬化的基础上发生,其中以坏死后肝硬化与肝癌的关系最为密切。

3. 真菌及其毒素　黄曲霉菌、青霉菌、杂色曲霉菌等都可引起实验性肝癌。其中以黄曲霉菌(aspergillus flavus)最为重要,食用被该菌或其毒素(aflatoxin,黄曲霉素)污染的食物可诱发动物肝癌。在肝癌高发区,食物被黄曲霉菌污染的情况也较严重。

4. 亚硝胺类化合物　从南非肝癌高发区居民的食物中已分离出二甲基亚硝胺。此类化合物也可引起其他部位肿瘤如食管癌。

(二) 病理变化

1. 肉眼类型　早期肝癌也称小肝癌,是指单个癌结节直径在 3 cm 以下或结节数目不超过 2 个,其直径的总和在 3 cm 以下的肝癌,患者常无临床症状,而血清 AFP 阳性。癌结节呈球形或分叶状,灰白色质较软,切面无出血坏死,与周围组织界限清楚。中晚期肝癌,肝体积明显增大可达 2 000 g 以上。癌组织可局限于肝的一叶(多为右叶),也可弥散于全肝且大多合并肝硬化,可分三型。

(1) 巨块型　肿瘤为单发实体巨块,圆形,直径常大于 15 cm,多位于肝右叶内(图 10-36)。质地较软,中心部常有出血坏死。癌体周边常有散在的卫星状瘤结节。

(2) 多结节型　最多见。癌结节多个散在,圆形或椭圆形,大小不等,直径由数毫米至数厘米,有的相互融合形成较大的结节(图 10-37)。被膜下的癌结节向表面隆起导致肝表面凹凸不平。

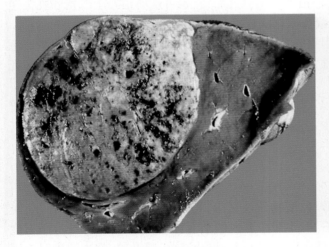

图 10-36　巨块型肝癌

Figure 10-36　Giant hepatocellular carcinoma

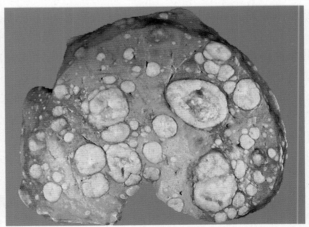

图 10-37　多结节型肝癌

Figure 10-37　Multinodular hepatocellular carcinoma

（3）弥漫型　癌组织在肝内弥漫分布，无明显的结节形成。常发生在肝硬化基础上，此型少见。

2. 组织学类型　按组织发生可将肝癌分为三大类：

（1）肝细胞癌　最多见，分化较好癌细胞与肝细胞相似，癌细胞呈多角形，胞质丰富，嗜酸性，核大、圆形，有清楚的核仁。分化差者癌细胞异型性明显，常有巨核及多核肿瘤细胞。癌细胞排列成条索状、巢状或呈腺管样，周围有血管内皮包绕（图 10-38）。

（2）胆管上皮癌　较为少见，是由肝内胆管上皮发生的癌。其组织结构多为腺癌或单纯癌。一般不合并肝硬化。

（3）混合性肝癌　具有肝细胞癌及胆管上皮癌两种结构，最少见。

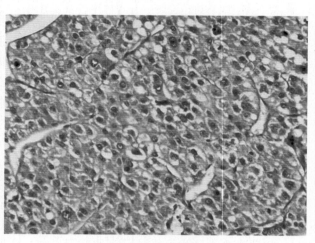

图 10-38　肝细胞癌
图示癌巢周围为血管内皮细胞包绕，癌细胞发生脂肪变性
Figure 10-38　Hepatocellular carcinoma
Vascular endothelial cells around the cancer nests, cancer cells show fatty degeneration

（三）扩散和转移

肝癌首先在肝内蔓延和沿门静脉分支转移，在肝内形成转移癌结节，还可逆行蔓延至肝外门静脉主干，形成较大的癌栓，有时可阻塞管腔引起门静脉高压。肝外转移常通过淋巴道转移至肝门淋巴结、上腹部淋巴结和腹膜后淋巴结。晚期可通过肝静脉转移到肺、肾上腺、脑及骨等处。有时肝癌细胞可直接种植到腹膜和卵巢表面，形成种植性转移，并发生癌性腹水。

（四）临床病理联系

患者多有肝炎病毒感染和肝硬化病史，常以进行性消瘦，肝区疼痛、肝迅速增大，黄疸及腹水等为主要临床表现。有时由于肝表面癌结节自发性破裂或侵破大血管而引起腹腔内大出血。由于肿瘤压迫肝内外胆管及肝组织广泛破坏而出现黄疸。患者多因肝性脑病，消化道或腹腔内大出血及合并感染而死亡。

六、胆管炎和胆囊炎

胆道炎症以胆管炎症为主者称胆管炎（cholangitis），以胆囊炎症为主者称胆囊炎（cholecystitis）。两者常同时发生，其病因、发病机制及病理变化大致相同，多是在胆汁淤积的基础上继发细菌（主要为大肠埃希菌、副大肠埃希菌和葡萄球菌等）感染所致。细菌可经淋巴道或血道到达胆道，也可从肠道经十二指肠乳头逆行进入胆道。在我国以逆行感染更为常见。其中，胆囊炎根据病程可分为急性和慢性两种类型。

1. 急性胆囊炎　为急性化脓性炎症。肉眼观，胆囊肿大、表面血管扩张充血，浆膜面有灰白或灰黄色的脓性渗出物覆盖，腔内可有结石。镜下，见黏膜充血水肿，大量中性粒细胞弥漫浸润，黏膜上皮细胞坏死脱落，形成糜烂或溃疡。

2. 慢性胆囊炎　多由急性者反复发作迁延而来。肉眼观，胆囊壁增厚纤维化，腔内有结石，黏膜皱襞变平坦（图 10-39）。镜下，见黏膜变薄，腺体萎缩减少，各层组织中均有慢性炎症细胞浸润并伴有明显纤维化。

七、胆石症

在胆道系统中，胆汁的某些成分（胆色素、胆固醇、黏液物质及钙等）可以在各种因素作用下析出、凝集而形成结石。发生于各级胆管内的结石称胆管结石，发生于胆囊内的结石称胆囊结石，两者统称胆石症（cholelithiasis）。影响胆石形成的基本因素包括：胆汁理化状态的改变、胆汁淤滞、感染等，常为两种以上因素联合致病。按胆石组成成分可将胆石分为色素性胆石、胆固醇性胆石（图 10-40）和混合石三种基本类型。

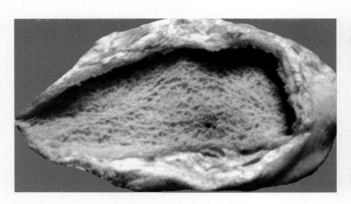

图 10-39　慢性胆囊炎
Figure 10-39　Chronic cholecystitis

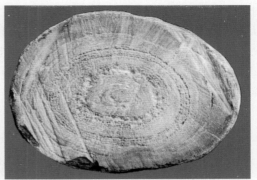

图 10-40　胆固醇性胆石
Figure 10-40　Cholesterol gallstone

在我国胆石症已成为常见疾病,近年发病率明显增高,且以色素性胆石多见。

八、胆囊和肝外胆管肿瘤

胆囊和肝外胆管肿瘤包括良性肿瘤和瘤样病变、肝外胆管癌、胆囊癌及其他恶性肿瘤,以下介绍肝外胆管癌和胆囊癌。

(一) 肝外胆管癌

肝外胆管癌(carcinoma of the extrahepatic bile ducts)可发生于胆管的任何部位,但最常见于胆总管远端或左右肝管汇合部。溃疡性结肠炎、硬化性胆囊炎、胆总管囊肿、结石及慢性华支睾吸虫感染等为高危因素。临床多见于老年男性,常以梗阻性黄疸,右上腹疼痛和体重下降为特征。肉眼观,肿瘤较小,呈绒毛状、结节状及弥漫浸润型,镜下绝大多数为腺癌。预后较差,常早期即发生肝门淋巴结转移。

(二) 胆囊癌

胆囊癌(carcinoma of the gallbladder)少见,但预后较差,5 年生存率仅 3%。50 岁以上为发病高峰年龄,女性是男性的 3~4 倍。胆石症和慢性胆囊炎为胆囊癌的重要危险因素。肿瘤好发于胆囊颈部。90% 的组织学类型为分化较高的腺癌,5% 为鳞状细胞癌或腺鳞癌。肉眼观,胆囊癌多呈弥漫浸润性生长,使囊壁增厚、变硬,呈灰白色、砂粒样。黏膜无明显肿块,与慢性炎症或瘢痕不易区别。有时呈息肉状生长,充满胆囊腔,基底部较宽。胆囊底及邻近肝组织内常有转移灶形成。除转移至邻近器官如十二指肠、结肠和胃外,还可转移至胆囊管和肝门淋巴结及小网膜淋巴结,血道转移少见。

第四节　胰腺疾病

一、胰腺炎

胰腺炎(pancreatitis)是指各种原因导致胰腺酶的异常激活而发生自身消化所引起的炎性疾病。根据病程分为急性胰腺炎和慢性胰腺炎。

(一) 病因和发病机制

在正常情况下,胰液内的胰蛋白酶原无活性,待其流入十二指肠,受到胆汁和肠液中的肠激酶(enterokinase)的激活作用后可变为有活性的胰蛋白酶,后者又激活了其他酶类,如脂肪酶、弹力蛋白酶、磷脂酶 A 等,对胰腺发生自身消化作用。胰蛋白酶被激活的原因概括如下:

1. 胆汁反流(biliary reflux)　胆总管和胰管共同开口于十二指肠壶腹部,如此处发生阻塞或括约肌痉挛则引起胆汁反流进入胰管,将无活性的胰蛋白酶原激活成胰蛋白酶,再诱发前述一系列酶反应引起胰腺的出血、坏死。引起十二指肠壶腹部阻塞的原因有胆石、蛔虫、暴饮暴食引起的壶腹括约肌痉挛及十二指肠大乳头水肿等。后两种原因也可使十二指肠液进入胰内。

2. 胰液分泌亢进　暴饮暴食、酒精的刺激使胃酸及十二指肠促胰液素(secretin)分泌增多,进而促进胰液分泌增多,造成胰管内压增高。重者可导致胰腺小导管及腺泡破裂,放出溶酶体内的蛋白酶激活胰蛋白酶原等,从而引起胰腺组织的出血坏死。

3. 腺泡细胞直接受损　创伤、缺血、病毒感染或药物毒性作用等可直接损害腺泡细胞使胰蛋白酶逸出,引起胰腺炎。

(二) 类型

1. 急性胰腺炎　是胰酶消化胰腺及其周围组织所引起的急性炎症,主要表现为胰腺呈炎性水肿、出血及坏死,故又称急性出血性胰腺坏死(acute hemorrhagic necrosis of pancreas)。好发于中年男性,发作前多有暴饮暴食或胆道疾病史。临床表现为突然发作的上腹部剧烈疼痛并可出现休克。

(1) 病理变化　按病变表现不同,可将本病分为急性水肿性(间质性)胰腺炎和急性出血性胰腺炎两型。

1) 急性水肿性(间质性)胰腺炎　较多见,病变多局限在胰尾。病变的胰腺肿大、变硬,间质充血水肿并有中性粒细胞及单核细胞浸润。有时可发生局限性脂肪坏死,但无出血,胰腺导管和腺泡未受到破坏。本型预后较好,经治疗后病变常于短期内消退而痊愈。少数病例可转变为急性出血性胰腺炎。

2) 急性出血性胰腺炎　较少见,发病急骤,病情及预后均较水肿型严重。病变以广泛的胰腺坏死、出血为特征,伴有轻微炎症反应。胰腺肿大,质软,出血,呈暗红色,分叶结构模糊。胰腺、大网膜及肠系膜等处散在混浊的黄白色斑点状或小块状的脂肪坏死灶。坏死灶是由于胰液溢出后,其中的脂肪酶将中性脂肪分解成甘油及脂肪酸,后者又与组织液中的钙离子结合成不溶性的钙皂而形成。镜下,胰腺组织呈大片凝固性坏死,细胞结构模糊不清,间质小血管壁也有坏死,这是造成胰腺出血的原因。在坏死的胰腺组织周围可见中性粒细胞及单核细胞浸润。

(2) 临床病理联系

1) 休克　患者常出现休克。引起休克的原因可有多种,或由于胰液外溢刺激腹膜引起剧烈疼痛所致;或由于大量出血及呕吐造成大量体液丢失及电解质紊乱所致;或由于胰腺组织坏死,蛋白质分解引起的机体中毒所致。休克严重者抢救不及时可以致死。

2) 腹膜炎　由于急性胰腺坏死及胰液外溢,常引起急性腹膜炎。常发生于酗酒和暴食之后,出现剧烈而持久的腹痛。

3) 酶的改变　胰腺坏死时,由于胰液外溢,其中所含的大量淀粉酶及脂肪酶可被吸收入血并从尿中排出。临床检查常见患者血清及尿中淀粉酶及脂肪酶含量升高,可助诊断。

4) 血清离子改变　患者血中的钙、钾、钠离子水平下降。急性胰腺炎时胰岛的 A 细胞受刺激,分泌胰高血糖素(glucagon)刺激甲状腺分泌降钙素,抑制钙自骨质内游离,致使胰腺炎时因钙皂形成而消耗的钙得不到补充,故发生血钙降低。血钾、钠的下降可能因持续性呕吐造成。

2. 慢性胰腺炎　是由于急性胰腺炎反复发作造成的一种胰腺慢性进行性破坏的疾病。有的病例急性期不明显,症状隐匿,发现时即属慢性。临床上常伴有胆道系统疾病,患者有上腹痛、脂肪泻,有时并发糖尿病。慢性酒精中毒时也常引起本病。

病理变化:肉眼观,胰腺呈结节状,质较硬。切面可见胰腺间质纤维组织增生,胰管扩张,管内偶见有结石形成。有时可见胰腺实质坏死,坏死组织液化后,被纤维组织包围形成假囊肿。镜下,可见胰腺组织广泛纤维化,腺泡和胰腺组织萎缩、消失,导管扩张,上皮增生或鳞状上皮化生,间质有淋巴细胞、浆细胞浸润。

二、胰腺癌

胰腺癌(carcinoma of pancreas)为胰腺外分泌腺体发生的恶性肿瘤,较为少见。患者年龄多在 40~70 岁,男性多于女性。约 90% 的病例有 *ras* 基因点突变。

（一）病理变化

胰腺癌可发生于胰腺的头、体、尾部或累及整个胰腺,但以胰头部最多,占胰腺癌的 60%~70%;发生于胰体者次之,占 20%~30%;尾部最少见,仅占 5%~10%。肉眼观,肿瘤呈圆形或卵圆形。边界有的分明,有的弥漫浸润与邻近胰腺组织难以分辨。镜下,胰腺癌有以下几种类型。

1. 腺癌　癌细胞来自导管上皮,排列成腺样,多形成管腔,称导管腺癌(导管癌),此型约占 80%;来自腺泡上皮的称腺泡型腺癌(腺泡细胞癌)。分化较高的病例可见癌细胞呈楔形或多角形,胞质含嗜酸性颗粒,形成腺泡或小团块,极似正常胰腺腺泡。有时腺癌细胞产生黏液,胞质透明。

2. 未分化癌　癌细胞无腺体结构,有的癌细胞形成细条索状癌巢,被间质结缔组织分隔,呈硬癌构型。有的癌细胞多,间质少,形成髓样癌,此类癌组织易发生坏死而形成囊腔。

3. 鳞状细胞癌　此型少见,来自胰腺导管上皮的鳞状化生。如有鳞状细胞癌和产生黏液的腺癌两种成分合并,称为腺鳞癌。

（二）扩散转移

胰头癌早期可直接蔓延到邻近组织,如胆管及十二指肠,随后即经淋巴道转移至胰头旁及胆总管旁淋巴结。但肝转移最为常见(经门静脉),尤以体尾部癌为甚。癌组织还可侵入腹腔神经丛周围淋巴间隙,发生远隔部位的淋巴道或血道转移(常转移至肺、骨等处)。

（三）临床病理联系

胰头癌的主要症状是因压迫或阻塞胆道而引起的无痛性、逐渐加重的黄疸,因缺少胆汁入肠,患者大便呈白陶土样。胰体尾部癌临床上常无黄疸,发病更为隐匿,常因癌组织侵入门静脉而产生腹水,压迫脾静脉导致脾大,侵入腹腔神经丛而发生深部疼痛。此外,还可有消瘦、贫血、呕吐、便秘等症状。如不能早期发现、早期治疗,则预后不佳,患者多在 1 年内死亡。

易混概念

■　**1. 反流性食管炎和 Barrett 食管**

反流性食管炎是指由于胃和(或)十二指肠内容物反流入食管,引起食管鳞状上皮充血、水肿、糜烂、溃疡、化生和纤维化的病变。病因是反流,要与其他原因引起相似病变的疾病相区别。Barrett 食管是指食管鳞状上皮被柱状上皮取代伴不同程度肠化生的病变。需与齿状分布的贲门上缘被覆柱状上皮的黏膜组织相区别。

■　**2. 良性溃疡与恶性溃疡**

良性溃疡包括胃和十二指肠的良性溃疡,两者之间在发病机制、好发年龄、部位、病变特点等存在差异。恶性溃疡一般是指胃肠道溃疡型癌或消化性溃疡恶变者,与良性溃疡的大体形态和镜下改变均不同。

■　**3. 肝纤维化与肝硬化**

肝纤维化的纤维组织虽形成小的条索但尚未互相连接形成间隔而改建肝小叶结构。而肝硬化时,肝小叶结构和血液循环途径已被改建,使肝变形、变硬。

复习思考题

1. 试述萎缩性胃炎的内镜特征和病理特征。
2. 胃溃疡与十二指肠溃疡在发病机制、好发部位、并发症、临床表现诸方面有何异同?
3. 试述胃溃疡的肉眼及显微镜下病变特点。溃疡病患者经久不愈和产生疼痛的原因分别是什么?

4. 如果胃窦部发现一个溃疡,根据学过的病理知识怎样鉴别此溃疡是良性溃疡还是恶性溃疡? 请列表说明。

5. 克罗恩病和溃疡性结肠炎的病变有何不同?

6. 可在消化道形成溃疡的疾病有哪些? 试比较其病因、发病机制、好发部位、病变特征(参阅其他章节内容)。

7. 试述消化道恶性肿瘤的好发部位、肉眼类型和扩散途径。

8. 可引起上消化道出血和下消化道出血的疾病有哪些? 其病变特征是什么?

9. 试述消化道的癌前病变及其病理学意义。

10. 试述胃肠道间质瘤的概念,免疫组织化学染色特点及影响其生物学行为的因素。

11. 试述病毒性肝炎的基本病理变化。

12. 试述门静脉高压形成机制。

13. 试述腹水形成原因。

14. 试述肝癌的病因及病理变化。

15. 何谓肝硬化、假小叶? 门脉性肝硬化与坏死后肝硬化在形态学上有何区别?

16. 何谓癌前病变? 试列举三种对肿瘤防治有重要意义的消化道癌前病变并陈述其病变特点。

17. 肝癌与肝硬化有无关系? 肝癌的转移规律是什么? 分析并解释肝内多发性癌结节的形成机制。

18. 肝硬化患者为何有门静脉循环障碍? 为什么肝硬化患者在门静脉会形成血栓?

19. 何谓气球样变性、嗜酸性变、点状坏死、桥接坏死、碎片状坏死? 分别说明它们出现在哪一类型病毒性肝炎? 简述急性普通型病毒性肝炎的病变特点及临床病理联系。比较急性及亚急性重型肝炎的病理改变,并解释其临床表现。

20. 你学过的疾病中哪些可以引起呕血? 如何鉴别?

21. 你学过的疾病中哪些可以引起肝大? 如何鉴别?

22. 原发性肝癌是由什么组织发生的? 分为哪几种组织学类型? 分别叙述各种类型的组织学特点是什么? 其发生与哪些因素有关?

23. 肝表面和切面出现结节时,应考虑哪些疾病? 各有何主要特点?

【附:临床病理讨论】

CPC 病例 9

病历摘要

患者,男性,53 岁。

主诉:食欲减退 3 个月。

现病史:入院前 3 个月开始出现腹泻,先后在当地医院检查血、尿、大便常规和肝功能等均无异常。发病以来无发热、咳嗽、盗汗、腹痛、尿频、尿急等症状。近来消瘦明显,体重下降约 5 kg,精神不佳。

既往史:16 年前轻度慢性肝炎未愈。1 年前患急性腹膜炎,治愈。

体格检查:发育正常,营养不良,神志清楚。皮肤黏膜无黄染、出血点、蜘蛛痣及肝掌。表浅淋巴结无肿大。巩膜黄染,双侧瞳孔等大等圆,对光反射良好。颈软,气管居中,甲状腺无肿大,颈静脉无怒张。双肺呼吸音清,未闻及啰音。心率 70 次/min,律齐,各瓣膜区听诊无杂音,心音有力。腹平软,无腹壁静脉曲张,肝在右肋下缘下可触及,全腹无压痛、反跳痛及肌紧张。肠鸣音活跃。下肢无水肿,生理反射存在,病理反射未引出。

实验室检查(入院时):血常规:Hb 111 g/L,RBC $3.63×10^{12}$/L,WBC $2.1×10^9$/L,其中中性粒细胞占 69%,淋巴细胞占 31%。出血时间(BT)5 min,凝血时间(CT)3 min。尿常规:pH 6,尿蛋白(+)。大便常规:黄色,潜血试验(OB)++++。肝功能:总蛋白(A+G)64 g/L,白蛋白(A)34 g/L,球蛋白(G)30 g/L,谷丙转氨酶(GPT)

141 U/L,总胆红素正常。肝炎病毒学检测:抗 HAV(+),HBsAg(+),抗 HBe(+),抗 HBc-IgG(+),抗 HBc-IgM(+)。甲胎蛋白(AFP)检测:843 μg/L。

住院诊治经过

入院后经对症支持治疗,入院 36 天出现呕血,并出现黄疸、腹水和嗜睡症状,经止血、输血、支链氨基酸及 Lak 细胞治疗等后好转。其间行 B 超检查疑为右后叶肝癌;胃镜见复合性溃疡;肝活检报告为肝细胞癌。血常规检测:Hb 68 g/L,RBC 2.39×10^{12}/L,WBC 1.1×10^9/L;尿常规:尿蛋白(+),尿胆原(+)。大便呈柏油样,OB(++++)。肝功能检测基本同入院,总胆红素显著增加达 171 μmol/L,AFP 持续不变。患者于入院 82 天时昏迷,抢救无效于入院 88 天时死亡。

尸检摘要

皮肤黄色,胸腹壁多处暗紫色瘀斑,腹部膨隆。腹腔内有 2 000 mL 草黄色清亮液体,胸腔内草黄色清亮液体 100 mL,食管下段静脉曲张,十二指肠球部见与胃窦部相延续的三个溃疡,最大者面积 5.1 cm×2.6 cm,小者 2.3 cm×1.2 cm,胃小弯见 1.0 cm×0.7 cm 溃疡,肝灰红色 28 cm×13 cm×6 cm,重 575 g,表面布满绿豆至黄豆大小结节。左叶与膈肌粘连,右叶明显增大。膈面见 11.0 cm×8.0 cm 范围白色结节性肿物。切面灰白、紫褐相间。肝正常结构消失伴出血坏死。左叶切面见均匀细小结节,最大者直径 0.4 cm。脾紫褐色,22.5 cm×9.0 cm×2.1 cm,重 304 g。包膜光滑,紧张,边缘变钝。

组织学检查

肝:异型肝细胞排列成不规则的梁索状,梁索厚度达 3~4 个细胞。局部排列成腺泡状或片块状,细胞核大深染,核仁明显,可见双核、巨型核和怪异状核。细胞质内可见胆色素颗粒。细胞索之间可见扩张或紧闭的肝窦,并见毛细胆管内胆栓形成。局部见胆汁湖形成及出血、坏死区域。肝左叶正常肝小叶结构消失,增生的纤维组织将肝组织分割包绕成大小不等,圆形或椭圆形肝细胞团,且肝细胞排列紊乱,小叶中央静脉偏位、缺失或两个,偶见门管区。肝细胞见散在脂肪变性、胆汁淤积及小灶性坏死。肝窦见库普弗细胞增生及炎症细胞浸润。纤维间隔也可见炎症细胞浸润。食管横截面可见静脉扩张、淤血,鳞状上皮糜烂伴炎细胞浸润。胃窦及十二指肠球部溃疡处见炎性渗出、坏死组织及肉芽组织形成伴灶性出血。肠黏膜充血、水肿。脾窦高度扩张、淤血,红髓纤维组织增生,髓索增粗。白髓脾小结生发中心和淋巴细胞减少。胰腺间质内炎症细胞浸润,纤维组织增生,部分小叶萎缩伴纤维化。

【讨论题】

1. 试述本例患者的主要病理诊断。
2. 试述本例患者的死亡原因。
3. 试述各种病变的发生发展过程及临床病理联系。

(广西医科大学　冯振博
新乡医学院　　钟加滕)

数字课程学习

　彩图　　　　微课　　　　教学 PPT　　　　自测题　　　　Summary

第十一章 淋巴造血系统疾病

淋巴造血系统包括骨髓、淋巴结、结外淋巴组织、脾、肝和胸腺等。由于淋巴造血组织终身都处于不断的增殖状态,以保证免疫系统和血液细胞的正常数量和功能,因此对于来自体内外的刺激十分敏感,容易发生疾病。另外,淋巴造血系统组织除胸腺、肝和脾外,还包括分散在全身各处的骨髓、淋巴结、结外淋巴组织等,而这些组织和器官在生理情况下就存在着与造血细胞的交流和相互影响。所以在考虑淋巴造血组织疾病的时候,切忌将病变局限在某一个器官或组织。例如,一名患者在淋巴结活检中诊断为恶性淋巴瘤,而同时骨髓和外周血中也查见肿瘤性的淋巴细胞,这时应考虑患者为淋巴细胞白血病。另外,一种淋巴造血系统的疾病会影响到其他造血细胞的生成,如白血病患者会出现贫血和血小板减少,以及肝脾大等。

淋巴造血系统疾病可分为红细胞系统疾病、白细胞系统疾病和凝血病三大类。在日常医疗中,淋巴结和骨髓活检、骨髓穿刺细胞学和血液细胞学检查是诊断淋巴造血系统疾病的最重要的方法。研究发现,许多淋巴造血系统中的遗传性疾病和肿瘤均出现基因及其相关的免疫表型改变。因此,分子生物学、免疫组织化学和流式细胞术在现代血液病的诊断中已成为不可缺少的工具。

淋巴造血系统疾病种类繁多,本章仅对淋巴结反应性病变和淋巴造血组织的肿瘤做以简要介绍。

第一节 淋巴结反应性病变

淋巴结是机体重要的免疫器官,是抗原与抗原提呈细胞和淋巴细胞反应的场所。各种刺激因素如病原微生物感染、化学药物、外来的毒物和异物、机体自身的代谢产物等均可引起淋巴结内的淋巴细胞和树突状细胞增生,使淋巴结肿大。组织学上淋巴结反应性改变的模式主要有以下 3 种,①淋巴滤泡(B 细胞区)增生。②副皮质区(T 细胞区)增生。③窦组织细胞增生。但实际上常常表现为几种改变同时或贯序出现。当为感染引起的反应性增生时可出现化脓和肉芽肿等。

一、淋巴结反应性增生

淋巴结反应性增生是淋巴结最常见的良性增生。一般发生在炎症的引流淋巴结,如扁桃体发炎、牙周炎时的颈部淋巴结肿大。也称为非特异性淋巴结炎(nonspecific lymphadenitis)。

病理改变

肉眼观,病变的淋巴结一般为轻度肿大,直径多在 1~2 cm。组织学表现为淋巴滤泡(B 细胞区)增生、副皮质区(T 细胞区)增生、窦组织细胞增生三种模式以及上述三种模式的混合存在。如类风湿关节炎患者的淋巴结以淋巴滤泡的增生为主,镜下可见淋巴滤泡的数量增多、体积增大。在扩大的生发中心内有较多活化的 B 细胞(中心细胞和中心母细胞),核分裂象多见。还可见少数胞质丰富浅染,含有吞噬核碎片的组织细胞散布于其中(图 11-1)。在滤泡间血管

周围常有中性粒细胞渗出,在髓索内可见较多成熟的
浆细胞。在病毒感染所致的淋巴结反应性增生[如传
染性单核细胞增多症(infectious mononucleosis)]则以副
皮质区增生为主,表现为副皮质区变宽,血管增多,其
中可见一些活化的、核形不规则的细胞和T免疫母细
胞。窦组织细胞增生时表现为髓质淋巴窦开放,窦内
充满大量组织细胞。

当肿大的淋巴结内有旺盛的反应性淋巴滤泡增
生时,应注意与滤泡性淋巴瘤相区别。一般来说,在
临床上对淋巴结反应性增生不需要特殊治疗,进行
淋巴结活检的主要目的是排除淋巴结的肿瘤或特殊
感染。

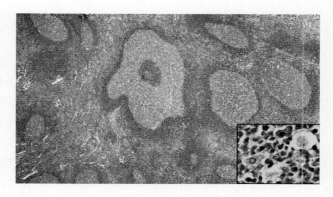

图 11-1　淋巴结反应性增生

Figure 11-1　Reactive hyperplasia of the lymph node

二、 淋巴结的特殊感染

淋巴结内发生各种特殊感染的特点是:①由特殊的病原微生物引起,如结核分枝杆菌、梅毒螺旋体和
真菌等;②有特殊的病理形态学改变,一般为肉芽肿性炎;③经特殊染色在病变组织、分泌物或体液中可能
找到相关的病原微生物;④在临床上需要特殊的药物治疗。

(一) 淋巴结结核

淋巴结结核(lymph node tuberculosis)是淋巴结最常见的特殊感染,可发生在任何年龄组的人群,但
以青年女性多见。淋巴结结核可单独存在,也可与肺结核同时存在或作为全身播散性结核的一部分而出
现。在临床上常表现为一组淋巴结肿大,肿大的淋巴结可融合成块,也可穿破皮肤形成经久不愈的窦道,
有液化的干酪样坏死物流出(瘰疬)。组织学的基本病变为伴有干酪样坏死的肉芽肿性炎——结核结节
(tubercles)。抗酸染色(acid-fast staining)后,在高倍镜或油镜下仔细检查如找到染成紫红色的结核分枝杆菌,
即可明确诊断(详见第十六章第一节)。

(二) 淋巴结真菌感染

淋巴结较常见的真菌感染是曲菌和新型隐球菌,真菌是条件致病菌,淋巴结的真菌感染常常是作为机
体全身感染的一部分而存在的。它好发于儿童和老年人,尤其是长期、大量使用免疫抑制剂、激素或广谱
抗生素的人群。在临床上常表现为全身淋巴结轻度肿大。组织学改变:曲菌感染是化脓性炎及脓肿形成,
六胺银或 PAS 染色可清楚地显示曲菌菌丝;而在新型隐球菌感染则为肉芽肿性炎,六胺银或黏液卡红染色
在多核巨细胞细胞质内可见到有厚荚膜的菌体。

第二节　淋巴样肿瘤

原发于淋巴结和结外淋巴组织等处的恶性肿瘤绝大多数来源于淋巴细胞,故以往称为恶性淋巴瘤
(malignant lymphoma),简称淋巴瘤。但原发于淋巴结的恶性肿瘤也可以来源于粒细胞、树突状细胞和血管
内皮细胞等。淋巴样肿瘤(lymphoid neoplasms)是指来源于淋巴细胞及其前体细胞的恶性肿瘤,包括恶性
淋巴瘤、淋巴细胞白血病、毛细胞白血病和浆细胞肿瘤(多发性骨髓瘤)等。淋巴样肿瘤可发生在淋巴结、
骨髓、脾、胸腺和结外淋巴组织等处。

由于淋巴细胞是机体免疫系统的主要成分,故淋巴瘤也可认为是机体免疫系统的免疫细胞发生的恶
性肿瘤。发生肿瘤性(克隆性)增殖的细胞为淋巴细胞(B 细胞、T 细胞和 NK 细胞等)及其前体细胞。淋巴
样肿瘤可以看成是被阻断在 B 细胞和 T 细胞分化过程中某一阶段淋巴细胞的单克隆性增生所致。由于淋
巴样肿瘤是免疫细胞来源的,因此淋巴样肿瘤的患者常可产生各种免疫功能的异常,如血清免疫球蛋白的

增高等。由于肿瘤性增生的淋巴细胞在形态学、免疫表型和生物学特性上都部分相似于其相应的正常细胞,因此可以从形态学、免疫表型和基因水平上判定肿瘤细胞的属性,辅助淋巴样肿瘤的诊断。值得注意的是,多种淋巴瘤中均发现了非随机性的染色体转位,并定位了几种与淋巴瘤发病有关的融合基因,因此对于淋巴瘤的分子生物学研究可能成为阐明肿瘤发病机制的突破口。

根据瘤细胞的形态、免疫表型和分子生物学特点,可将淋巴样肿瘤分为两大类,即霍奇金淋巴瘤(Hodgkin lymphoma,HL)和非霍奇金淋巴瘤(non-Hodgkin lymphoma,NHL),后者包括前体 B 和 T 细胞肿瘤、成熟(外周)B 细胞肿瘤、成熟(外周)T 和 NK 细胞肿瘤,并包含淋巴细胞白血病。绝大多数淋巴样肿瘤(80%~85%)是 B 细胞来源,其次为 T/NK 细胞来源,而真正的组织细胞性肿瘤罕见。

淋巴瘤在我国占所有恶性肿瘤的 3%~4%。急性淋巴细胞白血病约占所有白血病的 30%。急性淋巴细胞白血病和淋巴瘤多见于儿童和年轻人,而慢性淋巴细胞白血病、多发性骨髓瘤和毛细胞白血病则多见于中老年人。按照新的 WHO 分类,我国主要发生在成人淋巴结的淋巴样肿瘤主要有弥漫性大 B 细胞淋巴瘤、滤泡性淋巴瘤、慢性淋巴细胞白血病/小淋巴细胞淋巴瘤和外周 T 细胞淋巴瘤,淋巴结外的主要有结外边缘区 B 细胞淋巴瘤(黏膜相关淋巴瘤)和 NK/T 细胞淋巴瘤,在儿童和青少年则主要是急性淋巴细胞白血病/淋巴瘤、伯基特淋巴瘤和 HL。

一、淋巴样肿瘤的分类

淋巴样肿瘤的分类,尤其是 NHL 的分类是所有肿瘤分类中最复杂的。以 NHL 为例,在过去 30 多年来所先后采用的不同分类中,反映了人们对淋巴瘤从单纯的形态到形态与功能结合,再到临床 + 形态学 + 免疫标志 + 细胞遗传学和基因分析等相结合进行分类的演变过程。以下简要介绍 Kiel 分类的原则和 WHO 关于淋巴样肿瘤的分类。

(一) 淋巴细胞转化理论

图 11-2 是德国病理学家 Lennert 等于 1975 年提出的淋巴细胞转化模式,并在此基础上提出 Kiel 分类。认为 B 和 T 细胞都来自骨髓干细胞,通过前体 B、前体 T 细胞(又称淋巴母细胞)阶段,发育成为成熟的未受到抗原刺激的 B_1、T_1 细胞。在抗原刺激后,B、T 细胞都可发生转化,生成效应细胞(B_2、T_2 细胞和浆细胞)。其中 B_1 细胞在受到抗原刺激后,在生发中心先转化为中心母细胞,然后才转化为中心细胞,并在生发中心外发育成为免疫母细胞和浆细胞。在淋巴细胞转化过程的任何阶段,都可以发生恶变,形成肿瘤。肿瘤细胞在形态改变、免疫标志和功能上与其相应的正常细胞有相似之处,因此可以用形态学和免疫学的方法加以识别。这一理论成为 Kiel 分类、REAL 分类和 WHO 分类的基础。

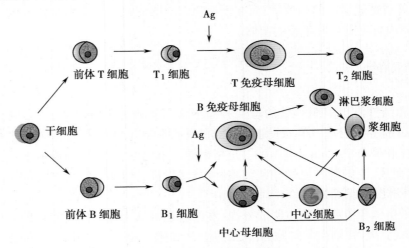

图 11-2 Lennert 等提出的淋巴细胞转化理论(1975)

Figure 11-2 The transformation theory of lymphocyte by Lennert et al (1975)

(二) WHO 分类

WHO 关于淋巴造血组织肿瘤的分类中将淋巴样肿瘤进行了分类(表 11-1)。在 B 细胞肿瘤及 T 和 NK 细胞肿瘤中,又分为前体细胞(precursor cell)和外周(成熟)细胞肿瘤两大类。该分类方案明确提出了淋巴瘤病理诊断的"四结合"原则,即组织病理学、免疫表型、遗传学改变和临床表现相结合。

表 11-1　WHO 关于淋巴样肿瘤的分类(2017)

前体 B 细胞和 T 细胞肿瘤	慢性炎症相关的 DLBCL
• B 淋巴细胞白血病 / 淋巴瘤,非特指	• 淋巴瘤样肉芽肿
• B 淋巴细胞白血病 / 淋巴瘤,伴遗传异常	• 原发纵隔(胸腺)大 B 细胞淋巴瘤
B 淋巴细胞白血病 / 淋巴瘤,t(9;22)(q34;q11.2);*BCR-ABL1*	• 血管内大 B 细胞淋巴瘤
B 淋巴细胞白血病 / 淋巴瘤,t(v;11q23);*MLL* 重排	• ALK⁺ 大 B 细胞淋巴瘤
B 淋巴细胞白血病 / 淋巴瘤,t(12;21)(p13;q11.2);*TEL-AML1*(*ETV6-RUNX1*)	• 浆母细胞淋巴瘤
B 淋巴细胞白血病 / 淋巴瘤,超倍体	• HHV8 相关的多中心性巨大淋巴结增殖症发生的大 B 细胞淋巴瘤
B 淋巴细胞白血病 / 淋巴瘤,超倍体(超倍体急性淋巴细胞白血病)	• 原发性渗出性淋巴瘤
B 淋巴细胞白血病 / 淋巴瘤,t(5;14)(q31;q32);*IL3-IGH*	• 伯基特淋巴瘤
B 淋巴细胞白血病 / 淋巴瘤,t(1;19)(q23;p13.3);*E2A-PBX1*(*TCF3-PBX1*)	• B 细胞淋巴瘤,不能分类,介于 DLBCL 和伯基特淋巴瘤之间
• T 淋巴细胞白血病 / 淋巴瘤	• B 细胞淋巴瘤,不能分类,介于 DLBCL 和经典型霍奇金淋巴瘤之间
成熟 B 细胞肿瘤	**成熟 T 和 NK 细胞肿瘤**
• 慢性淋巴细胞白血病 / 小淋巴细胞淋巴瘤	• T 细胞幼淋巴细胞白血病
• B 细胞幼淋巴细胞白血病	• T 细胞大颗粒淋巴细胞白血病
• 脾边缘区 B 细胞淋巴瘤 / 毛细胞白血病	• 侵袭性 NK 细胞白血病
• 浆细胞骨髓瘤 / 浆细胞瘤	• 儿童 EBV⁺T 细胞淋巴增殖性疾病
• 脾 B 细胞淋巴瘤 / 白血病,不能分类	系统性 EBV⁺T 细胞淋巴增殖性疾病
脾红髓弥漫性小 B 细胞淋巴瘤	种痘水疱病样淋巴瘤
毛细胞白血病,变异型	• 成人 T 细胞白血病 / 淋巴瘤
• 淋巴浆细胞淋巴瘤	• 结外 NK/T 细胞淋巴瘤,鼻型
• 重链病	• 肠病型 T 细胞淋巴瘤
γ 重链病	• 肝脾 T 细胞淋巴瘤
μ 重链病	• 皮下脂膜炎样 T 细胞淋巴瘤
α 重链病	• 蕈样真菌病 /Sezary 综合征
• 浆细胞肿瘤	• 皮肤原发 CD30⁺ T 细胞淋巴增生性疾病
意义未定的单克隆 γ 病(MGUS)	• 皮肤原发外周 T 细胞淋巴瘤,罕见型
浆细胞骨髓瘤	皮肤原发 γδT 细胞淋巴瘤
髓外浆细胞瘤	皮肤原发 CD8⁺ 侵袭性嗜表皮性细胞毒性 T 细胞淋巴瘤
单克隆性免疫球蛋白沉积病	皮肤原发中、小细胞性 T 细胞淋巴瘤
• 黏膜相关淋巴组织结外边缘区 B 细胞淋巴瘤(MALT 型)	• 外周 T 细胞淋巴瘤,非特指
• 结内边缘区淋巴瘤	• 血管免疫母细胞性 T 细胞淋巴瘤
• 滤泡性淋巴瘤	• 间变性大细胞淋巴瘤,ALK⁺
• 皮肤原发滤泡中心淋巴瘤	• 间变性大细胞淋巴瘤,ALK⁻
• 套细胞淋巴瘤	**霍奇金淋巴瘤**
• 弥漫性大 B 细胞淋巴瘤(DLBCL),非特指	• 结节性淋巴细胞为主型霍奇金淋巴瘤
富于 T 细胞和组织细胞的 DLBCL	• 经典型霍奇金淋巴瘤
原发中枢神经系统的 DLBCL	结节硬化型经典型霍奇金淋巴瘤
原发皮肤的 DLBCL	淋巴细胞丰富型经典型霍奇金淋巴瘤
老年性 EBV⁺DLBCL	混合细胞型经典型霍奇金淋巴瘤
	淋巴细胞消减型经典型霍奇金淋巴瘤

WHO 分类特点为：①分类中的每一种类型淋巴瘤都是独立病种。②其定义都按形态学、免疫表型、遗传学和临床特点来确定。③更加强调发生部位的重要性，如在弥漫性大 B 细胞淋巴瘤中分为非特殊类型、腿型、中枢神经系统等，使得部位不同而形态学相似的肿瘤可能被命名为不同的肿瘤实体。④强调病毒感染（EBV、HIV 和 HHV8 等）、免疫功能（免疫缺陷）之间的关系。病理或临床上如疑有病毒感染的淋巴瘤 / 白血病，应检测相关的病毒和患者的免疫功能，以做出正确诊断和选择最佳治疗方案。EBV 最常用检测指标是 EBER 和 LMP1，HHV8 最常用的检测指标是 LANA（ORF73）。⑤过去 Kid 分类将不同类型淋巴瘤按组织学分为低度恶性和高度恶性两级；WF 按临床预后分为低度、中度和高度恶性三组；ILSG 也曾建议按临床预后分为惰性、中度侵袭性、侵袭性和高度侵袭性四组。第四版 WHO 分类认为，这些分级和分组将不同的独立疾病归在一起的目的性不明确，反而会阻碍对某些类型淋巴瘤特有特性的了解，容易误导临床医师认为同一组的患者可以用相同方法治疗。

二、非霍奇金淋巴瘤

非霍奇金淋巴瘤（non-Hodgkin lymphoma，NHL）占所有淋巴瘤的 90%，其中有 2/3 原发于淋巴结，1/3 原发于淋巴结外器官或组织，如消化和呼吸道、肺、皮肤、涎腺、甲状腺及中枢神经系统等。

NHL 的诊断依赖于对病变淋巴结或相关组织的活检。病理学诊断至少应包括两个部分，即组织学分型和肿瘤细胞的免疫表型，必要时需进行免疫球蛋白和 T 细胞受体基因重排分析，以及细胞遗传学方面的检测。影响 NHL 预后的因素有很多，如患者年龄、肿瘤的部位、组织学类型、瘤细胞的表型、临床分期、治疗方法的选择、患者对治疗的反应及并发症等。

（一）前体 B 细胞和 T 细胞肿瘤

前体 B 细胞和 T 细胞肿瘤是由不成熟的淋巴细胞——前体 B 细胞或前体 T 细胞来源的一类具有高度侵袭性的肿瘤。随肿瘤进展时期的不同，在临床和组织病理学上可表现为淋巴母细胞性淋巴瘤（lymphoblastic lymphoma，LBL）、急性淋巴细胞白血病（acute lymphoblastic leukemia，ALL）或淋巴瘤和白血病共存的状态。由于 ALL 和 LBL 同属于一个亚型，组织学的改变无法区别，命名可根据临床表现，如果病变局限于肿块，没有或者只有最少的骨髓和外周血累及，命名为 LBL；如果有广泛的骨髓和外周血受累，则诊断为 ALL。在许多治疗方案中，将骨髓中 25% 的母细胞数作为定义白血病的界限。一般来讲，当母细胞数少于 20% 时，应避免诊断为 ALL。

1. 病理变化　ALL/LBL 的特点是骨髓内肿瘤性淋巴母细胞的弥漫性增生，取代原骨髓组织，并可浸润全身各器官、组织，特别是淋巴结、肝和脾等。多引起全身淋巴结肿大，镜下见淋巴结结构有不同程度的破坏，大量淋巴母细胞弥漫性浸润，并可累及淋巴结的被膜和结外脂肪组织；浸润脾时致脾中度增大，镜下见红髓中大量淋巴母细胞浸润，并可压迫白髓；浸润肝时致肝中度增大，镜下见淋巴母细胞主要浸润于门管区及其周围肝窦内。ALL/LBL 还可以浸润脑、脊髓、周围神经、心肌、肾、肾上腺、甲状腺、睾丸和皮肤等乃至全身各器官和组织。前体 T 细胞性的 ALL/LBL 常有特征性的纵隔肿块（图 11-3A）。

2. 免疫表型和细胞遗传学　免疫表型：约 95% 的 ALL/LBL 病例的母细胞均表达原始淋巴细胞的标志物——末端脱氧核苷酸转移酶（terminal deoxynucleotidyl transferase，TdT）（图 11-3B），相当部分病例之肿瘤细胞表达 CD10 抗原，以及 B 和 T 细胞分化抗原。细胞遗传学检测示 90% 以上 ALL 的肿瘤细胞有染色体数目或结构的异常。

3. 临床表现　前体 B 细胞性 ALL/LBL 患者主要是 10 岁以内儿童，有骨髓广泛受累，肝、脾和淋巴结肿大，以及周围血出现异常细胞等。前体 T 细胞性 ALL 患者多为青少年，常有纵隔肿块，甚至可出现上腔静脉压迫和呼吸道压迫症状。由于骨髓内肿瘤细胞的增生抑制了骨髓正常造血功能而致患者产生贫血、成熟粒细胞减少、血小板减少、出血和继发感染等。骨痛和关节痛可为显著表现。对 ALL/LBL 主要采用联合化学药物治疗，近年来，对 ALL/LBL 的治疗有了重大进展，80% 以上的患者可以达到完全缓解，2/3 可治愈。由于治疗方案的不同，ALL 必须与急性粒细胞白血病（AML）相区别。

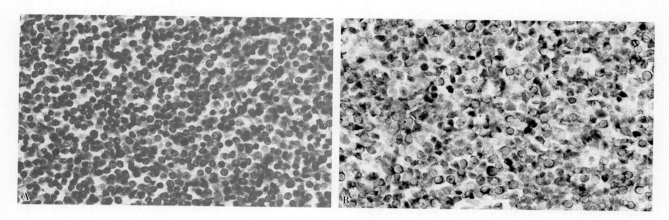

图 11-3　淋巴母细胞性淋巴瘤
A. 大量淋巴母细胞弥漫性浸润，HE 染色　B. 肿瘤细胞表达 TdT
Figure 11-3　lymphoblastic lymphoma
A. Lymphoblastic cells diffusely infiltration，HE staining　B. TdT positive expression

（二）成熟（外周）B 细胞肿瘤

成熟 B 细胞肿瘤是外周 B 细胞的肿瘤，在全球范围约占所有 NHL 的 85%。成熟 B 细胞肿瘤的两种最多见的亚型（弥漫性大 B 细胞淋巴瘤和滤泡性淋巴瘤）在西方国家的统计中超过 NHL 的 50%，在我国也超过 40%。成熟 B 细胞肿瘤的各亚型在形态学和免疫表型方面类似于正常 B 细胞分化的各阶段，因此有利于形态学分型和鉴别诊断。

对于淋巴瘤的治疗经验主要来源于成熟 B 细胞淋巴瘤，如用抗幽门螺杆菌治疗使得早期的胃 MALT 淋巴瘤消退，又如抗 CD20 单克隆抗体利妥昔单抗治疗各种 CD20 阳性 B 细胞淋巴瘤等，为淋巴瘤的治疗开辟了新的领域。

1. 慢性淋巴细胞白血病 / 小淋巴细胞淋巴瘤（chronic lymphocytic leukemia/small lymphocytic lymphoma，CLL/SLL）　是由成熟的 B 细胞来源的惰性的肿瘤。随肿瘤发展时期的不同，在临床和病理上可表现为 SLL、CLL 或淋巴瘤和白血病共存的状态。无骨髓外组织累及时，外周血中必须有 $\geq 5 \times 10^9$/L 的单克隆淋巴细胞具有 CLL 表型。慢性淋巴细胞白血病国际工作组（IWCLL）报道淋巴细胞增高至少出现 3 个月才可诊断 CLL。SLL 是指那些具有 CLL 组织形态和免疫表型，但没有白血病表现的病例。IWCLL 对 SLL 的定义是有淋巴结肿大、无造血细胞减少和外周血中 B 细胞 $<5 \times 10^9$/L。

（1）病理变化　CLL/SLL 的病变特点是成熟的小淋巴细胞的浸润。所有的 CLL 和绝大多数的 SLL 患者均有骨髓受累，骨髓内可见小淋巴细胞弥漫性或灶性呈非骨小梁旁性浸润，正常造血组织减少；全身浅表淋巴结中度肿大，切面呈灰白色鱼肉状，镜下见淋巴结结构不同程度破坏，为成片浸润的成熟的小淋巴细胞所取代（图 11-4），其中可见由前淋巴细胞和免疫母细胞组成的模糊结节样结构，又称"假滤泡"（pseudofolliculus）；脾明显增大，可达 2 500 g，被膜增厚，切面呈暗红色，质地较

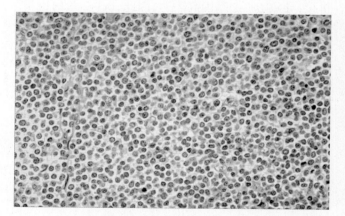

图 11-4　非霍奇金淋巴瘤（小淋巴细胞性）
相对单一形态的小淋巴细胞弥漫性浸润。HE 染色，高倍镜
Figure 11-4　Non-Hodgkin lymphoma
（small lymphocytic lymphoma）
Consistent small lymphocytes diffusely infiltration，
HE staining，high magnification

硬,白髓不明显。镜下见肿瘤性淋巴细胞主要浸润白髓,同时也可侵犯红髓;肝中度增大,表面光滑,镜下见瘤细胞主要浸润门管区及其周围的肝窦。

周围血象:CLL 患者的周围血白细胞显著增多,可达(30~100)×10⁹/L,绝大多数为成熟的小淋巴细胞。SLL 患者的周围血白细胞可能正常。

(2) 免疫学和细胞遗传学 CLL 和 SLL 有独特的免疫表型,瘤细胞表达 B 细胞分化抗原 CD19 和 CD20,同时还表达 CD5 和 CD23。常见的染色体异常为 12 号染色体三体,13q 缺失和 11q 缺失,分别占 20%~30%。

(3) 临床表现 CLL/SLL 常见于 50 岁以上老年人。男女性别之比为约为 2:1。病情进展缓慢。一般无自觉症状,或可有乏力、体重下降、厌食等。有 50%~60% 的患者有不同程度的肝、脾和浅表淋巴结肿大。还可出现低丙种球蛋白血症和自身免疫异常等。CLL/SLL 为惰性的肿瘤,患者的中位生存期为 6 年。随着病程的进展,约 10% 的患者可转化为弥漫性大 B 细胞淋巴瘤。转化后患者的预后不良,一般在 1 年内死亡。小于 1% 的 CLL 发展为经典霍奇金淋巴瘤。

2. 滤泡性淋巴瘤(follicular lymphoma) 是来源于淋巴滤泡生发中心细胞的惰性 B 细胞肿瘤。在欧美国家或地区占 NHL 的 20%,在我国约占 NHL 的 10%。常见于中年人,发病无性别差异,儿童患者多为男性。

(1) 病理变化 滤泡性淋巴瘤的组织学特征是在低倍镜下肿瘤细胞形成明显的结节状生长方式(图 11-5A)。肿瘤性滤泡主要由中心细胞(centrocyte,CC)和中心母细胞(centroblast,CB)以不同比例混合组成。中心细胞的细胞核形态不规则、有裂沟,核仁不明显,胞质稀少;中心母细胞较正常淋巴细胞大 2~3 倍或更大,核圆形或分叶状,染色质呈小斑块状靠近核膜分布,有 1~3 个靠近核膜的核仁。这些细胞更新快,代表肿瘤的增殖成分。在大多数滤泡淋巴瘤,绝大多数肿瘤细胞是中心细胞,随着病程的进展,中心母细胞数量逐渐增多。生长方式从滤泡性发展成弥漫性,提示肿瘤的恶性程度增高。FL 通过在每高倍视野下计数或选择 10 个肿瘤性滤泡内中心母细胞的数目进行分级,分为低级别(1~2 级)和 3 级(3A 级和 3B 级)。

(2) 免疫表型和细胞遗传学 滤泡性淋巴瘤的肿瘤细胞具有正常生发中心细胞的免疫表型,肿瘤细胞表达 CD19、CD20、CD10、Bcl-6 和单克隆性的表面免疫球蛋白。大多数病例的瘤细胞还表达 Bcl-2 蛋白(图 11-5B),这是由于肿瘤细胞有 t(14;18)易位,使 14 号染色体上的 IgH 基因与 18 号染色体上的 Bcl-2 基因拼接,导致 Bcl-2 基因高表达,因此,Bcl-2 蛋白也是区别反应性增生的滤泡和滤泡淋巴瘤的肿瘤性滤泡的有用标志。

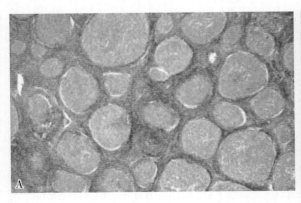
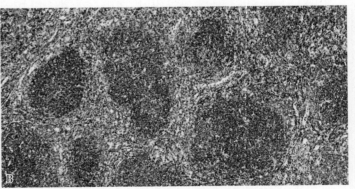

图 11-5 非霍奇金淋巴瘤(滤泡性)

A. 低倍镜下肿瘤细胞形成明显的背靠背结节状生长方式,HE 染色 B. 肿瘤细胞表达 Bcl-2

Figure 11-5 Non-Hodgkin lymphoma(follicular lymphoma)

A. The neoplastic follicles are closely packed,focally show an almost back-to-back pattern in low magnification,HE staining B. Bcl-2 positive expression

（3）临床表现　患者多为 40 岁以上，一般表现为多个淋巴结无痛性肿大，以腹股沟淋巴结受累为常见。脾大常见。部分患者有发热和乏力等，就诊时多数是临床Ⅲ期或Ⅳ期。有 30%~50% 的病例有骨髓受累，但不影响预后。部分病例外周血中可见瘤细胞。滤泡性淋巴瘤是惰性的，病情进展缓慢，预后较好，5 年存活率超过 70%。但有 30%~50% 的患者可以转化为高度侵袭性弥漫性大 B 细胞淋巴瘤。

3. 弥漫性大 B 细胞淋巴瘤（diffuse large B-cell lymphoma，DLBCL）　是一类形态范围变化较大的、异质性的侵袭性 NHL，包括中心母细胞性、B 免疫母细胞性、间变性大 B 细胞性淋巴瘤、富于 T 细胞 / 组织细胞的 B 细胞淋巴瘤和浆母细胞淋巴瘤等。患者以老年人为主，男性略多见。该肿瘤除原发于淋巴结外，还可原发于纵隔、咽环、胃肠道、皮肤、骨和脑等处。

（1）病理变化　组织学表现为相对单一形态的大细胞的弥漫性浸润。瘤细胞的直径为小淋巴细胞的 4~5 倍，细胞形态多样，可以类似中心母细胞、免疫母细胞，或者伴有浆细胞分化。细胞质中等量，常嗜碱性，细胞核圆形或卵圆形，染色质边集，有单个或多个核仁（图 11-6A）。也可有间变性的多核瘤巨细胞出现，类似霍奇金淋巴瘤的 R-S 细胞。

（2）免疫表型和细胞遗传学　瘤细胞表达 B 细胞分化抗原 CD20 和 PAX-5（图 11-6B），30%~60% 的病例 CD10 阳性，60%~90% 的病例 Bcl-6 阳性，35%~65% 病例 MUM1 阳性。通常联合使用 CD10、BCL6 和 MUM1 抗体，从免疫表型将 DLBCL 分为生发中心样和非生发中心样两种亚型。30% 以上病例出现 *Bcl-6* 基因易位，20%~30% 病例存在 *Bcl-2* 基因易位，10% 以上病例出现 *MYC* 基因重排。具有 *MYC* 易位和 *Bcl-2* 易位的淋巴瘤称为"双重打击淋巴瘤"（double-hit lymphoma，DHL），而在一些罕见病例中，同时包含 *Bcl-6* 易位的淋巴瘤称为"三重打击淋巴瘤"。

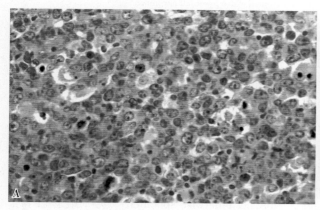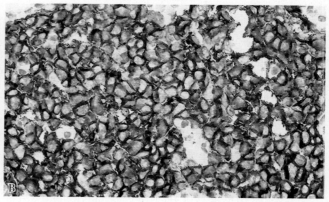

图 11-6　弥漫性大 B 细胞淋巴瘤
A. 单一形态的大淋巴细胞弥漫性浸润，肿瘤细胞核呈圆形，有清楚的核仁，分裂象多见，HE 染色，高倍镜　B. 肿瘤细胞表达 CD20
Figure 11-6　Diffuse large B-cell lymphoma
A. A diffuse infiltration of monotonous large lymphoid cells with round nuclei containing fine nucleoli,
and high mitotic figures，HE staining，high magnification　B. CD20 positive expression

（3）临床表现　患者常在短期内出现淋巴结迅速长大或结外组织的肿块，病情进展快，可累及肝、脾，但骨髓受累者少见，白血病像罕见。DLBCL 患者若未能得到及时诊断和治疗，会在短期内死亡，但加强联合化学治疗的完全缓解率可达 60%~80%，有 50% 的患者可以治愈。

4. 伯基特淋巴瘤　是一种可能来源于滤泡生发中心细胞的高度侵袭性的 B 细胞肿瘤。临床上有地方型、散发型和免疫缺陷相关型三种形式。EB 病毒潜伏感染与非洲地区性的伯基特淋巴瘤的发病有密切关系。

（1）病理变化　伯基特淋巴瘤的组织学特点是中等大小的、相对单一形态的淋巴样细胞弥漫性浸润，瘤细胞间有散在的巨噬细胞吞噬核碎片，形成所谓"满天星"图像（图 11-7A），分裂象多见。原淋巴结结构

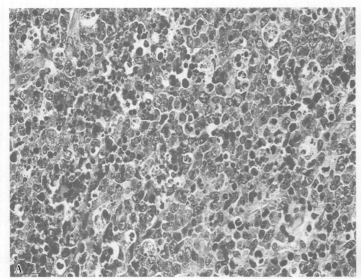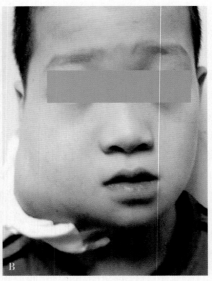

图 11-7　伯基特淋巴瘤

A. 镜下改变,示小圆形肿瘤细胞间散在多数吞噬　B. 儿童患者,示左下颌骨的肿瘤

细胞,呈"满天星"图像,HE 染色,高倍镜

Figure 11-7　Burkitt lymphoma

A. Under microscope, numerous macrophages scattered in small round tumor cells, presented as "starry sky" pattern,

HE staining, high magnification　B. This child patient presented with a lower left jaw tumor

被破坏。

(2) 免疫表型和细胞遗传学　伯基特淋巴瘤的瘤细胞为相对成熟的 B 细胞,表达单克隆性细胞膜表面免疫球蛋白 sIg、CD19、CD20、CD10 和 Bcl-6 等抗原。所有的伯基特淋巴瘤都发生与第 8 号染色体上 *C-myc* 基因有关的易位,最常见的是 t(8;14),还可发生 t(2;8) 或 t(8;22)。

(3) 临床表现　伯基特淋巴瘤多见于儿童和青年人,肿瘤常发生于颌骨、颅骨、面骨、腹腔器官和中枢神经系统,形成巨大的包块(图 11-7B)。一般不累及周围淋巴结,白血病像少见。临床过程是高度侵袭性的,但患者对于大剂量化学治疗反应好,部分患者可治愈。

(三) 外周 T 和 NK 细胞肿瘤

1. 非特指的周围 T 细胞淋巴瘤(peripheral T-cell lymphoma, not otherwise specified)　为一组形态学和免疫表型上均是异质性的 T 细胞肿瘤,WHO 分类将其分为一类主要是根据其临床行为。包括了以往分类的 T 免疫母细胞性淋巴瘤、多形性周围 T 细胞淋巴瘤等亚型。

虽然形态学改变多样,以下特点是周围 T 细胞淋巴瘤共有的:淋巴结结构破坏,肿瘤主要侵犯副皮质区,常有血管增生,瘤细胞由大小不等的多形性细胞组成,常伴有众多的非肿瘤性反应性细胞,如嗜酸性粒细胞、浆细胞、组织细胞等。

肿瘤细胞表达 CD2、CD3、CD5 等成熟 T 细胞标志物。T 细胞受体的基因重排分析显示有单克隆性重排。

患者常为成人,有全身淋巴结肿大,有时还有嗜酸性粒细胞增多、皮疹、发热和体重下降。临床上进展快,是高度侵袭性的。

2. 结外 NK/T 细胞淋巴瘤(extranodal natural killer/T-cell lymphoma)　为细胞毒性细胞(细胞毒性 T 细胞或者 NK 细胞)来源的侵袭性肿瘤,绝大多数发生在结外,因鼻腔是该类肿瘤的好发部位,故称之为鼻型 NK/T 细胞淋巴瘤。若发生在中线面部以外的任何部位时,就称为结外鼻型 NK/T 细胞淋巴瘤。该肿瘤在我国相当常见,是淋巴结外常见的淋巴瘤之一,属 EB 病毒相关淋巴瘤。鼻型 NK/T 细胞淋巴瘤发病的高峰年龄在 40 岁前后，男、女性别之比约为 4∶1。主要病变部位是鼻腔，其次是腭部和口咽部，常累及鼻咽部和鼻旁窦。肿瘤后期可发生全身播散，多累及淋巴结外器官或组织，如皮肤、消化道、睾丸、脑和脾等。

　　鼻型 NK/T 细胞淋巴瘤的组织学表现多样，其基本病理改变是在凝固性坏死和多种炎症细胞混合浸润的背景上，肿瘤性淋巴样细胞散布或呈弥漫性分布（图 11-8A）。肿瘤细胞大小不等、形态多样，细胞核形态不规则而深染不见核仁或呈圆形、卵圆形，染色质边集，有 1~2 个小核仁。肿瘤细胞可浸润到血管壁内而致管腔狭窄、闭锁和弹力膜的破裂，呈所谓血管中心性浸润。

　　肿瘤细胞常表达 T 细胞抗原 CD2、胞质型 CD3，细胞毒性蛋白如粒酶 B，以及 NK 细胞标志 CD56。大多数病例可检出 EB 病毒 DNA 的克隆性整合（图 11-8B）和 EB 病毒编码的小 RNA（EBER）。

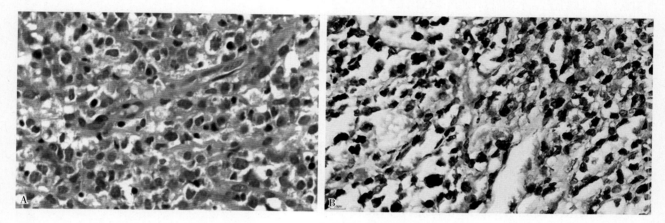

图 11-8　鼻 NK/T 细胞淋巴瘤

A. 高倍镜下可见瘤细胞大小不等、形态多样，有核分裂和核碎片散布，HE 染色　B. 原位杂交显示细胞感染 EB 病毒

Figure 11-8　Extranodal NK/T cell lymphoma, nasal type

A: Various size and sharp of tumor cells can be found in high magnification, with diffused caryokinesis and nuclear debris, HE staining

B: In situ hybridization showed cells infected by EB virus

三、霍奇金淋巴瘤

　　霍奇金淋巴瘤（Hodgkin lymphoma, HL）具有以下特点：①通常累及淋巴结，主要是颈部淋巴结；②患者以儿童和青年成人为主；③肿瘤细胞，即 R-S（Reed-Sternberg）细胞和霍奇金细胞（散在分布的多核或单核的瘤巨细胞）（总称 H/R-S 细胞），仅占细胞总数的小部分，并分散在丰富的反应性炎症细胞和伴随细胞群之中；④肿瘤细胞（B 细胞来源）的周围通常为 T 细胞围绕，形成玫瑰花环样。在我国，HL 的发病率低于西方国家，但在儿童和青年中并不少见。

　　HL 由两大类组成，即结节性淋巴细胞为主型 HL 和经典型 HL。HL 分期对治疗方案及判断预后有重要作用（表 11-2）。

（一）病理变化

　　HL 最常累及颈部淋巴结和锁骨上淋巴结，其次为腋下淋巴结（图 11-9）、纵隔淋巴结、腹膜后和主动脉旁淋巴结等。局部淋巴结的无痛性、进行性肿大往往是首发症状，也是导致患者就诊的主要原因。晚期可累及脾、肝、骨髓等处，以脾受累相对多见。

　　大体改变，病变的淋巴结肿大，早期可活动，随着病程的进展，相邻的肿大淋巴结相互粘连、融合成大的肿块，有时直径可达到 10 cm 以上，不易推动。若发生在颈部淋巴结时，甚至可形成包绕颈部的巨大肿块。随着纤维化的增加，肿块由软变硬。肿块常呈结节状，切面灰白色呈鱼肉状，可有灶性坏死。

表 11-2　由 Costwolds 修改的 Ann Arbor 分期(1989)

分期	累及部位、范围
Ⅰ期	累及单组淋巴结或单个结外淋巴样器官(如脾、胸腺、咽环淋巴组织等)
Ⅱ期	累及膈肌同侧的两组或两组以上的淋巴结(纵隔为单个部位,肺门淋巴结为两个部位),累及的解剖学部位由数字后缀说明(如Ⅱ₃)
Ⅲ期	累及膈肌两侧的淋巴结或结构
Ⅲ1	伴有或不伴有脾、肺门、回盲部或肝门淋巴结受累
Ⅲ2	伴有主动脉旁、髂或肠系膜淋巴结受累
Ⅵ期	累及除上述结外部位以外的部位(如骨髓)

　　镜下改变,HL 的组织学特征是在以淋巴细胞为主的多种炎症细胞混合浸润的背景上,有不等量的 R-S 细胞及其变异细胞散布。经典型的 R-S 细胞(诊断性 R-S 细胞)是一种直径 20~50 μm 或更大的双核或多核的瘤巨细胞。瘤细胞呈圆形或椭圆形,胞质丰富,略嗜酸性或嗜碱性,细胞核圆形或椭圆形,双核或多核。染色质粗糙,沿核膜聚集呈块状,核膜厚而清楚。核内有一大而醒目的、直径与红细胞相当的、嗜酸性的中位的核仁,呈包涵体样,核仁周围有空晕。典型的 R-S 细胞的双核面对面排列,彼此对称,形成所谓镜影细胞(mirror image cell)(图 11-10A)。除了经典型的 R-S 细胞外,具有上述形态的单核瘤巨细胞称为霍奇金细胞(Hodgkin cell),其出现提示 HL 的可能,但尚不足以确诊。一般认为,霍奇金细胞是经典型 R-S 细胞的前体细胞。R-S 细胞的常见其他变异如:①腔隙型 R-S 细胞:即陷窝(lacunar)细胞,该类细胞体积大,直径为 40~50 μm,胞质丰富而空亮,核多叶而皱折,核膜薄,染色质稀疏,核仁多个,且较典型的 R-S 的核仁小,嗜碱性。胞质的空亮是由于甲醛固定后胞质收缩至核膜附近所致,见于结节硬化型和混合细胞型 HL。②多形性 R-S 细胞:瘤细胞体积大,大小形态多不规则,可以呈梭形,有明显的多形性。核大,形态不规则,染色质粗,有明显的大核仁。核分裂象多见,常

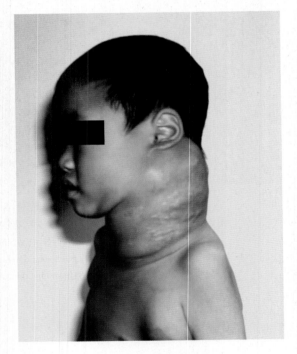

图 11-9　霍奇金淋巴瘤患儿
颈部和双腋下巨大肿块

Figure 11-9　A child with Hodgkin lymphoma
The large tumor in cervical and axillae region

见多极核分裂。见于淋巴细胞减少型 HL。经典型 H/R-S 细胞及其变异仅见于经典型 HL 而不见于结节性淋巴细胞为主型 HL。而在结节型淋巴细胞为主型中出现的肿瘤性细胞为 L&H 型 R-S 细胞,或称“爆米花”细胞(popcorn cell)。L&H 型 R-S 细胞大小类似免疫母细胞或者更大,常为单核,胞质少,核有皱或分叶状,故称为“爆米花”细胞。染色质常呈泡状,核膜薄,核仁常为多个,嗜碱性,较典型的 R-S 细胞小,但有时也可见部分 L&H 型 R-S 细胞有更为明显的核仁,类似典型性 R-S 细胞。

　　几乎所有的经典型 HL 的 H/R-S 细胞为 CD30 阳性(图 11-10B),大多数(75%~85%)为 CD15 阳性。但并不表达白细胞共同抗原(LCA)、T 细胞和 B 细胞标志。单个细胞提取的 DNA 作 PCR 分析发现,98% 的经典型 HL 有 Ig 基因的单克隆性重排。提示经典的 HL 仍然来源于 B 细胞。经典型 HL 又可进一步分为:结节硬化型、混合细胞型、淋巴细胞减少型和富于淋巴细胞的经典型 HL(见表 11-1)。

　　结节型淋巴细胞为主型 HL 的 L&H 型 R-S 细胞表达 B 细胞标志 CD20。也可出现免疫球蛋白的单轻

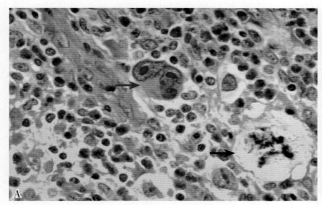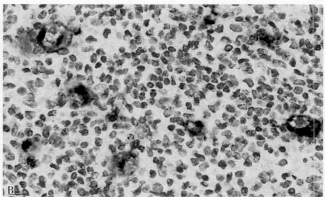

图 11–10　经典霍奇金淋巴瘤（混合细胞型）

A. 病变组织背景为嗜酸性粒细胞、小淋巴细胞等炎症细胞，图中示一个诊断性 R–S 细胞（→），右下为病理性核分裂象（→）

B. 肿瘤细胞表达 CD30

Figure 11–10　Classical Hodgkin lymphoma（mix cellularity）

A. The inflammatory background cells consist of eosinophils, small lymphocyte et al. A diagnostically R–S cells is indicated by（→），

as well as a pathologic mitosis indicated by（→）　B. CD30 positive expression

链阳性。但不表达经典的 R–S 细胞标志 CD30 和 CD15。基因分析发现，L&H 型 R–S 细胞具有单克隆性的 Ig 基因重排，提示此型 HL 也来源于 B 细胞。

HL 瘤组织内有不等量的炎性或反应性成分组成的"背景"，以淋巴细胞为主，还有浆细胞、中性粒细胞、嗜酸性粒细胞和组织细胞等，这在一定程度上反映了机体抗肿瘤的免疫状态，与 HL 的组织学分型和预后关系密切。反应性成分的数量和比例随病程的进展逐渐减少，而纤维组织的增生及玻璃样变等则逐渐增多。

（二）组织学分型

1. 经典型 HL（classical Hodgkin's lymphoma）　是由分散在各种非肿瘤性的小淋巴细胞、嗜酸性粒细胞、中性粒细胞、组织细胞、浆细胞、成纤维细胞和胶原纤维形成的混合性浸润背景中的由单核的霍奇金细胞和多核的 R–S 细胞组成的单克隆性的淋巴样肿瘤。基于反应性的背景浸润和肿瘤性的 H/R–S 细胞的特点，经典的 HL 可分为 4 种亚型，即富于淋巴细胞的经典型 HL、结节硬化型 HL、混合细胞型 HL 和淋巴细胞减少型 HL。在以上各组织学亚型中，肿瘤性的 H/R–S 细胞的免疫表型和分子遗传学特点是一致的，而临床特点在各亚型则有所不同。

经典型 HL 占所有 HL 的 95%，发病高峰在 10~35 岁和老年。有传染性单核细胞增多症历史的患者发病率较高。家族史和地理特点也有报告。发生在颈部淋巴结的占 75%，然后是纵隔、腋下和主动脉旁淋巴结。非对称性的淋巴结，如肠系膜和滑车上淋巴结很少累及。55% 的患者发病时处于 Ⅰ~Ⅱ 期。大约 60% 的患者，其中大多数是结节硬化型，有纵隔累及。累及脾者约 20%，脾累及后可增加结外播散的危险。骨髓累及仅 5%。由于骨髓中无淋巴管，骨髓累及提示有血行播散（Ⅳ 期）。

镜下见淋巴结受累区域由数量不一的 H/R–S 细胞和丰富的炎性细胞背景组成。肿瘤性 H/R–S 细胞仅占细胞总数的 0.1%~10%。而反应性成分的比例按照组织学亚型的不同而有所不同。

（1）结节硬化型 HL（nodular sclerosis，NSHL）　在欧美为最常见的亚型，约占 70%。在中国统计占 30%~40%。多数患者发病时为 Ⅱ 期。结节硬化型 HL 不转变为其他亚型，而是按照富于细胞期→结节形成→融合→纤维化的程期发展。

光镜下，病变具累及的淋巴结呈结节状的生长方式、胶原束分割和腔隙型 H/R–S 细胞三大特点。①宽的少有成纤维细胞的胶原束围绕至少一个结节，胶原束在相差显微镜下观察呈双折光改变，胶原分割的过程中伴有淋巴结的包膜增厚。②结节内,腔隙型 H/R-S 细胞常分散在炎性背景中。③有时也可见诊断性的 R-S 细胞。

(2) 淋巴细胞丰富型 HL(lymphocyte-rich classical Hodgkin lymphoma) 约占所有 HL 的 5%。发病年龄高于其他的经典型 HL。约 70% 的患者为男性。累及主要为浅淋巴结。多数患者发病时为 Ⅰ 期或 Ⅱ 期。可以转变为混合细胞型。

镜下可见结节性和弥漫性两种生长方式,以结节性多见。多个结节侵犯淋巴结,可导致结节之间的 T 区的减少或缺乏,是一种具有以小淋巴细胞为主的,缺乏嗜酸性和中性粒细胞的,呈结节性或弥漫性细胞背景的,有散在的 H/R-S 细胞的亚型。

(3) 混合细胞型 HL(mixed cellularity,MCHL) 占所有经典型 HL 的 20%~25%。在我国儿童多见并与 EB 病毒感染有一定的关系。后期可转为淋巴细胞减少型 HL。

镜下见淋巴结结构破坏,淋巴结可呈部分(常在副皮质区)或弥漫性受累。组织学特点为散在的经典的 H/R-S 细胞分散在弥漫性或模糊的结节性的炎性背景中,无结节性的硬化和纤维化。散在的霍奇金细胞与数量相当多的诊断性的 R-S 细胞散在分布于各种炎症细胞(包括小淋巴细胞、嗜酸性粒细胞、中性粒细胞、组织细胞、上皮样细胞、浆细胞等)组成的背景中。可有嗜酸性无定型物质沉积。还有灶性的坏死,坏死灶周围可有纤维化,但胶原纤维无双折光。有时可见散在上皮样细胞团,甚至可有肉芽肿形成。

(4) 淋巴细胞减少型 HL(lymphocyte depletion,LDHL) 是一种罕见的弥漫性的以 H/R-S 细胞增多或者非肿瘤性淋巴细胞减少为特点的经典型 HL。其在所有 HL 中所占百分比少于 5%。中位发病年龄为 37 岁,75% 为男性。常伴有 HIV 感染,在发展中国家更为多见。累及位置为腹腔器官、腹膜后淋巴结和骨髓,浅淋巴结累及相对少见。发病时 70% 为 Ⅳ 期。预后是本病各型中最差的。

此型的组织学特点为淋巴细胞的数量减少而 R-S 细胞或变异型的多形性 R-S 细胞相对较多。包括两种不同的形态。①弥漫纤维化型:淋巴结内细胞明显减少,由排列不规则的非双折光性网状纤维增加和无定形蛋白物质的沉积所取代。其间有少数诊断性 R-S 细胞、组织细胞和淋巴细胞。常有坏死。②网状细胞型:特点是细胞丰富。由多数多形性 R-S 细胞和少量诊断性 R-S 细胞组成。甚至可见梭形肿瘤细胞。成熟淋巴细胞、嗜酸性粒细胞、浆细胞、中性粒细胞和组织细胞少。坏死区较其他类型 HL 更为广泛。

2. 结节性淋巴细胞为主型 HL(nodular lymphocyte predominant Hodgkin lymphoma,NLPHL) 是一种以结节性,或者结节性和弥漫性的多型性增生为特点的单克隆性的 B 细胞肿瘤。

结节性淋巴细胞为主型 HL 约占所有 HL 的 5%,患者多数为男性,最常见于 30~50 岁年龄组。最常累及浅表淋巴结(颈部、腹股沟及腋下),纵隔、脾和骨髓累及罕见。多数患者表现为局部浅淋巴结肿大(Ⅰ 期或 Ⅱ 期),5%~20% 患者为进展期(Ⅲ 期、Ⅳ 期)。病程较慢,易复发,对于治疗反应好,部分患者可转化为大 B 细胞淋巴瘤。

镜下可见淋巴结结构全部或部分为结节性浸润取代,或结节性及弥漫性浸润取代。结节由弥漫分布的小淋巴细胞、散在组织细胞和上皮样细胞混合组成。其中有散在的 L&H 型 R-S 细胞。在结节边缘可见组织细胞和多克隆性浆细胞,缺乏嗜酸性粒细胞。弥漫性区域由小淋巴细胞组成,组织细胞或上皮样细胞散在或成簇分布,可有数量不等的 L&H 型 R-S 细胞。

(三) 诊断方法

HL 的诊断依赖于淋巴结活检。如有典型的 R-S 细胞和适当的背景改变可诊断该病。当病变组织中缺乏诊断性 R-S 细胞或只有各种变异型肿瘤细胞时,需要免疫组织化学染色,如 CD30、CD15 等来协助诊断。在结节性淋巴细胞为主型的诊断中免疫表型的意义更为重要(表达 CD20,但不表达 CD30 和 CD15)。

第三节 髓样肿瘤

髓样肿瘤(myeloid neoplasms)来源于多能髓细胞样干细胞的克隆性增生,可以向粒细胞、单核细胞、红细胞和巨核细胞系统分化。由于干细胞位于骨髓,故髓性肿瘤多表现为白血病,而淋巴结、肝、脾的累及较淋巴样肿瘤为轻。髓样肿瘤主要有三大类:急性粒细胞白血病、骨髓增生性疾病和骨髓增生异常综合征。本节介绍急性粒细胞白血病(acute myeloblastic leukemia,AML)和骨髓增生性疾病中的慢性粒细胞白血病。

一、急性粒细胞白血病

急性粒细胞白血病(AML)又称为急性髓系白血病或急性非淋巴细胞白血病。多见于成人,儿童较为少见。骨髓涂片中的原始粒细胞(母细胞)大于25%。急性粒细胞白血病包括伴遗传学异常的AML、伴髓系增生异常相关改变的AML及没有特别说明的急性粒细胞白血病(AML not otheruise specified,AML NOS)。其中,AML NOS分为九个类型:

急性粒细胞白血病,微分化型,占AML的<5%。

急性粒细胞白血病,无成熟迹象型,占AML的5%~10%,可见Auer小体。

急性粒细胞白血病,有成熟迹象型,约占AML的10%,多数病例可见Auer小体。

急性粒单核细胞白血病,占AML的15%~20%。

急性原单核细胞和急性单核细胞白血病,占AML的<5%。

急性红白血病,占AML的<5%,以病态的巨幼样、巨核和多核原红细胞为主。

急性巨核细胞白血病,占AML的<5%。多形性的原巨核细胞为主,常伴有骨髓纤维化。

急性嗜碱粒细胞白血病,占AML的<1%。

急性全髓增生症伴骨髓纤维化,非常罕见。

(一)病理变化

各种急性粒细胞白血病的器官浸润与ALL基本相似,其病变特点为:①在骨髓内肿瘤细胞弥漫性增生,取代原骨髓造血组织。由于红细胞系统大量减少,故骨髓组织肉眼呈灰红色。白细胞还可在全身各器官组织广泛浸润,一般不形成肿块。②周围血中有白细胞质和量的变化,即白细胞总数升高可达100×10^9/L以上,但50%的病例在10×10^9/L以下,并可见大量的原始细胞。③AML患者有淋巴结肿大者少见,若有亦多为轻度淋巴结肿大,镜下见淋巴结结构破坏不明显,肿瘤细胞主要是在副皮质区及窦内浸润。④脾轻度增大,镜下见原始及幼稚细胞主要累及红髓,在脾窦内浸润,并可压迫白髓。⑤肝不同程度增大,肿瘤细胞主要沿肝窦在肝小叶内浸润,这与ALL不同。AML各亚型的原始粒细胞均表达髓过氧化物酶(MPO)和CD68(图11-11A),可作为与ALL鉴别的方法。

急性单核细胞白血病(M4)和急性粒单核细胞白血病(M5)除有上述器官浸润外,瘤细胞还可侵犯皮肤和牙龈。

粒细胞肉瘤(granulocytic sarcoma)又称绿色瘤(chloroma),因瘤组织在新鲜时肉眼观呈绿色而得名,但当暴露于空气后,绿色迅速消退。若用还原剂(过氧化氢或亚硫酸钠)可使绿色重现(图11-11B)。绿色瘤好发于扁骨和不规则骨,如颧骨、额骨、肋骨和椎骨等,肿瘤位于骨膜下;也可发生于皮肤、淋巴结、胃肠道、前列腺、睾丸、乳腺等处。绿色瘤的本质是骨髓外局限性原始粒细胞肿瘤。如果不给予系统性化学药物治疗,迟早会有骨髓累及。

(二)临床表现

AML多见于成人,儿童较少见。主要临床表现有不明原因的皮肤或黏膜出血,表现为瘀斑或瘀点,贫血、乏力、发热、肝脾大等。骨痛是白血病患者常有的,表现为自觉骨痛或被检查时的压痛。白血病后期的

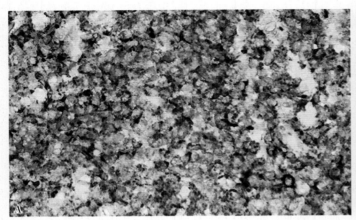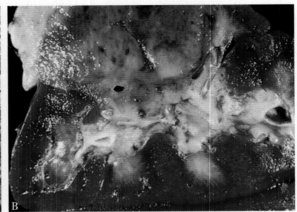

图 11-11　绿色瘤

A. 肿瘤细胞表达 CD68　B. 髓外的原始粒细胞肿瘤新鲜时呈绿色

Figure 11-11　Chloroma

A. CD68 positive expression　B. Extramedullary myeloblast presents green color when fresh

患者与其他的恶性肿瘤患者一样会出现恶病质,死亡原因主要是多器官衰竭、继发感染及各种并发症等。AML 的治疗主要是化学药物治疗,约 60% 的患者可达到完全缓解,但 5 年存活率仅为 15%~30%。骨髓移植是目前唯一能根治白血病的方法。

二、骨髓增生性疾病

骨髓增生性疾病是由可以向髓样细胞和淋巴样细胞分化的多能干细胞来源的一组慢性克隆性增生性疾病。包括有费城染色体 1(Philadelphia chromosome,Ph[1]) 阳性的慢性粒细胞白血病、慢性特发性骨髓纤维化、真性红细胞增多症和原发性血小板增多症等。下面仅就其中的慢性粒细胞白血病进行介绍。

慢性粒细胞白血病(chronic myelocytic leukemia,CML)也称为慢性髓性白血病。CML 为骨髓多能干细胞来源的肿瘤,故在患者的骨髓和周围血中可见到从原粒细胞到成熟的分叶核粒细胞的整个粒细胞分化谱系。

(一) 病理变化

CML 骨髓增生极度活跃,以粒细胞系增生占绝对优势,与 AML 不同的是,增生的细胞是以较成熟的中、晚幼粒细胞和成熟的杆状核、分叶核粒细胞为主,而原始细胞很少,红细胞和巨核细胞系的成分并不减少,在肿瘤的早期还可增生;周围血中白细胞总数的增高更为显著,可达 $(100~800) \times 10^9/L$,绝大多数亦为较成熟的中、晚幼和杆状粒细胞。CML 的肿瘤性中性粒细胞碱性磷酸酶积分降低或消失,这点有助于与类白血病反应相区别。CML 时淋巴结肿大不如 CLL 明显。脾的显著增大是 CML 最大特点,可达 4 000~5 000 g,可谓巨脾。增大的脾可占据腹腔大部,甚至达到盆腔(图 11-12)。镜下见红髓的脾窦内有大量肿瘤细胞浸润,肿瘤细胞浸润或压迫血管引起梗死;肝的浸润主要在肝窦内。

(二) 细胞遗传学

90% 以上的 CML 有其独特的细胞遗传学改变,Ph 染色体是 CML 标志染色体。Ph[1] 染色体是由于 t(9;22) 形成的(图 11-13)。在此易位中,原来位于 9 号染色体的 *BCR* 基因和位于 22 号染色体的 *ABL* 基因拼接成新的融合基因——*BCR/ABL* 基因,由该基因编码的相对分子质量为 210×10^3 的蛋白质具有酪氨酸激酶活性,与 CML 的发病有关(详见第六章)。

(三) 临床表现

CML 患者主要是成年人,发病的高峰年龄为 30~40 岁。起病隐袭,病程进展较慢,早期多无明显症状

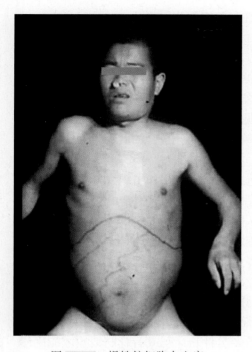

图 11-12 慢性粒细胞白血病
慢性粒细胞白血病患者的肝脾大
Figure 11-12 Chronic myelogenous leukemia
A patient with chronic myelogenous leukemia present
obvious hepatosplenomegaly

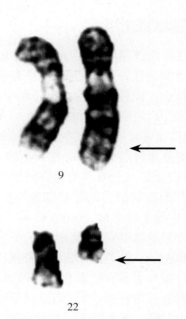

图 11-13 CML 的 Ph¹ 染色体是由于 t(9;22) 形成的。在此易位中,原来位于 9 号染色体的 BCR 基因和位于 22 号染色体的 ABL 基因拼接成新的融合基因——BCR/ABL 基因,由该基因编码的相对分子质量为 210×10^3 的蛋白质具有酪氨酸激酶活性,与 CML 的发病有关

Figure 11-13 The Ph¹ chromosome of CML is translocated by t(9;22). The BCR/ABL fusion gene is generated by *BCR* gene on chromosome 9 and *ABL* gene on chromosome 22. The *BCR/ABL* gene encodes a 210 kD protein with deregulated tyrosine kinase activity and gives rise to the CML

或仅有轻微的乏力、心悸和头晕等症状。贫血和脾明显增大(图 11-12)是 CML 的重要体征。未接受治疗者的中位生存期为 3 年,但在约 3 年后,50% 的患者进入加速期,此时对治疗的反应不佳,贫血和血小板减少加重。在 6~12 个月后可以发生急性转化,又称为 CML 急变或母细胞危象(blast crisis)。急性变发生后病情常急转直下,预后很差。

附:类白血病反应

类白血病反应(leukemoid reaction)通常是由于严重感染、某些恶性肿瘤、药物中毒、大量出血和溶血反应等刺激造血组织而产生的异常反应。表现为周围血中白细胞数量明显增多(可达 $50 \times 10^9/L$ 以上),并有幼稚细胞出现。类白血病反应的治疗与预后均与粒细胞白血病有本质的不同。一般根据病史、临床表现和细胞形态可以与白血病鉴别,但有时比较困难。类白血病反应有以下特点可协助鉴别:①引起类白血病反应的原因去除后,血象可以恢复正常;②一般无明显贫血和血小板减少;③粒细胞有严重中毒性改变,胞质内有中毒性颗粒和空泡等;④中性粒细胞的碱性磷酸酶活性和糖原皆明显增高,而粒细胞白血病时,两者均显著降低;⑤慢性粒细胞白血病时可出现特征性的 Ph¹ 染色体,类白血病反应时则无。

第四节 组织细胞和树突状细胞肿瘤

组织细胞增生症(histiocytosis)是对各种组织细胞或巨噬细胞增生性疾病的统称。其中有反应性的,如感染引起的噬血细胞性组织细胞增生症(伤寒)。以往认为是组织细胞来源的恶性组织细胞增生症也包括在内。此外,还有少见的从树突状细胞来源的肿瘤,如朗格汉斯细胞组织细胞增生症。

一、恶性组织细胞增生症

所谓的恶性组织细胞增生症(malignant histiocytosis,MH),简称恶组,是一类在组织学上类似于组织细胞及其前体细胞的恶性肿瘤性增生病,具有系统性、多中心性、侵袭性、临床表现的多样性、对治疗反应差和预后不良等特点。该肿瘤可发生于任何年龄,以青壮年发病多见。男女之比为(2~3):1。早期可表现为不规则发热、乏力、消瘦、全身淋巴结肿大、肝脾大和皮肤受累。晚期可出现黄疸、贫血、白细胞和血小板减少,进而出现多器官衰竭。2/3 的患者在诊断后 1~6 个月内死亡。

恶组的病变分布特点是多中心性和不均一性,主要侵犯淋巴造血系统的器官和组织,如淋巴结、脾、骨髓和肝等,同时广泛累及全身其他器官和组织,如肺、皮肤、消化道和软组织等。组织学的特征性改变是:具有组织细胞样形态的增生的肿瘤细胞呈松散的浸润,细胞大小不等,形态变异大。分化差的细胞体积中等大小,胞质中等量或丰富,淡染或透明,细胞核为圆形、卵圆形或不规则形,核膜厚,染色质呈斑块状散布,核仁明显,分裂象易见到,有病理性核分裂象。背景中可见较多分化成熟的组织细胞散布,易见到组织细胞吞噬红细胞现象。后者在骨髓涂片和淋巴结印片上更为清楚。

尸体解剖发现有多器官受累,通常不见形成大的包块,而是以弥漫性的间质浸润为主。在淋巴结多浸润于被膜下窦和髓质淋巴窦,可逐渐浸润至髓质和皮质。在脾瘤细胞主要浸润红髓。在肝主要在门管区和周围的肝窦内浸润。在骨髓多呈灶性分布,因此临床上常常要做多次骨髓穿刺或者骨髓活检才能确诊。皮肤浸润肉眼为丘疹样病损,镜下见瘤细胞多浸润于真皮的附件周围。

过去诊断的所谓"恶组"在相当长的时间内一直被认为是单核吞噬细胞系统的细胞来源的恶性肿瘤。近年来,经过系统的临床病理研究、免疫表型检测,以及免疫球蛋白和 T 细胞受体基因重排分析,结果表明其实为一组在临床上伴有噬血细胞综合征的、异质性的、侵袭性或高度侵袭性的 NHL,其中有NK/T 细胞淋巴瘤、间变性大细胞淋巴瘤和弥漫性大 B 细胞淋巴瘤,只有极少数的病例是真性组织细胞性肿瘤。

二、朗格汉斯细胞组织细胞增生症

树突状细胞肿瘤(dendritic cell neoplasm)很少见,包括朗格汉斯细胞组织细胞增生症、朗格汉斯细胞肉瘤、指突状树突状细胞肉瘤 / 肿瘤、滤泡树突状细胞肉瘤 / 肿瘤等,此处仅介绍朗格汉斯细胞组织细胞增生症。

朗格汉斯细胞是一种正常散在分布于皮肤、口腔、阴道、食管黏膜的树突状细胞。也存在于淋巴结、胸腺和脾等处。其直径约 12 μm,胞质丰富,核形不规则,有切迹或分叶状。在电镜下可见特征性的细胞器称为 Birbeck 颗粒(图 11-14)。这是一种呈杆状的管状结构,中央有一纵行条纹和平行排列的周期性条纹,形似一条小拉链。有时一端有泡状膨大似网球拍状。朗格汉斯细胞表达 HLA-DR、CD1a 和 S-100 蛋白,是一种抗原提呈细胞(antigen presenting cell)。过去认为朗格汉斯细胞增生性疾病是组织细胞来源的,并称之为组织细胞增生症 X(histiocytosis X)。目前的命名仍沿袭了组织细胞增生症一词,称为朗格汉斯细胞组织细胞增生症(Langerhans cell histocytosis)。

朗格汉斯细胞的克隆性增生在临床上表现为急性进行性、慢性进行性和惰性三种不同形式。即Letterer-Siwe 病、Hand-Schüller-Christian 病和骨的嗜酸性肉芽肿(eosinophilic granuloma of bone)。

各种类型朗格汉斯细胞组织细胞增生症均可见朗格汉斯细胞的增生,伴有数量不等的嗜酸性粒细胞、淋巴细胞、中性粒细胞、泡沫状巨噬细胞、多核巨细胞和成纤维细胞。并有局限性纤维化。朗格汉斯细胞中等大小,直径15~24 μm。胞质较丰富,边界较清楚,淡嗜酸性。核稍圆,有凹陷、折叠、扭曲或分叶。核仁小,单个。核膜薄,染色质细(图 11-14A)。早期病变以朗格汉斯细胞和嗜酸性粒细胞为主;陈旧性病变泡沫状巨噬细胞和多核巨细胞增多,嗜酸性粒细胞减少;晚期病变则有明显纤维化,朗格汉斯细胞减少,但仍可见

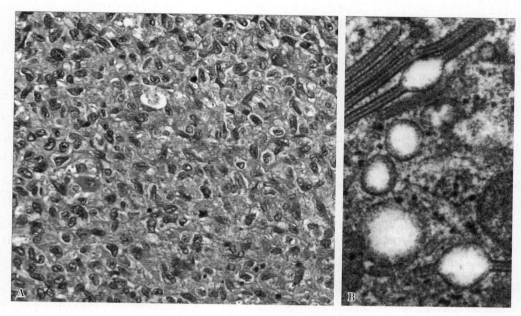

图 11-14　朗格汉斯细胞组织细胞增生症

A. 光镜下的朗格汉斯细胞中等大小,直径 15~24 μm。胞质较丰富,边界较清楚,淡嗜酸性。核细长,有凹
陷、折叠、扭曲或分叶。核膜薄,染色质细致　B. 电镜照片:示细胞质内的类似网球拍的 Birbeck 颗粒

Figure 11-14　Langerhans cell histiocytosis

A. Under light microscope, langerhans cells are medium-sized, about 15-24 μm in diameter. The cytoplasm is
moderately abundant and slightly eosinophilic, with clear sharp. The slender nucleus recognized by their
grooved, folded, indented or lobulated appearance, with fine chromatin and thin nuclear membranes

B. Under electron microscope, the cytoplasmic Birbeck granules have a tennis racquet shape

巨噬细胞和其他细胞成分。

　　免疫组织化学染色:增生的细胞呈 CD1a 抗原和 S-100 蛋白阳性反应;电镜下见到 Birbeck 颗粒(图
11-14B),对于朗格汉斯细胞组织细胞增生症的诊断有决定性的意义。

易混概念

■　1. 滤泡性反应增生与滤泡性淋巴瘤

　　前者指淋巴滤泡数量增多,体积增大,但滤泡结构正常,是一种良性的反应性增生。后者指淋巴滤
泡生发中心发源的 B 细胞性恶性淋巴瘤,除细胞具有明显的异型性以外,瘤细胞呈结节状增生,类似于
"滤泡状",但大小不等并出现"背靠背"现象。

■　2. 白血病和类白血病反应

　　白血病是来源于造血干细胞的恶性肿瘤,在骨髓和外周血中可出现幼稚细胞。类白血病反应是由
于各种原因刺激造血组织而产生的异常反应,表现为外周血白细胞数明显增多,并有幼稚细胞出现,刺
激因素消失后可恢复正常。

复习思考题

　1. 淋巴造血系统的肿瘤性疾病与其他系统的实体瘤在临床上有何不同?

　2. 试比较非霍奇金淋巴瘤和霍奇金淋巴瘤在病理变化和临床上的不同。

3. 慢性粒细胞白血病和急性粒细胞白血病在病理和临床上有何不同?

【附:临床病理讨论】

CPC 病例 10

病历摘要

患者,男性,21 岁,农民。主诉:全身乏力 1 月余,双上肢麻木瘫痪 3 天。现病史:入院前 1 月余,患者感身软乏力,食欲减退,服药后好转。入院前半月感双腿疼痛,以休息睡觉时为甚。在当地医院按照"风湿"治疗无效。3 天前双下肢麻木强硬,伴腰痛、行走困难。1 天前不能行走。既往史无特殊。体格检查:体温 37~39℃,脉搏 76 次 /min,呼吸 20 次 /min,血压 120/70 mmHg。发育正常,营养良好。左胸第 1、2 肋间有一包块,质硬,不活动。左胸上部叩诊呈浊音,呼吸音正常,无干湿啰音。心脏检查未见异常。腹软。左手握力下降。舌尖向左歪斜,腹壁反射消失。实验室检查:血常规:Hb 98 g/L,WBC 11×10^9/L,其中原始细胞 0.29,早幼粒细胞 0.04。骨髓涂片检查示原始粒细胞 0.65,早幼粒细胞 0.12。脑脊液蛋白 6.4/L,Cl 203 mmol/L,细胞总数 8×10^6/L。入院后因感染和衰竭死亡。

尸体解剖摘要

左侧胸膜近第 2 肋处,有一个直径约 3 cm 圆形结节,切开时切面呈绿色,一段时间后绿色消失。第 2、3、6 肋骨处也有 1~2 cm 大的绿色结节。右脏胸膜和壁胸膜广泛粘连。双肺充血水肿。主动脉内膜有少量黄色脂质沉着。肝大,重 1 650 g。切面见右叶中心有一个绿色结节 2 cm 大小。脾大,质软,切面呈灰红色。胃底有花斑状出血。膀胱黏膜出血。硬脑膜上亦有数个黄豆至蚕豆大小之绿色结节。脑干及脊髓灶性软化,有黄豆大之病灶。股骨干之骨髓呈灰红色。

镜下:股骨干及胸骨骨髓内粒细胞增生,主要为原始粒细胞(原粒细胞和早幼粒细胞)。肝窦内也可见原始粒细胞浸润,部分地区形成结节。脾红髓内原始粒细胞浸润。胸膜、硬脑膜上的绿色结节均为不成熟的粒细胞。腹膜后淋巴结、脑干、胸腰段脊髓的硬膜外,双肾,睾丸等处均可见原始粒细胞浸润。腰脊髓前角神经细胞变性坏死。双肺充血水肿,有灶性中性粒细胞浸润,肺泡壁内亦有原始粒细胞浸润。免疫组织化学染色示原始粒细胞为髓过氧化物酶(myeloperoxidase)阳性反应。

【讨论题】

1. 试述患者的诊断及诊断依据。
2. 试述患者的死亡原因。
3. 胸膜、硬脑膜的肿瘤结节为什么呈绿色? 有何意义?
4. 请用病理发现解释临床表现,如为何患者出现神经症状?

(锦州医科大学　杨　静)

数字课程学习

　彩图　　　微课　　　教学 PPT　　　自测题　　　Summary

泌尿系统包括肾、输尿管、膀胱和尿道。本系统疾病种类很多，依病因及病变发生部位可分为：①以肾小球损害为主的疾病。②以肾小管病变为主的疾病。③以肾间质病变为主的疾病。④以肾血管病变为主的疾病。⑤梗阻性肾疾病。⑥泌尿系统肿瘤。⑦先天性异常。其中肾疾病最为常见，特别是肾小球疾病，不仅常见，而且临床病理分类复杂，是重点内容，应充分理解肾小球疾病临床表现的病理学基础，并熟练掌握各型原发性肾小球疾病的临床病理特征。

第一节　肾的结构和功能

肾是人体的重要排泄器官，其主要功能是过滤血液、形成尿并排出代谢废物和外源性毒物，调节体内的电解质和酸碱平衡。肾具有内分泌功能，通过产生肾素、促红细胞生成素、前列腺素、1,25- 二羟胆钙化醇等，参与调节血压、红细胞生成和钙的代谢。所以，肾的结构和功能异常，上述正常功能均可受到影响，出现一系列临床症状。

肾单位（nephron）是肾的基本结构和功能单位，由肾小球和其下属的近端肾小管、髓袢、远端肾小管组成。其中肾小球的结构和功能最复杂，通过毛细血管袢的过滤形成原尿，原尿流经肾小管时，通过吸收和浓缩，将原尿转变为终尿。肾小球（glomerulus）由两部分构成，即位于中央的毛细血管球和位于周围的肾小囊（图 12-1）。肾小囊（renal capsule 或 Bowman's capsule）是近端小管的盲端扩大并内陷构成的球状结构囊。肾小囊的壁层由基膜和壁层上皮细胞构成，在肾小球尿极处与近端小管上皮相连。在血管极处，壁层细胞反折延续成肾小囊脏层上皮细胞或足细胞，紧包在成簇的毛细血管袢的外面，壁层上皮细胞与足细胞间的腔隙称肾小囊腔（urinary space）。血管球是一团盘曲成球状的毛细血管。一条

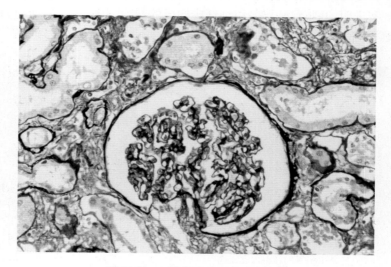

图 12-1　正常肾小球（PASM 染色）
Figure 12-1　Normal glomerular (PASM stain)

入球小动脉由血管极处进入肾小球后反复分支形成互相吻合的毛细血管袢,最后又在血管极处汇成一条出球小动脉。

电镜观察,肾小球毛细血管壁有三层结构,中间为基膜,内侧衬以内皮细胞(endothelium),外侧被以上皮细胞(epithelium),即肾小囊脏层上皮细胞(足细胞)。毛细血管袢之间有支持毛细血管的系膜(mesangium)。系膜区有系膜细胞(mesangial cell)和系膜基质(mesangial matrix)充填在各叶毛细血管之间,构成毛细血管袢的轴心,在正常 3 μm 的切片下,一个系膜区有 1~2 个系膜细胞。系膜基质是系膜细胞的产物,结构与基膜致密层相似,但电子密度稍低(图 12-2、图 12-3)。

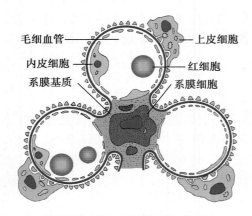

图 12-2 肾小球超微结构示意图

Figure 12-2 Diagram of glomerular ultrastructure

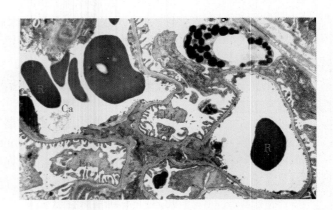

图 12-3 肾小球超微结构

Ep:上皮细胞;Ca:毛细血管腔;M:系膜区;R:红细胞

Figure 12-3 Glomerular ultrastructure

Ep:epithelial;Ca:capillary;M:mesangial;R:red cell

肾小囊脏层上皮细胞就是通常所说的肾小球毛细血管上皮细胞,又称足细胞(podocyte),其形态特殊,胞体的一部分伸出并形成足状突起,紧贴在基膜外侧。足突和足突之间有一裂隙,宽约 25 nm,称为裂孔(slit pore),裂孔上有厚 4~6 nm 的膜,称为裂孔膜(slit membrane)。裂孔膜实际上是足细胞单位膜最外面的一层。许多疾病状态下,足突相互融合,裂孔消失。肾小球基膜(glomerular basement membrane)由三层构成,中间一层电子密度高,称致密层;内外两侧电子密度低,分别称为内、外疏松层(图 12-4)。急速冷冻深度蚀刻电镜技术观察表明,基膜致密层是由细纤维构成的网状结构,与上皮细胞和内皮细胞之间由垂直的细纤维连接(图 12-5)。

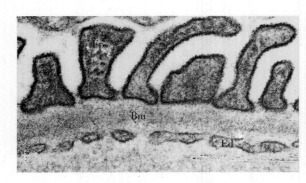

图 12-4 肾小球超微结构

Fp:足突;Bm:基膜;Ed:内皮细胞

Figure 12-4 Glomerular ultrastructure

Fp:foot-like protrusions;Bm:basement membrane;Ed:endothelial

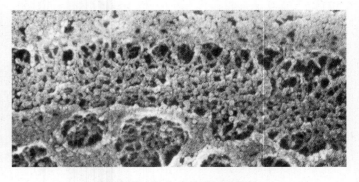

图 12-5 肾小球基膜超微结构

Figure 12-5 Ultrastructure of glomerular basement membrane

　　免疫复合物性肾小球肾炎时,内外疏松层常有免疫复合物沉积。正常成人基膜厚约 330 nm,某些疾病时,其厚度可增加 2 倍以上。内皮细胞位于基膜内侧,胞质很薄且布满小孔,小孔无隔膜,孔径 50~100 nm。通常把有孔的内皮细胞、基膜和上皮细胞的裂孔膜三层结构称为滤过膜(filtration membrane)或滤过屏障(filtration barrier)。另外,基膜内外疏松层,特别是外疏松层,有大量主要由硫酸类肝素多糖蛋白(heparan sulfate proteoglycan)构成的负电荷位点(图 12-6),可阻止血中带负电荷的低分子物质通过基膜,称之为电荷选择屏障(charge-selective barrier)。

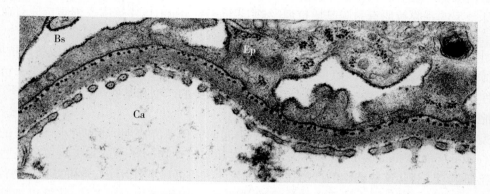

图 12-6　肾小球基膜负电荷位点
Ca:毛细血管腔;Bs:肾小囊腔;Ep:上皮细胞
Figure 12-6　Negative charge site of glomerular basement membrane
Ca:capilary;Bs:Bowman's capsule;Ep:epithelial

第二节　肾小球疾病

　　肾小球疾病(glomerular disease)也称为(主要表现为)肾小球肾炎(glomerulonephritis),是以肾小球损害为主的一组疾病,较为常见。主要临床表现为蛋白尿、血尿、水肿和高血压。肾小球疾病可为原发性或继发性,原发性肾小球疾病指原发于肾的独立性疾病,多数类型是抗原抗体反应引起的免疫性疾病。继发性肾小球疾病指肾的病变继发于其他疾病或作为全身性疾病的一部分,如狼疮性肾炎、紫癜性肾炎、糖尿病肾病等。

一、病因和发病机制

　　大量临床和实验研究表明,大部分肾小球疾病是Ⅲ型变态反应或免疫复合物沉积性变态反应引起的。

(一)循环免疫复合物沉积

　　免疫复合物(抗原-抗体复合物)在血液循环中形成,它们随血液循环流经肾时,在肾小球内沉积下来,引起肾小球损伤。循环免疫复合物的抗原可为外源性也可为内源性,但均为非肾小球性(即不属于肾小球本身的组成成分)。外源性抗原(如细菌、病毒、异种蛋白、药物等)和内源性抗原(如 DNA、甲状腺球蛋白、肿瘤抗原等)均可刺激机体产生相应抗体,抗原和抗体在血液循环中结合而形成循环免疫复合物。

　　人体血液循环中的各种免疫复合物是否能在肾小球内沉积并引起肾小球损伤,取决于免疫复合物的大小、溶解度和携带电荷的种类等。通常认为,抗体明显多于抗原时,常形成大分子不溶性免疫复合物,这些免疫复合物常被吞噬细胞所清除,不引起肾小球损伤。相反,抗原明显多于抗体时,形成小分子可溶性免疫复合物,这些免疫复合物不能结合补体,且易通过肾小球滤出,也不引起肾小球损伤。只有当抗原稍多于抗体或抗原与抗体等量时,所形成的免疫复合物能在血液中保存较长时间,随血液循环流经肾小球时沉积下来,引起肾小球损伤。

(二)原位免疫复合物形成

　　肾小球本身的固有成分,在某种情况下成为抗原;或非肾小球抗原进入肾小球后与肾小球某一成分结合而形成植入性抗原,均可刺激机体产生相应抗体。抗原与抗体在肾小球局部结合,形成的免疫复合物称原位免疫复合物(in situ immune complex),并引起原位免疫复合物肾小球肾炎(in situ immune complex glomerulonephritis)。

(1) 肾小球固有成分 目前已知的可作为靶抗原的肾小球固有成分有如下几种:①可诱发抗基膜性肾小球肾炎和肺出血肾炎综合征的肾小球基膜抗原包括:层粘连蛋白、胶原的 α 链和Ⅳ型胶原 α₃ 链的非胶原区(NCI)、蛋白聚糖、巢蛋白等;②β₁ 整合素等上皮细胞抗原成分可诱发膜性肾小球肾炎;③可诱发系膜增生性肾小球肾炎的系膜抗原有系膜基质抗原、细胞表面抗原 Thy1.1;④抗内皮细胞抗原有血管紧张素转化酶抗原。

(2) 植入性抗原 非肾小球抗原进入机体,首先与肾小球某一固有成分结合,形成植入抗原,刺激机体产生相应抗体,抗原抗体在肾小球内原位结合形成免疫复合物造成损伤,引起肾小球肾炎。可引起肾小球肾炎的植入性抗原有:免疫球蛋白、细菌、病毒和寄生虫等感染的产物和某些药物等。

(三) 细胞免疫在肾小球肾炎发生中的作用

多数类型的肾小球肾炎是抗体介导的免疫损伤引起的。但研究表明,某些肾小球肾炎的发生和进展与细胞免疫(cell-mediated immunity)密切相关。在人类和实验动物的肾小球肾炎均可见一些肾小球内存在激活的巨噬细胞、T 细胞,这些细胞的产物在疾病的发生和进展中起作用;人类和实验动物肾小球肾炎的体内和体外实验表明,在引起肾小球肾炎的抗原的刺激下,淋巴细胞均可被激活;将淋巴细胞人为地去除后,肾小球的损伤可减轻或消退;将实验性肾小球肾炎动物个体的 T 细胞移植给另一个体可引起受者肾小球发生与供者相同的组织学改变。实验性新月体性肾小球肾炎,抗肾小球基膜抗体可通过激活淋巴细胞亚型启动或促进肾小球损伤。在肾小球硬化过程中,淋巴细胞和巨噬细胞释放的细胞因子刺激系膜细胞增生,使系膜基质增加,引起肾小球硬化。

(四) 肾小球肾炎发生中的炎症介质

肾小球内免疫复合物形成或沉积仅是引起肾小球肾炎的致炎因子,真正的炎症形成尚需炎症介质(mediators of inflammation)参与。参与肾小球肾炎形成的重要炎症介质有:

1. 补体的激活 沉积的免疫复合物可以激活补体(complement)。激活的补体有多种生物学活性,主要的是:C5b~9 形成的膜攻击复合物可使细胞溶解破坏。另外,在激活过程中产生多种蛋白水解片段和生物活性物质,引起炎症反应,如 C3a、C4a 和 C5a 可激发细胞释放组胺等血管活性物质,使毛细血管通透性增加,C5a 又是阳性趋化物质,可吸引白细胞。

2. 炎症细胞及其产物 中性粒细胞、巨噬细胞、淋巴细胞、NK 细胞和血小板等可产生多种蛋白溶解酶、细胞、血管活性物质等,参与变质、渗出和增生等炎症过程。

3. 肾小球固有细胞及其产物 肾小球固有细胞(系膜细胞、内皮细胞和上皮细胞)受刺激和活化后,可分泌多种介质,如多肽细胞因子(IL-1、IL-6、IL-8、上皮细胞生长因子、转化生长因子、血小板衍生生长因子、胰岛素样生长因子、集落刺激因子、肿瘤坏死因子等),生物活性酯、蛋白酶、胶原酶、凝血及纤溶因子、活性氧等,并可产生黏附糖蛋白和基质成分,促进增生和硬化。

二、临床表现

(一) 尿的变化

1. 少尿或无尿 24 h 尿量少于 400 mL,称少尿(oliguria);少于 100 mL,称无尿(anuria)。当肾小球内细胞高度增生挤压毛细血管,肾小囊腔有形成分增多并形成新月体,肾小球结构破坏或硬化,均可造成肾小球滤过率下降,出现少尿或无尿。

2. 多尿、夜尿和等相对密度尿 24 h 尿量超过 2 500 mL 称多尿(polyuria)。见于大部分肾单位破坏,有效肾单位减少时,肾单位浓缩改造原尿功能下降,所以尿量增多、夜尿增多、尿相对密度恒定。

3. 血尿 尿沉渣检查,每 10 个高倍视野(400×)有 1~2 个以下红细胞为正常水平,每个视野超过 1 个红细胞则为血尿(hematuria)。尿中混有 0.1% 以上的血液,尿呈红色,称为肉眼血尿(gross hematuria);肉眼观尿未呈红色,光镜下才见有血尿,称为镜下血尿(microscopic hematuria)。肾小球来源的血尿是由毛细血管壁严重损伤和断裂造成的,由于通过裂口时的挤压和肾小管中的渗透压的影响,红细胞变成奇形怪状,与非肾性血尿不同。

4. **蛋白尿** 尿中蛋白量大于 150 mg/d 为蛋白尿(proteinuria),大于 3.5 g/d 则提示肾小球有严重损伤。尿蛋白如为白蛋白等低分子蛋白构成,说明肾小球对蛋白呈选择性滤过,因而称之为选择性蛋白尿(selective proteinuria),提示肾小球的电荷和大小选择屏障损伤较轻;如尿蛋白中含有球蛋白等大分子蛋白,称之为非选择性蛋白尿(non-selective proteinuria),提示肾小球的选择屏障损伤较重。蛋白尿是由于肾小球毛细血管通透性增高造成的。

5. **管型尿** 管型(cast)由蛋白质、细胞或细胞碎片等在肾小管内凝聚而成,为肾小管铸型。管型的基质均为肾小管来源的 Tamm-Horsfall 蛋白,但所含其他成分不同,形态和性质不一。管型包括:透明管型(白蛋白构成),颗粒管型(细胞碎片构成),上皮细胞管型,红细胞管型,白细胞管型,脂肪管型等。正常情况下,尿内可见少量透明管型,但如有大量透明管型或见其他管型,则称为管型尿,表明肾小球或肾小管有病变。肾小球病变时,透明管型和颗粒管型多见。

(二) 系统性改变

1. **肾性水肿(renal edema)** 是血浆渗透压下降和水钠潴留的结果,可表现为颜面水肿、腹水、胸腔积液等。见于尿蛋白长期大量流失或肾调节功能下降。

2. **肾性高血压** 由于肾功能异常导致的高血压,称肾性高血压(renal hypertension)。各种肾小球内皮细胞和系膜细胞严重增生,肾小球结构破坏和硬化,肾小球毛细血管挤压闭塞乃至消失,导致肾小球缺血,肾素分泌增多,可出现肾性高血压。另外,由于肾功能异常,体内水钠潴留,导致有效循环血量增多,也可出现肾性高血压。

3. **血肌酐值** 肌酐(creatinine)主要从肾小球排出,血中肌酐值不受肾外因素影响,与肾小球滤过值密切相关,因而血肌酐浓度是了解肾功能损伤程度极为有用的指标。男性正常值 9.52~71.4 μmol/L,女性正常值 29.75~65.45 μmol/L,儿童正常值 16.66~47.01 μmol/L,大于 148.75 μmol/L 则为肾功能不全。

4. **肾性贫血(renal anemia)和肾性骨病(renal osteopathia)** 肾功能严重受损时,促红细胞生成素减少,电解质失衡,钙磷代谢失调,从而导致贫血、骨质疏松。

(三) 肾小球肾炎的临床综合征

根据上述表现结合其他检查结果、临床经过等,可将肾小球肾炎的临床表现分以下 8 个综合征。

1. **急性肾炎综合征(acute nephritis syndrome)** 起病急,主要表现为血尿、蛋白尿、少尿、常伴高血压和轻度水肿。主要病理类型是毛细血管内增生性肾小球肾炎。

2. **急进性肾炎综合征(rapidly progressive nephritis syndrome)** 起病或急或缓,表现为血尿、蛋白尿、贫血,快速进展至肾衰竭。病理类型主要是新月体性肾小球肾炎。

3. **慢性肾炎综合征(chronic nephritis syndrome)** 简称慢性肾炎。临床上所谓慢性肾炎是指蛋白尿、血尿、水肿、高血压等肾小球肾炎症状迁延不愈超过半年以上者,多缓慢发展,最终发展为肾功能不全。多种病理学类型的原发性肾小球肾炎均可表现为慢性肾炎。

4. **肾病综合征(nephrotic syndrome)** 临床表现为大量蛋白尿、低蛋白血症、高度水肿和高脂血症。引起肾病综合征的病理学类型很多,主要有膜性肾小球肾炎、膜增生性肾小球肾炎、系膜增生性肾小球肾炎、微小病变性肾小球肾炎和局灶性节段性肾小球硬化。

5. **反复发作性或持续性血尿(recurrent or continuous haematuria)** 起病或急或缓,常表现为肉眼血尿或镜下血尿,一般无肾小球肾炎的其他症状。病理学类型主要是 IgA 肾病。

6. **隐匿性肾炎综合征(occult nephritis syndrome)** 患者无症状,仅有镜下血尿或蛋白尿。病理类型主要是系膜增生性肾小球肾炎。

7. **肾衰竭（renal failure）** 患者血肌酐和尿素氮升高,高血压,少尿、无尿或多尿,根据病程和临床表现,分为急性和慢性肾衰竭。肾小球肾炎的主要病理类型,包括新月体肾小球肾炎、硬化性肾小球肾炎、严重的毛细血管内增生性肾小球肾炎、膜增生性肾小球肾炎和系膜增生性肾小球肾炎都可导致肾衰竭。

8. **尿毒症（uremia）** 是严重的肾衰竭导致的自身中毒状态。由于体内毒性物质的刺激和水电解质失衡,使多系统出现病变,如毒性物质刺激使毛细血管通透性增加,导致脑水肿、心肌水肿、胃肠道水肿以及各部位水肿和积液。毒性物质刺激引起化学性炎症,出现纤维素性小叶性肺炎、纤维素性心包炎、胸膜炎、腹膜炎、肠炎等。电解质紊乱和酸碱平衡失调导致肾性贫血和肾性骨病。

三、基本病变和病理学分类

（一）基本病变

1. **变质性变化** 肾小球肾炎时,由于各种蛋白溶解酶和细胞因子的作用,导致基膜通透性增加,肾小球固有细胞变性、坏死,血管壁纤维素样坏死等。

2. **渗出性变化** 肾小球肾炎时常有白细胞渗出,主要是中性粒细胞和单核细胞,偶见少许嗜酸性粒细胞。渗出的中性粒细胞释放蛋白酶,破坏内皮细胞、上皮细胞及基膜。此外,红细胞也可漏出,其数量多少不等,大量漏出可见肉眼血尿;小量漏出时仅见镜下血尿。肾小球内有时可见纤维素渗出。渗出的液体成分多随尿排出,所以形态学表现不明显。

3. **增生性变化** 肾小球内细胞数目增多是多种肾小球肾炎的特征之一。主要是肾小球固有细胞的增生。可表现为以系膜细胞和内皮细胞增生为主的毛细血管内细胞增生和以肾小囊壁层上皮细胞增生为主的毛细血管外细胞增生,后者常形成新月体。肾小球肾炎的后期,系膜基质增多,导致肾小球硬化。

（二）病理学分类

近年来随着肾病理学的发展,对肾小球疾病的病理学分类已趋一致。病理学分类的原则:①病变肾小球的分布特点。②肾小球内增生细胞的种类和分布特点。肾小球的病变根据其分布特点描述为弥漫性、局灶性、球性和节段性。弥漫性和局灶性是指受病变累及的肾小球占全部肾小球的比例而言,几乎所有（50%以上）肾小球被病变累及,称弥漫性（diffuse）;仅部分肾小球有病变（50%以下）,称局灶性（focal）。球性和节段性是指病变对一个肾小球侵犯的程度而言,病变累及整个或几乎整个肾小球,称球性（global）;病变仅累及肾小球的一部分,称节段性（segmental）。原发性肾小球疾病分类见表 12-1。

表 **12-1**　原发性肾小球疾病分类

1. 轻微肾小球病变（minimal change disease）

2. 局灶性节段性肾小球肾炎（focal segmental glomerulonephritis）

3. 局灶性节段性肾小球硬化（focal segmental glomerulosclerosis）

4. 弥漫性肾小球肾炎（diffuse glomerulonephritis）

　（1）膜性肾小球肾炎（membranous glomerulonephritis）

　（2）增生性肾小球肾炎（proliferative glomerulonephritis）

　　系膜增生性肾小球肾炎（mesangial proliferative glomerulonephritis）

　　毛细血管内增生性肾小球肾炎（endocapillary proliferative glomerulonephritis）

　　膜增生性肾小球肾炎（membranoproliferative glomerulonephritis）

　　新月体性肾小球肾炎（crescentic glomerulonephritis）

　（3）硬化性肾小球肾炎（sclerosing glomerulonephritis）

5. IgA 肾病（IgA nephropathy）

6. 未分类肾小球肾炎（unclassified glomerulonephritis）

四、原发性肾小球疾病

原发性肾小球疾病(primary glomerular disease)多数是变态反应引起的以增生为主的炎症。少数(如膜性肾小球肾炎、轻微肾小球病变)并无明显炎症变化。尽管原发性肾小球疾病的主要病变在肾小球,但有时也会累及肾小管和间质,其总的病变特点是:肾皮质重、髓质轻,肾小球重、肾小管和间质轻。

(一)轻微肾小球病变

轻微肾小球病变(minimal change disease)也称轻微病变性肾小球肾炎(minimal change glomerulonephritis),是一种常见的肾小球疾病,病理特点是光镜下肾小球无明显变化,电镜下肾小球上皮细胞足突融合,临床特点是大量蛋白尿或肾病综合征。好发于儿童和青少年。

1. 病理变化 光镜下肾小球基本正常或仅见局灶节段性轻度系膜增生。近端小管上皮细胞内可见脂滴空泡,故又称脂性肾病(lipoid nephrosis)。

免疫荧光示肾小球内无免疫球蛋白和补体沉积。电镜下肾小球基膜和系膜无显著变化,肾小球内无电子致密沉积物,主要变化是肾小球上皮细胞足突融合(图 12-7),故有人称之为足突病(foot process disease)。

2. 临床表现与预后 临床上表现为肾病综合征。蛋白尿发生的形态学基础尚不明了,通常认为与肾小球基膜所带的负电荷减少有关。负电荷减少有利于带负电荷的血浆蛋白通过毛细血管壁漏出。肾小球无明显炎症,病变轻微,故一般无血尿及高血压,肾功能无损害。糖皮质激素治疗效果好。

(二)局灶性节段性肾小球硬化

局灶性节段性肾小球硬化(focal segmental glomerulosclerosis)以部分肾小球发生节段性硬化为特征。

1. 病理变化 光镜下部分肾小球,特别是位于皮髓质交界处的肾小球呈节段性玻璃样硬化,即 PAS 阳性物质沉积(图 12-8)。有时可见硬化区周围上皮细胞增生并与肾小囊粘连。免疫荧光示肾小球硬化区可见 IgM 伴或不伴 C3 沉积。电镜下肾小球基膜厚薄不均,上皮细胞足突融合。系膜基质增多,伴电子致密物沉积。

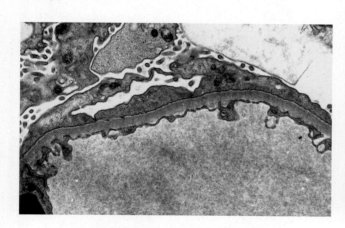

图 12-7 轻微肾小球病变

电镜下观察可见上皮细胞足突部分融合

Figure 12-7 Minimal change disease

Electron microscopy shows partial fusion of podocyte protrusions

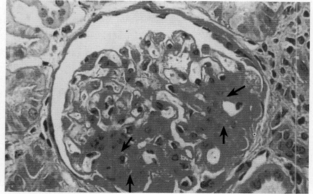

图 12-8 局灶性节段性肾小球硬化(PAS 染色)

肾小球毛细血管丛的一段硬化玻璃样变性(↑)

Figure 12-8 Focal segmental glomerulosclerosis (PAS staining)

A part of the glomerular capillary plexus shows hyaline sclerosis (↑)

2. 临床表现 表现为肾病综合征,伴血尿和高血压,对糖皮质激素治疗不敏感。病变为进行性,约半数在 5 年内发展至肾衰竭。

(三)膜性肾小球肾炎

膜性肾小球肾炎(membranous glomerulonephritis)简称膜性肾炎,又称膜性肾病(membranous nephropathy)。由于本型缺乏渗出、增生等炎症表现,故称膜性肾病似更合适。中老年人多见,40 岁以上为发病高峰期。

1. 病理变化　光镜下弥漫性基膜增厚,上皮下免疫复合物沉积(Masson 染色呈红色),免疫复合物之间新生的基膜样物质形成钉状突起(镀银染色呈黑色)(图 12-9)。初期毛细血管管腔无显著变化,后期基膜显著增厚,毛细血管管腔变狭窄。

免疫荧光见 IgG、C3 沿毛细血管壁呈颗粒状沉积,偶见 IgM 的沉积。电镜下观察,以上皮下电子致密物沉积和电子致密物之间新生基膜样物质形成钉状突起为特征(图 12-10),不同时期表现不同,可分为 5 期(图 12-11)。Ⅰ 期:上皮下可见散在小型电子致密物,上皮细胞足突融合,基膜无明显变化。Ⅱ 期:上皮下电子致密物较 Ⅰ 期增多,分布均匀,致密物之间出现新生的基膜样物质,并形成钉状突起,分隔致密物,基膜增厚。Ⅲ 期:基膜样物质进一步增多,包绕电子致密物,基膜进一步增厚。Ⅳ 期:上述各期的电子致密物部分溶解消失,不规则增厚的基膜呈虫蚀状。Ⅴ 期:肾小球形态基本恢复正常。有的患者同时可见两期病变特点,以其中一期病变占优势。

2. 临床表现　基膜严重损伤,通透性明显增高,大量血浆蛋白(包括大分子蛋白质)由肾小球滤过,引

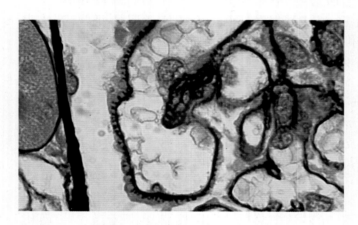

图 12-9　膜性肾小球肾炎(Masson+ 银染)
基膜增厚,并有钉状突起形成,分隔红染的免疫复合物
Figure 12-9　Membranous glomerulonephritis
(Masson+silver staining)
Thickened basement membrane and spike separate
red-stainned immune complexes

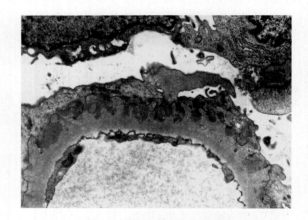

图 12-10　膜性肾小球肾炎超微结构变化
基膜样物质增多,并向上皮侧突出,形成钉状突起并
分隔上皮下电子致密沉积物
Figure 12-10　Feature of ultrastructure of membranous
glomerulonephritis
Increased basement-membrane-like substance which protrudes
toward epithelial side and forms spike seperateing electronic
dense deposits under epithelial cells

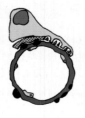
基膜表面少数沉积物

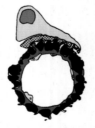
基膜样物质增多,向上皮表面
形成钉状突起并分隔致密沉积物

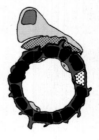
基膜样物质进一步增多,
包绕致密沉积物

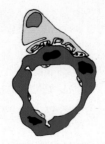
部分致密沉积物消失,留下
呈虫蚀状不规则增厚的基膜

图 12-11　膜性肾小球肾炎不同阶段超微结构变化示意图
Figure 12-11　Diagram of ultrastructure feature of membranous glomerulonephritis at different time periods

起严重的非选择性蛋白尿，表现为肾病综合征。约半数患者发病后 10 年左右进展至慢性肾衰竭。

（四）系膜增生性肾小球肾炎

系膜增生性肾小球肾炎（mesangial proliferative glomerulonephritis）以弥漫性系膜细胞增生为特征，通常伴系膜基质增多，晚期病例系膜硬化显著。

1. 病理变化　光镜下弥漫性系膜细胞增生伴系膜基质增多，使系膜区域加宽。毛细血管壁无明显变化。有时伴有局灶性节段性肾小球硬化。免疫荧光见 IgG 和（或）C3 在系膜区沉积。有时可见 IgM 沉积。电镜下见系膜细胞和系膜基质增生，伴低密度电子致密物沉积。

2. 临床表现　主要表现为隐匿性肾炎综合征。部分表现蛋白尿甚至肾病综合征。重度系膜增生者，可损伤肾功能，继续发展可导致系膜硬化和肾小球硬化。

（五）毛细血管内增生性肾小球肾炎

毛细血管内增生性肾小球肾炎（endocapillary proliferative glomerulonephritis）多在扁桃体炎等上呼吸道感染 1~2 周后发病，其发病与细菌或病毒感染，尤其是 A 组乙型溶血性链球菌感染有关，所以又称感染后或链球菌感染后肾小球肾炎（post-infectious or post-streptococcal glomerulonephritis）。多见于儿童和青少年。

1. 病理变化　肉眼观，肾增大，充血、被膜紧张、表面光滑、色较红，故称大红肾（图 12-12）。光镜下，弥漫性肾小球肿胀，细胞数目显著增多是其主要特征（图 12-13）。系膜细胞、内皮细胞明显增生肿胀为主，早期尚可见多少不等的中性粒细胞和单核细胞浸润。增生的细胞使毛细血管管腔狭窄甚至闭塞，从而导致肾小球缺血。少数严重病例可见肾小囊壁层和脏层上皮细胞增生，壁层细胞的增生形成新月体，易引起肾小球纤维化，如数量少，对功能影响不大。如病变广泛可发展为新月体性肾炎。间质可出现充血、水肿，少量淋巴细胞和中性粒细胞浸润。肾小管上皮细胞可有水样变性、脂肪变性及玻璃样变等。管腔内常含有各种管型，如透明管型、红细胞管型、白细胞管型等。

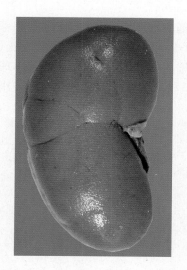

图 12-12　毛细血管内增生性肾小球肾炎
（大红肾）

Figure 12-12　Endocapillary proliferative
glomerulonephritis（red kidney）

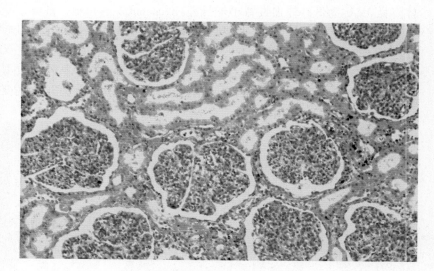

图 12-13　毛细血管内增生性肾小球肾炎
肾小球内细胞数量明显增多，毛细血管腔狭窄

Figure 12-13　Endocapillary proliferative glomerulonephritis
Glomerular cells significantly increase, and lead to capillary lumen stenosis

　　免疫荧光可见免疫球蛋白 IgG 和补体 C3 呈粗颗粒状沉积于肾小球毛细血管壁（图 12-14）。电镜下除证实肾小球内增生的细胞主要是系膜细胞和内皮细胞，渗出的细胞是中性粒细胞等外，可见基膜外侧或上皮下有高密度、大团块电子致密物沉积。沉积物从基膜向外侧形成驼峰状突起（hump）（图 12-15）。

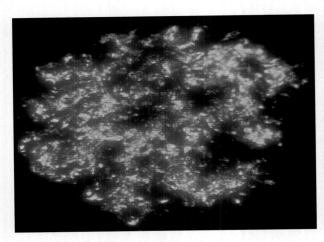

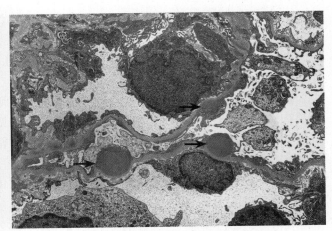

图 12-14 毛细血管内增生性肾小球肾炎
免疫荧光示补体 C3 颗粒状荧光
Figure 12-14 Endocapillary proliferative glomerulonephritis
Immunofluorescence shows granular fluorescence of C3

图 12-15 毛细血管内增生性肾小球肾炎
驼峰状致密沉积物(→)
Figure 12-15 Endocapillary proliferative glomerulonephritis
The hump-shaped dense deposits(→)

2. 临床表现　表现为急性肾炎综合征。多数预后较好。

(六) 膜增生性肾小球肾炎

膜增生性肾小球肾炎(membranoproliferative glomerulonephritis)的病变特点是既有基膜的增厚,又有系膜的增生。有两个亚型,Ⅰ型多见(90%),也称为系膜毛细血管性肾小球肾炎(mesangiocapillary glomerulonephritis);Ⅱ型少见(10%),也称为致密沉积物病(dense deposit disease)。有些患者持续性血清补体降低,又称为低补体血性肾小球肾炎(hypocomplementemic glomerulonephritis)。

1. 病理变化　光镜下,Ⅰ型典型的病变是,弥漫性系膜细胞和系膜基质重度增生,沿内皮细胞和基膜之间长入或插入,使毛细血管壁增厚,镀银染色或 PAS 染色基膜呈双层(double contour)或多层状改变(图12-16),这是由于系膜基质插入造成的。由于系膜细胞和系膜基质重度增生,系膜区域扩大导致肾小球呈明显的分叶状(图12-17)。Ⅱ型膜增生性肾小球肾炎也呈现这些病变,但与Ⅰ型相比,系膜增生轻,肾小球

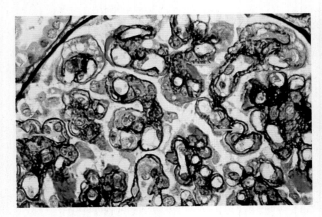

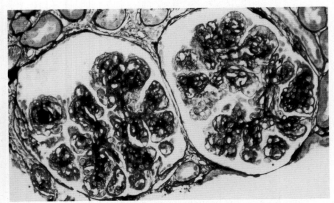

图 12-16 膜增生性肾小球肾炎(Masson+ 银染)
系膜增生并插入内皮细胞和基膜之间,毛细血管壁呈双轨状(→)
Figure 12-16 Membranoproliferative glomerulonephritis
(Masson+silver staining)
Mesangial cells proliferate and insert between endothelial cells and
basement membrane,the tram-track-shaped capillary wall(→)

图 12-17 膜增生性肾小球肾炎(Masson+ 银染)
毛细血管呈分叶状
Figure 12-17 Membranoproliferative glomerulonephritis
(Masson+silver staining)
The capillaries are lobulated

分叶状结构不明显。

免疫荧光：Ⅰ型膜增生性肾小球肾炎显示 IgG 和补体 C3 呈颗粒状和团块状沉积于毛细血管壁和系膜区。Ⅱ型膜增生性肾小球肾炎显示大量补体 C3 沉积于毛细血管壁和系膜区。

电镜下系膜细胞和系膜基质增生伴系膜插入，即增生的系膜细胞和系膜基质插入到基膜和内皮细胞之间。系膜基质和基膜形态相似，因而看上去似有两层或多层基膜，这就是光镜下所见的双层或多层的形态，一层是原有基膜，另几层是插入到内皮细胞和基膜之间的系膜基质。肾小球内可见电子致密物。Ⅰ型见大量电子致密物位于基膜内皮侧及系膜区域，少量见于上皮下（图 12-18）；Ⅱ型电子致密物的电子密度较Ⅰ型明显高，沿基膜致密层呈带状分布（图 12-19）。

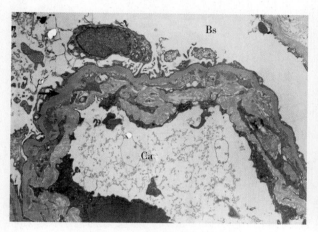

图 12-18　Ⅰ型膜增生性肾小球肾炎
Ca：毛细血管；Bs：肾小囊腔；黑色箭头示底膜；
黄色箭头示插入的系膜基质
Figure 12-18　Membranoproliferative glomerulonephritis
（type Ⅰ）
Ca：capilary；Bs：Bowman's capsule；The black arrow indicates the
basement membrane；The yellow arrow indicates the inserted
mesangial matrix

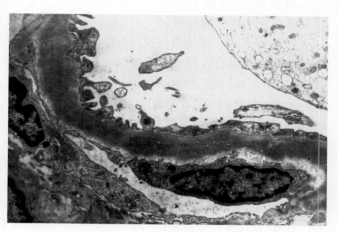

图 12-19　Ⅱ型膜增生性肾小球肾炎超微结构特征
高电子密度沉积物沿基膜呈带状沉积
Figure 12-19　Feature of ultrastructure of membranoproliferative
glomerulonephritis（type Ⅱ）
A band of high density electron sediments deposite along the basement
membrane

2. 临床表现　两型膜增生性肾小球肾炎临床表现相似，均多见于青少年，女性稍多于男性。可仅表现为无症状性血尿，但多为肾病综合征或慢性肾炎综合征，呈慢性进行性，50%~70% 的病例在 10 年内进展至慢性肾衰竭。Ⅱ型膜增生性肾小球肾炎在行肾移植后有复发倾向。

（七）新月体性肾小球肾炎

新月体性肾小球肾炎（crescentic glomerulonephritis）的病理学特征是大量肾小球内新月体形成，故名。又因主要病变位于肾小球毛细血管丛之外而称为毛细血管外增生性肾小球肾炎（extracapillary glomerulonephritis）。根据病因分为 5 型：Ⅰ型：抗基膜型，患者血内有 GBM 抗体；Ⅱ型：免疫复合物介导型，病变肾小球内有免疫复合物沉积；Ⅲ型：血管炎型，患者血内有中性粒细胞胞质抗体（ANCA）；Ⅳ型：抗基膜和血管炎混合型，患者血内 ANCA 和抗 GBM 抗体均阳性；Ⅴ型：特发型，所有抗体均阴性。

1. 病理变化　光镜下病变肾小球毛细血管袢严重损伤，毛细血管壁断裂，血液流入肾小囊腔并凝固，导致肾小囊壁层上皮细胞增生，形成新月体（图 12-20）。有新月体的肾小球呈弥漫性，超过全部肾小球的 50%。早期，构成新月体的主要成分是增生的肾小囊壁层上皮细胞，其间混有单核巨噬细胞、中性粒细胞和纤维蛋白。此种以细胞成分为主的新月体，称为细胞性新月体（cellular crescent）。进而上述细胞转化为成纤维细胞，并产生胶原纤维，形成细胞和纤维共存的细胞纤维性新月体。后期，细胞成分完全被纤维组织代替,形成纤维性或硬化性新月体(fibrous crescent)。肾小管萎缩,肾间质纤维化。

免疫荧光:Ⅰ型和Ⅳ型新月体性肾小球肾炎显示 IgG 和 C3 沿肾小球毛细血管壁呈线状沉积,Ⅱ型新月体性肾小球肾炎可见不同的免疫球蛋白和 C3 在肾小球不同部位沉积,Ⅲ型和Ⅴ型新月体性肾小球肾炎 IgG 和 C3 阴性。

电镜下肾小球基膜不规则增厚,有时可见基膜断裂缺损,新月体形成。Ⅱ型新月体性肾小球肾炎可见电子致密物沉积。

2. 临床表现 表现为快速进行性肾炎综合征,所以也称快速进行性肾小球肾炎(rapidly progressive glomerulonephritis)。虽然,血浆交换、激素治疗、细胞毒药物治疗可以使患者的肾病变有所逆转,但是本病的预后较差,最终需要肾透析和肾移植治疗。

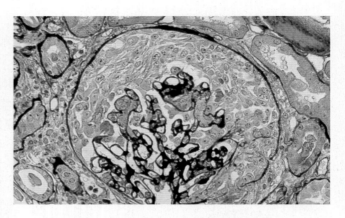

图 12-20　新月体性肾小球肾炎(Masson+ 银染)
肾小囊壁层上皮细胞增生,呈新月状
Figure 12-20　Crescentic glomerulonephritis
(Masson+silver stain)
Crescent-shaped proliferation of outer layer epithelial cell of renal capsule

附:肺出血肾炎综合征(Goodpasture syndrome)

肺出血肾炎综合征是一种罕见的自身免疫病,发生于青年男性。致敏机制不清,通常认为是一种抗肾小球基膜病(anti-glomerular basement membrane disease,简称 anti-GBM disease),自身抗基膜抗体(通常为 IgG 型)结合至肾小球基膜,激活补体引起基膜严重损伤。抗基膜抗体的靶抗原是基膜Ⅳ型胶原上的一个位点。该自身抗体也可结合至肺泡毛细血管基膜,引起肺毛细血管出血。典型的病例,可见大部分肾小球内有新月体形成,电镜下常可发现肾小球毛细血管基膜的破裂,周围红细胞和纤维蛋白聚集,免疫荧光检查可见免疫球蛋白和补体沿肾小球毛细血管基膜沉积,呈连续性线性荧光。临床表现为复发性血尿、轻度蛋白尿、高血压,偶有肾炎综合征;咯血。通常发展为急进性肾小球肾炎,晚期大量肾小球受累,进展为快速进行性肾衰竭,未经治疗的患者,预后差,血浆交换可改善预后。

(八) IgA 肾病

IgA 肾病(IgA nephropathy,Berger's disease)是最常见的原发性肾小球疾病,是肾衰竭的主要原因之一。临床特征是,青年和儿童多见,复发性血尿,血尿发生时常伴上呼吸道感染,轻度蛋白尿,极少有肾病综合征,可有高血压,血清 IgA 水平升高。病因不清,但发病有地区分布不同,亚洲和太平洋地区发病率最高。血清 IgA 水平升高可能与病毒感染及食物蛋白相关。由于血清 IgA 水平升高,IgA 伴有 C3 大量沉积于肾小球系膜区,特别是旁系膜区(系膜和基底膜之间的交界区),激活补体,刺激系膜细胞轻度增生,之后系膜基质增多,节段性硬化。

组织学检查,病变程度参差不齐,但免疫荧光发现系膜区大量 IgA 沉积为其特征(图 12-21)。轻者,轻度局灶性系膜增生,其他肾小球仅见系膜内 IgA 和 C3 沉积,电镜下,相应地可见系膜区特别是旁系膜区电子致密沉积物(图 12-22),预后好。重者,似系膜毛细血管性肾小球肾炎,弥漫型增生,并有节段性坏死,肾功能迅速恶化,预后不良。IgA 肾病有的可见肾间质活动性炎症,如有间质纤维化则预后不良。儿童患者预后较好,成人较差。此外不利的预后因素还有持续高度蛋白尿和高血压。

(九) 硬化性肾小球肾炎

硬化性肾小球肾炎(sclerosing glomerulonephritis)不是一个独立的肾小球肾炎病理类型,而是许多类型肾小球肾炎的终末阶段。病变特点是大量肾小球硬化,肾小管萎缩、消失,间质纤维化。起始病变的类型多不能辨认。

1. 病理变化 两侧肾对称性固缩,表面呈微小颗粒状(图 12-23),故称之为颗粒性固缩肾(granular nephrosclerosis)。切面观,皮质变薄,皮髓质分界不清。光镜下大量肾小球硬化(图 12-24)、玻璃样变性(超

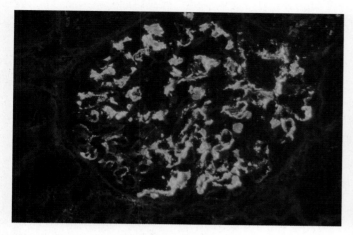

图 12-21 IgA 肾病

免疫荧光示 IgA 沉积于系膜区

Figure 12-21 IgA nephropathy

Immunofluorescence shows IgA deposition in the mesangial area

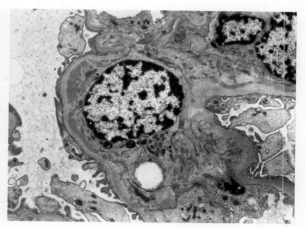

图 12-22 IgA 肾病超微结构

系膜区和旁系膜区致密沉积物

Figure 12-22 IgA nephropathy

Dense deposits in and around mesangial area

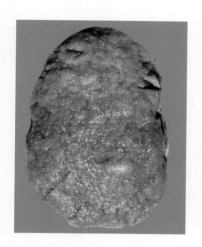

图 12-23 硬化性肾小球肾炎

Figure 12-23 Sclerosing glomerulonephritis

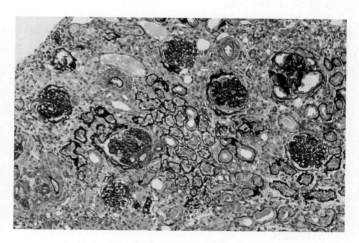

图 12-24 硬化性肾小球肾炎

Figure 12-24 sclerosing glomerulonephritis

过全部肾小球的 50%)。肾小球中央部分变为无细胞、嗜伊红、PAS 阳性之玻璃样小体,周围部分纤维化。少数肾小球结构残存。硬化肾小球所属肾小管萎缩、消失,使玻璃样变性的肾小球相互靠拢集中。残留肾单位常呈代偿性肥大,肾小球体积增大,肾小管扩张。间质纤维组织增生并有大量淋巴细胞、浆细胞浸润。间质内小动脉硬化,管壁增厚,管腔狭窄。免疫荧光和电镜下多无特异性发现,病变较轻的肾小球偶见电子致密物沉积。

2. 临床表现　慢性肾衰竭,最后发展为尿毒症。

五、继发性肾小球疾病

继发性肾小球疾病(secondary glomerular disease)种类繁多,其特点是:肾小球病变仅作为全身性疾病的一个构成部分。伴发肾小球疾病的全身性疾病可以是免疫复合物引起的疾病,如系统性红斑狼疮、过敏性紫癜、感染性心内膜炎等;可以是代谢性疾病,如糖尿病、肾淀粉样变、多发性骨髓瘤等;也可以是血管性疾病,如结节性多动脉炎、Wegener 肉芽肿、溶血性尿毒症综合征等。较常见的有:狼疮性肾炎(lupus nephritis)、紫癜性肾炎(purpura nephritis)和糖尿病肾病(diabetic nephropathy)。

第三节　肾小管和肾间质疾病

　　肾小管和肾间质性疾病(diseases of the tubules and interstitium)是一组病变主要累及肾小管和肾间质的疾病,肾功能不全有相当一部分是肾小管和肾间质疾病引起的。由于肾小管的主要功能是吸收、分泌和排泄,肾小管受损,尿量和尿相对密度的变化更为明显。临床表现为:①急性肾衰竭(acute renal failure),尿量减少,少尿甚至无尿,造成水钠潴留和高钾血症,前者可引起肺水肿和心功能不全,后者可引起心律失常和心肌受损。②尿浓缩功能下降,无论尿量多少,尿相对密度均下降,随着肾小管功能的改善尿相对密度上升,尿相对密度可作为监测肾小管病变状态的一个重要指标。③细菌尿(bacteriuria),新鲜尿尿沉渣镜检,每个视野20个以上定为细菌尿,伴有中性粒细胞,呈脓状的,称为脓尿(pyuria)。④肾小管性蛋白尿:低分子蛋白(如β2微球蛋白),大部分在近端小管重吸收(健康人从尿中的排出量为100 μg/d),肾小管损伤时,从尿中的排出量增加,形成肾小管性蛋白尿。与肾小球为主的疾病不同,肾小管和肾间质疾病的特点是:髓质重、皮质轻,间质重、实质轻,肾小管重、肾小球轻。

一、急性肾小管坏死

　　急性肾小管坏死(acute tubular necrosis)是急性肾缺血(ischemic)或中毒(toxic)引起的肾小管上皮细胞广泛变性坏死,是引起急性肾功能不全的原因之一。临床表现为急性肾功能不全,但经恰当的治疗可完全恢复。

　　(一)病因和发病机制

　　引起广泛的肾小管变性坏死的最常见原因是急性肾循环障碍,中毒也可发生急性肾小管坏死,有时循环障碍和毒性损伤共同引起肾小管坏死。①急性肾缺血:外伤、烧伤、感染、手术、造影、产科疾病等引起的休克可引起急性肾缺血而发生急性肾小管坏死。休克时,极低的血压造成周围器官血流灌注不足,肾小管缺血而发生变性坏死。手术后的急性肾功能不全其原因不仅因为手术引起的休克,组织破坏引起的血管内凝血,也是造成肾缺血的原因。②中毒:可引起急性肾小管坏死的肾毒性物质有多种,包括重金属、有机溶剂、乙二醇类、医用药物、碘化摄影对照基质、酚类、农用杀虫剂等。

　　(二)病理变化

　　急性肾缺血引起的急性肾小管坏死,肾苍白肿胀。镜下,各段肾小管均出现上皮细胞损伤,细胞低平并见空泡变性,凝固性坏死,部分崩解脱落,肾小管腔内可见细胞碎片。肾间质水肿,少许炎症细胞浸润。远端小管和集合小管管腔内可见由细胞碎片和蛋白质构成的管型。中毒引起的急性肾小管坏死,肾肿胀,发红。光镜下,肾小管上皮细胞胞质内常有大量空泡。上皮细胞损伤特征性地限于近端小管,远端小管病变不明显,与缺血引起的急性肾小管坏死形成鲜明对照。恢复期可见肾小管上皮细胞再生、修复,细胞扁平,并出现核分裂象。

　　(三)临床表现

　　广泛的肾小管坏死引起急性肾功能不全,临床经过可分为三期:①少尿期(oliguric phase):初期由于肾小管上皮细胞坏死肿胀,引起肾小管阻塞,并伴有继发性的肾小动脉收缩,肾小球血流量减少,滤过率降低,尿量减少,严重的患者24 h尿量甚至少于100 mL。此期由于高钾血症极易诱发心律不齐,对患者的生命构成严重威胁。②多尿期(polyuric phase):发病后1~3周,肾小管上皮细胞再生修复,阻塞肾小管管腔的坏死物质部分被吞噬细胞吞噬,部分形成管型后从尿中排出,肾小管管腔逐渐再通,肾小球血流增加。然而再生的肾小管上皮细胞尚未完全分化成熟,再吸收功能不健全,即浓缩功能尚差,因而出现多尿。此期,大量钾从尿中排出,形成低钾血症,与上一期形成鲜明对照。③恢复期(recovery phase):肾小管上皮细胞分化成熟,肾功能恢复。

二、肾盂肾炎

(一) 急性肾盂肾炎

急性肾盂肾炎 (acute pyelonephritis) 是化脓菌感染引起的肾盂、肾小管和肾间质的急性化脓性炎症 (acute suppurative inflammation)。可发生于任何年龄,女性多见,发病率为男性的 9~10 倍。

1. 病因和发病机制　肾盂肾炎主要由细菌感染引起,致病菌多为革兰氏阴性菌,大肠埃希菌最多见,占 85%,其他细菌包括变形杆菌、产气杆菌、葡萄球菌等。感染途径如下:

(1) 血源性感染 (haematogenous spread)　细菌从身体某处感染灶侵入血流,随血流到达肾,引起急性肾盂肾炎。肾血供丰富,因而,严重的全身性感染(如细菌性心内膜炎患者发生的菌血症等),细菌易播散至肾。病原菌多为葡萄球菌,两侧肾同时受累。

(2) 上行性感染 (ascending infection)　肾盂肾炎多是上行性感染引起的。尿道炎或膀胱炎时,细菌沿输尿管或输尿管周围的淋巴管上行到肾盂,引起肾盂、肾小管和肾间质的炎症。病原菌多为革兰阴性菌,病变可累及一侧或两侧肾。

正常情况下,排尿对泌尿道有冲洗自净作用,膀胱黏膜的白细胞及产生的抗体具有抗菌作用,细菌不易在泌尿道繁殖,膀胱内尿液呈无菌状态。只有当防御机制削弱时,细菌才可乘虚而入,感染泌尿道,引起急性肾盂肾炎。泌尿道结石、前列腺肥大、妊娠子宫和肿瘤的压迫等引起的尿道阻塞 (obstruction of urinary tract),可致尿流不畅、尿液潴留,有利于细菌感染、繁殖;膀胱三角区解剖结构异常、下尿道梗阻、膀胱功能失调等引起的膀胱输尿管反流 (vesicoureteric reflux) 是导致细菌由膀胱到达输尿管和肾盂的重要途径;导尿、膀胱镜检查及其他尿道手术引起的泌尿道损伤 (urethral trauma) 为细菌感染提供了条件。此外,女性发病率明显高于男性与下列因素相关:女性尿道短,易发生上行性感染;妊娠子宫压迫输尿管,黄体酮使输尿管张力降低,均可引起尿液潴留;男性前列腺液含有抗菌物质。

2. 病理变化　肾肿大,充血,质软。表面散在大小不等的黄白色脓肿(图 12-25A),脓肿周围是紫红色的充血带。切面见脓肿不规则地分布于肾皮质和髓质各处,并见黄色条纹状病灶由髓质向皮质延伸,或呈楔形分布。肾盂黏膜充血,水肿,表面有脓性渗出物覆盖,有时可见小出血点。镜下,主要病变为肾间质的化脓性炎症和肾小管上皮细胞的坏死、崩解(图 12-25B)。间质水肿,大量中性粒细胞浸润,形成脓肿或条索状化脓病灶。化脓灶破坏肾小管,管腔内可见大量中性粒细胞和脓细胞。肾小球通常较少受累,严重的病例大量肾组织坏死可破坏肾小球。肾盂黏膜充血水肿,大量中性粒细胞浸润。上行性感染和血源性感染病理变化特点不同,前者肾盂炎症明显,从肾乳头部向皮质形成索状或不规则脓肿。后者主要在皮质内形成小脓肿。

3. 并发症　糖尿病或有尿路阻塞的患者易合并肾乳头坏死 (renal papillary necrosis),严重的炎症可引起肾髓质血供障碍,特别是为肾乳头部供血的直小动脉内有炎性血栓形成者,肾乳头发生缺血、坏死,为凝固性坏死;伴有输尿管高位完全阻塞者,由于脓性液体不能排出,壅滞于肾盂肾盏内,形成肾盂积脓 (pyonephrosis),如不及时治疗,最终,肾组织大部被破坏,整个肾变成充满脓液的囊腔;化脓性炎侵破肾被膜,扩展至肾周围组织,可形成肾周围脓肿 (perinephric abscess)。由于抗生素的应用,并发症已少见。

4. 临床表现　发病急骤,发热,寒战,中性粒细胞增多等全身症状明显。肾肿大,被膜紧张引起腰痛。化脓性病灶破入肾小管,中性粒细胞、脓细胞和细菌等从尿中排出,因而尿中可查出脓细胞、细菌和白细胞,有的形成白细胞管型。上行性感染引起者由于泌尿道炎症对膀胱和尿道黏膜的刺激,还出现尿频、尿急、尿痛等膀胱、尿路刺激征。急性肾盂肾炎,经及时彻底治疗多可痊愈;如治疗不彻底或尿路阻塞未解除,易反复发作而转为慢性。

(二) 慢性肾盂肾炎

急性肾盂肾炎反复发作可逐渐进展为慢性肾盂肾炎 (chronic pyelonephritis);但有的患者临床上急性肾

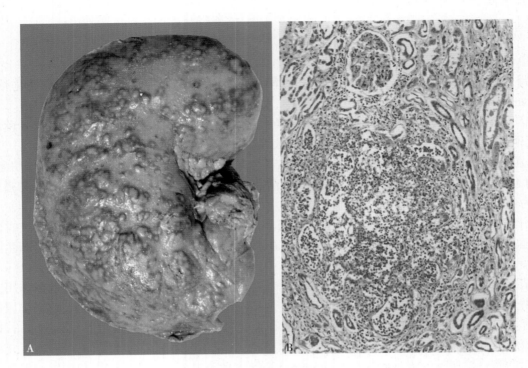

图 12-25　急性肾盂肾炎

A. 肾表面散在黄白色小脓肿　B. 肾皮质内大量中性粒细胞浸润并破坏肾小管,形成脓肿

Figure 12-25　Acute pyelonephritis

A. Scattered small yellow-white abscess on kidney surface　B. Manifest neutrophil infiltration and

destruction of tubular are seen in renal cortex and abscess is formed

盂肾炎的表现不明显,隐性进展至慢性阶段;甚至有的难以明确细菌感染及尿路阻塞,不能证明与细菌感染有直接关系,推测这部分慢性肾盂肾炎的发病是细菌感染后,迟发性出现抗肾小管成分的细胞性自身免疫异常引起的。

　　1. 病理变化　病变可为单侧或双侧性,如为双侧性,两侧不对称,病变肾体积缩小、变硬,表面高低不平,有不规则凹陷性瘢痕(图 12-26)。切面可见,肾被膜增厚,皮髓质界限不清,肾乳头萎缩,肾盂肾盏变形,肾盂黏膜增厚、粗糙。镜下,病变呈不规则灶状分布,肾间质大量淋巴细胞和巨噬细胞浸润,淋巴滤泡形成,间质纤维化。部分肾小管萎缩,基膜增厚,进而肾小管坏死、消失。部分肾单位代偿性肥大,肾小管扩张,管腔内充满红染的胶样管型(图 12-27),形似甲状腺滤泡,称为甲状腺样变(thyroid like appearance)。活动期可见中性粒细胞浸润及脓肿。早期,肾小球病变较轻,仅可见肾小球周围纤维化(periglomerular fibrosis)。末期,包括肾小球在内的肾单位整体荒废,肾小球发生萎缩、纤维化、玻璃样变。动脉内膜高度增厚,管腔狭窄。

　　2. 临床表现　慢性肾盂肾炎病程较长,常反复发作。有腰病、发热、脓尿、菌尿等。由于肾小管病变较肾小球病变出现早且重,肾小管功能障碍出现早而明显。肾小管浓缩功能降低,多尿、夜尿症状显著,蛋白尿较轻。电解质丧失过多,可出现缺钾、缺钠和酸中毒。晚期肾小球广泛硬化,致肾缺血而引起高血压。最后可出现肾衰竭。

三、肾小管间质性肾炎

　　肾小管间质性肾炎(tubulointerstitial nephritis)是一组病因不同但具有共同的形态改变和临床特征的疾病。病因多种多样,以药物特别是止痛药和抗生素过敏最为常见,其他如物理性因素(如放射线、泌

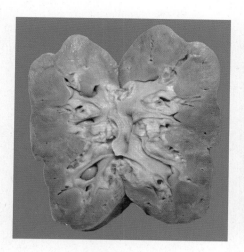

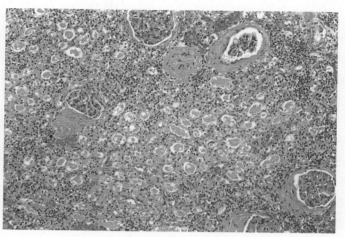

图 12-26 慢性肾盂肾炎
肾体积变小,表面有凹陷性瘢痕
Figure 12-26 Chronic pyelonephritis
Atrophy of the kidney with dented scars on the surface

图 12-27 慢性肾盂肾炎
部分肾小管萎缩,间质大量慢性炎症细胞浸润,部分肾小管扩张,
管腔内充满红染的胶样管型
Figure 12-27 Chronic pyelonephritis
Atrophy of partial kidney tubules and manifest infiltration of chronic
inflammatory cells in the interstitial Expansion of partial kidney
tubules filled with red-stainned jelly-like casts

尿道阻塞等),重金属中毒(如铅、金、汞等),代谢性因素(如尿酸盐),肿瘤性因素(如骨髓瘤)等也可引起肾小管间质性肾炎。发病机制不清,病理变化主要是肾小管和间质结缔组织内以 T 细胞为主的炎症细胞浸润。

(一)急性肾小管间质性肾炎

病理变化特征是肾间质水肿伴淋巴细胞和嗜酸性粒细胞浸润(lymphocytic and eosinophilic infiltration),偶有巨噬细胞和上皮样细胞出现,形成肉芽肿。肾小管上皮细胞变性、坏死。通常在接触致病原后 2~3 周出现临床症状,表现为发热、血尿、蛋白尿、血中尿素升高,一些病例出现急性肾衰竭。致病原清除后,可完全恢复。

(二)慢性肾小管间质性肾炎

病理变化特征是肾间质纤维化(interstitial fibrosis)、慢性炎症细胞浸润和肾小管萎缩,晚期肾小球发生继发性硬化。典型的病例表现为慢性肾衰竭,间质纤维化的程度与肾功能不全的程度密切相关,常很难确定致病因素。慢性肾衰竭是不可逆性的。

第四节 泌尿系统肿瘤

一、肾细胞癌

肾细胞癌(renal cell carcinoma)是成年人原发性肾肿瘤中最常见的类型,占肾肿瘤的 70%~80%,占肾恶性肿瘤的 90%。多见于 60 岁左右的人群,男性多于女性。多以无症状性血尿为始发症状,渐出现腰痛并能触及肿物。初诊时肿瘤限于肾内的患者,术后 5 年生存率可达 70% 以上;但侵及肾静脉或扩散至肾周围脂肪组织的患者,5 年生存率仅 5%~20%。肾细胞癌来源于肾小管上皮细胞,吸烟者比不吸烟者发病率高,工业生产中接触砷或饮用含砷的水可增加发生肾细胞癌的危险性,肥胖、高血压及长期服用含非那西丁的镇痛药据报道也可能是导致肾细胞癌的因素,但具体机制尚不清楚。

(一) 病理变化

肿瘤多为单发,球形,见于肾的两极,尤以上极多见,常致肾变形。肿瘤常有假包膜形成,因而与周围肾组织界限清楚。切面见肿瘤多为实性,少数为囊性,灰黄(癌细胞细胞质内含有大量脂质)或灰白色,常有出血(红褐色)、坏死(灰白)和纤维化(白色)区相间,呈现出多彩颜色。

光镜下,肾细胞癌有三个主要类型:①透明细胞肾细胞癌(clear cell renal cell carcinoma,CCRCC):为最常见类型,占肾细胞癌的 70%~80%。癌细胞呈圆形或多角形,胞质多透明,少数呈颗粒状,多排列成泡巢状或腺泡状。癌细胞巢之间富于薄壁毛细血管,纤维成分少(图 12-28)。②乳头状肾细胞癌(papillary renal cell carcinoma,PRCC):占肾细胞癌的 10%~15%。肿瘤常有出血、坏死和囊性变,光镜下可见肿瘤细胞构成的乳头状或小管乳头状结构。乳头状肾细胞癌又可分为两种类型,I 型:乳头被覆单层排列的小细胞,胞质少,预后较好;II 型:乳头被覆假复层的大核细胞,染色质粗糙,胞质多,预后较差。③肾嫌色细胞癌(chromophobe renal cell carcinoma,CRCC):约占肾细胞癌的 5%。癌细胞大小不一,胞膜清晰可见,胞质淡染或略嗜酸性,核周常有空晕,癌细胞排列成实性片状,周围多为厚壁血管。

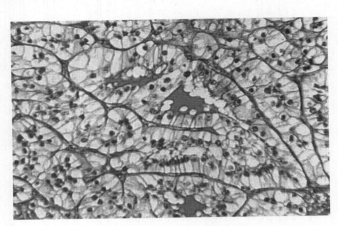

图 12-28 透明细胞肾细胞癌

癌细胞呈多角形或立方状,胞质透明,排列成腺泡状

Figure 12-28 Clear cell renal cell carcinoma

Cancer cells were polygonal or cuboidal, with transparent cytoplasm, arranged in alveolar style

(二) 扩散途径

肿瘤逐渐生长,可直接侵入肾盂、肾盏,甚至输尿管。癌细胞穿破肾被膜,可侵犯肾上腺和肾周围脂肪组织。此外,肾细胞癌常侵入肾静脉,有的在静脉腔内形成条索向下腔静脉延伸,甚至达右心房。癌组织血管丰富,早期即可发生血道转移,最常转移到肺、骨髓和对侧肾。淋巴道转移常首先到肾门及主动脉旁淋巴结。

二、肾母细胞瘤

肾母细胞瘤(nephroblastoma)来源于肾胚基,是典型的胎儿型肿瘤。在小儿恶性肿瘤中,发病率仅次于白血病和神经母细胞瘤。1~4 岁为发病高峰,成人罕见。患者 90% 小于 7 岁,50% 小于 3 岁。男女发病率无差别。肾母细胞瘤患者可伴发各种先天性畸形,最常见的有先天性无虹膜、泌尿生殖系统的畸形、神经系统发育迟缓等。最常见的临床表现为腹部肿块、血尿及高血压,腹痛和肠梗阻也可为首发症状。肿瘤生长迅速,相当数量的病例初诊时,肾的大部分已被肿瘤占据或已经转移到肺。目前由于手术和放射治疗或化学治疗的并用,患者的预后得到了很大的改善。

病理变化

肿瘤多为单发,体积大,灰白色,肿瘤组织常突破肾被膜侵及肾周围脂肪组织,甚至扩散至肠系膜根部。切面隆起,实性或囊性,色彩多样,与肿瘤的成分有关。部分质硬,灰白色,部分质软,黏液样,部分可见透明软骨样组织,并有钙化、出血和坏死灶。镜下,肿瘤组织有三种成分:未分化的肾母细胞(nephroblastic cells),体积小,呈梭形,胞质少,核染色深,肉瘤样,弥漫分布;在弥漫性分布的未分化梭形细胞中,可见由肾母细胞分化而来的未成熟的肾小球和肾小管样结构;不同分化程度的横纹肌及平滑肌、胶原纤维、软骨、骨和脂肪组织等间叶组织(mesenchymal tissues),这些间叶组织的分化程度与预后密切相关。

根据肿瘤所含成分比例的不同,可分为三型,未分化肾母细胞占优势的为肾母细胞型(nephroblastic

type),肾小球和肾小管样结构占优势的为上皮型(epithelial type),横纹肌等间叶组织占优势的为间叶型(mesenchymal type)。

三、尿路上皮肿瘤

尿路上皮肿瘤是指来源于肾盂、输尿管、膀胱黏膜上皮及尿道的部分上皮细胞的肿瘤。尿路上皮癌是泌尿系统疾病最常见、最重要的肿瘤。膀胱肿瘤的发生率位居所有肿瘤的第7位,发达国家发病率高于发展中国家。男性患者多于女性(男∶女=3.5∶1)。膀胱肿瘤的发生是多因素的,吸烟是主要原因;此外,与职业接触苯胺等原料,血吸虫等引发的慢性感染刺激,滥用止痛剂等因素有关。膀胱肿瘤最常见的症状是无痛性血尿。肿瘤位于膀胱颈或累及部位广泛可发生尿急、尿频、排尿困难等尿路刺激征。肿瘤浸润输尿管开口,可引起肾盂积水。

膀胱肿瘤主要为尿路上皮癌,其他类型,如鳞状细胞癌、腺癌和间叶来源的肿瘤的发病率则相对较低。

2004年,世界卫生组织(WHO)将尿路上皮肿瘤分为非浸润性尿路上皮肿瘤(non-invasive urothelial tumors)和浸润性尿路上皮癌(infiltrating urothelial carcinoma)。尿路上皮乳头状瘤(urothelial papilloma)、低度恶性潜能的乳头状尿路上皮肿瘤(papillary urothelial neoplasm of low malignant potential,PUNLMP)、低级别非浸润性乳头状尿路上皮癌(non-invasive papillary urothelial carcinoma,low grade)、高级别非浸润性乳头状尿路上皮癌(non-invasive papillary urothelial carcinoma,high grade)和尿路上皮原位癌(urothelial carcinoma in situ)均属于非浸润性尿路上皮肿瘤。浸润性尿路上皮癌指癌组织浸润至基膜以下,起源于高级别的非浸润性乳头状尿路上皮癌或尿路上皮原位癌(图12-29)。浸润性尿路上皮癌有多种不同的变异型,最常见为鳞状分化,其次为腺性分化。

在遗传学水平可将尿路上皮肿瘤分为:①遗传稳定型:包括低级别非浸润性乳头状尿路上皮肿瘤;②遗传不稳定型:包括高级别非浸润性乳头状尿路上皮肿瘤和浸润癌。低级别非浸润性乳头状尿路上皮肿瘤仅有少数基因组改变,最常见的是9号染色体缺失和FGFR3突变。<50%病例出现DNA非整倍体。高级别非浸润性乳头状尿路上皮肿瘤和浸润癌则有许多染色体异常,包括基因扩增和TP53突变。>90%可见DNA非整倍体。

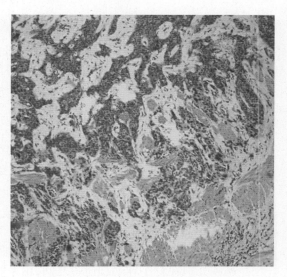

图12-29 膀胱浸润性尿路上皮癌
癌细胞异型性明显,肌层浸润
Figure 12-29 Infiltrating urothelial carcinoma of bladder
Cancer cells show obvious atypia and myometrial invasion

乳头状尿路上皮癌

乳头状尿路上皮癌的好发部位为膀胱侧壁和三角区近输尿管开口处,单发或多发,大小不等(数毫米至数厘米)。浸润性尿路上皮癌可呈乳头状、息肉状或扁平的突起,并向深层浸润。切面灰白,可有坏死等改变。光镜下肿瘤细胞胞质呈双嗜色性,细胞核大,染色质丰富,可有单个或多个小核仁,核分裂象多见,可见病理性核分裂象。

高级别非浸润性乳头状尿路上皮癌具有乳头状结构,但细胞排列极向紊乱。细胞异型性明显,细胞核多形,核仁明显,可在上皮全层出现病理性核分裂象(图12-30)。

低级别非浸润性乳头状尿路上皮癌的组织结构和细胞形态较规则。肿瘤由纤细、多分支和轻度融合的乳头组成。细胞核增大、核仁不明显,分裂象少见(多出现在底层)。可复发,<5%的病例进展为浸润性肿瘤而导致患者死亡。

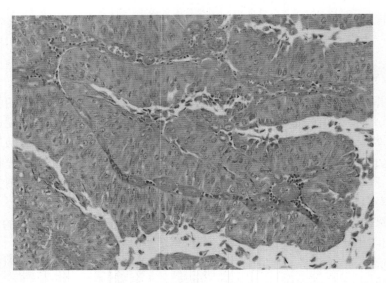

图 12-30　膀胱非浸润性乳头状尿路上皮癌（高级别）

癌细胞乳头状排列，层次增加，异型性明显，未见浸润

Figure 12-30　Non-invasive papillary urothelial carcinoma of bladder（high grade）

Papillary arranged cancer cells showing increased layers，manifest atypia and no invasion

　　低度恶性潜能的乳头状尿路上皮肿瘤的组织学结构与外生性尿路上皮乳头状瘤相似，但细胞增生更显著，超过正常尿路上皮厚度。预后好，肿瘤复发率低，明显低于非浸润性乳头状癌。

易混概念

　　■　1. 膜和系膜

　　膜通常指肾小球基膜，位于肾小球毛细血管内皮细胞和上皮细胞之间，分为致密层和内、外透明层。系膜充填在肾小球毛细血管之间，由系膜细胞和系膜基质构成。

　　■　2. 血尿和血红蛋白尿

　　血尿指尿中出现红细胞，提示肾小球有严重损伤或泌尿道肿瘤、创伤。血红蛋白尿见于血管内凝血，可在泌尿系统无任何病变的情况下发生。

　　■　3. 局灶性、弥漫性、节段性和球性

　　区别这些概念对于诊断和预后极为重要。局灶性指仅少部分肾小球有病变，弥漫性指所有或大部分肾小球有病变。节段性指病变仅累及某一肾小球的一个或几个节段，球性指病变累及整个肾小球。

　　■　4. 膜性肾小球肾炎和膜增生性肾小球肾炎

　　膜性肾小球肾炎是以肾小球基膜显著增厚为特征，无渗出和增生等炎症现象的肾小球疾病。膜增生性肾小球肾炎是既有肾小球基膜明显增厚，又有系膜重度增生的肾小球疾病。

　　■　5. 慢性肾炎和硬化性肾小球肾炎

　　慢性肾炎，临床上是指病情迁延，病变缓慢进展，最终发展为慢性肾衰竭的一组肾小球疾病。慢性肾炎发展至终末阶段即为硬化性肾小球肾炎。

复习思考题

　　1. 试述肾小球疾病的免疫发病机制。

2. 蛋白尿和肾病综合征发生的病理形态学基础是什么?

3. 血尿和肾炎综合征发生的病理形态学基础是什么?

4. 请列举肾小球病变的分布形式。

5. 肾小球疾病的常见临床综合征有哪几个? 请根据本章所学内容思考各种综合征发生的病理学基础。

6. 肾病综合征主要见于哪几型肾小球疾病?

7. 增生性肾小球肾炎有哪几个类型?

8. 试述各型原发性肾小球肾炎的临床、光镜下和电镜特征。

9. 急性肾盂肾炎有哪几个感染途径? 有哪些临床病理特征? 可发生哪些并发症?

10. 试述慢性肾盂肾炎肉眼和镜下特征。比较慢性肾盂肾炎和硬化性肾小球肾炎的病理特征。

【附:临床病理讨论】

CPC 病例 11

病历摘要

现病史:患者,苏 ××,男性,30 岁,农民,主因间断双下肢水肿 20 天入院。20 天前,患者无明显诱因出现双下肢水肿,午后为重,休息后稍减轻。无胸闷、心慌,无恶心、呕吐,食欲不振等。自觉尿色发黄,尿量减少,每日 600 mL 左右,无肉眼血尿。发病 2 天后在当地医院查尿常规示:蛋白 3+,潜血 2+。按"肾小球肾炎"治疗,给予醋酸泼尼松 50 mg,1 次/d,并予利尿治疗,患者尿量增多,水肿较前明显减轻,但复查尿蛋白仍 2+~3+。住院 8 天,出院后在家仍按上述方案治疗 5 天,双下肢水肿再次出现。于衡水市中医院化验血清白蛋白 24.8 g/L,胆固醇 7.69 mmol/L,尿蛋白 3+,尿潜血 ±,尿镜检颗粒管型 +,继续应用上述剂量激素,并给予厄贝沙坦 150 mg,1 次/d,抗凝血、降血脂等治疗,为进一步治疗入我院。

自发病以来,患者无发热,无咳嗽、咳痰;无咯血、盗汗;无尿急、尿频、尿痛;自觉腰酸痛,左侧重,不剧烈;大便每日 1 次。

既往史:发现血压增高 2 年,最高达 140/100 mmHg,未用药治疗。

家族史:家族中无遗传性、传染性及同类疾病患者。

体格检查

体温:36.7℃,脉搏 84 次/min,呼吸 18 次/min,血压 130/80 mmHg。发育正常,营养中等,神清语利,查体合作。双睑无水肿,结膜无充血及苍白,巩膜无黄染。咽部稍充血,扁桃体不大。两肺呼吸音清,未闻及干湿啰音。心界不大,心率 84 次/min,律整,各瓣膜听诊区未闻及杂音。腹平软,肝脾未及,双侧输尿管走行区无压痛,左肾区有轻微叩击痛,双踝部指凹性水肿。

【讨论题】

1. 试分析水肿、腰痛形成的原因。

2. 试分析少尿、血尿、蛋白尿及管型尿形成的原因。

3. 请描述肾大体及镜下的病理改变。

(河北医科大学　郝　军)

数字课程学习

　彩图　　　微课　　　教学 PPT　　　自测题　　　Summary

生殖系统和乳腺受激素影响,具有特殊的病种和病理形态改变,除了炎症和肿瘤外,还有内分泌失调引起的疾病及妊娠相关的疾病。积极防治生殖系统炎症性疾患和性传播性疾病,加强生殖系统恶性肿瘤的早期诊断和治疗对提高人类健康水平具有重要意义。生殖系统炎症虽然比较常见,但病理变化相对单一,因此,生殖系统和乳腺的恶性肿瘤是本章学习的重点。

第一节 宫颈疾病

一、慢性宫颈炎

慢性宫颈炎(chronic cervicitis)为育龄期妇女最常见的疾病,常由链球菌、肠球菌、大肠埃希菌和葡萄球菌感染引起,特殊的病原微生物包括沙眼衣原体、淋病奈瑟菌、单纯疱疹病毒和人乳头瘤病毒。此外,分娩、机械损伤也是慢性宫颈炎的诱发因素。临床上主要表现为白带增多。镜下,子宫颈黏膜充血水肿,间质内有淋巴细胞、浆细胞和单核细胞等慢性炎症细胞浸润(图 13-1)。宫颈腺上皮可伴有增生及鳞状上皮化生。如果增生的鳞状上皮覆盖并阻塞子宫颈管腺体的开口,使黏液潴留,腺体逐渐扩大成囊,形成子宫颈囊肿,称为纳博特囊肿(Nabothian cyst);如果子宫颈黏膜上皮、腺体和间质结缔组织局限性增生,可形成子宫颈息肉。覆盖在子宫颈阴道部的鳞状上皮坏死脱落,形成浅表的缺损称为子宫颈真性糜烂,较少见。临床上常见的宫颈糜烂实际上是子宫颈损伤的鳞状上皮被子宫颈管黏膜柱状上皮增生下移取代,由于柱状上皮较薄,上皮下血管较易显露而呈红色,病变黏膜呈边界清楚的红色糜烂样区,实际上不是真性糜烂。

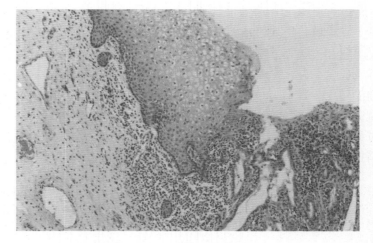

图 13-1 慢性宫颈炎
子宫黏膜腺体增生,间质内可见淋巴细胞、浆细胞为主的慢性炎症细胞浸润
Figure 13-1 Chronic cervicitis
Mucous gland hyperplasia with infiltration of lymphocytes and plasma cells in the stroma.

二、宫颈上皮内病变和宫颈癌

宫颈癌(cervical carcinoma)是女性生殖系统最常见的恶性肿瘤之一。发生年龄以 40~60 岁居多。半个多世纪前,宫颈癌曾是女性肿瘤死亡的首要原因,由于子宫颈脱落细胞学检查的推广和普及,许多癌前病变和早期癌得到早期防治,晚期癌较过去明显减少,5 年生存率和治愈率显著提高。由于社会环境的变化,近年来宫颈鳞状上皮内病变和早期癌的发生率有所回升。

宫颈癌的病因和发病机制尚未完全明了,一般认为与早婚、多产、宫颈裂伤、局部卫生不良、包皮垢刺激等多种因素有关。流行病学调查表明,性生活过早和性生活紊乱是宫颈癌发病最主要原因。近 20 年来,病毒病因研究受到重视,经性传播的人乳头瘤病毒(human papilloma virus,HPV)感染可能是宫颈癌致病的主要因素,尤其是 HPV-16、18 型与宫颈癌发生密切相关,为高危险性亚型,其次为 31 和 33 型。吸烟和免疫缺陷可增加 HPV 的致癌风险,HIV 感染可使宫颈癌的发生概率增加 5~10 倍。

(一)宫颈上皮内病变

宫颈上皮内病变(squamous intraepithelial lesion)属于宫颈鳞状细胞癌前病变,宫颈上皮细胞呈现程度不等的异型性,表现为细胞大小形态不一,核增大深染,核质比例增大,核分裂象增多,细胞极性紊乱。2003 年第 3 版 WHO 分类将其命名为宫颈上皮内瘤变(cervical intraepithelial neoplasia,CIN),并分为 3 级。2014 年第 4 版 WHO 分类将其命名为鳞状上皮内病变(squamous intraepithelial lesion),为提高病理诊断的可重复性,并根据其癌变的风险性,采用 2 级分类法:低级别鳞状上皮内病变(low-grade squamous intraepithelial lesion,LSIL)和高级别鳞状上皮内病变(high-grade squamous intraepithelial lesion,HSIL)(图 13-2)。

宫颈原位癌(cervical carcinoma in situ):异型增生的细胞累及宫颈上皮全层,但病变局限于上皮层内,未突破基膜。原位癌的癌细胞可由表面沿基膜通过宫颈腺口蔓延进入宫颈腺体内,取代腺上皮的部分或全部,但仍未突破腺体的基膜,称为原位癌累及腺体,仍然属于原位癌的范畴(图 13-3)。

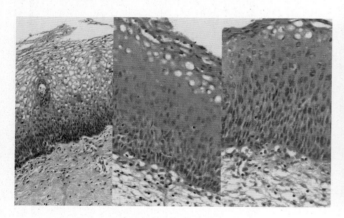

图 13-2 宫颈上皮内病变 A. LSIL B-C. HSIL

Figure 13-2 Cervical intraepithelial lesion A. LSIL B-C. HSIL

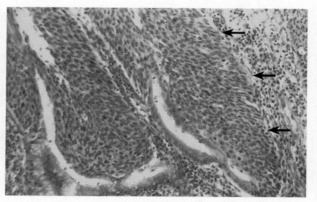

图 13-3 宫颈原位癌

异型细胞占据宫颈上皮全层并累及腺体,但基膜完整(←)

Figure 13-3 Cervical carcinoma in situ

Dysplasia affects cervical surface epithelium and extends down into endocervical glands with intact basement membrane (←)

从鳞状上皮异型增生到原位癌呈逐渐演化的级谱样变化。重度异型增生和原位癌的鉴别诊断有一定困难,两者的生物学行为亦无显著的差异。为了解决这些问题,新 WHO 分类将子宫颈上皮异型增生和原位癌统称为子宫颈鳞状上皮内病变:低级别鳞状上皮内病变包括以往的宫颈上皮内瘤变Ⅰ级(CIN-Ⅰ级)或称轻度异型增生、扁平湿疣及挖空细胞病等。低级别鳞状上皮内病变的病理改变为鳞状上皮基底层及副基底样细胞增生,细胞极向轻度紊乱,有轻度异型性,异型细胞和核分裂象一般不超过上皮层的下 1/3,

上 2/3 层细胞分化成熟,但细胞核增大,核质比增加,常可见挖空细胞,表层细胞角化不全或角化不良。高级别鳞状上皮内病变包括以往的 CIN-Ⅱ、CIN-Ⅲ 及鳞状上皮原位癌。病理改变为异型增生的宫颈鳞状上皮细胞累及上皮中层至全层,仅上 1/3 层见少量分化成熟细胞(HSIL)或全层无分化成熟现象(原位癌),核分裂象增多且全层均可见。

现在认为,低级别鳞状上皮内病变大部分可在 1 年内消失,仅小部分伴有长期高危型 HPV 感染的病例,可进展为高级别鳞状上皮内病变及浸润癌。而病变级别越高,其转化概率越高,所需时间越短。所有非典型增生发展为原位癌的平均时间为 10 年左右,至少有 20% 的高级别鳞状上皮内病变在 10 年内发展为浸润癌。因此,高级别的鳞状上皮内病变一般需要适当的手段进行治疗,绝大多数的鳞状上皮内病变可治愈。

宫颈上皮内病变多无自觉症状,肉眼观亦无特殊改变。宫颈鳞状上皮和柱状上皮交界处是发病的高危部位,可疑之处可用碘液实验进行鉴别。正常宫颈鳞状上皮富含糖原,故对碘着色,如患处对碘不着色,提示有病变。此外,醋酸可使宫颈有鳞状上皮内病变改变的区域呈白色斑片状。如要确诊,需进一步进行脱落细胞学或组织病理学检查。

(二)宫颈癌

1. 病理变化

(1)肉眼观　分为以下 4 型。

1)糜烂型　病变处黏膜潮红,呈颗粒状,质脆,触之易出血。在组织学上多属原位癌和早期浸润癌。

2)外生菜花型　癌组织主要向宫颈表面生长,形成乳头状或菜花状突起,表面常有坏死和浅表溃疡形成(图 13-4)。

3)内生浸润型　癌组织主要向宫颈深部浸润生长,使宫颈前后唇增厚、变硬,表面常较光滑。临床检查容易漏诊。

4)溃疡型　癌组织除向深部浸润外,表面同时有大块坏死脱落,形成溃疡,似火山口状。

(2)镜下　以鳞状细胞癌居多,占 80%~90%,其次为腺癌。

1)宫颈鳞状细胞癌　依据其进展过程,分为早期浸润癌和浸润癌。

早期浸润癌或微小浸润性鳞状细胞癌(microinvasive squamous cell carcinoma)是指癌细胞突破基膜,

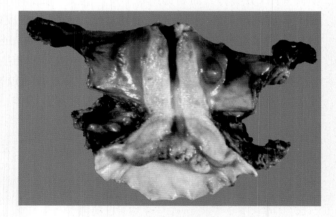

图 13-4　宫颈癌(外生菜花型)
宫颈外口癌组织呈菜花状突起,局部见出血坏死,
并向宫颈管内浸润
Figure 13-4　Cervical carcinoma(Exophytic type)
Exophytic cauliflower-like growth with local hemorrhage,
necrosis and infiltration into the cervical canal

向固有膜间质内浸润,在固有膜内形成一些不规则的癌细胞巢或条索,但浸润深度不超过基膜下 5 mm,不再考虑水平浸润宽度。早期浸润癌一般肉眼不能判断,只有在显微镜下才能确诊。

浸润癌(invasive carcinoma)是指癌组织向间质内浸润性生长,浸润深度超过基膜下 5 mm 者。按癌细胞分化程度分为高分化、中分化和低分化鳞癌,或简单地分为角化型鳞癌和非角化型鳞癌。

2)宫颈腺癌(cervical adenocarcinoma)　较鳞癌少见,近年来其发病率有上升趋势,占宫颈癌的 10%~25%。肉眼观类型和鳞癌无明显区别。依据腺癌组织结构和细胞分化程度亦可分为高分化、中分化和低分化三型。宫颈腺癌对放射治疗和化学药物疗法均不敏感,预后较差。

2. 扩散途径

(1)直接蔓延　癌组织向上浸润破坏整段宫颈,但很少侵犯子宫体,向下可累及阴道穹和阴道壁,向两侧可侵及子宫旁和盆壁组织,若肿瘤侵犯或压迫输尿管可引起肾盂积水。晚期向前可侵及膀胱,向后可累及直肠。

（2）淋巴道转移　是宫颈癌最常见和最重要的转移途径。癌组织首先转移至子宫旁淋巴结，然后依次至闭孔、髂内、髂外、髂总、腹股沟及骶前淋巴结，晚期可转移至锁骨上淋巴结（图 13-5）。

（3）血道转移　较少见，晚期可经血道转移至肺、骨及肝。

3. 临床病理联系　早期宫颈癌患者常无自觉症状，与宫颈糜烂不易区别。随病变进展，癌组织破坏血管，患者出现不规则阴道流血或接触性出血。因癌组织坏死继发感染，刺激宫颈腺体使其分泌亢进，可致白带增多，伴有特殊腥臭味。晚期因癌组织浸润盆腔神经，可出现下腹部及腰骶部疼痛。当癌组织侵及膀胱和直肠时，可引起子宫膀胱瘘或子宫直肠瘘。

临床上，依据宫颈癌的累及范围分期如下。0期：原位癌；Ⅰ期：癌局限于宫颈以内；不论有无扩散至宫体；Ⅱ期：癌超出宫颈进入盆腔，但未累及盆腔壁，侵及阴道，但未累及阴道的下 1/3；Ⅲ期：癌扩展至盆腔壁和（或）阴道的下 1/3；和（或）引起肾盂积水或肾无功能，累及盆腔和（或）主动脉旁淋巴结；Ⅳ期：癌组织已超越骨盆，或累及膀胱或直肠黏膜（活检证实）。预后取决于临床分期和组织学分级。对于已婚妇女，定期做宫颈脱落细胞学检查，是发现早期宫颈癌的有效措施。

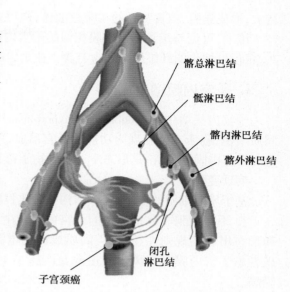

髂总淋巴结

骶淋巴结

髂内淋巴结

髂外淋巴结

闭孔淋巴结

子宫颈癌

图 13-5　宫颈癌局部淋巴道转移途径
Figure 13-5　The pathway of local lymphatic metastasis in cervical carcinoma

第二节　子宫体疾病

一、子宫内膜异位症

子宫内膜异位症（endometriosis）是指子宫内膜腺体和间质成分出现于子宫内膜以外的部位，80% 发生于卵巢，其余依次发生于子宫阔韧带、直肠子宫陷凹、盆腔腹膜、腹部手术瘢痕、脐部、阴道、外阴和阑尾等。如子宫内膜腺体及间质成分异位于子宫肌层中（至少距子宫内膜基层 2~3 mm 以上），则称为子宫腺肌病（adenomyosis）（图 13-6）。子宫内膜异位症的临床症状和体征以子宫内膜异位的位置不同而表现不一，通常表现为痛经或月经不调。

病因未明，有以下几种学说：月经期子宫内膜经输卵管反流至腹腔器官，子宫内膜因手术种植在手术切口或经血流播散至远处器官，异位的子宫内膜由体腔上皮化生而来。

病理变化

受卵巢分泌激素影响，异位子宫内膜产生周期性反复性出血，肉眼观呈紫红或棕黄色，结节状，质软，似桑椹。由于出血机化，可与周围器官发生纤维性粘连。如发生在卵巢，反复出血可致卵巢体积

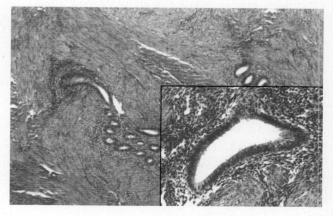

图 13-6　子宫腺肌病
子宫肌层中出现子宫内膜腺体及间质
Figure 13-6　Adenomyosis
The presence of endometrial glands and stroma abnormally situated deep in the myometrium

增大,形成囊腔,内含黏稠的咖啡色液体,称巧克力囊肿。

镜下,可见与正常子宫内膜相似的子宫内膜腺体、子宫内膜间质及含铁血黄素;少数情况下,因时间较久,可仅见增生的纤维组织和含有含铁血黄素的巨噬细胞。

二、子宫内膜增生症

子宫内膜增生症(endometrial hyperplasia)是由于内源性或外源性雌激素增高引起的子宫内膜腺体或间质增生,临床主要表现为功能性子宫出血,育龄期和围绝经期妇女均可发病。子宫内膜增生、不典型增生和子宫内膜癌,无论是形态学还是生物学都为一连续的演变过程,病因和发生机制也极为相似。

病理变化

基于增生细胞的形态、腺体结构和分化程度,2014年WHO将子宫内膜增生分为两类:

1. 不伴细胞非典型增生的子宫内膜增生　与增生期内膜相比,腺体出现过度增生,表现为腺体体积和形态出现不规则性、腺体 - 间质成比例增高,但缺乏细胞异型性,是无拮抗雌激素刺激的结果。这类患者患子宫内膜癌的风险较正常女性高3~4倍,10年之后高10倍。1%~3%的患者最终发展为子宫内膜癌。

2. 子宫内膜不典型增生或子宫内膜上皮内瘤变(EIN)　病变具有明显的腺体拥挤现象,常常呈背靠背,并伴有间质稀少和细胞异型性。细胞核大、深染、核仁明显。在子宫全切术或第1年之内的随访当中,1/4~1/3的患者被确诊为子宫内膜样腺癌。EIN源于遗传学已经发生改变细胞的单克隆性增生,进展为子宫内膜样腺癌风险很高。主要诊断标准是根据腺体组织所占面积明显的超过间质(间质体积百分比<55%)。在发展为子宫内膜样腺癌的患者中发现了多种基因突变,例如微卫星不稳定和 *PTEN*、*K-ras* 和 *β-catenin* 突变。

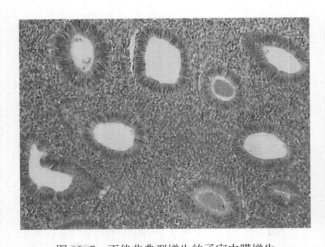

图 13-7　不伴非典型增生的子宫内膜增生

子宫内膜腺体增多,伴有扩张,上皮细胞复层化,无细胞异型性

Figure 13-7　Endometrial simple hyperplasia

Increased number of endometrial glands, accompanied by glands expansion, without cytologic atypia

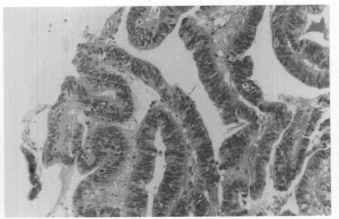

图 13-8　子宫内膜非典型增生

子宫内膜腺体明显增生,排列拥挤呈"背靠背"状,

上皮细胞呈轻至中度异型

Figure 13-8　Endometrial atypical hyperplasia

Endometrial glands crowding with back-to-back glands and marked cellular atypia

三、子宫肿瘤

(一)子宫内膜癌

子宫内膜癌(endometrial carcinoma)是由子宫内膜上皮细胞发生的恶性肿瘤。病因尚未完全明了,抑癌基因 *PTEN* 的缺失和突变是子宫内膜癌发生的早期事件。根据发病机制和病理改变可将子宫内膜癌分

为两型。①Ⅰ型子宫内膜癌:腺体与正常子宫内膜相似,称为子宫内膜样腺癌(endometrioid adenocarcinoma),约占子宫内膜癌的90%,多见于50岁以上绝经期和绝经期后妇女,以50~59岁为高峰,与雌激素长期持续作用有关,肥胖、糖尿病、高血压和不孕是其高危因素。Ⅰ型子宫内膜癌往往是在子宫内膜不典型增生的基础上发展而来的。近年来随着我国人口平均寿命延长,以及围绝经期激素替代疗法的应用,发病率呈上升趋势。②Ⅱ型子宫内膜癌:主要见于60~80岁的老年女性,发病与雌激素过多、肥胖和糖尿病无关,无子宫内膜增生的背景,主要来自萎缩或静止的子宫内膜。Ⅱ型子宫内膜癌多为浆液性癌,组织形态与卵巢浆液性囊腺癌相似,常有P53基因过度表达;其次为透明细胞癌和癌肉瘤。Ⅱ型子宫内膜癌细胞异型明显,进展较快,易出现深肌层浸润和淋巴管转移,对孕激素不敏感,预后差。

1. 病理变化

(1) Ⅰ型子宫内膜癌

1) 肉眼观　Ⅰ型子宫内膜癌分为弥漫型和局限型。①弥漫型:表现为子宫内膜弥漫性增厚,表面粗糙不平,灰白质脆,常有出血坏死或溃疡形成,并不同程度地浸润子宫肌层(图13-9)。②局限型:多位于子宫底或子宫角,常呈息肉或乳头状突向子宫腔。如果癌组织小而表浅,可在诊断性刮宫时全部刮出,在切除的子宫内找不到癌组织。

2) 镜下　Ⅰ型子宫内膜样腺癌以高分化腺癌居多。①高分化腺癌:腺管排列拥挤、紊乱,细胞轻度异型,结构似增生的内膜腺体。②中分化腺癌:腺体不规则,排列紊乱,细胞向腺腔内生长可形成乳头或筛状结构,并见实性癌灶。癌细胞异型性明显,核分裂象易见(图13-10)。③低分化腺癌:癌细胞分化差,很少形成腺样结构,多呈实体片状排列,核异型性明显,核分裂象多见。

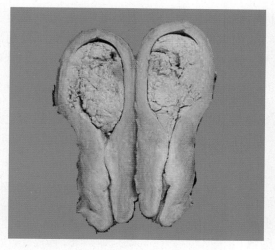

图13-9　子宫内膜癌(弥漫型)

切面见癌组织灰白色,质脆,充满子宫腔

Figure 13-9　Endometrial carcinoma (diffuse-infitrating type)

Carcinoma protrudes into uterine cavity as grey, irregular and friable mass

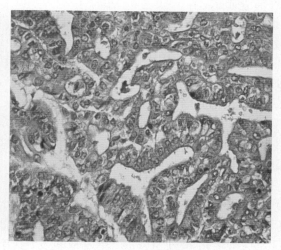

图13-10　子宫内膜样腺癌

腺体排列紊乱,局部可见腺体共壁,细胞异型性明显

Figure 13-10　Endometrioid adenocarcinoma

The irregular glands lined by malignant columnar epithelium with part of glands shared one wall

25%~50%的子宫内膜样腺癌伴有化生的鳞状细胞巢,称子宫内膜样腺癌伴鳞状细胞化生。

(2) Ⅱ型子宫内膜癌

1) 浆液性癌(serous carcinoma)　其形态特点类似于卵巢的浆液性乳头状癌,呈分支复杂的乳头状结构,通常伴有纤维血管轴心,乳头由明显的复层扁平上皮细胞被覆,可见芽状结构形成;浆液性癌具有高度的细胞异型性、广泛的坏死和砂粒体形成,以及明显的肌层侵犯。

2) 透明细胞癌（clear cell carcinoma） 最突出的特征是由体积较大的透明细胞组成。细胞境界清楚，胞质丰富、透亮，含有糖原。癌细胞可呈实性片状、腺管状、乳头状及囊状排列，细胞核突向腔面，呈现"鞋钉"样外观。

3) 癌肉瘤（carcinosarcoma） 也称为恶性苗勒混合瘤。好发于绝经后老年妇女，主要症状为阴道不规则流血，肿块在子宫腔内常呈息肉状生长，切面可见到不同程度的坏死。组织学上皮和间叶成分都为恶性。

ER、PR、P53、P16 和 vimentin 是临床常用的免疫组织化学检测指标，有助于子宫内膜癌的分型和预后判断。vimentin、ER、PR 常在 I 型子宫内膜癌表达，而 P16 和 P53 常在 II 型子宫内膜癌表达。ER、PR 高表达者预后较好，且此类患者对内分泌治疗敏感，少数患者甚至可以治愈。

2. 扩散途径 子宫内膜癌一般生长缓慢，可局限于子宫腔内多年，转移发生较晚。扩散途径以直接蔓延和淋巴道转移多见，血道转移比较少见。

(1) 直接蔓延 向上可达子宫角，相继至输卵管、卵巢和其他盆腔器官；向下至子宫颈管和阴道；向外可浸透肌层达浆膜而蔓延至输卵管、卵巢，并可累及腹膜和大网膜。

(2) 淋巴道转移 子宫底部的癌多转移至腹主动脉旁淋巴结，子宫角部的癌可经圆韧带的淋巴管转移至腹股沟淋巴结，累及子宫颈管的癌可转移至子宫旁、髂内外和髂总淋巴结。

(3) 血道转移 晚期可经血道转移至肺、肝及骨骼。

3. 临床病理联系 早期，患者可无任何症状，最常见的临床表现是阴道不规则流血，部分患者可有阴道分泌物增多，呈淡红色。如继发感染则呈脓性，有腥臭味。晚期，癌组织侵犯盆腔神经，可引起下腹部及腰骶部疼痛等症状。

根据癌组织的累及范围，子宫内膜癌分期如下。I 期：癌组织限定于子宫体；II 期：癌组织累及子宫体和子宫颈，但未扩散到子宫外；III 期：癌组织向子宫外扩散，尚未侵入盆腔外组织；IV 期：癌组织已超出盆腔范围，明显累及膀胱和直肠黏膜，无论是否存在远处转移。患者手术后的 5 年生存率：I 期接近 90%，II 期降至 30%~50%，晚期则低于 20%。

（二）子宫平滑肌瘤

子宫平滑肌瘤（leiomyoma of uterus）是女性生殖系统最常见的肿瘤。如果将微小的平滑肌瘤也计算在内，30 岁以上妇女的发病率高达 70%，多数肿瘤在绝经期以后可逐渐萎缩。发病有一定的遗传倾向，雌激素可促进其生长。

1. 病理变化

(1) 肉眼观 多数肿瘤发生于子宫肌层，一部分可位于黏膜下或浆膜下，脱垂于子宫腔或子宫颈口。肌瘤小者仅镜下可见，大者可超过 30 cm。单发或多发，多者达数十个，称多发性子宫肌瘤。肿瘤表面光滑，界清，无包膜（图 13-11）。切面灰白，质韧，编织状或漩涡状。有时肿瘤可出现均质的透明变性、黏液变性或钙化。妊娠期患者肿瘤编织状结构消失，肿瘤局部可发生梗死伴广泛出血，瘤细胞核消失，仅见细胞残影，肉眼呈暗红色，称红色变性。

(2) 镜下 瘤细胞与正常子宫平滑肌细胞相似，梭形，束状或漩涡状排列，胞质红染，核呈长杆状，两端钝圆，核分裂象少见，缺乏异型性。肿瘤与周围正常平滑肌界限清楚（图 13-12）。

平滑肌瘤极少恶变，如肿瘤组织出现"地图样"坏死，边界不清，细胞异型，核分裂象增多，应诊断为平滑肌肉瘤

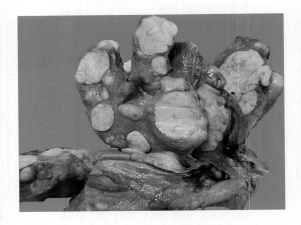

图 13-11 子宫平滑肌瘤
多个肿瘤位于子宫肌层内，境界清楚，切面灰白色
Figure 13-11 Uterine leiomyoma
Multiple tumors located in the myometrium, appearing firm gray-white and circumscribed masses

（leiomyosarcoma）（图 13–13）。

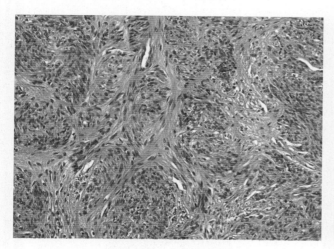

图 13–12　子宫平滑肌瘤

瘤细胞束状或漩涡状排列,呈长梭形,
与正常子宫平滑肌细胞相似

Figure 13–12　Uterine leiomyoma

The tumor cells show the pattern of whirling bundles of smooth muscle
cells duplicating the morphology of normal myometrium

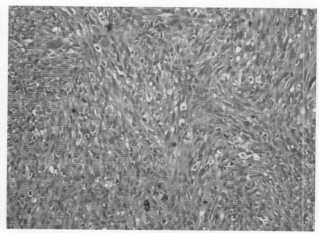

图 13–13　子宫平滑肌肉瘤

瘤细胞密集呈梭形或椭圆形,大小不等、形状不一,
可见较多核分裂象

Figure 13–13　Uterine leiomyosarcoma

The spindle or oval-shaped cells are arranged densely with variation in shape
and size, degenerative necrosis and mitotic figures are frequently seen

2. 临床病理联系　即使平滑肌瘤的体积很大,也可没有症状。最主要的症状是由黏膜下平滑肌瘤引起的出血,或压迫膀胱引起的尿频。血流阻断可引起突发性疼痛和不孕。此外,平滑肌瘤可导致自然流产、胎儿先露异常和绝经后流血。

平滑肌肉瘤切除后有很高的复发倾向,一半以上可通过血流转移到肺、骨、脑等远隔器官,也可在腹腔内播散。

第三节　滋养层细胞疾病

一、葡萄胎

葡萄胎(hydatidiform mole)又称水泡状胎块,是胎盘绒毛的一种良性病变,可发生于育龄期的任何年龄,以 20 岁以下和 40 岁以上女性多见,这可能与卵巢功能不足或衰退有关。本病发生有明显地域性差别,欧美国家比较少见,约 1 000 次妊娠中有一次发病;而东南亚地区的发病率比欧美国家高 10 倍左右。该病在我国亦比较常见,23 个省、市和自治区调查统计表明发病率为 1/150 次妊娠。曾患过葡萄胎的女性再发的风险增加 20 倍。

（一）病因和发病机制

病因未明,近年来葡萄胎染色体研究表明,90% 以上完全性葡萄胎为 46,XX(极少数为 46,XY),可能受精时,父方的单倍体精子 23,X 在丢失了所有的母方染色体空卵中自我复制而成纯合子 46,XX,两组染色体均来自父方,缺乏母方功能性 DNA。其余 10% 的完全性葡萄胎为空卵在受精时与两个精子结合(23,X 和 23,Y),染色体核型为 46,XY。上述两种情况提示完全性葡萄胎均为男性遗传起源。由于缺乏卵细胞的染色体,故胚胎不能发育。

部分性葡萄胎的核型绝大多数为 69,XXX 或 69,XXY,极偶然的情况下为 92,XXXY。由带有母方染色体的正常卵细胞(23,X)和一个没有发生减数分裂的双倍体精子(46,XY)或两个单倍体精子(23,X 或 23,Y)结合所致(图 13-14)。

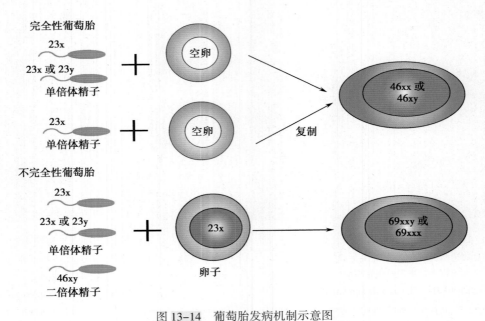

图 13-14　葡萄胎发病机制示意图

Figure 13-14　Mechanism of the hydatidiform mole

(二) 病理变化

肉眼观,病变局限于子宫腔内,不侵入肌层。胎盘绒毛高度水肿,形成透明或半透明的薄壁水泡,内含清亮液体,有蒂相连,形似葡萄(图 13-15A)。若所有绒毛均呈葡萄状,称之为完全性葡萄胎;部分绒毛呈葡萄状(部分仍保留有正常绒毛)伴有或不伴有胎儿或其附属器官者,称为不完全性或部分性葡萄胎。绝大

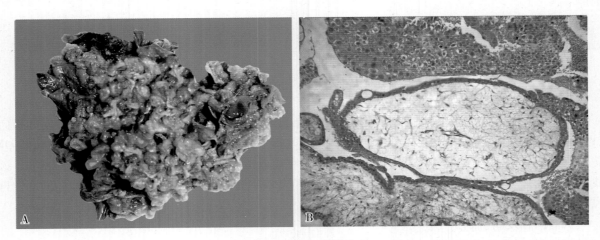

图 13-15　完全性葡萄胎

A. 胎盘绒毛高度水肿,形成透明或半透明的薄壁水泡,内含清亮液体,有蒂相连,形似葡萄

B. 胎盘绒毛显著肿大、间质水肿、血管消失、滋养层细胞明显增生

Figure 13-15　Complete hydatidiform mole

A. Placental villus height edema, forming thin-walled blisters with pedicle, transparent or translucent, containing clear liquid, like grapes　B. The villi stroma is loose, myxomatous, edematous with virtual absence of blood vessels.

Both cytotrophoblast and syncytiotrophoblast show some degree of proliferation.

多数葡萄胎发生于子宫内,个别病例也可发生在子宫外异位妊娠的所在部位。

镜下,葡萄胎有以下三个特点:①绒毛因间质高度水肿而增大;②绒毛间质内血管消失,或见少量无功能的毛细血管,内无红细胞;③滋养层细胞有不同程度增生,增生的细胞包括合体细胞滋养层细胞(syncytiotrophblast)和细胞滋养层细胞(cytotrophoblast),两者以不同比例混合存在,并有轻度异型性。滋养层细胞增生为葡萄胎的最重要特征(图 13-15B)。

细胞滋养层细胞位于正常绒毛内层,呈立方或多边形,胞质淡染,核圆居中,染色质较稀疏。合体滋养层细胞又称朗格汉斯细胞(Langerhans cell),位于正常绒毛的外层,细胞体积大而不规则,胞质嗜酸呈深红色,多核,核深染而不规则。正常绒毛在妊娠 3 个月后,滋养层细胞仅剩合体滋养层细胞;而葡萄胎时,这两种细胞皆持续存在,并活跃增生,失去正常排列,呈多层或成片聚集。

(三) 临床病理联系

患者多半在妊娠的第 11~25 周出现症状,由于胎盘绒毛水肿致子宫体积明显增大,超出相应月份正常妊娠子宫大小。因胚胎早期死亡,虽然子宫超过 5 个月妊娠大小,但仍听不到胎心,亦无胎动。由于滋养层细胞增生,患者血和尿中人绒毛膜促性腺激素(human chorionic gonadotropin,HCG)明显增高,是协助诊断的重要指标。滋养层细胞侵袭血管能力很强,故子宫反复不规则出血,偶有葡萄状物出血。如疑为葡萄胎时,大多数患者可经超声检查确诊。

经彻底清宫后,绝大多数葡萄胎患者能痊愈。约有 10% 的患者可转变为侵蚀性葡萄胎,2.5% 左右可恶变为绒毛膜癌。葡萄胎有恶变的潜能,如患者不需要再生育,可考虑子宫切除。

伴有部分性葡萄胎的胚胎通常在妊娠的第 10 周死亡,在流产或刮宫的组织中可查见部分胚胎成分,其生物学行为亦与完全性葡萄胎有所不同,极少演化为绒毛膜癌。

二、 侵蚀性葡萄胎

侵蚀性葡萄胎(invasive hydatidiform mole)为界于葡萄胎和绒毛膜癌之间的交界性肿瘤。侵蚀性葡萄胎与良性葡萄胎的主要区别是水泡状绒毛侵入子宫肌层内(图 13-16)形成紫蓝色出血坏死结节,甚至经血管栓塞至阴道、肺、脑等远处器官。与转移不同,绒毛不会在栓塞部位继续生长,并可自然消退。

镜下,滋养层细胞增生程度和异型性比良性葡萄胎显著。常见出血坏死,其中可查见水泡状绒毛或坏死的绒毛。

大多数侵蚀性葡萄胎对化学治疗敏感,预后良好。

三、 绒毛膜癌

绒毛膜癌(choriocarcinoma)也称绒毛膜上皮癌,简称绒癌,是滋养层细胞的高度恶性肿瘤。20 岁以下和 40 岁以上女性为高危年龄,绝大多数与妊娠(尤其是不正常妊娠)有关。约 50% 继发于葡萄胎,25% 继发于自然流产,22.5% 发生于正常分娩后,

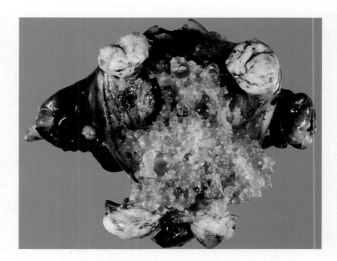

图 13-16 侵蚀性葡萄胎
子宫腔内充满透明水泡并侵及肌层
Figure 13-16 Invasive hydatidiform mole
The uterine cavity is filled with hydropic villi which may penetrate the uterine wall deeply.

2.5% 发生于异位妊娠。与葡萄胎一样,亚非地区的发病率明显高于欧美国家,发病机制不详。

(一) 病理变化

肉眼观,癌结节呈单个或多个,位于子宫的不同部位,大者可突入子宫腔,常侵入深肌层,甚而穿透子宫壁达浆膜外。由于明显出血坏死,癌结节质软,色暗红或紫蓝色(图 13-17)。

镜下,癌组织由分化不良的细胞滋养层和合体细胞滋养层两种癌细胞组成,细胞异型性明显,核分裂象易见。两种细胞混合排列成巢状或条索状。偶见个别癌巢主要由一种细胞组成。肿瘤自身无间质血管,依靠侵袭宿主血管获取营养,故癌组织和周围正常组织有明显出血坏死。有时癌细胞大多坏死,仅在边缘部查见少数残存的癌细胞(图13-18)。癌细胞不形成绒毛和水泡状结构,这一点与侵蚀性葡萄胎明显不同。

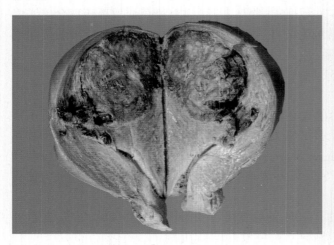

图 13-17　子宫绒毛膜癌
癌组织位于子宫底部,呈暗紫红色,结节状,可见出血坏死
Figure 13-17　Uterine choriocarcinoma
Choriocarcinoma presents as a hemorrhagic and necrotic
nodule in the uterine bottom

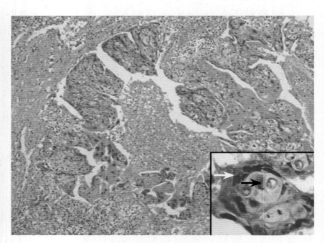

图 13-18　绒毛膜癌
由细胞滋养层细胞(→)和合体滋养层细胞(→)两种肿瘤细胞
组成,可见细胞异型,肿瘤内无间质和血管
Figure 13-18　Choriocarcinoma
Composed of neoplastic cytotrophoblast(→) and syncytiontrophoblast(→)
with cytologic atypia. The tumor is absence of stroma and blood vessels

除子宫可发生绒毛膜癌外,异位妊娠的相应部位也可发生绒毛膜癌。

(二) 扩散途径

绒毛膜癌侵袭破坏血管能力很强,除在局部破坏蔓延外,还极易经血道转移,以肺和阴道壁最常见,其次为脑、肝、脾、肾和肠等。少数病例在原发灶切除后,转移灶可自行消退。

(三) 临床与病理联系

临床主要表现为葡萄胎流产和妊娠数月甚至数年后,阴道出现持续不规则流血,子宫增大,血或尿中HCG持续升高。血道转移是绒毛膜癌的显著特点,出现在不同部位的转移灶可引起相应症状。如有肺转移,可出现咯血、胸痛,脑转移可出现头痛、呕吐、瘫痪及昏迷,肾转移可出现血尿等症状。

绒癌是恶性度很高的肿瘤,以往以手术治疗为主,患者多在1年内死亡。自应用化学治疗后,患者预后显著改善,即使已发生转移,其治愈率仍可达70%,甚至治愈后可正常妊娠。

四、 胎盘部位滋养细胞肿瘤

胎盘部位滋养细胞肿瘤(placental site trophoblastic tumor)源自胎盘绒毛外中间滋养叶细胞,相当少见。核型多为双倍体,46XX,常在妊娠几个月时发病。

(一) 病理变化

肉眼观,肿瘤位于胎盘种植部位,呈结节状,棕黄色,切面肿瘤侵入子宫肌层,与周围组织界限不清,肌层的浸润程度不一,少数情况下,肿瘤可穿透子宫全层。一般无明显出血。

镜下,在正常妊娠过程中,中间型滋养叶细胞的功能是将胚体固定在肌层表面。当中间型滋养叶细胞呈肿瘤增生时,浸润的方式与胎盘附着部位的正常滋养叶上皮相似,仍然位于滋养叶上皮生长旺盛的典型部位。细胞形态比较单一,多数为单核,胞质丰富,边界清楚,淡红色,体积大于细胞滋养层细胞。少数细胞呈多核或双核,瘤细胞在肌层细胞之间呈单个、条索状、片状或岛屿状排列。一般无坏死和绒毛。与绒毛膜癌不同的是,胎盘部位滋养细胞肿瘤由单一增生的胎盘中间滋养叶细胞组成,而绒毛膜癌由两种细胞构成。免疫组织化学染色大多数中间型滋养叶细胞胎盘催乳素(human placental lactogen,HPL)阳性,而仅小部分细胞 HCG 阳性。

少数情况下,肿瘤细胞可出现异型,细胞丰富密集,核分裂象多见,并伴有较广泛的坏死,呈恶性组织学表现。

(二)临床病理联系

胎盘部位滋养细胞肿瘤虽然在局部呈浸润性生长,但一般较局限,临床表现多为良性。对化学治疗不够敏感,如扩散至子宫以外,则预后较差。

第四节 卵巢肿瘤

卵巢肿瘤种类繁多,结构复杂,依照其组织发生可分为三大类。①上皮性肿瘤:浆液性肿瘤、黏液性肿瘤、子宫内膜样肿瘤、透明细胞肿瘤和 Brenner 肿瘤;②生殖细胞肿瘤:畸胎瘤、无性细胞瘤、内胚窦瘤和绒毛膜癌;③性索间质肿瘤:粒层细胞 – 卵泡膜细胞瘤、支持细胞 – 间质细胞瘤。

一、卵巢上皮性肿瘤

卵巢上皮性肿瘤是最常见的卵巢肿瘤,占所有卵巢肿瘤的 90%,大致上分为良性、交界性(borderline)和恶性。交界性卵巢上皮性肿瘤是指形态和生物学行为界于良性和恶性之间,具有低度恶性潜能的肿瘤(tumors of low malignant potential)。

卵巢上皮性肿瘤依据上皮的类型可将其分为浆液性、黏液性、子宫内膜样、透明细胞、Brenner 来源及浆 – 黏液性肿瘤。

(一)浆液性肿瘤

浆液性囊腺瘤(serious cystadenoma)是卵巢最常见的肿瘤,良性和交界性肿瘤多发于 30~40 岁的女性,囊腺癌的患者则年龄偏大。

1. 肉眼观　典型的浆液性囊腺瘤由单个或多个纤维分隔的囊腔组成,囊内含有清亮液体,偶混有黏液。良性瘤囊内壁光滑,一般无囊壁的上皮性增厚和乳头向囊内突起。交界性囊腺瘤可见较多的乳头(图13-19)。大量的实体和乳头在肿瘤中出现时应疑为癌。双侧发生多见。

2. 镜下

(1) 良性瘤　囊腔由单层立方或矮柱状上皮衬覆,具有纤毛,与输卵管上皮相似,虽有乳头状结构形成,但一般乳头较宽,细胞形态较一致,无异型性(图 13-20)。

(2) 浆液性交界性肿瘤　其上皮细胞层次增加,达 2~3 层,乳头增多,细胞异型,但无破坏性间质浸润。近年来的研究证明,间质浸润深度不超过 5 mm 的交界性浆液性乳头状囊腺瘤的预后和无间质浸润的交界性浆液性乳头状囊腺瘤的预后相似,称为具有微小浸润的交界性浆液性乳头状囊腺瘤。微乳头亚型又称为非浸润性低级别浆液性癌。所谓"微乳头"是无或少间质的瘤细胞簇,没有纤维血管轴心,从大的

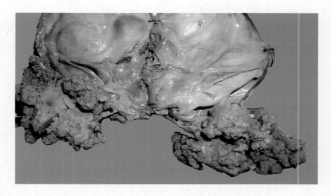

图 13-19　卵巢浆液性乳头状囊腺瘤(交界性)
肿瘤囊壁部分区域增生,呈乳头状向囊内突起
Figure 13-19　Borderline serous papillary cystadenoma of the ovary
The tumor displays a cyst cavity, partly lined by papillary protrusions

乳头发出,缺乏逐级分支现象,长:宽≥5:1,细胞大小较一致,无纤毛细胞或嗜酸性胞质细胞,核质比例高,一般为轻度异型,有小核仁,微乳头可融合成筛状结构或罗马桥样结构。微乳头/筛状结构>5mm或占肿瘤10%以上,即可诊断微乳头亚型交界性浆液性肿瘤。

(3)浆液性囊腺癌 除细胞层次增加超过3层外,最主要的特征是伴有癌细胞的破坏性间质浸润。肿瘤细胞呈现癌细胞特点(图13-21),细胞显著异型性,核分裂象增加,乳头分支多而复杂,呈树枝状分布,或呈未分化的特点。常可见砂粒体(psammoma bodies)。

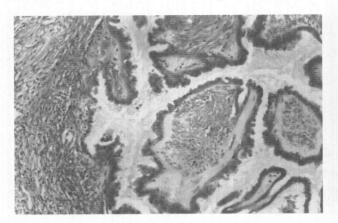

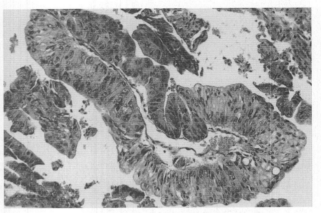

图 13-20 卵巢浆液性乳头状囊腺瘤
肿瘤呈乳头状生长,表面被覆单层立方上皮,形态一致,无异型性
Figure 13-20 Serous papillary cystadenoma of the ovary
The tumor cells show papillary growth lined by simple columnar epithelium.
The cells are uniform in size and shape without cellular atypia

图 13-21 卵巢浆液性乳头状囊腺癌
瘤细胞层次显著增多,异型性明显,向卵巢间质内浸润
Figure 13-21 Serous papillary cystadenocarcinoma of the ovary
The tumor cells show increased stratification, obvious cellular atypia and stroma invasion

浆液性肿瘤的生物学行为取决于肿瘤的分化和分布范围。卵巢内的交界性囊腺瘤和癌的5年生存率分别是100%和75%;而累及腹膜的同样肿瘤则分别是90%和25%。因为交界性肿瘤可在多年后复发,5年后患者仍存活并不意味着已经治愈。卵巢浆液性癌组织学上分为低级别浆液性癌和高级别浆液性癌,目前认为两者存在不同的分子机制,只有极少数低级别浆液性癌可转化为高级别浆液性癌。低级别浆液性癌分为非浸润性和浸润性,前者的同义词为微乳头型浆液性交界性肿瘤。

(二)黏液性肿瘤

黏液性肿瘤(mucinous tumors)较浆液性肿瘤少见,占所有卵巢肿瘤的25%。其中85%是良性和交界性,其余为恶性。发病年龄与浆液性肿瘤相同。

肉眼观,肿瘤表面光滑,由多个大小不一的囊腔组成,腔内充满富于糖蛋白的黏稠液体(图13-22)。双侧发生比较少见。体积巨大者可达数十千克。如肿瘤查见较多乳头和实性区域,或有出血、坏死及包膜浸润,则有可能为恶性。

镜下,良性黏液性囊腺瘤的囊腔被覆单层高柱状上皮,核在基底部,核的上部充满黏液,无纤毛,与子宫颈及小肠的上皮相似(图13-23)。交界性黏液性囊腺瘤镜下特征与交界性浆液性囊腺瘤相似。囊腺癌上皮细胞明显异型,形成复杂的腺体和乳头结构,可有出芽、搭桥及实性巢状区,如能确认间质受明显破坏性浸润,则可诊断为癌(图13-24)。

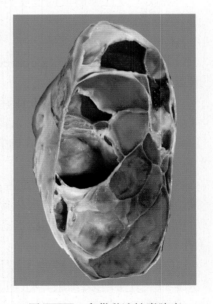

图 13-22 卵巢黏液性囊腺瘤
肿瘤由多个大小不一的薄壁囊腔组成,
腔内充满黏稠液体
Figure 13-22 Mucinous cystadenoma
of the ovary
The tumor composes of multiple thin cysts
varying in size. The cysts are filled with mucin.

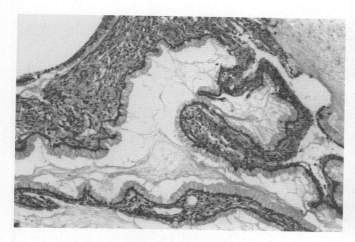

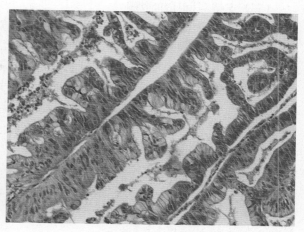

图 13-23　卵巢黏液性囊腺瘤
肿瘤囊腔被覆单层高柱状上皮，核位于基底部，核的上部充满黏液
Figure 13-23　Mucinous cystadenoma of the ovary
The cystic wall is lined by single layer of tall columnar mucin-secreting epithelium
with basally-placed nuclei and large apical mucinous vacuoles

图 13-24　卵巢黏液性囊腺癌
癌细胞呈高柱状，多层排列，异型性明显，胞质富含黏液
Figure 13-24　Mucinous cystadenocarcinoma of the ovary
The tall columnar mucin-producing epithelium shows
stratification with cellular atypia

如卵巢黏液性肿瘤的囊壁破裂，上皮和黏液种植在腹膜上，在腹腔内形成胶冻样肿块，称为腹膜假黏液瘤（pseudomyxoma peritonei）。关于卵巢癌的起源，现在认为绝大多数原发性的卵巢上皮癌实际上可能是继发性的：卵巢浆液性癌可能是起源于输卵管伞端，而卵巢黏液性癌则可能是起源于输卵管伞与腹膜相接触的移行型上皮。

二、卵巢性索间质肿瘤

卵巢性索间质肿瘤（sex cord-stromal tumors）起源于原始性腺中的性索和间质组织。性索间质细胞在男性和女性分别衍化成各自不同类型的细胞，并形成一定的组织结构。女性的性索间质细胞称粒层细胞（granulosa cell）和卵泡膜细胞（theca cell），男性则为支持细胞（Sertoli cell）和间质细胞（Leydig cell），它们可各自形成女性的粒层细胞瘤和卵泡膜细胞瘤，或男性的支持细胞瘤和间质细胞瘤。亦可混合构成粒层-卵泡膜细胞瘤或支持-间质细胞瘤。由于性索间质可多向分化，卵巢和睾丸可查见所有这些细胞类型来源的肿瘤。卵泡膜细胞和间质细胞可分别产生雌激素和雄激素，故患者常有内分泌功能改变。

（一）粒层细胞瘤

粒层细胞瘤（granulosa cell tumor）是伴有雌激素分泌的功能性肿瘤。虽然该肿瘤极少发生转移，但可发生局部扩散，应被视为低度恶性肿瘤。

粒层细胞瘤和其他卵巢肿瘤一样，体积较大，呈囊实性。肿瘤的部分区域呈黄色，为含脂质的黄素化的粒层细胞，间质呈白色，常伴发出血。镜下，瘤细胞大小较一致，体积较小，椭圆形或多角形，细胞质少，细胞核通常可查见核沟，呈咖啡豆样外观。瘤细胞排列成弥漫型、岛屿型、梁索型，分化较好的瘤细胞常围绕一腔隙排列成卵泡样的结构，中央为粉染的蛋白液体或退化的细胞核，称为 Call-Exner 小体（图 13-25）。

（二）卵泡膜细胞瘤

卵泡膜细胞瘤（thecoma）为良性功能性肿瘤，多发生于绝经后的妇女因为肿瘤细胞可产生雌激素，绝大多数患者有雌激素增多产生的体征，通常表现为月经不调和乳腺增大。卵泡膜细胞瘤呈实体状，由于细胞含有脂质，切面色黄。镜下，瘤细胞由成束的短梭形细胞组成，核卵圆形，胞质由于含脂质而呈空泡状。玻璃样变的胶原纤维可将瘤细胞分割成巢状。瘤细胞黄素化时，细胞大而圆，核圆居中，与黄体细胞相像，称为黄素化的卵泡膜细胞瘤。

（三）支持 – 间质细胞瘤

支持 – 间质细胞瘤（sertoli-leydig cell tumors）主要发生在睾丸，较少发生于卵巢，任何年龄均可发病，多发于年轻育龄期妇女。该瘤可分泌少量雄激素，若大量分泌可表现为男性化。

肿瘤单侧发生，呈实体结节分叶状，色黄或棕黄。镜下，由支持细胞和间质细胞按不同比例混合而成。高分化支持 – 间质细胞瘤由与胎儿睾丸的生精小管相似的腺管构成，细胞为柱状。腺管之间为纤维组织和数量不等的间质细胞，间质细胞体积大，胞质丰富嗜酸，核圆形或卵圆形，核仁明显；中分化者，分化不成熟的支持细胞，呈条索或小巢状排列（图 13-26）；低分化者，细胞呈梭形，肉瘤样弥漫分布。高分化的肿瘤手术切除可治愈，低分化的肿瘤可复发或转移。

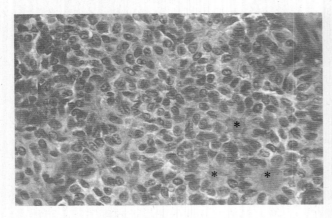

图 13-25　卵巢粒层细胞瘤

肿瘤细胞小而一致，胞质少，核沟明显，可见 Call-Exner 小体（*）

Figure 13-25　Granulosa cell tumor of the ovary

The tumor cells are small and uniform with nuclear groove and few cytoplasm.

The small follicle-like structures（Call-Exner bodies）can be seen（*）

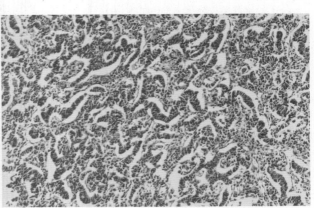

图 13-26　卵巢支持 – 间质细胞瘤

肿瘤性支持细胞呈柱状，排列成条索或腺管状，其间为间质细胞

Figure 13-26　Sertoli-Leydig cell tumor of the ovary

The Sertoli cells are columnar and arranged in cords or tubules, interspersed with the Leydig cells in the stroma

三、卵巢生殖细胞肿瘤

来源于生殖细胞的肿瘤约占所有卵巢肿瘤的 25%。儿童和青春期卵巢肿瘤中有 60% 为生殖细胞肿瘤，绝经期后则很少见。原始生殖细胞具有向不同方向分化的潜能，由原始生殖细胞组成的肿瘤称为无性细胞瘤；原始生殖细胞向胚胎的体壁细胞分化称为畸胎瘤；向胚外组织分化，瘤细胞与胎盘的间充质细胞或它的前身相似，称为卵黄囊瘤；向覆盖在胎盘绒毛表面的细胞分化，则称为绒毛膜癌。

（一）畸胎瘤

畸胎瘤是来源于生殖细胞的肿瘤，具有向体细胞分化的潜能，大多数肿瘤含有至少两个或三个胚层组织成分。

1. 成熟畸胎瘤（mature teratoma）　是最常见的生殖细胞肿瘤，约占所有卵巢肿瘤的 25%。好发于 20~30 岁女性。

肉眼观，肿瘤呈囊性，充满皮脂样物，囊壁上可见头节，表面附有毛发（图 13-27A），可见牙齿。镜下，由三个胚层的各种成熟组织构成，常见皮肤、毛囊、汗腺、脂肪、肌肉、骨、软骨、呼吸道上皮、消化道上皮、甲状腺和脑组织等（图 13-27B）。以表皮和附属器组成的单胚层畸胎瘤称为皮样囊肿（dermoid cyst），以甲状腺组织为主的单胚层畸胎瘤则称为卵巢甲状腺肿（struma ovarii）。

1% 可发生恶性变，多发生在老年女性，癌为最常见的恶性形式。形态上与发生在机体其他部位的癌相似，鳞状细胞癌最常见，其他包括类癌、基底细胞癌、甲状腺癌和腺癌等。

2. 不成熟畸胎瘤（immature teratoma）　卵巢不成熟畸胎瘤与成熟畸胎瘤的主要不同是，在肿瘤组织中查见数量不等的不成熟组织。主要发生于 20 岁以下女性，占所有恶性肿瘤的 20%。随年龄的增大，发病

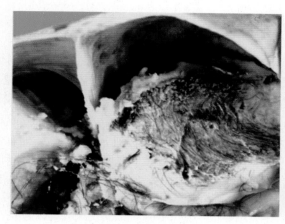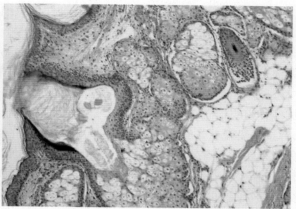

图 13-27　卵巢良性畸胎瘤
肿瘤组织内可见较多皮脂腺、毛囊和角化物
Figure 13-27　Mature cystic teratoma of the ovary
The cyst wall composes of stratified squamous epithelium with underlying sebaceous glands, hair follicles and keratin

率逐渐降低。

肉眼观,不成熟畸胎瘤呈实体分叶状,可含有许多小的囊腔。实体区域常可查见不成熟的骨或软骨组织。镜下,在与成熟畸胎瘤相似的组织结构背景上,可见不成熟神经组织组成的原始神经管和菊形团,偶见神经母细胞瘤的成分,此外,常见不成熟的骨或软骨组织。发生于儿童和青少年的不成熟畸胎瘤,单纯手术切除即可治愈,而对于复发的病例可进行化学治疗。

(二) 无性细胞瘤

卵巢无性细胞瘤(dysgerminoma)是由未分化、多潜能原始生殖细胞组成的恶性肿瘤。同种肿瘤发生在睾丸则称为精原细胞瘤(seminoma)。大多数患者的年龄在 10~30 岁之间。无性细胞瘤仅占卵巢恶性肿瘤的 2%,精原细胞瘤则是睾丸最常见的肿瘤。

肉眼观,肿瘤一般体积较大,质实,表面结节状。切面质软,鱼肉样。镜下,细胞体积大而一致,细胞膜清晰,胞质空亮,充满糖原,细胞核居中,有 1~2 个明显的核仁,核分裂象多见。瘤细胞排列成巢状或条索状。瘤细胞巢周围的纤维间隔中常有淋巴细胞浸润,并可有结核样肉芽肿结构(图 13-28)。约 15% 的无性细胞瘤含有与胎盘合体细胞相似的合体细胞滋养层成分。肿瘤细胞胎盘碱性磷酸酶阳性可有助于诊断的确立。

无性细胞瘤对放射治疗和化学治疗敏感,5 年生存率可达 80% 以上。晚期主要经淋巴道转移至髂部和主动脉旁淋巴结。

(三) 胚胎性癌

胚胎性癌(embryonal carcinoma)主要发生于 20~30 岁的青年人,比无性细胞瘤更具有浸润性,是高度恶性的肿瘤。肉眼观,肿瘤体积小于无性细胞瘤,切面肿瘤边界不清,可见出血和坏死。镜下,肿瘤细胞排列成腺管、腺泡或乳头状,分化差的细胞则排列成片状。肿瘤细胞形态呈上皮样,细胞大、异型性显著,细胞之间界限不清,细胞核大小形态不一,核仁明显,常见核分裂象和瘤巨细胞。若伴有畸

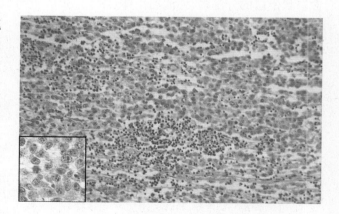

图 13-28　卵巢无性细胞瘤
肿瘤细胞大小较为一致,胞质丰富、透明,核圆居中,
其间伴有散在的淋巴细胞浸润
Figure 13-28　Dysgerminoma of the ovary
The tumor cells are uniform in size with abundant transparent cytoplasm
and round nuclei centrally, accompanied by lymphocytes infiltration

胎瘤、绒毛膜癌和卵黄囊瘤成分,应视为混合性生殖细胞肿瘤。

(四) 卵黄囊瘤

卵黄囊瘤(yalk sack tumor)又称内胚窦瘤(endodermal sinus tumor),因组织形态与小鼠胎盘的结构很相似而取此名,多发生在30岁以下女性,是婴幼儿生殖细胞肿瘤中最常见的类型,生物学行为呈高度恶性。体积一般较大,结节分叶状,边界不清。切面灰黄色,呈实体状,局部可见囊腔形成,可有局部出血坏死。镜下见多种组织形态:①疏网状结构,是最常见的形态,相互交通的间隙形成微囊和乳头,内衬立方或扁平上皮,背景呈黏液状。②S-D(Schiller-Duval)小体,由含有肾小球样结构的微囊构成,中央有一纤维血管轴心。免疫组织化学显示肿瘤细胞AFP和α_1-抗胰蛋白酶阳性。③多泡性卵黄囊结构,形成与胚胎时期卵黄囊相似、大小不等的囊腔,内衬扁平上皮、立方上皮或柱状上皮,囊之间为致密的结缔组织。④细胞外嗜酸性小体也是常见的特征性结构。

第五节 前列腺疾病

一、 前列腺增生

良性前列腺增生(benign prostatic hyperplasia,BPH)又称结节状前列腺增生(nodular hyperplasia)或前列腺肥大(hypertrophy),以前列腺上皮和间质增生为特征。前列腺增生发生与雄激素有关。此外,年龄相关的雌激素水平升高可通过增加实质细胞二氢睾酮受体表达,增加二氢睾酮促进前列腺增生的效应。

前列腺增生症是50岁以上男性的常见疾病,发病率随年龄的增加而递增。

(一) 病理变化

肉眼观,呈结节状,颜色和质地与增生的成分有关:以腺体增生为主的呈淡黄色,质地较软,切面可见大小不一的蜂窝状腔隙,挤压可见奶白色前列腺液体流出;而以纤维平滑肌增生为主者,色灰白,质地较韧,与周围正常前列腺组织界限不清(图13-29)。

镜下,前列腺增生的成分主要由纤维、平滑肌和腺体组成,三种成分所占比例因人而异。增生的腺体和腺泡相互聚集或在增生的间质中散在排列。腺体的上皮由两层细胞构成:内层腺上皮细胞呈柱状,外层基底细胞呈立方或扁平形,其周围有完整的基膜包绕。上皮细胞向腔内出芽呈乳头状或形成皱褶,腔内常含层状蛋白的分泌物,称淀粉小体(图13-30)。此外,可见复层扁平上皮化生和小灶性梗死,化生的上皮常

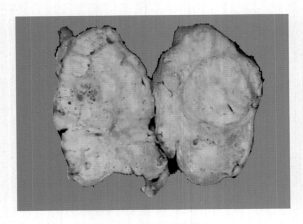

图 13-29 前列腺增生
前列腺明显增大,切面呈结节状,部分区域可见
扩张成小囊的腔隙
Figure 13-29 Prostate hyperplasia
On cut section, the enlarged prostate is nodular.
Some areas reveal slit like lumen

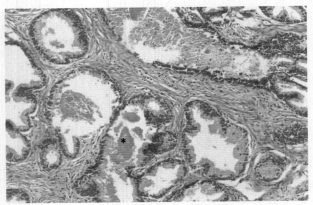

图 13-30 前列腺增生
腺体数目增加,腺腔扩张,上皮细胞双层排列,
腺腔内可见淀粉小体
Figure 13-30 Prostate hyperplasia
The glands proliferate with characteristic dual cell layer and dilated
lumina. Corpora amylacea can be seen in the glandular lumina

位于梗死灶的周边。一般认为，前列腺增生极少发生恶变。

（二）临床病理联系

由于增生多发生在前列腺的中央区和移行区，尿道前列腺部受压而产生尿道梗阻的症状和体征，患者可有排尿困难，尿流变细，滴尿、尿频和夜尿增多。时间久者，继发尿潴留和膀胱扩张。尿潴留可进一步诱发尿路感染或肾盂积水，严重者可致肾衰竭。

二、 前列腺癌

前列腺癌（prostatic cancer）是源自前列腺上皮的恶性肿瘤，多发于 50 岁以后，发病率随年龄增加逐步提高。其发病率和病死率在欧美国家仅次于肺癌，居所有癌肿的第二位。亚洲地区的发病率则较低，中国仅为美国的 1/50，但近年来呈逐渐上升趋势。去势手术（切除睾丸）或服用雌激素可抑制肿瘤生长，说明雄激素与前列腺癌的发生相关。与正常前列腺上皮细胞一样，前列腺癌细胞也具有雄激素受体，激素和受体结合可促进肿瘤生长。

（一）病理变化

肉眼观，约 70% 的肿瘤发生在前列腺的周围区，以后叶多见。切面结节状，质韧硬，与周围前列腺组织界限不清。

镜下，多数为分化较好的腺癌，肿瘤腺泡较规则，排列拥挤，可见背靠背现象。腺体由单层立方或低柱状上皮构成，外层的基底细胞常常缺如。偶见腺体扩张，腺上皮在腔内呈乳头或筛状。细胞质一般无显著改变，但是细胞核体积增大，呈空泡状，含有一个或多个大的核仁。细胞核大小形状不一，但总体上说，多形性不是很明显。核分裂象很少见。前列腺癌并不全是高分化癌，在低分化癌中，癌细胞排列成条索状、巢状或片状（图 13-31）。

前列腺腺癌有多种分级标准，其中 Gleason 分级评分法是目前临床广泛应用的一种方法，其与前列腺癌的生物学行为和预后关联良好。肿瘤的组织学结构是分级评分的决定因素，主要肿瘤结构与次要肿瘤结构分级评分之和为 Gleason 评分，评分越高预后越差。近期，WHO 接受了一种新分级系统，该系统与 Gleason 分级评分法一起使用，将前列腺腺癌分为 5 组，范围从 1（预后良好）到 5（预后不良）。

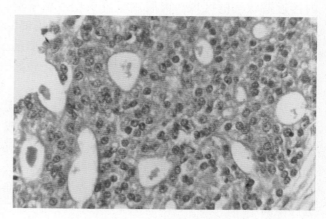

图 13-31　前列腺癌（低分化）
癌细胞筛状排列，细胞异型性明显，可见核仁
Figure 13-31　Carcinoma of the prostate（poorly differentiated）
The tumor cells are arranged in cribriform pattern with
enlarged nuclei and prominent nucleoli

（二）扩散途径

有 5%~20% 的前列腺癌可发生局部浸润和远处转移，常直接向精囊和膀胱底部浸润，后者可引起尿道梗阻。血道转移主要转移到骨，以脊椎骨最常见，其次为股骨近端、盆骨和肋骨。老年男性肿瘤骨转移应首先想到前列腺癌转移的可能。偶见内脏的广泛转移。淋巴道转移首先至闭孔淋巴结，随之到内脏淋巴结、胃底淋巴结、髂骨淋巴结、骶骨前淋巴结和主动脉旁淋巴结。

（三）临床病理联系

早期前列腺癌一般无症状，常在因前列腺增生的切除标本中，或在死后解剖中偶然发现。大多数前列腺癌呈结节状位于被膜下，肛诊检查可直接扪及。正常前列腺组织可分泌前列腺特异性抗原（prostatic-specific antigen，PSA），但前列腺癌的 PSA 分泌量可高出正常前列腺 10 倍以上，如血中 PSA 水平明显增高，应高度疑为癌，必要时可行前列腺组织穿刺，由组织病理检查确诊。

第六节　睾丸和阴茎肿瘤

一、睾丸肿瘤

　　与卵巢肿瘤相比,睾丸肿瘤比较少见。除囊腺瘤极少发生在睾丸以外,与卵巢性索间质及生殖细胞肿瘤相同类型的肿瘤均可发生在睾丸,发生在睾丸或卵巢的同一类型的肿瘤的肉眼观、组织学改变和生物学行为无明显区别,本节不再赘述。

二、阴茎肿瘤

　　阴茎鳞状细胞癌是起源于阴茎鳞状上皮的恶性肿瘤,多发于 40~70 岁的男性。发病与 HPV 感染有一定关系,包皮环切可保持生殖器局部卫生,减少含有 HPV 和其他致癌物质的包皮垢,降低感染 HPV 的风险,有效地防止阴茎癌的发生。

(一)病理变化

　　阴茎鳞状细胞癌通常发生在阴茎龟头或包皮内接近冠状沟的区域。肉眼观呈乳头型或扁平型:乳头型似尖锐湿疣,或呈菜花样外观;扁平型局部黏膜表面灰白,增厚,表面可见裂隙,逐渐可出现溃疡。镜下为分化程度不一的鳞状细胞癌,一般分化较好,有明显的角化(图 13-32)。

　　疣状癌(verrucous carcinoma)是一种与 HPV 无关的高分化鳞状细胞癌,具低度恶性,发生在男性或女性的外阴黏膜。肿瘤自外向内呈乳头状生长,仅在局部浸润,极少发生转移。细胞几乎没有异型性,肿瘤具有圆形、向深部推进的边缘,可呈舌状向下推进性浸润。

(二)临床病理联系

　　阴茎鳞状细胞癌进展缓慢,可局部转移。除非有溃疡形成或感染,一般无痛感,常可伴有出血。早期肿瘤可转移至腹股沟和髂淋巴结,除非到晚期,广泛播散极其少见。

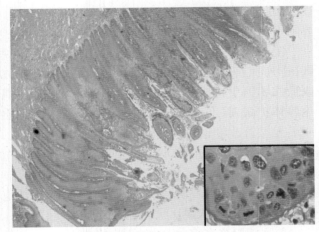

图 13-32　阴茎高分化鳞癌(疣状癌)
癌组织呈舌状向深部推进性浸润,肿瘤细胞分化良好
Figure 13-32　Well-differentiated squamous cell carcinoma of the penis(verrucous carcinoma)
Verrucous carcinoma penetrate the underlying tissues by pushing pattern. The tumor cells are well-differentiated

第七节　乳腺疾病

　　乳腺解剖结构和各部位主要病变如图 13-33 所示。

一、乳腺增生

(一)乳腺非肿瘤性增生性病变

　　1. 硬化性腺病(sclerosing adenosis)　主要特征为小叶纤维化、增生小管的腺上皮萎缩而肌上皮保存或增生,一般无囊肿形成,属乳腺增生性纤维囊性变的一种少见类型。小叶中央或小叶间的纤维组织增生使小叶腺泡受压而扭曲变形而呈结节状外观,影像学检查极易与癌混淆。

　　肉眼观,乳腺组织灰白质硬,与周围界限不清。镜下,每一终末导管的腺泡数目增加,小叶体积增大,轮廓尚存。病灶中央部位纤维组织呈不同程度的增生,腺泡受压而扭曲,病灶周围的腺泡扩张。腺泡外层的肌上皮细胞明显可见。在偶然情况下,腺泡明显受挤压,管腔消失,成为细胞条索,组织图像与浸润性小叶癌很相似。腺泡外层的肌上皮细胞存在,是区别于浸润性癌的主要特征。

2. 普通型导管增生(usual ductal hyperplasia,UDH)是一种良性导管增生性病变,病变范围大小不一,通常导管内衬腺上皮增生超过3层。UDH的患者长期随访结果显示,其发生浸润癌的风险为普通人群的1.5~2倍。上皮细胞呈土丘状、微乳头状或簇状增生。依据增生的程度将UDH分为轻、中和重度。其中,重度者导管管腔因被增生的实体细胞充填而明显扩张,称之为旺炽性增生(florid hyperplasia)。

(二)非典型导管增生

非典型导管增生(atypical ductal hyperplasia,ADH)是一种累及乳腺终末导管小叶单位的导管内上皮增生性病变,介于良、恶性之间,以后发生浸润性癌的风险是普通人群的4~5倍。以分布均匀的单一形态上皮细胞增生为特征,病变范围小,受累及的导管范围合计≤2mm。ADH临床体检常不能触及肿块,多依赖乳腺X线照射检查发现,以多发性微小钙化为常见表现。

二、乳腺纤维腺瘤

纤维腺瘤是乳腺最常见的良性肿瘤,可发生于青春期后的任何年龄,多在20~30岁之间。单个或多个,单侧或双侧发生。肉眼观,圆形或卵圆形结节状,与周围组织界限清楚,切面灰白色、质韧,略呈分叶状,可见裂隙状区域,常有黏液样外观。镜下,肿瘤主要由增生的纤维间质和腺体组成。腺体圆形、卵圆形,或被周围的纤维结缔组织挤压呈裂隙状(图13-34)。间质通常较疏松,富于黏多糖,也可较致密,发生玻璃样变或钙化。

三、乳腺癌

乳腺癌是来自乳腺终末导管小叶单位的上皮性恶性肿瘤。发病率在过去50年中呈缓慢上升趋势,已跃居女性恶性肿瘤第一位。乳腺癌常发于40~60岁的妇女,小于35岁的女性较少发病。男性乳腺癌罕见,约占全部乳腺癌的1%。癌肿半数以上发生于乳腺外上象限,其次为乳腺中央区和其他象限。

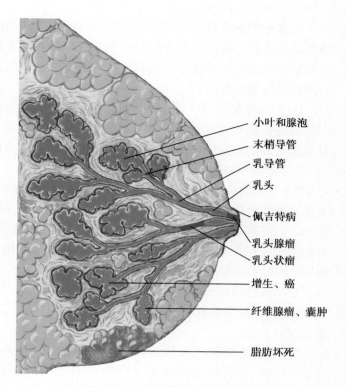

小叶和腺泡
末梢导管
乳导管
乳头
佩吉特病
乳头腺瘤
乳头状瘤
增生、癌
纤维腺瘤、囊肿
脂肪坏死

图 13-33　乳腺解剖结构和各部位主要病变
Figure 13-33　Anatomy of the breast and major lesions at each site

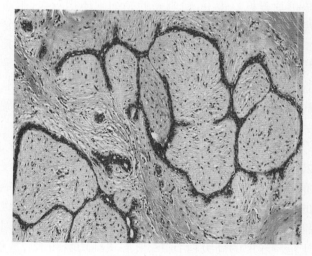

图 13-34　乳腺纤维腺瘤
肿瘤主要由增生的纤维间质和腺体组成,部分腺体受挤压,呈裂隙状
Figure 13-34　Fibroadenoma of the breast
Fibroadenoma composed of fibrous stroma and glands. Because of squeezing of the stroma, some glands show fracture appearance

乳腺癌的发病机制尚未完全阐明,雌激素长期作用、家族遗传倾向、环境因素、长时间大剂量接触放射线与乳腺癌发病有关。有 5%~10% 的乳腺癌患者有家族遗传倾向,研究发现抑癌基因 *BRCA1* 点突变或缺失与具有遗传倾向的乳腺癌发病相关。预计约 20% 的遗传性乳腺癌患者中可查见突变的 *BRCA1* 基因(约占所有乳腺癌的 3%)。

(一) 病理变化

乳腺癌组织学形态十分复杂,类型较多,大致上分为非浸润性癌和浸润性癌两大类,其中浸润性癌又分为普通型浸润性癌和特殊类型浸润性癌。

1. 非浸润性癌

(1) 导管原位癌(ductal carcinoma in situ,DCIS)是一种肿瘤性导管内病变,以具有轻至重度异型的导管上皮细胞明显增生,基膜完整且无间质浸润为特征。表现为终末导管小叶单位(terminal ductal-lobular unit,TDLU)的终末导管和小管明显扩张,原有的腺上皮被异型程度不同的肿瘤细胞所取代,伴或不 伴坏死;原有的肌上皮可保存完整或部分保存。通常根据瘤细胞的核级别、有无坏死和极化等现象,将 DCIS 分为低级别、中级别和高级别三级。

1) 低级别 DCIS　主要表现为:①细胞核体积较小,大小一致,分布均匀;②癌细胞在导管内排列成实体型、微乳头状型或筛状型等多种形式,一般无坏死;③癌细胞的顶部沿细胞间腔隙呈放射状排列,即细胞极化现象常见。

2) 中级别 DCIS　主要表现为:①细胞核中等大小,具有轻至中度的多形性,大小略有差异;②癌细胞多呈实体型、筛状型、微乳头型或粉刺型,可无或有点状坏死及中央带坏死带;③可有细胞极化现象。

3) 高级别 DCIS　主要表现为:①核体积大,且大小差异明显,形态多样,分布不规则;②癌细胞多呈实体型、筛状型,常可见广泛的中央坏死带。

部分高级别 DCIS 切面可见扩张的导管内含灰黄色软膏样坏死物质,挤压时可由导管内溢出,状如皮肤粉刺,称为粉刺癌(comedocarcinoma)。半数以上的粉刺癌位于乳腺中央部位,由于常有间质纤维化和坏死区钙化,因而质地较硬,肿块明显,容易被临床和乳腺摄片查见。镜下,粉刺癌的癌细胞体积较大,胞质嗜酸,分化不等,大小不一,核仁明显,伴丰富的核分裂象。癌细胞呈实性排列,中央总会查见坏死,是其特征性的改变(图 13-35)。坏死区常可查见钙化。导管周围见间质纤维组织增生和慢性炎症细胞浸润。病变具有发展为浸润性癌的趋势,但并非必然会发展为浸润性癌。

经活检证实的导管内原位癌如不经任何治疗,20 年后,其中 30% 可发展为浸润癌,即使转变为浸润癌,通常也需历经几年或十余年,且转变为浸润癌的概率与组织学类型有关,高级别 DCIS 远高于低级别 DCIS。体积小的低级别 DCIS 局部切除可治愈,对于范围较广的高级别 DCIS,乳腺单纯切除和术后放射治疗可降低复发率。

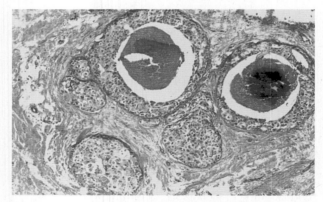

图 13-35　乳腺粉刺癌
导管内癌细胞排列紧密,大小不一,胞质丰富、嗜酸,
中央有大片坏死并见钙化
Figure 13-35　Comedo carcinoma of breast
(Ductal carcinoma in situ)
The lesion is characterized by large central zones of
necrosis with calcification

(2) 小叶瘤变(lobular neoplasia)是指发生于终末导管小叶单位内,以体积较小、黏着性差、较松散的小叶型肿瘤细胞增生为特征的病变,包括不典型性小叶增生(atypical lobular hyperplasia,ALH)和小叶原位癌(lobular carcinoma in situ,LCIS)两大类型。该病变可能发展成为浸润性小叶癌。

组织学上,病变位于 1 个或多个终末导管小叶单位内,病变的小叶轮廓存在,因细胞增生而使得病变

```
                                                        ┌ 非特殊型
                                       ┌ 浸润性导管癌 ┤
                                       │                └ 其他类型:混合型癌等
                        ┌ 普通型浸润性癌 ┤
                        │              │                ┌ 经典型
                        │              └ 浸润性小叶癌 ┤
                        │                               └ 非经典型:腺泡型、实体型等
           浸润性乳腺癌 ┤
                        │              ┌ 少见类型癌:髓样癌、小管癌、黏液癌、基底细胞样癌
                        │              │
                        └ 特殊类型 ┤ 罕见类型癌:化生性癌、浸润性微乳头状癌
                                       │
                                       └ 临床表现特殊类型癌:乳头佩吉特病
```

的腺泡呈不同程度的扩张,增生的细胞分布均匀,并充满管腔。当受累范围不超过单个小叶单位的一半腺泡时,则诊断为非典型小叶增生(atypical lobular hyperplasia,ALH)。约30%的小叶(型)原位癌累及双侧乳腺,常为多中心性,因肿块小,临床上一般不能扪及明显肿块,不易与乳腺小叶增生区别。发展为浸润性癌的概率与导管原位癌相似。

2. 浸润性癌

(1)普通型浸润性癌　主要有浸润性导管癌、浸润性小叶癌等。

1)浸润性导管癌,非特殊类型(invasive ductal carcinoma,no special type)　由导管内癌发展而来,癌细胞突破导管基膜向间质浸润,是最常见的乳腺癌类型,约占乳腺癌的70%。镜下,组织学形态多种多样,癌细胞排列成巢状、团索状,或伴有少量腺样结构。可保留部分原有的导管内原位癌结构,或完全缺如。癌细胞大小形态各异,一般多形性明显,核分裂象多见,常见局部肿瘤细胞坏死。癌细胞周围间质有致密的纤维组织增生,癌细胞在纤维间质内浸润生长(图13-36),两者比例各不相同。

肉眼观,肿瘤呈灰白色,质硬,切面有沙砾感,无包膜,与周围组织分界不清,活动度差。常可见癌组织呈树根状侵入邻近组织内,大者可深达筋膜。

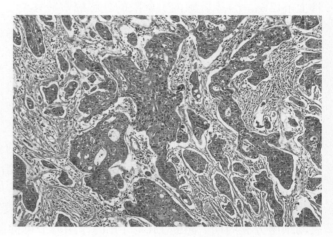

图 13-36 乳腺浸润性导管癌
癌组织呈管状、条索或岛屿状分布,在间质内浸润性生长
Figure 13-36　Invasive ductal carcinoma of the breast
The tumor cells form glander,cords or nests and invade into the stroma

如癌肿侵及乳头又伴有大量纤维组织增生,由于癌周增生的纤维组织收缩,可导致乳头下陷。如癌组织阻塞真皮内淋巴管,可致皮肤水肿,而毛囊汗腺处皮肤相对下陷,呈橘皮样外观。晚期乳腺癌形成巨大肿块,在癌周浸润蔓延,形成多个卫星结节。如癌组织穿破皮肤,可形成溃疡。

2)浸润性小叶癌(invasive lobular carcinoma)　由小叶原位癌穿透基膜向间质浸润所致,占乳腺癌的5%~15%。癌细胞呈单行串珠状或细条索状浸润于纤维间质之间,或环形排列在正常导管周围。癌细胞小,大小一致,核分裂象少见,细胞形态与小叶原位癌的癌细胞相似(图13-37)。

大约20%的浸润性小叶癌累及双侧乳腺,在同一乳腺中呈弥漫性多灶性分布,因此不容易被临床和影像学检查发现。肉眼观,切面呈橡皮样,色灰白柔韧,与周围组织无明确界限。该瘤的扩散和转移亦有其特殊性,常转移至脑脊液、浆膜表面、卵巢、子宫和骨髓。

(2)特殊类型癌　主要有髓样癌、小管癌、黏液癌、化生性癌和佩吉特病等。

1)佩吉特病(Paget disease)　伴有或不伴有间质浸润的导管内癌的癌细胞沿乳腺导管向上扩散,累及乳头和乳晕皮肤的表面,在表皮内可见大而异型,胞质透明的癌细胞,这些细胞可孤立散在,或成簇分布。在病变下方可查见导管内癌,其细胞形态与表皮内的肿瘤细胞相似。乳头和乳晕可见渗出和浅表溃

疡,呈湿疹样改变,因此,又称湿疹样癌。

2) 化生性癌(metaplastic carcinoma)　是指乳腺腺癌的成分与鳞状上皮、梭形细胞或具有间叶分化的肿瘤成分同时存在的一类肿瘤。此类肿瘤对内分泌治疗不敏感,预后差。

(二) 扩散途径

1. 直接蔓延　癌细胞沿乳腺导管直接蔓延,可累及相应的乳腺小叶腺泡。或沿导管周围组织间隙向周围扩散到脂肪组织。随着癌组织不断扩大,甚至可侵及胸大肌和胸壁。

2. 淋巴道转移　乳腺淋巴管丰富,淋巴管转移是乳腺癌最常见的转移途径。首先转移至同侧腋窝淋巴结,晚期可相继至锁骨下淋巴结,逆行转移至锁骨上淋巴结。位于乳腺内上象限的乳腺癌常转移至乳内动脉旁淋巴结,进一步至纵隔淋巴结。偶尔可转移到对侧腋窝淋巴结。小部分病例可通过胸壁浅部淋巴管或深筋膜淋巴管转移到对侧腋窝淋巴结。

3. 血道转移　晚期乳腺癌可经血道转移至肺、肝、骨、脑等组织或器官。

(三) 乳腺癌的分子分型

长期以来形态学一直是乳腺癌诊断的"金标准",并为临床治疗提供诊断依据。分子分析技术的发展为肿瘤的分类提供了更为详细的信息,也促使肿瘤的分类基础由形态学向依据分子特征进行分类的转变。分子分型为基础的个体化治疗已成为乳腺癌的规范治疗方案。

作为激素作用靶器官,正常乳腺上皮细胞的胞核内均含有雌二醇受体(estrogen receptor,ER)和孕激素的受体(progesterone receptor,PR),激素在细胞核内与受体形成二聚体的激素受体-复合物,促使 DNA 复制,启动细胞分裂周期。阻断 ER 和 PR 的作用环节可抑制乳腺癌细胞的生长。

乳腺癌分子分型是以 ER、PR、HER-2、Ki-67 和 P53 等蛋白表达为基础而进行分类的,这些生物学指标与肿瘤的生长、浸润、转移、复发等密切相关,且对乳腺癌的治疗具有指导性意义。绝大多数 ER 和 PR 阳性的患者可进行内分泌治疗;对 HER-2 表达阳性且经荧光原位杂交(fluorescence in situ hybridization,FISH)检测证实有 *HER-2* 基因扩增的患者,应用抗 HER-2 的单克隆抗体曲妥珠单抗靶向治疗效果显著(图 13-38);另约有 15% 的病例 ER、PR、HER-2 均呈阴性表达,这是一种特殊类型乳腺癌,称之为三阴性乳

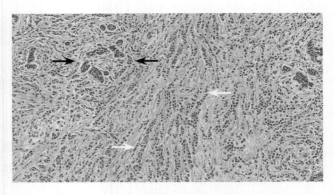

图 13-37　乳腺浸润性小叶癌
癌细胞呈列兵样排列,浸润于纤维间质中(→)
部分围绕乳腺小导管环行排列(→)
Figure 13-37　Invasive lobular carcinoma of the breast
The tumor cells display parallel arrays of single files and infiltrate
into the stroma (→). Some of the cells arranged around
the duct forming a target pattern (→)

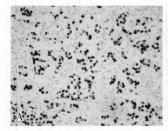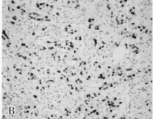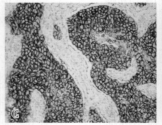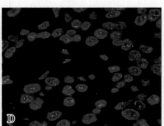

图 13-38　浸润性乳腺癌
A. ER 在细胞核呈阳性表达　B. PR 在细胞核呈阳性表达　C. *HER-2* 在细胞膜呈强阳性表达　D. 荧光原位杂交显示,
浸润性癌中 *HER-2* 基因扩增(*HER-2* 红色信号 /17 号染色体着丝粒绿色信号≥2.0 且平均 *HER-2* 拷贝数≥4.0 信号 / 细胞)
Figure 13-38　Invasiva of the breast
A. ER is positive in nuclear　B. PR is positive in nuclear　C. HER-2 is positive in membrane　D. *HER-2* gene is amplified in
invasive breast cancer [*HER-2* (red)/*CEP17* (green) ≥2.0, and the average *HER-2* copy number≥4.0]

腺癌（triple negative breast cancer，TNBC），TNBC 因缺乏内分泌及抗 HER-2 治疗的靶点，目前尚无针对性的标准治疗方案。近年来，应用基因芯片技术和免疫组织化学相结合的方法，将乳腺癌主要分为 4 类（表 13-1），常用于临床研究。

表 13-1　乳腺癌分子分型及特点

免疫组织化学标志			临床特点
管腔上皮型	A 型	ER+/PR+，HER-2- Ki67 低表达（<14%）	占 50%~70%，预后好，内分泌治疗有效，化学治疗反应较差
	B 型	ER+/PR+，HER-2+ 或 - Ki67 高表达（>14%）	
HER-2 过表达型		ER-，PR-，HER-2+	占 15%~20%，预后较差；曲妥珠单抗治疗有效，对新辅助化学治疗反应较好
基底样型		ER-，PR-，HER-2- CK5/6+，或 EGFR+	占 10%~15%，预后差，无药物靶点，新辅助化学治疗反应较好；与 BRCA1 相关肿瘤有关

四、男子乳腺发育

　　男子乳腺发育（gynecomastia）是指由于乳腺腺体和间质的共同增生引起的乳腺肥大。功能性睾丸肿瘤和肝硬化所致的雌激素过多，或药物均有可能导致男子乳腺发育。

　　男子乳腺发育可单侧或双侧发生。在乳晕下可查见纽扣样的结节性增大，大者似女性青春期乳腺。镜下，可见导管周围密集的玻璃样胶原纤维增生，但更为显著的是导管的变化，导管上皮呈乳头状增生。细胞形态规则，呈柱状或立方状，很少有小叶形成。该病变易于在临床检查时发现，但必须与少见的男性乳腺癌鉴别。

易混概念

　　1. 宫颈上皮非典型增生和宫颈上皮内病变

　　宫颈上皮非典型增生是指增生的上皮细胞出现了异型性和排列紊乱，是上皮内病变的形态学基础。而宫颈上皮内病变是指出现了非典型增生宫颈上皮的统称，分为高级别和低级别，高级别中包括了原位癌。

　　2. 宫颈原位癌和原位癌累及腺体

　　宫颈原位癌是指异型增生的细胞累及宫颈上皮全层，但病变局限于上皮层内，未突破基膜。原位癌的癌细胞可由表面沿基膜通过宫颈腺口蔓延进入宫颈腺体内，取代腺上皮的部分或全部，但仍未突破腺体的基膜，保留原有腺体的轮廓，称为原位癌累及腺体，两者仍然属于高级别宫颈上皮内病变范畴。

　　3. 良性葡萄胎、侵蚀性葡萄胎和绒毛膜癌

　　侵蚀性葡萄胎和良性葡萄胎的主要区别是水泡状绒毛侵入子宫肌层。绒毛膜癌和侵蚀性葡萄胎的不同除了细胞显著异型和明显出血坏死外，绒毛膜癌的癌细胞不形成绒毛和水泡状结构是其主要区别点。

　　4. 导管原位癌和小叶原位癌

　　导管原位癌癌细胞局限于乳腺小叶的终末导管内，导管明显扩张，不见小叶结构。小叶原位癌癌细胞充满轻度扩张的小叶腺泡，癌细胞小而一致，小叶结构尚存。

复习思考题

1. 什么是宫颈上皮内病变？如何划分宫颈上皮病变的级别？

2. 宫颈癌和子宫内膜癌在组织病理改变上有何异同？

3. 何谓内分泌治疗？简述其治疗依据。

4. 卵巢肿瘤是怎样分类的？什么是交界性肿瘤？

5. 一35岁青年女性，停经4个月后出现阴道不规则流血，实验室检查发现尿HCG明显升高。可能发生的疾病有哪些？各有何病理特点？

6. 高分化前列腺癌组织病理的主要诊断依据有哪些？前列腺癌有什么转移特点？

7. 简述乳腺癌的组织学分类特点，何谓粉刺癌和佩吉特病？

【附：临床病理讨论】

CPC 病例 12

病历摘要

患者，女性，29岁，农民。1年前，患者停经3个月后自然流产，流出物不详，清宫术后月经恢复正常。4个月前出现阴道不规则流血，并时常有咳嗽、胸痛、头痛、抽搐等症状。近日症状加重，咯血2天入院。死亡前1天早晨起床后突感头痛，随即倒地，昏迷，瞳孔散大，呼吸、心搏停止。体格检查：脉搏90次/min，呼吸18次/min，血压120/90 mmHg，心、肺(−)，肝脾未及。胸片示：双肺有结节状影。实验室检查：血红蛋白40 g/L，白细胞17.1×10⁹/L；尿妊娠试验(+)。

尸检摘要

患者消瘦贫血状，腹腔内有血性液体约400 mL，双侧胸腔中有血性液体约100 mL。心脏：重320 g，脾：重160 g。肝：重3 200 g，表面和切面上见数个1~2.5 cm直径出血性结节，有融合。肺：切面查见多个结节，直径2 cm左右，伴出血、坏死。左右两侧肾各120 g。脑重1 300 g，表面有多个出血性病灶，直径1.5 cm，脑组织水肿。子宫12 cm×12 cm×13.5 cm，子宫底后壁见直径5 cm的出血性结节，质脆而软，切面呈紫红色，可见坏死，边界不清，浸润子宫肌层并穿破肌层达浆膜，子宫旁有多个蚕豆大小的结节，双附件正常。阴道壁见2个紫红色结节，在盆腔内也有不规则的出血性肿块，两侧卵巢上可见黄体囊肿。

镜检：取子宫、阴道、肺及脑组织病灶做切片检查，组织中有两种肿瘤细胞，异型性明显，一种呈圆形或多角形，胞质丰富、淡染，细胞界限清楚，核淡染，空泡样；另一种瘤细胞体积较大，胞质红染，形状不规则，多核，深染。两种瘤细胞混合存在，排列成巢状或团片状，瘤组织中无间质和血管，可见明显出血和坏死。

【讨论题】

1. 根据尸检记录及大体、切片观察，分析本例有哪些病变？这些病变间有何联系？

2. 分析上述病变与临床表现之间的联系。

3. 该患者死于何种疾病？给出诊断依据并分析死亡原因。

（南昌大学　梅金红）

数字课程学习

 彩图　　 微课　　 教学PPT　　 自测题　　 Summary

第十四章　内分泌系统疾病

内分泌系统(endocrine system)包括内分泌腺、内分泌组织(如胰岛)和散在于各系统或组织内的神经内分泌细胞。内分泌系统与神经系统共同调节机体的生长发育和代谢,维持体内平衡或稳定。由内分泌腺或散在的神经内分泌细胞所分泌的高效能的生物活性物质,经组织液或血液传递而发挥其调节作用,此种化学物质称为激素(hormone)。大多数激素是经血液从内分泌腺被运输至远距离的靶细胞或组织、经与相应受体结合而发挥作用的,这种方式称为远距离分泌(telecrine);仅有某些少数激素其发挥作用的方式与细胞因子一样,可不经血液运输,仅由组织液扩散而作用于邻近细胞[旁分泌(paracrine)]或细胞本身[自分泌(autocrine)和胞内分泌(endocellular secretion)]。按激素的化学性质可分为含氮激素和类固醇激素两大类,前者主要在粗面内质网和高尔基体内合成,其分泌颗粒有膜包绕;后者在滑面内质网内合成,不形成有膜包绕的分泌颗粒。

内分泌系统的组织或细胞发生增生、肿瘤、炎症、血液循环障碍,或因遗传及其他因素引起的病变均可引起激素分泌增多或减少,导致功能的亢进或减退,使相应靶组织或器官增生、肥大或萎缩,引起相应的内分泌疾病。内分泌系统疾病很多,本章主要介绍部分常见、多发病。

第一节　垂体疾病

垂体位于蝶鞍垂体窝内,大小约 0.5 cm×0.9 cm×1.5 cm,重 0.35~0.9 g。垂体由腺垂体和神经垂体两部分组成。前者分为神经部和漏斗两部分,后者分为远侧部、中间部及结节部三部分。远侧部最大,又称垂体前叶,神经部和中间部合称垂体后叶。垂体内有不同形态和功能的内分泌细胞,并分泌不同激素(表 14-1)。

表 14-1　垂体的正常分泌功能

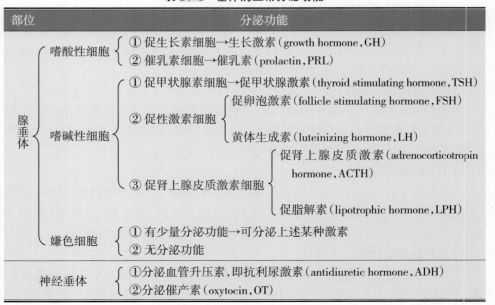

部位	分泌功能
腺垂体 — 嗜酸性细胞	① 促生长素细胞→生长激素(growth hormone,GH)
	② 催乳素细胞→催乳素(prolactin,PRL)
腺垂体 — 嗜碱性细胞	① 促甲状腺素细胞→促甲状腺激素(thyroid stimulating hormone,TSH)
	② 促性激素细胞{促卵泡激素(follicle stimulating hormone,FSH) 黄体生成素(luteinizing hormone,LH)}
	③ 促肾上腺皮质激素细胞{促肾上腺皮质激素(adrenocorticotropin hormone,ACTH) 促脂解素(lipotrophic hormone,LPH)}
腺垂体 — 嫌色细胞	① 有少量分泌功能→可分泌上述某种激素
	② 无分泌功能
神经垂体	① 分泌血管升压素,即抗利尿激素(antidiuretic hormone,ADH)
	② 分泌催产素(oxytocin,OT)

一、 下丘脑及神经垂体疾病

下丘脑－神经垂体轴的功能性或器质性病变,均可引起其内分泌功能异常而出现各种综合征,如尿崩症等。

尿崩症(diabetes insipidus)是由于抗利尿激素(ADH)缺乏或减少而出现多尿、低相对密度尿、烦渴和多饮等临床综合征。其病因和分类为:①因神经垂体释放 ADH 不足引起,称为垂体性尿崩症;②因肾小管对血内正常 ADH 水平缺乏反应,则称为肾性尿崩症;③因下丘脑－神经垂体轴的肿瘤、外伤、感染等引起,则称为继发性尿崩症;④原因不明者,则称为特发性或原发性尿崩症等。临床上以继发性尿崩症较为多见。

二、 垂体功能亢进与减退

垂体功能亢进(hyperpituitarism)是腺垂体的某一种或多种激素分泌增加,一般由腺垂体功能性肿瘤引起,少数由下丘脑作用或其靶器官的反馈抑制作用消失所致,最常见的如性早熟、垂体性巨人症及肢端肥大症、高催乳素血症和垂体性库欣(Cushing)综合征(详见本章第三节)。任何原因造成腺垂体 75% 以上组织的破坏都能引起垂体功能减退,偶尔也可因下丘脑病变引起,主要病因是肿瘤、外科手术或外伤和血液循环障碍等,使腺垂体激素分泌减少所致,较常见的临床表现如希恩综合征、西蒙兹综合征和垂体性侏儒症等。

(一) 性早熟

性早熟(sexual precocity)是由中枢神经系统疾病(如脑肿瘤、脑积水等)或遗传异常而使下丘脑－垂体过早分泌释放促性腺激素所致,表现为女孩 6~8 岁、男孩 8~10 岁前出现性发育或性成熟的症状,例如女性乳房发育,阴毛和腋毛生长,月经来潮、排卵,阴蒂肥大;男孩肌肉发达,阴茎发育如成人,骨骼早期融合等。

(二) 垂体性巨人症及肢端肥大症

本病多由垂体生长激素细胞腺瘤分泌过多的生长激素所致。如果在青春期以前发生,骨骺未闭合时,各组织、器官、骨骼和人体按比例地过度生长,身材异常高大(但生殖器官发育不全),称为垂体性巨人症(pituitary gigantism);如果在青春期后发生,骨骺已闭合,表现为头颅骨增厚,下颌骨、眶上嵴及颧骨弓增大突出,鼻、唇、舌增厚肥大,皮肤增厚粗糙,面容特异,四肢手足宽而粗厚,手(足)指(趾)粗钝,称之为肢端肥大症(acromegaly)。

(三) 高催乳素血症

高催乳素血症(hyperprolactinemia)一部分是由垂体催乳素细胞腺瘤分泌过多的催乳素(PRL)引起,一部分由下丘脑病变或药物所致,表现为溢乳－闭经综合征(galactorrhea-amenorrhea syndrome):女性闭经、不育和溢乳,男性性功能下降,少数也可溢乳。

(四) 垂体性侏儒症

垂体性侏儒症(pituitary dwarfism)是指因腺垂体分泌生长激素(GH)部分或完全缺乏(常伴促性腺激素缺乏)所致儿童期生长发育障碍性疾病,表现为骨骼、躯体生长发育迟缓,体型停滞于儿童期,身材矮小,皮肤和颜面可有皱纹,常伴性器官发育障碍,但智力发育正常。

(五) 西蒙兹综合征

西蒙兹综合征(Simmonds syndrome)是由于炎症、肿瘤、血液循环障碍、损伤等原因使腺垂体各种激素分泌障碍的一种综合征,导致相应的靶器官(如甲状腺、肾上腺、性腺等)萎缩,病程呈慢性经过,以出现恶病质、过早衰老及各种激素分泌功能减退和产生相应临床症状为特征。

(六) 希恩综合征

希恩综合征(Sheehan syndrome)是垂体缺血性萎缩、坏死,导致腺垂体各种激素分泌减少的一种综合征,多由于分娩时大出血或休克引起,典型病例于分娩后乳腺萎缩、乳汁分泌停止,相继出现生殖器官萎缩、闭经,甲状腺、肾上腺萎缩,功能减退,进而全身萎缩和老化(aging)。

三、垂体肿瘤

垂体部位发生的肿瘤较多,如垂体腺瘤、垂体腺癌、颅咽管瘤、脑膜瘤、胶质瘤、纤维和血管肿瘤、生殖细胞肿瘤、畸胎瘤、颗粒细胞瘤和脊索瘤等,最常见的是垂体腺瘤。

(一)垂体腺瘤

垂体腺瘤(pituitary adenoma) 是来源于腺垂体上皮细胞的良性肿瘤,是鞍内最常见的肿瘤,占颅内肿瘤的 10%~20%,发病多在 30~60 岁之间,女性较多见。垂体腺瘤中功能性腺瘤约占 65%。垂体腺瘤的主要临床表现为:①分泌过多的某种激素,表现为相应的功能亢进;②肿瘤成分浸润、破坏、压迫正常的垂体组织,使其激素分泌障碍,表现为功能减退;③肿瘤压迫视神经表现为视野损失、视力下降或失明等。

肉眼观,肿瘤通常边界清晰,质地柔软。垂体腺瘤生长缓慢,大小不一,直径可由数毫米至 10 cm,直径小于 1 cm 者为小腺瘤,常为功能性腺瘤,大于 1 cm 者为大腺瘤,常为无功能性腺瘤。病变较大时可压迫视交叉神经及邻近结构,如邻近的骨、硬脑膜或者大脑,且常有出血和坏死(图 14-1)。肿瘤一般境界清楚,约 30% 的腺瘤无包膜(当肿瘤侵入周围组织,如骨、脑时,为侵袭性垂体腺瘤),肿瘤质软,色灰白、粉红或黄褐,可有灶性出血、坏死、囊性变、纤维化和钙化。

光镜下,肿瘤失去了正常组织结构特点,由相对均一的多边形细胞组成。瘤细胞似正常的垂体前叶细胞,核圆或卵圆形,有小的核仁,多数腺瘤由单一细胞构成,少数可由几种瘤细胞构成,瘤细胞呈片状、条索状或乳头状排列,有的瘤细胞可有异型性或核分裂,瘤细胞巢之间为血管丰富的纤细间质。

分类:根据肿瘤细胞 HE 染色特点,过去习惯将垂体腺瘤分为:①嫌色细胞腺瘤(chromophobe cell adenoma),约占垂体腺瘤的 2/3;②嗜酸性细胞腺瘤(acidophilic cell adenoma)(图 14-2);③嗜碱性细胞腺瘤(basophilic cell adenoma);④混合细胞腺瘤(mixed cell adenoma)。又根据垂体腺瘤有无分泌功能将其分为功能性和无功能性两大类。近年来根据内分泌激素检测、免疫组织化学、电镜等,将形态和功能特点结合分类为:①催乳素细胞腺瘤(PRL cell adenoma):为垂体腺瘤中最多的一种,约占 30%,功能性垂体腺瘤近半数为此瘤。年轻女性多见,主要表现为泌乳和卵巢功能不正常,如无月经和不孕等,血中催乳素(PRL)水平增高,出现溢乳-闭经综合征;男性主要表现为性功能减退,亦可泌乳。影像学常显示女性患者为小腺瘤而男性多为大腺瘤。瘤细胞多由嫌色性或弱嗜酸性细胞构成,胞质中可见稀疏的小神经内分泌颗粒,PAS染色(-),免疫组织化学染色:PRL(+)。②生长激素细胞腺瘤(GH cell adenoma):约占垂体腺瘤的 25%,主

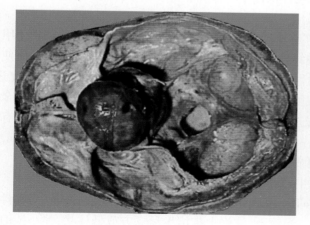

图 14-1 垂体腺瘤
Figure 14-1 Pituitary adenoma

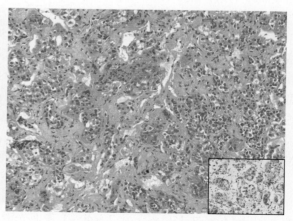

图 14-2 垂体嗜酸性细胞腺瘤
免疫组织化学染色:生长激素(GH)阳性
Figure 14-2 Pituitary acidophile cell adenoma
IHC:Growth hormone(GH)positive

要由嗜酸性和嫌色性瘤细胞构成,胞质内可见神经内分泌颗粒,血中生长激素(GH)和胰岛素样生长因子-1(IGF-1)水平增高,免疫组织化学染色:GH(+),可出现巨人症或肢端肥大症,也可出现垂体功能减退。③促肾上腺皮质激素细胞腺瘤(ACTH cell adenoma):约占垂体腺瘤的15%,瘤细胞嗜碱性,部分患者可出现库欣综合征和 Nelson 综合征(表现在双肾上腺切除术后全身皮肤、黏膜色素沉着),免疫组织化学染色:ACTH 及其相关肽 β-LPH 和内啡肽等均为阳性。④促性腺激素细胞腺瘤(gonadotroph cell adenoma):占 5%~15%,为嫌色性瘤细胞构成,肿瘤细胞可同时产生黄体生成素(LH)和促卵泡激素(FSH)两种激素;临床表现为性功能减退或无症状,但主要临床症状为肿瘤造成的头痛、视野影响和脑神经损伤。⑤促甲状腺激素细胞腺瘤(TSH cell adenoma):约占 1%,大多数患者有甲状腺功能减退,仅少数患者伴甲状腺功能亢进及血中 TSH 升高。肿瘤细胞为嫌色细胞。PAS 染色(+),免疫组织化学染色:TSH(+)。⑥多种激素细胞腺瘤(plurihormonal cell adenoma):约占 10%,多数为 GH 细胞及 PRL 细胞混合腺瘤,肿瘤细胞免疫组织化学染色呈多种激素阳性。⑦无功能性细胞腺瘤(nonfunctional cell adenoma):肿瘤为嫌色性瘤细胞构成。约占垂体腺瘤的 33%,无激素亢进症状。主要症状为头痛、视野受损、脑神经损伤等。

(二) 垂体不典型腺瘤

垂体不典型腺瘤(pituitary atypical adenoma)是介于垂体腺瘤与垂体腺癌之间的一种肿瘤,其主要的形态特点是核分裂指数升高(>2/10HPF)、Ki-67 指数升高(>3%)和突变型 *P53* 表达。

(三) 垂体腺癌

垂体腺癌(pituitary carcinoma)非常少见,一般单纯从肿瘤细胞形态很难区别腺瘤和腺癌。当垂体腺瘤侵犯、破坏周围硬脑膜及骨组织时称为侵袭性腺瘤(invasive adenoma)。有人认为明显侵犯脑组织或通过脑脊液脑内播散转移,或通过血道颅外转移者,不论其形态如何都是恶性表现;如果核异型性明显,核分裂象显著增多,且向周围组织侵犯,甚至骨质缺损,可考虑诊断恶性。有的垂体腺癌可能由侵袭性腺瘤或不典型腺瘤转变而来。垂体腺癌可有或无分泌激素功能。

第二节 甲状腺疾病

一、 甲状腺肿

甲状腺肿(goiter)是指甲状腺滤泡上皮增生和胶质储存伴甲状腺激素不正常的分泌而产生的甲状腺肿大。一般将甲状腺肿分为弥漫性非毒性甲状腺肿、弥漫性毒性甲状腺肿和毒性结节性甲状腺肿。

(一) 弥漫性非毒性甲状腺肿

弥漫性非毒性甲状腺肿(diffuse nontoxic goiter)亦称单纯性甲状腺肿(simple goiter),是由于缺碘使甲状腺素分泌不足导致促甲状腺素(TSH)代偿性升高,最终导致甲状腺滤泡上皮增生,滤泡内胶质堆积而使甲状腺肿大。甲状腺肿大的程度与甲状腺激素消退的程度和持续时间成正比。一般不伴甲状腺功能亢进。本型甲状腺肿常常呈地域性分布,又称地方性甲状腺肿(endemic goiter),也可为散发性。据报道,目前全世界约有 10 亿人生活在碘缺乏地区,我国病区人口超过 3 亿,大多位于内陆山区及半山区,全国各地均有散发。本病主要表现为甲状腺肿大,一般无临床症状,部分患者后期可引起压迫、窒息、吞咽和呼吸困难,少数患者可伴甲状腺功能亢进或低下等症状,极少数可癌变。

1. 病理变化　根据弥漫性非毒性甲状腺肿的发生、发展过程和病变特点,一般可分为三个时期。

(1) 增生期　又称弥漫性增生性甲状腺肿(diffuse hyperplastic goiter)。肉眼观,甲状腺弥漫性对称性中度增大,一般不超过 150 g(正常 20~40 g),表面光滑。光镜下,滤泡上皮增生呈立方或低柱状,伴小滤泡和小假乳头形成,胶质较少,间质充血。甲状腺功能无明显改变。

(2) 胶质贮积期　又称弥漫性胶样甲状腺肿(diffuse colloid goiter)。因长期持续缺碘,胶质大量贮积。肉眼观,甲状腺弥漫性对称性显著增大,重 200~300 g,有的可达 500 g 以上,表面光滑,切面呈淡或棕褐色,半透明胶冻状。光镜下,部分上皮增生,可有小滤泡或假乳头形成,大部分滤泡上皮复旧变扁平,滤泡腔高度扩大,腔内大量胶质贮积(图 14-3)。

(3) 结节期 又称结节性甲状腺肿(nodular goiter),本病后期滤泡上皮局灶性增生、复旧或萎缩不一致,分布不均,形成结节。肉眼观,甲状腺呈不对称结节状增大,结节大小不一,有的结节境界清楚,多无完整包膜(图 14-4),切面可有出血、坏死、囊性变、钙化和瘢痕形成。光镜下,部分滤泡上皮呈柱状或乳头样增生,小滤泡形成;部分上皮复旧或萎缩,胶质贮积;间质纤维组织增生、间隔包绕形成大小不一的结节状病灶(图 14-5)。

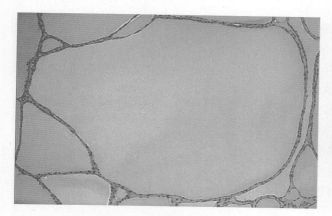

图 14-3 弥漫性非毒性甲状腺肿(胶质贮积期)
Figure 14-3 Diffuse nontoxic goiter(colloid phase)

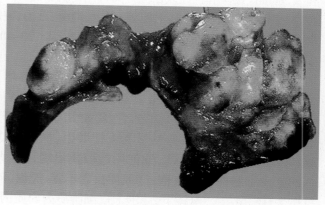

图 14-4 结节性甲状腺肿
左右叶甲状腺内有多发性结节,有的分界不清,无完整包膜
Figure 14-4 Nodular goiter
Left and right lobe of the thyroid with multiple nodules,some boundaries
unclear,no complete capsule

2. 病因和发病机制

(1) 缺碘 地方性水、土、食物中缺碘及机体青春期、妊娠和哺乳期对碘需求量增加而相对缺碘,甲状腺素合成减少,通过反馈刺激垂体 TSH 分泌增多,甲状腺滤泡上皮增生,摄碘功能增强,达到缓解。如果持续长期缺碘,一方面滤泡上皮增生,另一方面所合成的甲状腺球蛋白没有碘化而不能被上皮细胞吸收利用,则滤泡腔内充满胶质,使甲状腺肿大。用碘化食盐和其他富含碘的食品可治疗和预防本病。

(2) 致甲状腺肿因子的作用 ①水中大量钙和氟可引起甲状腺肿,因其影响肠道碘的吸收,且使滤泡上皮细胞质内钙离子增多,从而抑制甲状腺素分泌。②某些食物(如卷心菜、木薯、菜花、大头菜等)可致甲状腺肿。如木薯内含氰化物,抑

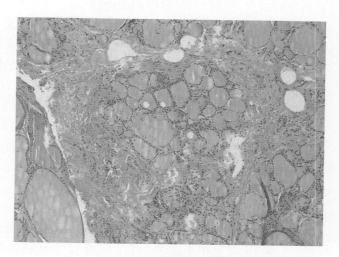

图 14-5 弥漫性非毒性甲状腺肿(结节期)
Figure 14-5 Diffuse nontoxic goiter(nodular phase)

制碘化物在甲状腺内运送。③硫氰酸盐及过氯酸盐妨碍碘向甲状腺聚集。④药物如硫脲类药、磺胺药,锂、钴及高氯酸盐等,可抑制碘离子的浓集或碘离子有机化。

(3) 高碘 常年饮用含高碘的水,因碘摄食过高,过氧化物酶的功能基团过多地被占用,影响了酪氨酸氧化,因而碘的有机化过程受阻,甲状腺呈代偿性肿大。

(4) 遗传与免疫 家族性甲状腺肿的原因是激素合成中有关酶的遗传性缺乏,如过氧化物酶、去卤化酶的缺陷及碘酪氨酸偶联缺陷等。有人认为甲状腺肿的发生有自身免疫机制参与。

(二)弥漫性毒性甲状腺肿

弥漫性毒性甲状腺肿(diffuse toxic goiter)是指血中甲状腺素过多,作用于全身各组织所引起的临床综合征,临床上统称为甲状腺功能亢进症(hyperthyroidism),简称"甲亢",由于约有 1/3 患者有眼球突出,故又称为突眼性甲状腺肿(exophthalmic goiter)(图 14-6),也有人将弥漫性毒性甲状腺肿称为 Graves 病或 Basedow 病。临床上主要表现为甲状腺肿大,基础代谢率和神经兴奋性升高,T_3、T_4 高,吸碘率高。如心悸、多汗、烦热、脉搏快、手震颤、多食、消瘦、乏力、突眼等。本病多见于女性,男女性之比为 1:(4~6),以 20~40 岁最多见。

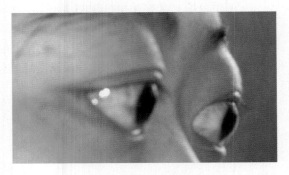

图 14-6 突眼性甲状腺肿
Figure 14-6 Exophthalmic goiter

1. 病理变化 肉眼观,甲状腺弥漫性对称性增大,约为正常的 2~4 倍(60~100 g),表面光滑,血管充血,质柔软,切面灰红呈分叶状,胶质少,棕红色,质如肌肉。光镜下:①滤泡上皮增生呈高柱状,有的呈乳头样增生,并有小滤泡形成;②滤泡腔内胶质稀薄,滤泡周边胶质出现许多大小不一的上皮细胞的吸收空泡;③间质血管丰富、充血,淋巴组织增生(图 14-7)。电镜下,滤泡上皮细胞质内内质网丰富、扩张,高尔基体肥大、核糖体增多,分泌活跃。免疫荧光,滤泡基膜上有 IgG 沉着。往往甲亢手术前须经碘治疗,治疗后甲状腺病变有所减轻,甲状腺体积缩小、质变实,光镜下见上皮细胞变矮、增生减轻,胶质增多变浓,吸收空泡减少,间质血管减少、充血减轻,淋巴细胞也减少。

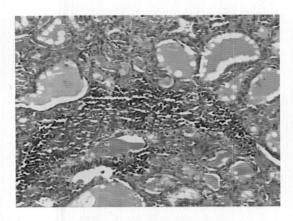

图 14-7 弥漫性毒性甲状腺肿
滤泡有上皮细胞的吸收空泡,间质淋巴组织增生
Figure 14-7 Diffuse toxic goiter
Absorption vacuoles to follicular epithelial cells, and interstitial lymphoid hyperplasia

除甲状腺病变外,全身可有淋巴组织增生、胸腺和脾增大,心脏肥大、扩大,心肌和肝细胞可有变性、坏死及纤维化。眼球外突的原因是眼球外肌水肿、球后纤维脂肪组织增生、淋巴细胞浸润和黏液水肿。

2. 病因和发病机制 目前一般认为本病与下列因素有关:①是一种自身免疫病,其根据一是:血中球蛋白增高,并有多种抗甲状腺的自身抗体,且常与一些自身免疫病并存;二是血中存在与 TSH 受体结合的抗体,具有类似 TSH 的作用。②遗传因素,发现某些患者亲属中也患有此病或其他自身免疫病。③有的因精神创伤,可能干扰了免疫系统而促进自身免疫疾病的发生。

(三)毒性结节性甲状腺肿

毒性结节性甲状腺肿(toxic nodular goiter)是由于甲状腺结构或功能异常而导致由于某种原因毒性甲状腺肿滤泡上皮呈单个或多个结节状增生,合成和释放大量甲状腺激素造成"甲亢",这种结节性甲状腺肿称为"毒性结节性甲状腺肿",是毒性甲状腺肿的一种亚型。本病患者一般年龄较大,病程长,症状较轻微,无突眼和皮肤病变。但本病癌变率较一般结节性甲状腺肿高,大约前者为 1%,后者为 <0.2%。

二、甲状腺功能减退

甲状腺功能减退(hypothyroidism)是由于甲状腺结构或功能异常而导致甲状腺素合成和释放减少或缺乏而出现的综合征。根据年龄不同可表现为呆小病或黏液水肿。

呆小病(cretinism)又称克汀病,是指在婴儿期或幼儿期发生的甲状腺功能减退症。主要由于地方性缺碘,在胎儿和婴儿期从母体获得或合成甲状腺素不足或缺乏,导致生长发育障碍,表现为大脑发育不全、智力低下、表情痴呆、愚钝颜貌,骨形成及成熟障碍,四肢短小,形成侏儒。

黏液水肿(myxoedema)是指少年及成人发生的甲状腺功能减退症,表现为组织间质内出现大量类黏液(氨基多糖)积聚。光镜下可见间质胶原纤维分解、断裂变疏松,充以 HE 染色为蓝色的胶状液体。临床上可出现怕冷、嗜睡、月经周期不规律,动作、说话及思维减慢,皮肤发凉、粗糙及非凹陷性水肿、舌头增大和声音变粗。

甲状腺功能减退的主要原因为:①甲状腺肿瘤、炎症、外伤、放射等实质性损伤。②甲状腺发育异常。③缺碘、药物及先天或后天性甲状腺素合成障碍。④自身免疫病。⑤垂体或下丘脑病变。

三、甲状腺炎

甲状腺炎一般分为急性、亚急性和慢性三种。急性甲状腺炎是由细菌感染引起的化脓性炎症,较少见;亚急性甲状腺炎一般认为是与病毒感染有关的炎症;慢性淋巴细胞性甲状腺炎是一种自身免疫病;纤维性甲状腺炎目前病因不明。

(一)亚急性甲状腺炎

亚急性甲状腺炎(subacute thyroiditis)又称肉芽肿性甲状腺炎(granulomatous thyroiditis),巨细胞性甲状腺炎(giant cell thyroiditis)等,是一种与病毒感染有关的巨细胞性或肉芽肿性炎症。女性多于男性,中青年多见。临床上起病急,发热不适,颈部有压痛,可有短暂性甲状腺功能异常,病程短,常在数月内恢复正常。

病理变化:肉眼观,甲状腺呈不均匀结节状,轻至中度增大,质实,橡皮样,被膜完整,可单侧或双侧增大。切面病变呈灰白或淡黄色,可见坏死或瘢痕,常与周围组织有粘连。光镜下,病变呈灶性分布,范围大小不一,发展不一致,部分滤泡被破坏,胶质外溢,引起类似结核结节的肉芽肿形成(图 14-8),并有多量的中性粒细胞及不等量的嗜酸性粒细胞、淋巴细胞和浆细胞浸润,可形成微小脓肿,伴异物巨细胞反应,但无干酪样坏死。愈复期巨噬细胞消失,滤泡上皮细胞再生、间质纤维化、瘢痕形成。

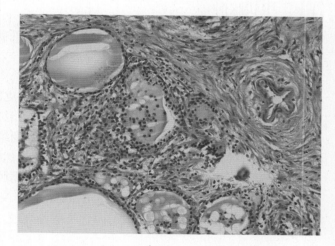

图 14-8 亚急性甲状腺炎(巨细胞性甲状腺炎)
Figure 14-8 Subacute thyroiditis (Giant cell thyroiditis)

(二)慢性甲状腺炎

1. 慢性淋巴细胞性甲状腺炎(chronic lymphocytic thyroiditis) 亦称桥本甲状腺炎(Hashimoto's thyroiditis)、自身免疫性甲状腺炎(autoimmune thyroiditis),是一种自身免疫病,是世界上碘水平正常地区甲状腺功能减退最常见的原因。多见于中年女性,也可发生于儿童。临床上常为甲状腺无毒性弥漫性肿大,晚期一般有甲状腺功能减退的表现,TSH 较高,T_3、T_4 低,患者血内出现多种自身抗体。

病理变化:肉眼观,甲状腺弥漫性对称性肿大,稍呈结节状,质较韧,质量一般为 60~200 g,被膜轻度增厚,但与周围组织无粘连,切面呈分叶状,色灰白、灰黄。光镜下,甲状腺实质广泛破坏、萎缩,大量淋巴细胞及不等量的嗜酸性粒细胞浸润,淋巴滤泡形成,纤维组织增生,有时可出现多核巨细胞(图 14-9)。

2. 纤维性甲状腺炎(fibrous thyroiditis) 又称 Riedel 甲状腺肿或慢性木样甲状腺炎(chronic woody thyroiditis),原因不明,罕见。男女性之比为 1∶3,年龄为 30~60 岁。临床上早期症状不明显,功能正常,晚期甲状腺功能减退,增生的纤维瘢痕组织压迫可产生声音嘶哑、呼吸及吞咽困难等。

病理变化:肉眼观,甲状腺中度肿大,病变范围和程度不一,病变呈结节状,质硬似木样,与周围组织明显粘连,切面灰白。光镜下,甲状腺滤泡萎缩,小叶结构消失,而大量纤维组织增生、玻璃样变,有淋巴细胞浸润(图 14-10)。

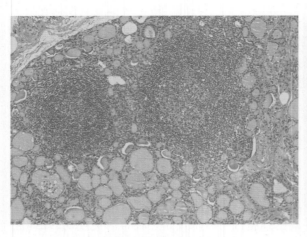

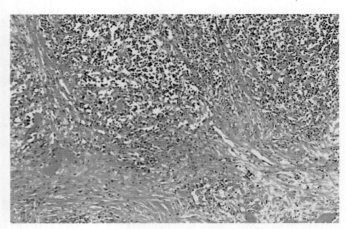

图 14-9　慢性淋巴细胞性甲状腺炎
Figure 14-9　Chronic lymphocytic thyroiditis

图 14-10　慢性纤维性甲状腺炎
Figure 14-10　Chronic fibrous thyroiditis

　　本病与淋巴细胞性甲状腺炎的主要区别是：①本病向周围组织蔓延、侵犯、粘连，后者仅限于甲状腺内；②本病虽有淋巴细胞浸润，但不形成淋巴滤泡；③本病有显著的纤维化及玻璃样变性，质硬。

四、甲状腺肿瘤

　　甲状腺发生的肿瘤和瘤样病变种类较多，涵盖良性腺瘤及高度侵袭性的间变性癌。组织学分类也不一致，现就常见的甲状腺肿瘤进行简要介绍。

（一）甲状腺腺瘤

　　甲状腺腺瘤（thyroid adenoma）是甲状腺滤泡上皮发生的一种常见的良性肿瘤。往往在无意中发现，中青年女性多见。肿瘤生长缓慢，随吞咽活动而上下移动。肉眼观，典型的甲状腺腺瘤是孤立的球形，压迫邻近的非肿瘤性甲状腺，有完整的包膜，常压迫周围组织，直径一般 3~5 cm，切面多为实性，色暗红或棕黄（图 14-11），可并发出血、囊性变、钙化和纤维化。虽然绝大多数腺瘤是无功能的，但也有部分产生甲状腺激素（毒性腺瘤），引起临床上明显的甲状腺毒症。根据肿瘤组织形态学特点主要分为以下几类：

　　1. 嗜酸性细胞腺瘤（acidophilic cell adenoma）　又称许特莱细胞腺瘤。较少见，肿瘤细胞大而多角形，核小，胞质丰富、嗜酸性（图 14-12），内含嗜酸性颗粒。电镜下见嗜酸性细胞内有丰富的线粒体，即许特莱

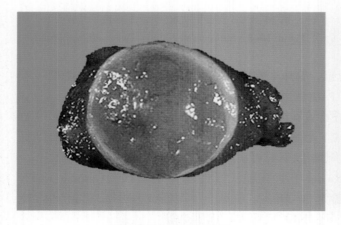

图 14-11　甲状腺腺瘤
腺瘤呈卵圆形，包膜完整，分界清楚
Figure 14-11　Thyroid adenoma
Adenoma shows oval, encapsulated, clear boundaries

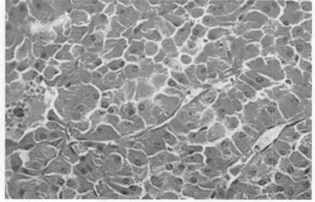

图 14-12　甲状腺嗜酸性细胞腺瘤
Figure 14-12　Thyroid acidophilic cell adenoma

细胞。肿瘤细胞排列成索网状或巢状,很少形成滤泡。

2. 非典型腺瘤(atypical adenoma) 肿瘤细胞丰富,生长较活跃,有轻度非典型增生,可见核分裂象。瘤细胞排列成索或巢片状,很少形成完整滤泡,间质少,但无包膜和血管侵犯。本病应追踪观察,并与甲状腺髓样癌和转移癌鉴别,可作降钙素(calcitonin)、上皮膜抗原(epithelial membrane antigen,EMA)和角蛋白(keratin)等免疫组织化学检查,髓样癌 Calcitonin 阳性,转移癌 EMA、keratin 等阳性。

此外,还包括单纯型腺瘤(simple adenoma)、胶样型腺瘤(colloid adenoma)、胎儿型腺瘤(fetal adenoma)和胚胎型腺瘤(embryonal adenoma)。

结节性甲状腺肿和甲状腺腺瘤的诊断及鉴别要点为:①前者常为多发结节,无完整包膜;后者一般单发,有完整包膜。②前者滤泡大小不一致,一般比正常的大;后者则相反。③前者周围甲状腺组织无压迫现象,邻近的甲状腺内与结节内有相似病变;后者周围甲状腺有压迫现象,周围和邻近处甲状腺组织均正常。

(二)甲状腺癌

甲状腺癌(thyroid carcinoma)是一种较常见的恶性肿瘤,约占所有恶性肿瘤的 1.3% 以下,占癌症死亡病例的 0.4%,约占甲状腺原发性上皮性肿瘤的 33%,任何年龄均可发生,但以 40~50 岁多见,在成年早期和中年发生甲状腺癌的患者中,以女性居多。各类型的甲状腺癌生长规律有很大差异,有的生长缓慢似腺瘤;有的原发灶很小,而转移灶较大,首先表现为颈部淋巴结肿大而就诊;有的短期内生长很快,浸润周围组织引起临床症状。多数甲状腺癌患者甲状腺功能正常,仅少数引起内分泌失调(甲状腺功能亢进或减退)。甲状腺癌的主要组织学类型如下。

1. 乳头状癌(papillary carcinoma) 是甲状腺癌中最常见的类型,约占 60%,多数与接触电离辐射有关,青少年女性多见,约为男性的 3 倍。肿瘤生长慢,恶性程度较低,预后较好,10 年存活率达 80% 以上。肿瘤大小和是否有远处转移与生存率有关,而是否有局部淋巴结转移与生存率无关。但局部淋巴结转移较早。肉眼观,肿瘤一般呈圆形,直径为 2~3 cm,无包膜,边界清晰,质地较硬,切面灰白,部分病例有囊形成(图 14-13),肿瘤常伴有出血、坏死、纤维化和钙化。光镜下,肿瘤细胞呈乳头状生长,乳头表面被覆单层到多层立方上皮细胞,癌细胞分化程度不一。多数情况下,这些细胞均为分化良好、均匀有序的立方细胞,但是也可出现多形性甚至间变形态。乳头分支多,乳头中心有纤维血管间质,间质内常见呈同心圆状的钙化小体,即砂粒体(psammoma bodies)(图 14-14),有助于诊断。此外,细胞质内陷可形成核内包涵体或核沟。

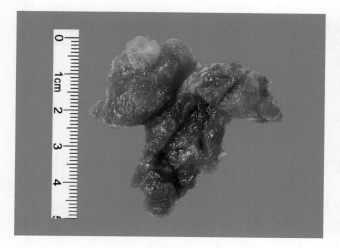

图 14-13 甲状腺乳头状癌
Figure 14-13 Thyroid papillary carcinoma

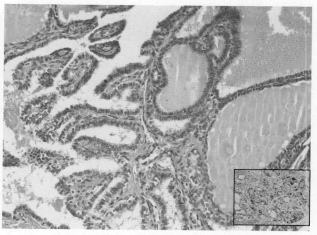

图 14-14 甲状腺乳头状癌
免疫组织化学染色:细胞角蛋白 19(CK19)阳性
Figure 14-14 Thyroid papillary carcinoma
IHC:Cytokeratin-19(CK19)positive

核染色质少,常呈透明或毛玻璃状,无核仁。乳头状癌有时以微小癌(microcarcinoma)出现,癌直径小于1 cm,临床又称之为"隐匿性癌"(occult carcinoma)。多在尸检中或因其他疾病进行甲状腺切除时发现或因颈部淋巴结转移才被注意。免疫组织化学染色:细胞角蛋白19(CK19)、甲状腺球蛋白(Tg)和甲状腺转化因子-1(TTF-1)呈阳性,但是突触素(Syn)和铬粒素(Cg)呈阴性。甲状腺微小癌预后较好,远处转移也少见。

2. 滤泡癌(follicular carcinoma) 占原发性甲状腺癌的5%~15%,一般比乳头状癌恶性程度高、预后差,较为常见,仅次于甲状腺乳头状癌而居第2位。滤泡癌多见于碘缺乏地区,多发于40岁以上女性,早期易血道转移,癌组织侵犯周围组织或器官时可引起相应的症状。肉眼观,结节状,包膜不完整,境界较清楚,切面灰白、质软。光镜下,可见不同分化程度的滤泡,有时分化好的滤泡癌很难与腺瘤区别,须多处取材、切片,特别注意是否有肿瘤包膜和血管侵犯加以鉴别;分化差的呈实性巢片状,肿瘤细胞异型性明显,滤泡少而不完整(图14-15)。

3. 髓样癌(medullary carcinoma) 又称C细胞癌(C-cell carcinoma),是由滤泡旁细胞(即C细胞)发生的恶性肿瘤,属于胺前体摄取和脱羧作用(APUD)瘤,占甲状腺癌的5%~10%,40~60岁为高发年龄,部分为家族性常染色体显性遗传,90%的肿瘤分泌降钙素,产生严重腹泻和低钙血症,有的还同时分泌其他多种激素和物质。肉眼观,单发或多发,可有假包膜,直径为1~11 cm,切面灰白或黄褐色,质实而软。光镜下,癌细胞圆形或多角、梭形,可形成巢状、小梁甚至滤泡状排列。核圆或卵圆,核仁不明显。癌细胞呈实体片巢状或乳头状、滤泡状排列,间质内常有淀粉样物质沉着(图14-16)(可能与降钙素分泌有关)。电镜下,胞质内有大小较一致的神经内分泌颗粒。

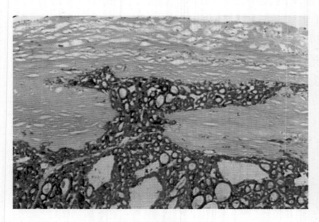

图 14-15 甲状腺滤泡癌
癌细胞具有异型性,出现肿瘤被膜浸润
Figure 14-15 Thyroid follicular carcinoma
Cancer cells with atypia, and capsule infiltration

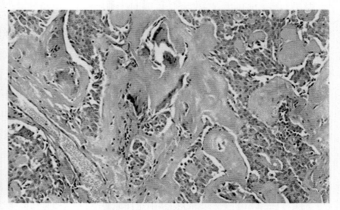

图 14-16 甲状腺髓样癌
间质内有淀粉样物质沉积
Figure 14-16 Thyroid medullary carcinoma
Amyloid deposition in interstitial

髓样癌免疫组织化学染色:降钙素(calcitonin)阳性,甲状腺球蛋白(thyroglobulin)阴性;滤泡性癌、乳头状癌和未分化癌 thyroglobulin 均为阳性,而 calcitonin 均为阴性。

4. 未分化癌(undifferentiated carcinoma) 是甲状腺滤泡上皮的未分化肿瘤,又称间变性癌(anaplastic carcinoma)或肉瘤样癌(sarcomatoid carcinoma),较少见,占甲状腺癌的5%~10%。多发生在50岁以上,女性较多见。生长快,早期即可发生浸润和转移,恶性程度高,预后差,病死率接近100%。大约25%的间变性甲状腺癌患者有分化良好的甲状腺癌病史,另外25%的患者在切除标本中同时有分化良好的肿瘤。肉眼观,肿块较大,形状不规则,无包膜,广泛浸润、破坏,切面灰白,常有出血、坏死。光镜下,癌细胞大小、形态、染色深浅不一,核分裂象多。组织学上可分为小细胞型、梭形细胞型、巨细胞型和混合细胞型(图14-17)。

可用抗 Keratin、CEA 及 thyroglobulin 等抗体作免疫组织化学染色证实是否来自甲状腺腺上皮。

附：恶性潜能未定的甲状腺肿瘤

将具有乳头状癌核特点，但瘤细胞位于包膜内和 / 或未侵破包膜者称为甲状腺恶性潜能未定的高分化肿瘤；将侵及包膜但未侵破被膜的缺少乳头状癌核特点的腺泡状肿瘤称为甲状腺恶性潜能未定的滤泡性肿瘤。两者的形态虽不能直接确定为癌，但均具有一定比例的复发、癌变甚至转移的风险，具有密切观察和随访的必要。

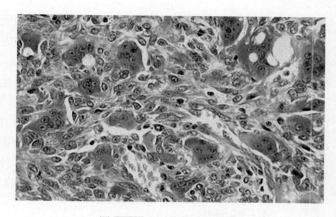

图 14-17　甲状腺未分化癌
癌细胞大小不一，有多核瘤巨细胞形成
Figure 14-17　Thyroid undifferentiated carcinoma
Carcinoma cells in various size, and multiple nuclear giant cell tumor formed

第三节　肾上腺疾病

一、肾上腺皮质功能亢进

肾上腺皮质分泌三大类激素，即盐皮质激素（mineralocorticoid）、糖皮质激素（glucocorticoid）和雄激素（androgen）或雌激素（estrogen）。每种激素分泌过多时均可引起相应的临床综合征，但常见的有两种：①库欣（Cushing）综合征，又称皮质醇增多症（hypercortisolism）；②醛固酮增多症（hyperaldosteronism）。

（一）库欣综合征

由于长期分泌过多的糖皮质激素，促进蛋白质异化、脂肪沉积，临床表现为满月脸、水牛背（后颈和背部的脂肪堆积）、向心性肥胖（躯干性肥胖）、高血压、皮肤紫纹、多毛、糖耐量降低、月经失调、性欲减退、骨质疏松、肌肉乏力等。本症成人多于儿童，常见于 20~40 岁，女性多于男性，约 2.5∶1。其病因及病变如下。

1. 垂体性　由于垂体肿瘤或下丘脑功能失调，分泌过多的 ACTH 或下丘脑分泌促皮质激素释放因子（corticotropin releasing factor，CRF）过多，使血清中 ACTH 增高。双肾上腺弥漫性中度肥大，质量可达 20 g（正常约 8 g），切面皮质厚度可超过 2 mm。光镜下主要为网状带和束状带细胞增生。又称为垂体性库欣综合征。

2. 肾上腺性　由于肾上腺功能性肿瘤或增生，分泌大量皮质醇的结果，血中 ACTH 降低。双肾上腺显著增生、肥大，可超过 50 g。光镜下，主要为网状带及束状带细胞弥漫增生，而结节状增生者多为束状带细胞。

3. 异位性　为异位分泌的 ACTH 引起。最常见的原因为小细胞性肺癌，其他有恶性胸腺瘤、胰岛细胞瘤等，血内 ACTH 增高。

4. 医源性　长期大量使用糖皮质激素引起，患者垂体 – 肾上腺皮质轴受抑制可致肾上腺萎缩。

（二）醛固酮增多症

醛固酮增多症（hyperaldosteronism）是一组以慢性醛固酮分泌过多为特征的疾病的总称，可分为原发性和继发性两种。①原发性醛固酮增多症（primary aldosteronism）：大多数由功能性肾上腺肿瘤引起，少数为肾上腺皮质增生所致。临床主要表现为高钠血症、低钾血症及高血压，血清中肾素降低，这是因为钠潴留使血容量增多，抑制肾素的释放。光镜下主要为球状带细胞增生，少数也可杂有束状带细胞。②继发性醛固酮增多症（secondary aldosteronism）：系指各种疾病（或肾上腺皮质以外的因素）引起肾素 – 血管紧张素系统激活，刺激球状带细胞增生而引起继发性醛固酮分泌增多的疾病。

二、肾上腺皮质功能减退

本症分为急、慢性两类。①急性肾上腺皮质功能减退（acute adrenocortical insufficiency）：主要原因是皮质大片出血或坏死、血栓形成或栓塞、重症感染或应急反应及长期使用皮质激素治疗后突然停药等。临床表现为血压下降、休克、昏迷等症状，少数严重者可致死。②慢性肾上腺皮质功能减退（chronic adrenocortical insufficiency）：又称艾迪生（Addison）病，是由肾上腺皮质进行性破坏引起的罕见疾病。有90%以上病例归因于以下四种疾病之一：自身免疫性肾上腺炎（autoimmune adrenalitis）、结核病、获得性免疫缺陷综合征（AIDS）或转移性癌症。双肾上腺皮质严重破坏（约90%以上），主要临床表现为皮肤和黏膜及瘢痕处黑色素沉着增多、低血糖、低血压、食欲不振、肌力低下、易疲劳、体重减轻等。黑色素沉着增多是由于肾上腺皮质激素减少，促使垂体分泌具有黑色素细胞刺激活性的ACTH及β-LPH增加，促进黑色素细胞合成过多的黑色素之故。

其中自身免疫性肾上腺炎又称特发性肾上腺萎缩（idiopathic adrenal atrophy），是一种自身免疫病，多见于青年女性。患者血中常有抗肾上腺皮质细胞线粒体和微粒体抗体，往往与其他自身免疫病并存。双肾上腺高度萎缩、皮质菲薄，内有大量淋巴细胞和浆细胞浸润。

三、肾上腺肿瘤

（一）肾上腺皮质腺瘤

肾上腺皮质腺瘤（adrenocortical adenoma）是肾上腺皮质细胞发生的一种良性肿瘤，分为无功能性和功能性两种，女性多于男性，约2∶1，且儿童多见。肉眼观，肿瘤一般较小，直径为1~5 cm，重5~10 g，大者可达1 000 g，多有完整包膜，切面实性，金黄色或棕黄色（图14-18），可见出血或小囊变区，偶有钙化。光镜下，主要由富含类脂质的透明细胞构成（少数瘤细胞胞质含类脂质少，可为嗜酸性），瘤细胞与正常皮质细胞相似，核较小，瘤细胞排列成团，由富含毛细血管的少量间质分隔（图14-19）。大多数皮质腺瘤是非功能性，少数为功能性，可引起醛固酮增多症或库欣综合征。功能性和无功能性肾上腺皮质肿瘤的鉴别主要依靠临床表现、生化和激素测定。

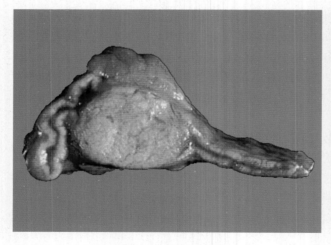

图14-18　肾上腺皮质腺瘤
肿瘤切面实性，金黄色，有包膜，分界清楚
Figure 14-18　Adrenocortical adenoma
Tumor cut solid，golden yellow，enveloped clear boundaries

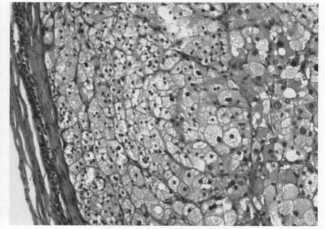

图14-19　肾上腺皮质腺瘤
左侧为透明细胞，右侧为嗜酸细胞
Figure 14-19　Adrenocortical adenoma
Left：Clear cell，Right：eosinophils

皮质腺瘤与灶性结节状皮质增生的区别为：前者常为单侧单发，有包膜，对周围组织有压迫现象；后者常为双侧多发，直径一般在1 cm以下，多见于高血压患者。有时两者很难区别，有人将直径超过1 cm者归入腺瘤。

（二）肾上腺皮质腺癌

肾上腺皮质腺癌（adrenocortical carcinoma）多为功能性，是罕见的恶性肿瘤，可能发生在任何年龄段，包括儿童时期。常表现女性男性化及肾上腺功能亢进，且易发生局部浸润和转移，如果有淋巴道和血道播散,一般平均存活期为 2 年。肉眼观,切面通常是杂色且界限分明的病变,其中包含坏死、出血和囊性病变区域。

(三)肾上腺髓质肿瘤

肾上腺髓质来自神经嵴,可发生神经母细胞瘤、神经节细胞瘤和嗜铬细胞瘤。现仅以临床病理联系较为密切的嗜铬细胞瘤为例介绍如下。

嗜铬细胞瘤(pheochromocytoma) 是由肾上腺髓质嗜铬细胞(chromaffin cell)发生的一种少见的肿瘤,又称肾上腺内副神经节瘤(intra adrenal paraganglioma)。90% 来自肾上腺髓质,余下 10% 左右发生在肾上腺髓质以外的器官或组织内。本瘤多见于 20~50 岁,性别无差异。嗜铬细胞瘤临床上均可伴儿茶酚胺的异常分泌,并可产生相应的症状,表现为间歇性或持续性高血压、头痛、出汗、心动过速、心悸、基础代谢率升高和高血糖等,甚至可出现心力衰竭、肾衰竭、脑血管意外和猝死。肉眼观,常为单侧单发,右侧多于左侧,肿瘤大小不一,从数毫克至数千克重均有报道,但一般大小在 2~6 cm,平均重约 100 g,可有完整包膜,切面灰白或粉红色,经 Zenker 或 Helly 固定液(含重铬酸盐)固定后显棕黄或棕黑色。较小的嗜铬细胞瘤呈现黄褐色且界限清楚的病灶,可压迫相邻的肾上腺;较大的肿瘤往往合并出血性、坏死性和囊性病变,通常境界不清。光镜下,瘤细胞为大多角形细胞,少数为梭形或柱状细胞,并有一定程度的多形性,可出现瘤巨细胞,瘤细胞质内可见大量嗜铬颗粒,瘤细胞呈索、团状排列,间质为血窦(图 14-20)。电镜下,胞质内含有被界膜包绕的、具有一定电子密度的神经内分泌颗粒(图 14-21)。

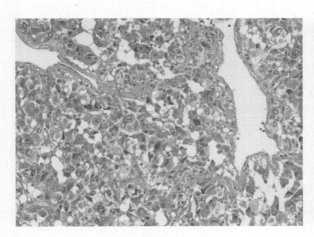

图 14-20 嗜铬细胞瘤

Figure 14-20 Pheochromocytoma

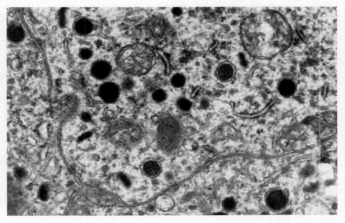

图 14-21 嗜铬细胞瘤

细胞质内含神经分泌颗粒

Figure 14-21 Pheochromocytoma

Neurosecretory granules in cytoplasm

免疫组织化学标记:对嗜铬细胞瘤的诊断具有一定的价值,嗜铬蛋白 A(chromogranin proteins A)、神经微丝(neurofilament)蛋白表达阳性。

第四节 胰岛疾病

成人胰岛内主要由 4 种内分泌细胞组成。①A 细胞:分泌胰高血糖素,占 15%~25%;②B 细胞:分泌胰岛素,占 60%~70%;③D 细胞:分泌生长抑素,占 5%~10%;④PP 细胞:分泌胰多肽,约占 2%。此外,在胚胎和新生儿胰腺内及胰腺导管黏膜内还有分泌促胃液素的 G 细胞等。胰腺的各种内分泌细胞可以增生或形成肿瘤,可引起有关激素的过多分泌和功能亢进;也可以变性、萎缩,引起有关激素(如胰岛素)分泌不足和功能减退。

一、糖尿病

糖尿病（diabetes mellitus）是一种体内胰岛素相对或绝对不足或靶细胞对胰岛素敏感性降低，或胰岛素本身存在结构上的缺陷而引起的糖类、脂肪和蛋白质代谢失调的一种慢性疾病。其主要特点是高血糖、糖尿。临床上表现为多饮、多食、多尿和体重减轻（即"三多一少"），糖尿病的慢性高血糖和随之而来的代谢异常与各器官系统，尤其是肾、眼、神经和血管的继发性损伤有关，可使这些组织或器官发生形态结构改变和功能障碍，并发酮症酸中毒、肢体坏疽、多发性神经炎、失明和肾衰竭等。本病发病率日益增高，已成为世界性的常见病、多发病。

（一）分类、病因和发病机制

尽管所有形式的糖尿病都具有高血糖这个特征，但导致高血糖的根本原因差异很大。根据起因可将糖尿病分为两大类：原发性糖尿病（primary diabetes mellitus）和继发性糖尿病（secondary diabetes mellitus）。原发性糖尿病（即日常所称的糖尿病）又分为胰岛素依赖型糖尿病（insulin-dependent diabetes mellitus，IDDM）和非胰岛素依赖型糖尿病（non-insulin-dependent diabetes mellitus，NIDDM）两种。

1. 原发性糖尿病

（1）胰岛素依赖型　又称1型或幼年型，约占糖尿病的10%。主要特点是青少年发病，起病急，病情重，发展快，胰岛B细胞严重受损，细胞数目明显减少，胰岛素分泌绝对不足，血中胰岛素降低，引起糖尿病，易出现酮症，治疗依赖胰岛素。目前认为本型是在遗传易感性的基础上，由病毒感染等诱发的针对B细胞的一种自身免疫病。其根据是：①患者体内可测到胰岛细胞抗体和细胞表面抗体，而且本病常与其他自身免疫病并存；②与HLA（组织相容性抗原）的关系受到重视，患者血中HLA-DR3和HLA-DR4的检出率超过平均值，说明与遗传有关；③血清中抗病毒抗体滴度显著增高，提示与病毒感染有关。

（2）非胰岛素依赖型　又称2型或成年型，约占糖尿病的90%。主要特点是成年发病（未成年偶见），起病缓慢，病情较轻，发展较慢，胰岛数目正常或轻度减少，血中胰岛素可正常、增多或降低，肥胖者多见，不易出现酮症，一般可以不依赖胰岛素治疗。本型病因、发病机制不清楚，认为是与肥胖有关的胰岛素相对不足及组织对胰岛素不敏感所致。

2. 继发性糖尿病　指已知原因造成胰岛内分泌功能不足所致的糖尿病，如炎症、肿瘤、手术或其他损伤和某些内分泌疾病（如肢端肥大症、库欣综合征、甲亢、嗜铬细胞瘤和类癌综合征）等，糖尿病是这些原发疾病的一种并发症，在原发疾病得到根治后，继发性糖尿病可以痊愈。

（二）病理变化

1. 胰岛病变　不同类型、不同时期病变不同。1型糖尿病早期为非特异性胰岛炎，胰岛中的白细胞浸润主要由T淋巴细胞组成，继而胰岛B细胞颗粒脱失、空泡变性、坏死、消失，胰岛变小、数目减少，纤维组织增生、玻璃样变；2型糖尿病早期病变不明显，后期B细胞减少，胰岛可能被完全消除，常见胰岛淀粉样变性，且淀粉样蛋白沉积于毛细血管周围及细胞之间（图14-22）。

2. 血管病变　糖尿病患者从毛细血管到大中动脉均可有不同程度的病变，且病变发病率较同龄的非糖尿病人群高、发病早、病变严重。毛细血管和细、小动脉内皮细胞增生，基膜明显增厚，有的比正常厚几倍乃至十几倍，血管壁增厚、玻璃样变性、变硬，血压增高；有的血管壁发生纤维素样变性和脂肪变性，

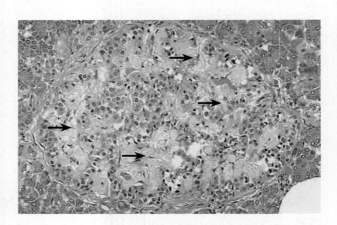

图 14-22　糖尿病胰岛
胰岛内见粉染的淀粉样变性物质（→）
Figure 14-22　Diabetes mellitus islet
Pink dye amyloid substance in islet（→）

血管壁通透性增强;有的可有血栓形成或管腔狭窄,导致血液供应障碍,引起相应组织或器官缺血、功能障碍和病变。电镜下,内皮细胞增生,基膜高度增厚,有绒毛样突起,突向管腔,内皮细胞间连结增宽,可见窗孔形成,内皮细胞饮液小泡增加,有的管壁有纤维素样坏死,有的地方有血小板聚集,血栓形成。

大、中动脉有动脉粥样硬化或中层钙化,粥样硬化病变程度重。临床表现为主动脉、冠状动脉、下肢动脉、脑动脉和其他脏器动脉粥样硬化,引起冠心病、心肌梗死、脑萎缩、肢体坏疽等。

3. 肾病变　①肾体积增大:由于糖尿病早期肾血流量增加,肾小球滤过率增高,导致早期肾体积增大,通过治疗可恢复正常。②结节性肾小球硬化:表现为肾小球系膜内有结节状玻璃样物质沉积,这些结节为PAS阳性,通常包含系膜细胞,结节增大可使毛细血管腔阻塞,这是导致肾功能不全的主要原因。③弥漫性肾小球硬化:常可见于患糖尿病 10 年以上的患者,同样在肾小球内有玻璃样物质沉积,分布弥漫,主要损害肾小球毛细血管壁和系膜,肾小球基膜普遍增厚,毛细血管腔变窄或完全闭塞,最终导致肾小球缺血和玻璃样变性。④肾小管 – 间质性损害:肾小管上皮细胞出现颗粒样和空泡样变性(属退行性变),晚期肾小管萎缩。肾间质病变包括纤维化、水肿和白细胞浸润。⑤血管损害:糖尿病累及所有的肾血管,多数损害的是肾动脉,引起动脉硬化,特别是入球和出球小动脉硬化。至于肾动脉及其主要分支的动脉粥样硬化,在糖尿病患者要比同龄的非糖尿病患者出现得更早、更常见。⑥肾乳头坏死:是急性肾盂肾炎的一种特殊模式,缺血感染导致肾乳头坏死,在糖尿病患者中比非糖尿病患者更为普遍。

4. 视网膜病变　视网膜病变有两种形式:非增生性视网膜病和增生性视网膜病。早期表现为非增生性视网膜病,包括视网膜内或视网膜前出血、视网膜渗出液、微动脉瘤、静脉扩张、水肿和微血栓形成;晚期表现为增生性视网膜病,包括新血管形成和纤维组织增生过程,这种病变常导致严重后果,包括白内障或失明。

5. 神经系统病变　周围神经可因血管病变引起缺血性损伤或症状,如肢体疼痛、麻木、感觉丧失、肌肉麻痹等,脑细胞也可发生广泛变性。

6. 其他组织或器官病变　可出现皮肤黄色瘤、肝脂肪变和糖原沉积、骨质疏松、糖尿病性外阴炎及化脓性和真菌性感染等。

二、胰岛细胞瘤

胰岛细胞瘤(islet cell tumor)又称胰岛细胞腺瘤(islet cell adenoma)。好发部位依次为胰尾、体、头部,异位胰腺也可发生,肝是最常见的转移部位。常见于 20~50 岁。肉眼观,肿瘤多为单个,体积较小,为 1~5 cm 或更大,可重达 500 g,圆形或椭圆形,境界清楚,包膜完整或不完整,色浅灰红或暗红,质软、均质,可继发纤维组织增生、钙化、淀粉或黏液样变性和囊性变。光镜下,瘤细胞排列形式多样,有的呈岛片状排列(似巨大的胰岛)或团块状,有的呈脑回状、梁状、索带状、腺泡和腺管状或呈菊形团样结构,还可呈实性、弥漫、不规则排列及各种结构混合或单独排列(图14-23)。其间为毛细血管,可见多少不等的胶原纤维分隔瘤组织,并可见黏液、淀粉样变性、钙化等继发改变。瘤细胞形似胰岛细胞,呈小圆形、短梭形或多角形,形态较一致,细胞核呈圆或椭圆形、短梭形,染色质细颗粒状,可见小核仁,核分裂象少见,偶见巨核细胞。胰岛细胞瘤根据有无分泌功能进一步分为功能性和非功能性,多数为具有分泌功能的功能性胰岛细胞瘤,已知的功能性胰岛细胞瘤有 6 种,即胰岛素瘤、胃泌素瘤、高血糖素瘤、生长抑素瘤、血管活性肠肽瘤和胰多肽瘤。胰岛细胞瘤在 HE 染色切片上不能区别细胞种类,常需特殊染色、电镜及免疫组

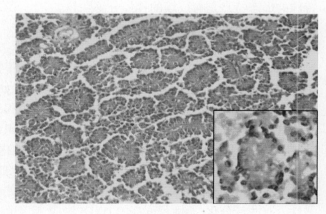

图 14-23　胰岛细胞瘤
瘤细胞围绕血管,形成乳头
Figure 14-23　Islet cell tumor
Tumor cells around blood vessels, form papillae

织化学加以鉴别。

第五节　弥散性神经内分泌肿瘤

一、弥散性神经内分泌系统的概述

（一）概念

弥散性神经内分泌系统（dispersed or diffuse neuroendocrine system，DNES）是指广泛分布在全身各部位的一些弥散性内分泌细胞和细胞群。这些细胞具有相同的特点：它们能通过摄取胺前体（氨基酸），使之脱羧基并转变为胺类物质即胺前体摄取和脱羧作用（amine precursor uptake and decarboxylation，APUD），以往将这种特性（或能力）的所有细胞统称为 APUD 细胞系统；由于这种细胞 HE 和甲苯胺蓝染色时胞质着色浅，呈透亮状，故称为透明细胞；用硝酸银溶液染色可见胞质内出现棕黑色银反应颗粒，人们常称之为嗜（或亲）银细胞（argent-affin cells）；目前普遍认为这一类细胞来自神经外胚层的神经嵴细胞或内胚层细胞（即神经上皮编码的内胚层细胞），并有内分泌功能（电镜观察，这些细胞常见含有不同大小和形态的神经内分泌颗粒），故目前将此类细胞统称为神经内分泌细胞。因此，将神经内分泌系统分为两大类：非 DNES 和 DNES，前者主要指垂体、甲状腺、肾上腺等一些分泌甾类激素和甲状腺激素的细胞，而弥漫分布于周身各组织和器官内的神经内分泌细胞属于 DNES。

（二）DNES 细胞的分布和形态特点

已知的 DNES 细胞有几十种，它们的绝大多数分布在人体不同组织和器官的上皮内。以脑和胃肠道最多，肺、胰、胆道、咽喉、鼻、唾液腺、泌尿生殖道以及皮肤等部位均有很多的神经内分泌细胞存在，如胃肠道的亲（嗜）银细胞、甲状腺 C 细胞、胰岛细胞、垂体的 ACTH 细胞、肾上腺嗜铬细胞、颈动脉体 I 型细胞、肺的嗜（亲）银细胞和泌尿生殖道的一些透明细胞等。

DNES 细胞分布广，并以单个或数个成群细胞形式夹杂在上皮细胞内，HE 和甲苯胺蓝染色着色浅，光镜下极难鉴别。目前鉴别 DNES 细胞的方法主要有：①免疫组织化学，②银染色，③电镜，④原位杂交等。其中：免疫组织化学方法采用的广谱的 DNES 细胞标志：①神经元特异性烯醇化酶（NSE），②铬粒素（CgA），③突触素（synaptophysin，Syn）；④铃蟾肽（bombesin）、胃泌素释放肽（GRP）、Leu-7、TB2 蛋白、PGP9.5 蛋白和 HISL-90 等单克隆抗体。但实际应用认为最为特异的是 CD56 抗体。嗜银染色也是识别 DNES 细胞的好方法之一。电镜检查，DNES 细胞具有丰富的粗面内质网、核糖体，发达的高尔基体和微粒-微管系统，最特殊的形态特点是有成簇的神经分泌颗粒。

二、DNES 肿瘤

由 DNES 细胞发生的肿瘤，称为 DNES 肿瘤。根据 DNES 细胞的来源可分为神经型和上皮型两种类型细胞，前者如嗜铬细胞瘤和副神经节细胞瘤等，后者如胃肠道和其他部位的类癌、小细胞未分化癌、甲状腺髓样癌、胰岛细胞瘤等。但这些细胞形成的肿瘤在组织形态上极相似，具有很多共同的组织学特点（这也足以支持这些细胞形成一种特殊类型的肿瘤）：瘤细胞体积小，圆形或卵圆形或多边形，胞膜清楚，胞质空或淡粉细颗粒状，核小圆形或卵圆形，居中或偏位，核染色质细颗粒状，可见小核仁；有的瘤细胞核较大，空泡状或短梭形；可有不同程度的异型性，但核分裂很少或无。瘤细胞排列成巢、索、小梁、花带、腺泡、菊形团或弥漫成片，间质内有丰富的薄壁血窦或血管，有时可见玻璃样变或淀粉样物质沉着，仅从组织和细胞形态上很难鉴别良恶性。有些低分化、恶性程度高的 DNES 肿瘤，瘤细胞多呈弥漫分布，瘤细胞大，核异型性明显，核分裂象多，可见病理性核分裂象。目前区别这类肿瘤的良恶性主要取决于有无转移和（或）侵袭周围组织、器官。

诊断 DNES 肿瘤的主要方法有：①肿瘤组织和瘤细胞的形态特点；②免疫组织化学或银染色阳性；③电镜观察，这类细胞的超微结构特点和神经内分泌颗粒；④用放射免疫方法测定患者血清或肿瘤内所含成的肽或胺类产物的种类等。

（一）胃肠道 DNES 肿瘤

胃肠道是人体最大的内分泌器官，而十二指肠是消化管不同类型 DNES 细胞密集之处。胃肠道最常见的 DNES 肿瘤有胃泌素瘤、生长抑素瘤和类癌。

1. **胃泌素瘤（gastrinoma）** 又称 G 细胞瘤。胃泌素瘤主要发生在胰腺内，占胰腺内分泌肿瘤的 20%~25%，居第二位，而胰外的胃泌素瘤少见，可发生在十二指肠、空肠、胃、肝门、脾门，还可发生在卵巢、甲状腺和淋巴结等处。本瘤的特点是：①体积小（直径一般小于 2 cm）而多发（40%~60% 为多发）；②恶性率高（50%~70%）；③伴有 Zollinger-Ellison 综合征（过多的促胃液素造成高胃酸、顽固性消化道溃疡和胃泌素瘤三者的统称）；④常有水样泻及脂性腹泻。

2. **生长抑素瘤（somatostatinoma）** 本瘤少见，多见于中老年，多数为恶性。好发于胰头、十二指肠、壶腹部和空肠等，特点是：①可伴有糖尿病、腹泻、脂肪泻、胆石、低胃酸或无胃酸；②尚有消化道出血、上腹痛、黄疸和神经纤维瘤病等；③约 50% 的瘤体内可观察到砂粒体；④免疫组织化学生长抑素抗体呈强阳性。

3. **类癌（carcinoid）** 消化道类癌好发部位在回肠和阑尾，占 35%~50%，其他部位也可发生，如空肠、结直肠、十二指肠、胃及食管。

消化道类癌分别有如下特点：①主要是亲银性；②多位于黏膜下，黄色或灰黄色结节，体积一般较小；③瘤细胞多呈圆形或多角形，大小较一致，浆嗜酸，瘤细胞可排列成岛状或实体、条、巢、索状或小梁状，可互相组成花带、腺样，亦可呈混合型或弥漫型；④发生在阑尾的一种具有内、外分泌功能的类癌，可有分泌黏液的杯状细胞和散在分布的神经内分泌细胞，这种类癌称为杯状细胞类癌（目前已更名为杯状细胞腺癌），恶性程度较一般类癌高，15% 可发生转移；⑤分泌 5- 羟色胺的类癌转移到肝后，可引起类癌综合征。

类癌综合征（carcinoid syndrome）：主要表现为间歇性面部皮肤潮红、阵发性水样泻、哮喘样发作、四肢抽搐、休克、右心功能不全等。这些表现可能与其分泌过多的、以 5- 羟色胺（5-HT）为主的生物活性物质有关。

关于消化系统神经内分泌肿瘤的分类中已经取消了"类癌"的名称。WHO 2019 年版将神经内分泌肿瘤分为神经内分泌瘤和神经内分泌癌，其中神经内分泌瘤分 G1、G2、G3 共 3 个级别（类似于低、中、高级别），分类的主要根据是核分裂和（或）Ki-67 指数。

神经内分泌瘤 G1：核分裂数 <2/10HPF，和（或）Ki-67 指数 <3%；

　　　　　　　G2：核分裂数 2~20/10HPF，和（或）Ki-67 指数 3%~20%；

　　　　　　　G3：核分裂数 >20/10HPF，和（或）Ki-67 指数 >20%。

神经内分泌癌：包括小细胞神经内分泌癌和大细胞神经内分泌癌，核分裂数 >20/10HPF，和（或）Ki-67 指数 >55%。

这个分级需要计数至少 50 个高倍视野（10 个高倍视野 =2 mm²）；要使用 MIB 抗体，并对核标志染色最强的区域（热点）计数最少 500 个细胞中的阳性率。如果核分裂象分级与 Ki-67 指数分级对比有差异，按级别高的分级。这个分级方案适用于胃、肠、胰、肝、胆的神经内分泌肿瘤。

（二）肺 DNES 肿瘤

肺的神经内分泌细胞（neuroendocrine cell）亦名 Kulchitsky 细胞，单个或成群地散在分布于支气管树表面上皮细胞之间的基膜上，亦可位于支气管壁内腺体上皮细胞之间。由神经内分泌细胞发生的肺癌统称为神经内分泌癌（neuroendorine carcinoma，NEC），包括类癌、不典型类癌、小细胞癌和大细胞神经内分泌癌四种类型。

1. **类癌（carcinoid）** 由支气管黏膜上皮及黏膜下腺体中的神经内分泌细胞（K 细胞）发生，占肺肿瘤的 1%~2%，分化好，低度恶性。类型以中央型多见，周围型约占 1/3。典型类癌：核分裂 <2 个 /10 HPF，无坏死。其发生是一个序贯过程，当增生的神经内分泌细胞呈小结节状、限于基膜内且直径 <2 mm 时，称为弥漫性特发性肺神经内分泌细胞增生（DIPNECH）；当增生的神经内分泌细胞结节直径在 2~5 mm 时，称为微小瘤（tumorlet）；当增生的神经内分泌细胞结节直径 >5 mm 时，称为类癌。

2. 不典型类癌（atypical carcinoid, AC）　一般为中分化神经内分泌癌,恶性程度介于类癌与小细胞癌之间,核分裂 2~10 个 /10 HPF,可出现点状坏死。类癌和不典型类癌 CD56、CgA 和 Syn 常阳性,但 TTF-1 常阴性。

3. 小细胞癌（small cell carcinoma, SCC）　细胞小,胞浆少,核分裂 ≥ 11/10HPF,常有大片坏死。

4. 大细胞神经内分泌癌（large cell neuroendocrine carcinoma, LCNEC）　是指未分化的非小细胞肺癌中缺乏小细胞癌、腺癌和鳞癌分化特点的癌,恶性程度高,预后差。镜下观,瘤细胞体积大,核大,核仁大而清楚。CD56 等神经内分泌标志阳性,但 TTF-1 可为阴性。

（三）皮肤及其他部位的 DNES 肿瘤

1. 皮肤 Merkel 细胞癌（Merkel cell carcinoma, MCC）　皮肤的恶性 DNES 肿瘤即 Merkel 细胞癌,为中老年女性多见,好发于面部,肿瘤一般位于真皮而不累及表皮,有时可呈佩吉特瘤样或形成 Pautrier 脓肿样侵犯表皮,易浸润血管、淋巴管发生转移。根据肿瘤的组织结构和细胞特点可分为三种类型:小梁型、中间细胞型和小细胞型。细胞形态和组织结构与肺的小细胞癌极为相似。恶性程度高,预后差。免疫组织化学除 CgA、Syn 外,角蛋白 CK20 强阳性。

2. 卵巢类癌（ovary carcinoid）　较多见,80%~90% 为畸胎瘤的一种成分,其余情况为纯卵巢类癌。光镜下可分为岛状、小梁和卵巢甲状腺肿三型。岛状类癌癌细胞排列成巢或小腺泡样结构;小梁状癌细胞排列成长的波浪状分支,互相吻合成索;而卵巢甲状腺肿内含甲状腺肿和类癌两种成分。卵巢的另一种神经内分泌肿瘤,光镜下形态与肺的小细胞癌相同。

3. 其他部位、组织的 DNES 肿瘤　乳腺、胸腺和纵隔、咽喉部、食管、子宫颈、睾丸、前列腺、胆道、肝、肾等均可发生 DNES 肿瘤,但十分罕见。

易混概念

■　1. 旁分泌、自分泌、细胞内分泌

大多数内分泌细胞分泌的激素经过血液运送至远距离的靶细胞或组织而发挥作用。但某些激素与细胞因子一样可不经过血液运输,仅由组织液扩散而作用于邻近细胞,这种方式称为旁分泌。有的作用于分泌激素细胞本身,称为自分泌。还有的内分泌细胞的信息物质不分泌出来,原位作用于该细胞质内的效应器上,称为细胞内分泌。

■　2. 垂体性侏儒症和呆小病

前者指垂体前叶分泌生长激素部分或完全缺乏所致儿童期生长发育障碍性疾病,表现为骨骼、躯体生长发育迟缓,身材矮小,皮肤和颜面可有皱纹,常伴性器官发育障碍,但智力发育正常。后者是由于地方性缺碘,在胎儿和婴儿期从母体获得或合成甲状腺素不足或缺乏,导致发育障碍,表现大脑发育不全,智力低下,四肢短小,形成侏儒。

■　3. 髓样癌和甲状腺髓样癌

前者是由腺上皮（如乳腺、胃肠腺上皮等）发生的一种低分化腺癌,癌巢大,呈实体片块状,癌细胞多,间质纤维组织少,质软如脑髓,故称为髓样癌或软癌。而后者是由甲状腺滤泡旁细胞（亦称 C 细胞）发生的恶性肿瘤,属于 APUD 瘤。有的患者有家族史,恶性程度不一。镜下细胞呈圆形、多角形或梭形小细胞,排列成簇状、索状,偶见小滤泡状,间质血管丰富,常有淀粉样物质和钙盐沉着。90% 的肿瘤分泌降钙素或其他激素,引起相应的临床症状。

复习思考题

1. 弥漫性毒性与非毒性甲状腺肿的病变有何区别?

2. 结节性甲状腺肿和甲状腺腺瘤的鉴别要点为何?

3. 怎样鉴别内分泌系统肿瘤的良、恶性?

4. 比较 1、2 型糖尿病的异同?

5. 简述甲状腺髓样癌的病变特点和鉴别的方法(或要点)。

6. 试比较垂体性侏儒症和呆小病。

7. 试述甲状腺腺瘤和腺癌的分类及各类的病变特点。

8. 简述弥漫性神经内分泌系统的概念、DNES 肿瘤的形态学共性和主要鉴别方法。

【附:临床病理讨论】

CPC 病例 13

病历摘要

患者,男性,32 岁,已婚 5 年,阳痿无生育能力,近 10 年较肥胖,2 年来常有头昏、头痛、嗜睡、乏力,易感染发热,一直未查出病因。某日上午上班时因纠纷被同事在面部打了两拳,仍诉头痛去医院诊治,检查仅见左眼睑青紫肿胀。伤后第 4 天感头痛加剧、呕吐,又去医院诊治。

体查:神清,两侧瞳孔等大,对光反射好,左眼睑瘀斑,精神差,脉搏 82 次/min。临床诊断:外伤性头痛,脑震荡? 当天晚上 7 时 30 分突感头痛、呕吐,继而昏迷。检查:神志淡漠,嗜睡,左瞳孔偏大,对光反射迟钝,双侧巴宾斯基征阳性,右侧明显,颈软,脉搏 60 次/min,律齐。头颅 X 线侧位片怀疑颅内血肿。经头颅 CT 扫描,诊断为"垂体肿瘤伴卒中"。次日凌晨 2 时,患者深昏迷,继而瞳孔散大,对光反射消失,病理反射未引出,15 min 后死亡。家属怀疑颅内血肿系拳击引起。

尸检摘要

尸长 172 cm,体态肥胖,胸腹壁脂肪厚 4~5 cm,第二性征明显。左眼内眦上方及左眼下方各有 2 cm×1.5 cm、3 cm×2 cm 的皮下出血,对应部位无骨折。剖开颅腔,见脑回增宽,脑沟浅,脑表面血管扩张,小脑扁桃体疝形成。脑底有一 4.5 cm×3.5 cm×3 cm 的椭圆形垂体肿块,包膜完整;肿块上后方的脑组织、视交叉、乳头体、大脑脚等均受压,蝶鞍垂体窝显著增大,骨质变薄;颅内无血肿,无脑挫伤,颅底无骨折。全脑重 1 500 g,左右侧脑室轻度扩张,脑实质血管扩张。垂体肿瘤重 35 g,切面灰红色,质软,内有数个出血灶,最大的出血灶约 1.0 cm×0.8 cm×0.4 cm。心脏重 380 g,球形、增大,右心外膜下脂肪增多,心尖部达右心室壁外 2/3 厚,左、右心室扩张。

光镜观察

①肿块内正常垂体组织结构消失,由腺垂体嫌色性瘤细胞取代,核圆或卵圆,有小核仁,异型性不明显,瘤细胞呈条索、片块、巢状或腺样、乳头样排列;瘤细胞巢之间为血管丰富的纤细间质,有灶性出血;②心肌细胞肥大,心肌纤维断裂;③肺充血、淤血、水肿;④脑组织充血、水肿;⑤各内脏器官有充血、水肿;⑥肾上腺和其他组织或器官未见明显病变。

【讨论题】

1. 简述本例疾病的发生发展过程。

2. 根据病理尸体解剖所见,解释相关的临床表现。

3. 分析本例的致死原因。

(安徽医科大学　吴正升)

数字课程学习

 彩图　　 微课　　 教学 PPT　　 自测题　　Summary

神经系统具有复杂的结构和功能,神经系统病变可导致其支配器官的功能障碍。神经系统除具与其他器官共有的病变(如血液循环障碍、炎症、肿瘤)外,还可出现其特有的病变,如神经元变性疾病、海绵状脑病及脱髓鞘疾病等。

由于神经系统在解剖和生理上的某些特殊性,使其在病理方面具有与其他实质性器官(肝、肾等)不同的一些特殊规律:①病变定位与功能障碍关系密切,如一侧大脑额叶前中央回病变可导致对侧肢体偏瘫。②某些相同的病变,因其发生的部位不同,可出现不同的临床表现及后果,如额叶前皮质区的小梗死灶可不产生任何症状,而相同病变如果发生在延髓则可导致严重后果甚至危及生命。③对损伤性刺激的病理反应较为单一,表现为神经元的变性、坏死、脱髓鞘和胶质细胞增生;而同一种病理改变也可见于多种疾病,如炎症渗出过程往往表现为血管周围炎症细胞套现象。④某些解剖生理特征具有双重影响,如颅骨对脑组织有保护作用,但又可成为颅内压增高和脑疝形成的重要因素。⑤脑的恶性肿瘤极少发生颅外转移,而颅外恶性肿瘤却常转移至脑。

第一节　神经系统的细胞及基本病变

组成神经系统的主要细胞包括神经元(即神经细胞)、胶质细胞(包括星形胶质细胞、少突胶质细胞、室管膜细胞)、小胶质细胞及脑膜的组成细胞。

一、神经元

神经元(neuron)的体积和胞体形状虽有很大差异,但绝大多数神经元(除小脑颗粒细胞等少数神经元外)都有一个体积较大的核,核仁明显,具有丰富的常染色质,胞质内有丰富的粗面内质网,一些大型神经元的粗面内质网可用 Nissl 染色显示,在光镜下呈灰蓝色斑块状,称为尼氏体(Nissl body,又称虎斑小体)。这些特征提示神经元具有旺盛的代谢,尤其是合成代谢。

神经元的基本病变包括:①急性损伤导致的神经元坏死、单纯性神经元萎缩、中央性尼氏体溶解和轴突反应;②病毒感染或代谢产物导致的胞质内包含体形成及细胞结构蛋白异常等。

(一) 急性损伤性病变

急性缺血、缺氧以及感染可引起神经元坏死,形态学表现为神经元核固缩,胞体缩小变形,尼氏体消失,HE 染色胞质呈深伊红色,称为红色神经元(red neuron)(图 15-1);继而发生核溶解消失,有时仅见死亡细胞的轮廓,称为鬼影细胞(ghost cell)。

(二) 单纯性神经元萎缩

单纯性神经元萎缩(simple neuronal atrophy)多发生于慢性渐进性变性疾病。表现为神经元胞体及胞核固缩、消失,但无炎症反应,常含有过多的脂褐素颗粒。病变早期神经元缺失很难被察觉。晚期,局部胶质细胞增生则提示该处曾有神经元存在。病变常选择性累及一个或多个功能相关系统,上游神经元变性、坏死,使下游神经元缺乏经突触传入的信号,久之可致该下游神经元变性萎缩,此现象称为跨突触变性(neuronal transsynaptic degeneration)。如视网膜视锥细胞和视杆细胞在外侧膝状体换元,将神经冲动经突触传递给膝状体神经元,视网膜或视神经受损,使信号输入减少,导致外侧膝状体相应的神经元萎缩。

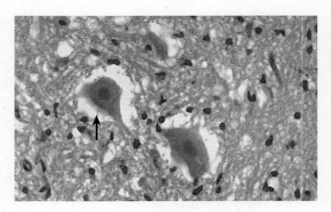

图 15-1　红色神经元

神经元胞体缩小变形,核固缩,胞质呈深伊红色,尼氏体消失(↑)

Figure 15-1　Red neuron

The morphologic features consist of shrinkage of the cell body, pyknosis of the nucleus, and loss of Nissl substance, with intense eosinophilia of the cytoplasm(↑)

(三) 中央性尼氏体溶解与轴突反应

由于轴突损伤、病毒感染、缺氧、B 族维生素缺乏等原因,可导致神经元胞体变圆、核偏位,核仁体积增大,尼氏体从核周开始崩解为细尘状颗粒,并渐渐向外扩展,进而完全溶解消失,胞质着色浅,此种病变称为中央尼氏体溶解(central chromatolysis),是由于粗面内质网脱颗粒所致。病变早期一般为可逆性,去除病因可恢复正常。如病因长期存在,可导致神经元死亡。

轴突损伤时除神经元胞体变化外,轴突本身也发生一系列变化,包括:①远端和近端部分轴索崩解,近端轴索再生并向远端延伸;②髓鞘崩解脱失[脱髓鞘(demyelination)];③巨噬细胞增生并吞噬崩解产物,此过程称为 Waller 变性(Wallerian degeneration);④施万(Schwann)细胞(周围神经系统)或少突胶质细胞(中枢神经系统)增生包绕再生轴索,使损伤轴突得以修复。

(四) 病毒包含体形成

在病毒感染宿主细胞时,可观察到细胞质或核内形成具有一定形态结构的蛋白性小体,一般是细胞内增殖的病毒颗粒,如狂犬病的内氏(Negri)小体常见于神经元胞质内,巨细胞病毒感染时包涵体可同时出现在核内和胞质内。其中 Negri 小体对于狂犬病的病理诊断具有重要意义。少数是宿主细胞对病毒感染的反应产物,不含病毒粒子。

此外,在神经元细胞中还可出现脂褐素,多见于老年人,是神经元萎缩的改变之一,表现为萎缩神经元胞质内出现大量富含磷脂的细胞器残体的溶酶体,有时这种脂褐素可占据神经元的大部分。

(五) 细胞结构蛋白异常

细胞结构蛋白异常可见于阿尔茨海默病(神经原纤维缠结)和帕金森病(Lewy 小体)。海绵状脑病因异常朊蛋白(PrP)聚积,导致神经元胞体及突起的空泡改变。

二、 神经胶质细胞

神经胶质细胞为特化的中枢神经上皮细胞,主要发挥支持细胞的作用,包括星形胶质细胞、少突胶质细胞和室管膜细胞,其数目约为神经元的 5 倍。

(一) 星形胶质细胞

星形胶质细胞(astrocyte)的主要功能是对神经细胞起支持作用,此外尚有能量供给、解毒、神经递质的灭活、维持细胞外水电解质平衡、参与血-脑屏障的形成等作用,在病理情况下参与炎症过程和损伤后的修复。

星形胶质细胞的基本病变主要有肿胀、反应性胶质化和包含体形成等。

1. 肿胀　星形胶质细胞肿胀是神经系统损伤后最早出现的形态学改变,多见于缺氧、中毒、低血糖及海绵状脑病。

2. 反应性胶质化(reactive gliosis)　是神经系统损伤后的修复性反应,星形胶质细胞肥大和增生,其胞体和突起形成胶质瘢痕。胶质瘢痕与纤维瘢痕不同，因没有胶原纤维形成，其机械强度相对也较弱。

肥大的星形胶质细胞的细胞核体积增大偏位，甚至出现双核，核仁明显，胞质丰富，嗜伊红，此种细胞称为肥胖型星形胶质细胞（gemistocytic astrocyte）。电镜观察显示，此种细胞胞质中含有丰富的以胶质纤维酸性蛋白（glial fibrillary acidic protein，GFAP）为主要组分的中间丝（细胞骨架）、线粒体、内质网、高尔基体等，此种细胞多见于局部缺氧、水肿、梗死及肿瘤周边。

3. Rosenthal 纤维（Rosenthal fiber）　是在星形胶质细胞胞质和突起中形成的一种均质性、毛玻璃样嗜酸性小体，呈圆形、卵圆形、长形和棒状，PTAH（磷钨酸苏木素）染色呈红色或紫色，多见于生长缓慢的毛细胞星形细胞瘤。

（二）少突胶质细胞

少突胶质细胞（oligodendrocyte）是中枢神经系统中数量最多的细胞，其主要功能是构成中枢神经的髓鞘。少突胶质细胞在 HE 染色切片上的形态和大小与小淋巴细胞相仿。在灰质中，如果一个神经元周围有 5 个或 5 个以上少突胶质细胞围绕则称为卫星现象（satellitosis），此种现象一般在神经元变性坏死时多见，但其意义不明，可能与神经营养有关（图 15-2）。

脱髓鞘和白质营养不良（leukodystrophy）是少突胶质细胞常见的病变形式，此外变性疾病中少突胶质细胞胞质中还可出现嗜银性蛋白包含体，呈泛蛋白过表达和 Tau 蛋白过度磷酸化。

（三）室管膜细胞

室管膜细胞（ependymal cell）呈立方形覆盖于脑室系统内表面，各种致病因素可导致局部室管膜细胞丢失，此时室管膜下的星形胶质细胞增生充填缺损，形成众多向脑室腔面突起的细小颗粒，称为颗粒状室管膜炎（ependymal granulations）。病毒感染尤其是巨细胞病毒感染时，可引起室管膜损伤，残存的室管膜细胞出现病毒性包含体。

三、小胶质细胞

小胶质细胞（microglia）属于单核巨噬细胞系统，通常处于静止状态。其对损伤的反应主要有：①噬神经细胞现象（neuronophagia）：是指神经细胞死亡后，小胶质细胞或血源性巨噬细胞包围吞噬变性坏死的神经细胞的现象。有时巨噬细胞在吞噬细胞和组织碎片后，细胞质中出现小脂滴，HE 染色呈空泡状，称为泡沫细胞（foamy cell）或格子细胞（gitter cell），苏丹Ⅲ染色呈阳性反应。②胶质细胞结节：小胶质细胞局灶性增生形成结节（图 15-3），见于某些慢性进行性损害，如神经梅毒、流行性乙型脑炎等。

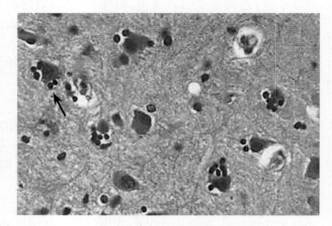

图 15-2　卫星现象
神经细胞周边有 5 个少突胶质细胞围绕（↑）
Figure 15-2　Satellitosis
The neuron is surrounded by 5 oligodendrocytes（↑）

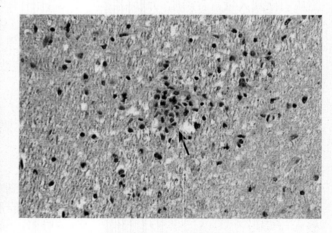

图 15-3　小胶质细胞结节
小胶质细胞增生形成胶质细胞结节（↑）
Figure 15-3　Glial nodules
Proliferation of microglia and formation of glial nodules（↑）

第二节 感染性疾病

引起神经系统感染性疾病常见的病原体有细菌、病毒、真菌、寄生虫等。病原体可通过以下途径入侵中枢神经系统：①血源性感染：是感染的主要途径，如脓毒血症的栓子随血流运行到脑；②局部扩散：如颅骨开放性骨折、乳突炎、中耳炎等；③直接感染：开放性创伤可继发感染，医学处置（如腰椎穿刺）可引起病原微生物感染；④经神经感染：一些病毒如狂犬病毒沿周围神经上行，单纯性疱疹病毒可沿嗅神经、三叉神经入侵中枢神经系统而引发疾病。

一、细菌性疾病

颅内常见的细菌性感染为脑膜炎（meningitis）和脑脓肿（brain abscess）。脑膜炎一般有三种：化脓性脑膜炎（多为细菌引起）、淋巴细胞性脑膜炎（一般为病毒感染所致）和慢性脑膜炎（可由结核分枝杆菌、梅毒螺旋体、布鲁斯杆菌和真菌等引起）。急性化脓性脑膜炎的致病菌因患者年龄而异，新生儿及婴幼儿常见的致病菌为大肠埃希菌、B族链球菌和流感嗜血杆菌，脑膜炎球菌感染则多见于儿童和青少年，肺炎球菌感染常见于幼儿和老年人。下面以流行性脑脊髓膜炎为例叙述急性化脓性脑膜炎。

流行性脑脊髓膜炎

流行性脑脊髓膜炎（epidemic cerebrospinal meningitis）多为散发，冬春季可引起流行。患者多为儿童及青少年。临床可表现为发热、头痛、呕吐、皮肤瘀点（斑）、脑膜刺激症状，部分患者可出现感染性休克。

（一）病因和发病机制

流行性脑脊髓膜炎的主要致病菌为脑膜炎球菌（meningococcus），该菌存在于患者及带菌者的鼻咽部，通过飞沫经呼吸道传播。大多数人感染后仅引起局部轻度炎症，成为健康带菌者，仅有少数人由于各种原因，机体抵抗力下降，细菌经上呼吸道黏膜侵入血流，在血中繁殖，引起菌血症或败血症，有2%~3%的患者因抵抗力低下，细菌到达脑（脊）膜引起脑脊髓膜炎。

（二）病理变化

肉眼观，脑（脊）膜血管高度扩张充血，蛛网膜下隙充满灰黄色脓性渗出物，覆盖于脑沟、脑回，在病变较轻部位，脓性渗出物沿血管分布，软脑膜略带混浊（图15-4）。由于炎性渗出物的阻塞，脑脊液循环出现障碍，可引起不同程度的脑室扩张。

镜下，蛛网膜血管高度扩张充血，蛛网膜下隙增宽，其中可见大量中性粒细胞、浆液、纤维蛋白渗出及少量淋巴细胞浸润（图15-5）。用革兰染色，细胞内外均可查见致病菌。脑实质一般不受累，病变严重者，脑膜血管可发生脉管炎和血栓形成。

（三）临床病理联系

除发热等全身症状外，常伴下列神经系统症状：

1. 脑膜刺激症状　炎症累及脊髓神经根周围的蛛网膜、软脑膜及软脊膜，致使神经根通过椎间孔时受压，当颈部或背部肌肉运动时引起疼痛，导致痉挛，称为颈项强直。颈项强直是颈部肌肉对上述情况产生的一种保护性痉挛状态。在婴幼儿，由于腰背部肌肉发生保护性痉挛可引起角弓反张（opisthotonus）的体征。此外，Kernig征（屈髋伸膝征）阳性，是由于腰骶节段神经后根受炎症波及而受压，当屈髋伸膝时，坐骨神经受到牵引，腰神经根受压疼痛而出现的体征。

2. 颅内压增高症状　表现为剧烈的头痛、喷射性呕吐、小儿前囟饱满等症状及体征。这是由于脑膜血管充血，蛛网膜下隙渗出物堆积，蛛网膜颗粒因脓汁阻塞而影响脑脊液吸收所致。如伴有脑水肿，则颅内压增高更显著。

3. 脑神经麻痹　由于基底部脑膜炎累及自该处出颅的Ⅲ、Ⅳ、Ⅴ、Ⅵ和Ⅶ对脑神经，因而引起相应的神经麻痹症状。

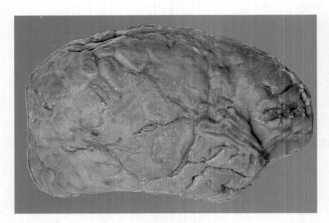

图 15-4 化脓性脑膜炎
蛛网膜下隙充满灰黄色脓性渗出物
Figure 15-4 Pyogenic meningitis
The subarachnoid space is filled with gray-yellow purulent exudates

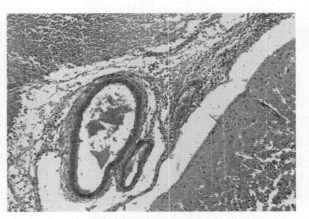

图 15-5 化脓性脑膜炎
蛛网膜下隙可见大量中性粒细胞及纤维蛋白
Figure 15-5 Pyogenic meningitis
The subarachnoid space is filled with a large number of
neutrophils and fibrin

4. 脑脊液变化 表现为压力升高,混浊不清,含大量脓细胞,蛋白质含量增高,糖量减少,经涂片和培养检查可找到病原体。脑脊液检查是本病诊断的一个重要证据。

(四) 结局和并发症

经及时治疗和抗生素的应用,大多数患者都能痊愈,病死率由过去的 70% 下降到 5% 以下。如得不到及时治疗,病变可由急性转为慢性,并可出现下列后遗症:①脑积水:由于脑膜粘连,脑脊液循环障碍所致;②脑神经麻痹:如耳聋、斜视、视力障碍、面神经瘫痪等;③脑缺血和脑梗死:脑底动脉炎导致血管腔阻塞,引起相应部位的脑缺血和脑梗死。

暴发性脑膜炎球菌败血症是暴发性脑脊髓膜炎的一种类型,多见于儿童。起病急,病情凶险,主要表现为周围循环衰竭、休克和皮肤大片紫癜,而脑膜病变相对轻微。患者常伴双侧肾上腺出血,肾上腺皮质功能衰竭,称为沃 – 弗综合征(Waterhouse-Friederichsen syndrome),其发生机制是大量内毒素释放所致弥散性血管内凝血,病情凶险,患者常在短期内因严重败血症而死亡。

二、病毒性疾病

病毒是中枢神经系统感染性疾病最常见的病原微生物,引起中枢神经系统病毒性疾病的病毒种类很多,一些 DNA 病毒如单纯疱疹病毒、带状疱疹病毒、EB 病毒、巨细胞病毒等,肠源性病毒(小型 RNA 病毒)包括脊髓灰质炎病毒、ECHO 病毒等,虫媒病毒如乙型脑炎病毒、森林脑炎病毒等,狂犬病毒等是常见的导致中枢神经系统感染的病毒。本节主要介绍流行性乙型脑炎。

(一) 流行性乙型脑炎

流行性乙型脑炎(epidemic encephalitis B)是由乙型脑炎病毒感染所致的急性传染病,多在夏秋季流行,儿童患病率高于成人,尤以 10 岁以下儿童多见,占乙型脑炎的 50%~70%。此病起病急,病情重,病死率高。临床主要表现为高热、嗜睡、抽搐、昏迷等症状。

1. 病因和传染途径 乙型脑炎病毒为 RNA 病毒,其传播媒介为蚊(在我国主要为三节吻库蚊)。在自然界,其病毒循环规律为:动物—蚊—动物,牛、马、猪等隐性感染率颇高,成为人类乙型脑炎的传染源和宿主。带病毒的蚊叮人吸血时,病毒可侵入人体,先在局部血管内皮细胞及单核巨噬细胞系统中繁殖,入血后引起短暂的病毒血症。病毒能否进入中枢神经系统,取决于机体免疫功能和血 – 脑屏障功能状态,一般在机体免疫功能低下,血 – 脑屏障功能不健全时,病毒可以侵入中枢神经系统而发病。

2. 病理变化　病变广泛累及整个中枢神经系统灰质,以大脑皮质、基底核、视丘最为严重;小脑皮质、延髓和脑桥次之;脊髓病变最轻,常仅限于颈段脊髓。

肉眼观,脑膜充血,脑实质水肿,脑回变宽,脑沟窄而浅;切面脑实质可见粟粒或针尖大的半透明软化灶,境界清楚,弥散分布或聚集成群。

镜下,可出现如下病变:

(1) 血管变化和炎症反应　脑实质内血管扩张充血,血管周围间隙增宽,炎症细胞围绕血管周围间隙形成血管套现象(图 15-6),渗出的炎症细胞以淋巴细胞、单核细胞、浆细胞为主,仅在早期可有少数中性粒细胞。脑组织水肿,有时可见环状出血。

(2) 神经细胞变性、坏死　病毒在神经细胞内复制,导致细胞损伤,表现为细胞肿胀,尼氏体消失,胞质出现空泡,核偏位,可见卫星现象和噬神经细胞现象。

(3) 软化灶形成　灶性神经组织坏死、液化形成筛网状软化灶,对于本病的诊断有一定的特征性意义。病灶呈圆形或卵圆形,散在分布,边界较清楚(图 15-7)。

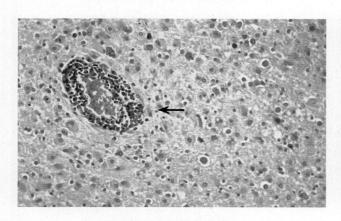

图 15-6　流行性乙型脑炎
炎症细胞围绕血管周围形成血管套现象(←)
Figure 15-6　Epidemic encephalitis B
Inflammatory cells arrange around the blood vessel and form
perivascular lymphocytic cuffing(←)

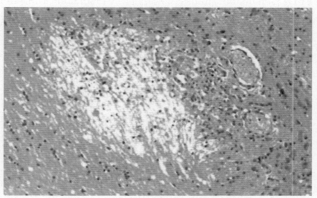

图 15-7　流行性乙型脑炎
灶性神经组织坏死、液化形成筛网状软化灶
Figure 15-7　Epidemic encephalitis B
Liquefaction necroses occur to form so-called soften foci

(4) 胶质细胞增生　小胶质细胞增生明显,形成胶质细胞结节。多位于小血管旁或坏死的神经细胞附近。少突胶质细胞和星形胶质细胞也可增生。

3. 临床病理联系　嗜睡和昏迷是本病最早出现和主要的症状,此为神经细胞广泛受累所致。如脑神经受损则导致相应的麻痹症状。脑内血管扩张充血、血流淤滞、内皮细胞受损可使血管通透性增高,引起脑水肿和颅内压增高,患者出现头痛、呕吐。严重者出现脑疝(brain hernia),其中小脑扁桃体疝可导致延髓呼吸中枢受压,患者可因呼吸骤停而致死。因脑膜有不同程度的炎症反应,临床上可出现脑膜刺激症状。

本病经治疗,患者多数在急性期后痊愈。病变较重者可出现痴呆、语言障碍、肢体瘫痪、脑神经麻痹等后遗症。

(二) 狂犬病

1. 病因和发病机制　狂犬病(rabies)是由狂犬病毒感染引起的传染病。犬、猫等为病毒的宿主。病犬或病猫咬伤人后,唾液中的病毒经伤口侵入体内,沿周围神经上行到中枢神经系统,在神经细胞内繁殖,引起病变。

2. 病理变化　肉眼观,脑和脊髓充血。镜下,可见弥漫性急性脑、脊髓炎改变。神经细胞变性、坏死,血管周围有淋巴细胞、浆细胞浸润,形成血管套现象。神经细胞内出现特征性的 Negri 小体(图 15-8),为神经细胞胞质内的包含体,呈圆形或椭圆形,边界清楚,嗜酸性,具有病理诊断意义。该包含体多见于海马锥体细胞和大脑锥体细胞。

3. 临床病理联系 临床表现为伤口疼痛、头痛、发热、不安、怕风,饮水时反射性咽喉痉挛,因此又称恐水病。后期可发生昏迷、呼吸衰竭。

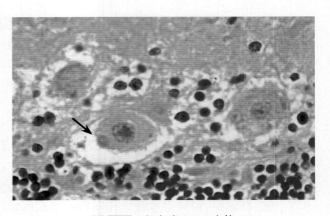

图 15-8 狂犬病 Negri 小体
椭圆形嗜酸性小体(↘)位于神经元胞质内,边界清楚
Figure 15-8 Negri body of rabies
Negri body is cytoplasmic, oval, eosinophilic inclusion that can be found in the neuron cell

三、海绵状脑病

海绵状脑病(spongiform encephalopathies)是一组以中枢神经系统慢性海绵状退行性变为特征的疾病,包括克-雅病(Creutzfeldt-Jacob disease、CJD)、库鲁(kuru)病、致死性家族性失眠症(fatal familial insomnia,FFI)、Gerstmann-Straussler 综合征(Gerstmann-Straussler Syndrome,GSS)以及动物的疯牛病、羊瘙痒症等。这些疾病的共同特点为:潜伏期长,病变部位只发生在中枢神经系统,不累及其他器官。

(一)病因和发病机制

该组疾病过去被划归为病毒感染性疾病,目前认为其致病因子是一种被称为朊粒(prion)的糖脂蛋白,又称朊蛋白(prion protein,PrP),因此该病又被称为 PrP(朊蛋白)病。正常的 PrP 为神经元的跨膜蛋白,相对分子质量为 $30×10^3$,可被完全降解,如果其蛋白构型由 α-螺旋构型转变成 β-折叠构型,这种异常的 PrP 不能被降解且具有传染性,可在神经系统沉积并导致神经系统疾病。但 PrP 引起海绵状脑病的具体机制尚不清楚。现代分子生物学研究结果显示,该组疾病多由于基因突变所致,如 CJD 和 FFI 患者可出现 PRNP 第 178 号编码子点突变。医源性感染引起 CJD 则见于角膜移植、体内电极植入、某些受感染生物制剂(如生长激素)的应用等。

(二)病理变化

海绵状脑病的典型肉眼表现为大脑萎缩。脑实质萎缩,皮质变薄、易碎。镜下见神经元胞质内以及神经毡(neuropil,一种由神经元突起、胶质细胞突起构成的网状结构)出现大量空泡,呈现海绵状外观(图 15-9),伴不同程度的神经元死亡、缺失及反应性胶质细胞增生,但无炎症反应。病变主要累及大脑皮质、深部灰质,呈灶状分布。CJD 由于病情进展迅速,脑萎缩常不明显;FFI 则有丘脑和下橄榄核明显的神经元缺失,胶质细胞增生,而不出现明显的海绵状改变。

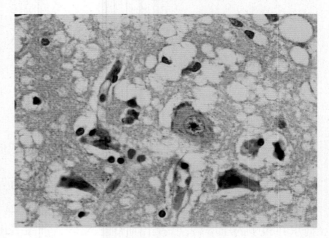

图 15-9 克-雅病病变
神经元内出现大量空泡,呈海绵状外观
Figure 15-9 Creutzfeldt-Jacob disease
CJD is predominantly characterized by "spongiform change" caused by intracellular vacuoles in neurons

(三)临床类型

CJD 少见,约 85% 的病例为散发,发病高峰为 70 岁,临床可出现步态异常、肌痉挛、共济失调和迅速发展的痴呆,平均存活期仅 7 个月,个别可生存数年。

Gerstmann-Straussler 综合征临床上以慢性小脑共济失调为特征,伴进行性痴呆,病程为数年。

FFI 临床表现为失眠,小脑共济失调,自主神经功能失调,木僵及昏迷,病程为数月至数年。

第三节　脱髓鞘疾病

原发性脱髓鞘(primary demyelination)是发生在神经系统的一组原因不明的疾病,其基本病变是原先已形成的髓鞘脱失,而轴索相对保留,脱失的髓鞘可以有限地再生。脱髓鞘疾病一般指原发性脱髓鞘。而感染、缺氧等引起的髓鞘脱失称为继发性脱髓鞘,某些遗传性髓鞘合成障碍性疾病则称为白质营养不良。

一、多发性硬化

多发性硬化(multiple sclerosis,MS)是最常见的脱髓鞘疾病,患者以中年女性为多见,临床上以病情反复发作与缓解交替为特征,病程数年至十余年。

此病病因不清,在北欧发病率高,而热带地区发病率较低。在欧洲种族中,已发现与特定的 HLA 抗原(A3,B7,DR2,Dx1)相关,此外,某些病毒(如麻疹病毒等)感染与遗传易感个体发病有关。动物实验研究结果提示,本病可能为多种因素诱发的变态反应性疾病,但确切的发病机制仍不清楚。

(一)病理变化

病变分布广泛,可累及大脑、脑干、脊髓、视神经等处。白质多于灰质。早期病变表现为多斑块状,呈粉红色或半透明,陈旧病灶则呈灰白色,质地较硬。

镜下,早期脱髓鞘病变多从静脉周围开始(静脉周围脱髓鞘),伴有血管周围单核细胞和淋巴细胞浸润。进行性脱髓鞘病灶边缘有较多单核细胞浸润,髓鞘变性崩解成颗粒状,并被吞噬细胞吞噬,形成泡沫细胞。轴索大多保存,部分因变性肿胀而扭曲断裂。少突胶质细胞减少或消失,星形胶质细胞反应性增生明显。晚期病灶胶质化,成为硬化斑。

部分病例病变主要累及脊髓和视神经,引起视力障碍和脊髓症状,此即视神经脊髓炎,又称 Devic 病。

(二)临床病理联系

本病病变广泛且轻重不一,临床表现多样,有大脑、脑干、小脑、脊髓和视神经损伤等症状,如肢体无力,感觉异常,视神经炎,痉挛性瘫痪,膀胱功能障碍等。病情发作和缓解交替的过程可持续多年。

二、吉兰－巴雷综合征

吉兰－巴雷综合征(Guillian-Barré syndrome)是常见的脊神经和周围神经脱髓鞘疾病。1916 年由 Guillian 和 Barré 两位学者报告而得名,又称急性特发性多神经炎或对称性多神经根炎。

多数患者发病前有诸如巨细胞病毒、EB 病毒或支原体感染,但少数病例病因不明。

(一)病理变化

病变主要累及运动和感觉神经根、后根神经节及周围神经干,也可累及脑神经。主要表现为:①神经节和神经内膜水肿及以淋巴细胞、巨噬细胞为主的炎症细胞浸润;②节段性脱髓鞘,崩解的髓鞘被巨噬细胞吞噬;③在严重病例,轴索可发生肿胀和断裂,相关肌群可发生去神经性萎缩。在反复发作的病例中,节段性脱髓鞘和受累神经纤维的修复过程反复进行,病变处神经鞘细胞突起与胶原纤维作同心圆状层层包绕,形成洋葱皮样改变(图 15-10)。

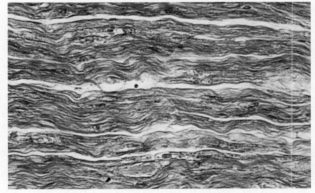

图 15-10　吉兰－巴雷综合征(Trichrome 染色)
髓鞘染成红色,胶原纤维染成蓝色。可见髓鞘崩解
Figure 15-10　Guillian-Barré syndrome(Trichrome staining)
Myelin sheath stained red,collagen fibers stained blue. The figure
showing the damage to myelin sheath

（二）临床病理联系

本病呈急性或亚急性临床经过，患者常表现为进行性上升性对称性麻痹、四肢软瘫，以及不同程度的感觉障碍。患者多数可完全恢复，少数严重者可引起致死性呼吸麻痹和双侧面瘫。脑脊液检查，出现典型的蛋白质增加而细胞数正常，即蛋白细胞分离现象。

三、急性播散性脑脊髓炎

急性播散性脑脊髓炎（acute disseminated encephalomyelitis）可见于病毒（麻疹、水痘、风疹）感染后或疫苗（如狂犬病疫苗，牛痘疫苗等）接种后，临床表现为发热、呕吐、嗜睡、昏迷。一般在病毒感染后 2~4 天或疫苗接种后 10~13 天发病。

病变特点为静脉周围脱髓鞘伴炎性水肿，以及以淋巴细胞和巨噬细胞为主的炎性细胞浸润。病变明显者，在小静脉周围有软化灶。用髓鞘染色可见脱髓鞘改变，轴索轻度破坏，大量小胶质细胞增生。本病脱髓鞘进展迅速。

本病并非由病毒直接感染所致，患者中枢神经组织中不能检出病毒，且引起的病变与实验性过敏性脑脊髓炎十分相似，故目前认为本病髓鞘损伤可能与髓鞘碱性蛋白所致的自身免疫反应有关。

第四节　变性疾病

变性疾病是一组原因不明的中枢神经系统疾病。其病变特点在于选择性累及 1~2 个功能系统的神经元而引起受累部位特定的临床表现。如累及大脑皮质神经元的病变，主要表现为痴呆；累及基底核锥体外运动神经系统引起运动障碍；累及小脑可导致共济失调。本组疾病的共同病理特点是受累部位神经元萎缩、死亡和胶质细胞增生。几种主要变性疾病见表 15-1

表 15-1　几种主要的变性疾病

病变部位	疾病	病变部位	疾病
大脑皮质	阿尔茨海默病		Shy-Drager 综合征，橄榄核脑桥小脑萎缩（OPCA）
	Pick 病		
基底核及脑干	Huntington 病	脊髓与小脑	Friedriech 共济失调
	帕金森病（震颤麻痹）		共济失调毛细血管扩张症
	进行性核上性麻痹	运动神经元	肌萎缩侧索硬化
	多系统萎缩，包括纹状体黑质变性		脊髓性肌萎缩

一、阿尔茨海默病

阿尔茨海默病（Alzheimer disease, AD）俗称早老性痴呆，是以进行性痴呆为主要临床表现的大脑变性疾病。起病多在 50 岁以后，发病率随着年龄的增长呈增高趋势，65~70 岁人群发病率约为 3%，75~84 岁人群发病率为 19%，84 岁以上人群发病率为 47%。临床上患者表现为精神状态改变，包括记忆、定向、智力、判断能力及情感障碍和行为失常等。女性发病约为男性的 2 倍，患者常在发病后 2~8 年死于营养不良、支气管肺炎以及全身衰竭。

（一）病理变化

肉眼观，脑萎缩明显，质量减轻，脑回变窄，脑沟增宽（图 15-11）。病变尤以额叶、顶叶及颞叶最明显，侧脑室及第三脑室扩张，继发性脑积水。小脑及脊髓结构正常。

镜下,本病主要组织学病变有:

(1) 老年斑(senile plaque) 为一种细胞外结构,直径 20~150 μm,其中心为淀粉样蛋白,周围由银染色阳性的神经细胞突起围绕(图 15-12)。老年斑多见于内嗅区皮质,海马 CA-1 区,其次为额叶和颞叶皮质,其数目与痴呆程度成正比。

(2) 神经原纤维缠结(neurofibrillary tangles) 神经原纤维增粗,扭曲形成缠结,HE 染色中较模糊,呈淡蓝色,而银染色最为清楚(图 15-13)。电镜下证实为双螺旋缠绕的细丝构成,在海马、杏仁核、颞叶内侧的皮质锥体细胞多见。此变化是神经元趋向死亡的标志。

(3) 颗粒空泡变性(granulovacuolar degeneration) 表现为神经元胞质中出现小空泡,内含嗜酸性颗粒,多见于海马的锥体细胞。

(4) Hirano 小体(Hirano body) 为神经元树突近端棒形嗜酸性小体,生化分析证实为肌动蛋白,多见于海马锥体细胞。

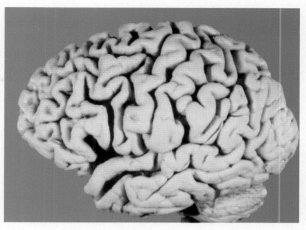

图 15-11 阿尔茨海默病
大体检查见大脑额、顶、颞叶皮质明显萎缩,脑回变窄,脑沟增宽
Figure 15-11 Alzheimer disease
Macroscopic examination of the brain shows a cortical atrophy with widening of the cerebral sulci and narrowing gyri, which are most pronounced in the frontal, temporal, and parietal lobes

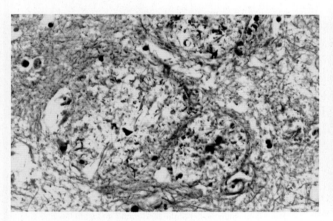

图 15-12 阿尔茨海默病
老年斑,由嗜银纤维集合而成
Figure 15-12 Alzheimer disease
Senile plaque is collections of silver-staining fibers

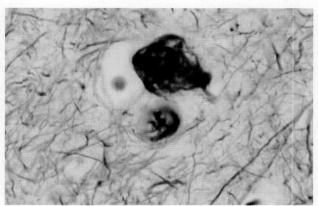

图 15-13 阿尔茨海默病(Bielschowsky 浸银染色)
神经原纤维缠结
Figure 15-13 Alzheimer disease(Bielschowsky silver staining)
Neurofibrillary tangles

上述变化均为非特异性病变,亦可见于无特殊病变的老龄脑。只有其数目增多达到诊断标准并具有特定分布部位时才能作为阿尔茨海默病的诊断依据。

(二)病因和发病机制

本病病因和发病机制不明,究竟是一种独立疾病还是一种加速的老化尚有争议。研究表明,本病的发病可能与受教育程度、遗传因素及神经细胞的代谢改变等因素有关,AD 的基本异常是两种蛋白 (Aβ 和 tau) 在特定大脑区域的聚集,分别以斑块和缠结的形式出现,而这些变化会导致包括神经元功能障碍、神经元死亡和炎症反应在内的继发改变。临床和实验证据表明,Aβ 产生是 AD 发生的关键初始事件,但确切的发病机制尚待研究。

二、帕金森病

帕金森病(Parkinson disease,PD)又称震颤麻痹(paralysis agitans),是一种神经元退行性疾病,其特征是由于黑质多巴胺能神经元的丢失而导致运动障碍。该病呈缓慢进行性,多发生在50岁以后。临床表现为震颤,肌强直,姿势及步态不稳,起步及止步困难,面部无表情,假面具样面容等。病程常在10年以上,患者常死于吸入性肺炎或跌伤。

本病的发生与蛋白质聚集、线粒体异常、黑质及大脑其他部位神经元丢失有关,但确切发病机制尚不清楚。

病理变化

肉眼观,黑质和蓝斑色素减少是本病的特征性改变(图15-14)。

镜下,可见病变处含有黑色素的神经细胞丢失,残留的神经细胞中可见Lewy小体(图15-15)。该小体位于胞质内,圆形或梭形,中心嗜酸性着色,边缘着色浅。电镜下,Lewy小体由细丝构成,中心细丝致密,周围则较松散。

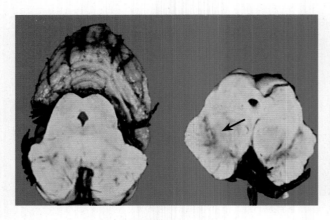

图15-14　帕金森病
左:帕金森病,黑质色素减少;右:正常黑质(↙)
Figure 15-14　Parkinson's disease
The left figure shows the pigment of the substantia nigra was reduced
in the Parkinson's disease. The right figure shows the normal
substantia nigra(↙)

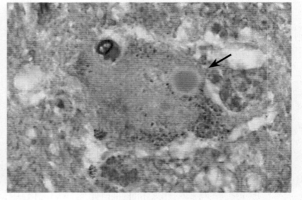

图15-15　Lewy小体
神经元胞体内见圆形小体,中心嗜酸性,小体边缘着色
浅,有亮晕(↙)
Figure 15-15　Lewy body
The cytoplasmic, eosinophilic, and round inclusion has a
dense core surrounded by a pale halo(↙)

由于黑质细胞的变性和脱失,多巴胺合成减少,以致多巴胺与乙酰胆碱的平衡失调而致病,近年来用左旋多巴来补充脑内多巴胺不足或用抗胆碱能药物来抑制乙酰胆碱的作用,对本病有一定的疗效。

晚期患者出现痴呆症状,部分老年痴呆患者大脑皮质神经元胞质中也可检出Lewy小体,然而两种变性疾病间是否有内在联系,尚不清楚。

三、肌萎缩侧索硬化

肌萎缩侧索硬化(amyotrophic lateral sclerosis,ALS)病变累及锥体束上、下运动神经元,上神经元在大脑皮质,其轴索经过内囊、脑干及皮质脊髓束与脑运动神经核或脊髓前角运动神经元相联系。几乎所有的病例为散发,发病年龄在40~50岁,男性多于女性。呈进行性经过,病程为2~6年。

病理变化

由于上位运动神经元变性,脊髓侧索中的皮质脊髓束的轴索消失和萎缩,髓鞘染色变浅。前角和脑神经运动核的下位运动神经元变性,导致前根或运动神经的轴索消失、萎缩,变成白色。这些神经元支配的骨骼肌中,出现广泛的神经源性肌纤维萎缩(图 15-16)。

此病确切的病因和发病机制尚不清楚。

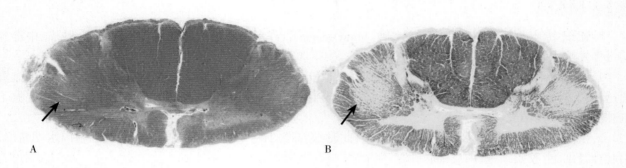

图 15-16 肌萎缩侧索硬化

A. HE 染色,可见脊髓的两侧侧索因变性而淡染(↗) B. Kluver-Barrera's 染色,上述侧索淡染区更加明显(↗)

Figure 15-16 Amyotrophic lateral sclerosis

A. Spinal cord showing loss of myelinated fibers (lack of stain) in corticospinal tracts (↗) (HE staining)

B. Spinal cord showing more obvious loss of myelinated fibers (lack of stain) in corticospinal tracts (↗) (Kluver-Barrera's staining)

第五节 中枢神经系统常见并发症

中枢神经系统疾病最常见且最重要的并发症为颅内压增高、脑水肿和脑积水,脑水肿和脑积水可引起或加重颅内压增高,三者可合并发生,互为因果,其后果严重,可导致患者死亡。

一、颅内压增高和脑疝形成

当侧卧位的脑脊液压力超过 2 kPa(正常为 0.6~1.8 kPa)即为颅内压增高。颅内压增高的主要原因是颅内占位性病变和脑脊液循环阻塞所致的脑积水。常见于脑肿瘤、脑出血和血肿形成、梗死、炎症等。

颅内压增高可引起脑移动、脑室变形,使脑组织嵌入大脑镰、小脑天幕和枕骨大孔导致脑疝形成(图 15-17)。常见的脑疝有如下类型:

1. 扣带回疝 又称大脑镰下疝,一侧大脑半球的血肿或肿瘤,引起中线向对侧移位,使同侧扣带回从大脑镰下缘疝入对侧。

2. 小脑天幕疝 又称海马沟回疝。由于小脑天幕以上的额叶或颞叶内侧占位病变引起脑组织体积增加,使海马沟回经小脑天幕孔向下膨出,结果导致:①同侧动眼神经受压:同侧瞳孔一过性缩小,继之散大并固定;②中脑及脑干受压后移:导致意识丧失,血管牵拉过度使脑组织出血坏死,导致昏迷甚至死亡;③中脑侧移:使对侧大脑脚受压于该侧小脑天幕,形成 Kernohan 切迹,严重者导致脑组织出血坏死。

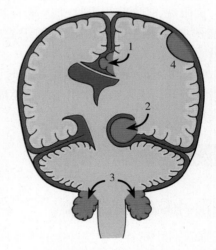

图 15-17 脑疝模式图

1. 扣带回疝;2. 小脑天幕疝;3. 小脑扁桃体疝;
4. 硬膜外血肿

Figure 15-17 Cerebral hernia pattern diagram

1. Cerebral falx hernia;2. Transtentorial hernia;
3 Tonsillar hernia;4. Epidural hematoma

3. 小脑扁桃体疝　又称枕骨大孔疝。颅内压增高、颅后窝占位病变将小脑和延髓推向枕骨大孔并向下移位而引起小脑扁桃体疝，疝入枕骨大孔的小脑扁桃体和延髓呈圆锥状，其腹侧出现枕骨大孔压迹，由于延髓受压，生命中枢及网状结构受损，严重时可引起呼吸变慢甚至骤停，心脏停搏而死亡。

二、脑水肿

脑组织中因液体过多贮积形成脑水肿（brain edema）。许多病理过程如缺氧、梗死、炎症、肿瘤、中毒等均可伴发脑水肿。

1. 血管源性脑水肿　血管壁通透性增加是导致脑水肿最常见的原因。毛细血管损伤或新生毛细血管通透性明显增强，血中的液体渗入细胞外间隙，形成脑水肿。白质水肿较灰质更明显。此类水肿主要见于脑肿瘤、出血、创伤或炎症。

2. 细胞毒性脑水肿　多见于缺血或中毒，此时细胞膜的钠-钾依赖性 ATP 酶失活，细胞内水钠潴留，引起神经细胞、胶质细胞、内皮细胞肿胀。病变主要累及灰质。

上述两种脑水肿常同时存在，尤其是在缺血性脑病时更明显。

肉眼观，脑体积及质量增加，脑回宽而扁平，脑沟变窄。白质水肿明显，脑室缩小，严重者伴脑疝形成。镜下，脑组织疏松，细胞与血管周围空隙变大。电镜下，星形细胞足突肿胀，细胞外间隙增宽。但细胞毒性水肿时，细胞外间隙增宽并不明显。

三、脑积水

脑脊液量增多使脑室扩张称为脑积水（hydrocephalus）。其主要原因是脑脊液循环阻塞或脑脊液吸收减少。阻塞的原因有先天畸形、炎症、外伤、肿瘤、蛛网膜下腔出血等。其中脑室内通路阻塞引起的脑积水称阻塞性或非交通性脑积水；如脑室通畅，而因蛛网膜颗粒或绒毛吸收脑脊液障碍所致的脑积水称为交通性脑积水。此外脉络丛乳头状瘤因分泌过多脑脊液也可导致脑积水。

肉眼观，轻度脑积水时，脑室轻度扩张，脑组织轻度萎缩。严重脑积水时，脑室高度扩张，脑组织受压萎缩、变薄，神经组织大部分萎缩或消失（图 15-18）。

婴幼儿颅骨闭合前发生脑积水时，可出现进行性头颅变大，颅骨缝分开。成人脑积水由于颅腔不能增大，主要表现为颅内压增高症状。

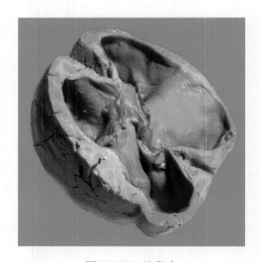

图 15-18　脑积水
侧脑室高度扩张，脑实质受压萎缩变薄
Figure 15-18　Hydrocephalus
The lateral ventricle is markedly dilated, and the parenchyma is thinned and shrunken

第六节　神经系统肿瘤

一、中枢神经系统肿瘤

原发性中枢神经系统肿瘤的发生率为（5~10）/10 万，其中胶质瘤占 40%，脑膜瘤占 15%，神经鞘瘤约占 8%。儿童常见颅内肿瘤为胶质瘤和髓母细胞瘤。根据肿瘤的生物学行为，WHO 采用四级法对中枢神经系统肿瘤进行分级（Ⅰ、Ⅱ、Ⅲ和Ⅳ级），其中Ⅰ和Ⅱ级是低级别肿瘤，预后较好；Ⅲ和Ⅳ级是高级别肿瘤，预后较差。颅内肿瘤可引起以下症状：①肿瘤压迫或破坏周围脑组织导致局部神经症状，如癫痫、瘫痪、视野缺损等；②颅内占位病变引起的颅内压增高症状，表现为头痛、呕吐、视盘水肿等。神经系统常见肿瘤分类见表 15-2。

表 15-2 神经系统常见肿瘤

神经上皮组织肿瘤	其他脑膜相关病变
星形细胞肿瘤	血管母细胞瘤
少突胶质细胞肿瘤	**脑神经和脊神经根肿瘤**
少突星形细胞肿瘤	神经鞘瘤
室管膜肿瘤	神经束膜瘤
脉络丛肿瘤	神经纤维瘤
神经元和混合性神经元-胶质肿瘤	恶性外周神经鞘瘤
其他神经上皮肿瘤	**鞍区肿瘤**
松果体区肿瘤	颅咽管瘤
胚胎性肿瘤	鞍区颗粒细胞肿瘤
脑膜肿瘤	垂体细胞瘤
脑膜瘤	腺垂体梭形细胞嗜酸细胞瘤
间质肿瘤	**CNS 生殖细胞肿瘤**
血管周细胞瘤	**淋巴和造血系统肿瘤**
原发性黑色素细胞病变	**转移性肿瘤**

(一)神经上皮组织肿瘤

神经上皮组织肿瘤具有与体内其他部位肿瘤不同的生物学特性。①良恶性的相对性:胶质瘤无论良性还是恶性均无包膜形成,即使分化良好的肿瘤如生长在手术禁区,也因无法完全切除,预后不佳;②局部浸润:胶质瘤的浸润性生长主要累及血管周围间隙、软脑膜、室管膜和神经纤维束间;③转移方式:脑脊液转移是颅内肿瘤常见的转移方式,特别是位于脑室旁、脑池旁的肿瘤转移的概率更大,而发生颅外转移极少见。

1. 星形细胞肿瘤(astrocytic tumours)此类肿瘤约占颅内肿瘤的30%,约占神经上皮源性肿瘤的40%,约占胶质瘤的78%。中年人最多见,高峰年龄为30~40岁;肿瘤部位以大脑额叶和颞叶最多见,有时多叶受累。按照2016版WHO中枢神经系统肿瘤分类目录,除了组织学分型外,可以依据分子遗传学特征(异柠檬酸脱氢酶,isocitrate dehydrogenase,IDH)加入分子分型,如果未检测分子分型则用"NOS"(未确定分子类型)标明。星形细胞肿瘤分为:弥漫性星形细胞肿瘤(IDH突变型、IDH野生型、NOS)、间变性星形细胞肿瘤(IDH突变型、IDH野生型、NOS)、胶质母细胞瘤(IDH野生型、IDH突变型、NOS)、毛细胞型星形细胞瘤、室管膜下巨细胞型星形细胞瘤、多形性黄色瘤型星形细胞瘤等类型。

WHO依据核异型性、核分裂活跃程度、细胞密度、血管内皮细胞增生和坏死等进行组织学分级(I~IV级):I级的细胞核无异型性,增生不活跃,无核分裂、血管内皮增生和坏死,预后良好;II级的细胞核异型性较明显,增生较活跃,偶见核分裂象,无血管内皮增生和坏死,预后介于I级和III级之间;III级的细胞密度增高,核异型性明显,增生活跃,核分裂象易见,无血管内皮增生和坏死,肿瘤为恶性;IV级的细胞密度显著增高,核异型性更突出,增生极度活跃,可见较多病理性核分裂象,有肾小球样血管内皮增生和(或)假栅栏样小灶性坏死,肿瘤为高度恶性。

(1) 毛细胞型星形细胞瘤(pilocytic astrocytoma)好发于儿童和青少年,生长极为缓慢,相当于WHO I级。该瘤常位于小脑、第四脑室底部、第三脑室、丘脑和视神经,有时也发生在大脑半球。瘤细胞的形态特点为双极肿瘤细胞——两端发出纤细的突起,状如毛发。其他具有诊断意义的特征性结构是Rosenthal纤维和嗜伊红颗粒小体。本瘤预后相对较好。毛细胞黏液样型星形细胞瘤则具有明显的黏液样基质和以血管为中心的形态单一的双极性肿瘤细胞构成，通常没有 Rosenthal 纤维和嗜伊红颗粒小体，暂定为 WHO Ⅰ 级。

（2）弥漫型星形细胞瘤（diffuse astrocytoma）　是最常见的星形细胞肿瘤（WHO Ⅱ级），高峰年龄为 20~40 岁。IDH 突变型患者的预后好于 IDH 野生型患者。可发生于任何部位，多位于幕上白质内，浸润性生长，切面灰白色，质地因肿瘤内胶质纤维多少而异，可呈胶冻状，或可形成含有清亮液体的囊腔。这类肿瘤影像学表现多样。CT 扫描肿瘤边界欠清，密度均匀的颅内病灶，反差不增强，早期可有钙化、囊性变。MRI 肿瘤 T1W 呈低信号，T2W 呈高信号。依据细胞形态可将弥漫型星形细胞瘤进一步分为纤维型星形细胞瘤（图 15-19）、原浆型星形细胞瘤和肥胖型星形细胞瘤。纤维型最常见，主要由纤维形的星形肿瘤细胞构成，细胞密度低到中等，胞质不明显，呈"裸核"状，即伸长呈雪茄烟状，或不规则核浓染，这是与正常或反应性星形细胞区别的要点。如果没有核分裂象，即使出现了明显的核异型性仍诊断弥漫型星形细胞瘤（WHO Ⅱ级）。在细胞密度较高的区域，肿瘤性细胞突起形成疏松的纤维基质。存在含黏液的微囊也是其病变特点之一，常很易在组织切片中辨认。

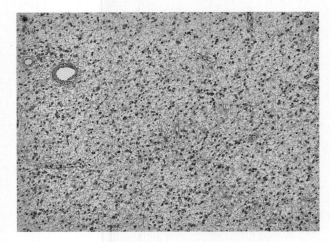

图 15-19　弥漫型星形细胞瘤
肿瘤由均匀分布的中等密度的胶质细胞构成
Figure 15-19　Astrocytoma
A moderately cellular tumour composed of uniform astrocytic cells

（3）间变型星形细胞瘤（anaplastic astrocytoma）　肿瘤细胞出现间变，即细胞密度增加，出现多形性，核深染，核分裂象和点灶状坏死等。间变型星形细胞瘤相当于 WHO Ⅲ级。组织学上呈现区域性或弥漫性高密度细胞区是重要的诊断标准。间变型星形细胞瘤在影像学上通常呈边界不清的低密度病灶和部分强化，但缺少胶质母细胞瘤的典型环状强化。

（4）胶质母细胞瘤（glioblastoma）　为高度恶性的星形细胞瘤（WHO Ⅳ级），IDH 野生型患者的预后好于 IDH 突变型患者。胶质母细胞瘤的三个组织学亚型（巨细胞型、上皮样型、胶质肉瘤）均为 IDH 野生型。由分化差的肿瘤性星形细胞构成。多见于成人的额叶、颞叶白质，此瘤浸润范围广，常可穿过胼胝体到对侧，呈蝴蝶状生长。瘤体常因出血坏死而呈红褐色。组织学特点包括细胞多形性，核不典型，高分裂活性，血管内血栓形成，微血管增生和坏死。微血管增生和假栅栏状坏死是其区别于间变型星形细胞瘤的主要特征。胶质母细胞瘤可从弥漫型星形细胞瘤（WHO Ⅱ级）发展而来（继发性胶质母细胞瘤），但更常见的是临床病史短，没有低恶性前期病变的原发性胶质母细胞瘤。肿瘤发展迅速，预后极差，患者多在 2 年内死亡。

星形细胞肿瘤的细胞骨架含有胶质细丝酸性蛋白（GFAP），可用免疫组织化学方法显示，是该类肿瘤较为特异的标志物。研究表明，*TP53* 基因突变是星形细胞瘤常见的遗传学改变。

2. 少突胶质细胞肿瘤（oligodendroglial tumours）　此种肿瘤按分化程度分为少突胶质细胞瘤（oligodendroglioma）和间变型少突胶质细胞瘤（anaplastic oligodendroglioma）。

（1）少突胶质细胞瘤　好发于成年人的大脑半球，以额部最多发，癫痫和头痛为最常见的症状。患者病程长，生存 5 年以上的不少见。瘤细胞分化良好，弥漫浸润，形态类似少突胶质细胞。分子分型包括 2 类：IDH 突变伴 1p/19q 共缺失型，NOS 型。组织学相当于 WHO Ⅱ级。在 CT 和 MRI 上肿瘤显影明显，常伴有钙化。MRI 上，肿瘤 T1W 为低信号，T2W 为高信号，瘤周脑组织水肿不明显。肉眼观，肿瘤灰红色，边界清楚，常伴有出血、囊性变和钙化。少突胶质细胞瘤细胞密度中等，大小一致，形态单一，圆形，核圆形居中，有核周空晕（图 15-20）。细胞弥漫排列，间质富有分支状血管并伴有不同程度的钙化。有些少突胶质细胞瘤内含小肥胖细胞，这些细胞胞质丰富，核偏位，GFAP 阳性，被称为小肥胖细胞或微肥胖细胞。

（2）间变型少突胶质细胞瘤 是具有灶性或弥漫恶性病变特征的少突胶质细胞瘤，预后差。分子分型包括 2 类：IDH 突变伴 1p19q 共缺失型，NOS 型。组织学相当于 WHO Ⅲ 级。间变型少突胶质细胞瘤伴灶性或弥漫恶性组织学特征：如细胞密度增高，明显的细胞异型性和核分裂象增多，可见微血管增生和坏死。

免疫组织化学染色时可见少突胶质细胞肿瘤不同程度地表达 S-100 蛋白、CD57、Oligo2、MBP（碱性髓鞘蛋白）等。在遗传学上，有 60%~80% 的少突胶质细胞肿瘤有染色体 1p 和 19q 丢失，此类患者对 PCV（丙卡巴肼 + 洛莫司汀 + 长春新碱）化学治疗敏感，较无 1p 和 19q 丢失患者预后好。因此，通过荧光原位杂交（FISH）等辅助手段检测细胞遗传学改变，达到准确诊断非常必要。

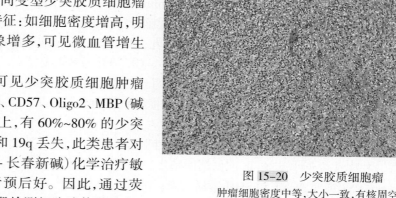

图 15-20 少突胶质细胞瘤
肿瘤细胞密度中等，大小一致，有核周空晕
Figure 15-20 Oligodendroglioma
Moderate cellularity, monomorphic cells with uniform round nuclei and perinuclear halos

3. 少突星形细胞肿瘤（oligoastrocytoma tumours）是少突胶质细胞和星形细胞混合性的肿瘤，分为少突星形细胞瘤（oligoastrocytoma）和间变型少突星形细胞瘤（anaplastic oligoastrocytoma）。新版 WHO 分类中，少突星形细胞瘤的诊断并不被推荐，但因目前缺乏相应的分子检测，故该两种类型的肿瘤均暂定为 NOS。少突星形细胞瘤是由明显的两种不同类型的肿瘤细胞构成的肿瘤，细胞形态类似少突胶质细胞瘤和弥漫型星形细胞瘤，组织学相当于 WHO Ⅱ 级。而间变型少突星形细胞瘤是具有恶性特征的少突星形细胞肿瘤，不仅瘤细胞具有两种形态，而且肿瘤细胞密度增高，核异型性、多形性明显，核分裂象增多。组织学相当于 WHO Ⅲ 级。

4. 室管膜肿瘤（ependymal tumours） 起源于脑室内衬的室管膜细胞和脊髓中央管的残余室管膜细胞。室管膜肿瘤的组织病理学改变和生物学行为改变不一。包括室管膜下瘤（WHO Ⅰ 级）、黏液乳头型室管膜瘤（WHO Ⅰ 级）、室管膜瘤（WHO Ⅱ 级）、室管膜瘤（RELA 融合基因阳性，WHO Ⅱ~Ⅲ 级）、间变型室管膜瘤（WHO Ⅲ 级），其中以室管膜瘤最为常见。

室管膜瘤（ependymoma）可发生于脑室系统任何部位，以第四脑室最常见，在脊髓则好发于颈段和颈-胸段。患者以儿童和青少年居多。RELA 融合基因阳性室管膜瘤均位于幕上，预后差。

肉眼观，肿瘤境界清楚，球状或分叶状，切面灰白色，质地均匀或颗粒状，可伴有出血、囊性变或钙化。镜下，肿瘤细胞大小形态一致，梭形或胡萝卜形，胞质丰富，核圆形或椭圆形，可见肿瘤细胞围绕空腔呈腺管状排列，形成菊形团结构，或肿瘤细胞围绕血管排列，并以细长胞突与血管壁相连，形成假菊形团（图 15-21）。根据组织结构，可将室管膜瘤分为以下主要亚型：①富细胞型室管膜瘤；②乳头状室管膜瘤；③透明细胞型室管膜瘤；④伸长细胞型室管膜瘤等。本瘤生长缓慢，可存活 8~10 年。发生于第四脑室者预后较差。

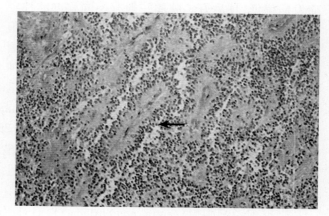

图 15-21 室管膜瘤
可见肿瘤细胞围绕血管呈放射状排列，形成假菊形团（←）
Figure 15-21 Ependymoma
Perivascular pseudorosettes (←) originate from tumour cells arranged radially around blood vessels

大部分室管膜瘤细胞表达 GFAP、S-100、波形蛋白和上皮细胞膜抗原（EMA）。

5. 脉络丛肿瘤（choroid plexus tumours）   肿瘤起源于脑室内的脉络丛上皮细胞，好发于儿童。分为脉络丛乳头状瘤（choroid plexus papilloma）（WHO Ⅰ 级）、不典型脉络丛乳头状瘤（atypical choroid plexus papilloma）（WHO Ⅱ 级）、脉络丛癌（choroid plexus carcinoma）（WHO Ⅲ 级）。

脉络丛乳头状瘤为良性肿瘤，缓慢生长，常引起脑脊液的流动障碍。外科手术可以治愈。不典型脉络丛乳头状瘤是核分裂象增加，高复发的一种脉络丛乳头状瘤。脉络丛癌是脉络丛乳头状肿瘤的恶性亚型，显示间变特征，常侵及周围脑组织，常见脑脊液转移。CK 阳性为其重要特点。

6. 胚胎性肿瘤（embryonal tumours）   包括髓母细胞瘤（medulloblastoma）（WHO Ⅳ 级）、中枢神经系统胚胎性肿瘤（NOS，WHO Ⅳ 级）和非典型畸胎样/横纹肌样肿瘤（atypical teratoid / rhabdoid tumour）（WHO Ⅳ 级）。

髓母细胞瘤   是中枢神经系统最常见的胚胎性肿瘤，多见于小儿，其次为儿童与青年，发病高峰年龄在 10 岁左右。肿瘤常位于小脑蚓部，占据第四脑室，部分病例可发生于小脑半球。此瘤为高度恶性肿瘤，WHO Ⅳ 级，分子 P53 突变、WNT 和 SHH 激活与患者的预后及治疗有关。

患者常出现共济失调和步态紊乱，嗜睡、头痛和晨起呕吐等颅内压增高症状。在 CT 和 MRI 上，髓母细胞瘤为高密度信号影，增强后均匀强化。

肉眼观，有的质硬而界限清楚，有的质软而界限不清，有些病例可见大片出血。镜下，肿瘤由原始未分化细胞构成，肿瘤细胞呈圆形、椭圆形或胡萝卜形，胞核着色深，胞质少而边界不清，核分裂象较多。细胞密集，常构成 Homer-Wright 菊形团，即肿瘤细胞环绕纤细的神经纤维中心做放射状排列（图 15-22），对髓母细胞瘤的病理诊断有一定意义。少数病例可向神经细胞分化。肿瘤易经脑脊液播散。免疫组织化学 GFAP、Syn、NSE 等标志物阳性。由于肿瘤恶性程度高，预后差，5 年生存率约为 50%，10 年生存率仅为 25%。

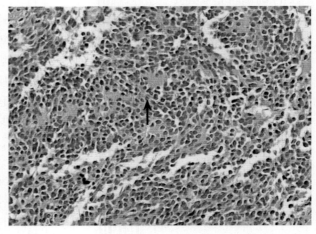

图 15-22   髓母细胞瘤

肿瘤细胞大小一致，细胞质少，肿瘤细胞围绕纤细的神经纤维呈放射状排列，形成菊形团结构（↑）

Figure 15-22   Medulloblastoma

Rosettes originate from uniform tumor cells with little cytoplasm arranged radially around the nerve fiber（↑）

7. 神经元和混合性神经元-胶质肿瘤   这类肿瘤发病率低，预后好。肿瘤一般有不同程度的神经元分化和较少的胶质分化。包括节细胞瘤和节细胞胶质瘤（WHO Ⅰ 级）、胚胎发育不良性神经上皮肿瘤（WHO Ⅰ 级）、中枢神经细胞瘤（WHO Ⅱ 级）、脊髓副神经节瘤（spinal paraganglioma）（WHO Ⅰ 级）等。

节细胞瘤和节细胞胶质瘤（gangliocytoma and ganglioglioma）在颅内肿瘤中占 1.3%，好发于青年人，发病部位多见于幕上。CT 显示一个局限的实性肿块或囊肿。镜下，节细胞瘤主要由大的神经细胞构成，且神经细胞排列紊乱、分布不规则。间质内为非肿瘤性星形细胞和胶质纤维网。免疫组织化学示神经细胞 Syn 和 NF 标志物阳性，而间质内的星形细胞 GFAP 阳性。节细胞胶质瘤除了肿瘤性神经细胞外，间质内为肿瘤性胶质细胞，且多为分化好的胶质瘤。

中枢神经细胞瘤（central neurocytoma）伴有神经元分化的肿瘤，少见，在颅内肿瘤中占 0.25%~0.5%。好发年龄为 20~40 岁。肿瘤多位于侧脑室，常引起颅内压增高。镜下，肿瘤组织由成片的、形态一致的小细胞构成，核圆形，胞质透明，与少突胶质细胞瘤形态类似，另可见 Homer-Wright 假菊形团。

胚胎发育不良性神经上皮肿瘤通常指位于幕上的良性胶质神经元性肿瘤，发生于儿童和年轻人，特点是绝大多数病灶定位于皮质部位、伴长期难治性的部分发作癫痫病史。典型的病理表现为柱状和多结节样结构,通常与皮质发育不良有关。

8. 松果体区肿瘤(tumours of the pineal parenchymal) 与松果体细胞相关,具有神经内分泌功能。肿瘤起源于松果体细胞或其胚胎前体细胞,分化程度从成熟细胞到原始、不成熟细胞。包括松果体细胞瘤(pineocytoma)(WHO Ⅰ级)、中分化松果体实质细胞瘤(pineal parenchymal tumour of intermediate differentiation)(WHO Ⅱ/Ⅲ级)、松果体母细胞瘤(pinealoblastoma)(WHO Ⅳ级)和松果体区乳头状肿瘤(papillary of the pineal parenchymal)(WHO Ⅱ/Ⅲ级)。

（二）脑膜肿瘤

脑膜肿瘤(meningeal tumours)是发生于脑膜的一组肿瘤,大部分起源于脑膜皮细胞。包括脑膜瘤(meningiomas)(WHO Ⅰ级)、非典型脑膜瘤(WHO Ⅱ级)、间变型脑膜瘤(WHO Ⅲ级)。大多数肿瘤生长缓慢,预后好。

肿瘤常好发于成人,女性多见。大部分脑膜瘤发生于颅内、眶内和脊柱腔内。颅内脑膜瘤大部分发生在大脑凸面,常与大脑镰相关。其他好发部位包括嗅沟、蝶骨嵴、鞍旁、视神经、岩骨嵴、小脑幕、颅后窝和脑室内。脊膜瘤好发于胸段。非典型和间变型脑膜瘤发生在大脑镰和侧凸面。恶性脑膜瘤易转移到肺、胸膜、骨和肝。MRI 示为等信号,部分钙化时增强后可强化。肿瘤旁有"硬脑膜尾",为其特征性表现。

肉眼观,肿瘤与硬膜紧密相连,呈膨胀性生长,有包膜,球形或分叶状,压迫脑组织。肿块质实,灰白色颗粒状,可见白色钙化,偶见出血。镜下特征性图像为脑膜皮细胞呈大小不等同心圆漩涡状(图15-23)(上皮型);瘤细胞还可为梭形,呈致密交织束状结构,有的胞核可呈栅栏状排列,其间可见网状纤维或胶原纤维(纤维型),也可呈现以上两种图像的过渡或混合(过渡型),WHO Ⅰ级的脑膜瘤还包括砂粒体型脑膜瘤、血管瘤型脑膜瘤、微囊型脑膜瘤、分泌型脑膜瘤、富于淋巴浆细胞型脑膜瘤和化生型脑膜瘤。

脊索瘤样型脑膜瘤(WHO Ⅱ级)组织学类似脊索瘤,黏液背景,间质慢性炎症细胞浸润。透明细胞型脑膜瘤(WHO Ⅱ级)含有多角形、胞质透明、PAS染色阳性富含糖原细胞。非典型脑膜瘤(WHO Ⅱ级):脑组织侵犯和核分裂象≥4 个/10HPF 作为诊断非典型脑膜瘤的组织学标准。乳头状脑膜瘤、横纹肌样型脑膜瘤和间变型(恶性)脑膜瘤均组织学相当于WHO Ⅲ级。

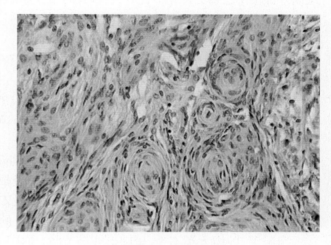

图 15-23 脑膜瘤
梭形的肿瘤细胞呈同心圆或漩涡状排列
Figure 15-23 Meningioma
Meningioma is composed of spindle-shaped cells,
which form concentric or spiral pattern

大部分脑膜瘤表达上皮膜抗原(EMA)、波形蛋白和孕激素受体(PR),有些脑膜瘤表达 S-100 蛋白。分泌型脑膜瘤假沙砾体 CEA 强阳性,假沙粒体周围细胞角蛋白阳性。良性脑膜瘤手术切除后有 20% 的复发率。脑膜瘤是第一个确认有细胞遗传学改变的实体瘤,最常见的改变是 22 号染色体的缺失。

（三）鞍区肿瘤

鞍区肿瘤(tumors of the sellar region)是起源于颅底的肿瘤,可累及中枢神经系统,病变扩展可引起视神经和下丘脑综合征。最常见的是垂体腺瘤,按传统,该肿瘤不列入中枢神经系统肿瘤中。其他常见的鞍区病变包括颅咽管瘤(craniopharyngioma)(WHO Ⅰ级)、鞍区颗粒细胞肿瘤(granular cell tumor in the sellar region)(WHO Ⅰ级)、垂体细胞瘤(pituicytoma)(WHO Ⅰ级)和腺垂体梭形细胞嗜酸细胞瘤(spindle cell oncocytoma of the adeno hypophysis)(WHO Ⅰ级)。

颅咽管瘤:是常见的鞍区病变,是儿童最常见的非神经上皮性肿瘤,推测可能起源于拉特克囊(Rathke pouch)上皮,主要累及儿童和年轻人,无明显性别差异。具有两种临床病理亚型:造釉细胞型和乳头型。

造釉细胞型颅咽管瘤的囊壁富含胆固醇、棕黄色"机油样"液体和少许碎屑。乳头型无"机油样"成分。组织学上,造釉细胞型颅咽管瘤周边的柱状和多角形鳞状细胞栅栏状排列在基底膜上,内层细胞结构疏松形成海绵样"网状"外观。囊内衬扁平上皮细胞。诊断特点是存在"湿角化物",结节状结构多于层状结构,易形成营养不良性钙化。乳头型颅咽管瘤常由片状复层扁平上皮构成,不形成栅栏状结构。

(四)生殖细胞肿瘤

生殖细胞肿瘤(germ cell tumors)形态学改变和免疫学表型与起源于性腺和其他脑脊髓外的生殖细胞肿瘤相似,包括生殖细胞瘤(germinoma)、成熟型畸胎瘤(mature teratoma)、未成熟型畸胎瘤(teratoma with malignant transformation)、卵黄囊瘤(内胚窦瘤)(yolk sac tumor/endodermal sinus tumor)、胚胎性癌(embryonal carcinoma)、绒毛膜癌(choriocarcinoma)和混合性生殖细胞肿瘤(mixed germ cell tumors)。

(五)造血系统肿瘤

造血系统肿瘤(tumors of the haematopoietic system)是发生于 CNS 的恶性淋巴瘤。就诊时没有神经系统以外部位淋巴瘤的证据。此外,CNS 还可发生组织细胞性肿瘤,如朗格汉斯组织细胞增生症等。

二、脑神经和外周神经肿瘤

脑神经和外周神经肿瘤(tumors of cranial and peripheral nerves)组织学和相关临床特点多种多样,更易发生于家族性综合征中,特别是神经纤维瘤病。主要的临床病理分类包括:神经鞘瘤(neurilemmoma)(WHO Ⅰ级)、神经纤维瘤(neurofibroma)(WHO Ⅰ级)、神经束膜瘤(perineurioma)(WHO Ⅰ/Ⅱ/Ⅲ级)和恶性外周神经鞘瘤(malignant peripheral nerve sheath tumour,MPNST)(WHO Ⅱ级、Ⅲ级或Ⅳ级)。

(一)神经鞘瘤

神经鞘瘤(neurilemmoma)又称施万细胞瘤(Schwannoma),是源于施万细胞的良性肿瘤。可发生在全身各处周围神经,也可发生在颅内和椎骨内的神经根或交感神经。发生于周围神经的神经鞘瘤多见于四肢屈侧较大的神经干,在颅内则多见于听神经,故又称听神经瘤,因其位于小脑脑桥角,又称小脑脑桥角瘤。此瘤也可见于三叉神经。研究表明,大约 60% 的神经鞘瘤可检测到 NF2 基因突变。

肉眼观,肿瘤大小不一,呈圆形或结节状,质实,有完整包膜。常压迫周围组织,但不发生浸润。切面灰白或灰黄色略透明,可见漩涡状结构,有时可见出血或囊性变。

镜下,有两种组织形态。①束状型(Antoni A 型):肿瘤细胞为细长梭形,境界不清,核长圆形,相互紧密平行排列,呈栅栏状或不完全的漩涡状排列,称 Verocay 小体(图 15-24);②网状型(Antoni B 型):细胞稀少,排列成疏松的网状结构,细胞间有较多黏液样液体,并常有小囊腔形成。以上两种结构往往同时存在于同一肿瘤中,其间有过渡形式,但多数以其中一种结构为主。病程长的肿瘤,细胞减少,胶原纤维增多,形成纤维瘢痕并发生透明变性。

(二)神经纤维瘤

神经纤维瘤(neurofibroma)多发生于皮下,单发或多发,多发性者又称神经纤维瘤病。

肉眼观,皮肤及皮下单发神经纤维瘤境界明显,但无包膜,质实,切面灰白略透明,有的切面呈漩涡

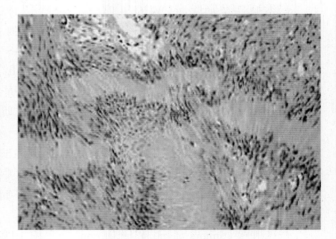

图 15-24　神经鞘瘤
肿瘤细胞梭形,胞核互相紧密平行排列,呈栅栏状
Figure 15-24　Neurilemmoma
The neurilemmoma is composed of spindle-shaped cells, and the palisades arrangement of nuclei is characteristic histologic feature

状,但很少发生变性、囊腔形成或出血。

镜下,由神经鞘膜细胞和成纤维细胞构成,排列紧密,成小束并分散在神经纤维之间,伴有网状纤维、胶原纤维及黏液样基质。

(三)恶性外周神经鞘瘤

恶性外周神经鞘瘤(malignant peripheral nerve sheath tumor,MPNST)约占软组织肉瘤的 10%,可由外周神经纤维瘤,尤其是神经纤维瘤病恶变形成,神经鞘瘤恶变则少见。该瘤常呈多发性,具有较高侵袭性。镜下颇似纤维肉瘤,有较多核分裂象伴有血管增生和细胞坏死。该瘤主要见于 30~60 岁的成年人,儿童和青少年也可发生,但较为少见。病程长,一般在 5 年以上。抑癌基因 *NF1* 突变是最显著的改变,常见的突变前几位依次是缺失、直接终止、外显子缺失等。

三、转移性肿瘤

中枢神经系统的转移性肿瘤约占全部脑肿瘤的 25%~50%,恶性肿瘤死亡病例中有 10%~15% 可有脑转移。最易发生脑转移的恶性肿瘤是肺癌,其次是乳腺癌、黑色素瘤、结肠癌等。

中枢神经系统转移性肿瘤有三种形态。①转移结节:常发生于白质和灰质交界处及脑的深部。②软脑膜癌病:肿瘤细胞沿蛛网膜下隙弥漫性浸润,局部脑膜可见大小不等的结节状斑块;由于脑脊液循环受阻,可导致脑积水。③脑炎型转移:弥漫性血管周围肿瘤细胞浸润可形成局限性结节或广泛转移。脑的转移瘤常伴有出血、坏死、囊性变及液化。

易混概念

■ **1. 卫星现象与噬神经细胞现象**

卫星现象指损伤的神经元周围有 5 个以上少突胶质细胞围绕。噬神经细胞现象指神经细胞死亡后,小胶质细胞或血源性巨噬细胞包围吞噬死亡的神经细胞现象。

■ **2. 扣带回疝与海马沟回疝**

扣带回疝又称大脑镰下疝,一侧大脑半球的血肿或肿瘤,引起中线向对侧移位。海马沟回疝是指脑内占位病变引起脑组织体积增大,海马沟回经小脑天幕孔向下膨出,结果导致同侧动眼神经受压,出现同侧瞳孔散大。

■ **3. 菊形团与假菊形团**

菊形团是指肿瘤细胞围绕空腔呈腺管样排列或围绕嗜银性神经纤维中心做放射状排列,见于髓母细胞瘤、神经母细胞瘤及室管膜瘤等。假菊形团即瘤细胞围绕血管呈放射状排列,并以细长胞突与血管壁相连,多见于室管膜瘤等。

■ **4. 脑水肿与脑积水**

脑组织中因液体在组织间隙中过多储积,形成脑水肿。脑积水是指因脑脊液循环阻塞或脑脊液吸收障碍,液体积聚在脑室内,导致脑室扩张。

■ **5. Negri 小体与 Lewy 小体**

Negri 小体为神经细胞质内的包含体,呈圆形或椭圆形,边界清楚,嗜酸性,多见于海马锥体细胞和大脑锥体细胞,是狂犬病具有特征性诊断意义的病毒包含体。Lewy 小体是神经细胞结构蛋白异常形成的一种细胞内包含体,呈圆形,中心嗜酸性着色,由蛋白细丝构成,见于帕金森病的黑质和蓝斑。

复习思考题

1. 神经系统疾病病变的特点有哪些?

2. 神经元的病变有哪些？常见于哪些疾病？

3. 星形细胞的病变见于哪些疾病？

4. 流行性脑脊髓膜炎和流行性乙型脑炎在病因及病变方面有哪些异同点？

5. 请应用病理学知识解释流行性脑脊髓膜炎临床上出现的脑膜刺激症状和颅内压增高症状。

6. 试述狂犬病病理学的诊断重要依据。

7. 试述星形细胞瘤的主要病理类型及其病变特点。

8. 试述少突胶质细胞瘤的病理特点。

9. 试述室管膜瘤的好发部位、病理特点。

10. 试述髓母细胞瘤的好发人群、常见部位及病理特点。

11. 试述吉兰 – 巴雷综合征的临床表现及主要病变。

12. 试述帕金森病肉眼变化的特点。所引起的临床表现有哪些？

13. 简述肌萎缩侧索硬化的病理变化。

14. 简述阿尔茨海默病的病理变化。

15. 常见脑疝有哪些？

【附：临床病理讨论】

CPC 病例 14

病历摘要

主诉：患儿，男性，2 岁，因高热抽搐 1 天入院。

现病史：患儿入院前 2 天精神食欲不好，有轻度咳嗽，给服"山楂丸"无好转。入院前 1 天出现高热，服中药（具体不详）后反复呕吐，呈喷射状，之后患儿出现烦躁不安，阵发性抽搐而入院。

既往史：健康。

体格检查：T 39.7℃，P 132 次 /min，BP 75/49 mmHg。

急性病容，呈角弓反张体位，背部皮肤可见多个针尖大小出血点，前囟饱满膨出，颈有抵抗，呼吸急促，双肺下野可闻及少许细喘鸣音，心界不大，心律齐，无杂音，全腹软，肝脾轻度大，Kering 征（+），Brudzinski 征（+）。

实验室检查：WBC 20.8×10^9/L，中性分叶核细胞 81%，杆状核细胞 13%，淋巴细胞 5%，嗜酸性粒细胞 1%，CO_2 结合力 11 mmol/L〔25（vol）%〕。脑脊液（CSF）检查：压力为 2.63 kPa（268 mmH$_2$O），淡黄、混浊，细胞数 25 000/mm³，总蛋白 140 mg%，糖 0.83 mmol/L，氯化物 118 mmol/L，细菌培养见肺炎球菌生长。背部瘀点采血涂片：见革兰阳性双球菌。

治疗经过：入院后给予纠正水、电解质紊乱及酸中毒，大量广谱抗生素及激素治疗，体温一度降至正常。但患儿进入昏迷状态，血压时好时坏，于入院后 51 h 背部瘀点突然增多，大片融合，血压下降，抢救无效死亡。

尸检摘要

一般情况：患儿尸体呈角弓反张状，皮肤见大片瘀斑。

脑：大脑表面血管高度扩张充血，蛛网膜下隙有较多灰白色脓性渗出物积聚，混浊不清（图 15–25A）。

肾上腺：双肾上腺出血。

肺：两肺下叶散在灰白色实变病灶。

肝：肝体积轻度增大。

镜下

脑：蛛网膜下隙血管高度扩张充血，蛛网膜下隙内充满中性粒细胞及渗出的纤维素（图 15–25B）。

肺：病灶处肺泡腔见较多中性粒细胞及少量纤维素渗出。

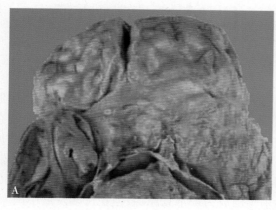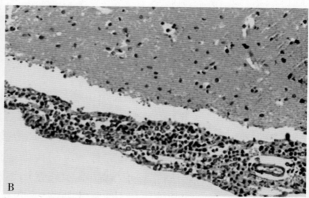

图 15-25 脑组织

A. 蛛网膜下隙充满灰黄色脓性渗出物 B. 蛛网膜下隙可见大量中性粒细胞及纤维蛋白

Figure 15-25 The brain tissue

A. The subarachnoid space is filled with gray-yellow purulent exudates

B. The subarachnoid space is filled with a large number of neutrophils and fibrin

肾上腺：肾上腺组织内广泛出血。

心：心肌细胞变性，部分细胞横纹消失。

肝：肝细胞胞质内有的充满粉红色颗粒，有的出现脂肪空泡。

【讨论题】

1. 根据所给资料，应考虑何种诊断？
2. 尸检所见各种病理改变间有什么关系？
3. 临床表现与病理改变间有何联系？
4. 该患者死亡原因是什么？

（赤峰学院 张景义 张俊毅）

数字课程学习

🖼 彩图　　▶️ 微课　　💻 教学 PPT　　📝 自测题　　📋 Summary

第十六章　传染病与深部真菌病

传染病是由病原微生物通过一定的传播途径进入易感人群的个体所引起的一组疾病,并能在人群中引起流行。传染病在人群中发生或流行是一个复杂过程,必须同时具备传染源、传播途径和易感人群三个基本环节。传染病的病原体入侵人体,常有一定的传染途径和方式,并往往定位于一定的组织或器官。在发达国家,传染病在疾病发病率和病死率中仅处于次要地位,而非感染性疾病如动脉粥样硬化、恶性肿瘤、老年痴呆等已成为最常见原因;但在许多发展中国家,传染病仍是主要的健康问题。近年来由于基因诊断技术和有效抗生素的应用,传染病的诊断和治疗取得了很大进展。新中国成立后,传染病的发病率和病死率均已明显下降。有些传染病已经被消灭(如天花),有的传染病也接近被消灭(如麻风、脊髓灰质炎等),而另一些原已得到控制的传染病,由于种种原因又死灰复燃,其发生率上升或有上升趋势(如梅毒、淋病、结核病等),并出现一些新的传染病(如艾滋病)。埃博拉出血热(Ebola hemorrhagic fever,EHF)已出现在非洲。目前我国疾病谱兼有发达国家和发展中国家疾病谱的双重特征。近年来由于抗生素(尤其是广谱抗生素)、激素和抗肿瘤药的大量使用,真菌感染有明显增长。真菌病在某些方面有别于经典的传染病,因此也应引起重视。

第一节　结核病

一、概述

结核病(tuberculosis)是由结核分枝杆菌引起的一种慢性肉芽肿性炎。以肺结核最常见,但可见于全身各器官。典型病变为结核结节形成伴有不同程度的干酪样坏死。

结核病曾经威胁整个世界,由于有效抗结核药物的发明和应用,由结核病引起的死亡一直呈下降趋势。20世纪80年代以来由于艾滋病的流行和耐药菌株的出现,结核病的发病率又趋上升,且呈现的病变有的不典型,给正确诊断带来困难。全球现有结核病患者2 000万,如不控制,今后10年还将有9 000万人发病。中国结核病人数位居世界第三,仅次于印度和印度尼西亚。因此世界卫生组织已将结核病作为重点控制的传染病之一,并宣布全球结核病已处于紧急状态(1993年),1998年重申结核病已成为全球性最紧迫的公共卫生问题。

结核分枝杆菌耐药包括原发耐药、获得性耐药和耐多药结核病。原发性耐药指从未接受过抗结核药物的结核病患者,其结核菌株对一种或多种抗结核药物耐药。获得性耐药指初始对抗结核药物敏感的结核病,在治疗过程中发展为耐药。至少耐异烟肼和利福平的结核病称为耐多药结核病(multiple drug resistant tuberculosis,MDR-TB)。结核分枝杆菌耐药的机制有选择性突变耐药、适应性耐药、质粒介导耐药及交叉耐药等。世界卫生组织估计,2014年有50万人新感染了多耐药结核病。《2016年全球结核病报告》估计,我国每年新发多耐药结核病患者约5.7万。

（一）病因和发病机制

结核病的病原菌是结核分枝杆菌（mycobacterium tuberculosis），主要是人型和牛型。人型结核分枝杆菌感染的发病率最高。临床上所指的结核病多由上述两型引起。结核病主要经呼吸道传染，也可经消化道感染（食入带菌的食物，包括含菌牛奶），少数经皮肤伤口感染。

呼吸道传播是最常见和最重要的途径。肺结核患者（主要是空洞型肺结核）从呼吸道排出大量带菌微滴。吸入这些带菌微滴即可造成感染。直径小于 5 μm 的微滴能到达肺泡，因此其致病性最强。到达肺泡的结核分枝杆菌趋化和吸引巨噬细胞，并为巨噬细胞所吞噬。在有效细胞免疫建立以前，巨噬细胞将其杀灭的能力很有限，结核分枝杆菌在细胞内繁殖，一方面可引起局部炎症，另一方面可发生全身性血源性播散，成为以后肺外结核病发生的根源。机体对结核分枝杆菌产生特异的细胞免疫一般需 30~50 天时间。这种特异的细胞免疫在临床上表现为皮肤结核菌素试验阳性，其具体过程见图 16-1。

结核病的免疫反应和变态反应（Ⅳ型）常同时发生和相伴出现。变态反应的出现提示机体已获得免疫力，对病原菌有抵抗力。然而变态反应同时伴随干酪样坏死，试图破坏和杀灭结核分枝杆菌。已致敏的个体动员机体防御反应较未致敏的个体快，但组织坏死也更明显。因此机体对结核分枝杆菌感染所呈现的临床表现决定于不同的反应。如保护性反应为主，则病灶局限，结核分枝杆菌被杀灭。如主要表现为组织破坏性反应，则机体呈现有结构和功能损害的结核病。其基本病变与机体的免疫状态的关系见表 16-1。

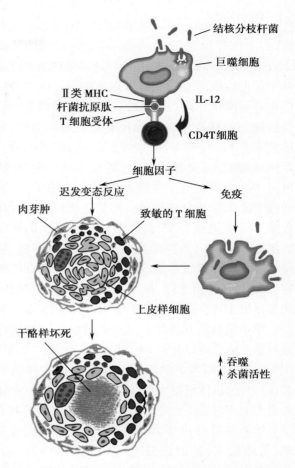

图 16-1 结核分枝杆菌引起的免疫反应和变态反应
Figure 16-1 Immune and allergic reactions caused by mycobacterium tuberculosis

表 16-1 结核病基本病变与机体的免疫状态

病变	机体状态		结核分枝杆菌		病理特征
	免疫力	变态反应	菌量	毒力	
渗出为主	低	较强	多	强	浆液性或浆液纤维素性
增生为主	较强	较弱	少	较低	结核结节
坏死为主	低	强	多	强	干酪样坏死

（二）基本病变

1. 以渗出为主的病变　出现于结核性炎症的早期或机体抵抗力低下，菌量多，毒力强或变态反应较强时，主要表现为浆液性或浆液纤维素性炎。病变早期局部有中性粒细胞浸润，但很快被巨噬细胞所取代。在渗出液和巨噬细胞中可查见结核分枝杆菌。此型变化好发于肺、浆膜、滑膜和脑膜等处。渗出物可完全吸收不留痕迹，或转变为以增生为主或以坏死为主的病变。

2. 以增生为主的病变　当细菌量少，毒力较低或人体免疫反应较强时，则发生以增生为主的变化，形成具有诊断价值的结核结节。

结核结节(tubercle)是在细胞免疫的基础上形成的,由上皮样细胞(epithelioid cell)、朗格汉斯巨细胞(Langerhans giant cell)加上外周局部集聚的淋巴细胞和少量反应性增生的成纤维细胞构成。典型者结节中央有干酪样坏死(图16-2)。吞噬有结核分枝杆菌的巨噬细胞体积增大逐渐转变为上皮样细胞,呈梭形或多角形,胞质丰富,染淡伊红色,境界不清。核呈圆或卵圆形,染色质甚少,甚至可呈空泡状,核内可有1~2个核仁。上皮样细胞的活性增加,有利于吞噬和杀灭结核分枝杆菌。多数上皮样细胞互相融合或一个细胞核分裂、胞质不分裂乃形成朗格汉斯巨细胞。朗格汉斯巨细胞为一种多核巨细胞,直径可达300 μm,胞质丰富。其胞质突起常和上皮样细胞的胞质突起相连接,核与上皮样细胞核相似。核

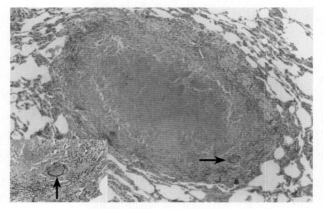

图 16-2　结核结节
左下角:放大的朗格汉斯巨细胞(→)
Figure 16-2　Tubercle
Left bottom: Langerhans giant cells amplified(→)

的数目由十几个到几十个不等,有超过百个者。核排列在胞质周围呈花环状、马蹄形或密集胞体一端。

单个结核结节非常小,直径约0.1 mm,肉眼和X线片不易看见。三四个结节融合成较大结节时才能见到。这种融合结节境界分明,约粟粒大小,呈灰白半透明状。有干酪样坏死时略显微黄,可微隆起于器官表面。

3. 以坏死为主的病变　在结核分枝杆菌数量多、毒力强,机体抵抗力低或变态反应强力时,上述以渗出为主或以增生为主的病变均可继发干酪样坏死。

结核坏死灶由于含脂质较多呈淡黄色、均匀细腻,质地较实,状似奶酪,故称干酪样坏死(caseous necrosis)。镜下为红染无结构的颗粒状物。干酪样坏死对结核病病理诊断具有一定的意义。干酪样坏死物中大都会有一定量的结核分枝杆菌(图16-3),可成为结核病恶化进展的原因。

渗出、坏死和增生三种变化往往同时存在而以某一种改变为主,而且可以互相转化。

(三)结核病基本病理变化的转化规律

结核病的发展和结局取决于机体抵抗力与结核分枝杆菌致病力之间的矛盾关系。在机体抵抗力增强时,结核分枝杆菌被抑制、杀灭,病变转向愈合;反之,则转向恶化。

1. 转向愈合

(1)吸收、消散　为渗出性病变的主要愈合方式,渗出物经淋巴道吸收而使病灶缩小或消散。X线检查可见边缘模糊、密度不匀、呈云絮状的渗出性病变的阴影逐渐缩小或被分割成小片,以至完全消失。临床上称为吸收好转期。较小的干酪样坏死灶及增生性病灶,经积极治疗也有吸收消散或缩小的可能。

(2)纤维化、钙化　增生性病变和小的干酪样坏死灶,可逐渐纤维化,最后形成瘢痕而愈合;较大的

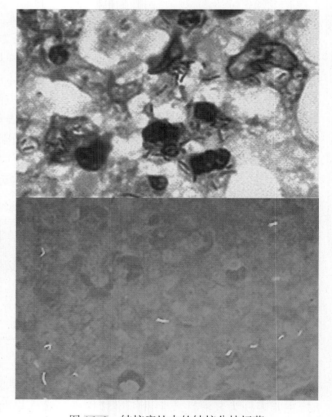

图 16-3　结核病灶中的结核分枝杆菌
上图为抗酸染色,下图为间羟胺荧光染色
Figure 16-3　Mycobacterium tuberculosis in lesions
Above for acid-fast staining, Alamine fluorescence staining is illustrated below

干酪样坏死灶难以全部纤维化,则由其周边纤维组织增生将坏死物包裹,继而坏死物逐渐干燥浓缩,并有钙盐沉着。钙化的结核灶内常有少量结核分枝杆菌残留,此病变临床虽属痊愈,但当机体抵抗力降低时仍可复发进展。X 线检查,可见纤维化病灶呈边缘清楚,密度增高的条索状阴影;钙化灶为密度甚高,边缘清晰的阴影。临床称为硬结钙化期。

2. 转向恶化

(1) 浸润进展 疾病恶化时,病灶周围出现渗出性病变,范围不断扩大,并继发干酪样坏死。X 线检查,原病灶周围出现絮状阴影,边缘模糊。临床上称为浸润进展期。

(2) 溶解播散 病情恶化时,干酪样坏死物可发生液化,形成的半流体物质可经体内的自然管道(如支气管、输尿管等)排出,致局部形成空洞。空洞内液化的干酪样坏死物中含有大量结核分枝杆菌,可通过自然管道播散到其他部位,形成新的结核病灶。X 线检查,可见病灶阴影密度深浅不一,出现透亮区及大小不等的新播散病灶阴影。临床称为溶解播散期。此外,结核分枝杆菌还可循血道、淋巴道播散至全身各处。

二、肺结核

结核病中最常见的是肺结核。据 2000 年全国结核病流行病学抽样调查数据估算,全国有活动性肺结核患者 500 万,每年约有 13 万人死于结核病,死亡平均年龄 55.2 岁。据 2020 年 3 月统计,我国结核病发病人数为 73 427。肺结核可因初次感染和再次感染结核菌时机体反应性的不同,而致肺部病变的发生发展各有不同的特点,从而可分为原发性和继发性肺结核两大类(图 16-4)。

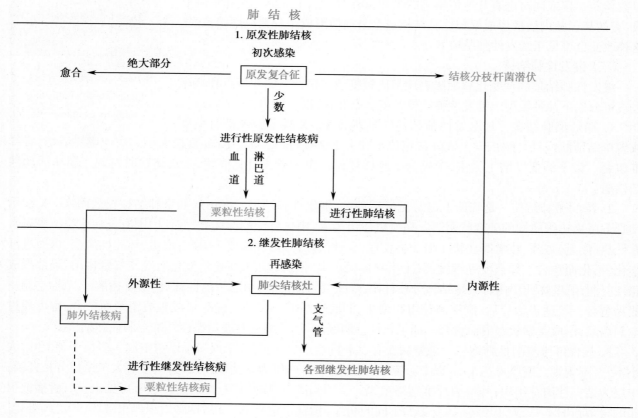

图 16-4 肺结核的发展
各型结核如及时、正确治疗均有治愈可能。临床治愈后,原病灶处结核分枝杆菌仍有可能潜伏
Figure 16-4 Development of tuberculosis.
Various tuberculosis has the cured opportunity by timely and correct treatment, but the primary lesions in mycobacterium tuberculosis could still lurk after clinical cure

原发性肺结核是指第一次感染结核分枝杆菌所引起的肺结核。多发生于儿童,但也偶见于未感染过结核分枝杆菌的青少年或成人。免疫功能严重受抑制的成年人由于丧失对结核分枝杆菌的敏感性,因此可多次发生原发性肺结核。

继发性肺结核是指再次感染结核分枝杆菌所引起的肺结核,多见于成人。可在原发肺结核后很短时间内发生,但大多在初次感染后 10 年或几十年后由于机体抵抗力下降使暂停活动的原发病灶再活化而形成。

(一) 原发性肺结核

原发性肺结核的病理特征是原发综合征(primary complex)形成。最初在通气较好的上叶下部或下叶上部近胸膜处形成 1~1.5 cm 大小的灰白色炎性实变灶(Ghon 灶),绝大多数病例病灶中央有干酪样坏死。结核分枝杆菌游离或被巨噬细胞吞噬。结核分枝杆菌很快侵入淋巴管,循淋巴液引流到局部肺门淋巴结,引起结核性淋巴管炎和淋巴结炎,表现为淋巴结肿大和干酪样坏死。肺的原发病灶、淋巴管炎和肺门淋巴结结核称为原发复合征(图 16-5)。X 线呈哑铃状阴影。

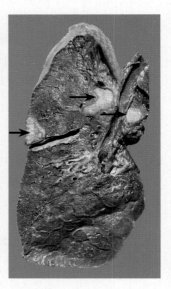

原发复合征形成后,虽然在最初几周内有细菌通过血道或淋巴道播散到全身其他器官,但由于细胞免疫的建立,95% 左右的病例不再发展,病灶进行性纤维化和钙化。有时肺门淋巴结病变继续发展,形成支气管淋巴结结核。少数营养不良或同时患有其他传染病的患儿,病灶扩大、干酪样坏死和空洞形成,有的甚至肺内播散形成粟粒性肺结核或全身播散形成全身粟粒性结核病。这种改变也可见于继发性肺结核。

(二) 继发性肺结核

图 16-5　肺原发复合征(→)
Figure 16-5　Pulmonary primary complex(→)

继发性肺结核病理变化和临床表现都比较复杂。根据其病变特点和临床经过可分以下几种类型。继发性肺结核常多形态并存,以一种为主。

1. 局灶型肺结核　是继发性肺结核的早期病变。X 线示肺尖部有单个或多个结节状病灶。解剖学上病灶常定位于肺尖下 2~4 cm 处,0.5~1 cm 直径大小。病灶境界清楚,有纤维包裹。镜下病变以增生为主,中央为干酪样坏死。患者常无自觉症状,多在体检时发现。属非活动性结核病。

2. 浸润型肺结核　是临床上最常见的活动性、继发性肺结核。多由局灶型肺结核发展而来。X 线示锁骨下可见边缘模糊的云絮状阴影。病变以渗出为主,中央有干酪样坏死,病灶周围有炎症包绕。患者常有低热、疲乏、盗汗、咳嗽等症状。如及早发现,合理治疗,渗出性病变可吸收;增生、坏死性病变,可通过纤维化、钙化而愈合。如病变继续发展,干酪样坏死扩大(浸润进展),坏死物液化后经支气管排出,局部形成急性空洞,洞壁坏死层内含大量结核分枝杆菌,经支气管播散,可引起干酪性肺炎(溶解播散)。急性空洞一般易愈合。经适当治疗后,洞壁肉芽组织增生,洞腔逐渐缩小、闭合,最后形成瘢痕组织而愈合;也可通过空洞塌陷,形成条索状瘢痕而愈合。如果急性空洞经久不愈,则可发展为慢性纤维空洞性肺结核。

3. 慢性纤维空洞性肺结核　该型病变有以下特点:①肺内有一个或多个厚壁空洞。多位于肺上叶,大小不一,不规则。壁厚可达 1 cm 以上。镜下洞壁分三层:内层为干酪样坏死物,其中有大量结核分枝杆菌;中层为结核性肉芽组织;外层为纤维结缔组织。②同侧或对侧肺组织,特别是肺小叶可见由支气管播散引起的很多新旧不一、大小不等、病变类型不同的病灶。愈往下愈新鲜。③后期肺组织严重破坏,广泛纤维化、胸膜增厚并与胸壁粘连,使肺体积缩小、变形,严重影响肺功能,甚至使肺功能丧失(图 16-6)。病变空洞与支气管相通,成为结核病的传染源,故此型又有开放性肺结核之称。如坏死侵蚀较大血管,可引起大咯血,严重者可造成窒息死亡。空洞突破胸膜可引起气胸或脓气胸。经常排出含菌痰液可引起喉结核。咽下含菌痰液可引起肠结核。后期由于肺动脉高压而致肺源性心脏病。

近年来,由于广泛采用多药联合抗结核治疗及增加抵抗力的措施,较小的空洞一般可机化,收缩而闭塞。体积较大的空洞,内壁坏死组织脱落,肉芽组织逐渐变成纤维瘢痕组织,由支气管上皮覆盖,此时,空洞虽仍然存在,但已无菌,实已愈合,故称开放性愈合。

4. 干酪性肺炎 可由浸润型肺结核恶化进展而来,也可由急、慢性空洞内的细菌经支气管播散所致。镜下主要为大片干酪样坏死灶。肺泡腔内有大量浆液纤维蛋白性渗出物。根据病灶范围的大小分小叶性和大叶性干酪性肺炎。此型结核病病情危重。

5. 结核球 又称结核瘤(tuberculoma),是直径 2~5 cm,有纤维包裹的孤立的境界分明的干酪样坏死灶(图 16-7)。多为单个,也可多个,常位于肺上叶。X 线片上有时很难与周围型肺癌相鉴别。结核球可来自:①浸润型肺结核的干酪样坏死灶纤维包裹;②结核空洞引流支气管阻塞,空洞由干酪样坏死物填充;或③多个结核病灶融合。结核球由于其纤维包膜的存在,抗结核药不易发挥作用,且有恶化进展的可能。X 线片上有时需与肺癌相鉴别,因此临床上多采取手术切除。

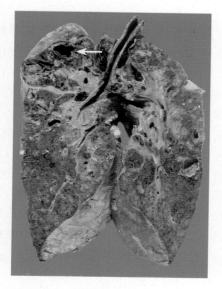

图 16-6 慢性纤维空洞性肺结核(←)

Figure 16-6 Chronic fibrocavitary tuberculosis(←)

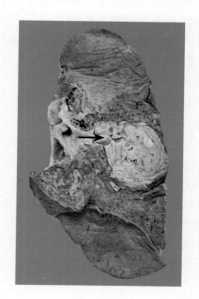

图 16-7 肺结核球(→)

Figure 16-7 Pulmonary tuberculoma(→)

6. 结核性胸膜炎 根据病变性质可分干性和湿性两种,以湿性结核性胸膜炎为常见。

湿性结核性胸膜炎又称渗出性结核性胸膜炎,多见于年轻人。病变主要为浆液纤维素性炎。一般经适当治疗可吸收,如渗出物中纤维素较多,不易吸收,则可因机化而使胸膜增厚粘连。

干性结核性胸膜炎又称增生性结核性胸膜炎。是由肺膜下结核病灶直接蔓延到胸膜所致。常发生于肺尖。病变多为局限性,以增生性改变为主。一般通过纤维化而愈合。

如前所述,原发性肺结核与继发性肺结核在许多方面有不同的特征,其差别见表 16-2。

表 16-2 原发性和继发性肺结核比较表

比较点	原发性肺结核	继发性肺结核
结核分枝杆菌感染	初次	再次
发病人群	儿童	成人
对结核分枝杆菌的免疫力或过敏性	无	有
病理特征	原发复合征	病变多样,新旧病灶复杂,较局限

续表

比较点	原发性肺结核	继发性肺结核
起始病灶	上叶下部、下叶上部 近胸膜处	肺尖部
主要播散途径	淋巴道或血道	支气管
病程	短,大多自愈	长,需治疗

3% 的结核新病例与人免疫缺陷病毒(HIV)感染有关。AIDS 患者结核病不仅发病率明显增高,而且有不同的临床特征。即使 HIV 感染之前曾有过结核分枝杆菌的感染,其所发生的继发性肺结核灶通常不存在于肺尖部,空洞也不常见。常见纵隔淋巴结结核,因此其改变更像原发性肺结核。由于 AIDS 患者 T 细胞免疫功能受损,结核分枝杆菌感染者 50% 以上的病例有结核菌的扩散,60%~80% 病例有肺外结核病,而一般人群中所诊断的结核菌感染病例仅 15% 左右有肺外结核病。

(三)肺结核血源播散所致病变

原发性和继发性肺结核除通过上述淋巴道和支气管播散外,也可通过血道播散引起粟粒性结核和肺外结核病(见图 16-4)。当然正如图 16-4 所示,除肺结核外,肺外潜伏结核分枝杆菌再活化也可引起全身播散性结核病。

由于肺内原发病灶或肺门干酪样坏死灶,及肺外结核病灶内的结核分枝杆菌侵入血流或经淋巴管由胸导管入血,可引起血源播散性结核病。可分为以下几种类型。

1. **急性全身粟粒性结核病** 结核分枝杆菌在短时间内一次或反复多次大量侵入肺静脉分支,经左心至大循环,播散到全身各器官(如肺、肝、脾和脑膜等处),可引起急性全身性粟粒性结核病(acute systemic miliary tuberculosis)(图 16-8)。肉眼观,各器官内均匀密布大小一致、灰白色、圆形、境界清楚的小结节。镜检,主要为增生性病变,偶尔出现渗出、坏死为主的病变。多见于原发性肺结核恶化进展,又可见于其他类型的结核病播散,甚至见于死产的胎儿。临床上病情凶险,有高热衰竭、烦躁不安等中毒症状。X 线可发现两肺有散在分布、密度均匀,粟粒大小细点状阴影,病情危重,若能及时治疗,预后仍属良好。少数病例可因结核性脑膜炎而死亡。

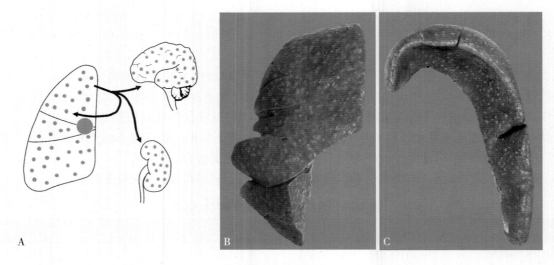

图 16-8 粟粒性结核病

A. 全身性粟粒性结核病模式图 B. 肺粟粒性结核 C. 脾粟粒性结核

Figure 16-8 Miliary tuberculosis

A. Mode Figure of acute systemic miliary tuberculosis B. Miliary tuberculosis in lung C. Miliary tuberculosis in spleen

2. **慢性全身性粟粒性结核病** 如急性期不能及时控制而病程迁延 3 周以上,或结核分枝杆菌在较长时期内每次以少量反复多次不规则进入血液,则形成慢性粟粒性结核病。此时,病变的性质和大小均不一致,同时可见增生、坏死及渗出性病变,病程长,成人多见。

3. **急性肺粟粒性结核病** 由于肺门、纵隔、支气管旁的淋巴结干酪样坏死破入邻近大静脉,或因含有结核分枝杆菌的淋巴液由胸导管回流,经静脉入右心,沿肺动脉播散于两肺,而引起两肺急性粟粒性结核病。当然,急性粟粒性肺结核也可是急性全身性粟粒性结核病的一部分。肉眼观,肺表面和切面可见灰黄或灰白色粟粒大小结节。

4. **慢性肺粟粒性结核病** 多见于成人。患者原发灶已痊愈,由肺外某器官的结核病灶内的结核分枝杆菌间歇入血而致病。病程较长,病变新旧、大小不一,小的如粟粒,大者直径可达数厘米。病变以增生性改变为主。

5. **肺外结核病** 见下述。

三、肺外结核病

肺外结核病除淋巴结结核由淋巴道播散所致,消化道结核可由咽下含菌的食物或痰液直接感染引起,皮肤结核可通过损伤的皮肤感染外;其他各器官的结核病多为原发性肺结核血源播散所形成的潜伏病灶进一步发展的结果。

(一) 肠结核病

肠结核病可分原发性和继发性两型。原发性者很少见,常发生于小儿。一般由饮用带有结核分枝杆菌的牛奶或乳制品而感染。可形成与原发性肺结核时原发复合征相似的肠原发复合征(肠的原发性结核性溃疡、结核性淋巴管炎和肠系膜淋巴结结核)。绝大多数肠结核继发于活动性空洞型肺结核,因反复咽下含结核分枝杆菌的痰液所引起。肠结核病大多(约 85%)发生于回盲部。依其病变特点不同分两型。

1. **溃疡型** 此型多见。结核分枝杆菌侵入肠壁淋巴组织,形成结核结节,以后结节逐渐融合并发生干酪样坏死,破溃后形成溃疡。肠壁淋巴管环肠管行走,病变沿淋巴管扩散,因此典型的肠结核溃疡多呈环形,其长轴与肠腔长轴垂直。溃疡边缘参差不齐,一般较浅,底部有干酪样坏死物,其下为结核性肉芽组织。溃疡愈合后由于瘢痕形成和纤维收缩而致肠腔狭窄。肠浆膜面每见纤维素渗出和多数结核结节形成,连接成串,这是结核性淋巴管炎所致。后期纤维化可致粘连。

2. **增生型** 较少见。以肠壁大量结核性肉芽组织形成和纤维组织增生为其病变特征。肠壁高度肥厚,肠腔狭窄。黏膜面可有浅溃疡或息肉形成。临床上表现为慢性不完全低位肠梗阻。右下腹可触及肿块,故需与肠癌相鉴别。

(二) 结核性腹膜炎

结核性腹膜炎以青少年多见。感染途径以腹腔内结核灶直接蔓延为主。溃疡型肠结核病是最常见的原发病灶,其次为肠系膜淋巴结结核或结核性输卵管炎。由腹膜外结核灶经血道播散至腹膜者少见。根据病理特征可分干性和湿性两型,以混合型多见。湿性结核性腹膜炎以大量结核性渗出为特征。干性结核性腹膜炎因大量纤维素性渗出物机化而引起腹腔器官的粘连。

(三) 结核性脑膜炎

结核性脑膜炎以儿童多见。主要由于结核分枝杆菌经血道播散所致。在儿童往往是肺原发复合征血行播散的结果,故常为全身粟粒性结核病的一部分。在成人,除肺结核外,骨关节结核和泌尿生殖系统结核病常是血源播散的根源。部分病例也可由于脑实质内的结核球液化溃破,大量结核分枝杆菌进入蛛网膜下隙所致。

病变以脑底最明显。在脑桥、脚间池、视神经交叉及大脑外侧裂等处之蛛网膜下隙内,有多量灰黄色混浊的胶冻样渗出物积聚。脑室脉络丛及室管膜有时也可有结核结节形成。病变严重者可累及脑皮质而引起脑膜脑炎。病程较长者则可发生闭塞性血管内膜炎,从而引起多发性脑软化。未经适当治疗而致病程迁延的病例,由于蛛网膜下隙渗出物的机化而发生蛛网膜粘连,可使第四脑室中孔和外侧孔堵塞,引起脑积水。

(四) 泌尿生殖系统结核病

1. **肾结核病** 最常见于20~40岁男性。多为单侧性。结核分枝杆菌来自肺结核的血道播散。病变大多起始于肾皮、髓质交界处或肾锥体乳头。最初为局灶性结核病变,继而发生干酪样坏死。然后破坏肾乳头而破入肾盂成为结核性空洞。以后由于病变的继续扩大,形成多个空洞,最后可使肾仅剩一空壳,肾功能丧失。干酪样坏死物随尿下行,常使输尿管和膀胱感染。输尿管黏膜可发生溃疡和结核性肉芽肿形成,使管壁增厚、管腔狭窄,甚至阻塞,而引起肾盂积水或积脓。膀胱结核,以膀胱三角区最先受累,形成溃疡,以后可累及整个膀胱。肌壁受累后膀胱壁纤维化和肌层破坏,致膀胱容积缩小。膀胱溃疡和纤维组织增生如影响到对侧的输尿管口,可使管口狭窄或失去正常的括约肌功能,造成对侧健肾引流不畅,最后可引起肾盂积水而损害肾功能。

2. **生殖系统结核病** 男性生殖系统结核病与泌尿系统结核病有密切关系,结核分枝杆菌可使前列腺和精囊感染,并可蔓延至输精管、附睾等处。血源感染偶见。病变器官有结核结节和干酪样坏死形成。附睾结核是男性不育的重要原因之一。

女性生殖系统结核多由血道或淋巴道播散而来,也可由邻近器官的结核病蔓延而来。以输卵管结核最多见,为女性不孕的原因之一,其次是子宫内膜和卵巢结核。

(五) 骨与关节结核病

骨关节结核多见于儿童和青少年,多由血源播散所致。

1. **骨结核** 多侵犯脊椎骨、指骨及长骨骨骺(股骨下端和胫骨上端)等处。病变常由松质骨内的小结核病灶开始,以后可发展为干酪样坏死型或增生型。

干酪样坏死型可见明显干酪样坏死和死骨形成。病变常累及周围软组织,引起干酪样坏死和结核性肉芽组织形成。坏死物液化后在骨旁形成结核性"脓肿",由于局部并无红、热、痛,故又称"冷脓肿"。病变穿破皮肤可形成经久不愈的窦道。

增生型比较少见,主要形成结核性肉芽组织,病灶内骨小梁渐被侵蚀、吸收和消失,但无明显的干酪样坏死和死骨形成。

脊椎结核是骨结核中最常见者,多见于第10胸椎至第2腰椎。病变起自椎体,常发生干酪样坏死,以后破坏椎间盘和邻近椎体。由于病变椎体不能负重而发生塌陷,引起脊椎后突畸形。如病变穿破骨皮质可在脊柱两侧形成"冷脓肿",或沿筋膜间隙坏死物下流,在远隔部位形成"冷脓肿"。

2. **关节结核** 以髋、膝、踝、肘等关节结核多见,多继发于骨结核。病变通常开始于骨骺或干骺端,发生干酪样坏死。当病变发展侵入关节软骨和滑膜时则成为关节结核。关节结核痊愈时,关节腔常被大量纤维组织充填,造成关节强直,失去运动功能。

(六) 淋巴结结核病

淋巴结结核病多见于儿童和青年,以颈部、支气管和肠系膜淋巴结,尤以颈部淋巴结结核(俗称瘰疬)最为常见。结核分枝杆菌可来自肺门淋巴结结核的播散,亦可来自口腔、咽喉部结核感染灶。淋巴结常成群受累,有结核结节形成和干酪样坏死。淋巴结逐渐肿大,最初各淋巴结尚能分离,当炎症累及淋巴结周围组织时,则淋巴结彼此粘连,形成较大的包块。

第二节 伤寒

伤寒(typhoid fever)是由伤寒沙门菌引起的急性传染病。病变特征是全身单核巨噬细胞系统细胞的增生。以回肠末端淋巴组织的病变最为突出。临床主要表现为持续高热、神经系统中毒症状和消化道症状、相对缓脉、脾大、皮肤玫瑰疹及中性粒细胞和嗜酸性粒细胞减少等。有时可出现肠出血、肠穿孔等严重并发症。

（一）病因和发病机制

伤寒沙门菌属沙门菌属中的 D 组。其菌体"O"抗原、鞭毛"H"抗原及表面"Vi"抗原都能使人体产生相应抗体,尤以"O"及"H"抗原性较强,故可用血清凝集试验(肥达反应,Widal reaction)来测定血清中有无相应抗体及其效价,作为临床诊断伤寒的依据之一。菌体裂解时所释放的内毒素是致病的主要因素。

伤寒患者或带菌者是本病的传染源。细菌随粪、尿排出,污染食品、饮用水和牛奶等或以苍蝇为媒介经口入消化道而感染。未接种疫苗或体内缺乏特异性抗体的人群普遍易感,一般以儿童及青壮年患者多见。全年均可发病,以夏秋两季最多。病后可获得比较稳固的免疫力,很少再感染。

伤寒沙门菌在胃内大部分被破坏。是否发病主要决定于到达胃的菌量等多种因素。当感染菌量较大时(10^6),细菌得以进入小肠穿过小肠黏膜上皮细胞而侵入肠壁淋巴组织,尤其是回肠末端的集合淋巴小结或孤立淋巴小结,并沿淋巴管到达肠系膜淋巴结。淋巴组织中的伤寒沙门菌被巨噬细胞吞噬,并在其中生长繁殖。这段时间患者没有临床症状,故称潜伏期,约 10 天。淋巴组织中的伤寒沙门菌繁殖到一定程度后,又可经胸导管进入血液,引起菌血症。血液中的细菌很快就被全身单核巨噬细胞系统的细胞所吞噬,并在其中大量繁殖,致肝、脾、淋巴结肿大。此后,随着细菌的繁殖和内毒素释放再次入血,患者出现败血症和毒血症症状。由于胆囊中大量的伤寒沙门菌随胆汁再次入肠,重复侵入已致敏的淋巴组织,使其发生强烈的过敏反应致肠黏膜坏死、脱落及溃疡形成。

（二）病理变化和临床病理联系

伤寒沙门菌引起的炎症是以巨噬细胞增生为特征的急性增生性炎。增生活跃时巨噬细胞胞质内常吞噬有伤寒沙门菌、红细胞和细胞碎片,而吞噬红细胞的作用尤为明显。这种巨噬细胞称伤寒细胞。伤寒细胞常聚集成团,形成小结节称伤寒肉芽肿(typhoid granuloma)或伤寒小结(typhoid nodule)(图 16-9),是伤寒的特征性病变,具有病理诊断价值。

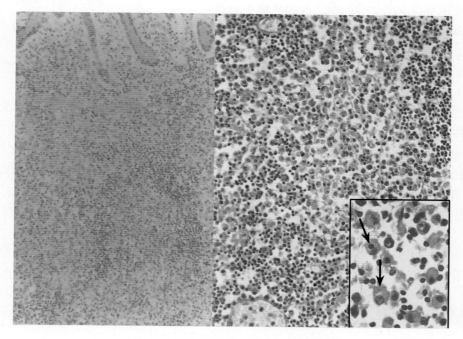

图 16-9　伤寒肉芽肿(↓为伤寒细胞)
Figure 16-9　Typhoid granuloma(↓,typhoid cell)

1. **肠道病变**　伤寒肠道病变以回肠下段集合和孤立淋巴小结的病变最为常见和明显。按病变发展过程分 4 期(图 16-10),每期大约持续 1 周。

(1) **髓样肿胀期**　起病第 1 周,回肠下段淋巴组织略肿胀,隆起于黏膜表面,色灰红,质软。隆起组织

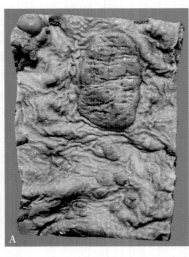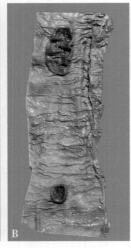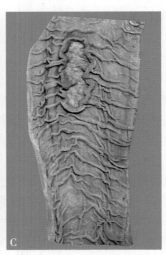

图 16–10 伤寒肠道病变
A. 髓样肿胀期 B. 坏死期 C. 溃疡期
Figure 16–10 Typhoid intestinal lesions
A. Medullary swelling stage B. Necrosis stage C. Anabrosis stage

表面形似脑的沟回，以集合淋巴小结最为典型。

（2）坏死期 发生于起病第 2 周，多种原因致病灶局部肠黏膜坏死。

（3）溃疡期 坏死肠黏膜脱落后形成溃疡。溃疡边缘隆起，底部不平。在集合淋巴小结发生的溃疡，其长轴与肠的长轴平行。孤立淋巴小结处的溃疡小而圆。

溃疡一般深及黏膜下层，坏死严重者可深达肌层及浆膜层，甚至穿孔，如侵及小动脉，可引起严重出血。该期一般发生于起病第 3 周。

（4）愈合期 相当于发病第 4 周。溃疡处肉芽组织增生将其填平，溃疡边缘上皮再生覆盖而告愈合。

由于临床上早期有效抗生素的应用，目前临床上很难见到上述 4 期的典型病变。

2. 其他病变 肠系膜淋巴结、肝、脾及骨髓由于巨噬细胞的活跃而致相应组织器官肿大。镜检可见伤寒肉芽肿和灶性坏死。

心肌纤维可有混浊肿胀，甚至坏死，肾小管上皮细胞可发生混浊肿胀，皮肤出现淡红色小丘疹（玫瑰疹）；膈肌、腹直肌和股内收肌常发生凝固性坏死（亦称蜡样变性）。临床出现肌痛和皮肤知觉过敏。大多数伤寒患者胆囊无明显病变，但伤寒沙门菌可在胆汁中大量繁殖。即使患者临床痊愈后，细菌仍可在胆汁中生存，并通过胆汁由肠道排出，在一定时期内仍是带菌者，有的患者甚至可成为慢性带菌者或终身带菌者。

伤寒患者可有肠出血、肠穿孔、支气管肺炎等并发症。如无并发症，一般经 4~5 周痊愈。慢性感染病例亦可累及关节、骨、脑膜及其他部位。

第三节 细菌性痢疾

细菌性痢疾（bacillary dysentery）简称菌痢，是常由志贺菌（俗称痢疾杆菌）引起的一种假膜性肠炎。病变多局限于结肠，以大量纤维素渗出形成假膜为特征，假膜脱落伴有不规则浅表溃疡形成。临床主要表现为腹痛、腹泻、里急后重、黏液脓血便。

（一）病因和发病机制

志贺菌是革兰氏阴性短小杆菌。按抗原结构和生化反应可分 4 群，即福氏志贺菌、宋内志贺菌、鲍氏志贺菌和痢疾志贺菌。4群均能产生内毒素,痢疾志贺菌尚可产生强烈外毒素。

患者和带菌者是本病的传染源。志贺菌从粪便中排出后可直接或间接(苍蝇为媒介)经口传染给健康人。食物和饮水的污染有时可引起菌痢的暴发流行。菌痢全年均可发病,但以夏、秋季多见。好发于儿童,其次是青壮年,老年患者较少。

经口入胃的志贺菌大部分被胃酸杀死,仅小部分进入肠道。是否致病还决定于多种因素。细菌在结肠(也可能是小肠末端)内繁殖,从上皮细胞直接侵入肠黏膜,并在黏膜固有层内增殖。随之细菌释放具有破坏细胞作用的内毒素,使肠黏膜产生溃疡。菌体内毒素吸收入血,引起全身毒血症。痢疾志贺菌释放的外毒素,是导致水样腹泻的主要因素。

(二)病理变化和临床病理联系

菌痢的病理变化主要发生于大肠,尤以乙状结肠和直肠为重。病变严重者可波及整个结肠甚至回肠下段。很少有肠道以外的组织反应。根据肠道病变特征、全身变化及临床经过的不同,菌痢分为以下3种。

1. 急性细菌性痢疾　其典型病变过程为初期的急性卡他性炎,随后的特征性假膜性炎和溃疡形成,最后愈合。

早期黏液分泌亢进,黏膜充血、水肿,中性粒细胞和巨噬细胞浸润。可见点状出血。病变进一步发展黏膜表层坏死,在渗出物中有大量纤维素,后者与坏死组织、炎症细胞和红细胞及细菌一起形成特征性的假膜。假膜首先出现于黏膜皱襞的顶部,呈糠皮状(图 16-11),随着病变的扩大可融合成片。假膜一般呈灰白色,如出血明显则呈暗红色,如受胆色素浸染则呈灰绿色。大约1周,假膜开始脱落,形成大小不等、形状不一的"地图状"溃疡(图 16-12)。溃疡多较浅表。经适当治疗或病变趋向愈合时,肠黏膜渗出物和坏死组织逐渐被吸收、排出,经周围健康组织再生,缺损得以修复。

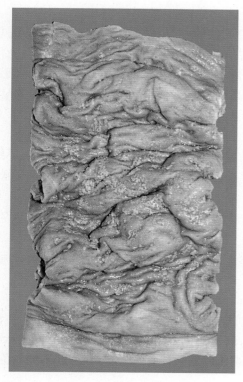

图 16-11　细菌性痢疾

黏膜表面见糠皮样外观

Figure 16-11　Bacillary dysentery

Chaff appearance on mucosa

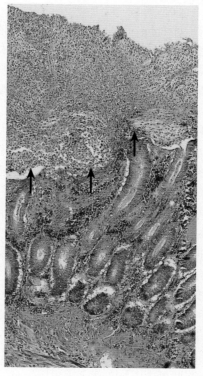

图 16-12　细菌性痢疾假膜

假膜由纤维素和炎症细胞等构成(↑)

Figure 16-12　Bacillary dysentery pseudomembrane

Pseudomembrane was composed of fibrin and inflammatory cell et al.(↑)

临床上由于病变肠管蠕动亢进并有痉挛,引起阵发性腹痛、腹泻等症状。由于炎症刺激直肠壁内的神经末梢及肛门括约肌,导致里急后重和排便次数增多。与肠道的病变相对应,最初为稀便混有黏液,待肠内容物排尽后转为黏液脓血便,偶尔排出片状假膜。急性菌痢的病程一般1~2周,经适当治疗大多痊愈。并发症如肠出血、肠穿孔少见,少数病例可转为慢性。

2. 慢性细菌性痢疾 菌痢病程超过2个月以上者称为慢性菌痢。多由急性菌痢转变而来,以福氏志贺菌感染者居多。有的病程可长达数月或数年,在此期间肠道病变此起彼伏,原有溃疡尚未愈合,新的溃疡又形成。因此新旧病灶同时存在。由于组织的损伤修复反复进行,慢性溃疡边缘不规则,黏膜常过度增生而形成息肉。肠壁各层有慢性炎症细胞浸润和纤维组织增生,乃至瘢痕形成,从而使肠壁不规则增厚、变硬、严重的病例可致肠腔狭窄。

临床表现依肠道病变而定,可有腹痛、腹胀、腹泻等肠道症状。由于炎症的加剧,临床上出现急性菌痢的症状称慢性菌痢急性发作。少数慢性菌痢患者可无明显的症状和体征,但大便培养持续阳性,成为慢性带菌者,常成为传染源。

3. 中毒性细菌性痢疾 该型的特征为起病急骤、严重的全身中毒症状,但肠道病变和症状轻微。多见于2~7岁儿童,发病后数小时即可出现感染性休克或呼吸衰竭而死亡。中毒性菌痢的发生与内毒素血症有关,急性微循环障碍是病理基础。

肠道病变一般示卡他性炎改变,有时肠壁集合和孤立淋巴小结滤泡增生肿大,而呈滤泡性肠炎改变。多数器官微血管痉挛和通透性增加,大脑和脑干水肿、神经细胞变性和点状出血,肾小管上皮细胞变性坏死,肾上腺皮质出血和萎缩。

第四节 钩端螺旋体病

钩端螺旋体病(leptospirosis)是由钩端螺旋体(简称钩体)所致的一组自然疫源性急性传染病的总称。此病遍及世界各地,以热带和亚热带流行较重。我国除少数省份外均有发病,尤以长江以南诸省较为常见。临床上表现为高热、头痛、全身酸痛和显著的腓肠肌痛、浅表淋巴结肿大、眼结膜充血、皮疹等全身感染症状。本病病死率相当高(约5%),而以黄疸出血型最严重,可高达30%,患者多死于肾衰竭,或因大量肺出血而造成窒息。

(一) 病因和发病机制

钩端螺旋体病由钩体引起。钩体常寄生于家畜和野生啮齿类动物体内,在这些动物体内一般不致病。猪和鼠类为主要传染源和储存宿主。有多种传播途径,以人与污染的水源(如雨水、稻田)或土壤接触为其主要感染途径。

本病全年可发病,但主要集中在夏秋季水稻收割期间,6—10月份最多,约占全年患发病数的90%。常以8—9月份为高峰。

钩体经破损或正常皮肤与黏膜侵入人体,在局部迅速繁殖后,迅速从淋巴管或微血管进入血流达全身,形成钩体败血症而致病。

(二) 病理变化和临床病理联系

钩体有多种类型,都具有特异的表面抗原和共同的内部抗原。据此,国际上已分离出至少25个血清群、273个血清型,其中我国至少存在19个血清群、75个血清型,新菌型仍在不断发现中。各型对人的致病力不同,主要累及的器官也有差异。菌型与疾病临床类型的关系比较复杂,同一菌型可以引起不同的临床类型,而同一临床类型可由不同的菌型所引起。

患者感染钩体后潜伏期1~2周,随后因菌体繁殖和裂解释放毒素引起全身症状而发病。病程可分为3期。①败血症期(发病1~3天):有明显的早期急性感染症状,而无明显的组织损伤。②败血症伴器官损伤期(发病4~10天):出现内脏器官的病变及轻重不等的出血、黄疸、脑膜炎和肾衰竭等,重症感染多于此期死亡。③恢复期(发病2~3周):患者逐渐恢复健康,一般不留后遗症,有时因特异免疫反应可发生眼或神经系统后遗症。

钩端螺旋体病的病理变化属急性全身性中毒性损害,主要累及全身毛细血管,引起不同程度的循环障碍和出血,以及广泛的实质器官变性、坏死而导致严重功能障碍。炎症反应一般轻微。主要器官改变如下。

1. 肺　主要表现为肺出血。为近年来无黄疸钩端螺旋体病的常见死亡原因。病理学上,由最初的点状出血,以后不断增多、扩大和融合,形成全肺弥漫性出血。

2. 肝　肝的病变主要为肝细胞混浊肿胀和脂肪变、小灶性坏死,门管区炎症细胞浸润和胆小管胆汁淤积。由于肝细胞损害引起胆汁排泄功能和凝血因子合成障碍,故临床上可见重度黄疸和广泛皮肤、黏膜出血。严重者则可发生急性肝功能不全或肝肾综合征。

3. 肾　病变主要为间质性肾炎和肾小管上皮细胞不同程度的变性坏死。肾小球一般无明显改变。肾损害严重者可引起急性肾衰竭。

4. 心脏　心肌细胞变性、灶性坏死。间质非特异性炎。心外膜和心内膜可见出血点。临床上可出现心动过速、心律失常和心肌炎的征象。

5. 横纹肌　以腓肠肌病变最为明显,临床上腓肠肌压痛与此有关。主要表现为肌纤维节段性变性、肿胀、横纹模糊或消失,并可出现肌质空泡或肌质、肌原纤维溶解消失,仅存肌纤维轮廓。间质有水肿、出血和少量炎症细胞浸润。

6. 神经系统　部分病例有脑膜及脑实质充血、水肿、出血、炎症细胞浸润和神经细胞变性。临床上出现脑膜脑炎的症状和体征。少数病例,特别是儿童在恢复期出现脑动脉炎,主要病变是脑底多发性动脉炎及其所引起的脑实质损害。临床上可出现偏瘫和失语等症状。

第五节　肾综合征出血热

肾综合征出血热(hemorrhagic fever with renal syndrome,HFRS)以前称流行性出血热,是汉坦病毒(Hantaan virus)(单股负链RNA病毒)引起的一种由鼠类传播给人的自然疫源性急性传染病。临床上以发热、休克、充血、出血和急性肾衰竭为主要表现,典型病例病程呈5期经过。治疗不及时或重症病例多在短期内死于急性肾衰竭。本病广泛流行于欧亚国家。我国是本病的高发区,除海南、西藏和新疆外均有病例报告。

(一)病因和发病机制

HFRS由感染汉坦病毒引起。鼠类是主要传染源。据国内外不完全统计,有170多种脊椎动物能自然感染汉坦病毒属病毒。我国已发现53种动物携带汉坦病毒。主要以黑线姬鼠和褐家鼠为主要宿主动物和传染源。林区则以大林姬鼠为主。用于科学研究的实验用鼠也应严格进行检疫。病毒可经呼吸道、消化道、接触、垂直和虫媒传播。HFRS各季节均可发生,尤以冬季多发。

HFRS的发病机制还未完全阐明。多数研究提示,汉坦病毒感染细胞引起细胞结构和功能的损害,同时病毒感染诱发的免疫应答和各种细胞因子的释放,既有清除病毒保护机体的作用,又有引起组织损伤的不利作用。由于汉坦病毒对机体组织呈泛嗜性感染,因而能引起多器官损害。

(二)病理变化和临床病理联系

HFRS的基本病变是毛细血管内皮肿胀、脱落和纤维素样坏死。尸检时可查见全身皮肤和各器官广泛出血,有胸腹部皮肤、软腭、舌面黏膜下出血,支气管黏膜下点状出血,肺膜表面有广泛的细小出血点,肺实质内也有大片出血,食管和肠黏膜出血,硬脑膜和蛛网膜下腔出血。肾上腺髓质出血、脑垂体出血和右心房、右心耳内膜下大片出血通常恒定出现,具有病理诊断意义。肾髓质的出血呈暗红色,与肾皮质贫血呈苍白色形成鲜明对比。镜下,肾、肾上腺、下丘脑和垂体的出血、血栓形成和坏死为HFRS的特征性病变。常见出血的原因除血管壁损害外,血小板减少、DIC消耗凝血因子及抗凝物质的增加均参与其中。

　　HFRS 的临床经过可分为五期：发热期、低血压休克期、少尿期、多尿期和恢复期。约 2/3 以上病例病情较轻,主要表现为发热和上呼吸道感染症状,肾损害很轻。1/3 以下的重症病例发热急骤,常伴有三痛(头痛、腰痛、眼眶痛)以及头晕、全身极度乏力、食欲不振、恶心、呕吐、腹痛、腹泻和烦躁。体征有三红(面、颈和上胸部潮红),结膜充血和水肿,皮肤(腋下等处)和黏膜(软腭和鼻等处)进行性出血等。

　　附:埃博拉出血热

　　埃博拉出血热(Ebola hemorrhagic fever,EHF)是由埃博拉病毒引起的一种急性传染病,因发生地而得名。临床表现主要为发热、寒战,结膜、黏膜充血和出血,严重者出现皮肤出血、咳血、血尿和便血等,甚至出现肝肾衰竭等多器官损伤,病死率很高,可达 50%~90%。埃博拉病毒是一种单股负链 RNA 病毒,主要经接触(患者和感染动物的体液、分泌物和排泄物)和吸入转染。病毒进入体内后首先感染单核细胞和巨噬细胞,在其细胞内复制并被带到血液和周身各器官系统。被感染的单核巨噬细胞释放各种细胞因子,造成血管内皮细胞损伤和胶原暴露,导致 DIC 的发生。病理改变主要为皮肤、黏膜和各器官的出血和微血栓形成,点灶状坏死,尤以淋巴结和肝最为明显。

第六节　性传播疾病

　　性传播性疾病(sexually transmitted diseases,STD)是指通过性接触而传播的一类疾病。传统的性病(venereal diseases)只包括梅毒、淋病、软下疳、性病淋巴肉芽肿和腹股沟淋巴肉芽肿。近十余年 STD 谱增宽,其病种已多达 20 余种。本节仅叙述淋病、尖锐湿疣、梅毒和艾滋病。

一、淋病

　　淋病(gonorrhea)是由淋病奈瑟菌(俗称淋球菌)引起的急性化脓性炎,是最常见的 STD,多发生于 15~30 岁年龄段,以 20~24 岁最常见。成人几乎全部通过性接触而传染,儿童可通过接触患者用过的衣、物等传染。人类是淋球菌的唯一宿主。近年来淋病发病率在一些国家显著上升,这是因为本病有极强的传染性,至今尚无免疫预防方法,此外,由于耐药菌株的出现,给本病的控制带来了困难。

　　淋球菌主要侵犯泌尿生殖系统,对柱状上皮和移行上皮有特别的亲和力。淋球菌侵入泌尿生殖道上皮包括黏附和侵入两个步骤。这个过程与淋球菌细菌壁成分有关。

　　在男性,病变开始于前尿道,可逆行蔓延到后尿道,波及前列腺、精囊和附睾。在女性,病变可累及外阴和阴道腺体、子宫颈黏膜及输卵管。小部分病例可经血行播散引起身体其他部位的病变。

二、尖锐湿疣

　　尖锐湿疣(condyloma acuminatum)是由人乳头瘤病毒(human papilloma virus,HPV)(主要是 HPV 6 型和 11 型)引起的 STD,其主要特征是外生殖器皮肤、黏膜的良性增生性疣状病变。最常发生于 20~40 岁的青壮年,主要通过性接触传播,也可以通过非性接触的间接感染而致病,潜伏期常为 3 个月。HPV 仅能在人体细胞内寄生复制,好发于人体潮湿、温暖的黏膜和皮肤交界的部位。男性常见于阴茎冠状沟、龟头、系带、尿道口或肛门附近,女性多见于阴蒂、阴唇、会阴部及肛周,也可发生于身体的其他部位(如腋窝等)。

　　肉眼观,病变初起为小而尖的突起,逐渐扩大,病变呈淡红或暗红,质软,表面凹凸不平,呈疣状颗粒,有时较大呈菜花状生长。镜检:表皮角质层轻度增厚,几乎全为角化不全细胞,棘层肥厚,有乳头状瘤样增生,表皮突增粗延长,偶见核分裂象,表皮浅层挖空细胞出现有助诊断。挖空细胞较正常细胞大,胞质空泡状,细胞边缘常残存带状胞质,核增大居中,圆形、椭圆形或不规则形,染色深,可见双核或多核。真皮层可见毛细血管及淋巴管扩张,大量慢性炎症细胞浸润(图 16-13)。应用免疫组织化学方法可检测 HPV 抗原,用原位杂交、PCR 和原位 PCR 技术可检测 HPV DNA(图 16-14),帮助诊断。

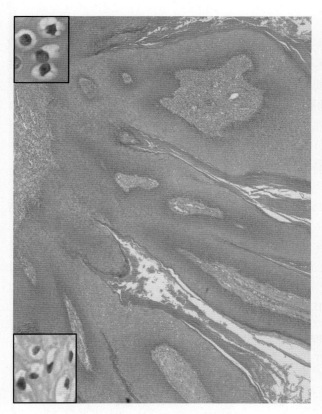

图 16-13 尖锐湿疣的组织学特征

左上为挖空细胞,左下为 HPV 外壳蛋白免疫组织化学染色阳性

Figure 16-13 Characteristic of histology for condyloma
acuminata

Upper left is Koilocyte, left bottom is IHC (+) for coat protein of HPV

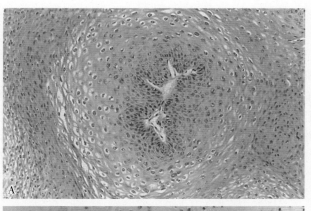
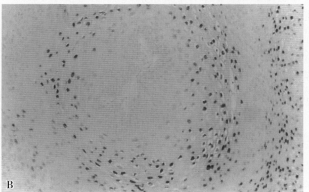

图 16-14 HPV DNA 鉴定

A. HE 染色 B. HPV DNA (6/11 型) 原位杂交阳性

Figure 16-14 DNA identification for HPV

A. HE staining B. ISH (+) for HPV DNA (6/11)

三、梅毒

(一) 概述

梅毒 (syphilis) 是由梅毒螺旋体引起的传染病,流行于世界各地。新中国成立后经积极防治基本消灭了梅毒,但近年来又有新的病例发现,尤其在沿海城市有流行趋势。

1. 病因和传播途径 梅毒螺旋体是梅毒的病原体,体外活力低,不易生存,对理化因素的抵抗力极弱,对四环素、青霉素、汞、砷、铋剂敏感。95% 以上通过性接触传播,少数可因输血、接吻、医务人员不慎感染等直接接触传播 (后天性梅毒 / 获得性梅毒),梅毒螺旋体还可经胎盘感染胎儿引起先天性梅毒。梅毒患者为唯一的传染源。

机体在感染梅毒后第 6 周血清中会出现梅毒螺旋体特异性抗体及反应素,有血清诊断价值,但可出现假阳性应予注意。随着抗体产生,机体对螺旋体的免疫力增强,病变部位的螺旋体数量减少,以至早期梅毒病变有不治自愈的倾向。然而不治疗或治疗不彻底者,播散在全身的螺旋体常难以完全消灭,这就是复发梅毒、晚期梅毒发生的原因。少数人感染了梅毒螺旋体后,在体内可终身隐伏 (血清反应阳性而无症状和病变),或在二、三期梅毒活动,局部病变消失而血清反应阳性,均称为隐性梅毒。

2. 基本病变

(1) 闭塞性动脉内膜炎和小血管周围炎 闭塞性动脉内膜炎指小动脉内皮细胞及纤维细胞增生,使管壁增厚、血管腔狭窄闭塞。小动脉周围炎指围管性单核细胞、淋巴细胞和浆细胞浸润,浆细胞恒定出现是本病的病变特点之一,血管炎病变可见于各期梅毒。

(2) 树胶样肿(gumma) 又称梅毒瘤(syphiloma),病灶灰白色,大小不一,小到从镜下才可见到,大到数厘米不等。该肉芽肿质韧而有弹性,如树胶,故而得名树胶样肿。镜下结构颇似结核结节,中央为凝固性坏死,形态类似干酪样坏死,唯坏死不如干酪样坏死彻底,弹力纤维尚保存。弹力纤维染色可见组织内原有血管壁的轮廓。坏死灶周围肉芽组织中富含淋巴细胞和浆细胞,而上皮样细胞和朗格汉斯巨细胞较少,且必有闭塞性小动脉内膜炎和动脉周围炎,有别于典型结核结节的形态特征。树胶样肿后期可被吸收、纤维化,最后使器官变形,但绝少有钙化,这又与结核结节截然不同。

梅毒树胶样肿仅见于第三期梅毒,可发生于任何器官,最常见于皮肤、黏膜、肝、骨和睾丸。

(二) 后天性梅毒

后天性梅毒分一、二、三期。一、二期梅毒称早期梅毒,有传染性;三期梅毒又称晚期梅毒,因常累及内脏,故又称内脏梅毒。

1. 第一期梅毒 梅毒螺旋体侵入人体后 3 周左右,在侵入部位发生炎症反应,形成下疳。下疳常为单个,直径约 1 cm,表面可发生糜烂或溃疡,溃疡底部及边缘质硬。因其质硬故称硬下疳(图 16-15),以与杜克雷嗜血杆菌引起的软下疳相区别。病变多见于阴茎冠状沟、龟头、子宫颈、阴唇,亦可发生于口唇、舌、肛周等处。病变部位镜下所见为闭塞性小动脉内膜炎和动脉周围炎。

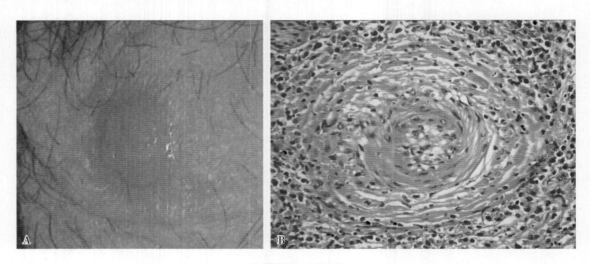

图 16-15 硬下疳
A. 外阴硬下疳 B. 淋巴细胞、浆细胞浸润及血管炎
Figure 16-15 Chancre
A. Chancre in vulva B. Lymphocytes, plasma cells infiltrating and vasculitis

下疳出现 1~2 周后,局部淋巴结肿大,呈非化脓性增生性反应。下疳经 1 个月左右多自然消退,仅留浅表的瘢痕,局部肿大的淋巴结也消退。临床上处于静止状态,但体内螺旋体仍继续繁殖。

2. 第二期梅毒 下疳发生后 7~8 周,体内螺旋体又大量繁殖,由于免疫复合物的沉积引起全身皮肤、黏膜广泛的梅毒疹和全身性非特异性淋巴结肿大,梅毒疹可自行消退。镜下呈典型的血管周围炎改变,病灶内可找到螺旋体。故此期梅毒传染性大。

3. 第三期梅毒 常发生于感染后 4~5 年,病变累及内脏,特别是心血管和中枢神经系统,特征性的树胶样肿形成。由于树胶样肿纤维化、瘢痕收缩引起严重的组织破坏、变形和功能障碍。

病变侵犯主动脉,可引起梅毒性主动脉炎、主动脉瓣关闭不全、主动脉瘤等。梅毒性主动脉瘤破裂常是患者猝死的主要原因。神经系统病变主要累及中枢神经及脑脊髓膜,可导致麻痹性痴呆和脊髓痨。肝病变主要形成树胶样肿,肝呈结节性肿大,继而发生纤维化、瘢痕收缩,以致肝呈分叶状。此外,病变常造成骨和关节损害,鼻骨被破坏形成马鞍鼻,长骨、肩胛骨和颅骨亦常受累。

(三)先天性梅毒

先天性梅毒根据被感染胎儿发病的早晚有早发性和晚发性之分。早发性先天性梅毒系指胎儿或婴幼儿期发病的先天性梅毒,晚发性先天性梅毒的患儿发育不良,智力低下。先天性梅毒可引发间质性角膜炎、神经性耳聋及楔形门牙,并有骨膜炎及马鞍鼻等。

四、获得性免疫缺陷综合征

获得性免疫缺陷综合征(acquired immunodeficiency syndrome,AIDS) 简称艾滋病,是由人类免疫缺陷病毒(human immunodidficiency virus ,HIV)感染所引起的以全身性严重免疫缺陷为主要特征的致命性传染病。本病传播迅速、发病缓慢、病死率极高。自 1981 年 6 月首次报告 AIDS 以来,病例已遍及五大洲。平均每天新增 6 000 人感染。AIDS 的潜伏期 2~10 年,总病死率几乎为 100%,90% 在诊断后 2 年内死亡。我国卫生部报告,截至 2012 年累计报告 HIV 感染病例 492 191 例,其中存活的患者为 383 285 例。

(一)病因和发病机制

AIDS 由 HIV 感染所引起。HIV 是一种反转录 RNA 病毒。在 AIDS 患者中分离得到两种类型的 HIV,即 HIV-1 和 HIV-2。HIV-1 是全球最常见类型,HIV-2 则主要见于西非和西欧局部。HIV-2 的基因组和HIV-1 仅有 40%~50% 的同源性,但两型所引起的病变相似。足够的证据显示,人类 HIV 来源于非洲黑猩猩。HIV 首次感染人体的时间大约是距今 50 年前。

在 HIV 直接和间接作用下,CD4$^+$T 细胞功能受损及大量破坏,致使细胞免疫缺陷。HIV 由皮肤、黏膜的创口及注射进入人体,与 CD4$^+$T 细胞表面的 CD4 分子(受体)结合,病毒外壳蛋白留在 CD4$^+$T 细胞膜上,其核心进入细胞。已证明 HIV 单独与 CD4 分子结合并不足以引起感染,HIV 还必须结合到细胞表面的其他分子,如 CXCR4 和 CCR5,才能进入细胞。这些分子称辅助受体。在反转录酶的作用下,HIV RNA 反转录成前病毒 DNA,然后整合入宿主基因组,产生新的病毒颗粒。新的病毒颗粒以出芽方式逸出 CD4$^+$T 细胞,同时引起该细胞的溶解和死亡。逸出的病毒再感染其他 CD4$^+$T 细胞,造成 CD4$^+$T 细胞的大量破坏(图 16-16)。众所周知,CD4$^+$T 细胞在免疫网络中起着关键的作用,由于 CD4$^+$T 细胞的大量破坏,使免疫平衡破坏而造成免疫缺陷,从而引起机会感染和恶性肿瘤的发生。

在 HIV 感染过程中还有其他免疫细胞的功能损害。HIV 还可侵袭单核巨噬细胞系统的细胞和其他细胞(B 细胞、小胶质细胞和干细胞)。单核巨噬细胞表面有少量 CD4 分子,HIV可与之结合进入细胞。更重要的是,抗 HIV-HIV 复合物与单核巨噬细胞表面的 Fc 受体结合后被吞噬到单核巨噬细胞内。在单核巨噬细胞内,复制的病毒通常贮存在胞质内,并不引起单核巨噬细胞的破坏。由于单核巨噬细胞具有游走功能,因而导致 HIV 的扩散。另外,感染有 HIV 的单核巨噬细胞功能也有缺陷。

当然,在整个 HIV 感染过程中还可能有其他机制的参与。

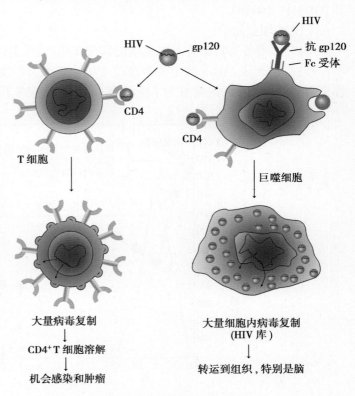

图 16-16 HIV 感染的机制
Figure 16-16 Mechanism of HIV infection

(二) 传播途径和分期

AIDS 的传染源为不同病程的 AIDS 患者及 HIV 感染者,后者常呈抗体阳性,但也发现某些病毒携带者抗体为阴性,此类人群很难被发现。已经证实,HIV 存在于单核细胞、血浆、精液(10^7~10^8/mL)、唾液、尿、泪液、乳汁、脑脊液、淋巴结、脑组织、骨髓和宫颈阴道分泌液中,并通过适当的方式和途径传播。

1. 性传播　流行病学资料表明,HIV 的传播 70% 通过性途径。可由男→男、男→女和女→男传播。研究证明,妇女用宫颈帽或杀精冻膏避孕时,不能对 HIV 的传播起阻断作用。

除生殖器接触传播外,口肛接触、口对口接触以及口对生殖器接触都可起到传播作用。

2. 通过输血或血制品传播　血友病有 HIV 感染者占 HIV 感染总例数的 1%,接受血或血浆成分后感染 HIV(非血友病患者)占总数的 2.5%。输血制品较输血感染 HIV 的危险性大,因凝血因子由众多的(2 000~5 000 人)供血员的混合血浆浓缩而成,万一其中有一名供血员携带 HIV,那该血制品就会造成污染。

3. 通过注射针头或医用器械传播　静脉注射吸毒者感染 HIV 占总报告数的 18%。在异性恋 HIV 感染人群中占 60%。原因是吸毒者常轮流使用同一只未经消毒的注射器,甚易相互感染。许多医用器械如内镜,若消毒不严,也可造成感染。此外,在西印度用锥子从耳垂采血样也可成为传播方式。

4. 母婴传播　儿童 AIDS 病例中 75% 系由垂直传播所引起。美国在 1994 年报告近 3 000 例 13 岁以下儿童 AIDS 患者中,80% 以上是由母亲传给孩子的。统计证明,感染 HIV 的孕妇生下的婴儿,30%~50% 也感染 HIV。感染 HIV 孕妇经胎盘、产道及产后血性分泌物、哺乳等途径将病毒传给婴儿,其中以经胎盘传染最为多见。文献也曾有儿子传给母亲的报道。

5. 其他　器官移植、人工授精、医务人员的职业性感染等。

HIV 对理化因素抵抗力较弱,它可为一般的消毒和清洁剂所灭活,病毒在干燥环境不能存活,因此限制了 HIV 的传播方式,HIV 一般不经食物、水、昆虫或无意接触而传播。

HIV 感染的典型过程见图 16-17。临床上 AIDS 分 3 期,即 HIV 感染期、ARC(AIDS-related complex)和 AIDS(图 16-18)。

(三) 病理变化

AIDS 患者各器官都有不同程度的病理变化,且从 HIV 感染、ARC 和 AIDS 等不同时期其病理改变也不一样,总的来说,AIDS 的主要病理改变可分三大类。①免疫学损害的形态学表现;②感染,常常是混合性机会感染;③肿瘤,最常见为卡波西(Kaposi)肉瘤和非霍奇金淋巴瘤。

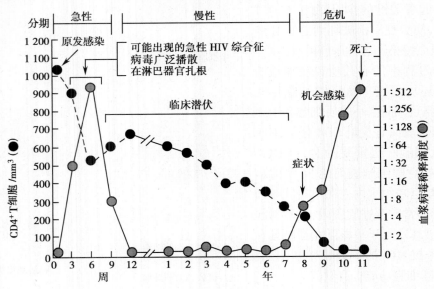

图 16-17　HIV 感染的典型过程

Figure 16-17　Typical process of HIV infection

1. **免疫学损害的形态学表现** 淋巴结病变包括早期淋巴组织反应性增生,发展为晚期的淋巴组织耗竭的动态过程。在这个动态过程中可有许多形态学表现,但无一为与 HIV 感染相关的特异性形态学表现。在一系列改变中,淋巴结生发中心的改变、滤泡网状带消失和小血管增生最为明显,且恒定存在。淋巴结的病理组织学和免疫组织化学改变与患者的免疫和临床状态有关。

淋巴结病变的早期表现为滤泡明显增生,生发中心活跃,有"满天星"现象,其病变类似于由其他原因引起的反应性淋巴结炎。有时滤泡间区可见 Warthin-Finkeldey 型多核巨细胞,该巨细胞出现对明确 HIV 相关淋巴结病有很大帮助。Warthin-Finkeldey 型巨细胞的细胞核数目可多达 100 个,最初发现于麻疹患者

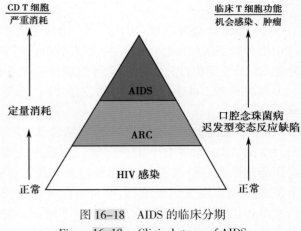

图 16-18　AIDS 的临床分期
Figure 16-18　Clinical stages of AIDS

的淋巴结和扁桃体。随着病变的发展,滤泡网状带开始破坏,有血管的增生,副皮质区 CD4$^+$ 细胞数减少,CD4$^+$/CD8$^+$ 细胞比值进行性下降,浆细胞浸润,随后网状带消失,滤泡界限不清。晚期淋巴结病变显示淋巴细胞,包括 T 和 B 细胞明显减少,几乎消失殆尽,生发中心几乎全由 CD8$^+$ 细胞所替代,无淋巴滤泡和副皮质区之分,在淋巴细胞消失区常由巨噬细胞替代。最后淋巴结结构完全消失,主要的细胞为巨噬细胞和浆细胞。有些区域纤维组织增生,甚至玻璃样变。

胸腺、消化道和脾淋巴组织萎缩。但大多数 AIDS 患者可有不同程度脾大,可能与脾淤血等变化有关。

2. **感染** AIDS 患者对各种病原体非常敏感,在一位患者体内可有多种感染混合存在,特别是一些少见的混合性机会感染(表 16-3)。

表 16-3　AIDS 时常见机会感染

病原	常见部位	常见临床表现	病变特征
原虫			
卡氏肺孢菌	肺	肺炎	肺泡腔扩张呈囊状,有的融合,囊内充满泡沫状或嗜酸性渗出物。间质性肺炎
刚地弓形虫	CNS、眼、心	CNS 肿块、视网膜炎、心肌炎	CNS 表现为急性、亚急性或慢性坏死性脑炎。其他器官为坏死,见到病原体
真菌			
白假丝酵母菌	口咽、食管	鹅口疮、食管炎	假膜性炎,化脓,肉芽肿
新型隐球菌	CNS、淋巴结、血、尿、肺、骨髓	脑膜炎、肺炎、播散性感染(真菌血症)	病灶内见大量隐球菌,反应轻,偶见肉芽肿
荚膜组织胞浆菌	肺、淋巴结、眼、骨髓、脾、血	肺炎、视网膜炎、播散性感染(真菌血症)	肉芽肿伴凝固性坏死
曲菌	肺、脑、血	肺炎、脑肿块、播散性感染(真菌血症)	凝固性坏死,化脓,好侵犯血管,可有肉芽肿
细菌			
鸟型结核分枝杆菌	淋巴结、骨髓、血、脾、肝、肺、胃肠、皮肤	淋巴结炎,全血细胞减少症、肺炎、肠炎、播散性感染(分枝杆菌血症)	大片泡沫细胞。抗酸染色细胞内分枝杆菌阳性
病毒			
巨细胞病毒	播散性、肺、肾上腺、眼、CNS、胃肠、淋巴结、男性生殖器	肺炎、视网膜炎、脑炎、肝炎、肠炎等,肾上腺功能不全	组织坏死,细胞内典型病毒包涵体或核酸存在

* CNS:中枢神经系统

3. 肿瘤

(1) 非霍奇金淋巴瘤(NHL)　在 AIDS 患者中发病率增高,与一般人群发生的 NHL 相比有以下特征:①中枢神经系统原发性 NHL 在一般人群中相当罕见(<2%),而在 AIDS 患者则常见。②组织学类型以未分化型(小无裂细胞性)为多见,这种组织学类型在普通病例少见(0.7%~2.4%,美国)。③绝大多数(约 95%)是 B 细胞来源。④淋巴结外 NHL 发生率高,患者年轻,预后差。⑤一部分患者(约 1/3)的 NHL 可能与 EB 病毒有关。

(2) 卡波西肉瘤　是一种非常罕见的血管增生性疾病。自 AIDS 出现以来,卡波西肉瘤发病率明显增高,1/3 的 AIDS 患者有卡波西肉瘤。卡波西肉瘤可局限于皮肤和(或)黏膜,也可累及内脏。研究表明,卡波西肉瘤来源于内皮细胞,部分可能来自淋巴管内皮。卡波西肉瘤呈多中心性,身体不同部位肿瘤并不是由一个原发肿瘤播散来的。

组织学上,卡波西肉瘤主要有毛细血管样结构(血管裂隙)和梭形细胞构成(图 16-19)。可见数量不等的红细胞,含铁血黄素沉着常见,有时可有一定数目的炎症细胞。

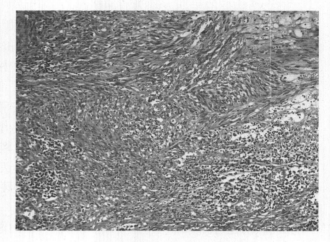

图 16-19　淋巴结卡波西肉瘤
Figure 16-19　Kaposi's sarcoma in lymph node

4. 中枢神经系统改变　脑组织是 AIDS 病最常受累的组织之一。约 60% 的 AIDS 有神经症状,90% 的病例尸检时有神经病理学改变。AIDS 患者神经病理学改变可分三大类,即 AIDS 脑病、机会感染和机会性肿瘤。目前认为,HIV 可通过巨噬细胞进入中枢神经系统引起病变。

第七节　深部真菌病

由真菌引起的疾病称真菌病。真菌种类繁多,目前发现已超过 10 万种,与细菌相比,对人致病者相对较少。据 WHO 统计,现在已知能引起人类疾病的真菌约有 300 余种。由于广谱抗生素、肾上腺皮质激素和免疫抑制剂的不当使用,使真菌感染率有明显增加趋势。近年 AIDS 的流行,使真菌病成为 AIDS 的重要机会感染。真菌病根据病变部位的不同,分浅部真菌病和深部真菌病两大类。浅部真菌病主要侵犯含有角质的组织,如皮肤、毛发和指甲等处,引起各种癣病;深部真菌病侵犯皮肤深层和内脏,危害较大。

真菌致病作用与真菌在体内繁殖引起的机械性损伤以及所产生的酶类、酸性代谢产物有关。真菌的致病力一般较弱,只有当机体抵抗力降低时才能侵入组织,大量繁殖引起疾病,因此深部真菌病多有诱发因素存在。

真菌病常见的病理变化有:①轻度非特异性炎:病灶中仅有少数淋巴细胞、单核细胞浸润,甚至没有明显的组织反应,如脑的隐球菌感染。②化脓性炎:由大量中性粒细胞浸润所形成的小脓肿,如念珠菌病、曲霉病、毛霉病等。③坏死性炎:可出现大小不等的坏死灶,常有明显的出血,而炎症细胞则相对较少,如毛霉、曲霉感染等。④肉芽肿性炎:是真菌病的重要组织学改变。其中化脓性肉芽肿性炎是真菌病最具特征、最常见的肉芽肿性反应:中心化脓性表现,周围上皮样细胞间杂一些淋巴细胞,最外层由浆细胞、淋巴细胞及纤维细胞环绕。上述病变可单独存在,也可同时存在。不同病菌及其变态反应不同或同一病菌不同时期,其组织反应也不一样。组织学改变虽然可以提示真菌感染的存在,但找到病原真菌是确诊的唯一依据。因此,组织病理学诊断需要结合真菌的形态特点、真菌引起的组织病理变化、特殊染色反应综合诊断(表 16-4)。

表 16-4　假丝酵母菌、曲霉和毛霉的鉴别表 *

鉴别点	假丝酵母菌	曲霉	毛霉
菌存在部位	炎症灶内	脓肿及周围	血管壁
假菌丝孢子	两者混合存在呈卵圆形排列或呈簇,数目多	3~4 μm,不整形,呈锐角(45°),放射样排列,偶见分生孢子头,数目多	少,形成菌丝,酵母多形,5~2.5 μm,数目多
宽度	细	中	粗
分隔	稀	有,密	不分隔
染色	深,均匀	深,不均匀	浅,均匀

* 可用特异性单克隆抗体进行免疫组织化学鉴定

一、念珠菌病

念珠菌病(candidiasis)由假丝酵母菌(又称念珠菌)引起,最常见的致病菌为白假丝酵母菌。该菌常存在于健康人的皮肤和腔道。念珠菌病多为内源性感染。

念珠菌病常发生于婴儿及消耗性疾病患者口腔,糖尿病妇女的阴道、会阴。特别值得提出的是,阴道念珠菌病可发生于健康妇女,尤其是孕妇和口服避孕药的妇女。深部念珠菌病多为继发性,常发生于慢性消耗性疾病、疾病终末期患者、恶性肿瘤及 AIDS 患者。AIDS 患者常见的念珠菌病是口腔和食管同时存在的念珠菌病。

黏膜念珠菌病常在黏膜面形成白色膜状物,在口腔者称鹅口疮。膜状物由假菌丝等构成,脱落后出现糜烂或表浅溃疡。内脏器官的念珠菌病常表现为明显的组织坏死和小脓肿形成,后期往往出现肉芽肿。在各病变中均可找到假丝酵母菌的芽生孢子和假菌丝(图 16-20)。

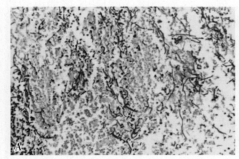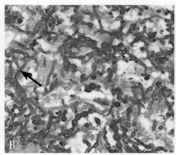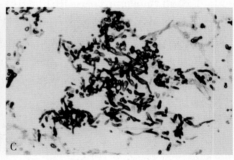

图 16-20　念珠菌病
A. HE 染色可见脓细胞及散布有浅色的酵母样菌体　B. PAS 染色可见卵圆形孢子及假菌丝(↖)　C. 银染色可见芽生孢子和假菌丝
Figure 16-20　Candidiasis
A. Pyocyte and scattered light color yeast-like fungi by HE coloration　B. Ovoid spores and pseudohyphae by PAS(↖)
C. Blastospore and pseudohyphae by silver staining

二、曲霉病

曲霉病(aspergillosis)由曲霉引起。曲霉是最常见的污染杂菌,种类很多,在人类曲霉病中,最常见的致病菌为烟曲霉(Aspergillus fumigatus)。曲霉多数情况下是一种条件致病菌。

曲霉可在身体许多部位引起病变,但以肺病变最常见。曲霉可引起小脓肿形成,有时不化脓而发生组织坏死及出血,周围有多数中性粒细胞和单核细胞浸润,在小脓肿和坏死灶内有大量菌丝。曲霉常侵入血管引起血栓形成,可使组织缺血、坏死。慢性病灶有肉芽肿样结构形成。曲霉菌丝粗细均匀,有隔,分支状,常呈 45° 的锐角分支(图 16-21),PAS 或银染法显示更为清晰。

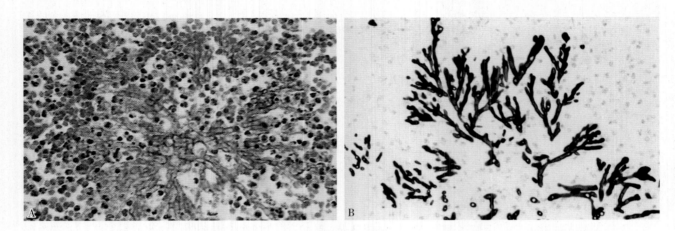

图 16-21 曲霉病
A. HE 染色可见典型的菌丝呈放射状排列 B. 银染色可见曲霉菌丝呈放射状排列,有隔,呈锐角分支
Figure 16-21 Aspergillosis
A. Typical radical arranged hypha by HE staining B. Radical arranged hypha, septate, branch with acute angle by silver staining

临床上还有一种临床和病理类似支气管哮喘的过敏性支气管曲霉病,见于接触大量曲霉孢子的人员,其发生与曲霉抗原引起的变态反应有关。

三、毛霉病

毛霉病(mucormycosis)由毛霉引起。毛霉病多表现为急性化脓性炎症,发展迅速,常引起广泛播散,并常侵袭血管引起血栓形成和梗死,慢性期病理学上在上述病变的基础上有肉芽肿样改变。毛霉菌丝粗大,不分隔,分支较少而不规则,常呈钝角或直角分支(图 16-22)。病理学检查对毛霉病诊断最为可靠,但不能鉴定菌种。

毛霉病的起始病灶常位于鼻腔,以后很快扩展到鼻窦和中枢神经系统,再扩展到肺和胃肠道。毛霉病

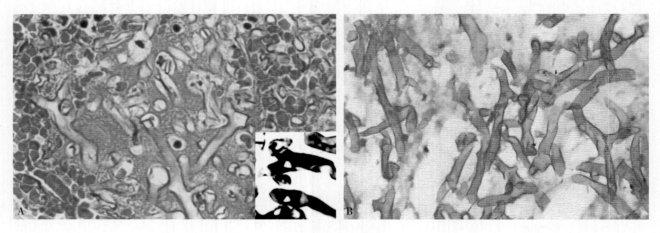

图 16-22 毛霉病
A. 毛霉菌丝呈嗜碱性,分支较少,常呈钝角或直角分支。右下图为银染色,菌丝染成黑色 B. 为 PAS 染色
Figure 16-22 Mucormycosis
A. Mucor mycelium basophilic, and has less branch and obtuse or right angle branch. dyed black mycelium by silver staining in the right of picture. B. By PAS staining.

几乎全为继发。糖尿病酸中毒时如出现单侧眼眶感染和脑膜脑炎,应考虑头面部毛霉病可能。脑毛霉病可在短期内造成死亡。

四、隐球菌病

隐球菌病(cryptococcosis)是新生隐球菌(cryptococcus neoformans)引起的一种亚急性或慢性真菌病。以中枢神经系统和肺的隐球菌病最常见。也可发生于其他器官。隐球菌病多数为继发性。几乎总见于免疫抑制的个体如 AIDS、白血病、恶性淋巴瘤患者,发生于健康个体罕见。

隐球菌通过吸入定位于肺,再播散至其他部位,特别是脑膜。隐球菌的病变在病期早晚有所不同。早期由于病原体产生大量荚膜物质,病变呈胶冻状,病灶内炎症反应轻微,新鲜活动病灶可见大量隐球菌,并有多数呈出芽状态,悬浮于胶胨样荚膜物质中。有些病原体被巨噬细胞吞噬,晚期病变为肉芽肿性。

新生隐球菌为圆形或卵圆形,一般为单芽,厚壁,有宽阔、折光性的胶质样荚膜。大小相差很大,不包括荚膜厚度,一般直径多在 4~12 μm,有些直径可达 20 μm。周围荚膜由多糖组成,厚 3~5 μm。在 HE 染色组织切片中,隐球菌呈淡红色,不易察见,用 PAS 反应或墨汁染色则清晰可见(图 16-23)。

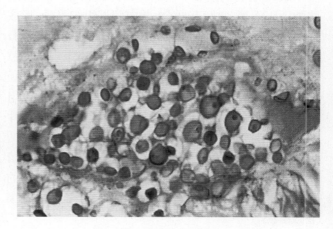

图 16-23　隐球菌病
PAS 染色可见菌体及荚膜均呈红色
Figure 16-23　Cryptococcosis
PAS staining showed that the thallus and capsular were red

中枢神经系统隐球菌病主要表现为脑膜炎。早期在蛛网膜下隙内有大量稠厚的胶冻样物质,后期在脑膜、脑实质及脊髓有肉芽肿形成。比较有病理意义的病变是在脑组织内可见许多小囊腔,腔内充满隐球菌及其所排泄的胶样物质,这些囊腔实质上是扩大的血管周围间隙。新生隐球菌性脑膜炎起病缓慢,临床上有时易与结核性脑膜炎误诊。脑实质病变常与占位性病变混淆。

肺隐球菌病可形成结节状肉芽肿病灶,多数在胸膜下形成单个小结节,有时需与结核球或肺癌鉴别。镜下可见肉芽肿内有多数隐球菌和巨噬细胞,有时似结核结节。严重的病例可形成多数粟粒性肉芽肿结节和大片的胶冻样病灶。

五、马尔尼菲青霉病

马尔尼菲青霉病(penicilliosis marneffei)是由马尔尼菲青霉(Penicillum marneffei)引起的以单核巨噬细胞系统受累为主的一种真菌病。可发生于正常人,但大多作为 AIDS 等免疫缺陷病的机会性感染。其基本病变为肉芽肿性病变和化脓性病变。常见于肺、肝、脾、肾和皮肤等器官。病灶内的真菌形态多呈圆形或卵圆形的酵母型,直径 1~2 μm,或呈粗细均匀、两头钝圆的腊肠状或马蹄形,长 5~20 μm,此种形态的菌常有 1~2 个横隔,有时也可见到菌丝,菌丝粗细均匀,有多个分隔,并可见不同角度的分支(图 16-24)。

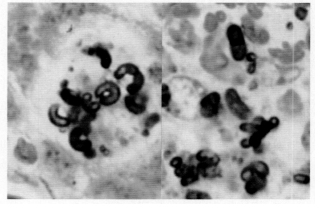

图 16-24　马尔尼菲青霉病
肝肉芽肿内见各种形态的马尔尼菲青霉(银染色)
Figure 16-24　Penicilliosis marneffei
Various forms of Penicillium in hepatic granulomas by silver staining.

六、放线菌病

放线菌病（actinomycosis）主要是以色列放线菌（*Actinomyces israeli*）引起的一种慢性化脓性炎。放线菌不属于真菌而属于细菌，由于其引起的病变与真菌病相似，所以将其与真菌病一起叙述。

放线菌病的病变为软组织的慢性化脓性炎症。脓肿大小不等，常相互融合，并向邻近组织蔓延，形成许多窦道和瘘管。脓肿壁和窦道周围肉芽组织中有时可见大量吞噬脂质的巨噬细胞，因此肉眼观常呈黄色。有时肉眼可见脓液内有细小的黄色颗粒，直径1~2 mm，称为"硫磺颗粒"，这种颗粒是放线菌在组织中形成的菌落。取硫磺颗粒直接压片或组织切片中可见颗粒由分支的菌丝交织而成。在 HE 染色的组织切片中，颗粒中央部分染蓝紫色，周围部分菌丝排列成放线状，菌丝末端常有胶样物质组成的鞘包围而膨大呈棒状，染伊红色，所以称为放线菌（图 16-25）。

有时组织切片中菌丝不明显，可作革兰染色，放线菌菌丝体为革兰阳性，胶样鞘为革兰阴性，据此可确诊为放线菌病。

放线菌病主要发生于面颈部、胸部和腹部。放线菌病常同时合并其他细菌感染，病变常迁延不愈。

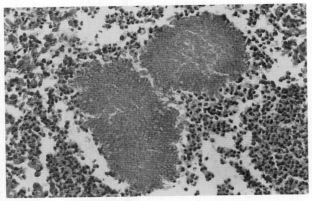

图 16-25　放线菌病

HE 染色菌落中央的细颗粒染成淡蓝色区，为"硫磺颗粒"，周边为放线状菌丝

Figure 16-25　Actinomycosis

By HE staining, light blue area was the center of colonies, which as "sulfur granules", and the surrounding was the hyphae, and the end of the hyphae enlargement as a rod

---

易混概念

■ **结核结节与假结核结节**

结核结节与结核样肉芽肿是同成一概念。形态特点是由上皮样细胞、朗格汉斯巨细胞加上外周局部集聚的淋巴细胞和少量反应性增生的成纤维细胞构成的小结节，典型者中央有干酪样坏死。假结核结节的病变成分与结核结节基本相似，唯病变没有干酪样坏死。

复习思考题

1. 试述结核病的基本病变及其病变的转变规律。
2. 试述原发性肺结核的病变特点。
3. 试述浸润性肺结核患者的病变演进与消退情况。
4. 原发性肺结核与继发性肺结核患者的发病机制和临床表现有何不同？
5. 试述继发性肺结核常见病理类型及临床病理联系。
6. 简述肠伤寒病理形态特点及其发展过程。
7. 简述痢疾的种类及其形态学特点，可引起哪些并发症？
8. 试述阿米巴痢疾和细菌性痢疾的形态特点和鉴别诊断要点。
9. 简述 AIDS 的主要病理改变。
10. 比较肠伤寒、肠结核、细菌性痢疾、阿米巴痢疾 4 种疾病的肠道病变。

【附:临床病理讨论】

CPC 病例 15

病历摘要

死者,男性,11 岁,患血友病。2 岁起经常齿龈、皮肤及膝、踝关节腔出血,输血后消退。1979 年从床上跌下,出现左手无力,抽搐,拟诊脑出血。经输血及苯妥英钠治疗,2 年后才逐渐恢复。1983 年 10 月到 1984 年 6 月相继输过进口Ⅷ因子浓缩制剂 5 次,共 5 瓶。1985 年 9 月抽血清作 HIV-1 检测。ELISA 法重复检测了 3 次均阳性。阳性血清用免疫荧光法检测也呈阳性。Western 印迹法检测见有 5 条 HIV-1 病毒蛋白抗体的条带。1986 年开始,患者食欲减退、消瘦,关节及齿龈出血次数增多,1 年内输血浆达 8 次。1986 年 11 月 7 日体检:体重 25.5 kg,身高 110 cm,OKT_4 52%,OKT_8 27%,T101(total T cells)97%,Hb 8.5 g,WBC 4.2×10^9/L,血小板 86×10^9/L,OT 试验(-)。1987 年 2 月 22 日出现呕吐症状,24 日中午发热(38.7℃),下午头痛,入夜更剧。2 月 25 日出现抽搐,神志不清,尿失禁。急诊室检查:体温 37.5℃（腋下）,脉搏 120 次/min,血压 110/70 mmHg,深昏迷状态;头部无外伤,皮肤无出血,两侧瞳孔不等大。经输血浆、甘露醇及高渗葡萄糖等治疗无效,上午 11 时 20 分死亡。5 h 后病理解剖。

尸检摘要

淋巴结:少数淋巴结皮质滤泡扩大,但境界不清,周围小淋巴细胞套消失;多数淋巴结滤泡萎缩、消失,淋巴窦内见载有红细胞的巨噬细胞。

免疫组织化学检查:用 UCHL-1,CD43,CD3 三种 T 细胞抗体染色,发现这些淋巴结的绝大多数淋巴细胞为 T 细胞。残留滤泡生发中心浸润的小淋巴细胞为 T 细胞。CD20(+)细胞(B 细胞)则明显地减少。

脾:淋巴滤泡扩大,玻璃样物质沉着,细胞明显减少。

胸腺:皮质和髓质网状上皮细胞明显增多,皮质淋巴细胞相应减少。髓质哈氏小体多而明显。

阑尾淋巴样组织:萎缩或消失。

肺:小支气管周围和肺泡隔淋巴细胞浸润。细支气管腔、管壁及周围肺组织内有大量细菌和真菌。真菌孢子和菌丝都存在,有些菌丝有短的分支。Grocott 法染色证实菌丝有间隔可见。有的孢子排列成辐射状的扇形结构,呈典型的曲霉菌形态。

脑:右侧额叶和顶叶硬脑膜下有血肿两处,大小分别为 3 cm×2 cm 和 5 cm×3 cm。此外,右侧颞叶和顶叶交界处有胶质瘢痕一处,大小 6 cm×5 cm。

【讨论题】

1. 结合临床及病理解剖所见,本例病理诊断为何及有何依据?
2. 从免疫病理观点,讨论本例淋巴结、胸腺、脾、阑尾淋巴样组织所见。
3. 试述本例硬脑膜下出血的原因。

（新疆医科大学　阿仙姑·哈斯木
昆明医科大学　邹英鹰　杨志鸿）

数字课程学习

🖼 彩图　　📹 微课　　💻 教学 PPT　　📝 自测题　　📋 Summary

寄生虫病(parasitosis)是寄生虫寄生于人体后引起的一类疾病的总称。寄生虫病的流行与生物因素、自然因素和社会因素关系密切,常具有明显的区域性、季节性和自然疫源性等特点。

寄生虫病主要见于经济不发达的发展中国家。过去我国寄生虫病的流行较为严重,经过全面、立体化防治,危害严重的五大寄生虫病(血吸虫病、疟疾、丝虫病、钩虫病和黑热病)的防治工作取得了举世瞩目的成就,一些寄生虫病已经基本被消灭。但是,近年来我国寄生虫病的防治工作出现了新的问题,如国外一些寄生虫病和媒介的输入,某些机会性寄生虫病(如隐孢子虫病、弓形虫病等)发病率上升等。因此,寄生虫病的防治仍然是我国公共卫生工作中的重要课题。

常见的人体寄生虫病可分为:①原虫病:如阿米巴病、利什曼病、疟疾、弓形虫病等;②吸虫病:如血吸虫病、华支睾吸虫病、肺型并殖吸虫病(肺吸虫病)、布氏姜片吸虫病等;③绦虫病:如猪带绦虫病、牛带绦虫病、猪囊尾蚴病、棘球蚴病(包虫病)等;④线虫病:如蛔虫病、蛲虫病、丝虫病、钩虫病等。本章重点介绍阿米巴病、弓形虫病、血吸虫病、华支睾吸虫病、肺型并殖吸虫病、丝虫病及棘球蚴病。

第一节　阿米巴病

阿米巴病(amoebiasis)由溶组织内阿米巴(*Entamoeba histolytica*)原虫感染引起。该原虫主要寄生于人体结肠,引起阿米巴痢疾,也可随血流运行或直接侵袭到达肝、肺、脑和皮肤等处,引起肠外阿米巴病。因此,阿米巴病是一种可累及许多脏器和组织的全身性疾病。

本病呈全球性分布,以热带及亚热带地区流行最为严重。人群感染率与当地社会经济文化水平、卫生条件及生活习惯密切相关,为0.37%~30%不等,分为高、中、低度三种流行区,我国属于中度流行区,总体来说,南方多于北方、农村多于城市、男性多于女性、儿童多于成人。

一、肠阿米巴病

(一)病因和发病机制

溶组织内阿米巴生活史有包囊和滋养体两个发育阶段。包囊见于慢性阿米巴病患者或包囊携带者的成形粪便中,直径5~20 μm,成熟的四核包囊为该原虫的传染阶段。四核包囊随被粪便污染的水或食物进入消化道,它能耐受胃酸的消化作用,顺利通过胃和小肠上段,至小肠下段经碱性消化液的作用而脱囊,发育成4个小滋养体,小滋养体(肠腔型)的直径为10~20 μm,有单个泡状核。在适合条件下小滋养体以二分裂方式增殖,并随粪便下行到结肠。当机体抵抗力下降,肠功能失调时,小滋养体侵入肠壁黏膜,吞噬红细胞和组织细胞,转变为大滋养体,大滋养体(组织型)的直径为20~40 μm,胞质外质透明,内质浓密,其中可含有糖原、被吞噬的红细胞和组织细胞碎片。大滋养体大量分裂增殖,破坏肠壁组织,形成溃疡,是阿米巴病的致病阶段,但无传染性。

肠阿米巴病是溶组织内阿米巴经口感染入侵结肠壁引起的疾病,因以腹泻、腹痛为主要症状,故又称阿米巴痢疾。没有任何临床表现而只在其粪便内查到包囊的感染者,称为带囊者。

研究表明,有三种致病因子在溶组织内阿米巴的致病中发挥了重要作用:①半乳糖/乙酰氨基半乳糖凝集素(Gal/GalNAclectin):滋养体首先通过凝集素介导吸附于宿主结肠黏膜上皮细胞、中性粒细胞和红细胞等细胞表面,并有溶解细胞的作用;②阿米巴穿孔素(amoeba pores):滋养体在与靶细胞接触时或侵入组织时可注入穿孔素,使靶细胞形成离子通道,在细胞膜上形成孔状破坏,导致宿主细胞损伤和溶解;③半胱氨酸蛋白酶(cysteine proteinases):是虫体最丰富的蛋白酶,属于木瓜蛋白酶家族,具有多个同分异构体,主要起溶解宿主细胞组织的作用。这些因子均有利于溶组织内阿米巴滋养体侵入宿主的组织,其侵入的门户则是肠腺开口处。滋养体首先通过凝集素吸附在肠黏膜上,接着分泌穿孔素和蛋白酶破坏肠黏膜上皮屏障,杀伤宿主肠上皮细胞;除了这三种致病因子外,滋养体在组织内造成的机械性损伤和吞噬作用,凝集素和半胱氨酸蛋白酶导致的免疫抑制和逃避等也共同参与了阿米巴原虫对宿主组织的溶解和破坏作用,最终导致溃疡形成。阿米巴病来自宿主方面的致病因素可能包括先天易感性、激素(如肾上腺素)的影响、肠腔内环境(pH、氧化还原电位、肠内菌群等)的改变、营养不良、原发性和继发性免疫缺陷及伴发疾病等。

(二)病理变化

肠阿米巴病的病变部位主要位于盲肠、升结肠,其次为乙状结肠、直肠,严重者累及整个结肠及回肠下段。基本病变是以组织液化坏死为主的变质性炎症,以形成口小底大的烧瓶状溃疡为特点。

1. 急性期病变 滋养体侵入肠黏膜,在肠腺隐窝内繁殖,先破坏黏膜层,后进入疏松的黏膜下层组织。肉眼观,早期在肠黏膜表面形成多数灰黄色略凸的针头大小的点状坏死或浅溃疡,有时伴有出血(图17-1)。而后滋养体继续繁殖并向纵深发展,进入黏膜下层,造成组织发生明显液化性坏死,形成具有诊断价值的口小底大"烧瓶状溃疡"(图17-2)。溃疡边缘不规则,周围黏膜肿胀,但溃疡间黏膜组织尚属正常。黏膜下层组织坏死继续扩展,溃疡相互贯通,形成隧道样病变。表面黏膜层剥脱,呈絮片状悬挂于肠腔表面,或坏死组织脱落融合形成边缘潜行的巨大溃疡。少数溃疡严重者可深及浆膜层造成肠穿孔,引起局限性腹膜炎。

镜下,溃疡处可见大片液化性坏死,表现为无结构的淡伊红色染色区。溃疡边缘或附近组织有充血、出血及少量淋巴细胞、浆细胞和巨噬细胞浸润,缺乏中性粒细胞。如合并其他细菌感染,则可见多量中性

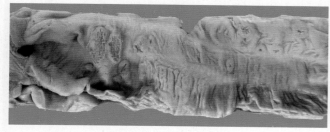

图17-1 结肠阿米巴病
结肠黏膜面见大小不等、圆形或不规则形潜行性溃疡形成
Figure 17-1 Amoebiasis of the colon
There are spherical, oval or irregular ulcers in different number and size on the intestinal mucosa

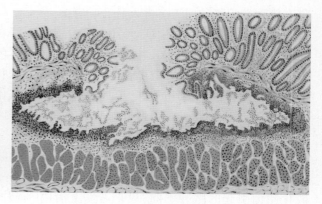

图17-2 结肠阿米巴病模式图
结肠黏膜层及黏膜下层发生液化性坏死,继而形成烧瓶状溃疡
Figure 17-2 Amoebiasis of the colon
The mucosa and submucosa undergo colliquative necrosis, forming flask shape ulceration

粒细胞浸润。溃疡边缘与正常组织交界处和肠壁小静脉腔内，可见核小而圆,胞质含有糖原空泡或吞有红细胞的圆形大滋养体(图17-3)。

2. 慢性期病变　慢性期肠道病变较为复杂。肠壁组织因反复坏死及修复作用而引起肉芽组织增生和瘢痕形成,溃疡边缘肠黏膜常过度增生形成息肉,甚至发生瘢痕性狭窄。肠壁普遍增厚时,可引起肠腔狭窄。偶尔因肉芽组织过度增生而形成局限性包块,称为阿米巴肿(amoeboma),多见于盲肠,可引起肠梗阻,并易误诊为肠癌。

(三) 并发症

并发症包括肠穿孔、肠出血、肠狭窄等,其中以肠穿孔和肠出血较多见。肠穿孔的发生率为1%~4%,肠出血的发生率为1%左右,系溃疡深入黏膜下层,破坏较大血管所致。

(四) 临床病理联系

肠阿米巴病的典型急性病例出现腹痛、腹泻、暗红色果酱样大便等症状。粪便伴腥臭味,其内可查见大量组织型滋养体。由于直肠及肛门病变较轻,故里急后重症状可不明显。急性期多数患者可治愈,少数因治疗不够及时、彻底而转入慢性期。慢性患者和带囊者是阿米巴病的主要传染源。

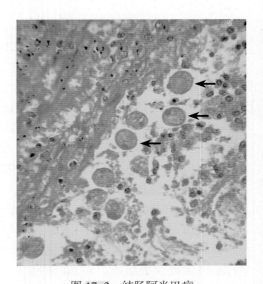

图 17-3　结肠阿米巴病
见核小而圆,胞质含有糖原空泡或吞有
红细胞的圆形大滋养体(←)
Figure 17-3　Amoebiasis of the colon
Trophozoite has small and round nuclei,
and cytoplasm containing glycogen or
phagocytosing red blood cells(←)

二、肠外阿米巴病

肠外阿米巴病(extraintestinal amoebiasis)包括阿米巴肝脓肿、肺脓肿、脑脓肿,皮肤阿米巴病以及阿米巴性心包炎、阴道炎、尿道炎、前列腺炎等,其中以阿米巴肝脓肿最为常见。

1. 阿米巴肝脓肿　多继发于肠阿米巴病发病后1~3个月内,亦可发生于肠道症状消失数年之后。阿米巴滋养体可侵入肠壁小静脉,经门静脉系统侵入肝,亦可从结肠肝接触面直接侵入。滋养体分裂繁殖,造成肝组织液化坏死形成阿米巴肝脓肿,可为单个或多个,以单个多见。80%的阿米巴肝脓肿位于肝右叶,其原因可能与肝右叶体积大,接纳原虫机会较多,以及肠阿米巴病好发部位(盲肠和升结肠)的血液,由肠系膜上静脉–门静脉回流多进入肝右叶有关。

肉眼观,脓肿大小不等,大者几乎占据整个肝右叶,如小儿头大(图17-4)。脓肿腔内容物呈棕褐色果酱样,系液化性坏死和陈旧性出血混合而成。脓肿壁上原有门管区结缔组织、胆管、血管等不易被液化而残存,形成破絮状外观。慢性脓肿周围则有较多肉芽组织和纤维组织包绕。

镜下,脓肿腔内液化性坏死为淡红色无结构物质,炎症反应不明显,尤其缺乏中性粒细胞,故与一般化脓菌引起的脓肿不同,只是习惯上沿用"脓肿"一词。在坏死组织与正常组织交界处常可找到阿米巴滋养体。

临床上患者常有发热伴右上腹痛、肝大及肝区压痛、叩击痛等症状和体征,少数病例出现黄疸。慢性

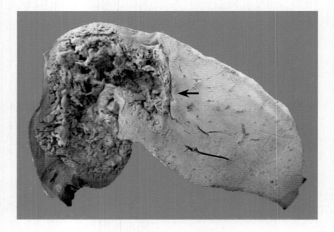

图 17-4　阿米巴肝脓肿
肝切面见一不规则脓肿腔(←),肝组织发生液化性坏死
Figure 17-4　Amoebic abscess of the liver
There is single and irregular abscesses in the liver(←),which
undergo colliquative necrosis

病例有进行性消瘦、贫血、衰弱、营养不良和腹水等表现。

阿米巴肝脓肿如继续扩大并向周围组织溃破,可引起膈下脓肿或腹膜炎、肺脓肿和脓胸、胸膜－肺－支气管瘘等,也可穿入腹腔器官(胃、肠及胆囊等)。

2. 阿米巴肺脓肿 较少见,大多数系阿米巴肝脓肿穿破横膈直接蔓延而来,也可系血行播散所致,脓肿多为单个,常位于右肺下叶,可与肝脓肿相连通。镜下可见局限性肺炎伴脓肿形成。肺脓肿可破入支气管,以致患者咳出含有阿米巴滋养体的巧克力色内容物。

3. 阿米巴脑脓肿 较少见,多因肠、肝和肺的阿米巴滋养体经血道进入脑而引起,常见于大脑半球。脓肿外壁很薄,内壁模糊,内容物为巧克力色坏死液化物。镜下可见液化性坏死物质,脓肿壁由慢性炎症细胞和增生的神经胶质细胞构成,内层可查见变性神经细胞和滋养体。患者可有惊厥、狂躁、幻觉及脑瘤样压迫症状。如脓肿破入脑室或蛛网膜下隙,则出现高热、头痛、昏迷等症状,患者常于 72 h 内死亡。

第二节 弓形虫病

弓形虫病(toxoplasmosis)是感染刚地弓形虫引起的人兽共患病,也是重要的机会性原虫病。人类对弓形虫普遍易感,一般来说,幼儿、免疫功能低下、兽医、屠宰人员、饲养员等更易获得弓形虫感染。近年由于饲养猫犬等宠物现象较为普遍,弓形虫感染率有增高趋势。AIDS 患者由于 T 细胞免疫功能缺陷,易伴发弓形虫感染。感染弓形虫的初孕妇女可经胎盘血流将弓形虫传播给胎儿,造成流产、早产、胎儿畸形或死胎,是优生学关注的严重问题。

(一)病因和发病机制

弓形虫(toxoplasma)的发育过程需要两个宿主,分别进行无性生殖和有性生殖。猫科动物既为终末宿主,也是中间宿主。有性生殖只限于猫小肠绒毛上皮细胞内,而无性生殖既可在小肠上皮细胞,又可在小肠外其他器官组织内进行。弓形虫对中间宿主的选择极不严格,无论哺乳类、鸟类和人都可作为中间宿主。对组织的选择也不严格,除红细胞外,任何有核细胞都可侵犯。弓形虫整个生活史包括 5 个发育期:滋养体(包括速殖子和缓殖子)、包囊、裂殖体、配子体和卵囊。其中滋养体、包囊和卵囊与传播和致病有关。

弓形虫病的重要传染源是作为中间宿主的多种动物及终宿主猫和猫科动物。可通过先天性和获得性两种途径获得感染。先天性传播是妇女妊娠期感染弓形虫,速殖子经胎盘感染胎儿。获得性传播占绝大多数,主要是食入未煮熟的含各发育期弓形虫的肉制品、蛋、乳类及被卵囊污染的食物和水,也可经损伤的皮肤、黏膜传播,输血、器官移植等也可能传播该病。

弓形虫病的发病是宿主和弓形虫之间相互作用的结果。弓形虫无论从什么途径侵入人体,均经淋巴回流或直接进入血液循环,造成虫血症,然后再播散到全身组织和器官。速殖子是弓形虫的主要致病阶段,感染初期,机体尚未建立特异性免疫,弓形虫侵入宿主细胞后迅速分裂增殖,直至宿主细胞破裂。宿主细胞破裂后,速殖子逸出,再侵入其他宿主细胞,如此反复进行,形成局部组织的坏死病灶,同时伴有以单核细胞浸润为主的急性炎症反应,这是弓形虫病的基本病理变化。在慢性感染期,主要是包囊内缓殖子引起的病变。机体免疫状态低下时,处于"静态"的包囊破裂,逸出的缓殖子除可造成虫体播散和急性增殖引起的宿主细胞坏死病变外,还可作为抗原引起迟发型变态反应而导致肉芽肿病变。

弓形虫免疫包括细胞免疫和体液免疫。在机体抵抗弓形虫感染的免疫应答中,细胞免疫的作用更为有效。当机体受到再感染时,致敏淋巴细胞释放出淋巴因子,可直接或通过巨噬细胞的作用抑制或消灭细胞内增殖的弓形虫。近年研究发现,在弓形虫感染的不同时期,细胞因子间的相互作用和相互制约在免疫调节网络中发挥重要作用。与弓形虫感染免疫相关的细胞因子包括 IFN-γ、TNF-α、IL-1、IL-2、IL-4、

IL-6、IL-10 等。AIDS 病程中细胞因子网络失衡是免疫失调的重要环节,这为潜伏在体内的弓形虫提供了重新繁殖的机会或提高了机体感染弓形虫的易感性。弓形虫感染还可能影响神经 - 内分泌 - 免疫网络,对弓形虫感染的病程演变有一定影响。

（二）病理变化

弓形虫病按其感染途径、机体免疫状况可分为先天性弓形虫病和获得性弓形虫病。虽然两者的病理变化有共同之处,但仍有各自的特征。

1. 先天性弓形虫病　在先天性弓形虫病中,中枢神经系统是最常受累的部位,其次是视网膜,也可累及心、肝、脾、肺、肾、胰腺、淋巴结等器官。

（1）中枢神经系统　营养不良性钙化和脑积水是其主要病理改变。弓形虫及其毒性产物直接损害脑组织导致脑组织坏死,发生营养不良性钙化。钙化灶大小不一,可位于大脑、中脑和小脑等部位,但一般沿着侧脑室呈条束状钙化,或呈结节状钙化,大小如粟米,直径 1~12 mm,多发或孤立;在基底节和视丘的钙化灶,呈弯曲条样分布;大片状钙化或斑块状沉淀,常位于顶区或额区(图 17-5)。

当弓形虫引起的病变位于导水管或室间孔等脑脊液循环通道的狭窄处时,可阻断脑脊液的循环而导致脑积水(图 17-6)。至于侧脑室发生扩张及脑组织的萎缩损害程度,则视积水量的多少而轻重不一。

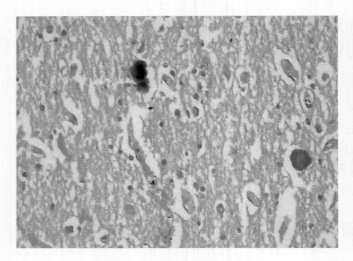

图 17-5　先天性弓形虫病脑钙化灶

脑组织内可见两处钙化灶

Figure 17-5　Congenital toxoplasmosis Brain-calcification

There are two calci foci in brain

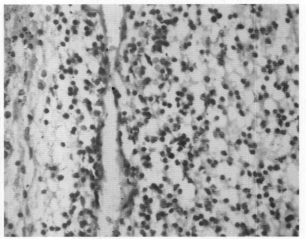

图 17-6　先天性弓形虫病脑积水

可见中脑导水管狭窄

Figure 17-6　Congenital toxoplasmosis hydrocephalus

Mesencephalon aqueduct stenosis

增生的胶质细胞呈弥漫性,或局灶性分布,形成胶质细胞小结,或围绕血管壁呈袖套状浸润。当弓形虫侵入其核内繁殖发育时,核呈淡染或空染,这种胶质细胞散在或灶性分布于脑组织各处,为弓形虫病独特的病理组织学图像。

（2）眼　可累及视网膜及葡萄膜(包括脉络膜)。表现为脉络膜视网膜炎,视网膜灶性坏死及浆细胞、淋巴细胞、嗜酸性粒细胞浸润,血管周围可见炎症细胞呈袖套状浸润。视神经水肿或变性。

2. 获得性弓形虫病　主要累及淋巴结、脑,也可累及肝、肺、心、脾、皮肤、横纹肌等器官和组织。

（1）淋巴结　表现为慢性淋巴结炎,在获得性弓形虫病中最为常见,出现淋巴结肿大,多位于头颈部。镜下表现为淋巴滤泡增生,生发中心扩大,淋巴窦扩张,或见有体积较大的巨噬细胞,胞质内可见弓形虫,形成假包囊(图 17-7)。网状细胞增生,并有中性粒细胞、浆细胞等炎症细胞浸润。以上病变并非弓形虫性淋巴结炎所特有,病理诊断须在淋巴结中检出弓形虫。

（2）脑 常表现为脑炎、脑膜炎、脑膜脑炎、癫痫和精神异常等，多见于器官移植、肿瘤、AIDS 等患者。有散在的钙化灶，但不如先天性弓形虫病的数量多。镜下表现为脑组织变性坏死，有大量单核细胞、淋巴细胞、嗜酸性粒细胞浸润；胶质细胞呈弥漫性或结节状增生；单核细胞、淋巴细胞在小血管周围呈袖套状浸润。可找到弓形虫。

（三）临床病理联系

人体感染弓形虫，多数是无症状的带虫者，仅少数人发病。轻者为隐性感染，重者有多器官损害。先天性弓形虫病可导致孕妇出现流产、早产和异常产，胎儿出生后可表现为脑积水、无脑儿、小头畸形、无眼、小眼、脊膜膨出、先天性视网膜脱离或缺损、先天性青光眼、先天性白内障等先天性畸形或疾病。存活的婴儿中可出现不同程度的智力发育障碍、智商低下、惊厥、痉挛或瘫痪等。

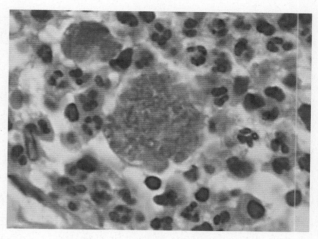

图 17-7　弓形虫性淋巴结炎
可见弓形虫假包囊，内充满多个速殖子
Figure 17-7　Toxoplasmic lymphadenitis
Toxoplasma pseudocyst and intracellular tachyzoites of *Toxoplasma gondii*

获得性弓形虫病比先天性弓形虫病更为复杂，可表现为淋巴结肿大、脑炎、脑膜炎、脑膜脑炎、癫痫或精神异常、心肌炎、支气管炎、肺炎、肌炎等。

AIDS 由于 T 细胞免疫功能缺陷，易并发弓形虫感染。其他免疫功能低下性疾病，如银屑病、肝炎、肿瘤等也易并发弓形虫感染。

男性感染弓形虫，可影响其生殖能力。

弓形虫病的病理变化与临床表现并无特异性，临床类型多，尤其并发其他疾病时，更易漏诊。

对弓形虫病的预防更重于治疗，尤其在目前宠物热的情况下，更应引起重视。复合多价疫苗和核酸疫苗的研究为预防弓形虫病带来了新的希望。

第三节　血吸虫病

血吸虫病（schistosomiasis）是由血吸虫寄生于人体引起的寄生虫病。寄生于人体的血吸虫有 6 种，即日本血吸虫（*S.japonicum*）、曼氏血吸虫（*S.mansoni*）、埃及血吸虫（*S.haematobium*）、间插血吸虫（*S.intercalatum*）、湄公血吸虫（*S.mekongi*）和马来血吸虫（*S.malayensis*）。血吸虫病为全球第二大寄生虫病，2017 年感染人数约 2.3 亿。我国为日本血吸虫病流行区，流行于长江流域及其以南的 12 个省（市、自治区）。《"健康中国2030"规划纲要》计划到 2022 年有效控制和消除血吸虫病危害，到 2030 年消除血吸虫病。因此，血吸虫病的防治工作不可松懈。

（一）病因及感染途径

血吸虫生活史包括虫卵、毛蚴、母胞蚴、子胞蚴、尾蚴、童虫和成虫等发育阶段。成虫雌雄异体，寄生在终宿主（人或其他哺乳动物）的门静脉、肠系膜静脉系统。成虫可逆血流移行到肠壁黏膜下层末梢静脉内，合抱的雌雄虫在此处交配产卵，每条雌虫每天产卵 300~3 000 个，其产卵量因雌虫的品系（株）、宿主及虫体寄生时间长短不同而异。所产虫卵大部分沉积于肠壁小血管中，少量随血流进入肝。沉积于肠壁的虫卵可随坏死组织脱落入肠腔，随粪便排出。虫卵在组织内的寿命为 21~22 天，未能排出的虫卵沉积在局部组织中，死亡后逐渐钙化，排出的虫卵入水孵化为毛蚴，遇到唯一的中间宿主钉螺，侵入其体内。经 40~60 天母胞蚴和子胞蚴阶段，发育成尾蚴，自螺体逸出并在水中活跃游动。人体接触疫水时，尾蚴钻入皮肤，脱去尾部发育为童虫，继而进入小血管或淋巴管内，随血流经右心和肺循环，再由左心入体循环，穿过毛细血管到达肠系膜上下静脉,随后进入门静脉,待发育到一定程度,雌雄虫合抱,再移行到肠系膜下静脉寄居、交配、产卵。自感染尾蚴至粪检虫卵阳性需时约 1 个月以上。日本血吸虫成虫平均寿命约 4.5 年,最长可达 40 年之久。

(二)发病机制及病理变化

日本血吸虫的尾蚴、童虫、成虫和虫卵等阶段均可对人体产生损伤,但虫卵是其主要致病阶段,虫卵沉积于肝、肠等组织内诱发的虫卵肉芽肿及随之发生纤维化是血吸虫病的主要病理基础。此外,血吸虫抗原成分,如肠相关抗原(gut associated antigens,GAA)、膜相关抗原(membrane associated antigens,MAA)和可溶性虫卵抗原(soluble egg antigens,SEA),以及虫体代谢或死亡产物,都可引起机体变态反应性损伤。

1. 尾蚴侵入皮肤引起尾蚴性皮炎 也称游泳者皮炎,多在接触疫水后数小时出现。尾蚴借其头器伸缩的探查作用,口、腹吸盘的附着作用,全身肌肉运动的机械作用,以及穿刺腺分泌物的酶促作用,而钻入宿主皮肤,尾蚴的分泌物或排泄物引起 IgG 介导的 I 型变态反应。患者出现局部瘙痒和红色丘疹,持续数日后可自然消退。病理变化为皮下毛细血管扩张、充血,伴有出血、水肿,嗜酸性粒细胞和巨噬细胞浸润。

2. 童虫移行所致的病变 童虫在血管内移行,可引起血管炎和血管周围炎,多数是在感染后 3~4 日到肺。童虫穿破肺泡壁毛细血管进入肺组织内导致损伤,其代谢产物或虫体死亡后蛋白分解产物可导致变态反应。肺出现充血、出血、水肿,嗜酸性粒细胞和巨噬细胞浸润。童虫移行至其他器官时,可引起类似病变。临床上患者常出现咳嗽、咯血、发热,血中嗜酸性粒细胞增多,一过性肺部浸润及全身不适等临床表现。幼龄童虫表面有特殊抗原表达,在抗体依赖性细胞介导的细胞毒性反应下,嗜酸性粒细胞和巨噬细胞对童虫具有杀伤作用。因此,当宿主再次感染尾蚴时有一定免疫力。

3. 成虫所致损害 成虫在静脉内寄生,摄取营养和吞食红细胞,一般无明显致病作用,少数可引起机械性损害,如静脉壁受到成虫口、腹吸盘的损伤而发生静脉内膜炎和静脉周围炎,致使血管内膜增厚,炎症细胞浸润,并有可能形成血栓。此外,成虫的分泌物及排泄物作用于宿主 T 细胞而产生嗜酸性粒细胞刺激促进因子,加强嗜酸性粒细胞髓外造血功能导致宿主嗜酸性粒细胞增多。死亡成虫周围可形成嗜酸性脓肿。成虫吞食红细胞,在蛋白酶的作用下分解血红蛋白形成血红素样色素。肝、脾内单核巨噬细胞增生,常吞噬黑褐色的血吸虫色素。由于成虫吞食红细胞、脾破坏红细胞功能加强、自身免疫反应、毒性代谢产物直接破坏红细胞或抑制骨髓造血功能等可导致患者出现贫血。

4. 虫卵所致损害(虫卵肉芽肿) 血吸虫病以宿主对虫卵的炎症反应(虫卵肉芽肿)和随之发生的纤维化为主要病理基础,这也是血吸虫病发生肝、肠病变的根本原因。

雌虫刚产出的血吸虫卵为未成熟卵,含单个卵细胞,在组织中经过一段时间的发育后成为含毛蚴的成熟虫卵。未成熟卵不能引起免疫性肉芽肿反应,只有在成熟虫卵周围才可形成。经动物实验观察,虫卵肉芽肿在宿主体内一般经过 4 个阶段:急性期肉芽肿、过渡期肉芽肿、慢性期肉芽肿和瘢痕期肉芽肿。在组织内多为急性期肉芽肿和慢性期肉芽肿。

关于虫卵肉芽肿形成的致敏原,一般认为是来自虫卵的 SEA。也有研究认为,日本血吸虫虫卵肉芽肿形成的致敏原可能首先来自童虫 – 成虫 GAA 中与虫卵的共同抗原,这种共同抗原使宿主预致敏。当虫卵发育成熟后释放出 SEA,宿主迅速产生免疫回忆应答,产生增强的虫卵肉芽肿反应,形成急性期虫卵肉芽肿。

当虫卵内毛蚴成熟后,分泌的 SEA 经卵壳囊状微管缓慢释放至宿主周围组织中,24 小时后即被周围的巨噬细胞所吞噬。SEA 经巨噬细胞吞噬和处理后,提呈给 Th 细胞,同时分泌 IL-1,激活 Th 细胞,使 Th 细胞产生多种淋巴因子,其中 IL-2 促进 T 细胞各亚群的增生;IFN-γ 增进巨噬细胞的吞噬功能;还有嗜酸性细胞刺激因子(ESF)、成纤维细胞刺激因子(FSF)、巨噬细胞移动抑制因子(MIF)、中性粒细胞趋化因子(NCF)等,吸引巨噬细胞、嗜酸性粒细胞、成纤维细胞等聚集于虫卵周围,形成以虫卵为中心的肉芽肿。研究表明,新生期摘除胸腺的小鼠和先天性无胸腺裸鼠体内形成的虫卵肉芽肿均较对照组小;致敏小鼠和感染小鼠的淋巴细胞可将致敏被动地转移给受体小鼠;在 B 细胞缺陷或用抗 μ 链抗体处理的小鼠,并不影响虫卵肉芽肿反应的发生,以上研究结果均提示,日本血吸虫虫卵肉芽肿的形成是 T 细胞介导的迟发型变态反应。同时,SEA 也刺激 B 细胞产生相应的抗体,形成抗原 – 抗体复合物,在虫卵周围形成红染的放射状火焰样物质,称为 Hoeppli 现象。

(1) 急性虫卵肉芽肿　为成熟虫卵引起的急性坏死、渗出性病灶。肉眼观,为灰黄色粟粒至绿豆大小结节,直径为 0.5~4 mm。镜下,结节中央有一至数个成熟虫卵,卵壳薄、色淡黄、折光性强,卵内毛蚴呈梨状。虫卵表面可见 Hoeppli 现象(图 17–8)。在其周围可见无结构的颗粒状坏死物及大量嗜酸性粒细胞浸润,故又称为嗜酸性脓肿(图 17–9)。其间可见菱形或多面形、折光性强的蛋白性 Charcot-Leyden 结晶,系嗜酸性粒细胞内的嗜酸性颗粒互相融合而成。随病程发展,急性虫卵肉芽肿经过渡期肉芽肿逐渐演变为慢性虫卵肉芽肿。

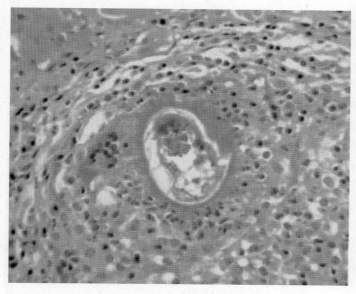

图 17–8　Hoeppli 现象
血吸虫卵卵壳周围见"火焰样"放射状红染物质
Figure 17–8　Hoeppli phenomenon
There are flare-like eosinophilic radiant protrusions around of eggs

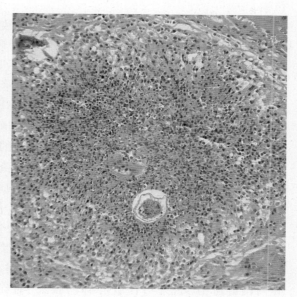

图 17–9　嗜酸性脓肿(急性虫卵肉芽肿)
肉芽肿中央见成熟虫卵,周围为大量嗜酸性粒细胞浸润
Figure 17–9　Eosinophilic abscess(acute egg granuloma)
There are more or less mature eggs in the center of granuloma, the marked aggregation of eosinophils is around the eggs

(2) 慢性虫卵肉芽肿　急性虫卵肉芽肿约经 15 天后,虫卵内毛蚴死亡、分解、钙化,病灶内的坏死物质被巨噬细胞清除、吸收,形成由钙化的虫卵、上皮样细胞、多核巨细胞、淋巴细胞和成纤维细胞构成的类似结核结节的慢性虫卵肉芽肿,又称为假结核结节(pseudotubercle)(图 17–10)。慢性虫卵肉芽肿进一步发展,虫卵消失或仅有残存卵壳,成纤维细胞增生,产生大量胶原纤维,使肉芽肿纤维化,而转变为瘢痕期肉芽肿。瘢痕期肉芽肿在组织内可长期存留,可作为诊断血吸虫病的重要病理学依据。

5. 循环抗原引起的免疫损害　血吸虫童虫、成虫和虫卵的代谢物、分泌物和排泄物,以及虫体表面更新的脱落物,可随血液运行成为循环抗原,包括 GAA、MAA 和 SEA,这些抗原与相应抗体结合形成循环免疫复合物,当免疫复合物形成过剩不能被有效清除时,可在血管、关节、肾内沉积,激活补体 C3a、C5a,导致 III 型变态反应,引起相应部位组织损伤。

（三）主要器官病理变化及临床病理联系

1. **肝**　虫卵随门静脉血流抵达肝内门管区门静脉末梢分支内，以肝左叶较为明显。肝的病变发生最早，也最严重。

急性期，肉眼观，肝轻度增大，表面及切面见许多粟粒至绿豆大小的灰白或灰黄色结节。镜下见门管区附近有较多急性虫卵肉芽肿，肝细胞受压萎缩，可发生细胞水肿和小灶坏死。肝窦扩张充血，窦周（Disse）间隙扩大并有少量嗜酸性粒细胞和单核细胞浸润。肝细胞水样变性、小灶坏死或受压萎缩。Kupffer 细胞增生，胞质内常见吞噬的血吸虫色素。

慢性期，由于纤维组织增生和收缩，导致血吸虫性肝硬化。肉眼观，肝体积变小，质地变硬，表面不平，散在的浅沟纹将肝表面划成大小不等、形状不一、微隆起的分区。严重者可形成粗大隆起结节。切面上见门管区增宽，门静脉分支周围纤维组织增生呈树枝状分布，故又称为干线型或管道型肝硬化（图 17-11）。镜下，门管区内可见较多的慢性虫卵肉芽肿，伴有多量纤维组织增生及慢性炎症细胞浸润。肝小叶结构完整，没有小叶结构的改建，不形成假小叶，这与结节性肝硬化病变不同。所以，血吸虫性肝硬化并不是真正意义上的肝硬化，而仅仅是肝纤维化。由于虫卵肉芽肿主要位于门管区，大量增生的纤维组织和虫卵本身可压迫、阻塞肝内门静脉分支，并可伴有静脉内膜炎、血栓形成和机化（窦前性阻塞），导致门静脉高压出现早且严重，在临床上较早出现腹水、巨脾和食管下端静脉曲张等体征。

2. **肠道**　病变主要累及结肠，因成虫多寄生于肠系膜下静脉及痔上静脉，所以直肠、乙状结肠和降结肠的病变尤为明显，也常波及右侧结肠及阑尾。

急性期，肠黏膜充血、水肿，形成褐色稍隆起的斑片状病灶，直径 0.5~1cm。以后部分黏膜坏死、脱落，形成大小不等的浅表溃疡，大量虫卵由此排入肠腔，因此在大便中可查见虫卵。镜下肠壁各层均有急性虫卵肉芽肿形成，以黏膜下层为著。临床表现为腹痛、腹泻和血便等症状。

慢性期，随病变发展，在黏膜及黏膜下层形成慢性虫卵肉芽肿。同时由于虫卵反复沉积，肠黏膜反复发生溃疡、修复，肠黏膜萎缩，皱襞消失，局部呈息肉状增生（图 17-12），严重者可致肠腔狭窄与梗阻。镜下，可见不同阶段的急性、慢性虫卵肉芽肿及大量纤维结缔组织增生。晚期，因虫卵死亡或钙化，肠黏膜溃疡已愈合，增厚的肠壁难以使虫卵排出，故粪检虫卵可为阴性。一些慢性病例可并发管状或绒毛状腺瘤甚至腺癌。

3. **脾**　早期脾轻度增大，主要为成虫代谢产物致脾内单核巨噬细胞增生所致。脾内虽可见虫卵沉积，

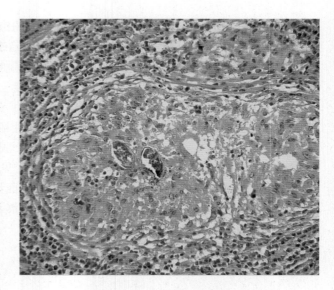

图 17-10　慢性虫卵肉芽肿
可见形成假结核样的慢性虫卵肉芽肿，虫卵周围是增生的类上皮细胞和成纤维细胞
Figure 17-10　Chronic egg granuloma
There is pseudotubercle-like chronic egg granuloma formed by epitheloid-cells and fibroblasts around the eggs

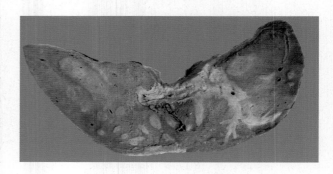

图 17-11　肝血吸虫病
肝体积缩小，质地变硬，沿门静脉主干分支可见大量纤维组织增生
Figure 17-11　Schistosomiasis of the liver
The liver is shrunk with hard texture and often massive fibrosis around major portal tracts

但不形成急性虫卵肉芽肿。晚期由于门静脉高压引起脾慢性淤血和结缔组织增生,脾可显著增大,重量增加,甚至重达 4 000 g 以上。脾表面青紫色,被膜增厚,质地坚韧。切面暗红色,脾小梁增粗,脾小体萎缩甚或消失,可见由陈旧性出血、纤维化以及钙盐和铁盐沉积于胶原纤维所构成的含铁小结(siderotic nodule),常伴有梗死灶。临床上可出现脾功能亢进,表现为红细胞、白细胞和血小板减少等。

(四)异位寄生和异位血吸虫病

日本血吸虫成虫在门脉系统以外的静脉内寄生称异位寄生,而见于门脉系统以外的器官或组织内的血吸虫虫卵肉芽肿则称为异位血吸虫病。寄生于门脉系统的血吸虫产出的虫卵,可穿过肝窦至肝静脉,随体循环到达身体各部,引起异位血吸虫病,多见于脑及肺,此外,尚有胃、十二指肠、胰、阑尾、皮肤、睾丸鞘膜、阴囊、膀胱、宫颈黏膜等处异位血吸虫病的报道。血吸虫虫卵进入脑和脊髓产生异位损害,可导致严重的神经系统并发症;进入肺的虫卵可引起肺动脉炎,甚至肺源性心脏病;血吸虫感染后产生的 IgG 及补体 C3 沉积于肾小球可表现为 III 型变态反应引起的免疫复合物肾炎。

儿童发生严重的血吸虫病感染时,肝功能严重降低,导致某些激素不能被灭活,影响其生长发育,发生血吸虫病侏儒症,表现为矮小、面容苍老、第二性征发育迟缓等。

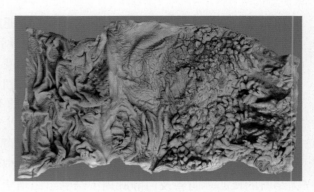

图 17-12 结肠慢性血吸虫病
结肠黏膜粗糙不平,形成许多微小溃疡和炎性息肉
Figure 17-12 Chronic schistosomiasis of the colon
There are irregular thickening and stiffness of the colonic mucosa, accompanied by the formation of minute ulcers or inflammatory polyps

第四节 华支睾吸虫病

华支睾吸虫病(clonorchiasis sinensis)是由华支睾吸虫寄生于人体肝胆管内所引起的以肝胆病变为主的一种人兽共患寄生虫病,也称为肝吸虫病。本病流行于东南亚一带,我国目前除西北地区外,有 25 个省、市、自治区以及香港特别行政区有不同程度的流行或散发病例。该病已被卫生部列为我国重点防治的寄生虫病之一。

(一)病因和发病机制

华支睾吸虫成虫主要寄生在人、犬、猫、猪等哺乳动物的肝胆管内,虫体发育成熟后产卵,虫卵随胆汁经十二指肠进入小肠,然后随粪便排出体外。如虫卵入水,可被第一中间宿主淡水螺吞食,在其消化道内,卵内的毛蚴经胞蚴、雷蚴阶段逐渐发育为尾蚴。尾蚴自螺体逸出后在水中游动,当遇到第二中间宿主淡水鱼、虾时,钻入其体内。入侵的尾蚴进入鱼、虾的皮下组织或肌肉内,发育成囊蚴。当终宿主人或哺乳动物食入未经煮熟的含有活囊蚴的鱼、虾后,经胃肠消化液,主要是胃蛋白酶和胰蛋白酶的作用,童虫从囊内脱出,在十二指肠内逆行至胆总管,然后进入肝内小胆管发育为成虫。从食入囊蚴至粪便中出现虫卵需要 20~40 天,成虫的寿命一般为 20~30 年。

华支睾吸虫病的发病机制可能与下列因素有关:①虫体的机械性或化学性刺激损伤胆管黏膜或造成胆管阻塞;②死亡虫体、虫卵和脱落的上皮可成为胆石的核心,加上胆汁中 β-葡糖醛酸苷酶和糖蛋白分泌增多,促进胆石形成;③虫体寄生和胆汁淤积,可继发细菌感染,导致化脓性胆管炎、胆囊炎;④慢性感染者可致纤维组织增生,逐渐向肝小叶内延伸,假小叶形成,引起肝硬化;⑤胆管黏膜长期受到慢性机械性、化学性和炎性刺激,可导致胆管上皮细胞增生,有的出现腺瘤样增生或非典型增生,甚至发生癌变。

(二)病理变化

华支睾吸虫引起肝左叶的感染较重,胆管炎、肝内胆管结石症也多见于肝左叶。这可能是由于左肝管较粗、较直,右肝管较细且斜造成华支睾吸虫易进入左肝管寄生。华支睾吸虫病的主要病变发生在肝内二级胆管,重度感染者亦见于胆总管、胆囊和胰腺导管等。病变程度与感染轻重和病程长短相关。

肉眼观,肝大,以左叶增大更为明显。质地变硬,表面高低不平,可见黄豆大小的灰白色、近圆形扩张的胆管末端突出于肝表面。切面见肝内胆管呈囊状扩张,直径可达 3~6 mm,管壁明显增厚,可达 0.5~3 mm,充满胆汁、结石和数量不等的成虫,可造成管腔的不完全梗阻。

镜下,胆管上皮可出现杯状细胞化生,分泌大量黏液。胆管上皮细胞和黏膜下腺体活跃增生,严重者呈乳头状、腺瘤样增生或非典型增生,少数病例可发生癌变。管壁内有数量不等的淋巴细胞、浆细胞和嗜酸性粒细胞浸润(图 17-13)。管腔有不同程度的阻塞,结石形成,死亡的虫体、虫卵和脱落的胆管上皮可成为结石的核心。胆管及门静脉周围结缔组织增生,淋巴细胞及嗜酸性粒细胞浸润。扩张胆管附近的肝细胞可见萎缩、细胞水肿或脂肪变性等病变,肝小叶结构一般保持完整。

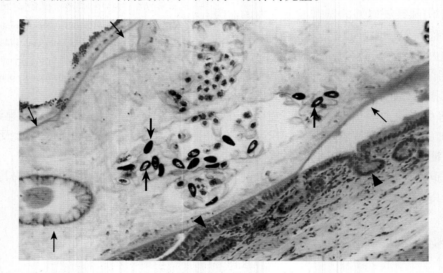

图 17-13　肝华支睾吸虫病
肝内胆管腔内可见虫体(↑)、虫卵(↑),胆管黏膜上皮增生(▲)
Figure 17-13　Clonorchiasis sinensis of liver
There are bodies (↑), eggs (↑) and biliary epithelium proliferation (▲) of
Clonorchis in the bile ducts

(三) 并发症

1. 胆囊炎、胆管炎、胆结石　可引起慢性胆囊炎、胆管炎,并形成胆结石,可发生胆道急性梗阻。若继发细菌感染,可引起急性胆囊炎、胆管炎的发作。

2. 肝硬化　华支睾吸虫病引起肝硬化起病缓慢,肝硬化的发生率为 0.55%~0.6%,重度感染者肝硬化的发生率高一些。

3. 肝癌　华支睾吸虫感染可引起肝癌,多为胆管细胞癌。

(四) 临床病理联系

急性华支睾吸虫病以寒战、高热、肝大、上腹部疼痛为主要临床表现。慢性华支睾吸虫病出现腹痛、腹泻、肝大、肝区压痛、黄疸、腹水和脾功能亢进等表现。儿童感染华支睾吸虫,可致生长发育障碍,身高和体重低于正常水平,但智力不受影响。经有效的驱虫和对症治疗,预后良好。

第五节　肺型并殖吸虫病

并殖吸虫病(paragonimiasis)又称肺吸虫病,可分为肺型并殖吸虫病和肺外型并殖吸虫病。前者以感染卫氏并殖吸虫（*Paragonimus westermani*）为代表,其童虫、成虫在人体组织内穿行、寄居于肺,引起的疾病以呼吸道症状为主要临床表现。后者以感染斯氏狸殖吸虫（*Pagumogonimus skrjabini*）为代表,由于人不是斯氏狸殖吸虫的适宜终宿主,因而幼虫不能进入肺发育成熟,而在人体内到处游窜,引起的疾病以幼虫移行症为主。本节主要介绍肺型并殖吸虫病。

肺型并殖吸虫病(pulmonary type paragonimiasis)以形成窦道和多房性小囊肿为主要病变特点。全世界30多个国家有本病流行,主要分布在亚洲。

（一）病因和发病机制

引起肺型并殖吸虫病的虫种有卫氏并殖吸虫、宫崎并殖吸虫、墨西哥并殖吸虫等,在我国主要是卫氏并殖吸虫。成虫寄生在人和食肉性哺乳动物的肺内,发育成熟后产卵。虫卵随痰咳出,在水中形成毛蚴并自卵壳脱出,随即侵入第一中间宿主川卷螺体内,经胞蚴、母雷蚴、子雷蚴阶段,形成尾蚴溢出螺体。尾蚴又进入第二中间宿主溪蟹、石蟹或蝲蛄,在其腮部及肌肉内发育成囊蚴。含有囊蚴的石蟹或蝲蛄被人等终宿主食入后,进入宿主消化道。在小肠内胆汁和消化液的作用下,囊蚴脱囊成为童虫。童虫可穿过肠壁进入腹腔,在腹腔内游走钻入腹背部肌肉,后经由横膈到达胸腔,再侵入肺,形成虫囊并发育为成虫。少数童虫停留于腹腔内发育,再穿入肝浅层或大网膜发育为成虫。偶尔也穿行于肾、纵隔、皮下组织,甚至脑、脊髓等处。从囊蚴进入机体到在肺内发育成熟产卵需60~80天,成虫在人体内一般可存活5~6年。

肺型并殖吸虫病的发病机制可能与多种因素有关。童虫和成虫在人体组织内穿行和定居造成组织器官的机械性损伤;虫体代谢产物、虫体或虫卵死亡后分解的异种蛋白,可引起机体的免疫反应;虫卵可造成大量嗜酸性粒细胞浸润,形成虫卵肉芽肿。

（二）病理变化

童虫在组织内穿行,成虫在肺内寄居均可引起相应的病变,以成虫造成的损害较明显。

1. 纤维素性浆膜炎　虫体穿行于肠壁、腹腔、胸腔,可引起肠壁浆膜、腹膜和胸膜的纤维素性炎症。渗出物可被分解、吸收消散,也可发生机化、纤维化引起肠管粘连及腹膜、胸膜粘连并增厚。

2. 窦道形成　虫体在组织中穿行可引起出血和坏死,形成迂曲、窟穴状病灶或窦道。镜下有大片组织坏死及窦道形成,可见虫卵或虫体,周围有大量嗜酸性粒细胞浸润、Charcot-Leyden 结晶形成和纤维组织增生。

3. 虫囊肿及纤维瘢痕形成　成虫在器官内定居,引起组织坏死和炎症反应,渗出物中主要为大量嗜酸性粒细胞、中性粒细胞,坏死组织液化形成脓肿;随着脓腔内大量炎症细胞坏死、崩解和液化,脓肿内容物逐渐变为赤褐色黏稠的液体,病灶周围肉芽组织增生形成脓肿壁。肉眼观可见境界清楚的蜂窝状虫囊肿,紫色葡萄状,有时见液平面。镜下,见大量坏死组织、Charcot-Leyden 结晶、虫体、虫卵等(图 17-14)。虫囊肿之间可由窦道互相沟通。当虫体死亡或移行至他处,脓肿逐渐被吸收,并为肉芽组织填充,最后形成瘢痕或钙化。在 X 线下可见硬结性或钙化性阴影。

（三）各器官的病变及临床病理联系

1. 肺　肺内可见散在或群集的虫囊肿,虫囊肿常与支气管相通,形成肺空洞。X 线下可见多房性囊性阴影。临床上出现胸痛、气短、咳嗽、咳果酱样血痰等典型表现,痰中可找到虫卵。虫囊肿及其周围肺组织可继发细菌感

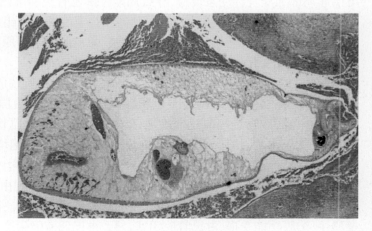

图 17-14　肺吸虫病
肺吸虫虫体
Figure 17-14　Pulmonary type paragonimiasis
Fluke's body

染,引起相应症状和体征,有时并发气胸、脓胸、血胸,慢性病例有明显的肺纤维化。

2. 脑　肺内虫体可沿大血管周围的软组织向上进入颅腔,虫体在脑组织中移行,产生典型的相互沟通的囊肿,其周围可因纤维包膜的形成和神经胶质细胞的增生而成为结节状肿块。颞叶、枕叶为好发部位,也可侵犯基底节、内囊、丘脑,或进入侧脑室,引起患者感觉、运动或意识障碍,甚至死亡。

3. 其他组织或器官　虫体还可移行至腹膜后、肾、肾上腺、腰大肌、脊髓、心包、纵隔、眼、精索和阴囊等处,形成病灶,引起相应的症状和体征。

第六节　丝虫病

丝虫病(filariasis)是丝虫寄生于人体淋巴系统所引起的疾病。早期引起淋巴管炎及淋巴结炎,晚期出现淋巴液回流障碍,产生阴囊鞘膜积液、乳糜尿、肢体象皮肿等。本病世界性分布,在各种人体丝虫病中,以班氏丝虫病的流行最广,感染人数最多,危害亦最大。我国于2008年已经实现了消除丝虫病的目标,目前开展丝虫病后续监测和慢性丝虫病患者照料工作是该病的防控重点。

(一) 病因和发病机制

寄生于人体的丝虫有8种,我国只有班氏吴策线虫(*Wuchereria bancrofti*,简称班氏丝虫)和马来布鲁线虫(*Brugia malayi*,简称马来丝虫)两种病原体流行。

班氏丝虫和马来丝虫的生活史基本相似,以蚊为传播媒介,人为终宿主。蚊刺吸人血时,将微丝蚴吸入蚊胃,发育为丝状蚴。当蚊再次刺吸人血时,蚊下唇内的丝状蚴侵入人体,进入附近的小淋巴管,再移行至大淋巴管或淋巴结内,最后发育为成虫。班氏丝虫成虫除寄生于四肢浅表淋巴系统外,还寄生在下肢、腹腔、腹膜后、阴囊及精索等深部淋巴系统;马来丝虫成虫多寄生在四肢浅表淋巴系统,尤以下肢为多见。雌雄虫交配后,雌虫产出微丝蚴,微丝蚴随淋巴液经胸导管至血液循环,白天滞留于肺的毛细血管内,夜间出现于外周血液中。这种夜现周期性的形成是寄生虫与宿主关系长期适应的结果,但其机制尚不清楚。可能与迷走神经系统兴奋、宿主肺动静脉血氧含量张力差变化、微丝蚴的生物节律以及宿主生活睡眠习惯等有关。两种微丝蚴出现于外周血液中的高峰时间略有不同,班氏微丝蚴为晚上10时至次晨2时,马来微丝蚴为晚上8时至次晨4时。成虫寿命为4~10年,微丝蚴的寿命为2~3个月。

丝虫病的发生与发展取决于宿主的免疫反应,感染丝虫的类别和数量,虫体发育和寄居部位等因素。其发病机制可能与下列因素有关:虫体的代谢崩解产物、幼虫的蜕皮液、成虫子宫分泌物等都具有抗原性,可引起局部和全身性变态反应,导致周期性淋巴管炎和淋巴结炎;成虫在淋巴管内可引起内皮细胞反应性增生、管壁水肿和嗜酸性粒细胞浸润等反应,至晚期纤维组织增生,管壁显著增厚,管腔狭窄,淋巴系统回流障碍,甚至阻塞,是引起阻塞性淋巴管炎、象皮肿的主要原因。

(二) 病理变化

丝虫的微丝蚴、丝状蚴和成虫均可致病,但以成虫所致危害为主。

1. 淋巴管炎　多发生在下肢、精囊、附睾、腹腔内及乳腺等处淋巴管。肉眼观,急性期受累及的浅表淋巴管呈一条红线自近端向远端蔓延,形成所谓离心性淋巴管炎。镜下,淋巴管内皮细胞增生,炎症细胞浸润,淋巴管壁水肿、增厚,管腔中蛋白成分和嗜酸性粒细胞增多,有时可相互黏着凝聚成栓子,或可找见成虫和微丝蚴。成虫死亡后引起局部组织凝固性坏死和大量嗜酸性粒细胞浸润,形成嗜酸性脓肿,其中可见死亡虫体和微丝蚴。慢性期,在脓肿内坏死物质周围出现由上皮样细胞、多核巨细胞和巨噬细胞呈放射状排列组成的肉芽肿,其结构与结核相似,称结核样肉芽肿。随着死亡虫体的钙化和肉芽肿纤维化,淋巴管壁增厚,瓣膜功能受损,淋巴管腔闭塞,导致淋巴回流障碍。

2. 淋巴结炎　常与淋巴管炎同时发生,可引起腹股沟、腘窝及腋窝等处淋巴结肿大。镜下,急性期淋巴结充血、淋巴滤泡扩大,嗜酸性粒细胞浸润,可找到丝虫虫体。病变进一步发展,纤维组织增生,甚至淋巴结纤维化、瘢痕形成。

3. 淋巴系统回流障碍引起的病变

(1) 淋巴窦和淋巴管扩张 由于淋巴液回流受阻,致使淋巴结内的淋巴窦扩张,形成局部囊状肿块,常见于腹股沟淋巴结,在淋巴液中可找到微丝蚴。阻塞远端的淋巴管可因淋巴液淤滞而曲张、瓣膜功能丧失,甚至管壁破裂,常见于精索、阴囊及大腿内侧。由于淋巴管壁的通透性增高,淋巴液漏出,形成组织水肿。当阻塞发生于肠干淋巴管入口的上方或主动脉前淋巴结时,可使腹腔后淋巴管广泛曲张,内压增高,使乳糜液淤积于骨盆、精索或卵巢的淋巴管内,并可逆流至肾的淋巴管,经淋巴管破口漏至肾盂、肾盏随尿液排出,形成乳糜尿,此种情况仅见于班氏丝虫病;乳糜液如由精索淋巴管流入睾丸鞘膜内,则引起睾丸鞘膜积液,也以班氏丝虫病常见;如通过肠系膜淋巴管进入腹腔则形成乳糜腹水。阻塞部位在主动脉侧淋巴结或腰干淋巴管时,来自肾、输尿管上端的淋巴液回流受阻而随尿液排出,即为淋巴尿。

(2) 象皮肿(elephantiasis) 由于淋巴液淤积的长期慢性刺激,致使皮肤和皮下纤维组织增生,皮皱加深,皮肤增厚变硬粗糙,并可有棘刺和疣状突起,外观似大象皮肤,故名象皮肿(图 17-15)。多在感染丝虫 10~15 年后方达到显著程度。班氏丝虫病象皮肿多发生于肢体(尤以下肢多见)、外生殖器和乳房;马来丝虫病以小腿和足部为主,极少累及大腿。发生于乳房者,可因局部肿块及皮肤橘皮样变化,易被误诊为乳房肿瘤,针吸穿刺或活检有助于鉴别诊断。镜下,皮肤角化过度,棘细胞层肥厚,真皮和皮下致密纤维结缔组织显著增生,淋巴管和小血管周围有少量淋巴细胞、浆细胞和嗜酸性粒细胞浸润。淋巴管内皮细胞增生,管壁增厚,甚至闭塞。

(三) 临床病理联系

丝虫病在临床上可表现为急性和慢性两种类型。急性丝虫病的局部症状常见于四肢及男性生殖系统和女性乳房,表现为瘙痒、触痛、淋巴管炎和淋巴结炎,并伴有发热(丝虫热)、头痛等全身症状。慢性丝虫病表现为睾丸鞘膜积液、乳糜尿、淋巴水肿和象皮肿等。此外,还可出现嗜酸性粒细胞增多症、眼部丝虫病、肾损害等表现。由于马来丝虫成虫主要寄生于四肢浅表淋巴系统,故急性淋巴结炎、淋巴管炎的发作次数较频,病程较长,症状也较重,无鞘膜积液、乳糜尿、阴囊象皮肿等临床表现。

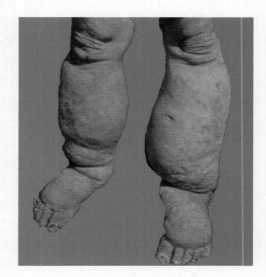

图 17-15 象皮肿
下肢肿胀,皮肤增厚、粗糙,皮皱加深,状如象皮
Figure 17-15   Elephantiasis
The lower extremities are swollen, with the skin
thickening, rough and deep wrinkled, and
resemble the skin of elephant

第七节 棘球蚴病

棘球蚴病(echinococcosis)是棘球属绦虫的幼虫(称棘球蚴或包虫)感染人体所致的一种寄生虫病,也称为包虫病(hydatidosis, hydatid disease)。寄生于人体的棘球蚴主要有细粒棘球绦虫(*Echinococcus granulosus*)和泡状(多房)棘球绦虫(*Echinococcus alveolaris*),我国以细粒棘球绦虫感染较为常见,多分布于以畜牧业为主的地区。

一、 细粒棘球蚴病

(一) 病因和发病机制

细粒棘球绦虫是绦虫中最小的虫种之一。成虫雌雄同体,寄生在终宿主犬、狼等犬科食肉动物的小肠上段。成虫由头节、幼节、成节和孕节等组成,孕节及虫卵,随终宿主粪便排出,被中间宿主人及牛、羊、猪等食入后,在十二指肠孵化为六钩蚴,钻入肠壁,经小肠黏膜血管入血,随血流入肝,少数可通过肝经右心到肺,因而这两个器官是棘球蚴病定位的主要器官。极少数可通过肺至全身。六钩蚴也可进入肠壁淋巴管,经胸导管入血至全身各处。六钩蚴经数月发育为棘球蚴,为囊状,囊内有许多原头蚴。棘球蚴在人体内的存活时间可能为数十年,有报道最长为53年,也可因损伤发生退化、死亡和钙化。

棘球蚴病的发病机制是多方面的。棘球蚴不断生长、发育,对邻近组织和器官造成机械性压迫,导致组织、细胞的萎缩、变性、坏死和功能障碍,严重者可致死。棘球蚴的代谢产物、虫体死亡的分解物和棘球蚴液的渗出可引起中毒和过敏反应,有时伴有胃肠功能失调。如果大量囊液溢出进入血液循环,常可出现严重的过敏性休克,甚至突然死亡。棘球蚴生长发育过程中摄取宿主营养、影响宿主健康。

(二)病理变化

六钩蚴侵入组织后,可引起周围组织巨噬细胞和嗜酸性粒细胞浸润,在这一阶段,宿主的非特异性反应处于支配地位,巨噬细胞可吞噬消灭大部分六钩蚴,仅少数存活发育成棘球蚴。棘球蚴为圆形或不规则形单房囊状体,直径从不足1 cm至数十厘米不等。棘球蚴囊内含数十到数千毫升无色或微黄色液体,原头蚴、生发囊、子囊、孙囊悬浮在囊液中,统称为棘球蚴砂。囊壁分内、外两层。内层为生发层,亦称胚层,由单层或多层生发细胞构成,具有芽生繁殖能力,向囊内壁形成无数小突起,后变成生发囊。生发囊脱落发育为子囊,其内壁又可生出原头蚴。子囊与母囊结构相同,可多达数百个,子囊还可再形成生发囊或孙囊。囊壁外层为角皮层,呈白色半透明粉皮状,厚1~4 mm,具有吸收营养物质及保护生发层的作用,镜下为红染平行排列的板层状结构(图17-16)。在棘球蚴囊壁之外还有宿主组织反应形成的纤维包膜,称为外囊。棘球蚴是在外囊的保护下而得以在宿主体内寄生。

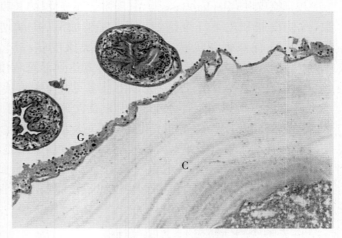

图17-16　细粒棘球蚴病
囊壁内层为生发层(G),腔内有头节,外层为角皮层(C)
Figure 17-16　Echinococcus granulosus
Inner of cyst is germinal layer(G), scolex in the cavity and outer is stratumcorneum(C)

(三)主要器官病变及临床病理联系

1. 肝棘球蚴囊肿　最常见,多位于肝右叶,近肝表面。囊肿多为单个,肝可因巨大棘球蚴囊肿而增大。主要病理变化是因囊肿对局部肝组织的压迫,导致肝细胞萎缩、变性或坏死,其外纤维组织增生形成外囊。巨大囊肿可使横膈抬高,活动受限,甚至出现呼吸困难。压迫胆总管时可引起阻塞性黄疸。

主要并发症是继发感染和囊肿破裂。细菌感染多从胆道侵入,或因外伤、穿刺引起,临床症状及病变酷似肝脓肿。囊肿破裂是常见而严重的并发症,常因外伤或穿刺引起。囊液破入腹腔后可致过敏性休克,还可造成腹腔内继发性棘球蚴病。因囊液内的原头蚴可播散种植,因此本病绝对禁忌穿刺。

2. 肺棘球蚴囊肿　囊肿多位于右肺,下叶较上叶多见,周边区多见,通常为单发。由于肺组织疏松和血液循环丰富及受胸腔负压吸引等影响,肺棘球蚴囊肿生长很快,压迫周围肺组织及支气管,引起肺萎陷和纤维化,患者出现胸痛、咳嗽、呼吸困难等。囊肿破入支气管时,患者可突然咳出大量清水样囊液或粉皮样囊壁碎片和子囊,临床表现为阵发性呛咳,囊液量大时可引起窒息,伴有过敏反应,甚至休克,囊内容物被咳出后可自愈。

此外,棘球蚴还可见于脑、骨、眼、泌尿生殖系统等,引起相应的病变。

二、泡状棘球蚴病

(一)病因和发病机制

本病较少见。泡状棘球绦虫的成虫主要寄生于狐、狼等野生食肉动物,其次为犬、猫等。中间宿主主要是鼠类。人受感染系食用被狐、犬等排出的虫卵污染的食物或水所致,但人并非适宜中间宿主。虫卵在中间宿主内发育为六钩蚴,在肝内,六钩蚴先有囊泡出现,以后在囊腔周围形成生发层和无细胞的角皮层,生发层通过外生性出芽方式发育成泡状棘球蚴(又称泡球蚴)。泡球蚴由许多小囊泡组成,形似一串葡萄或肺泡样组织。原头蚴数目较少。

(二) 病理变化

泡状棘球蚴主要寄生在肝,其病变及后果均较细粒棘球蚴病为重。肝的泡球蚴通常累及右叶,也可同时累及两叶。病变可分为巨块型、结节型和混合型。肉眼观,表面可见质地坚硬的隆起肿块,切面囊泡常呈灰白色,由无数小囊泡组成而呈蜂窝状或海绵状。囊泡内容物为豆腐渣样蚴体碎屑及小泡。若发生坏死、溶解,则为黄色黏稠的液体。如继发细菌感染,可似脓肿。囊泡外周无纤维包膜,故与周围组织分界不清。外生性子囊可向周围组织或器官浸润扩散,并可侵入血管或淋巴管,播散至脑、肺、心、肾等处。镜下,肝组织中散在大小不等的泡球蚴小囊泡,一般仅见角皮层,偶可见单细胞性生发层,很少见到原头蚴(图17-17)。病灶内有嗜酸性粒细胞浸润,动物实验可出现肉芽肿和纤维组织增生。囊泡间及周围的肝细胞因机械性压迫或过敏反应而引起萎缩、变性、淤胆或凝固性坏死、纤维组织增生等,最后可导致肝硬化。

(三) 临床病理联系

临床上患者可出现肝区疼痛、肝功能损害。晚期患者肝明显增大,触诊肝结节坚硬如石块。有时肉眼上易误诊为肝癌。若泡球蚴播散至肺、脑等部位,可引起相应的呼吸系统和神经系统症状,如咯血、气胸、癫痫和偏瘫等。如病灶侵及胆道、门静脉,或晚期出现肝硬化,可出现黄疸、门静脉高压、肝衰竭等表现。

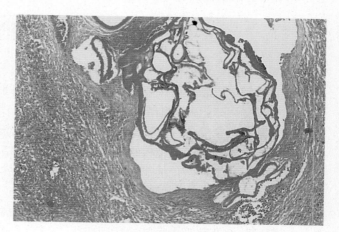

图 17-17　泡状棘球蚴病
囊内仅见角皮层,无生发层和头节
Figure 17-17　Alveolar hydatid disease
There is only stratumcorneumin, no germinal layer and
scolex in the cavity

易混概念

1. 阿米巴肿、阿米巴脓肿与脓肿

阿米巴肿是肠阿米巴病的慢性期病变,由于肠壁肉芽组织增生过多而形成局限性包块,多见于盲肠。阿米巴脓肿由阿米巴滋养体溶解组织引发液化性坏死而形成,病灶中含有液化性坏死物和陈旧性血液,炎症反应不明显,为假性脓肿,常见于肝,也见于肺和脑。脓肿是化脓性炎症呈局限性分布并伴有脓腔形成,主要由金黄色葡萄球菌引起。

2. 嗜酸性脓肿与脓肿

血吸虫病时,在虫卵或虫体周围出现大量变性、坏死的嗜酸性粒细胞聚集,因其病变类似脓肿,故称为嗜酸性脓肿,为假性脓肿。嗜酸性脓肿也可见于丝虫病,成虫死亡后引起局部组织凝固性坏死和大量嗜酸性粒细胞浸润,形成嗜酸性脓肿,其中可见死亡虫体和微丝蚴。脓肿是化脓性炎症呈局限性分布并伴有脓腔形成,主要由金黄色葡萄球菌引起。

3. 干线型肝硬化与肝硬化、肝纤维化

干线型肝硬化由血吸虫病所致,肝变硬、变小,肝表面不平,严重者可形成粗大突起的结节。切面上,增生的结缔组织沿门静脉分支呈树枝状分布。无肝小叶结构改建。肝硬化是指由于反复交替发生的弥漫性肝细胞坏死、纤维组织增生和肝细胞结节状再生而导致的肝结构改建,肝变形和变硬。肝纤维化在形态上仅表现为肝弥漫性纤维结缔组织增生,而无肝小叶结构改建和肝细胞再生结节形成。

4. 象皮肿与水肿

象皮肿为丝虫病的晚期病变,由于淋巴回流受阻,淋巴管曲张、破裂,淋巴液外溢并长期滞留于皮下组织中,致使皮肤和皮下纤维组织增生,皮皱加深,皮肤增厚变硬粗糙,并可有棘刺和疣状突起,外观似大象皮肤。水肿为组织间隙内的体液异常增加,压之凹陷,水肿液的水分来自血液。

5. 棘球蚴与泡球蚴

棘球蚴泛指棘球属绦虫的幼虫,狭义上讲棘球蚴是指细粒棘球绦虫的幼虫。泡球蚴是指泡状棘球绦虫的幼虫,又称泡状棘球蚴。

复习思考题

1. 简述肠阿米巴病溃疡的形成过程及形态特点。
2. 比较阿米巴脓肿与一般化脓菌引起的脓肿之间的异同。
3. 比较肠阿米巴病与细菌性痢疾之间的区别。
4. 简述血吸虫病急性虫卵结节的形成机制和形态特点。
5. 比较血吸虫病的假结核结节与结核病的结核结节之间的异同。
6. 叙述干线型肝硬化的形成过程并比较其与门脉性肝硬化的异同。
7. 简述华支睾吸虫病肝的病理变化。
8. 简述先天性弓形虫病中枢神经系统及眼部的病理变化。
9. 简述肺型并殖吸虫病肺的病理变化。
10. 简述丝虫病淋巴系统的病理变化。
11. 哪些疾病可出现肉芽肿性病变?各有何病理特点?
12. 哪些疾病可引起肠道溃疡形成?各有何病理特点?
13. 患者肝区出现囊性占位性病变,应考虑哪些寄生虫病?并说明其病变特点。

【附:临床病理讨论】

CPC 病例 16

病历摘要

患者,女性,62 岁,因反复腹胀、腹痛半年入院。

患者在当地医院抗感染解痉对症治疗病情无缓解,后行肠镜检查提示回盲部溃疡、糜烂,病理检查提示:少量炎性坏死及多量肉芽组织增生。胸部 CT 检查提示:左下肺团块状影。考虑肺结核、肠结核可能,给予抗结核治疗效果不好。患者 30 年前曾患肺结核,当时抗结核治疗约 1 年(具体用药不详)。30 年前有疫水接触史并诊断为血吸虫病(具体诊治不详),否认其他疾病史。

体格检查:T 37℃,P 84 次/min,R 20 次/min,BP 120/70 mmHg。神志清,全身浅表淋巴结未触及;全身皮肤黏膜无黄染,未见瘀点、瘀斑;两肺呼吸音低,未闻及明显干、湿性啰音,心脏无异常;腹软,未见胃肠蠕动波,右下腹压痛,无反跳痛,无肌紧张,肝脾肋下未触及;肌力、肌张力、腱反射、深感觉、共济运动等均正常。

诊治过程

入院后查胸部 CT:左下肺团块状影,考虑肺结核可能。肠镜检查提示回盲部溃疡、糜烂,病理检查提示为炎性坏死伴肉芽组织增生,见血吸虫卵沉积及多核巨细胞(图 17-18)。CT 引导下行肺穿刺活检,肺穿病理检查提示:左下肺穿刺组织内淋巴细胞、巨噬细胞浸润,肉芽肿形成,区域性肺实变及纤维化,另见陈旧性血吸虫虫卵结节(图 17-19),抗酸染色(-)。

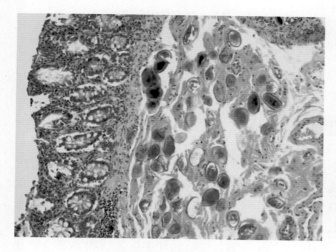

图 17–18　肠镜活检

Figure 17–18　Colonoscopy biopsy

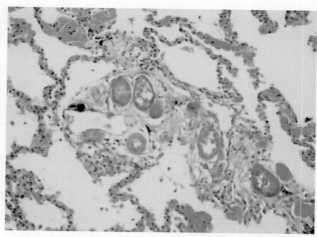

图 17–19　肺穿刺活检

Figure 17–19　Lung biopsy

治疗：给予吡喹酮治疗 1 周后症状消失，出院随访。

【讨论题】

1. 根据上述病史及检查结果做出本病例的疾病诊断。
2. 试述本病例的临床病理联系。
3. 为什么本例患者不诊断为结核病？依据是什么？
4. 本例患者肠道病变与肺部病变之间有何联系？

（滨州医学院　刘鲁英）

数字课程学习

🖼 彩图　　▶ 微课　　💻 教学 PPT　　📝 自测题　　📋 Summary

第一节　诊断病理学概念

诊断病理学(diagnostic pathology)又称外科病理学(surgical pathology),是指由于临床诊断和治疗上的需要,病理医师应用病理学的知识、有关技术和个人专业实践经验,对送检的标本(包括活体组织、细胞和取自尸体的组织等)进行病理学检查,结合有关临床资料,通过分析、综合后,做出的关于该标本病理变化性质的判断和具体疾病诊断的一门医疗实践科学。诊断病理学虽是病理学的一个分支,但却构成了临床医学当中的一个重要临床学科。它的主要作用是为了明确诊断、指导疾病治疗及提供判定疗效和预后的信息等。由病理医师所做出的诊断称为病理(学)诊断(pathological diagnosis),这种诊断是病理医生结合临床表型、手术所见,通过肉眼直接查看病变大体外观、通过显微镜观察病变组织学形态、必要时采用分子生物学技术明确组织的蛋白表达、分子遗传学特征,甚至参考特殊染色与随访结果而做出的综合诊断。因此病理诊断比通过分析症状、体征、影像检查和化验分析而做出的各种临床诊断常常更为准确,被视为"金标准"或"最终诊断"。应当指出并引起重视的是:由于病理(学)诊断可为临床医师诊断疾病、制订治疗方案、评估疾病预后和总结诊治疾病经验等提供重要的(有时是决定性的)依据,因此,病理诊断报告也是对诊治负有法律责任的医疗文件,必须由注册的执业病理医师来完成。诊断病理学包括了取自活体的组织学诊断、细胞学诊断及尸体解剖学诊断三个方面。它除在临床医学当中具有重要的作用外,也在法医学、新药开发和各种生物科研中都有着广泛的应用。

第二节　诊断病理学的任务、重要性和局限性

一、　诊断病理学的任务及重要性

(一)确定疾病的诊断

尽管临床检验技术和影像医学有了飞速的发展,有些以功能、代谢失调为主的疾病在经过有关检查后可以做出临床诊断,然而,无论上述的临床检查技术多么进步,就大多数有明确器质性病变的疾病而言,病理诊断仍然是无法取代的、最可靠和最终的诊断。对任何可触及的肿块或经影像学、内镜检查出的占位性病变,都需经病理活检才能对病变的性质、种类及进展程度等做出正确的诊断。例如对于一位宫颈糜烂的患者,只有进行宫颈病理活检,才能明确是炎症还是肿瘤性病变? 如果是肿瘤,是原位肿瘤还是早期浸润阶段? 如已经是浸润癌,其浸润深度和广度如何? 这些都只有通过病理检查才能明确。再比如一位 42 岁的女性,临床表现为痰中带血和肺部阴影,无论行 CT、MRI,还是 PET-CT 等影像学检查,都不能明确是肿瘤还是炎症。若是肿瘤,是什么性质? 若是恶性肿瘤,是哪种类型(癌还是肉瘤? 腺癌还是鳞状细胞癌)? 其分化程度如何,淋巴结是否

有转移等？患者能否进行外科手术？术后能否进行靶向治疗或免疫治疗？这些问题都只能依靠病理诊断和伴随诊断来提供答案。

病理学诊断除对病变做出准确的组织学或细胞学诊断，还能为临床提供基于病变组织或细胞的分子分型和诊断。如乳腺浸润性导管癌分为四型：Luminal A 型（ER+/PR+/HER2 <3+），Luminal B 型（ER+/PR+/HER2 3+），HER2 过表达型（ER–/PR–/HER2 3+），基底细胞样型（ER–/PR–/HER2<3+）。这些对指导治疗非常重要的分子分析，只有通过免疫组织化学及荧光原位杂交（FISH）的方法处理标本后，由有经验的病理医生判读后才能给出准确的分型诊断。临床医生将根据不同的分型给患者制定不同的后续治疗方案。这种病理诊断决定治疗方案的模式还广泛适用于肺癌、胃癌、结直肠癌、淋巴瘤及脑胶质瘤等许多肿瘤性病变。

（二）为临床选择治疗方案提供依据

明确疾病诊断的直接目的是治疗，而治疗方案的正确与否关键在于诊断是否正确。被临床医生称之为金标准的病理诊断的正确与否，对临床医生采取有效、合理的治疗方案就显得尤为重要，特别是对恶性肿瘤等重大疾病的治疗更是关键。再例如在上述的子宫颈活检的病例中，如病理诊断为原位癌，则临床只做宫颈锥形切除术即可，其治愈率接近100%，而且不影响患者的生育功能；如病理诊断为鳞癌且癌细胞浸润深度 >5 mm、宽度 >7 mm，则已不属于早期浸润癌，妇科医生将会根据这份诊断报告决定切除全子宫，甚至扩大切除其他组织器官。再如对上述发现肺部阴影的女性患者，其临床表现和影像学都酷似肺癌，但术中冷冻和术后病理诊断均为硬化性肺细胞瘤（图 18-1，18-2，18-3）。硬化性肺细胞瘤是一个良性的肺肿瘤，胸外科医生根据术中的

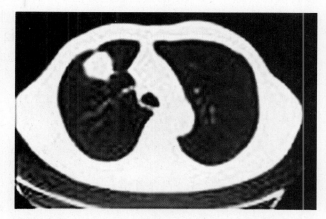

图 18-1 患者，女性，42 岁。胸部 CT：右肺上叶胸膜下见一类圆形高密度肿块，边缘清楚

Figure 18-1 A 42-year-old woman. The computed tomography showed a round lesion with high density and clear border in the upper lobe of the right lung in relation to the major fissures

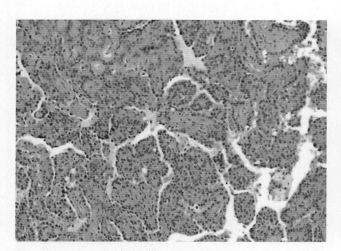

图 18-2 硬化性肺细胞瘤

肿瘤细胞呈乳头状排列，伴硬化。HE×100

Figure 18-2 The sclerosing pneumoctyoma of the lung. The tumor cells were arranged in papillary structure with sclerosing stroma. HE×100

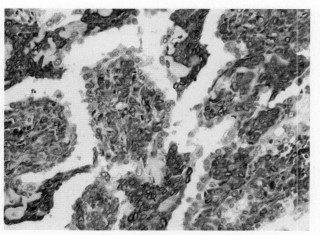

图 18-3 硬化性肺细胞瘤

间质圆形细胞表达 Vimentin，表面细胞阴性。IHC×200

Figure 18-3 The sclerosing pneumoctyoma of the lung Vimentin was expressed in the round tumor cells of the stroma of sclerosing pneumoctyoma. While in the surface cells of the papillary structure，vimentin was not expressed. IHC×200

冷冻病理报告,只做肺段切除,避免了手术范围的扩大、淋巴结清除和术后的化学治疗。如果本例的术中病理报告是恶性淋巴瘤,手术医生就会停止继续手术,而采用术后的化学治疗和放射治疗。倘若本例的术中病理误诊为肺癌,那么手术医生会扩大手术切除范围并进行淋巴结清扫,这会对患者造成不必要的过度治疗及身体损伤。这些例子虽然都是病理医生的日常工作,但足以说明病理诊断在医疗工作中的重要性。

正确的病理诊断除了能指导临床医生选择正确的治疗方案外,还能通过对肿瘤的分子分型,指导临床医生筛选合适的患者,实施个体化治疗或分子靶向治疗及免疫治疗。应用免疫组织化学、FISH、PCR 等技术方法,检测肿瘤组织或细胞是否存在特异性的靶标(如非小细胞肺癌的 *EGFR*、*ROS1*、*ALK* 基因突变,结直肠癌 *K-ras* 基因突变,胃肠间质瘤 *KIT*、*PDGFRA* 基因突变,乳腺癌的 *ER*、*PR* 表达及 *HER2* 基因扩增等,多种实体肿瘤中 PD-L1 的蛋白表达分值),为临床医生选择靶向药物、免疫药物治疗肿瘤提供依据。如病理诊断为 ER 和 PR 阳性(图 18-4,18-5)、HER2 阴性的浸润性乳腺癌,则肿瘤科医生会选择激素拮抗方案治疗;如 ER 和 PR 阴性,而免疫组织化学检测 HER2 阳性(3+)或 FISH 检测发现 *HER2* 基因存在扩增的浸润性乳腺癌(图 18-6,18-7),则会采用曲妥珠单抗靶向药物进行治疗等。

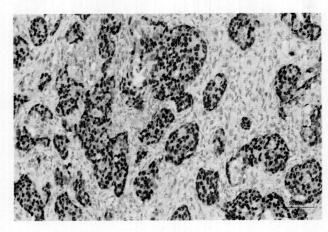

图 18-4　乳腺浸润性癌 ER 阳性表达(++)

Figure 18-4　The positive expression of ER(++)
in the invasive carcinoma of breast

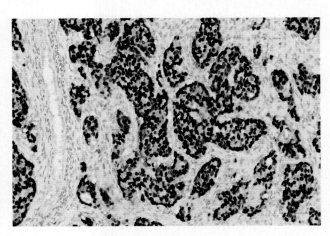

图 18-5　乳腺浸润性癌 PR 阳性表达(+++)

Figure 18-5　The positive expression of PR(+++)
in the invasive carcinoma of breast

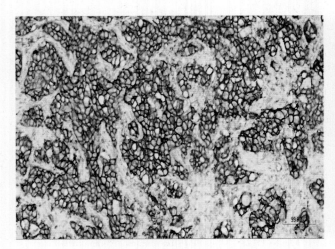

图 18-6　乳腺浸润性癌 HER 2 表达(3+)

Figure 18-6　The positive expression of HER 2(3+)
in the invasive carcinoma of breast.

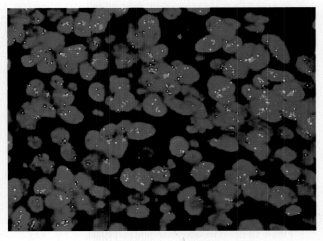

图 18-7　乳腺浸润性癌 *HER2* 基因扩增

Figure 18-7　The amplification of *HER2* gene
in the invasive carcinoma of breast.

（三）提供疾病的严重程度和预后信息

病理诊断对许多疾病，特别是恶性肿瘤，能为临床提供许多判定疾病程度和预后的重要的形态学指标（如肿瘤的组织学类型、分化和分级、浸润的深度和范围，是否侵犯脉管或神经，有无淋巴结或其他器官转移等）。例如，同样是乳腺浸润性癌且无转移，普通类型的导管癌 10 年存活率为 30%，而特殊类型的黏液腺癌则为 70% 以上；一般情况下，浸润程度轻或无转移的癌比浸润广泛或有转移者预后要好。分子病理检测也有助于对恶性肿瘤预后的判定，如突变型 P53 高表达、高 Ki-67 标志指数等（图 18-8，18-9）是预后差的指标。

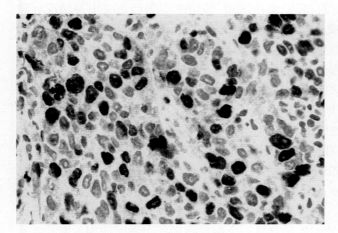

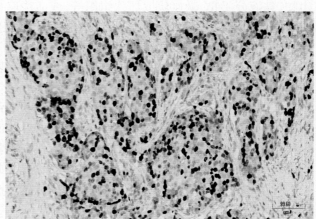

图 18-8　乳腺浸润性癌 P53 蛋白表达（++）

Figure 18-8　The positive expression of P53（++） in the invasive carcinoma of breast

图 18-9　乳腺浸润性癌增殖指数 Ki-67：40%（+）

Figure 18-9　The cell proliferation index（Ki-67）was 40%（+） in the invasive carcinoma of breast

（四）帮助临床判定病情趋势及疗效

同一患者通过两次以上的病理活检可对疾病发展的趋势和治疗效果做出更确切的判断。例如对白血病患者进行骨髓移植前、后做骨髓活检，能确切地判断白血病细胞是否被完全杀灭，移植的骨髓细胞是否存活以及免疫排斥反应的情况等。再如肝移植术后，定期对移植肝进行活检，以确定有无免疫排斥反应及其程度如何，临床可根据活检监测的情况，判断免疫抑制的疗效、移植肝病损发展的取向和要采取的相应措施。

（五）尸检报告可全面总结临床对某种疾病的诊断、治疗的过程

通过尸检可以全面了解疾病的诊断是否正确，治疗是否恰当，以便总结经验，吸取教训。另外，尸检可通过全身的详细病理检查，有助于了解疾病的发生、演变及转归等全过程。此外，通过尸检还可以发现新病种，也可以明确新发疾病的致病机制等，对促进医学发展具有非常重要的意义。通过尸检还可以发现新的病种，也可以对新病种的发病机制作出解释。

（六）其他

诊断病理学的相关资料不仅是人类医学的宝库，也是人类生物遗传信息宝库。它不仅能反映出人类疾病谱的变化，也可用于包括新药开发在内的各类科学研究，数字病理的大数据资料也使智能化的病理诊断的研发成为可能。

二、诊断病理学的局限性

综上所述，在临床诊疗实践中，诊断病理学是非常重要的临床学科，是现代医学不可或缺的重要部分。但与其他科学一样，由于主、客观因素的制约，诊断病理学也必然有其局限性，不可能达到 100% 绝对正确。只有了解病理诊断的局限性，才能尽量减少和避免制约因素，减少病理的误诊和漏诊，正确地、科学地评价其重要性。

（一）制约病理医生做病理诊断的客观因素

1. 来自临床送检方面的因素 临床将活检标本送到病理科，实际上是临床医生请病理医生会诊的过程，故病理医生又被称为"医生的医生"。由于取材（送检）的医生认识不足、操作不规范、知识结构缺陷或责任心不强，常可导致病理诊断出现困难。主要原因包括以下三点：①送检标本的取材不规范：如对全身浅表淋巴结肿大的患者做淋巴结活检，只取腹股沟的、较小淋巴结或不完整的肿大淋巴结，没有按规范取颈部的、完整的肿大淋巴结，就可导致病理诊断的漏（误）诊或无法确诊。再如内镜下只取到病变表面的渗出物、黏液分泌物、凝血块或坏死组织等；或活检取材时挤压、牵拉较重，使组织细胞严重变形等情况导致无法做出正确的病理诊断。②取出的组织标本固定或送检不规范：如离体组织、器官固定不及时、不充分，或未固定，时间长会造成腐败，除影响常规病理诊断，还会导致蛋白质及核酸降解破坏，影响以后的分子病理检查。③未能提供病理诊断所需的临床资料：病理诊断是由病理医生做出的以病变形态学为主的一种判断。但在多数情况下，病理医生除依靠组织形态学变化特征外，还必须要结合临床有关资料，包括影像学和实验室检查结果，才能做出正确的病理诊断，否则会误诊或漏诊，造成治疗不当。如多数骨肿瘤或脑肿瘤的诊断，必须是临床—影像学—病理三结合才能做出正确的诊断；有些疾病与性别有关，而有些则与年龄密切相关，有些疾病与患者的性别、年龄及疾病部位等临床信息有密切关系；还有些疾病没有特异性病变特征，必须结合某些比较特异性的临床表现才能确诊。总之，临床医生必须认识到这一点，因此，除了做到正确取材、固定、送检外，还必须逐项填写病理检查申请单，必要时应与病理医生互相沟通，才能提高诊断的正确率。

2. 来自病理标本制作技术方面的因素 病理切片的质量也是一个制约病理医生做好病理诊断的客观因素。由于技术人员的水平、经验、责任心或器材、试剂等方面的原因，可能在对送检标本的处理上，如固定、包埋、制片、染色等环节上不符合规范要求，致使切片质量差，会给病理诊断造成不同程度的困难。因责任心不强，造成编号错误、标本张冠李戴，发出的病理诊断报告，会造成严重的后果。

（二）制约病理医生做病理诊断的主观因素

制约病理医生做出正确病理诊断的主观因素有很多，下面仅就重要的几个方面加以阐述。

1. 诊断病理学涵盖面太广与病理医生个人知识面有限之间的矛盾 现今诊断病理学几乎涵盖临床所有学科，可见病种之多，而且每个病种又有不同类型和分期等。一名病理医生的精力是有限的，既要掌握上述这些疾病、类型、病程的病变形态特点，又要熟悉它们的临床情况，实践表明这是非常困难的。因此，病理医生会因为对一些病变特征认知不足、缺乏经验等薄弱环节，导致诊断出现失误。所以，当前大型综合医院病理医生要发展成为"一专多能"型的病理医生，同行间不同的专长互相补充；另一个是在专科医院里培养专科病理医生。

2. 病理医生的层次和个人理论技术素质的差异 与其他临床学科一样，不同职称和相同职称不同个体的思维方式和业务能力都会有所差异，因而在病理诊断能力上也不会完全相同，有时则会出现不同程度的误差。

3. 病理诊断的主观性和经验积累方面的矛盾 病理诊断虽然是以病变的组织形态特征为基础做出的，但对于千变万化的病变，有限的典型形态特点是不够的，多数情况下，病理医生还要结合临床有关资料，运用个人的病理专业知识、技术和经验等，进行综合分析和鉴别才能做出比较正确的诊断。因而病理诊断常有较大的主观性判断，也就不可避免地有与客观实际分离的可能，若减少这种分离，在理论和技术达到某一水平时，主要是靠个人积累经验弥补，所以临床医生也要重视病理医生的实践经验。

除上述因素外，还应该注意的是有些疾病，尤其是肿瘤，处在两病交界或良恶性交界的状态，因而成为疑难病例，加之病理诊断的主观性较强，这样的病例即使请几位有造诣的病理专家会诊，也常会得出两种以上相反的诊断，甚至同一位专家间隔一段时间对同一病例也会做出两种不同的诊断，可见病理诊断有时会有相当的主观性和复杂性。当然，不能因为病理诊断的局限性和疑难性大，而排斥其重要性和必要性，更不应成为病理误诊的借口。病理医生应该努力提高专业知识水平，精益求精，不断丰富个人诊断经验，还应注重多与临床医师沟通，对疑难疾病开展随治与总结，不断进步。

第三节　诊断病理学的检查种类及其评价

一、活体组织（病理）检查及其评价

活体组织检查（biopsy，简称活检），亦称外科病理学检查（简称外检），是指应临床诊断和治疗的需要，通过切取、钳取或穿刺等手段，从患者体内取出病变组织，进行病理学检查的技术。活检是诊断病理学的最重要部分，对绝大多数送检病变组织标本都能做出明确的病理诊断，被作为临床的最后诊断。

从活检标本到做出病理诊断一般经过如下过程：肉眼观察送检的标本→取材→固定、包埋→制作切片→苏木素－伊红（HE）染色→光学显微镜下观察。通过对病变组织及细胞形态的观察分析，并结合肉眼观察及临床相关资料，做出各种疾病的诊断。但对一些疑难、罕见病例，还需要在上述的常规检查的基础上，再通过组织化学、免疫组织化学、电子显微镜或分子生物学等技术进行辅助诊断（其原理、方法详见第十九章）。活检可分为三类。

（一）术前活检

术前活检是指临床在治疗性手术前或在其他治疗（如放射治疗、化学治疗、靶向治疗、免疫治疗等）前所做的活检。其目的是明确诊断，指导临床制订相应的手术方案或其他治疗措施。术前活检多在门诊进行，通常取一小部分病变组织（如病变小又位于体表者常常全取病变）进行病理检查，经甲醛固定、石蜡包埋、切片、HE 染色，需 3~5 天才能发出病理诊断报告。故这种活检也称"小活检"。近年对某些内脏器官通过内镜钳取的材料更是典型的超小活检，如通过胃镜取胃黏膜病变，纤维支气管镜取肺病变，以便确诊是否为癌，然后再行手术等治疗。

术前活检的优点是创伤较小，一般不需住院，绝大多数都能在术前确诊，为临床对下一步制订治疗方案提供确切的依据。其缺点是对一些位置较深的病变难于取材；少数病例可能造成出血或播散；取材不合规范或未取到病变时易造成诊断困难或漏诊；相对于化验类检查。病理检查需要患者和临床要等待较长时间（3 天以上）才能看到诊断报告，因此，对急症手术可选择术中活检明确诊断。

（二）术中活检

术中活检是指临床在治疗性手术或探查性手术中，为明确病变性质所做的活检，一般在 20~30 min 内完成定性诊断，以便指导手术如何进行。应用最多的是快速冷冻制片技术，取新鲜标本，快速冷冻至 -18℃ 以下，进行切片、HE 染色、显微镜下观察诊断。所以也称"术中冷冻""快速冷冻"或"冷冻切片"。有些标本也可使用快速石蜡切片技术或细胞学检查技术。术中活检的目的是：①短时间内确定病变性质，以便决定手术方案。如对一个性质不明的病变，冷冻切片诊断为炎性或良性肿瘤，则手术范围很小即可；如为恶性，则需要进一步做扩大切除或根治性手术。②了解病变，特别是恶性肿瘤的生长、扩散情况，如浸润的范围、有无淋巴结转移，以及手术切缘（断端）组织有否瘤细胞残存等，以决定手术范围。③确定所取标本的组织来源，如要切除甲状旁腺，但在手术视野中分辨不清，即可通过术中活检帮助确认。

术中活检的最大优点就是在手术进行当中完成，即能快速对大部分性质不明的病变确定疾病性质，帮助临床医生在术中及时确定手术治疗方案，避免再次进行治疗性手术。其次，术中活检起到了为外科医生安上上百倍放大镜的作用，手术中能知道病变侵犯多深、多远，切缘有无瘤细胞等。但在实际工作中，术中活检也有其局限性：①并非所有的活检标本都适于做快速冷冻检查，主要应用于体表或浅表器官（如乳腺、涎腺及甲状腺等）或内部器官手术探查，需要明确病变的良、恶性，决定进一步的治疗方案时才应用。而对一些病变复杂的疾病和需要辨认细胞微细结构的肿瘤（如淋巴瘤）等均不适用。②受临床取材等限制，常有假阴性（漏诊）。③标本过小（小于 0.2 cm）、骨、脂肪和钙化组织标本不适宜做快速冷冻检查。④主要依赖于有无浸润（包膜、血管）、转移等恶性生物学行为证据来判断良恶性或交界性的肿瘤（如甲状腺滤泡性肿瘤),或软组织肿瘤必须依靠核分裂象计数以判断良恶性者(如子宫平滑肌肿瘤)。此类标本因切片质量、数量和时间等因素限制,常难以做出明确的定性诊断。⑤由于制片、染色时间短,切片厚,组织细胞结构不如普通石蜡切片清晰,又要在几分钟之内完成观察、分析并做出诊断,没有更多时间思考,更没有查找参考资料、文献的时间,故术中活检诊断难度大,常需要有丰富经验的病理医师做出诊断。由于上述原因,术中活检准确率仅在 90% 左右,未能确诊和假阴性、假阳性偶尔也会发生。所以,快速冷冻活检仅是一种应急的初步的定性诊断手段,冷冻活检后的剩余组织需要再做常规石蜡切片进行病理学诊断。如快速冷冻活检诊断与常规诊断不符,出现漏诊、误诊时,需再行二次手术或其他补救措施。

(三) 术后活检

术后活检是指对临床治疗性手术切除的组织、器官进行较全面的病理学检查。与术前活检不同的是,术后活检标本包括全部病变、受累的或需扩大切除的组织器官,以及所属的淋巴结等(如对恶性肿瘤的根治性手术)。病理医生应对所有送检标本按规范多处取材,常规甲醛固定,石蜡包埋,HE 染色制片。病理诊断不但要确定病名、疾病性质,还要尽量给予分类,判断侵犯程度,有无播散,手术切缘有无病变以及淋巴结有无肿瘤转移等。术后活检多为住院进行择期手术的患者,故也常称"大活检"或"切除标本"。需 3~7 天才能发出诊断报告,遇到罕见、疑难病例则需要更长的时间。术后活检的目的是确定疾病的性质、类型、严重程度,是否切除彻底,有无播散及转移,以判定术前或术中诊断是否正确,手术治疗是否彻底,是否需要进一步辅助治疗以及预后等。

术后活检的优点是检查全面细致,诊断更可靠,可进一步对疾病的治疗及预后判定提供更多的信息和依据。其局限性是对于不适合手术治疗的或手术中发现病变无法切除的病例不能进行全面诊断。尽管有相关操作规范,全面检查取材,但由于受到主、客观因素影响,仍有 1% 左右的漏、误诊率。

二、 细胞学检查及其评价

细胞学(cytology)检查是指通过对患者病变部位脱落、刮取和穿刺抽取的细胞,进行病理形态学观察并做出定性诊断。细胞学检查目前主要应用于肿瘤的诊断,也可用于某些疾病的检查和诊断,如内部器官炎症性疾病和激素水平的判定等。

细胞学的标本包括来自生殖道、呼吸道、消化道、泌尿道等分泌、排泄物中的脱落细胞,也可以是经穿刺抽取的胸、腹、心包腔、关节腔、脑脊髓膜腔液体中的脱落细胞,还可以是经各种内镜刷涂片、印片采集的细胞,或是经细针吸取(FNA)技术(针外径 0.6~0.9 mm)直接或在 B 超、CT 引导下穿刺吸取出的全身各组织器官病变处的细胞等。细胞学检查的过程如下:获取的细胞标本→离心沉降处理→涂片→固定→染色→光镜下观察→诊断。一般几小时内即可出结果。主要目的是判定有无肿瘤细胞及其性质(正常? 炎症? 良性还是恶性?)。

细胞学检查的优点是:①取材范围广,无创性或损伤很小,经济、快速、安全。②常有较高的阳性率,如对许多癌的诊断率可达 70%~90%。③尤其适用于大规模的肿瘤普查,可对人体多种恶性肿瘤(各器官的癌)起到初筛作用。其局限性是:①假阴性和假阳性率比较高。②主要用于对肿瘤病变的定性(良、恶),而进一步判定肿瘤类型、亚型、浸润、转移等一般均有困难。因而细胞学检查只是一种初步的定性诊断,对细胞学阳性(恶性)的患者,在做破坏性手术治疗之前,要尽可能地做活检来印证细胞学诊断,并进行分类和分型等;而对细胞学阴性者,临床高度疑为恶性肿瘤,应再做细胞学检查或活检等,以明确诊断,避免漏诊。

采用液基细胞学技术进行各种细胞学的制片,可较好地去除黏液、红细胞的干扰,采用自动制片、自动巴氏染色等,使细胞分布均匀,易于观察,并可辅以计算机扫描和自动判读等优点,使该技术已在国内外得到了较为普遍的应用。

三、 分子病理学检查及其评价

分子病理学是通过检查器官、组织或体液中的分子(DNA、RNA)来研究和诊断疾病,是近年来诊断病理学发展最为迅速的一个分支。随着科学研究水平的不断提高,对于很多疾病的诊断已从传统的形态学、蛋白表型深入到分子水平。例如,有些软组织肿瘤在形态上变化多端,没有可以作为决定性诊断证据的组织生长方式,又缺乏特征性的生物标志物,通过常规的组织病理学方法(显微镜观察、免疫组织化学染色等)很难甚至无法做出确定性诊断,只能高度怀疑是某种已知的肿瘤类型,但是如果对该病变组织进行 DNA 或 RNA 水平的检测并发现其具有特定基因改变,则可给出一锤定音的最终诊断。再例如,同一病房内有多名肺癌患者,通过手术取得的癌组织制成病理切片在显微镜下呈相同或相近的组织形态和分化程度,但是经分子病理检测可发现不同人携带的肺癌驱动基因突变不同,则后期的治疗方案亦不同,携带特定驱动基因(如 *EGFR*、*ALK*、*ROS1* 等)突变的患者可以使用副作用更小疗效更好的靶向治疗方案,而不具有突变靶点的患者只能依赖传统的放化疗或进一步判定是否适合免疫治疗,这就是基于分子诊断来选择最佳的个体化医疗模式,即"精准医疗"。

分子病理学目前主要采用的技术包括定量聚合酶链反应(qPCR),DNA 测序,原位杂交,荧光原位杂交,高通量测序,DNA 芯片,原位 RNA 测序等(详见第十九章)。这些检测方式涵盖了分子生物学、遗传学及生物信息学等多个领域的技术和知识体系,因此分子病理学是由多学科交汇形成的,但其主导仍是病理学,因为所有的技术只是手段,核心目的是要汇总成精准的"最终诊断"。从疾病确诊的角度来说,在诊断病理学的形态分析基础上选择最优的基因靶点进行验证,最终实现确诊可谓"锦上添花",而脱离形态学基础逆向的盲目的寻找特定基因突变来诊断疾病无异于"大海捞针";同理,在进行指导治疗方案相关的分子病理检测流程中,诊断病理学是判定组织样本是否适合进行检测的"金标准",准确的判读可以确保后期的分子病理检测有的放矢,若缺乏前期组织形态质量控制,则十分容易导致检测样本出现坏死成分过多、有效细胞成分不足、甚至不是肿瘤组织等情况导致检测无效。

第四节 病理诊断报告书的内容和病理诊断的表述形式

一、病理诊断报告书的内容

病理学检查的结果最终要体现在病理诊断报告书中。因而,病理诊断报告书是一份具有法律效应的重要医疗文书。病理医师应及时、准确、简明地描述送检标本全部有关的资料信息和检查结果,做出某种形式的病理诊断,必要时还要向临床或患方进行解释说明。临床医生应当熟悉了解报告书的各项内容及其确切含义。

病理报告一般分 5 个部分:①患者的基本信息,如姓名、性别、年龄、住院号或登记号、临床诊断、取材部位和送检标本等。②送检标本肉眼检查所见。③光镜下组织学或细胞学改变的描述。④病理诊断,可分几种形式表述(详见下述)。⑤附注,注明要向临床或患方解释说明的问题。在病理会诊时第②、③项可以省略。

二、病理诊断的表述形式及其含义

病理诊断是在病理报告各项内容中最重要的部分。它包括器官、组织名称,再加上形态学诊断(包括疾病或病变的名称、类型,如为恶性肿瘤,尽可能地注明分化程度、浸润程度,有无脉管或神经侵犯和转移等)。

但由于存在前述诊断局限性的各种因素,病理诊断会受到不同程度的影响,因而病理诊断在表述上常用下列几种形式,其含义各不相同。①明确的或基本明确的疾病诊断:明确的疾病病理诊断是指不加任何修饰词,直接写明 ×× 器官(组织)×× 病(瘤、癌)。基本明确的病理诊断是指病变性质已明确,如炎症、良性或恶性肿瘤等,但在每类病变中是属于哪一种疾病,还不能做出肯定的判断。例如"炎性肉芽肿"进一步再分是结核病还是真菌感染,有时判断困难;"恶性肿瘤"是癌还是肉瘤? 如为低分化癌,是腺癌还是鳞癌? 不易明确。有时也可提出一定的倾向性,如恶性肿瘤,癌的可能性大等。大多数情况下,也能为临床诊断和治疗提供很大帮助,因而也属基本上确诊。对病理上基本确诊的病例,临床可以按其确诊的范围(具体到某种或某一类病变)为依据,进行诊治,病理诊断应对此负责。②不能完全肯定或有所保留的诊断:是指由于各种因素影响,不易判定病变性质或是哪种疾病,特别对那些仅具备部分诊断标准的病变,常常以这种诊断形式表述,即多在"明确诊断"表述形式的前或后加上不同的不太确切含义的修饰词。如"考虑为……""倾向于……""符合……""疑似……"或"……可能性大"等字样。这种表述的病理诊断,临床医生不能作为完全可靠的依据,只能作为重要的参考,或者根据病理报告提示,结合临床情况,做出自己的诊断进行治疗;或者再进一步检查或观察。③描述性诊断:是指送检组织不能满足对各种疾病或病变的诊断要求,如凝血块、坏死或仅有正常组织等。因而按所观察到的结果进行描述。这样的诊断提示临床需要进一步检查确诊。④阴性病理诊断:是指送检组织过小,因牵拉和挤压失去正常结构或标本处理不当,无法辨认病变等,则简要说明原因后,写明"不能诊断"或"无法诊断"等字样。除查找原因、吸取教训外,临床医生需要再做活检确诊。

第五节 临床医生如何应用诊断病理学

临床医生每天要面对各种各样患病个体,首先要对他们的疾病确立诊断,然后才能谈得上正确的治疗。因此要选用各种相应的技术方法进行诊断,而对于肿瘤及某些有形态特点的疾病,常常依赖诊断病理学检查确诊。如果对病理学检查的适用范围有充分了解,就能得心应手,大大地提高诊治水平,否则会适得其反。

一、 正确选用诊断病理学检查种类

临床医生不但要了解患者的临床情况,还应了解病理诊断的重要性、局限性、各种检查的优缺点及病理诊断表述的含义,才能选择最佳的病理检查方式,从而提高诊断效率。①如果病变部位取材比较方便,首先应选用术前小活检,在病理诊断确定后,或做保守治疗或做择期手术,再做切除标本术后活检。如果病变较小,又易于手术切除(如体表),可全部切除病变送病理检查,如结果是良性,则无需进一步治疗,如为恶性,需要择期进行根治性手术,再做术后活检。②对怀疑为易发生播散的疾病(如恶性黑色素瘤),则不宜术前取小活检,因为至少 3 天才能做出病理诊断,以防出现血行转移的可能。对于不能进行术前活检或术前经各种检查难于确诊的病例,常常采用术中快速(冷冻)活检,术后再送大标本进行病理检查、诊断。③对于那些不论其诊断如何,都须做预定范围的手术切除(如胃次全切除、截肢等)者,则不必做术前或术中活检,将切除标本送病理检查,以明确诊断并为后续的治疗提供依据。④探查手术时,发现病变已不能切除时,应取小活检或在直视下涂片或细针吸取涂片,进行组织学或细胞学诊断。⑤细胞学检查,应用广泛,可随时反复检查。

二、 遵守诊断病理学的规范要求送检

临床医生能否按规范进行标本处理和送检,在某种程度上,关系到能否减少病理诊断的局限性和保证病理诊断报告及时、准确地发出。

(一)关于标本取材规范

1. 对可疑病灶的活检取材 ①如有多处病灶,应尽量每处取材并分别标明位置。②如为全身肿大的淋巴结,临床怀疑淋巴瘤,不能每处取材,应首先取颈深淋巴结。因为对于淋巴瘤的诊断,最有代表性的是颈部淋巴结,其次为腋下,应避免选择腹股沟淋巴结活检。③较小病灶,应在病灶与正常组织交界处垂直切取,而不要在病灶表面水平取材。如表面有感染、坏死,则应深取。内镜取材组织块要尽量大(3 mm³ 左右),并要达到一定深度(如胃黏膜取材应超过黏膜肌)。④任何取材均应尽量避免钳夹、牵拉过度使组织细胞变形,避免电刀高温破坏送检组织标本。

2. 细胞学取材　主要是采集患者痰液查瘤细胞时,应告诉患者清晨起床后,先咳去口内食物残渣和唾液,弃去咽喉部存留的痰液,然后努力把呼吸道深处的痰咳出送检(吸烟者可先吸一支烟,待痰液稀释后再咳)。

(二) 关于病理申请单填写规范

无论是术前、术中、术后活检或是细胞学检查的申请单,临床医生均应亲自、详细认真填写,不要请护士、实习医生或不了解病情的人代填,因为它既是病理诊断的重要参考资料,又是对患方负责的法律性文书。①患者基本信息各项均应逐项填写,不应漏项。如年龄、性别等常常是病理诊断必须参考的资料。②送检标本的名称、部位和数量应填写明确,以便查对。③患者临床主要症状及体征、既往病史、影像学和实验室检查结果,以及女性患者的月经史等各项更应尽量填全,有些特殊的表现,申请单中未包括,亦应主动提供,可能对诊断和鉴别诊断有重要参考价值。④临床诊断印象诊断或几个倾向性诊断均应如实依次列出。病理学诊断有其独立性,但并不排斥而且必须与临床相结合,才能减少漏诊、误诊。⑤以前做过病理检查者应当注明,如在本院做的应提供病理号和时间;如在外院做的,应请患者提供原病理诊断书或其复印件,必要时还需借来原切片或涂片,以便对照。

(三) 关于标本固定及送达的规范

1. 常规送检的标本一般用 4% 中性甲醛溶液(即 10% 中性福尔马林液)固定。固定液要充分,一般为标本体积的 5~10 倍。细针穿刺细胞学涂片应迅速将涂片置于 95% 乙醇内固定。需要送术中冰冻的标本不能加任何固定液。需显示脂肪、糖原等特殊染色标本需做冷冻切片。需采用免疫荧光技术、分子生物学方法和进行染色体分析的标本亦不能进行固定,应在 4℃ 的密封消毒容器中尽快送达。电镜小标本(1 mm³ 大小)一般用 2.5% 戊二醛固定。体腔积液如能在 30 min 内送达病理科,不需添加固定液;如果时间较长,应适量添加甲醛固定(浓度不超过 4%)。

2. 送检的标本应尽快固定。离体标本应及时固定(小标本要立即固定,大的组织器官要求 30 min 内固定)。腔道性器官应剖开固定(如胃肠等),实体性肿块及实质性器官(如肝、脾、肾等)应切开固定,以免中间部分自溶腐败。为防止含气标本(如肺组织)、富脂标本(如脂肪组织)漂浮在固定液表面固定不良,应在上面覆盖脱脂棉,或用重物使其下坠。

3. 所有送检标本的容器或细胞涂片,均应标明患者的姓名、住院号或登记号,同病理申请单一起送达。同一病例不同部位取材的小标本,如不能用小瓶分装,应分别贴在铅笔标明部位的滤纸或其他较厚的小纸片上。送检大标本的容器除应能同时容纳标本及 5 倍以上的固定液外,还应保证标本固定后能够顺利取出。

三、 掌握病理诊断表述形式的含义

这方面的详细内容前已述及,不赘述(详见第四节第二项)。

四、 临床 – 病理医生经常沟通、切磋

诊断病理学与临床有关科室,尤其与手术科室关系密切,经常互相沟通,才能避免病理诊断的局限性,尽量减少漏诊和误诊。因此,临床 – 病理医生应当做到:①临床医生应主动向病理医生提供相关的临床信息,对诊断病理学及病理医生要有正确的、科学的认识,不能认为病理医生只依靠显微镜就"一眼定乾坤"。诊断病理学也是一门综合性的学科,病理医生在观察病变形态特征的同时,要结合临床有关资料,综合分析、判断,才能做出最后诊断。②少数疾病或病变按当前的病理技术检查水平,仍然不能明确诊断,病理医生应向临床医生解释说明,并建议临床做进一步检查。③对明显与临床不符的病理诊断,临床 – 病理医生要及时、主动交流切磋。临床医生不要误认为病理诊断都是绝对正确的,不容置疑。事实上,病理诊断的正确率也不过 98% 左右。所以,对与临床诊断明显不符的病例,或无明显治疗效果而对病理诊断结果有疑问者,都应与病理医生及时沟通、切磋,或再次活检,或请有关专家会诊。

第六节 临床病理讨论会及外科病理讨论会

一、临床病理讨论会

临床病理讨论会(clinical pathological conference,CPC)是临床和病理共同对临床死亡病例的尸检结果与生前诊断及治疗过程进行对比分析,以汲取经验教训的专题学术会议;既是诊断病理学的延伸,也是临床医生与病理医生密切联系,加强协作的有效途径,对提升诊治水平具有非常重要的作用。临床病理讨论会选择的病例通常是临床诊断不清,死因不明,术中或术后死亡的病例,以及复杂、疑难、罕见的病例。

讨论会召开的先决条件,首先是死者必须经过全面系统的尸检,而且尸检报告必须有主要疾病和次要疾病及死因诊断。与会者必须明确临床病理讨论会的目的和意义,主要是实事求是总结诊断、治疗的经验,以提高疾病的诊治水平。

会前,临床、病理及相关科室的与会人员要从各自的角度充分准备,搜集整理相关资料,查阅文献,理清思路并草拟发言提纲。会议由临床或病理专业学术水平较高并且有威望的教授或主任医师主持,各相关科室医护人员及医学生参加。先由主管医生报告临床资料,相关科室报告辅助检查结果,并提出分析意见。然后,由病理医生向与会者首次通报尸检结果、主要疾病和死亡原因(此前尸检结果应当"保密")。在此基础上,与会者讨论分析临床症状、体征、相关检查结果,尤其是临床诊断同尸检结果不一致的原因,以及治疗方案和治疗过程的成功与失误。最后由主持人总结应汲取的经验和教训。

毫无疑问,CPC 对帮助临床医生和病理医生以及相关科室,提高对患者各种信息综合分析的能力,透过现象看本质的能力以及科学思维的能力,有着非常重要的作用。但由于近年来以总结经验教训为目的的临床尸检大幅度减少,CPC 也相应减少。这对医学的进一步发展,诊治水平的提升十分不利。希望今后这项工作能够得到加强。

二、外科病理讨论会

外科病理讨论会(surgical pathological conference,SPC)是外科病理学的一个组成部分,是手术科室的临床医生与病理医生对疑难、复杂的活检病理进行的小型 CPC。这种学术会没有固定形式,常由手术科室或病理科召集,由人数不等的相关人员参加,在更深的层次上探讨对患者的诊断、治疗、预后等问题。通过SPC,临床与病理医生共同讨论分析,可使一些疑难病例进一步明确诊断,为进一步治疗提供更准确的依据。同时,也是临床医生与病理医生交流、提高的好机会。近年来,SPC 有逐渐被多学科综合治疗协作组取代的趋势。

第七节 多学科综合治疗协作组

近年来,随着医学科学的发展,医学诊疗模式也发生了重大变化,目前国际上倡导的"多学科综合治疗协作组"(multi-disciplinary team,MDT)诊治新模式,一改原先"各自为政"的格局,能够为每位患者"量身定制"治疗方案。MDT 是一种国际上新型的团队合作医疗模式,能够独立为某一特定患者提供诊治意见的不同专业专家在特定时间共同讨论该患者诊治方向。该模式把具有各专业知识、技能和经验的专家聚集在一起,以患者为中心,为其提供高质量的诊断和治疗建议。通过欧美多年实践,MDT 已被认为是一组系统化、模式化临床医疗的重要方式,使患者获得快捷、准确、及时、规划的个体化治疗。MDT 的成员一般包括多个学科的专家,如内科、外科、放疗科、医学影像科室、病理科、介入科,有些欧美发达国家的 MDT 中有时还会包括护理和心理治疗专家及社会工作者等。目前我国的许多大医院也在开展和推广MDT诊疗模式,这一过程中,病理科医生的作用和建议得到了充分的认可和尊重,同时也是病理科医生加强与临床医生联系的最好纽带。

附:尸体剖检

尸体剖检(autopsy)简称尸检,是对死亡人体进行系统性全身病理检查和诊断的技术。目的是查清有无疾病、病变或伤害以及死亡原因等。尸检是医院病理科、医学院病理教研室和法医病理部门的常规工作之一,要由注册的执业病理或法医病理医师来完成。一般分为法医尸检和临床尸检。前者是应法律机构请求,由法医病理或病理医生进行尸检,以提供死亡是否与医疗纠纷、事故或谋杀等有关的证据;后者是应临床科室请求,并征得死者亲属同意,或应死者亲属要求,而进行的尸检,目的在于查明死因,验证生前诊断、治疗是否得当,总结经验、教训,提高医疗水平。

临床尸检通常是对尸体进行全面系统的检查,首先做身长、体重及体表的全面肉眼检查,对需要之处进行取材,然后要开胸、开腹、开颅进行各器官系统的全面的肉眼检查,并常将各器官、组织取出固定。尸检后通常要做出一个口头或书面的初步的肉眼诊断或估计。然后,再对固定的器官组织进行常规检查和取材,经过石蜡包埋、制片、HE染色,显微镜下组织病理学检查,以及必要的辅助检验,并做出病理学诊断和分析死因,发出正式尸检病理诊断报告(一般要在尸检后2~4周发出)。有时,由于各种因素限制,不能进行全面尸检,也可以做局部(如颅脑、胸腔、腹腔等)的尸检。

临床尸检的重要作用,首先在于提高临床诊断水平和治疗质量,因为全面系统的尸检是迄今为止最全面、最可靠的诊断。即使是在各种诊断方法和设备都日益先进的今天,临床诊断不清和误诊率仍然与几十年前差别不大(保持在20%~30%);即使生前做过病理活检,尸检仍能比活检做出更全面、更准确的诊断,还能对疾病的演变过程、其他器官组织的情况、发病机制、临床病理联系及治疗作用等提供详尽的信息。因而,通过临床尸检总结诊断、治疗中的经验教训是提高医疗水平的最重要的一个手段;是培养临床、病理专业人员不可缺少的一个环节;还能为临床医学教育、医学研究和认识新病种等提供宝贵的标本和资料。当然,病理尸检也有其局限性,如所检查到的病变多属于疾病末期的形态变化,不一定能完全反映生前的功能(代偿)状态;一些形态学特征不明显的疾病,不易明确诊断;死亡时间较长或环境温度较高时,会加速尸体自溶和腐败,可不同程度地影响对病变的观察等,因而也应有分析地接受。

尸检的重要性是不言而喻的。特别是在2019年末爆发的新型冠状病毒肺炎疫情中,中国科学院院士、著名病理学家卞修武教授带领团队通过完成全球最大规模的新冠肺炎尸检,系统性从脏器外观、组织显微结构、疾病相关蛋白免疫组织化学染色和病原体核酸检测等层面进行了多角度的、深入细致的病理学观测。通过尸检揭示了新冠病毒对机体造成除肺部的弥漫肺泡损伤外还可累计肺外多个脏器,为《新型冠状病毒肺炎诊疗方案》的更新提供了依据。

综上所述,尸检工作非常重要(法医尸检重要性更是不可或缺,此处不赘述),过去在医学发展史上,对推动医学诊断、治疗水平的提高,对疾病病因、发病、病理变化及疾病转归等的认识,起到了无可替代的作用。并且现在仍然继续起着同样的作用。因此,一些发达国家比较重视临床尸检工作,有些国家制定了专门的法规,以保证尸检工作的开展,并把住院死亡病例的尸检数作为衡量该医院医疗水平的一项指标。虽然近些年来各国尸检率有所下降,但仍然保持在40%~60%之间。我国在20世纪五六十年代我国尸检率虽不及国外高,但有些单位仍做得比较好的。然而近些年来,国内尸检率全面下降,不足10%,而且多为小儿尸检。多数医院、医学院甚至全年没有一例成人临床尸检,其原因是多方面的,如政府没有立法和相关政策;医院的利益驱动;医生怕引火烧身;患者家属受旧传统束缚等。但其结果是医生得不到提高,医学生连参观学习的机会都没有。长此下去,病理医生与研究生减少了实践经验的积累,而且缺乏尸检基本技能的锻炼。因此,我国尸检工作亟待立法、制定相关政策,并应鼓励医生、患者家属开展尸检。

复习思考题

1. 简述诊断病理学的任务和重要性。

2. 术中活检的目的是？
3. 简述细胞学检查的优点和局限性。

（中国医科大学 王 亮）

数字课程学习

🖼 彩图　　　▶️ 微课　　　💻 教学 PPT　　　📝 自测题　　　📋 Summary

病理学的发展离不开病理技术的进步，纵观病理学的发展史，从器官病理学、细胞病理学、超微病理学、免疫病理学、分子病理学、数字病理学及当今的计算机网络信息病理学，每一个发展阶段都有新技术的革命。新技术使我们对疾病的认识从大体、细胞、超微结构、分子基因水平逐步深入，正如病理学前辈们所说：技术是病理学之母。

病理学技术包括传统病理学技术和现代新技术。按内容可分为人体病理学技术和实验病理学技术，两者相互渗透、互为促进，甲醛固定、石蜡切片、HE 染色是病理学的基本技术，一直被广泛应用于基础和临床病理学工作。随着科学与技术的发展、临床诊断病理学的需要，又不断产生新的生物学技术。作为当代的医学生，不仅要适应这些新技术的发展进步，更要了解和掌握新技术在病理学研究和临床实践中的应用。本章介绍一些新技术方法，供同学们在以后的学习工作中参考。

第一节　组织与细胞化学技术

组织与细胞化学（histochemistry and cytochemistry）技术是研究组织与细胞显微结构和超微结构的化学组成及其定位的技术，也称特殊染色。主要研究对象是生物大分子（如核酸、蛋白质、酶、多糖和脂质等）在细胞内的结构和功能活动中的分布与变化，以及亚细胞组分、细胞器在整个生命活动中的作用等。

细胞化学方法能够对细胞内的各种成分进行定性、定位、定量研究，包括对悬浮胸腹水细胞、血液细胞以及体外培养细胞均能产生同样良好的效果。目前，用细胞化学技术所能显示的化学成分有蛋白质（显示某些特定蛋白、某些氨基酸或功能基）、核糖核酸（RNA）和脱氧核糖核酸（DNA）、糖类（如糖原、黏多糖和糖脂等）、脂质（如中性脂肪、磷脂和固醇等）、酶（包括水解酶如磷酸酶）、特异抗原（包括多肽、蛋白质、糖蛋白等）、无机盐和微量元素（如铁、铜、锌、钴等）。

细胞化学染色的原理是细胞中的化学成分和其相应的底物呈一系列的化学反应，形成于显微镜下可见到的反应产物。常见的有：

1. 过碘酸希夫反应（periodic acid-schiff reaction，PAS reaction）　显示糖原和中性黏液物质为紫红色（图 19-1），可以帮助病理医师更好的识别基膜、大多数真菌与寄生虫。

2. 嗜银染色（argyrophilic stain）　显示弹力纤维、基膜及尼氏体和神经纤维等，也可用于显示某些真菌的孢子和菌丝，如放线菌等（图 19-2）。

3. 苏丹Ⅲ冷冻切片染色　显示中性脂肪呈现橘红色。

4. 普鲁士蓝反应　显示组织中含铁血黄素

5. 福尔根反应（Feulgen reaction）法　显示 DNA 呈现紫红色。

6. 甲基绿 - 派洛宁（methyl green-pyronin）法　显示核酸（甲绿染 DNA 呈现绿色，派洛宁染 RNA 呈现红色）。

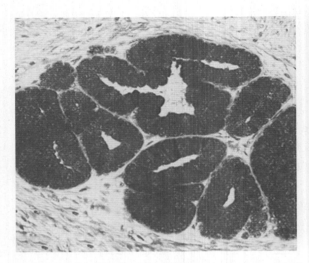

图 19-1 宫颈微偏型黏液腺癌细胞质呈 PAS 阳性

Figure 19-1 PAS staining, positive in the cytoplasm of minimal deviation mucinous adenocarcinoma cells of cervix

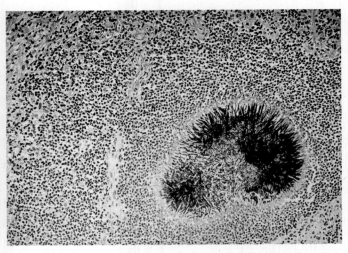

图 19-2 肺放线菌病中放线菌菌丝呈银染阳性

Figure 19-2 Silver staining, positive in actinomycete hyphae

第二节 免疫组织化学与免疫细胞化学技术

一、基本原理

免疫组织化学(immunohistochemistry, IHC)与免疫细胞化学(immunocytochemistry, ICC)技术是免疫学原理技术与组织细胞化学结合形成,其原理是在克隆抗体技术产生后,首先利用免疫学中抗原 - 抗体特异性结合原理,形成"抗原 - 抗体复合物",然后通过化学反应使标记抗体的显色剂(荧光素、酶、金属离子、同位素)显色来呈现组织细胞内抗原 - 抗体复合物,用于检测并定位组织或细胞中的某种抗原(蛋白质、多肽、酶)等多种基因产物的特异方法。不仅敏感性与特异性高,而且应用范围广,可用于组织切片、细胞涂片或培养细胞爬片中蛋白质与多肽类物质显示,并可进行定位、定性研究。可结合计算机图像分析技术,亦可对被检测物质进行定量分析。

二、主要步骤、染色方法与检测系统

(一)主要步骤

包括:①石蜡包埋切片 / 细胞爬片脱蜡与水化;②H2O2 封闭内源性过氧化物酶;③抗原修复(暴露抗原决定簇);④抗体孵育(一抗孵育后加第二抗体);⑤显色反应;⑥HE 复染、脱水、透明、封片;⑦镜下观察。

(二)染色方法

1. 按标记物的性质,可分为:①酶法:为最常用的标记物,常用的标记酶有辣根过氧化物酶(horseradish peroxidase, HRP)、碱性磷酸酶(alkaline phosphatase, AKP)、葡萄糖氧化酶(glucose oxidase, GOD)等;②荧光法:常用异硫氰酸荧光素(fluorescein isothiocyanate, FITC)、四甲基异硫氰酸罗丹明(tetramethyl rhodamine isothiocyanate, TRITC)等标记、免疫金银法;③免疫金银法:多用于免疫电镜。

2. 按染色步骤,可分为:①直接法:将荧光素(免疫荧光法)或酶直接标记在第一抗体上,以检查相应的抗原。直接法具有特异性强的优点,但敏感性差,耗费抗体多;②间接法:是先用荧光素或酶标记第二抗体,第一抗体为特异性抗体,第二抗体仅有种属特异性。(特点:预先标好第二抗体,较方便,较直接法敏感)。

3. 按结合方式,可分为:①抗原 - 抗体结合法:如 PAP 法(peroxidase antiperoxidase complex, PAP)/ 过氧化物酶抗过氧化物酶复合物法、酶标的葡聚糖聚合物法,其中,EnVision 法是将第二抗体与酶标葡聚糖连接，与已结合的第一抗体反应，最后与底物显色剂显色，EnVision 法未使用（链菌素）卵白素和生物素，因此可以消除由内源性生物素所导致的非特异性染色，具有敏感性高、背景清晰、方法简便、省时、经济的优点。②亲和链接法：如 ABC（avidin biotin-peroxidase complex，ABC）/ 抗生物小蛋白 – 生物素过氧化物酶复合物法，是利用抗生物素小蛋白与生物素特有的高度亲和力，先将生物素与 HRP 结合形成生物素化 HRP，再以生物素化 HRP 与抗生物素小蛋白按一定比例混合，形成一个复合物。若同时先将第二抗体生物素化。如将链霉亲和素与生物素先联结起来，则称 LSAB（Labelled Streptavidin Biotin）法，具有敏感性高、背景淡、方法较简便，时间较短的特点，也可用于原位杂交和免疫电镜，是目前应用最为广泛的方法。

（三）检测系统

目前最常用的检测显示系统是：①辣根过氧化物酶（HRP）– 二甲苯联苯胺（DAB）系统，阳性信号呈棕色颗粒；②辣根过氧化物酶（HRP）–3– 氨基 –9– 乙基咔唑（AEC）系统，阳性信号呈红色颗粒；③碱性磷酸酶（AKP）–5– 溴 –4 氯 –3 吲哚磷酸盐 / 氯化硝基四氮唑蓝（BCIP/NBT）系统，阳性信号呈深蓝色颗粒。

近年来，双重和多重免疫组化技术也得到了发展与应用，可以在同一张组织切片或细胞学涂片上同时或先后显示两种甚至两种以上的抗原，有助于了解不同抗原的原位关系。其中，双重染色的基本方法有双重酶和双重荧光标记法，双重酶标记中常用的是 HRP 和 AKP，双重荧光标记最常用的是 FITC 和 TMRITC 或 RB200。但双重和多重免疫组化染色操作较复杂，花费时间及试剂多，更宜应用于科研。

三、 IHC 染色的结果判读

在 IHC 染色后的阳性信号特征则是反映抗原在细胞中的定位和分布的证据，故阳性表达必须在细胞特定的抗原部位，非抗原所在的部位或非目标细胞的阳性表达应视为阴性。常见的阳性表达包括以下几种模式：

（一）细胞膜阳性

阳性颗粒主要分布于细胞膜表面，形成一薄层棕黄色线性围绕整个细胞。此类型常见于某些膜抗原，如上皮膜抗原（EMA）、钙粘粘蛋白、白细胞共同抗原（LCA）及大部分淋巴细胞相关抗原等（图 19-3A）。

（二）细胞核阳性

阳性颗粒定位于细胞核，呈均匀分布或位于核膜下，或呈小斑块状不规则分布，如增殖细胞核抗原 Ki-67、雌激素受体（ER）、孕激素受体（PR）和 P53 蛋白等（图 19-3B）。

（三）细胞质阳性

阳性颗粒主要分布于细胞质。大部分抗原均属于此种类型，如细胞角蛋白、波形蛋白、结蛋白、突触蛋白、胶质纤维酸性蛋白等。依据抗原在胞质内分布形式，通常表现为弥漫性分布或局限性分布，前者阳性颗粒分布于全部或近细胞膜处细胞质，局限性是指阳性颗粒呈小斑点状或斑块状局限于细胞质中的某一部位、核周或细胞质的一侧，如 CD30 与 CD15（图 19-3C）。

（四）复合型阳性

部分抗原可以同时表达于细胞膜和细胞质、细胞核和细胞质，但很少发现细胞膜和细胞核同时表达。另外，各种腺癌（如甲状腺癌、乳腺癌、胃肠腺癌、胆道腺癌等）细胞的微绒毛中分布有微绒毛型抗原颗粒，细胞质和细胞膜可以是阳性或阴性表达，其表达特点是阳性表达靠近腔面，而基底部可呈阴性（图 19-3D）。

四、 IHC 染色的注意事项

（一）正确设置 IHC 的对照

设置免疫组织化学染色的对照，其目的是要确定抗体的特异性和有效性，以及染色方法的正确性。总的原则是：采用替代对照时注意相同的原则；阳性结果阴性对照，阴性结果阳性对照；染色清晰，定位准确。

1. 阴性对照

（1）空白对照　用磷酸盐缓冲液置换第一抗体。

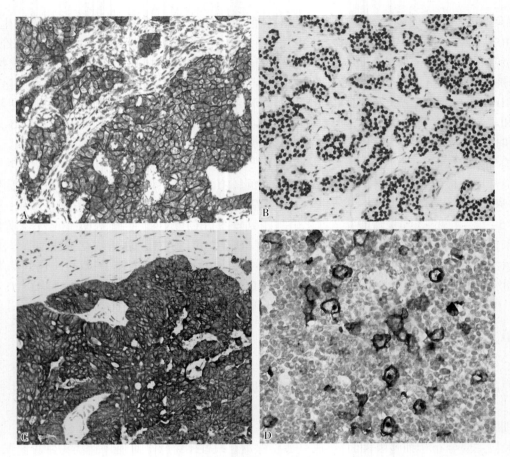

图 19-3　免疫组织化学染色阳性信号定位

A. 细胞膜阳性 (乳腺导管癌, E-cadlherin)　B. 细胞核阳性 [乳腺导管癌, 雌激素受体 (ER)]

C. 细胞质阳性 (结肠腺癌, CK20)　D. 细胞膜及核旁细胞质点状阳性 (霍奇金淋巴瘤细胞, CD30)

Figure 19-3　Localization of positive signal by immunohistochemical staining

A. Cell membrane positive (breast ductal carcinoma, E-cadherin)　B. Cell nuclear positive [breast ductal carcinoma, estrogen receptor (ER)]　C. Cell cytoplasmic positive (colon adenocarcinoma, CK20)

D. Cell membrane and paracellular cytoplasmic punctate positive (Hodgkin's lymphoma, CD30)

（2）血清替代对照　用同种动物的正常血清代替第一抗体。

（3）抑制对照　用标记的抗体先和相应的抗原结合。

（4）吸收对照　用纯化的抗原对抗体先行吸收。

2. 阳性对照　用已知或已被实验证明为阳性的组织。

3. 自身对照　利用组织切片内的各种不同的组织成分作对照。

（二）假阳性反应

1. 非特异性反应　边缘现象、皱褶和刀痕、出血和坏死等。

2. 内源性过氧化物酶　红细胞、炎症细胞、退变坏死细胞和某些腺上皮分泌物，以及某些富含过氧化物酶的组织，如脑、肝等。

3. 抗体的交叉反应　抗体本身含有与人体组织发生交叉反应的成分。

4. 试剂浓度过高或失效。

（三）假阴性反应

1. 组织固定不当或固定时间过长。

2. 抗体效价过低或久置失效。

3. 组织中抗原被黏稠基质或分泌物阻隔。

4. 显色剂或封闭液的浓度不当。

五、IHC 染色技术的应用

(一) IHC 在科学研究和病理诊断中的应用

IHC 染色法简单、易行,并可做到半定量,已被广泛地应用于生物学和医学研究的许多领域。不仅可以用于确认细胞类型、辨认细胞产物、确定细胞周期和判定增殖能力,也可用于各种信号通路蛋白的表达及表达的相关性。在临床病理工作中,IHC 更是不可或缺的技术,它不仅可以探讨肿瘤细胞的起源和分化、发现肿瘤微小转移灶、确定肿瘤分类和分期,在病理诊断和鉴别诊断中发挥巨大的作用,同时还可以通过 IHC 的方法对某些分子的检测,从而指导临床开展靶向治疗和预后判断等。近年来,IHC 技术与其他技术相结合,使其应用更加广泛深入,如与组织芯片结合可有效提高检测效率,与图像分析技术结合可完成半定量研究,实现定性与定量的结合。

(二) IHC 检测不同组织及其肿瘤常见的标记物

免疫组织化学最突出的优点是能在微观世界原位地确定组织及细胞结构中的特定成分。正常组织和相应的肿瘤组织中均存在或产生多种多样的抗原,通过这些抗原成分可以识别各种正常组织和肿瘤的来源。迄今在石蜡切片上具有诊断价值的抗原已经有数百种,表 19-1 为一些不同组织及其肿瘤的常见标志物,在肿瘤诊断、分子分型、机制研究、预后判断及指导靶向治疗中具有重要的应用价值。

表 19-1　各种不同组织及其肿瘤常见标志物

标志物	抗体名称	常见阳性表达细胞与肿瘤
上皮标志物	广谱细胞角蛋白(AE1/AE3)	上皮细胞、间皮细胞;癌、间皮瘤
	上皮细胞膜抗原(EMA)	上皮细胞;癌、脑膜瘤、部分淋巴瘤
软组织标志物	波形蛋白(vimentin)	所有间叶源性细胞;所有间叶源性肿瘤
	平滑肌肌动蛋白(SMA)	平滑肌细胞,肌成纤维细胞;平滑肌肿瘤,肌成纤维细胞肿瘤
	CD31	血管内皮细胞;血管内皮肿瘤
神经内分泌标志物	突触蛋白(SYN)	神经内分泌细胞、神经元;神经内分泌肿瘤、中枢神经细胞瘤
	嗜铬粒蛋白 A(CgA)	神经内分泌细胞;神经内分泌肿瘤
	S-100 蛋白	神经组织,脂肪组织,组织细胞;神经源性肿瘤,恶性黑色素瘤、脂肪肉瘤
	胶质纤维酸性蛋白(GFAP)	星形胶质细胞;星形细胞瘤
淋巴造血组织标志物	白细胞共同抗原(LCA)	白细胞;造血组织肿瘤(造血细胞的特异性标志)
	CD3、CD2、CD7	T 淋巴细胞;T 细胞淋巴瘤
	CD20、PAX-5	B 淋巴细胞;B 细胞淋巴瘤
	MPO	粒细胞;粒细胞肉瘤
	CD68	巨噬细胞
	CD21	淋巴滤泡树突状细胞;滤泡树突状细胞肉瘤
细胞周期素与增殖标志物	周期素 D1(Cyclin D1)	G1 期进入 S 期重要调控因子
	Ki-67	增殖期细胞(细胞增殖活性指数)

续表

标志物	抗体名称	常见阳性表达细胞与肿瘤
分子分型与靶向治疗标志物	IDH1（R123H） Her-2	弥漫性星形细胞瘤 / 少突胶状细胞瘤 / 胶质母细胞瘤，IDH 突变型 Luminal B/ 管腔 B 型、Her-2 过表达型乳腺癌

第三节　电子显微镜技术

电子显微镜（electron microscope）简称电镜，是以电子束为照明源，通过电子流对生物样品的透射以及电磁透镜的多级放大后在荧光屏上成像的大型精密仪器。自 1931 年德国科学家 Ruska 和 Knoll 发明第一台透射电子显微镜（transmission electron microscope, TEM）以来，相继出现了能观察样本表面立体结构的扫描电子显微镜（scanning electron microscope, SEM），能开展活体观察的超高压电镜，既能观察样本形态结构，又能进行微区化学成分及结构分析的分析电镜和兼有扫描电镜等。电子显微镜技术使病理学对疾病的认识深入到细胞内的超微结构水平，它可观察细胞膜、细胞器、细胞核、细胞骨架等的细微结构及变化，由此发展出超微结构病理学（ultrastructural pathology）。在病理诊断中，电镜不仅可用于肾细针穿刺活检标本来进行肾小球肾炎的分型，而且在确定肿瘤细胞的组织发生、类型和分化程度上起着重要作用。可根据各种肿瘤细胞的超微结构特点来协助区别分化差的肿瘤、恶性小圆细胞肿瘤、神经内分泌肿瘤及恶性黑色素瘤等，亦可应用于科研中观察细胞细微结构的改变。但电镜技术也具有设备价格昂贵、样本制作复杂、取材小、观察范围较局限等特点，相对限制其推广应用，需要结合组织学、免疫组化及特染等结果综合分析判断。

一、透射电镜

透射电镜主要用于观察细胞内部的超微结构（图 19-4）。由于电子的穿透力较弱，故用于透射电镜观察的标本必须切成 50~100 nm 的超薄切片。换句话说，一个细胞要被切成 100~200 个薄片才适于在透射电镜下观察。

超薄切片术（techniques of ultrathin section）是最基本的电镜样品制备技术，其基本过程同石蜡切片大体相似，包括取材、固定、漂洗、脱水、渗透与聚合、切片和染色等多个环节，但操作过程比石蜡切片更为细致与复杂。为了获得理想的超薄切片，操作者必须认真对待每一步骤，任何环节的疏忽都可能导致制样的失败。

合格的超薄切片样品应该达到以下基本要求：①切片的厚度应在 50 nm 左右，不能超过 100 nm，以获得较高的分辨率和较高的反差；②切片应能耐受电子束的强烈照射而不发生破裂、变形；③细胞超微结构保持良好，没有明显的物质凝聚和丢失。

二、扫描电镜

扫描电镜采用聚得很细的电子束流照射要检测的样品表面，利用电子束与样品相互作用后从样品表面发射的二次电子成像，对样品表面形态特征进行直接观察，可显示样本的三维细微形态和定量等。

扫描电镜具有以下特点：能够直接观察样品的表面结构；样品制备过程简单，不用切成超薄切片；可以从各种角度对样品进行观察；景深大，图像富有立体感；图像的放大范围广，分辨率也比较高（图 19-5）；电子束对样品的损伤与污染程度较小；在观察形貌的同时，还可利用从样品发出的其他信号作微区成分分析。

采用冷冻树脂割断法将细胞打开，可以观察到细胞的内部结构。用铸型技术研究空腔器官，尤其是血管系统复杂的立体分布。还可用盐酸化学消化法观察细胞的基底面及深层细胞表面结构。

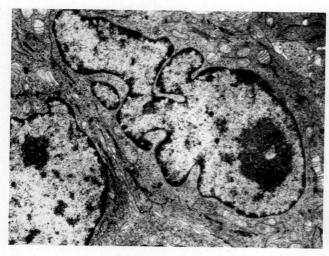

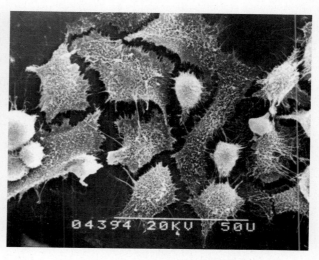

图 19-4　食管癌细胞奇异形核

Figure 19-4　The bizarre nuclear of esophageal carcinoma cells

图 19-5　食管癌细胞系扫描电镜图

Figure 19-5　The of esophageal carcinoma cell line photographed by the scanning electronic microscope

第四节　激光扫描共聚焦显微镜技术

　　激光扫描共聚焦显微镜（laser scanning confocal microscope，LSCM）可以从组织细胞水平直接进入亚细胞水平观察（图 19-6），将光学显微镜、激光扫描技术，以及计算机及图像处理系统相结合，对组织、细胞及亚细胞结构进行断层扫描，实现三维立体空间结构再现，使形态学研究从二维平面水平提高到三维立体水平，图像清晰鲜艳，分辨率较普通光学显微镜高，能看到较厚生物学样本中的细节；还可在观察细胞形态结构的同时，通过定量荧光测定、定量图像分析等研究手段，结合其他相关生物技术，显示培养活体细胞内的代谢变化。

　　应用激光扫描共聚焦显微技术，可以开展：①对活细胞行无损伤的"光学切片"，这种功能也被形象地称为"显微 CT"；②组织和细胞中的定量荧光测定，用于原位分子杂交、肿瘤细胞凋亡观察、单个活细胞水

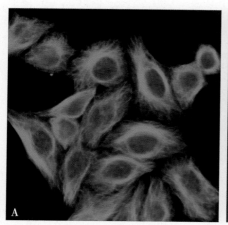

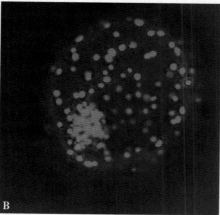

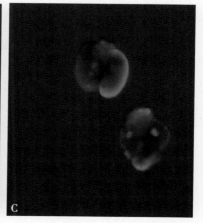

图 19-6　激光扫描共聚焦显微镜图

A. 体外培养宫颈癌 Hela 细胞　　B、C. 桑葚胚

Figure 19-6　Figures of laser scanning confocal microscope

A. In vitro cultured Hela cells　　B、C. Mulbrry embryo

平的 DNA 修复、损伤等定量分析；③细胞物理化学测定，能对细胞的细胞器、细胞骨架、蛋白质、核酸分子等细胞内特异结构的含量、分布进行定量、定性及定位测定；④组织或细胞三维图像的重建，分析样本的立体结构，揭示亚细胞结构的空间关系；⑤长时程动态观察活细胞迁移和生长；⑥细胞内钙离子和 pH 动态分析；⑦细胞间通讯的研究，分析细胞内蛋白质运输、受体在细胞膜上的流动和大分子组装等细胞生物学过程；⑧在肿瘤和抗癌药物筛选、血液病学和医学免疫学、大脑和神经科学、骨及眼科等方面的应用研究。

LSCM 主要使用免疫荧光染色和荧光原位杂交技术，适用于培养细胞样本或冰冻组织切片，而石蜡包埋组织切片不适用该技术。

第五节 聚合酶链反应技术

一、基本原理

聚合酶链反应（polymerase chain reaction, PCR）又称无细胞克隆技术，由 Mullis 发明于 1983 年。它利用 DNA 变性和复性原理，在模板 DNA、引物和 4 种脱氧核糖核苷酸存在的条件下，依赖于 DNA 聚合酶在体外酶促合成与模板 DNA 特异互补的 DNA 片段。经高温变性、低温退火和适温延伸三个步骤的一次循环，使两条引物间的特异 DNA 拷贝数扩增 1 倍，而且这种新的 DNA 链又可成为下次循环的模板。如此反复进行，PCR 产物以 2 的指数形式迅速扩增，经过 25~30 个循环后，理论上可使基因扩增 109 倍以上，实际上一般可达 106~107 倍。PCR 技术敏感、特异、快速，大大提高了 DNA 的获得率。

二、PCR 相关技术及应用

经不断的改进，除了常规 PCR 外，现今已发展出了反转录 PCR、扩增已知序列 DNA 的 PCR（反向 PCR、锚定 PCR）、扩增未知 DNA 序列的 PCR（差异显示 PCR、简并 PCR）、致突变 PCR、实时定量 PCR、原位 PCR、巢式 PCR、多重 PCR 以及 PCR 与其他方法的联合使用（PCR-SSCP、PCR-RFLP）等多种类型的 PCR 技术。PCR 及其相关技术主要应用于病原学检测、肿瘤的诊断及鉴别诊断（如肿瘤中特异性融合基因检测和淋巴瘤基因重排等）、肿瘤的易感性预测、癌基因扩增与突变检测、遗传病诊断等方面。应用于病理学诊断与研究的 PCR 技术主要有：

（一）反转录 PCR（RT-PCR）

RT-PCR（reverse transcription PCR） 是 PCR 反应的一种广泛应用的变形。在 RT-PCR 中，一条 RNA 链被反转录成为互补 DNA（cDNA），再以此为模板通过 PCR 进行 DNA 扩增。它将 cDNA 合成与 PCR 技术结合起来对基因转录产物进行定性与定量的检测。RT-PCR 实验包括抽提 RNA、反转录和 PCR 反应三步。在实际应用中，RT-PCR 又常分为一步法和两步法 RT-PCR。在临床病理诊断中，运用 RT-PCR 结合 DNA 测序技术检测软组织肉瘤或白血病中的特异性融合基因表达（图 19-7），为其诊断和鉴别诊断提供了可靠的分子依据。

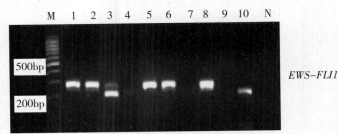

图 19-7　Ewing 肉瘤 *EWS-FLI1* 融合基因产物电泳结果
Figure 19-7　*EWS-FLI1* gene fusion detected by the electrophoresis in Ewing's sarcoma

（二）实时定量 PCR

实时定量 PCR（quantitative real-time PCR, qRT-PCR）的反应体系中除了普通 PCR 的引物外，还有一条荧光探针，探针的两端分别标记了荧光报告基团和荧光淬灭基团，当探针保持完整时，荧光淬灭基团抑制荧光报告基团发出荧光。PCR 反应开始后，Taq 酶的外切酶活性将荧光探针切断，荧光淬灭基团的作用消失，荧光报告基团就发出了荧光信号,其强弱与 PCR 的产物数量成正比。根据荧光信号强弱,通过分析软件可得到样本的原始拷贝数(图 19-8)。可用于检测各种组织细胞中基因的表达丰度,从而分析基因的表达调控,检测 mRNA 表达模式,此外,qRT-PCR 也用来研究各种研究处理如质粒转染,基因、病毒感染后对细胞相应 mRNA 含量变化的影响,比较处理组织与对照或正常组织中各 mRNA 含量,验证基因表达情况等。

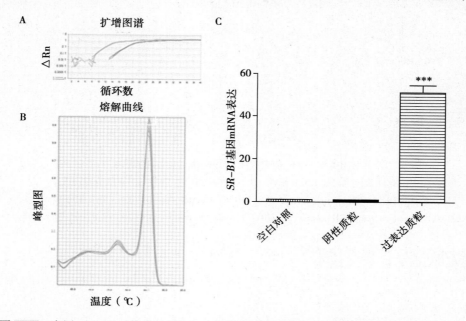

图 19-8　应用 qRT-PCR 技术检测 HK-2 细胞中过表达质粒组、阴性质粒组、空白对照组,三
组细胞中 SR-B1 基因 mRNA 的相对表达量
A. PCR 检测的扩增曲线　B. PCR 检测的溶解曲线
C. 转染组细胞中 SR-B1 基因 mRNA 的表达量较对照组明显增加
Figure19-8　qRT-PCR was used to detect the relative expression of SR-B1 mRNA in HK-2 cells
A. PCR amplification curve　B. Dissolution curve detected by PCR
C. The expression of SR-B1 mRNA in transfected cells was significantly higher than that in control group

其优点为:①qRT-PCR 解决了传统 PCR 技术不能定量和扩增产物污染的问题;②避免了普通定量 PCR 操作过程中的污染;③qRT-PCR 操作简便、快捷,结果准确,应用方便。

(三) 原位 PCR

原位 PCR(in situ PCR)技术将 PCR 技术的高效扩增与原位杂交的细胞定位结合起来,在组织细胞原位检测单拷贝或低拷贝的特定的 DNA 或 RNA 序列。原位 PCR 技术包括直接原位 PCR、间接原位 PCR 与原位反转录 PCR 等,是扩增固定细胞和石蜡包埋组织中特定 DNA 和 RNA 序列的重要工具。原位 PCR 技术主要应用于:①检测病毒等外源性基因片段。②检测内源性基因片段,如重组基因、癌基因片段等。③检测遗传病基因,如 β- 地中海贫血。

第六节　原位分子杂交技术

原位分子杂交(in situ hybridization,ISH)是应用特定标记的已知核酸探针与组织或细胞中待测的核酸按碱基配对的原则进行特异性结合,形成杂交体,杂交后的信号可以在光镜或电镜下进行观察。由于核酸分子杂交的特异性强、敏感性高、定位精确并可半定量,因此该技术已广泛应用于生物学、医学等各个领域的研究之中。在临床病理工作中,常用于肿瘤或组织中病毒 DNA/RNA 的检测和定位,如 EB 病毒、人乳头瘤病毒等,进而协助诊断与鉴别诊断(图 19-9)。

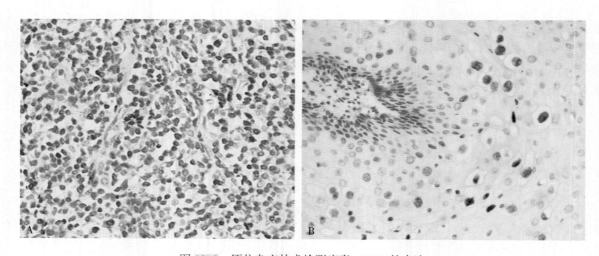

图 19-9　原位杂交技术检测病毒 mRNA 的表达

A. NK/T 细胞淋巴瘤 EBER 阳性　B. 尖锐湿疣中挖空细胞 HPV6/11 病毒阳性

Figure19-9　The expression of virus mRNA was detected by in situ hybridization

A. NK/T-cell lymphoma was EBER positive　B. HPV6/11 virus was positive in Koilocytes of condyloma acuminatum

第七节　荧光原位分子杂交技术

一、简介

荧光原位杂交技术(fluorescence in situ hybridization,FISH)为研究染色体上 DNA 的序列提供了一个最直接的方法。具有经济、安全、快速、稳定和灵敏度高等优点,多色 FISH 可在同一细胞核内显示两种或多种序列,还可对间期核染色体进行研究(图19-10);应用不同的探针可显示某一物种的全部基因或某一染色体染色片段及单拷贝序列;结合共聚焦激光显微镜可对间期核及染色体进行三维结构研究,精确检测杂交信号。目前已有较多商品化 FISH 探针,常用于肿瘤或组织分子遗传学异常的检测,协助诊断与靶向治疗。

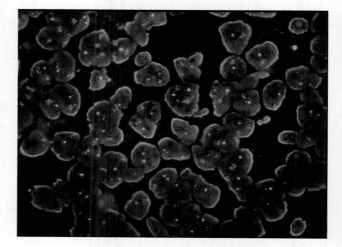

图 19-10　乳腺浸润导管癌 *HER2* 基因扩增

Figure 19-10　FISH for *HER2* amplification in breast cancer

二、用于 FISH 的探针

(一)重复序列探针

基于染色体重复序列的探针(repetitive-sequence probes)有两种,一种是着丝粒探针,主要用于明确特定染色体的数目,如鉴定三体、单体等染色体数目异常,这些探针不仅适用于中期细胞,也可检测间期细胞,故可应用于石蜡包埋组织。另一种是端粒探针,用于确定特定染色体数目和末端变化等。

(二)染色体涂染探针

染色体涂染探针(chromosome painting probe)通过流式细胞术分选或正常中期染色体显微切割获得所需全长染色体,再进行退变寡核苷酸引物 PCR(DOP-PCR)扩增、荧光标记获得。所标探针与肿瘤细胞中期染色体杂交检测特异染色体的细胞遗传学改变,特别是验证可疑的染色体重排。但不能检测细小的染色体内变化,如缺失、复制或倒位。染色体涂染可以分析整个基因组,并可以一次扫描全部染色体异常。

(三)区带特异探针

区带特异探针(locus-specific probes)可用于检测复杂或隐匿的染色体变化,如与疾病关联的基因缺失、扩增、倒位和易位。这类探针不仅可以用于实体瘤的诊断,也可检测微小残留病灶;以及存档材料的遗传学分析。

(四)反义涂染

反义涂染(reverse painting)是用流式细胞术分选或染色体显微切割技术分离出需检测的异常染色体,经过扩增、标记成为涂染探针并与正常中期染色体杂交(也可认为是反义 FISH,即用肿瘤 DNA 与正常中期染色体杂交)。

三、 FISH 技术系列

(一)多色荧光原位杂交

多色荧光原位杂交(multicolor-FISH)是应用不同光谱的荧光染料结合探针标记技术,将 24 条(22 条常染色体和 2 条性染色体)不同的涂染探针(painting probes)标记上不同的荧光染料,通过原位杂交可以检测每条染色体,即使是在肿瘤细胞高度重排的核型中也可以通过不同的颜色加以辨认。主要用于染色体隐匿性重排及复杂染色体核型的检测。

1. 光谱染色体核型分析(Spectral karyotyping,SKY) 其原理是 24 条染色体特异涂染探针用 5 种荧光染料通过不同的组合标记每条探针,再同时杂交。此方法结合了傅立叶频谱、电荷偶合设备成像和光学显微方法,将荧光素产生的发射光信号放大,经过干涉仪和光谱透镜后,荧光素发射光谱之间的微小差异即可被 CCD 相机捕获,发射光谱首先被分配给蓝、绿、红 3 种颜色,变成可视的图像显示出来。在所有的多色染色体带型技术中,SKY 的信噪比最低。SKY 技术的重要应用之一就是增补和完善传统细胞遗传学获得的资料,极大地方便了数量大、复杂的染色体异常分辨。

2. 多元 24 色荧光原位杂交(multiplex-FISH,M-FISH) 是近年建立的一种新技术。其原理是使用 5 种荧光染料按比例标记探针,杂交后形成 24 条染色体各自呈现特异的荧光色彩以供核型分析(图 19-11)。为研究人员提供了更丰富详尽的细胞遗传学信息,包括确定标记染色体的来源,检测微小的甚至复杂的染色体易位,尤其为肿瘤细胞染色体分析提供了全新、高效的方法。M-FISH 组合标记同 SKY 相似,只是检测和区分不同荧光信号的方式不同。

3. 组合比率荧光原位杂交(combined binary ratio FISH,COBRA-FISH) 与上述方法不同,它是通过比率标记 24 条人染色体涂染探针。该方法只用 4 种荧光染料,其中 3 种荧光染料标记 12 条染色体涂染探针,另一种荧光染料标记另外 12 条探针,并通过专门滤镜获得图像。

4. 着丝粒多元荧光原位杂交(centromeric multiplex-FISH,CM-FISH) M-FISH、SKY 等需要大量的 DNA 探针(微克级),杂交需要 2~3 天;而且不能检测间期细胞核,未标记的染色体涂染探针也难以购买到。用着丝粒探针代替染色体涂染探针,通过切口平移法标记,杂交和 FISH 一样,只需要 10~15 min,即可洗片;大大缩短了杂交时间,而且荧光信号很强。所获图像用普通软件即可分析。

(二)交叉物种彩色显带

交叉物种彩色显带(cross-species color banding,Rx-FISH)的原理是利用其他动物物种的染色体制备探针池,与待检者

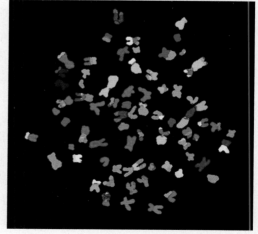

图 19-11 食管癌细胞系 24 色染色体 M-FISH 核型分析

Figure 19-11 24-color chromosome karyotyping for esophageal carcinoma cell lins, by M-FISH

的中期染色体杂交。人类与长臂猿的基因组 DNA 有 98% 的同源序列,且同源序列在两者的基因组中的分布不同,因此杂交后,可在人的中期染色体上呈现不同的颜色,形成彩色带纹。根据彩色带型的变化,这种方法可以很好地区分易位、重复、缺失以及倒位。SKY 及 M-FISH 往往不能明确指出缺失和倒位,而 Rx-FISH 可以获得明确的结果。

(三) 原位杂交显带技术

为了准确定位原位杂交部位所处染色体及其区带,染色体必须显带。但杂交与显带过程会互相影响效果。后来人们注意到,人类短间隔插入重复序列中的一种 Alu 序列,Alu 片段约 300 bp 长,在基因组中重复约 90 万次,平均间隔 3~4 kb 就插入一个。利用部分 Alu 序列作为引物,用 PCR 方法扩增 Alu 之间的 DNA,称 Alu-PCR 法。但 Alu 序列在基因组内分布不是随机的,有些区域比较密集,有些区域较稀疏,只有前者才有 PCR 产物。人们用 Alu-PCR 产物作为探针与人类染色体标本杂交,结果得到类似 R 带的荧光带型。故人们在进行基因定位时,只需将目的探针与 Alu-PCR 探针同时应用不同颜色的荧光标记,就可同时显示杂交信号和染色体带型。这就是原位杂交显带技术(in situ hybridization banding,ISHB)

(四) FISH 基因定位(FISH mapping)

基因定位时,不但需要确定某段靶序列在染色体上的位置,尚需确定两个或两个以上靶序列在线性 DNA 分子的排列次序和距离,才能绘出基因图。一般用同位素杂交:先确定每一靶序列在中期染色体上的位置,然后根据它们到端粒的距离确定出线形排列次序。而用 FISH 方法,两种或两种以上的探针能同时与中期染色体杂交,只要根据两种颜色杂交位点的相互位置,就能直接确定次序。但中期染色体是线形 DNA 分子经过折叠和包装后形成的,若两个靶序列相距很近,例如间距小于 1 Mbp,受包装过程的影响,它们在线形 DNA 分子上的排列与在中期染色体上的排列不一定相同,甚至可能完全相反。学者们发现,靶序列之间在间期核的平均相对距离与它们在线形 DNA 分子上的距离呈正相关。利用间期核 FISH 分析不但能排除染色体包装的影响,还能提高测距的分辨率(图 19-12)。

(五) FISH 的应用

1. 用于中期与间期细胞分子遗传学异常检测,极大地加速了人类基因定位和基因制图的进程。

2. FISH 在肿瘤生物学中的应用　①肿瘤细胞遗传学(onco-cytogenetics)。②基因定位:FISH 可用于分离出的癌基因与抑癌基因初步定位。③病毒基因插入基因组部分的检测:利用 FISH 可以检测到病毒整合到人基因组中的情况,对深入研究病毒致癌机制,以及检测、防治肿瘤均具有重要意义。④基因的扩增与缺失:原癌基因的激活方式有突变、基因扩增、易位、病毒序列插入,抑癌基因的失活方式有点突变、基因缺失。FISH 为研究基因的扩增和缺失提供了新的方法,能将基因扩增和染色体重复分开。

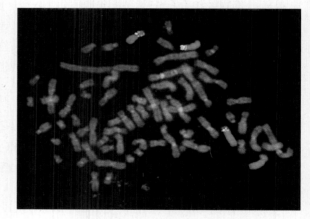

图 19-12　食管癌细胞单条染色体染色,同时特异位点定位 BAC FISH

Figure 19-12　Single-chromosome staining of esophageal carcinoma cells and BAC specific mapping by FISH simultaneously

3. 协助遗传病及肿瘤的诊断、预后判断及指导治疗　如 FISH 检测被视为乳腺导管癌 HER-2 基因是否扩增的"金标准",胶质瘤中 1p19q、淋巴瘤中 MYC、BCL2 及 BCL6 融合基因的检测协助诊断与预后判断,进而指导靶向化疗药物的使用。应用 FISH 检测某些基因的异常也是许多软组织肿瘤确诊的金标准。

第八节　比较基因组杂交技术

比较基因组杂交技术(comparative genome hybridization,CGH),其基本原理是用不同的荧光染料分别标记正常人基因组 DNA 与肿瘤细胞 DNA,然后与正常人中期染色体杂交,通过检测染色体上两种荧光(红、绿)的相对强度比率,两组 DNA 相异部分会显出颜色偏移,可计算出 DNA 的缺失与放大,从而了解肿瘤组织 DNA 拷贝数的改变,并能同时在染色体上定位(图 19-13)。CGH 具有一系列技术优点:不需要制作肿瘤细胞的中期染色体片;允许全基因组扫描染色体拷贝数的改变,并且不需要对改变发生的部位有预先的了解;可以对甲醛固定、石蜡包埋的病理标本进行回顾性研究;将 CGH 与激光显微切割联合起来,可以分析组织、克隆异质性。然而该技术的局限是只有当扩增的片段大于 2 Mb,缺失的片段大于 10 Mb 才能被检测到,此外,CGH 另一个主要的缺陷就是不能检测平衡的染色体易位。

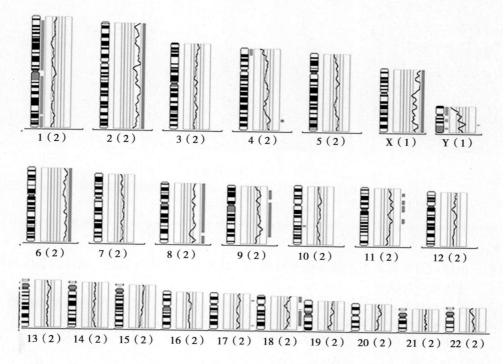

图 19-13　肾嫌色细胞癌 CGH 杂交荧光结果

A.荧光显微镜下整合彩图结果,绿色区域提示肿瘤细胞相应染色体区段的扩增,红色区域提示肿瘤细胞染色体相应区段的缺失,黄色区域提示相应区段无 DNA 拷贝数的变化,蓝色区域为异染色质区　B.显示与各染色体相伴的曲线走向,1、4、Y 染色体可见较明显的染色体片段缺失

Figure 19-13　CGH of Chromophobe renal cell carcinoma

A. Under the fluorescence microscope,the green area indicated the amplification of the corresponding chromosome segment, the red region indicated the deletion of the corresponding segment of the tumor cell chromosome, the Yellow region showed no change of DNA copy number, and the blue area was the heterochromatin region　B This figure shows the curve trend associated with each chromosome, and obvious deletion of chromosome segments can be seen on chromosomes 1, 4 and Y

　　CGH 的应用领域为:①肿瘤 DNA 的扩增或缺失,大多数用 CGH 方法检出的染色体异常扩增或缺失区域中可能存在候选基因。②鉴定其他细胞遗传学方法难于判断的某些成分(如双微体、标记染色体等)的染色体来源。③为研究肿瘤进展的机制提供有意义的线索。从不同阶段的肿瘤标本中提取 DNA,经过扩增后利用 CGH 检测并比较检测结果,可以将肿瘤细胞的镜下组织学表型与基因型联系起来。④恶性肿瘤患者的诊断和预后。应用 CGH 技术对恶性程度不同的肿瘤患者进行研究,发现某些与肿瘤恶性程度有关的染色体异常,从而对肿瘤进行分类并判定预后。⑤临床遗传病诊断。

第九节　组织与细胞培养技术

组织与细胞培养(tissue and cell culture)是将活体内部分组织细胞取出后,在人工条件下使其生长、繁殖和传代(图19-14)。在体外对细胞进行生命活动、细胞癌变等问题的研究,并可施加实验因子进行形态、生化、免疫、分子生物学观察。培养细胞的成球实验,还可用于肿瘤干细胞的分化功能测定等。

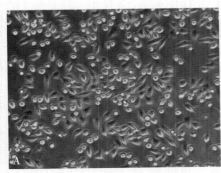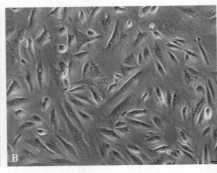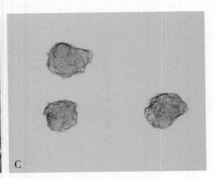

图19-14　细胞培养
A. 食管癌细胞系培养　B. 原代肾透明细胞癌培养　C. 结肠癌细胞成球培养
Figure 19-14　Cell culture
A. Cell culture for esophageal carcinoma cell lines　B. Primary culture of renal clear cell carcinoma cells　C. Spheroid culture of colon cancer cells

原代培养:由体内直接取出组织或细胞进行培养。优点是:离体时间短,遗传性与体内组织相似。宜作细胞形态、功能和分化研究。

传代培养:把细胞自原代培养的培养瓶中分离、稀释而移至另一新的培养瓶中的操作程序即为传代或再培养。以便持续培养,得到大量同种细胞,或建成细胞株,维持细胞种延续。

第十节　流式细胞术

流式细胞术(flow cytometry,FCM)是一种单细胞定量分析和分选的技术,可对单个细胞逐个地进行高速准确的定量分析和分类。

流式细胞仪的主要工作原理是让荧光染色细胞在稳定的液流推动装置作用下通过直径为50~100 μm的小孔并排列成单行,每个细胞依次而且恒速通过激光束的照射区,细胞受激光照射后发生散射光和荧光。通过检测散射光可知细胞的体积,检测荧光可知细胞DNA或RNA的含量。细胞样品被检测后即形成一连串均匀的液滴,其形成速度约每秒3万个,而细胞通过小孔(喷嘴)的速度在每秒2 000个以下。由此计算,平均每15个液滴中有一个液滴含有细胞。由于液滴中的细胞是已被测定的细胞,因而,如其特性与被确定要分选的细胞特性相符,则仪器在含有这个细胞的液滴形成时就使其带有特定的电荷,带电荷的液滴向下落入偏转板的高压静电场时,依据自身所带电荷性质发生向左或向右偏转,落入各自的收集容器中。不带电荷的水滴就进入中间废液容器,从而实现细胞分选的目的。

流式细胞仪可同时检测单个细胞DNA、RNA、细胞体积等参数,并可分析细胞表面或细胞内的各种抗原、蛋白质、酶、细胞因子和黏附分子以及基因表达产物,具有准确、快速和分辨率高等特性,可用于:①分析细胞周期、增殖与凋亡,研究细胞增殖动力学;②在无菌条件下,快速对活细胞进行分类与收集,目标细胞纯度可达90%~99%,利于研究其生物学特性;③通过荧光抗原抗体检测技术对细胞表面抗原分析,确定细胞分化状态、DNA含量和倍体特点,协助人体细胞免疫功能的评估、各种血液病及肿瘤的诊断;④检测细胞多药耐药基因,协助研究药物对细胞的作用机制。

第十一节 显微切割技术

显微切割(micro-dissection)就是在显微镜下用手工或仪器采样的方法从组织切片或细胞涂片上将所要研究的形态或表型相同的小片组织或单个细胞从组织三维结构中分离出来,获得纯的细胞群,以备进一步开展分子水平的研究(图 19-15)。显微切割技术克服了组织的细胞成分非常繁杂这一重大的缺点,适用于肿瘤、细胞生物学及分子生物学研究,特别是肿瘤的克隆性分析、组群细胞分子遗传学改变的比较研究。

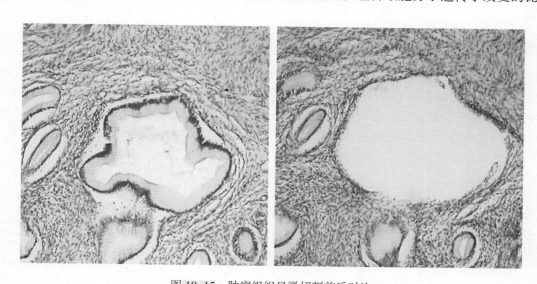

图 19-15 肿瘤组织显微切割前后对比

Figure 19-15 Before-and-after comparison of the tumor tissue with micro-dissection

一、 显微切割的方法

(一) 材料来源

显微切割可用于甲醛固定石蜡包埋的组织切片、冷冻切片、培养细胞和细胞涂片。但所用载玻片不能涂抹任何黏着剂,常用的组织切片是经 HE 染色的常规石蜡切片(厚 5 μm)。

(二) 切割及细胞采集方法

显微切割及细胞采集方法可分为手工操作和激光捕获显微切割两大类。两者各有长短,可从两个方面评价这些方法,一是准确性,即有无杂细胞污染;二是它的效率,能否在较短时间内采集到足够的细胞。此外,也要考虑方法所需费用。

1. 手工操作　就是用消毒的细针或刀片搔刮组织切片上的目的细胞,并将其移至 Eppendorf 管中。

2. 激光捕获显微切割　利用激光进行微切割和细胞采集。其特点是微切割的精度高,可进行单个或几个至数十个细胞的切割,可获得很纯的细胞群体,并适用于各种组织材料;再就是效率高;但仪器价格昂贵。具体又有4种不同的方法:①激光微光束微切割。②激光加压弹射。③贴于膜上的原组织微切割。④激光俘获微切割。

二、 显微切割的应用

显微切割技术主要应用于:①细胞基因突变及微卫星变异的研究。②细胞基因拷贝数的变化和甲基化水平的检测。③实时定量聚合酶链反应。④比较基因组杂交或基因芯片检测。

第十二节 生物芯片技术

生物芯片技术(biochip technique)是将大量具有生物识别功能的分子或生物样品有序地点阵排列在支持物上并与标记的检体分子同时反应或杂交,通过放射自显影、荧光扫描、化学发光或酶标等显示可获得大量有用的生物信息的新技术。生物芯片技术包括基因芯片、蛋白质芯片、细胞芯片、组织芯片以及元件型微阵列芯片、通道型微阵列芯片、生物传感芯片等新型生物芯片。可对 DNA、RNA、多肽、蛋白质、细胞、组织以及其他生物成分进行高效快捷的测试和分析。生物芯片技术可应用于基因测序、疾病病诊断、药物筛选等方面。

一、基因芯片

基因芯片(gene chip)也称 DNA 芯片,是指采用原位合成或显微打印方法,将大量原位合成的寡核苷酸或者直接将大量预先制备的 DNA 探针以显微打印的方式有序地固化于聚合物基片或玻片表面,然后与标记的样品杂交,通过检测杂交信号来实现对生物样品快速、平行、高效的检测。可自动、快速地检测出成千上万个基因的表达情况,更多的揭示基因间相互的关系,着重于基因调控的网络性,为基因诊断、药物筛选、疾病分型、病原体检测、新基因发现提供了有力的手段。其基本过程(图 19-16)包括:

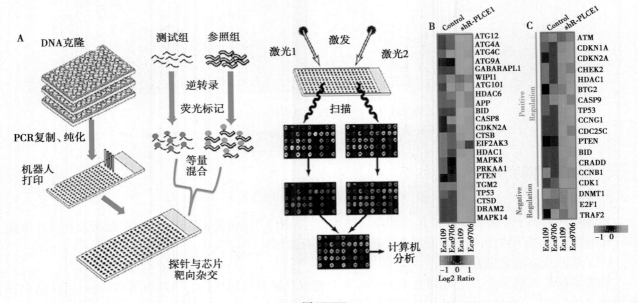

图 19-16

A. 基因芯片检测 mRNA 表达过程与原理模式　　B. 基因表达谱芯片显示食管癌细胞系中 PLCE1 与自噬相关基因存在相关性

C. 基因芯片分析显示 PLCE1 与 P53 相关基因存在相关性

Figure 19-16

A. Gene chip detection process and schematic diagram　　B. Gene expression profile chip showed that PLCE1 was correlated with autophagy related genes in esophageal cancer cell lines　　C. Gene chip analysis showed that PLCE1 was correlated with p53 related genes

1. 芯片制备　目前的制备芯片主要以玻璃片或硅片为载体,采用原位合成和微矩阵的方法将大量原位合成的寡核苷酸或者直接将大量预先制备的 DNA 探针按顺序排列在载体上。芯片的制备除了用到显微打印工艺外,还需要使用机器人技术,以便能快速、准确地将探针放置到芯片上的指定位置。

2. 样品制备　生物样品往往是复杂的生物分子混合体,除少数特殊样品外,一般不能直接与芯片反应,实验前必须将样品进行提取、扩增,获取其中的 DNA、RNA 或蛋白质后用荧光标记,以提高检测的灵敏度和实验操作者的安全性。

3. 杂交反应　杂交反应是荧光标记的样品与芯片上的探针进行的反应产生一系列信息的过程。通过选择合适的反应条件能使生物分子间反应处于最佳状况中,减少生物分子之间的错配率。

4. 信号检测和结果分析　杂交反应后,基因芯片上每个反应点的荧光位置、强弱经过芯片扫描仪和相关软件可以分析图像,将荧光转换成数据,即可获得相关生物信息,通过生物信息学网站或软件进一步分析。

基因芯片按应用领域主要分以下几类,用于基因组研究的 SNP 和 CNV 芯片,用于 mRNA 表达研究的基因表达谱芯片,用于转录调控研究的 microRNA 芯片和 LncRNA 芯片,用于表观遗传学研究的 DNA 甲基化芯片以及各种功能分类芯片,如细胞凋亡基因芯片、细胞周期基因芯片、肿瘤基因芯片、常见疾病研究基因芯片、细胞因子与炎症反应基因芯片、细胞外基质与黏附分子基因芯片、信号转导基因芯片、干细胞基因芯片、神经科学基因芯片、毒理和药理基因芯片等。

二、蛋白质芯片

蛋白质芯片(protein chip)技术是将蛋白质作为研究对象,其基本原理是将已知的蛋白分子产物(如酶、抗原、抗体、受体、配体、细胞因子等)有序地固定于滴定板、滤膜和载玻片等各种载体上,成为检测用的芯片,然后根据这些生物分子的特性,用标记了特定荧光素的蛋白质或其他成分(存在于血浆、血清、淋巴、尿液、间质液、渗出液、细胞溶解液、分泌液等)与芯片作用,捕获能与之特异性结合的待测蛋白,经漂洗将未能与芯片上的蛋白质互补结合的成分洗去,再利用荧光扫描仪或激光共聚焦扫描技术,测定芯片上各点的荧光强度,通过荧光强度分析蛋白质与蛋白质之间相互作用的关系,由此达到检测多种蛋白质及其功能的目的。目前主要有三类蛋白芯片:蛋白质微阵列、三维凝胶块芯片和微孔板蛋白质芯片。通过蛋白质芯片,人们在一次实验中就能够比较几百种蛋白质的表达变化,为获得重要生命信息(如未知蛋白组分、序列、体内表达水平生物学功能、与其他分子的相互调控关系、药物筛选、药物靶位的选择等)提供有力的技术支持,在研究蛋白质相互作用、带有诊断性的生物标记物的筛选、治疗性自身抗体药物的发现、抗感染疫苗的开发、信号传导、细胞周期调控、细胞结构、细胞凋亡和神经生物学等方面具有广泛的应用前景。

三、组织芯片

组织芯片又称组织微阵列(tissue microarray),将数十个甚至上千个不同个体的组织标本集成在一张固相载体上,形成微缩的组织切片(图 19-17)。组织芯片的原理是根据不同需要,利用特殊的仪器,将多个(病

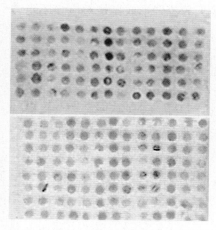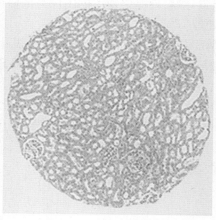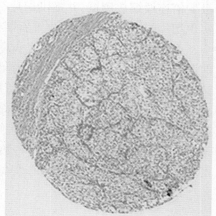

图 19-17　组织芯片
Figure 19-17　Tissue microarray

例)小组织片高密度地、整齐地排列固定在某一固相载体上(石蜡),而制成微缩的组织切片。组织芯片的主要制作流程包括选取待研究的组织蜡块、待研究区域的标记定位、阵列蜡块的制作与切片等步骤。

组织芯片的特点有:①体积小,信息含量高,可根据不同需要进行组合和设计;②既可用于形态学观察,也可用于免疫组织化学染色和原位杂交等原位组织细胞学观察研究,且自身内对照和可比性强;③高效快速,低消耗,可高效利用库存蜡块肿瘤标本。其最大潜在作用是将基因、蛋白质水平的研究与组织形态学相结合,应用同一实验指标,同时快速研究大量不同组织样本(高通量、多样本)的设想成为现实,减少了实验误差,几十倍、上百倍地提高组织病理学研究的效率,节约实验材料和试剂。同时使实验结果有更可靠的可比性;对于原始病理资料的保存和大量样本的回顾性研究具重要的意义。但由于组织芯片仅仅获取的是个体病变的极少量组织,并不能完全反映出个体的真实情况。

组织芯片完成制作后,可后续开展 HE 染色、免疫组织化学染色、原位杂交、荧光原位杂交、原位 PCR 等技术检测。应用组织芯片,研究者可一次可有效利用成百上千份正常或疾病状态下的组织标本,开展以下研究:①比较目的基因在不同病变(肿瘤)间的表达差异;②寻找疾病新基因,疾病(肿瘤)中新基因、突变体与基因多态性的检测;③药物的筛选;④疾病的病理诊断;⑤质量控制;⑥制作缩微组织学和病理学图谱等。有助于阐明特定基因及其所表达的蛋白质与疾病之间的相关关系,对于疾病的分子诊断,预后指标和治疗靶点的定位,抗体和药物的筛选等方面均有十分重要的实用价值。

第十三节　图像采集与分析技术

一、数字切片

数字切片(digital slides)是一种现代计算机数字系统与传统光学放大装置有机结合的技术。它通过计算机控制全自动显微镜或光学放大系统,将传统的玻璃切片进行全自动聚焦扫描,采集得到高分辨数字图像,再应用计算机对得到的图像自动进行高精度多视野无缝隙拼接和处理,获得优质的完整切片的全信息数字图像。它的诞生对于标本切片的永久性保存、形态学科的教学将起到重大作用。与传统的病理切片相比,数字切片系统具备许多优势:①易于保存与管理,可利用其建立超大容量的数字切片库,保存珍贵的病理切片资料,解决了玻璃切片不易储存保管、易褪色、易损坏、易丢片掉片和切片检索困难等问题,并且实现了同一张切片可在不同地点同时被很多人浏览。②方便浏览与传输,应用者可随时随地对显微切片任何区域进行不同放大倍率的浏览(图 19-18),浏览时为光学放大而非数码放大,因此不存在图像信息失真和细节不清的问题。③为教学与远程会诊提供便利,该系统能在鼠标操纵下选择切片任意位置完成无极变倍连续缩放浏览,并提供切片全景导航,使高倍镜下的图像与低倍镜下的位置形成良好对应。还能够实现切片的定量分析和标注等后期处理。

由于数字切片系统可以使病理资源数字化、网络化,实现了可视化数据的永久储存和不受时空限制的同步浏览处理,它在病理的各个领域得到广泛应用,具体包括:①病理学等形态学相关学科的教学与考试,可构建起统一的形态学数字切片网络教学平台,为学生提供形态学实验教学的 4A(anything, anybody, anytime, anywhere)网络教学模式;②通过建立常规和疑难病例的可视化资源数据库,提高医院病理科信息化管理与储备水平,为病理专科医师的培训、病理学科间读片交流、临床上重大疑难病例中的远程病理会诊与咨询提供便利;③科研分析:数字切片可以进行图像分析与标注,从而开展相关研究参数定位与定量的检测,进而完成疾病的形态学异常、蛋白表达差异等科研工作。

二、病理图像分析

病理图像分析包括定性和定量两个方面,以往由于技术所限,常规病理形态学观察基本上只能定性。图像的定性分析是指用肉眼、显微镜等观察图像后,对图像的结构特点、含义进行描述、分析、推理和判断,

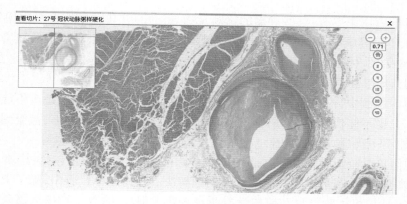

图 19-18　数字病理切片

冠状动脉粥样硬化数字切片用于病理学教学,可对数字切片任何区域进行不同放大倍率的浏览

Figure 19-18　digital pathological sections

Coronary atherosclerotic digital section is used for pathology teaching, which can be browsed in any area of the digital section with different magnification

缺乏精确的定量标准和方法。随着显微测量与电子计算机技术的进步,图像分析技术(image analysis,IA)应运而生,通过图像量化分析技术,使观察到的结果更客观、且具有重复性好的特点,但亦受到设备方法的影响。

计算机图像分析系统由硬件和软件两部分组成。硬件部分由图像输入系统(显微镜、摄像机、或扫描仪与数码相机)、图像卡、计算机、显示器、打印机构成,软件由图像处理和分析系统组成。图像分析的一般步骤为图像输入 – 图像处理 – 图像分割 – 图像修饰 – 图像测量 – 数据处理 – 统计分析 – 结果输出。其中,图像处理是指对图像的修饰,通过这种修饰去除图像的缺陷或不足,如将模糊图像变为清晰图像或以新的图像形式来表达原图像。常用图像测量中的定量分析参数包括:灰度、光密度、几何参数(平面结构参数和三维结构参数)、场参数、分形参数等,要注意避免由组织的厚薄不均、处理不同、光源强弱不等等等带来误差,保证操作条件的均一化。图像分析技术可用于各种疾病特别是肿瘤细胞形态参数的测定、组织病理学分级、染色体倍体分析及免疫组化显色反应的半定量分析等。

体视学(stereology)是一门介于形态学与数学之间的新学科。简单地说,就是借助计算机、数据处理系统、显微镜及显微成像系统,将二维平面经过成像及计算机分析处理得到三维形态,以准确地对物体进行定量及形态结构分析。已日渐广泛应用于生物医学、材料科学、图像科学等领域。在医学上,体视学与组织切片标本观察以及图像分析技术相结合,用连续切片可重建三维立体组织的原形,获取更多的研究信息。

第十四节　基因测序技术

常见的基因检测技术包括:PCR,FISH,生物芯片以及基因测序。PCR、FISH 和芯片技术,主要是通过已知序列去调查特定确定的片段序列或位点的有或无,重点在“检”;而基因测序技术是把基因序列上的核苷酸一个一个的测出来,重点在“测”。基因测序技术已从一代(Sanger 测序)、二代测序(illumina/Life Tech)发展到三代测序(单分子测序),目前应用最广的是二代测序(next-generation sequencing,NGS)。

NGS 技术具有大规模、高通量的特点,能够一次性在特定时间产生覆盖基因组特定区域,同步获得数个基因、数百个基因以至全外显子组、转录组或全基因组的高通量数据。尽管目前 NGS 的多基因多重分析的总成本较高,但较传统方法而言,单个基因位点的平均检测费用已大大下降。

在医学上,NGS 的应用主要有:某些肿瘤的诊断及指导治疗(实体瘤的突变基因组 panel 测序、外周血和尿液的液体活检)、生殖健康(NIPT、植入前胚胎遗传学诊断)、遗传性疾病检测、心血管疾病、感染性疾病、药物基因组学及新药研发、体检及疾病筛查、医学基础研究、肠道微生物宏基因组等。虽然 NGS 具有诸多优点,但也需认识到其局限性,具体表现为:

1. 在肿瘤的 NGS 检测中,一次的检测结果只能反映肿瘤在某一时刻的状态。不能代表治疗后及肿瘤内环境改变后的状态,也不能代表肿瘤的不同部位(原发灶与转移灶间)的状态,甚至同一部位的不同批次材料的检测结果可能不一致(肿瘤的异质性)。因此,需要结合临床进行后续监测。

2. NGS 对生物信息学分析技术的挑战。NGS 服务除测序外,其流程还包括:样本处理(提取、建库及捕获)、架构算法及数据处理、医学注释对应解读及问题解决。在这四个步骤中,除了上机测序专业壁垒较小,其他步骤对医学、计算机生物信息和遗传学专业水平要求很高,需要生物信息团队和医学解读团队协作来完成。除样本的留取、处理,核酸提取的严格质控外,还需要架构算法以及对这些算法的准确度进行评估。测序获得的原始数据也需要与基因组进行比对才能得到基因组上的变异信息,而这些并不是病理医生的专长。大 panel 的测序结果往往给医学注释和解读带来极大的困难和挑战,由于目前对肿瘤等疾病的认知还在不断进步中,对其测序结果的解读,部分仍然是带有探索性质的。

第十五节 生物信息学与人工智能技术

一、生物信息学

生物信息学 (Bioinformatics) 是一门交叉科学,它包含了生物信息的获取、加工、存储、分配、分析、解释等在内的所有方面,综合运用数学、计算机科学和生物学的各种工具,来阐明和理解大量生物数据所包含的生物学意义。其主要内容包括以下方面:

1. 生物数据库的建立与使用:常用的生物数据库包括核酸数据库、蛋白质数据库和专用数据库三大类,其中,常用的数据库包括文献数据库如 Pubmed、核酸数据库如 Genebank、蛋白质数据库如 UniproKB、专用数据库如 KEGG 等,提供数据的查询、搜索、筛选和序列比对。

2. 生物学数据的处理与分析:通过数据库的序列比较,可以开展核酸 / 蛋白质序列的比较分析,探索分子进化及系统发生,蛋白质结构的预测及分析以及基因组学与蛋白质组学的研究。在此基础上,为疾病的诊治、发病机制的研究、靶向药物的研发等奠定基础。

3. 生物学数据的利用与技术研发:通过生物学数据分析,开展相应算法、软件、网络调控预测、网站构建等研究,为生物信息学的发展应用服务。

二、人工智能技术

人工智能(Artificial Intelligence, AI)是利用数字计算机或者数字计算机控制的机器模拟、延伸和扩展人的智能,感知环境、获取知识并使用知识获得最佳结果的理论、方法、技术及应用系统。

随着医学图像采集与数字成像技术的不断进步,近几十年中 X 线、超声波、计算机断层扫描(CT)、磁共振成像(MRI)、数字病理成像、消化道内镜、眼底照相等新兴医学成像技术的快速发展,各类医学图像数据也爆炸性增加,给医生阅片带来极大的挑战和压力。随着计算机技术的不断突破,使计算机辅助医学图像的判断成为可能,并且在临床辅助诊断中所占比重逐年增大。相比于人工判读图像,计算机辅助诊断可以有效提高阅片效率,避免人工误判,降低医生工作量和压力。

数字病理(数字切片和数字图像)与计算机结合已经得到了较为广泛的应用,如在宫颈细胞学的计算机辅助诊断系统中,可以协助病理医生完成宫颈细胞学良恶性初筛,细胞学的形态定量分析等。在肺癌、前列腺癌、基底细胞癌和乳腺癌的辅助诊断上也取得了一定进展。虽然这些还只是辅助诊断,但这些工作和数字切片的积累为人工智能学习、分析数字病理切片提供了大数据背景。通过 AI 设计的自适应算法和神经网络的深度学习,一定最终达到对病理切片的智能化诊断水平。

> **易混概念**
>
> ■　**组织与细胞化学和免疫组织与细胞化学技术**
>
> 　　组织与细胞化学的原理是细胞中的化学成分和其相应的底物呈一系列的化学反应,形成于显微镜下可见到的反应产物,如苏丹Ⅲ法(使中性脂肪着色)、普鲁士蓝反应法(显示含铁血黄素)、Feulgen 法(显示 DNA)。而免疫组织与细胞化学技术是应用抗原与抗体接触后可形成"抗原 – 抗体复合物"的化学反应,以检测组织或细胞内抗原(或抗体)的技术,如 PAP、ABC、EnVision 技术等。
>
> ■　**基因芯片与基因测序技术**
>
> 　　基因芯片技术是通过已知序列的探针去检测特定的片段序列或位点的有或无,重点在"检"。而基因测序技术是把基因序列上的核苷酸依次检测出来,重点在"测"。

复习思考题

1. 哪些常见病理学新技术可用于临床病理诊断? 试列举说明其如何应用。
2. 常用的与医学相关的病理新技术有哪些? 试列举说明其如何应用。

(石河子大学　邹　泓)

数字课程学习

　彩图　　▶ 微课　　💻 教学 PPT　　📝 自测题　　📋 Summary

主要参考文献

［1］王恩华 . 病理学 . 3 版 . 北京：高等教育出版社，2015.

［2］Vinay Kumar，Abul K. Abbas，Jon C. Aster. Robbins & Cotran Pathologic Basis of Disease. 10th ed. Amsterdam：Elsevier，2020.

［3］Vinay Kumar，Abul K. Abbas，Jon C. Aster. Robbins Basic Pathology. 10th ed. Amsterdam：Elsevier，2017.

［4］Juan Rosai. 阿克曼外科病理学 . 10 版 . 北京：北京大学医学出版社，2017.

［5］步宏，李一雷 . 病理学 . 9 版 . 北京：人民卫生出版社，2018.

［6］王恩华，张杰 . 临床病理诊断与鉴别诊断——气管、肺、胸膜及纵隔疾病 . 北京：人民卫生出版社，2018.

［7］Digestive System Tumours. WHO Classification of Tumours. 5th ed. Lyon：IARC Press，2019.

［8］Breast Tumours. WHO Classification of Tumours. 5th ed. Lyon：IARC Press，2019.

［9］秦启贤 . 临床真菌学 . 上海：上海医科大学出版社，2001.

［10］贾战生，陈智 . 临床微生物学 . 北京：人民卫生出版社，2010.

［11］药立波 . 医学分子生物学实验技术 . 北京：人民卫生出版社，2014.

英汉专业词索引

（按英文字母排序）

郑重声明

高等教育出版社依法对本书享有专有出版权。任何未经许可的复制、销售行为均违反《中华人民共和国著作权法》，其行为人将承担相应的民事责任和行政责任；构成犯罪的，将被依法追究刑事责任。为了维护市场秩序，保护读者的合法权益，避免读者误用盗版书造成不良后果，我社将配合行政执法部门和司法机关对违法犯罪的单位和个人进行严厉打击。社会各界人士如发现上述侵权行为，希望及时举报，本社将奖励举报有功人员。

反盗版举报电话　(010)58581999　58582371　58582488
反盗版举报传真　(010)82086060
反盗版举报邮箱　dd@hep.com.cn
通信地址　北京市西城区德外大街4号　高等教育出版社法律事务与版权管理部
邮政编码　100120

防伪查询说明

用户购书后刮开封底防伪涂层，利用手机微信等软件扫描二维码，会跳转至防伪查询网页，获得所购图书详细信息。也可将防伪二维码下的20位密码按从左到右、从上到下的顺序发送短信至106695881280，免费查询所购图书真伪。

反盗版短信举报

编辑短信"JB,图书名称,出版社,购买地点"发送至10669588128

防伪客服电话

(010)58582300